Handbuch der inneren Medizin

Begründet von L. Mohr und R. Staehelin
Herausgegeben von H. Schwiegk

Vierter Band
Erkrankungen der Atmungsorgane

Fünfte, völlig neu bearbeitete und erweiterte Auflage

Teil 3

Lungentuberkulose

Bearbeitet von

K. Bartmann · F. W. Bube · E. Dundalek
H. Jentgens · H. Jungbluth · W. Lock
W. Maaßen · L. Popp · D. Reimers · K. H. Schwabe
K. Simon · E. Wandelt-Freerksen

Herausgegeben von

H. Jentgens

Mit 259 Abbildungen und 138 Tabellen

Springer-Verlag Berlin Heidelberg New York 1981

Professor Dr. med. Heinrich Jentgens
Städtische Krankenanstalten, Lungenklinik
Ostmerheimer Straße 200, 5000 Köln 91 (Merheim)

ISBN 3-540-10094-6 Springer-Verlag Berlin Heidelberg New York
ISBN 0-387-10094-6 Springer-Verlag New York Heidelberg Berlin

CIP-Kurztitelaufnahme der Deutschen Bibliothek
Handbuch der inneren Medizin / begr. von L. Mohr u. R. Staehelin. Hrsg. von H. Schwiegk. –
Berlin, Heidelberg, New York: Springer.
NE: Mohr, Leo [Begr.]; Schwiegk, Herbert [Hrsg.]
Bd. 4. Erkrankungen der Atmungsorgane. Teil 3. → Lungentuberkulose
Lungentuberkulose / bearb. von: K. Bartmann ... Hrsg. von H. Jentgens. – 5., völlig neu bearb. u. erw. Aufl. –
Berlin, Heidelberg, New York: Springer, 1981.
(Handbuch der inneren Medizin; Bd. 4, Teil 3)
ISBN 3-540-10094-6 (Berlin, Heidelberg, New York)
ISBN 0-387-10094-6 (New York, Heidelberg, Berlin)
NE: Bartmann, Karl [Mitarb.]; Jentgens, Heinrich [Hrsg.]

Gesamtherstellung: Universitätsdruckerei H. Stürtz AG, Würzburg
2122/3130-543210

Mitarbeiterverzeichnis

BARTMANN, K., Professor Dr., Klinik Aprath, Labor.-Abteilung, D-5603 Wülfrath

BUBE, F.W., Professor Dr., Institut für Transfusionsmedizin der Stadt Köln, Ostmerheimer Straße 200, D-5000 Köln 91

DUNDALEK, E., Dr., Städtische Krankenanstalt, Lehrstuhl Innere Medizin II, Ostmerheimer Straße 200, D-5000 Köln 91

JENTGENS, H., Professor Dr., Städtische Krankenanstalt, Lungenklinik, Ostmerheimer Straße 200, D-5000 Köln 91

JUNGBLUTH, H., Professor Dr., Klinik Seltersberg, Gaffkystraße 9, D-6300 Gießen

LOCK, W., Dr., Deutsches Zentralkomitee zur Bekämpfung der Tuberkulose, Poppenhusenstraße 14c, D-2000 Hamburg 60

MAASSEN, W., Professor Dr., Ruhrlandklinik, Tüschener Weg 40, D-4300 Essen 16

POPP, L., Professor Dr., Kalte Marter 8, D-8650 Kulmbach

REIMERS, D., Dr., Lungenkrankenhaus Bethanien, D-5650 Solingen-Aufderhöhe

SCHWABE, K.H., Professor Dr., Medizinische Universitätsklinik, Auenbruggerhaus, Venusberg, D-5300 Bonn 1

SIMON, K., Professor Dr., Klinik Aprath, D-5603 Wülfrath

WANDELT-FREERKSEN, EDITH, Dr., Forschungsinstitut für experimentelle Medizin und Biologie, Klinische Abteilung, D-2061 Borstel

Vorwort

Wissen kann weise machen, Weisheit aber kann nicht ohne intensive Arbeit erworben werden, die sich an den Ergebnissen der Forschung orientiert.

Mit dem immer rascheren Zuwachs an Wissen in allen Bereichen der Medizin ist auch ein schnellerer Verfall der aktuellen Präsenz dieses Wissens verbunden. Der tiefgreifende Wandel in der Pneumologie, der zu einer Verschiebung der Stellenwerte in der Rangordnung der zu diesem Fach gehörenden Krankheiten geführt hat, macht es daher doppelt notwendig, altes Grundwissen zu reaktivieren, zu erweitern, zu ergänzen und – an neue Erkenntnisse angepaßt – in zeitgerechter Form zu präsentieren.

Die Tuberkulose, die früher im allgemeinen Sprachgebrauch mit Lungenkrankheit gleichgesetzt wurde, hat ihre beherrschende Stellung verloren. Gleichzeitig ist damit in der Ärzteschaft aber auch ein Verlust an Kenntnissen in Epidemiologie, Diagnostik und Therapie der Tuberkulose einhergegangen. Was nur noch selten gesehen und diagnostiziert wird, verliert sowohl im Studium wie im ärztlichen Alltag an Bedeutung. Die Fähigkeit, zur Gesundheit des tuberkulösen Kranken beizutragen, muß bei Studenten und Ärzten jeder Fachrichtung erneuert bzw. aufgefrischt werden.

Ein weiterer Grund für dieses Postulat ist die weltweite Verbreitung der Tuberkulose in den Ländern der „Dritten Welt". Zu ihrer Bekämpfung sind auch die Industrienationen aufgerufen. Kein Arzt kann sich diesem Problem entziehen. Tuberkulosebekämpfung setzt Kenntnisse auf allen Gebieten der Pathogenese, Diagnostik und Therapie der Erkrankung voraus. Aus diesem Grunde hat der Verlag eine Neuauflage des Bandes IV des Handbuches der inneren Medizin veranlaßt.

Aber warum eine derart durchgreifende Neubearbeitung? Das Mycobacterium tuberculosis ist doch noch immer das gleiche wie zu Zeiten von Robert Koch. Die Reaktion des Makroorganismus auf das Eindringen des Mikroorganismus ist in ihren vielen Variationsmöglichkeiten die gleiche geblieben. Pathogenese, Pathologie und Pathophysiologie sind nicht anders als vor Jahrhunderten. Das röntgenologische Substrat des Krankheitsbildes ist unverändert in Form, Ausdehnung und Qualität der Verschattungen in Abhängigkeit von vielen Faktoren, die die Krankheit prägen und steuern. Sehr weitgehend geändert haben sich jedoch die epidemiologische Situation, die sozialen und wirtschaftlichen Bedingungen, die immunologischen Gegebenheiten und vor allem die therapeutischen Möglichkeiten.

Namhafte Autoren haben in diesem Band versucht, den gegenwärtigen Stand unserer Kenntnisse auf dem Gebiet der Tuberkulose darzulegen. Dabei waren sich alle bewußt, daß die Entwicklung auf den Gebieten der Immunologie, der Chemotherapie u.a. noch nicht abzusehen ist.

Die Neuauflage wurde wegen deren grundsätzlicher Bedeutung durch zwei Kapitel ergänzt: „Begutachtung der Tuberkulose" in der Unfallversicherung als Berufskrankheit oder Arbeitsunfall, in der Kranken-, Invaliden- und Rentenversicherung u.a. zur Beurteilung der Berufs- und Erwerbsfähigkeit sowie „Tuberkulose und Schwangerschaft". In diesen beiden Kapiteln werden die Fortschritte in der Tuberkulose-Behandlung und -Bekämpfung ebenso deutlich wie im Beitrag über die Epidemiologie der Erkrankung.

> Die Tuberkulose ist keine Krankheit mehr, die ihren Träger jahrelang arbeitsunfähig macht. Sie ist keine Krankheit mehr, die – wie noch vor Jahrzehnten – so eingreifend das Schicksal des Kranken in Beruf und Familie beeinflußte. Der Tuberkulose braucht heute versicherungsrechtlich keine Sonderstellung mehr eingeräumt werden.
>
> Die heutigen therapeutischen Möglichkeiten erlauben auch ebenso eine positive Beurteilung der Prognose der Tuberkulose im Zusammenhang mit einer Schwangerschaft. Viele Überlegungen von Ärzten und Forschern der Jahre um 1930 können bestätigt werden.

Allen Autoren habe ich zu danken für die Mühen, deren sie sich bei der Abfassung ihres Beitrages unterzogen haben. Ein besonderer Dank gilt dem Springer-Verlag und seinen Mitarbeitern, insbesondere Frau LEGNER, die mich in jeder Weise unterstützt haben.

Ein weiteres Ziel der Neuauflage war es, die Tradition des Verlages fortzusetzen, der sich die Aufgabe gesetzt hat, praktische und experimentelle Erfahrungen auf allen Gebieten der Medizin darzustellen.

Möge die jetzige Auflage des Handbuches dem einen oder anderen auch Anregung sein, in alten Büchern nachzulesen, um den jetzigen Stand unserer Kenntnisse mit dem unserer Vorfahren zu vergleichen. Ein solcher Rückblick gibt gewiß genug Anlaß zur Genugtuung über das – vor allem in therapeutischer Hinsicht – Erreichte, mahnt aber auch zur Bescheidenheit gegenüber dem Wissen und Können der älteren Mediziner.

Köln, September 1980 H. JENTGENS

Inhaltsverzeichnis

Mikrobiologische Grundlagen

K. BARTMANN

Mit 9 Tabellen

A. Einleitung

Diese Übersicht ist nicht für den Mikrobiologen geschrieben. Er würde manches Detail vermissen. Sie ist für den Kliniker gedacht und bemüht sich, in denjenigen Fragen möglichst genau und konkret zu sein, welche die Zusammenarbeit zwischen Klinik oder Praxis und Labor betreffen bzw. die Interpretation bakteriologischer Befunde angehen.

Detailliert beschrieben werden auch die Labormethoden, die in der Praxis oder Klinik selbst anwendbar sind, und schließlich die Desinfektion. Darüber hinaus wird versucht, den aktuellen Wissensstand in den naturwissenschaftlichen und biologischen Grundlagen, auf dem Gebiet der Taxonomie, des Zellaufbaus, des Stoffwechsels, der Vermehrung, der Pathogenität und Virulenz zu skizzieren sowie über die noch sehr lückenhaften Kenntnisse zur Ökologie und Epidemiologie der Mykobakteriosen zu informieren. Bei diesen der klinischen Tätigkeit fernerliegenden Gebieten, die mehr summarisch dargestellt sind, wird der Leser aber stets auf die neuesten Monographien oder Übersichten hingewiesen, von denen aus er den Zugang zu Einzelfragen finden kann. Den Kollegen, die mir bei der Abfassung mit Rat und Kritik zur Seite gestanden haben, danke ich sehr, insbesondere H. HUSSELS, H. IWAINSKY, W. KÄPPLER, G. MEISSNER, K.F. PETERSEN, H. SCHMIDT, K.H. SCHRÖDER und R. URBANCZIK.

Diese Übersicht ist dem Freund ALBERT SCHMIEDEL gewidmet, den uns der Tod schon vor 10 Jahren entrissen hat, von dessen Ideen und Arbeiten aber vieles in diesem Artikel ausgesprochen oder unausgesprochen zeugt.

B. Systematik (Taxonomie) der Mykobakterien

Das Ziel der Systematik oder Taxonomie ist es, durch vergleichende Untersuchungen die verschiedenen natürlichen biologischen Gruppen herauszufinden und sie schließlich in einem natürlichen System zu ordnen. Mit COWAN und STEEL (1965) kann man die Zusammenfassung verschiedener, abgrenzbarer Einheiten in Arten, Gattungen usw. als „Klassifizierung" bezeichnen. Die Benennung der klassifizierten Einheiten ist Sache der Nomenklatur. Die Zuordnung unbekannter Einheiten zu bereits bekannten wird „Identifizierung" genannt, bei den Mykobakterien früher oft trivial auch als „Typisierung" bezeichnet.

Die moderne Klassifizierung der Bakterien, auch der Mykobakterien, geht auf SNEATH (1957) zurück, der die Prinzipien des Biologen ADANSON mit moder-

Tabelle 1. Gruppeneinteilung der Mykobakterien; Gruppierung der sog. atypischen Spezies nach Runyon (1974) (Gruppe I–IV)

Gruppe	Bezeichnung	Eigenschaften
I	Langsam wachsend, photochromogen	Pigmentbildung erst nach Belichtung
II	Langsam wachsend, skotochromogen	Pigmentbildung schon im Dunkeln
III	Langsam wachsend, nicht chromogen	Keine spontane oder induzierte Pigmentbildung
IV	Schnell wachsend	Einige Spezies bilden spontan oder durch Licht induziert Pigmente
Tb-Komplex	Langsam wachsend	Wie Gruppe III keine Pigmentbildung, aber in einer Reihe biochemischer Leistungen abweichend

nen statistischen Methoden verknüpfte. Bei dieser numerischen Taxonomie wird allen geprüften Merkmalen der gleiche Wert beigemessen. Eine Gruppierung ergibt sich dann aus den Ähnlichkeitswerten (z.B. ausgedrückt als Prozentsatz des gleichartigen Verhaltens zweier Stämme hinsichtlich der untersuchten Merkmale, bezogen auf die Summe dieser Merkmale). Mit statistischen Verfahren werden dann die Ähnlichkeiten innerhalb einer Gruppe denen zwischen den Gruppen gegenübergestellt und auf diese Weise Abtrennungen ermöglicht. In der praktischen Identifizierung beschränkt man sich dann auf diejenigen Merkmale, die einen hohen diskriminatorischen Wert haben.

Die Mykobakterien bilden die Familie II, Mycobacteriaceae, der Ordnung Actinomycetales. Im chemischen Aufbau haben sie Gemeinsamkeiten mit den Corynebacteria und Nocardiae. Die Gattung Mycobacterium besteht aus geraden oder leicht gebogenen Stäbchen, 0,2–0,6 µm breit und 1–10 µm lang, die in einigen Entwicklungsstadien Säure-Alkohol-fest sind, fädige oder myzelähnliche Wachstumsformen bilden können, nicht beweglich sind, keine Endosporen oder Konidien bilden, nach Gram schlecht färbbar sind, aber als Gram-positiv eingestuft werden müssen. Der Stoffwechsel ist aerob, der Fettgehalt hoch. Charakteristisch sind bestimmte Fettsäuren, die Mykolsäuren. Das Wachstum ist langsam oder sehr langsam (sichtbare Kolonien nicht vor 2 Tagen, u.U. erst nach Wochen).

Für die auf Nährböden wachsenden Mykobakterien hat Runyon eine für die weitere Identifizierung nützliche Gruppierung der sog. atypischen Mykobakterien vorgeschlagen, die in Tabelle 1 um den „typischen" Tb-Komplex erweitert ist. Den typischen Tb-Komplex bilden die Erreger der Tuberkulose beim Menschen, M. tuberculosis und M. bovis sowie deren Zwischenform M. africanum. Als weitere Zwischenform muß das nicht für den Menschen, aber für Mäuse pathogene M. microti angesehen werden. In einer eigenen Gruppe können diejenigen Arten zusammengefaßt werden, die zur Anzucht Mykobaktine benötigen (M. paratuberculosis) oder in vitro bisher überhaupt nicht züchtbar sind (M. leprae und M. lepraemurium). Die Bezeichnung „atypisch" ist heute überholt. Sie sollte zum Ausdruck bringen, daß es sich nicht um die typischen, für Meerschweinchen voll virulenten Erreger von Tuberkulose, d.h. um M. tuberculosis oder M. bovis, handelte. Die negative Bezeichnung „atypisch" ist inzwischen durch genauere Artenbeschreibung weitgehend positiv ausgefüllt.

In Tabelle 2 sind die 1978 akzeptierten 38 Spezies der Gattung Mycobacterium aufgeführt (Kubica 1978; International Commitee 1978). Außerdem orien-

Tabelle 2. Die 1978 akzeptierten Spezies der Gattung Mycobacterium: Namen, Synonyma, Trivialnamen, Pathogenität und Vorkommen

Gruppe	Spezies	Ungültige Synonyma	Mensch		Tier		In Außenwelt
			Vorkommen	Pathogen	Vorkommen bei	Pathogen für	
Tb-Komplex	M. africanum		+	++			
	M. bovis	Typus bovinus	+	++	Primaten, Wiederkäuern, Fleischfressern, Einhufern, Schweinen, Wild u.a.	s. bei Vorkommen	Wasser, Boden
	M. microti	M. muris, Volebacillus	–	–	Mäusen	Mäuse	
	M. tuberculosis	Typus humanus	+	++	Hunden, Katzen, Rindern, Haustieren, Wild, Ziervögeln	Hund, Katze, Ziervögel, gefangene Tiere	Wasser, Boden, Staub
Runyon Gr. I Photochromogen	M. asiaticum		–	–	Affen	Affen	
	M. kansasii	M. luciflavum, yellow bacillus	+	+	Schweinen, Rindern Hirschen	Schwein, Rind, Hirsch	Wasser
	M. marinum	M. balnei, M. platypoecilus	+	+	Fischen	Fische	Schwimmbäder
	M. simiae	M. habana	+	+	Affen	Affen	
Runyon Gr. II Skotochromogen	M. flavescens	M. acapulcensis	+	–			
	M. gordonae	M. aquae	+	(+)			Boden, Wasser, Staub
	M. scrofulaceum	M. marianum, M. paraffinicum	+	+	Schweinen, Rindern		Boden, Staub
	M. szulgai		+	+			

Tabelle 2 (Fortsetzung)

Gruppe	Spezies	Ungültige Synonyma	Mensch		Tier		In Außenwelt
			Vorkommen	Pathogen	Vorkommen bei	Pathogen für	
Runyon Gr. III Nicht-chromogen	M. avium	Typus gallinaceus	+	+	Geflügel, Rindern, Schweinen, Einhufern, Fleischfressern	Geflügel, Rind, Schwein, selten Einhufer, Fleischfresser	Boden, Wasser
	M. gastri	J-group	+	−			Boden
	M. haemophilum		+	+			
	M. intracellulare	Battey bacillus, M. brunense	+	+	Rindern, Schweinen	Rind, Schwein	Boden
	M. malmoense		+	+			
	M. nonchromogenicum		+	−			Boden, Staub
	M. terrae	Radish bacillus, M. novum	+	±			Boden
	M. triviale	V-subgroup bac.	+	±			
	M. ulcerans	M. buruli	+	+			
	M. xenopi	M. littorale	+	+	Schildkröten, Seevögeln	Schildkröte	Seeküsten
Runyon Gr. IV Schnell-wachsend	M. aurum						Boden, Staub
	M. chelonei	M. abscessus, M. borstelense, M. runyonii	+	+			Boden
	M. chitae						
	M. duvalii		+	−			
	M. fortuitum	M. giae, M. minetti, M. peregrinum, M. ranae	+	(+)	Rindern, Kaltblütlern	Fische, Frösche, Rinder	Boden, Wasser, Staub

	M. gadium		+	−			
	M. gilvum		+	−			
	M. neoaurum						
	M. parafortuitum						Boden, Staub
Runyon Gr. IV Schnell-wachsend	M. phlei	Grasbacillus, M. moelleri	+	−			
	M. smegmatis	M. aquae, M. butyricum, M. friburgensis, M. lacticola	+	±			Boden, Wasser
	M. thermoresistibile						Boden
	M. vaccae		+	−	Rindern	Rinder?	Boden, Wasser
In vitro nicht wachsend oder Wuchs-stoff zur Anzucht benötigend	M. paratuberculosis	M. johnei, Bact. paratuberculosis	+	−	Rindern, Schafen	domestizierte Widerkäuer	
	M. leprae	Leprabacillus, Hansenbacillus	+	++			
	M. lepraemurium	Rattenleprabac., Stefanskybac.	−	−	Ratten	Ratten	

Tabelle 3. Identifizierung der auf Nährböden

+/− oder −/+: Es kommen sowohl positiv wie negativ reagierende Stämme vor; das erste Symbol gibt die Mehrzahl der Stämme an. Symbol in Klammern: <bis 20% der Stämme zeigen das

a) Die langsam wachsenden Mykobakterien

Kriterien	Tuberkulose-Komplex					Gruppe I: Photochromogen			
	M. african.	M. bovis	M. microti	M. tuberculosis	BCG	M. asiaticum	M. kansasii	M. marinum	M. simiae[a]
Wachstum bei 25° C	−	−	−	−	−	+	+	+	+
Wachstum bei 37° C	+	+	+	+	+	+	+	+	+
Wachstum bei 40° C	+	+		+	+	+	+	−	+
Wachstum bei 45° C	−	−	−	−	−	−	−	−	−
Wachstum bei 52° C	−	−	−	−	−	−	−	−	−
Niacin	+/−	−	+	+	−/+	−	−	−	+
Nitrat	V	−	−	+	−/±	−	+	−	−
Arylsulfatase 3d	±	−	−	−	−	−	+	+	−
α-Esterase	+	+	+	+	+	+	−	−	−
β-Esterase	+	+	−	+	+		−	+	−
β-Galaktosidase							−	−	
β-Glukosidase	−	−		+	−/±		V	+	
Katalase > 45 mm	−	−	−	−	−	+	+/(−)	−	+
Katalase nach 68°C-Erh.	−	−	−	−	−	+	+/(−)		+
Saure Phosphatase	+	+	−	+	+	+	+	+	−/+
Telluritredukt. 3d	−	−	−	−	−		−	−/(+)	
Tween 80 hydrol. 5d	−	−	−	−	−	+	+	+/−	−
Tween 80 hydrol. 10d	−	−	−	−	−	+	+	+	
Toleranz f. 5% NaCl	−	−	−	−	−		−	−	
Eisenspeicherung	−	−	−	−	−	−	−	−	−
PAS-Abbau	−	−	−	−	−	−	−	−	−
Salicylat-Abbau	−	−	−	−	−	−	−	−	−
Wachstum auf McConkey	−	−	−	−	−		−	−	
Toleranz f. 0,1 mcg/ml		−		−			+	+	
INH + 500 mcg/ml									
p-Nitro-benzoat									

[a] Serotyp I

tiert die Tabelle über Synonyma, Trivialnamen, Vorkommen bei Mensch und Tier sowie in der Außenwelt und über obligate bzw. potentielle Pathogenität.

Tabelle 3, die ursprünglich von Kubica (1973) angegeben wurde und hier etwas erweitert ist, bringt ein heute weit verbreitetes Identifizierungsschema für die in Tabelle 2 angeführten züchtbaren Mykobakterienarten. Noch bestehende Lücken werden sicher in naher Zukunft ausgefüllt. In Einzelfällen müssen zusätzliche Tests zur Identifizierung herangezogen werden, vor allem die von Bönicke (1960) entwickelte Amid-Reihe. Tabelle 4 gibt die Empfindlichkeit der verschiedenen Spezies für die Antituberkulotika.

ohne Mykobaktine züchtbaren Mykobakterien

entsprechende Verhalten. Symbol ohne Klammern: ≧90% zeigen entsprechendes Verhalten. V = Stämme teils positiv – teils negativ, ± = Reaktion nur schwach positiv

Gruppe II: Skotochromogen				Gruppe III: Nicht-chromogen									
M. flavescens	M. gordonae	M. scrofulaceum	M. szulgai[b]	M. avium	M. gastri	M. haemophilum	M. intracellulare	M. nonchromog.	M. malmoense	M. terrae	M. triviale	M. ulcerans	M. xenopi
+	+	+	+	−/+	+	+	+/−	+	+	+	+	±	−
+	+	+	+	+	+	−	+	+	+	+	+	±	+
+	−			+		−	+	+/−	−	+/−	+/−	±	+
−	−	−	−	+/−	−	−	−/+	−	−	−	−	−	+
−	−	−	−	−	−	−	−	−	−	−	−	−	−
−	−	−		−	−	−	−	−	−	−	−	−	−
+	−	−	+	−	−	−	−	−	−	+	−	−	−
+	+	+	−	−	+			+	−	−	+	−	+
+	+	−	+	+	−		+	−	−	−	−	−	+
+	+	−	+	+	−		+	V	−	−	−	−	+
−	−	−		−	−	−	−	+	−	+/−	−	−/+	−
+/−	+	−	+	+/−		+/−							
+	+	+	+	−	−		−	+		+	+		−
+	+	+	+	+/(−)	−		+	+	+	+	+	+	+
−	+/−	−	+	−	+		−	+	−	+	+	V	−
−	−	−		+	−	−	+/(−)	+	−	−	−		−
+	+	−	+	−	+	−	−	+	−	+	+	−	−
+	+	−	+	−	+	−	−	+	+	+	+		−
+	−	−		−	−		−			−	+		−
−	−	−	−	−	−		−	−		−	−		−
−	−	−		−	−		−	−		−	−		−
−	−	−		−	−		−	−		−	−		−
−	−	−		−	−		V			−	−		−
+	+	+		+	+		+	+					V

[b] M. szulgai ist skotochromogen bei 37 °C, photochromogen bei 25 °C

Tabelle 3

b) Die schnell wachsenden Mykobakterien

Kriterien	M. aurum	M. chelonei	M. chitae	M. duvalii	M. gadium	M. gilvum
Skotochromogen	+	−	−	+	+	+
Wachstum bei 25° C	+	−	+	+	+	+
Wachstum bei 37° C	+	+	+	+	+	+
Wachstum bei 40° C		V				
Wachstum bei 45° C	−	−	−	−	−	−
Wachstum bei 52° C	−	−	−	−	−	−
Niacin	−	−/+	−	−	−	−
Nitrat	+/−	−/+	+	+	+	+/(−)
Arylsulfatase	−	+	−	−		
α-Esterase	−	−	+	+		−/+
β-Esterase	+	+	+	+		+
β-Galaktosidase	−/(+)	−	−	−	−	−
β-Glukosidase		−				
Katalase >45 mm	V	+	+			
Katalase nach 68°C-Erh.	V	+	+			
Phosphatase	−	−/(+)	+			
Telluritredukt. 3d		+/−				
Tween 80 hydrol. 5d	+	−	+	+	+	+
Toleranz f. 5% NaCl	−	−/+	+			
Eisenspeicherung	+	−	−	−	−	+
PAS-Abbau	−	+	−	−		−
Salicylat-Abbau	−	+	−			
Wachstum auf McConkey	−	V	−			
Toleranz f. 0,1 mcg/ml INH +500 mcg/ml p-Nitrobenzoat	+	+	+			

(Fortsetzung)

M. fortuitum	M. neoaurum	M. parafortuitum	M. phlei	M. smegmatis	M. thermoresistibile	M. vaccae	M. diernhoferi	M. thamnopheos
−	+	+	+	−	+/(−)	+	+	−
+	+	+	+	+	+	+	+	+
+	+	+	+	+	+	+	+	−
+		+	+	+	+	+	+	−
−	−	−/+	+	+	+	−	−	−
−	−	−	+	−	+	−	−	−
−	−	−	−	−	−	−	−	−
+	+/(−)	+/(−)	+	+	+	+	V	−
+	−		−	−/(+)	−		−	−
−	−/(+)	−	+		+	−	−	−
−	+	+	+		+	+	−	−
	−	−	+/(−)	+/(−)	−	−		
+				+				
+		+	+	+	+	+	−	−
+		+	+	−/+	+	+	−	−
+	−	V	+	−	−	−	+	−
			−	+		+	+	−
+/−	+	+	+	+	+	+	−	+
+			+	+	+	+	−	+
+/(−)	+	+/(−)	+	+	−	+	+	+
−/+	−	−	−	−	−	−	−	−
−/+	−	−	−	−	−	−	−	−
+	−	−	−	−	−	−	−	−
+		+	+	+	+			

Tabelle 4. Empfindlichkeit der Mykobakterienspezies für Antituberkulotika

a) Tb-Komplex, Runyon Gruppe I und II

Spezies	INH	SM	PAS	RMP	EMB	ETH	CS	CM	KM	VM	TSC	PZA	BSH
M. africanum	S	S	S	S	S	S	S	S	S	S	R	S	S/R
M. bovis	S/MS	S	S/(R)	S	S	S	S	S	S	S	S	R/S[a]	S
M. microti	S	S	S/R	S	S/R	S	S	S	S	S	S/R	S	S/R
M. tuberculosis	S	S	S	S	S	S	S	S	S	S	S	S	R
BCG	S	S	S	S	S		R				S/R	R	S
M. asiaticum													
M. kansasii	R	R/S	R	S	S/(R)	S	S	S/R	R/S	S/R	S/(R)	R	R
M. marinum	R	R	R	S/(R)	S	S	S	MS	R	R	R	R	R
M. simiae	R	R	R	R	R		S				R		
M. flavescens	R/(S)	S/(R)	R	R/S	S	S/(R)	S	S	S/(R)	S	R	R	R
M. gordonae	R	R/S	R	S/R	S/(R)	S/R	S	S/R	S/R	S/R	R	R	R
M. scrofulaceum	R	R	R	R	R	S/R	S	R/S	R/S	R/S	R	R	R
M. szulgai	R	R	R	S/MS	S/MS	S	R	S/MS	S/MS	S/MS	R	R	R

M. kansasii ist auch empfindlich für Erythromyzin, Linkomyzin und Sulfonamide

[a] Europäische Stämme = R

b) Runyon Gruppe III

Spezies	INH	SM	PAS	RMP	EMB	ETH	CS	CM	KM	VM	TSC	PZA	BSH
M. avium	R	R	R	R	R	R/S	S/(R)	R/S	R/S	R/(S)	R	R	R
M. gastri	R	S	R	S	S		S		S	S	S	R	R
M. haemophilum	R	R	S		R								
M. intracellulare	R	R/(S)	R	R	R	S	S/(R)	R/(S)	R/(S)	R/(S)	R	R	R
M. malmoense	R	R	R	R	R	S	S	R	S	S/R	R		
M. nonchromog.	R	R	R	S	S	S	S	R	R	R	R	R	R
M. terrae	R	R/S	R	R/S	S	S/(R)	S/R	R/S	R/S	S/R	R	R	R
M. triviale	R	R	R	S/R	S/MS	S	S	R/S	S	R	R	R	R
M. ulcerans	R	S	R	S	R	R	S	S	S	S	R	R	R
M. xenopi	MS/(R)	S	S	S/(R)	R/(S)	S	S	S/(R)	S	S/(R)	S	R	R

M. avium und M. intracellulare sind auch empfindlich für Erythromyzin, ein Teil der Stämme außerdem für Gentamyzin, Tetrazykline und Sulfonamide

Tabelle 4 (Fortsetzung)

c) Runyon Gruppe IV

Spezies	INH	SM	PAS	RMP	EMB	ETH	CS	CM	KM	VM	TSC	PZA	BSH
M. aurum	R	S/(R)	R	R	S	R/S			S		R	R	
M. chelonei	R	R	R	R	R	R/S		R	R/(S)	R	R	R	R
M. chitae													
M. duvalii	R	R	R	R	S	R	S	S	S	S			
M. gadium	R	S	R	R	S	R	S	S	S	S			
M. gilvum													
M. fortuitum	R	R	R	R	R	R/(S)	R	S/(R)	R/(S)	R/(S)	R	R	R
M. neoaurum													
M. parafortuitum													
M. phlei	R	S	R	R/(S)	S	R/S	S	S	S	S	R	R	
M. smegmatis	R	S	R	R	S	R	R	S	S	S	R	R	
M. thermoresistibile													
M. vaccae	R	S	R	R	S	R	R	R	R	R			
M. diernhoferi	R/S	S	R	R/S	R/S	R/S	S	S	S	S	R	R	
M. thamnopheos	R	S	R		R	R	R						

Die Mehrzahl der Stämme von M. fortuitum ist auch empfindlich für Erythromyzin und Sulfonamide

S = sensibel; MS = mäßig sensibel, d.h. nur im oberen Sensibilitätsbereich; R = resistent. Die Empfindlichkeit ist definiert nach den Standardmethoden für Tuberkulosebakterien, überwiegend nach der Proportionsmethode, auch nach der Resistenz-Ratio.
R/S, S/R = Es kommen sowohl resistente wie sensible Stämme vor; das erste Symbol gibt die Mehrzahl an.
Symbol in Klammern: $\leqq$ bis etwa 20% der Wildstämme;
Symbol nicht in Klammern: = mindestens 95% der Wildstämme

C. Die Mykobakterienzelle

I. Struktur und chemische Zusammensetzung

Übersichten: BASSERMANN 1967; ASSELINEAU 1967; BARKSDALE und KIM 1977.

1. Zellwand

Im Aufbau der Zellwand bestehen hinsichtlich der Kohlenhydrate, der Aminosäuren des Peptidoglykans und der Struktur gewisser Fettsäuren Ähnlichkeiten zwischen Mycobacteria und verschiedenen Nocardia-Arten und Corynebacterien-Spezies. Gemeinsames Polysaccharid ist ein Arabinogalaktan, gemeinsam vorkommende Aminosäuren im Peptidanteil der Basalstruktur (des Peptidoglykans) sind Alanin, Glutamin und Meso-Diaminopimelinsäure. Gemeinsame Fettsäuren sind die α-verzweigten, β-hydroxylierten Mykolsäuren, die sich in der Kettenlänge unterscheiden: 28–40 C-Atome in den Korynomykolsäuren, 40–60 C-Atome in den Nokardomykolsäuren und 60–90 C-Atome in den Mykolsäuren der Mykobakterien. In der Struktur der Mykolsäuren können von Spezies zu Spezies innerhalb der Gattung Mycobacterium große Unterschiede bestehen, bedingt durch verschiedene Kettenlänge und verschiedene Lokalisation von Keto-, Hydroxyl- und anderen Substituenten. Die in der äußeren Zellwandschicht lokalisierten Mykolsäuren sind mit dem Arabinogalaktanpolymer verknüpft, das seinerseits kovalent an das Murein der inneren Zellwand (formgebendes Peptidoglykan, Basalstruktur) gebunden ist. Es wird also ein Mykolsäure-Arabino-Galaktan-Muramylpeptid gebildet, das sich quer durch die Zellwand erstreckt. Außer diesem Komplex finden sich in der Zellwand Glykolipide, Peptidolipide und Peptidoglykolipide. Die beiden letzteren scheinen Faltungen der Zellwand zu bilden, die ultramikroskopisch als seilartige Strukturen erscheinen. Die Glykolipide und Peptidoglykolipide der Zellwand werden auch unter dem Oberbegriff Mykoside zusammengefaßt. Die Alkohol-Säure-Festigkeit der Mykobakterien wird darauf zurückgeführt, daß die Gesamtheit der Lipide eine Barriere gegen das Eindringen des entfärbenden saueren Alkohols bildet (GOREN et al. 1978). Die Mykoside scheinen artspezifisch zusammengesetzt zu sein. Sulfolipide und Phospholipide der Zellwand sind in ihrer Menge mit der Virulenz für Meerschweinchen statistisch korreliert: Bei abgeschwächter Virulenz ist die Menge dieser Neutralrot-bindenden Lipide geringer. Als ihre biologische Wirkung auf den Wirtsorganismus wird eine Schädigung von Mitochondrienmembranen sowie der Membranen von Phagosomen und Lysosomen in Makrophagen angesehen, neben einem synergistischen Effekt auf die Toxizität des Cordfaktors (GOREN et al. 1974a). Außerdem wird bei verminderter Virulenz ein „attenuation indicator lipid" nachweisbar, dessen Charakteristikum in der Substitution verschiedener Zucker durch einen *O*-Methyläther in den Mykosiden A und B besteht (GOREN et al. 1974b). Bei geringerer Virulenz nimmt auch die Empfindlichkeit der M.-tuberculosis-Stämme für H_2O_2 und Thiophen-2-carbonsäurehydrazid zu. Die Stämme gehören selten zum Phagentyp A, sehr häufig zum Phagentyp I und teilweise zum Phagentyp B (GRANGE et al. 1978). Inwieweit es sich hierbei um kausale Beziehungen oder nur um Epiphänomene handelt, ist z.Z. völlig offen. Abgeschwächt virulente Stämme unterscheiden sich von virulenten auch noch in anderen Eigenschaften. Zum Beispiel sind bisher die Phthionsäuren (α-, β-ungesättigte Fettsäuren mit einer Kettenlänge von 23–31 C-Atomen und 3 Methylverzweigungen) nur in virulenten Stämmen von M. tuberculosis und M. bovis gefunden worden. Abgeschwächt virulente Stämme reduzieren Redox-Indikatorfarbstoffe wesentlich stärker als virulente, reagieren empfindlicher auf O_2- und Nährstoffmangel (Dubos 1953, 1955) sowie auf ultraviolette Strahlung (Iwainsky und Käppler 1974, S. 69). Die Beziehungen zwischen dem Eisenstoffwechsel und der Virulenz sind in Abschnitt C.I.2 diskutiert. – Phospholipide werden außer in der Zellwand, wo sie vielleicht die Matrix stellen, auch in der zytoplasmatischen Membran gefunden.

Der von Bloch entdeckte, für Mäuse hochtoxische Cordfaktor ist ein Glykolipid, ein Trehalosedimykolat, das an der Außenseite der Zellwand lokalisiert ist. Es wird aber auch von apathogenen Stämmen gebildet und kann daher für sich allein nicht die Ursache der Virulenz sein (Azuma et al. 1962). Toxische Diëster der Trehalose lassen sich auch aus Corynebacteria und Nocardiae isolieren. Die Toxizität beruht auf der Zerstörung der Mitochondrienmembran, an deren Intaktheit Atmung und Phosphorylierung gekoppelt sind. Kato und Maeda (1974) haben später auch ein Trehalosemonomykolat nachgewiesen, das aber weniger toxisch ist. Der Cordfaktor ist nicht immunogen, sondern nur ein Hapten. Als Komplex mit methyliertem Rinderserumalbumin in inkomplettem Freudschen Adjuvans schützt er Mäuse nicht nur gegen die toxische Wirkung, sondern auch gegen eine Infektion mit M. tuberculosis und verstärkt eine Reihe immunologischer Reaktionen (Goren 1975). Es ist zwar gesichert, daß eine Korrelation zwischen der Bildung von zopfartigen Zellverbänden (Cords) bei der Vermehrung in vitro und der Virulenz besteht, doch ist noch unklar, ob der Cordfaktor tatsächlich für die Zopfbildung verantwortlich ist.

Unter den Bausteinen der Lipide befinden sich Gattungs- und artspezifische. So wurden Phthiocerole (langkettige Glykole) nur aus M. tuberculosis und M. bovis isoliert. Die Phthionsäuren wurden oben schon erwähnt. Mykozerosinsäuren sind gesättigte, linksdrehende Säuren, die in virulenten und avirulenten Stämmen von M. tuberculosis und M. bovis gefunden wurden, nicht aber in anderen Mykobakterien. Dagegen kommen verzweigte Fettsäuren mit nur einer Methylverzweigung wie die Tuberkulostearinsäure bei allen Mycobacteria sowie bei Nocardiae vor.

Die Differenzierung extrahierter Lipide mit Hilfe der Dünnschichtchromatographie hat sich als eine wertvolle Technik bei der Klassifizierung und Identifizierung von Mykobakterien erwiesen (s. z.B. Jenkins et al. 1972). – Über die tumorhemmenden Bestandteile der Zellwand von BCG ist im deutschen Schrifttum kürzlich von Brehmer et al. (1979) berichtet worden.

2. Zytoplasmatische Membran

Sie stellt die Permeabilitätsbarriere zwischen Zellinnerem und Außenwelt dar und ist Sitz des aktiven Transportsystems, der Enzyme der Atmungskette und der oxidativen Phosphorylierung. An ihr läuft auch die Synthese von Zellwandbausteinen ab. Die Mesosomen (Mitochondrienäquivalente) sind neuerdings als Einstülpungen der zytoplasmatischen Membran erkannt. Sie stellen sich bei den Mykobakterien als dreischichtige Gebilde dar, die häufig an Stellen beginnender Querwandbildung zu finden sind und fast immer in Kontakt mit dem Nukleoid stehen.

Als Besonderheiten sind bei den Mykobakterien Substanzen zu nennen, die in den Bereich der Zellmembran lokalisiert werden und für den Eisentransport wichtig sind: die Exocheline und Mykobaktine. Die Exocheline sind wasserlösliche Peptide mit einem Molekulargewicht von 750–800, die von der Bakterienzelle nach außen abgegeben werden und Eisen bei physiologischem pH in gelöster Form halten. Sie können auch Eisen von Ferritin übernehmen. Nach den Vorstellungen von MACHAM et al. (1975) assoziieren sich die Exocheline mit der Bakterienoberfläche. Dort übernehmen die lipophilen Mykobaktine den Eisentransport durch die Zellwand zur Zellmembran, wo eine Reduktase dann Eisen als zweiwertiges Ion freisetzt. KOCHAN (1973) gibt an, daß virulente Mykobakterien mehr Mykobaktin besitzen und daß dieses auch fester an die Bakterienoberfläche gebunden ist. Infolgedessen seien die virulenten Keime besser in der Lage, dem Wirtsorganismus das für sie lebensnotwendige Eisen zu entziehen.

Die wichtigste Gruppe unter den Pigmenten der Mykobakterien, die Karotinoide, sind offenbar auch Bestandteil der Zellmembran oder werden an ihr gebildet. Die Pigmentation ist eine artspezifische, stabile, genetisch fixierte Eigenschaft. Bei manchen Spezies werden die Karotinoide konstitutiv, d.h. unter Wachstumsbedingungen regelmäßig produziert (=skotochromogene Arten), bei anderen Spezies nur durch Induktion. Läßt sich die Induktion durch Licht in Gegenwart von O_2 erzielen, so bezeichnet man den Stamm als photochromogen. Bei skotochromogenen Stämmen kann Belichtung die Pigmentierung verstärken. Die Karotinoide werden als Endprodukte des Stoffwechsels angesehen. Dagegen sind chinoide Pigmente wie Ubichinon und Naphtochinone in die Redoxvorgänge der Zelle eingeschaltet. Die Porphyrine sind Vorläufer der Hämenzyme (Katalase, Peroxidase, Zytochrome a, b, c). Pteridine kommen in kleinen Mengen vor.

3. Nukleoid

Die Größe des Genoms wird auf $2{,}5–4{,}5 \times 10^9$ Daltons bei den verschiedenen Mykobakterienarten geschätzt. Die DNS wird zum G+C-Typ gerechnet, da Guanin+Cytosin bei den einzelnen Spezies zwischen 65,0 und 68,5% ausmachen.

4. Einschlüsse des Grundplasmas

Charakteristisch für alle Mykobakterien ist ein gehäuftes Vorkommen von elektronenoptisch dichten, verschieden großen und verschieden strahlenempfindlichen Granula sowie von Vakuolen. Von den Granula wird heute angenommen, daß sie neben kondensierten Phosphaten Proteine, Phosphatide, Lipide und geringe Mengen RNS enthalten. Diskutiert wird, ob es sich um Reservematerial, Energiepotential oder Fermentträger handelt. Die Metaphosphatgranula scheinen identisch zu sein mit den sich im Lichtmikroskop metachromatisch färbenden Granula. Die Vakuolen werden als Fettdepots angesehen, die eine leicht verfügbare Energiequelle darstellen und dem Keim ermöglichen, die intrazelluläre Konzentration an freien Fettsäuren auf einem nichttoxischen Niveau zu halten. Die Ribosomen sind 70 S-Einheiten, die aus 50 S- und 30 S-Untereinheiten bestehen.

5. Enzyme

Über die Enzymausstattung der Mykobakterien hat GOLDMAN (1961) zusammenfassend berichtet. Ferner werden sie von IWAINSKY und KÄPPLER (1974) eingehend behandelt. In Tabelle 5 sind nur diejenigen Fermente angegeben, die für die Taxonomie eine größere Bedeutung erlangt haben.

Tabelle 5. Taxonomisch besonders wichtige Enzyme von Mykobakterien

Oxidoreduktasen	Nitratreduktase Nitritreduktase Telluritreduktase Katalase Peroxidase Salicylsäure und PAS-abbauende Enzyme
Hydrolasen	α- und β-Esterasen Lipasen Phosphatasen Sulfatasen β-Galaktosidase β-Glukosidase Amidasen

II. Mykobakterien als Antigene und Haptene

Mit Produkten aus Mykobakterien oder Kulturfiltraten lassen sich allergische Reaktionen aller 4 Typen nach Coombs und Gell und weitere Antikörper wie z.B. Agglutinine erzeugen. Trotz intensiver Arbeit sind unsere Kenntnisse über Lokalisation und Konstitution der verantwortlichen Antigene noch sehr lückenhaft, obwohl ein erhebliches praktisches Interesse an standardisierten und möglichst spezifischen Antigenen besteht. Die Schwierigkeiten sind im wesentlichen folgende: 1. eine bisher nicht kontrollierbare Variabilität der Antigenbildung von Kulturansatz zu Kulturansatz, 2. die große Zahl der bereits entdeckten und täglich mit feineren Nachweismethoden hinzukommenden Antigene sowie 3. das Fehlen einer ausreichenden Menge von Referenz-Antigen und Referenz-Antiseren, die allein einen Vergleich von Resultaten erlauben, welche mit verschiedenen Methoden gewonnen sind.

Polysaccharide, Proteine und Peptide der Zellwand sind alle unter bestimmten Bedingungen antigen. Die reinen Polysaccharide können keine Typ-IV-Reaktionen auslösen. Zellwandarabinogalaktan hat Antigengemeinschaften mit den entsprechenden Polysacchariden aus Nocardien und Corynebacterien. Zellwandarabinomannan dagegen weist offenbar Speziesspezifität auf. Es wird vermutet, daß dieses Polysaccharid als Oberflächenantigen die Bildung der spezifischen Agglutinine auslöst. Wahrscheinlich sind alle Plasmaproteine antigen, manche von ihnen sind sicherlich speziesspezifisch. Zahlreiche Peptide sowohl der Zellwand wie des Zytoplasma tragen antigene Determinanten. Lipide sind wahrscheinlich nicht immunogen. Sie können aber, wie für den Cordfaktor schon erwähnt, als Hapten fungieren.

Viel Arbeit ist der Aufklärung der Tuberkuline (Sensitine) gewidmet worden. Die verschiedenen nach dem Schema von Seibert hergestellten Fraktionen ihres gereinigten Tuberkulins (PPD) sind inzwischen teilweise chemisch und immunologisch genauer charakterisiert. Das Polysaccharid I ist eine Mischung aus den Zellwandpolysacchariden D-Arabino-D-galaktan und D-Arabino-D-mannan. Polysaccharid II ist ein hochmolekulares Glukan. Die Proteinfraktionen A–C sind immunelektrophoretisch durch ihr Präzipitinmuster mit einem Referenz-Antigen charakterisiert. Protein D ist bisher nicht weiter untersucht. In Filtraten von autoklavierten Kulturen werden außerdem 5 Proteine mit einem MG von ~10000 gefunden, die eine Tuberkulinreaktion auslösen können (Nagai et al. 1974). Rohe Präparationen des Zellwand-Peptidoglykans sind ebenfalls dazu in der Lage, allerdings erheblich schwächer als PPD (Ross et al. 1967). Es sind noch kleinere aktive Moleküle mit einem MG von 4000–5000–10000 entdeckt worden, Peptide (Someya et al. 1962) und ein Glykoprotein (Stottmeier et al. 1971), dessen Spezifität größer ist als die des korrespondierenden PPD. Hier eröffnen sich neue Möglichkeiten für die Gewinnung gut standardisierbarer und spezifischer Antigene.

Untersuchungen der letzten Jahre haben gezeigt, daß die Adjuvanswirkung (Steigerung der Antikörperbildung gegen Antigene, die mit Mykobakterien gleichzeitig appliziert wurden) nicht die Suspension lebender oder abgetöteter Mykobakterien in Wasser-in Öl-Emulsionen benötigt, auch nicht die von ganzen Zellwänden. Polysaccharide und Lipide sind nicht erforderlich. Wirksam ist das Peptid der Zellwand. Seine kleinste aktive Einheit ist N-Acetyl-muramyl-L-alanyl-D-isoglutamin (Merser et al. 1975).

Immunität gegen Tuberkulose läßt sich mit Zellwänden aus Mykobakterien erzeugen, die in Mineralöl suspendiert sind (Ribi et al. 1971). Neiburger et al. (1973) konnten bei Mäusen mit einer Ribosomenfraktion den gleichen Impfschutz erzielen wie mit dem Stamm H 37 Ra, ohne eine Tuberkulinallergie zu erzeugen. Es bleibt abzuwarten, ob dieser Effekt nicht durch kontaminierende Antigene wie bei Salmonella-Ribosomen Vakzinen bedingt ist (Barksdale und Kim 1977). Chemische Charakterisierungen der eigentlichen Immunogene stehen noch aus.

Übersichten: Gillissen 1977; Barksdale und Kim 1977; Daniel und Janicki 1978; Lind et al. 1979.

D. Genetik der Mykobakterien, Mykobakteriophagen

Sie steht noch in den Anfängen. Doch ist genetische Rekombination erwiesen, auch sind transduzierende Phagen entdeckt worden. Die Existenz von Plasmiden kann vermutet werden. Es besteht kein Grund zu der Annahme, daß sich Mykobakterien genetisch nicht so verhalten würden wie andere Bakterien. Weiteres bei Barksdale und Kim (1977). – Der erste Mykobakteriophage wurde 1947 von Gardner und Weiser bei M. smegmatis isoliert. Bis heute sind 24 morphologisch distinkte Mykobakteriophagen beschrieben, die sich sowohl in der Form des Kopfes wie der Schwanzbreite und der Gestaltung des Schwanzendes unterscheiden. Alle sind doppelsträngige DNS-Phagen mit einem G+C-Gehalt, der dem der Mykobakterien ähnlich ist. Serologisch scheint es zwischen den verschiedenen Phagen erhebliche Unterschiede zu geben. Phagen wurden aus folgenden Spezies isoliert: M. smegmatis, phlei, fortuitum, vaccae, marinum, kansasii, avium, bovis, tuberculosis. Die Phagentypisierung von Mykobakterienstämmen steckt noch in den Anfängen. Zumindest in M. tuberculosis kann der Phagentypus schon als ein stabiles genetisches Erkennungsmerkmal angesehen werden, dessen Bestimmung für die Identifizierung, aber auch in epidemiologischen Untersuchungen nützlich sein kann. So sind für M. tuberculosis regionale Differenzen festgestellt worden (Bates und Mitchison, 1969; Vandra und Fodor, 1971; Grange et al. 1978), und Raleigh und Wichelhausen (1973) konnten eine exogene Neuinfektion mit M. tuberculosis nach vorangegangener Tuberkulose beweisen.

Übersichten: PENSO 1967; BARKSDALE und KIM 1977; ENGEL 1978; KÄPPLER 1979.

E. Stoffwechsel

Die Mykobakterien gehören zu den prototrophen Mikroorganismen, die sich in vollsynthetischen Medien vermehren können. (Ausnahme: M. haemophilum, das Hämin benötigt; M. paratuberculosis, das bei der Anzucht Myobaktin verlangt.) Sie benötigen nur einfache organische Moleküle als C-Quelle, einfache anorganische oder organische N-Quellen. Als C-Quellen kommen Polyalkohole, vor allem Glycerin, bei verschiedenen Spezies auch Kohlenhydrate sowie organische Säuren in Frage. Sehr langsam wachsende Arten wie M. tuberculosis und M. bovis können organische Säuren nicht verwerten, Spezies mit etwas kürzerer Generationszeit wie die der Runyon Gruppe III können C_2- und C_3-Verbindungen nutzen. Schnell wachsende Spezies verwerten außerdem auch C_4- und/oder C_6-Verbindungen. Außer längerkettigen Fettsäuren können u.U. auch Kohlenwasserstoffe und Steroide als C-Lieferanten dienen. Auch bei der Verwertung von Stickstoffquellen gibt es Artunterschiede. Sie reichen vom anorganischen Nitrat und Nitrit über Asparagin als einziger Aminosäure bis zum Bedarf für mehrere Aminosäuren. Amide, die enzymatisch gespalten werden können, sind als N-Lieferant geeignet, ferner manche Amine. Einige wenige Verbindungen können gleichzeitig als C- und N-Quelle dienen. Der Stoffwechsel der Kohlenhydrate und Fette läuft auf bekannten Wegen wie Glykolyse, Pentosephosphatweg, Glyoxylsäure-, Zitronensäurezyklus, β-Oxidation. Elektronentransport und oxidative Phosphorylierung sind relativ gut untersucht. Nur spärlich sind die Details der Synthese von Nukleinsäuren und Proteinen bekannt. Die Fettsäuresynthese läuft zumindest bei M. phlei ähnlich wie bei Korynebakterien über einen Multienzymsystem-Komplex mit sehr breiter Azyltransferaseaktivität und eine nicht aggregierte Synthetase II, die zur Anregung der Kettenbildung höhere Azyl-Co A-Typen benötigt.

Vergleichende Untersuchungen an Tuberkulosebakterien, die in vitro gezüchtet waren oder sich in der Maus vermehrt hatten, ergaben, daß die in vivo gewachsenen Keime virulenter, aber schwächer immunogen waren, eine weniger stimulierbare Atmung aufwiesen, Wasserstoff langsamer übertrugen und sich noch in anderen Eigenschaften von den in vitro gewachsenen Keimen unterschieden.

Übersichten: RAMAKRISHNAN et al. 1972, GOREN 1972; IWAINSKY und KÄPPLER 1974; BARKSDALE und KIM 1977.

F. Wachstum und Vermehrung

Wachstum ist als Zunahme der Zellmasse, Vermehrung als Zunahme der Zellzahl einer Bakterienpopulation definiert. Vermehrung ohne Wachstum kann bei Nahrungsmangel eintreten und bedingt Kleinformen. Zu Wachstum ohne Vermehrung kann es unter dem Einfluß von Hemmstoffen kommen. Generationszeit oder -dauer ist die Zeit von einer Zellteilung zur nächsten. Diese Teilungszeit beträgt für M. tuberculosis in vitro unter günstigen Züchtungsbedingungen 14–24 h. Auf Löwenstein-Jensen-Eiernährboden liegt sie bei 18–20 h. Zum Vergleich: E. coli und Staphylokokken teilen sich alle 20 min. Bei den schnell wachsenden Mykobakterien liegt die Generationszeit in der Größenordnung von 2–4 h. Intrazellulär verläuft die Vermehrung nach Phagozytose in Monozyten etwa halb so rasch wie in vitro. Virulenzgeminderte Stämme haben längere Generationszeiten als virulente. In Monozyten aus immunen Tieren geht die Vermehrung langsamer vonstatten als in solchen von nicht immunen. Der intakte Organismus stellt insofern ein offenes System dar, als zusätzlich Keime in den untersuchten Bereich eingeschwemmt werden, aber auch durch Abtötung, Ausscheidung und Verschleppung verlorengehen. Unter diesen Bedingungen lassen sich zwar Verdopplungszeiten, aber keine echten Generationszeiten bestimmen. Als Verdopplungszeiten ergeben sich je nach Organ, Stadium der Infektion und Virulenz unterschiedliche Werte. Unter günstigen Verhältnissen liegen sie zwischen $14^1/_2$ und 24 h, also wie in vitro. Im Durchschnitt dürfte aber in vivo die Generationszeit doppelt so lang sein. Das Alter des infizierten Organismus, seine natürliche Resistenz und Immunität sind nachweislich von Einfluß.

Übersicht: BARTMANN 1975.

G. Pathogenität und Virulenz

Die Fähigkeit einer systematischen Einheit (Taxon) von Mikroorganismen, d.h. einer Spezies, Gattung usw., Krankheit zu erzeugen, wird im folgenden als „Pathogenität" bezeichnet. „Virulenz" ist der Grad der Pathogenität, den ein bestimmter Stamm des betreffenden Taxon besitzt. Natürlich hängt die Schwere der Erkrankung nach einer Infektion auch wesentlich von der Resistenz des Wirtsorganismus ab. Die Bestimmung der Virulenz setzt deshalb gleichbleibende Resistenz des Makroorganismus voraus. Im Tierversuch kann man sich durch vergleichende Untersuchungen ein Bild über die Resistenz der verwendeten Tiere machen und Abweichungen in ihrer Resistenz erkennen, indem man die Variation der Virulenz innerhalb einer Tiergruppe den Schwankungen zwischen Tiergruppen aus verschiedenen Zuchten gegenüberstellt. Pathogene Wirkungen können u.U. auch abgetötete Mikroorganismen entfalten, z.B. M. tuberculosis. Die Virulenz dagegen erfaßt summarisch alle die Faktoren, die den Erreger befähigen, sich im Makroorganismus zu vermehren, auszubreiten und eine fortschreitende Erkrankung zu verursachen. Bei den Mykobakterien erlauben In-vitro-Tests in Form der Indikator-Farbstoff-Reduktionstests keine ausreichende Differenzierung der Virulenz. Besser ist die Korrelation zur Abtötung durch H_2O_2. Virulente Stämme sind resistenter als abgeschwächte virulente Stämme (GRANGE et al. 1978). Am besten geeignet sind Tierversuche unter standardisierten Bedingungen. Als Kriterien können verschiedene Parameter herangezogen werden wie Gewichtskurven, Überlebenszeiten, besser: quantifizierter makroskopischer Befund, Organgewichte in Relation zum Körpergewicht, histologischer Befund, Keimzahl in den Organismen. Technische Einzelheiten bei MEISSNER (1977). Die molekularbiologischen Grundlagen der Virulenz sind, soweit bekannt, bereits in Kapitel C.I erörtert. Virulenzprüfungen haben klinisches Interesse in Zusammenhang mit der abgeschwächten Virulenz INH-resistenter Tuberkulosebakterien und den Erkrankungen durch sog. atypische Mykobakterien erlangt. Aufgrund der umfangreichen experimentellen Erfahrungen kann man sagen, daß es 1. für Wildstämme von M. tuberculosis weltweit regionale Differenzen in der Virulenz gibt (relativ niedrig z.B. in manchen Gegenden Asiens und Afrikas, hoch in Europa; s. GRANGE et al. 1978) und daß sich 2. die Virulenz der Wildstämme in Europa in den letzten 70 Jahren offensichtlich nicht geändert hat. M. tuberculosis und M. bovis verlieren mit zunehmender INH-Resistenz mehr und mehr an Virulenz. Dies gilt für alle in Frage kommenden Tierarten, von der Maus bis zum Affen. Beim Menschen sprechen die bisherigen Beobachtungen teils für, teils gegen eine Virulenzabschwächung (MEISSNER 1956; KREIS 1958; CANETTI 1965; KESSLER und BARTMANN 1971). Sicher hat sie keine klinische Bedeutung für Patienten mit einer bakterienreichen Erkrankung.

Die sog. atypischen Mykobakterien besitzen für Meerschweinchen bei intra- oder subkutaner Applikation nur eine örtlich begrenzte Pathogenität oder sind völlig apathogen. M. avium ist naturgemäß für Hühner hochvirulent (aber nur die transparenten Kolonien); bei i.v. Gabe von 1 mg pro Tier verlaufen die Infektionen auch bei Maus, Meerschweinchen und Kaninchen tödlich. Die speziellen M. intracellulare-Serotypen sind fast stets für Hühner, Meerschweinchen und Kaninchen avirulent. M. xenopi ist für das Huhn etwas weniger virulent als M. avium, Mäuse sterben nicht an der Infektion. M. kansasii verursacht beim Meerschweinchen nach subkutaner Gabe von 1 mg relativ ausgedehnte, oft stark ödematöse Primärkomplexe. Mäuse sterben nach 1 mg i.v. mit zahlreichen Nieren- und Lungenherden, Kaninchen und Hühner dagegen zeigen keine Herde. M. marinum und M. ulcerans, deren Temperaturoptimum unter 37° C liegt, sind bisher die einzigen Mykobakterienarten, die bei der weißen Maus nach Injektion in die Fußsohle zu einer örtlichen Erkrankung führen.

Aus dem Gesagten ergibt sich, daß die Virulenzprüfung aufgrund der Schwere, aber auch des Typs der Erkrankung eine wertvolle Hilfe bei der Identifizierung der Mykobakterien sein kann. Dies gilt besonders für die M. avium-M. intracellulare-Gruppe.

Übersicht: MEISSNER 1977.

H. Besonderheiten von Stämmen mit Resistenz gegen Antituberkulotika

Bei Resistenz gegen Streptomyzin (SM) wurde teils Lipidvermehrung festgestellt, teils nicht (ASSELINEAU 1967). In einer SM-resistenten Variante des Stammes H 37 Ra akkumulierten in den ersten Tagen des Wachstums RNS und DNS (BELJANSKI und GRÜNBACH, zit. nach ASSELINEAU). Die gesetzmäßigen, mit dem Grad der Isoniazid-Resistenz korrelierenden biologischen und biochemischen Veränderungen von Tuberkulosebakterien sind von MEISSNER (1956) bzw. KREIS (1958) zusammenfassend beschrieben worden. Auf die mit der Resistenzhöhe zunehmende Virulenzminderung bei verschiedenen Tierspezies und die ungeklärte Situation beim Menschen wurde im vorigen Abschnitt bereits eingegangen. INH-resistente Tuberkulosebakterien sind bei intermediären Resistenzgraden (1 μg/ml) nur z.T. Katalase-negativ, bei hoher Resistenz (gegen 10 μg/ml) fast immer. Früher und regelmäßiger als die Katalase geht die Peroxidaseaktivität verloren. Manchmal ist auch keine Urease mehr nachzuweisen.

Die Aktivität von Desamidasen ist dagegen gesteigert. In INH-resistenten Tuberkulosebakterien ist eine Permeabilitätsbarriere für INH nachgewiesen. Außerdem inaktivieren sie INH stärker als sensible Stämme (TOIDA 1962). Manche resistente Stämme vom M. tuberculosis gleichen sich in ihrem Stoffwechsel M. bovis an: Sie wachsen besser bei geringerer O_2-Spannung und bevorzugen Pyruvat als C-Quelle. Spezielle Wuchsstoffbedürfnisse lassen sich im wesentlichen auf eine gesteigerte Peroxid-Empfindlichkeit zurückführen. – MANTEN et al. (1969) haben als erste über Virulenzminderung bei Rifampicin (RMP)-resistenten Tuberkulosebakterien berichtet. Diese Beobachtungen sind von verschiedenen Autoren bestätigt worden (s. bei BINDA et al. 1971). Nach SCHRÖDER und KOPERSKA (1972) besteht keine Korrelation zwischen dem Grad der RMP-Resistenz und der Virulenzabnahme. Die Katalaseaktivität bleibt unverändert.

J. Infektionsquellen und Infektionswege

Nach Ausschaltung der Rindertuberkulose sind die Ausscheidungen erkrankter Menschen die einzigen Infektionsquellen der Tuberkulose, wenn man von berufsbedingten Infektionen absieht. Die wichtigste Quelle ist das Sputum, das Milliarden von Erregern/ml enthalten kann. Eiter und Genitalsekrete sind meist keimarm, ebenso der Stuhl, außer bei der heute selten gewordenen Darmtuberkulose. Infektionen durch Urin bei offener Urotuberkulose ohne gleichzeitige Lungentuberkulose kommen jedoch gelegentlich vor und haben auch zu Erkrankungen geführt. Der Kranke mit offener Lungentuberkulose sondert die Bakterien vor allem beim Husten ab, bei dem in der Stimmritze Luftgeschwindigkeiten bis zu 200 km/Std. erreicht werden[1]. Die Möglichkeiten der Infektion sind begrenzt dadurch, daß nur Teilchen von einer Größe unter 5 µm bis in die Alveolen vordringen. Größere Teilchen werden in den Luftwegen niedergeschlagen, deren Schleimhaut gegenüber einer Infektion durch Tuberkuloseerreger recht widerstandsfähig ist, während in den Alveolen zumindest im Experiment das Haften eines einzigen Keimes genügt. Hustentröpfchen haben vielfach Ausmaße über der kritischen Größe. Sie werden hauptsächlich nach dem Verdunsten des Wassers, das längstens nach einigen Sekunden abgeschlossen ist, als schwebefähige, trockene Tröpfchenkerne gefährlich, denn die Sinkgeschwindigkeit dieser Tröpfchenkerne wird durch die praktisch immer vorhandene Luftbewegung weitgehend aufgehoben. Wesentlich für das Zustandekommen einer Infektion ist nicht die Zahl der eingeatmeten Bakterien, sondern die Zahl der lungengängigen bakterienbeladenen Teilchen. Sputum, das auf der Oberfläche von Gegenständen angetrocknet ist, kann durch die in Wohnungen vorkommenden Luftbewegungen kaum abgelöst werden. Infektiöser Staub entsteht, wenn das eingetrocknete Material mechanisch durch Bürsten und Kehren beseitigt wird. Von mit Sputen infizierten Kleidungsstücken gehen schon bei normalen Körperbewegungen Bakterien in die Luft über, auch beim Schütteln der Textilien mit noch feuchtem Sputum.

Tuberkuloseerreger lassen sich in Staub und Abstrichen vor allem in der nächsten Umgebung ausscheidender Patienten nachweisen. Sie kommen gelegentlich aber auch in der allgemeinen Öffentlichkeit vor, z.B. in Eisenbahnen, Postämtern, Telefonzellen, Polizeiwachen usw.

---

[1] Zur Bedeutung des Hustens siehe auch: LOUDON, R.G., SPOHN, S.K.: Cough frequency and infectivity in patients with pulmonary tuberculosis. Am. Rev. Respir. Dis. **99**, 109–111 (1969).

Beim Krankenhauspersonal hat man vereinzelt Tuberkulosebakterien von der Nasenschleimhaut isolieren können, ohne daß eine aktive Erkrankung vorlag. Offenbar gibt es unter diesen speziellen Bedingungen auch einmal Keimträgertum. Aber sonst bedeutet der Nachweis von Tuberkulosebakterien in Ausscheidungen des Menschen, daß der Betreffende eine aktive Tuberkulose hat, was nicht heißt, daß diese Tuberkulose progredient ist oder wird. Denn auch bei Regreß können gelegentlich Bakterien bei der Abstoßung von erkranktem, noch keimhaltigem Gewebe eliminiert werden.

Außerhalb des Körpers können sich die klassischen Erreger der Tuberkulose in unseren Breiten wegen der zu niedrigen Temperatur nicht vermehren. Sie werden durch direktes Sonnenlicht zwar in Minuten bis Stunden abgetötet, doch bleibt trockenes Sputum bei diffusem Tageslicht sicher eine Woche, im Dunkeln sogar bis zu 10 Monate infektiös. Feucht aufbewahrtes Sputum enthält bei diffusem Tageslicht nach 3 Wochen noch lebende Keime, im Dunkeln bei Zimmertemperatur für etwa ein halbes Jahr. In Leichenteilen hat man $2^1/_2$ Jahre nach ihrem Vergraben noch lebende Tuberkulosebakterien gefunden. Die Überlebenszeit in Abwässern wird auf 6–7 Monate geschätzt und beträgt auch in Klärschlamm mehrere Monate. Klärschlamm muß daher 12–15 Monate unberührt bleiben, um frei von vermehrungsfähigen Tuberkulosebakterien zu werden. Aus Mist waren nach $3^1/_2$ Monaten noch Keime züchtbar. In den Abwässern von Tuberkulose-Krankenhäusern finden sich auch dann Erreger, wenn Sputum und Wäsche desinfiziert werden. Sie stammen vor allem aus den Klosetts. Auch die Vorfluter können noch auf einige Kilometer verseucht sein.

Unsere Kenntnisse über die Reservoire und Infektionsquellen bei den sog. atypischen Mykobakterien sind noch sehr lückenhaft und in Tabelle 6 zusammengefaßt. Es gibt ohne Zweifel geographische Unterschiede in der Häufigkeitsverteilung dieser Mykobakterien als Erreger von Lungenerkrankungen. So wird in den USA und Europa mehr als die Hälfte der pulmonalen Fälle durch M. kansasii hervorgerufen, in Japan und Australien dagegen sind es nur einige Prozent (Tsukamura 1977c). Dort dominiert die Avium-Intracellulare-Gruppe. Erkrankungen durch M. xenopi treten dort auf, wo M. kansasii dominiert. Ebenso wie in USA und Europa konzentrieren sich Kansasii-Infektionen in Industriegebieten und im Bergbau. Das Reservoir für M. kansasii ist aber noch unbekannt. Kontaktpersonen können sich zwar infizieren, erkranken aber nicht. Für M. marinum ist das Reservoir klar: Es hält und vermehrt sich in Wasser und verursacht daher auch die Schwimmbadinfektionen. Die skotochromogenen Spezies finden sich überall in Boden und Wasser in der Nähe von Tier und Mensch. Sie lassen sich auch bei einem kleinen Prozentsatz gesunder Rinder aus den ileococcalen Lymphknoten isolieren und können bei Schweinen zu Affektionen der Lymphknoten des Rachens führen. Für diese Gruppe ist ein Kreislauf Boden – Wasser – Haustiere vorstellbar, wobei die Infektionen des Menschen wahrscheinlich über die Ausscheidungen der Tiere (Kot, Milch) und über Staub erfolgen. Für M. avium bilden kranke Hühner und wahrscheinlich wilde Vögel das wichtigste Reservoir, da sie vor allem die Erreger mit dem Kot in größerer Zahl ausscheiden. Die Infektion des Menschen kommt entweder durch direkten Kontakt mit kranken Tieren zustande oder über kontaminierte Erde und Wasser. Erkrankungen des Menschen werden häufiger dort beobachtet, wo Legehühner für lange Zeit gehalten werden. Die intermediäre Avium-Gruppe scheint nicht vom Schwein auf den Menschen übertragen zu werden. Sägemehl, das häufig als Streu verwendet wird, bildet ein besonders günstiges Medium. Insekten, die aus Sägemehl stammten oder unter der Rinde von Waldbäumen gefunden wurden, beherbergten Serovarianten der intermediären Gruppe. Meiss-

Tabelle 6. Für den Menschen obligat oder potentiell pathogene Mykobakterien. Wichtigste Reservoire, Infektionsquellen und Erkrankungslokalisation

Gruppe	Spezies	Wichtigste Reservoire	Infektions-quellen	Häufigste Lokalisationen
Tb-Komplex	M. africanum	Mensch	Mensch	Lunge
	M. bovis	Rind, Mensch	Milch, Mensch	Lunge, andere Organe, generalisiert
	M. tuber-culosis	Mensch	Mensch	Lunge, andere Organe, generalisiert
Gruppe I Photochromogen	M. kansasii	?	Milch und Milchprodukte? Wasser?	Lunge, Lymph-knoten, Haut
	M. marinum	Boden, Wasser	Wasser	Haut
	M. simiae	Affen?	?	Lunge
Gruppe II Skotochromogen	M. gordonae	Boden, Wasser	Wahrscheinlich wie M. scro-fulaceum	Lymphknoten, Haut
	M. scrofu-laceum	Boden, Wasser	Staub, Kot von Haustieren, Milch	Lymphknoten; selten: Lunge, generalisiert
	M. szulgai	?	?	Lunge, Lymphknoten, Weichteile
Gruppe III Nicht-chromogen	M. avium-Komplex	Hühner, Wild-vögel (Schwein, Rind)	Boden, Wasser, direkter Tier-kontakt	Lunge, Lymphknoten generalisiert (M. avium-Komplex, M. avium, M. intracellulare)
	M. avium			
	M. intra-cellulare	USA, Austra-lien: Schwein, BRD:?	USA, Austra-lien: Staub? BRD:?	
	Intermediäre Gruppe	Insekten?	Sägemehl, Wasser	
	M. haemophilum	?	?	Haut
	M. malmoense	?	?	Lunge
	M. terrae	Boden, Wasser	?	Einzelfälle: generalisiert
	M. triviale	Boden, Wasser	?	Einzelfälle: Gelenk
	M. ulcerans	Gras?	Gras? Arthro-poden?	Haut
	M. xenopi	Kröten? See-vögel? Boden?	Wasser?	Lunge

Tabelle 6 (Fortsetzung)

Gruppe	Spezies	Wichtigste Reservoire	Infektions-quellen	Häufigste Lokalisationen
Gruppe IV Schnell wachsende Mykobakterien	M. chelonei	?	?	Weichteile, Haut, Lunge
	M. fortuitum	Boden, Wasser	Wasser?	Weichteile, Haut, Lunge, generalisiert
	M. smegmatis	Boden, Stroh, Mist	?	Vereinzelt: Lunge, bei Ösophagusanomalien
Nicht in vitro züchtbar	M. leprae	Mensch	Mensch	Haut, Lymphknoten, ZNS

NER und ANZ (1977) nehmen daher an, daß Sägemehl und Insekten (letztere als reine Vektoren) das eigentliche Reservoir bilden. Infektionen durch das zum Avium-Komplex gehörige M. intracellulare werden auch bevorzugt in ländlichen Gegenden beobachtet. Der Keim wurde in den USA und Australien häufig aus dem Boden isoliert. Von wo und wie er dort hingelangt, ist unbekannt. MEISSNER und ANZ identifizierten unter den von EYSING (1977) aus Insekten isolierten Mykobakterien-Stämmen auch einige als M. intracellulare. Für die Bundesrepublik ist das Reservoir für M. intracellulare nicht ganz klar. Immerhin ist bei uns neuerdings – im Gegensatz zu früheren Untersuchungen – von BEERWERTH et al. in Gartenerde und Erde aus Gewächshäusern sowie aus Gemüsegärtnereien mit fertiger Ansatzerde aus Holland eine Reihe von M. intracellulare-Stämmen isoliert worden, deren Serotypen ANZ und MEISSNER als av. 7 (VII), av. 14 (Boone), av. 15 (Dent), av. 16 (Yandle), av. 17 (Wilson) und av. 18 (Altman) bestimmt haben. Stämme der intermediären Gruppe, hauptsächlich solche mit dem Serotyp av. 8 (Davis), überwogen in dem genannten Material jedoch bei weitem (MEISSNER, persönliche Mitteilung). M. xenopi ist aus Schildkröten isoliert worden, die aber wegen der Thermophilie dieses Keimes nicht als Reservoir in Betracht kommen. In England konzentrieren sich Xenopi-Erkrankungen an der Südostküste und den Flußmündungen. Das ließ an Seevögel als Reservoir denken, doch gelang eine Isolierung aus Seevögeln nur selten. In Frankreich stellte sich der Hafen von Le Havre als wichtiges Reservoir für M. xenopi heraus (BRETEY und BOISVERT 1969). Der Keim wurde aus dem Kot der infizierten Möwen isoliert. M. xenopi wurde aber auch wiederholt in Krankenhäusern aus dem Wasser gezüchtet, wohin es vermutlich aus der allgemeinen Wasserversorgung kam (MCSWIGGAN und COLLINS 1974). Für die rasch wachsenden Mykobakterien der Gruppe IV dürften Boden und Wasser das Reservoir bilden; bei M. fortuitum kommen Kaltblütler und das Rind hinzu. Reservoir und Infektionswege sind für die erst in den letzten Jahren entdeckten humanpathogenen Spezies M. haemophilum, M. szulgai und M. malmoense unbekannt. M. ulcerans-Infektionen treten nach Bagatellverletzungen auf, vielleicht auch nach Stichen durch Arthropoden (KIENINGER et al. 1973). Der Erreger läßt sich in Afrika von Gräsern isolieren (BARKER et al. 1970). Neuere Gesichtspunkte für die gesamte Gruppe der sog. atypischen Mykobakterien ergeben sich vielleicht aus den Modellversuchen von KAZDA (1978). Er konnte zeigen, daß Stämme der Gruppen I, III und IV in der Lage sind, sich in der grauen Schicht der Sphagnumvegetation von Mooren zu vermehren. Die Sphagnumvegetation ist weltweit anzutreffen. Durch Wärmespeicherung entstehen Temperaturen, die für mesophile Mykobakterien optimal sind. Zur Verbreitung der Keime kann es durch Verbindung der Sphagnen mit fließenden Gewässern kommen. Wegen ihrer relativ schwachen Pathogenität führen die sog. atypischen Mykobakterien selten zur Erkrankung. Oft ist bei den Patienten örtlich oder allgemein die Infektabwehr herabgesetzt.

Übersichten: MEISSNER 1970a, b; CHAPMAN 1971; FORSCHBACH 1975; PETERSEN 1976, SCHRÖDER 1977.

K. Moderne Nachweisverfahren

I. Materialgewinnung

Für die Lungentuberkulose ist die Untersuchung von Sputum die Methode der Wahl, wenn es in größerer Menge Bronchialsekret enthält, was bei aktiver offener Tuberkulose meist der Fall ist.

Ob die Untersuchung des Morgensputums oder des 24-Stunden-Sammelsputums ergiebiger ist, muß offen bleiben, da die Ergebnisse widersprüchlich sind. Verunreinigungen der Kultur kommen naturgemäß beim 24-Stunden-Sammelsputum häufiger vor (COLTON und CLINGER 1968). Wird jedoch kein echtes Sputum produziert, sondern nur Speichel und Rachenschleim, müssen andere Verfahren angewandt werden: entweder Magenspülung oder eine der Provokationsmethoden (Bronchialspülung, Kehlkopfabstrich, Aerosolinhalation). Von den meisten Autoren wird angegeben, daß der Kehlkopfabstrich die schlechtesten Ausbeuten liefert. Die anderen Provokationsmethoden und die Magenspülung sind etwa gleich wirksam. In manchen Publikationen schneidet die Magenspülung besser ab, in anderen nicht. Sie wurde von MEUNIER 1898 vorgeschlagen und von ARMAND-DELILLE und VILBERT 1927 in die Praxis eingeführt. Da Kinder dazu neigen, ihr Sputum zu verschlucken, ist bei ihnen die Magenspülung eine besonders ergiebige Methode. Der Magenschlauch darf nicht zu eng sein, weil sonst kein Sputum aspiriert werden kann. Um Kontaminationen mit „atypischen“ Mykobakterien zu vermeiden, sollen 1–2 Tage vor der Untersuchung keine Milch und Milchprodukte verzehrt werden. Außerdem muß zur Magenspülung destilliertes, sterilisiertes Wasser benutzt werden. Muß das Magenspülwasser für die Untersuchung verschickt werden, sollte es vorher neutralisiert werden, um eine Schädigung der Tuberkulosebakterien durch sauren Magensaft möglichst zu vermeiden. Eine praktische Technik wurde von HAIN (1954) angegeben. Man kann auch die Versandröhrchen vorher mit 1 ml gesättigter wässeriger Dinatriumphosphatlösung beschicken. Die Untersuchung von Magenspülwasser ist auch zur Erkennung zunächst fraglich aktiver Lungentuberkulosen geeignet, da „atypische“ Mykobakterien in kleinen Mengen in der Kultur bei unter 10% der Untersuchungen gefunden wurden, und daher nur selten zu Fehlinterpretationen Anlaß geben können. Die Sputumprovokation durch Bronchialspülung wurde durch DE ABREU (1946) eingeführt und später von TROBRIDGE (1957), dann von SCHMIEDEL und GERLOFF (1964) modifiziert. Erwärmte Aerosole wurden ursprünglich für die zytologische Diagnostik bei Lungenkrebs eingesetzt und dann für die Lungentuberkulose übernommen (SCHWARTZ und SMALL 1961;

LILLEHEI 1961). Als Aerosol wurden hypertonische Lösungen verwendet (z.B. 10%ige wässerige NaCl-Lösung mit 20–40%igem Propylenglykol). Die Sputumprovokation ist zwar weniger arbeitsaufwendig, aber meist mit einer größeren Infektionsgefahr verbunden als die Magenspülung. Werden Sputumprovokationen durch Aerosol in größerem Umfang durchgeführt, sind dafür Absaugkabinen erforderlich.

II. Zahl der Untersuchungen

Generell gilt die Regel, daß um so mehr Untersuchungen durchgeführt werden müssen, je keimärmer das Material ist. Der Keimgehalt hängt seinerseits wesentlich von der Art der Tuberkulose ab. Mit reichlicher Ausscheidung ist auch bei der unbehandelten Lungen- und Bronchialtuberkulose nur in bestimmten Situationen zu rechnen: bei Pneumonie, Kavernen und Lymphknotendurchbruch. Bei den anderen Formen muß davon ausgegangen werden, daß die Bakterien nur intermittierend und evtl. nur spärlich ausgeschieden werden. Bei fraglich aktiver Lungentuberkulose werden durch die ersten 10 kulturellen Untersuchungen etwa 10% der Fälle noch nicht erfaßt. Selbst nach der 15. Untersuchung werden noch 3,5% der Fälle positiv (HAY 1956). Ein solcher diagnostischer Aufwand wird aber nur in Einzelfällen möglich sein. Man sollte bei fraglich aktiver Lungentuberkulose ebenso wie bei der Genital- oder Urotuberkulose doch mindestens 3, besser 6 Untersuchungen vornehmen. Wenn Anamnese und Röntgenbefund für eine aktive Tuberkulose sprechen, genügen 3 Untersuchungen vor Therapiebeginn. Während der Chemotherapie sollte eine Kultur in monatlichen Abständen angelegt werden, um den Zeitpunkt der Negativierung möglichst früh zu erfassen. Vorher ist eine Behandlungspause von 2 Tagen einzulegen, falls der Zustand des Kranken dies erlaubt, um ein antituberkulotikafreies Untersuchungsmaterial zu bekommen. Häufig durchgeführte mikroskopische Untersuchungen bei anfangs positiven Patienten geben in den ersten Therapiewochen rasche Aufschlüsse über die Wirksamkeit der angewandten Chemotherapie, wenn die Untersuchungsergebnisse quantifiziert werden (BARTMANN 1967b). Sie sind dann angebracht, wenn die Anamnese Unsicherheiten über die gewählte Therapie aufkommen ließ oder klinisch der Erfolg nicht befriedigt.

III. Einfluß von Transportzeit und Transporttemperatur

Aus Untersuchungen von SULA et al. (1960), ENGBAEK und WEIS-BENTZON (1964), HENKEL und MEISSNER (1964) sowie POLLAK et al., kann geschlossen werden, daß in dem Temperaturbereich von +4 bis +22 °C die Halblebenszeit der Tuberkulosebakterien in Sputum etwa eine Woche während der beiden ersten Aufbewahrungswochen beträgt. Bakterienreiche Sputen werden bei schonender und wirkungsvoller Dekontamination also sicher noch positive Ergebnisse liefern, wenn das Sputum mehrere Tage unter ungünstigen Bedingungen unterwegs ist. Vermutlich keimarmes Material sollte jedoch so rasch wie möglich untersucht werden und zwischenzeitlich bei Eisschranktemperatur aufbewahrt werden. Mit zunehmender Transportzeit und -temperatur steigt die Quote der verunreinigten Kulturen.

IV. Moderne Nachweisverfahren des Erregers

Die bakteriologische Diagnostik der Tuberkulose beruht auf der Mikroskopie, der Kultur und dem Tierversuch. Bei den Erkrankungen durch sog. atypische Mykobakterien ist ein Nachweis durch den Meerschweinchenversuch meist wegen zu geringer Pathogenität nicht möglich. Am unempfindlichsten ist der mikroskopische Nachweis. Er gelingt erst, wenn 10^4–10^5 Keime/ml im Material vorhanden sind (Bogen und Bennett 1939; Krebs 1964)[2]. In der Kultur sind etwa 50–100 Keime/ml erfaßbar. Für den Tierversuch genügt bei virulenten Stämmen ein einzelner vermehrungsfähiger Erreger/ml, weil im Tier eine größere Materialmenge untersucht werden kann als in der Kultur.

1. Mikroskopie

a) Vorbehandlung

Der Einfachheit halber wird oft das zur Kultur aufbereitete Material auch zur mikroskopischen Untersuchung benutzt. Hierbei muß man sich aber vergewissern, ob das zur Dekontamination angewandte Verfahren nicht mit dem färberischen Nachweis interferiert. Zum Beispiel sind die Keime nicht ohne weiteres färbbar in Material, das mit Schwefelsäure vorbehandelt ist; sie sind aber gut darstellbar nach Vorbehandlung mit Pankreatin-Desogen oder Nekal. Effektiver wird die Mikroskopie, wenn spezielle Homogenisierungs- und Anreicherungsverfahren benutzt werden, die z.T. allerdings die Vitalität der Keime stark schädigen. Man kann mit einer durchschnittlichen fünffachen Anreicherung rechnen, wenn mit alkalischen Hypochloritlösungen wie Sputofluol (Merck) homogenisiert und mit mindestens $3000 \times g = \text{RBZ}$ zentrifugiert wird. Bei einer derartigen Vorbehandlung bleiben die Sputen z.T. infektiös, selbst wenn sie nach den Angaben von Hain (1954) im Heißluftsterilisator fixiert wurden. Die Hitzedesinfektion der fixierten Objektträger wird am besten bei 120 °C und 10 min vorgenommen. Intensivere Hitzeeinwirkung schädigt die Färbbarkeit. Am sichersten ist es, nach der Verflüssigung mit Sputofluol das gleiche Volumen 80%iges Propanol zuzusetzen und für 30 min einwirken zu lassen. Alle weiteren Arbeitsschritte sind dann gefahrlos (Bartmann 1967a). Mit Sputofluol verflüssigtes Sputum muß einmal mit physiologischer NaCl-Lösung ausgewaschen werden, wenn das Material nicht genügend auf dem Objektträger haftet. Nach dem Waschen läßt sich das gesamte Sediment zur Färbung verarbeiten. Zur Homogenisierung sind auch Enzyme wie Trypsin oder Papain geeignet. Sie benötigen aber 8–16 h Einwirkungszeit. Das Ausschütteln mit organischen Phasen (Ligroin oder Chloroform) ist nicht genügend praxisgerecht. Bei rein flüssigen Spülwässern, die keine Homogenisierung benötigen, kann eine Anreicherung durch Zugabe von 1–2 Tropfen Serum und der gleichen Menge 20%iger Sulfosalicylsäure erreicht werden, weil die entstehenden Präzipitate die Bakterien beim Zentrifugieren in das Sediment mitnehmen. Für Urin ist vom Arbeitskreis Mykobakterien folgendes Vorgehen empfohlen worden: In einen sterilen, 200 ml fassenden Meßzylinder 100 ml Urin geben und dann 1 ml Serum zufügen. Nach gutem Mischen 5 Tropfen 20%ige Sulfosalicylsäure zusetzen. Ohne weiteres

---

[2] *Nachtrag bei der Korrektur:* Siehe auch die ausführliche Diskussion bei Toman, K.: Tuberculosis. Case Finding and Chemotherapy. Geneva: World Health Organization 1979 sowie Rouillon, A., Perdrizet, S., Parrot, R.: Transmission of tubercle bacilli: the effects of chemotherapy. Tubercle **57**, 275–299 (1976).

Umschwenken das sich bildende Präzipitat im Eisschrank für 2 h sedimentieren lassen. Den Überstand ohne Aufwirbeln bis auf einen Rest von 10–20 ml abgießen. Den Rest durch Zentrifugieren (20 min bei 2500 g) einengen und das Sediment verarbeiten.

b) Färbung

Alle Differentialfärbungen basieren auf der färberischen Säure-Alkohol-Festigkeit der Mykobakterien (s. ADAMCZYK 1968). In ihrer Morphologie unterscheiden sich die einzelnen Arten nicht so deutlich, daß eine Identifizierung der Spezies möglich ist. Die Diagnose "Tuberkulose" ist daher mikroskopisch nicht möglich. Die korrekte Formulierung eines positiven Befundes kann daher nur lauten: säurefeste Stäbchen nachgewiesen. Unter wirksamer Therapie treten neben den normalen auch atypische Formen auf, die schon in der älteren Literatur beschrieben sind: Granula, „Splitter". Daneben finden sich deformierte Stäbchen. Isoniazid, Cycloserin und Ethionamid/Prothionamid können die Säurefestigkeit beeinträchtigen (RIST und GRUMBACH 1952; MIDDLEBROOK 1952; GRUMBACH et al. 1956; DUNBAR 1957). Trotzdem bleibt im Durchschnitt bei guter mikroskopischer Technik und hochwirksamer Chemotherapie die Mikroskopie länger positiv als die Kultur (sog. Kulturversager; dazu BARTMANN et al. 1964). In sehr jungen, aktiv wachsenden Kulturen kann ein erheblicher Anteil nicht säurefest sein, ebenso in chromophoben Varianten, welche der Penetration von Fuchsin und anderen Farbstoffen widerstehen.

c) Färbemethoden

Hellfeldmikroskopie

Die Karbol-Fuchsin-Färbung nach Ziehl-Neelsen ist auch heute noch weit verbreitet. Zahlreiche Modifikationen wurden vorgeschlagen, deren Ziel hauptsächlich Schonung der typischen Morphologie, intensivere Anfärbung, besserer Kontrast zwischen Bakterien und Untergrund sowie Vermeidung von Erhitzung waren. Stärkeren Eingang in die Praxis hat aber nur die Nachtblaufärbung nach Hallberg gefunden.

Ziehl-Neelsen-Färbung

Karbolfuchsinlösung:

Diamantfuchsin (Merck)	1,0 g
Äthanol 96% (v/v)	10 ml
Phenol. liquefactum 5%ige wässerige Lösung	100 ml

Salzsäure-Alkohol:

Salzsäure, rein 32%ig	3 ml
Äthanol 96%ig	97 ml

Methylenblaulösung nach Löffler:

Methylenblau B (Merck)	0,5 g
Äthanol 96%ig (v/v)	30 ml
Kalilauge, wässerig 0,01%ig	100 ml

Fixierte Präparate mit der Karbolfuchsinlösung überschichten und dreimal bis zur Dampfbildung mittels Bunsenflamme erhitzen. Nach 5 min abspülen und mit Salzsäure-Alkohol entfärben, bis keine Farbschlieren mehr abgehen. Mit Wasser spülen und anschließend 1 min mit Methylenblaulösung gegenfärben, nochmals mit Wasser spülen, trocknen lassen und mit etwa 1000facher Vergrößerung mikroskopieren. Mykobakterien erscheinen als rote Stäbchen.

Nachtblau-Färbung in der Modifikation von Quandt (1943)

Gesättigte Stammlösung:

Nachtblau	5 g
Äthanol (95% v/v)	100 ml

mehrfach schütteln und über Nacht zur Sedimentation nicht gelösten Materials stehenlassen. Statt Nachtblau kann auch Viktoriablau-4R benutzt werden (Kutzsche 1964).

Gebrauchslösung:

Aqua dest.	90 ml
10% KOH, wässerig	0,2 ml
Phenol. liquefactum	2,5 ml
lösen und dann zugeben.	
Stammlösung	10 ml

Salzsäure-Alkohol:

Salzsäure, rein, 25%ig	3 ml
Äthanol, 70% (v/v)	100 ml

Gegenfärbung:

Pyronin, 0,25%ig in 0,5% Phenol,
Chrysoidin, 0,66%ig in Wasser, oder
Neutralrot, 0,1%ig in 0,2%iger Essigsäure
Karbolfuchsin konz., 5%ig in Wasser
Vesuvin oder Bismarckbraun,
2%ig in Wasser

Die Färbeprozedur ist die gleiche wie bei der Ziehl-Neelsen-Färbung, außer daß die Gegenfärbung kürzer ist: etwa 15 s für Pyronin, 5–10 s für die anderen Methoden. Mykobakterien sind blau gefärbt.

Fluoreszenzmikroskopie

Die lichtmikroskopischen Untersuchungen müssen mit der Ölimmersion durchgeführt werden. Die Durchmusterung eines gesamten Präparates benötigt daher erhebliche Zeit. Es gilt die Regel, daß ein Präparat erst dann als negativ angesehen werden darf, wenn innerhalb von 20 min kein Stäbchen gefunden wurde. Bei den fluoreszenzoptischen Methoden kann man dagegen mit Trockensystemen arbeiten und benötigt zum Suchen nur eine 250fache Endvergrößerung. (Zur Bestätigung muß mit 400facher Endvergrößerung nachuntersucht werden.) Außerdem heben sich die Mykobakterien viel besser gegen den Untergrund ab. Die Durchmusterung eines gesamten Präparates, das man sich am besten mit einem schwach fluoreszierenden Farbstoff-Schreiber umgrenzt, benötigt für den Geübten daher nur 3 min. Die Technik ist, wie zahlreiche Untersuchungen gezeigt haben, viel effektiver. Außerdem läßt sich in der gleichen Zeit ein Mehrfaches an Präparaten mikroskopieren. In Zweifelsfällen kann eine Entfärbung mit salzsaurem Alkohol durchgeführt und eine Ziehl-Neelsen-Färbung angeschlossen werden. Als Fluorochrome werden vor allem Auramin und Akridinorange benutzt. Auramin liefert brillantere Bilder. Zur Unterdrückung unspezifischer Fluoreszenz des Untersuchungsmaterials ist eine Gegenfärbung mit verdünntem Methylenblau zweckmäßig.

Optische Einrichtungen für die Fluoreszenzmikroskopie

Niedervoltlampen: z.B. in der DDR verwandt: Mikroskopierleuchte Zeiss/Jena 12V/100W, evtl. mit Stromstabilisator. Erregerfilter: BG 25, 6 mm Schichtdicke, oder BG 12, 4 mm Schichtdicke. Sperrfilter: OG 1, 2 mm Schichtdicke.

Quecksilberhöchstdruckbrenner: z.B. HBO mit 200 W bei Durchlicht, mit 50–100 W bei Auflicht. Benötigte Filter: Wärmeschutzfilter KG 1, 2 mm; Rotdämpfungsfilter BG 38, 4 mm; Erregerfilter: BG 12, 3 mm mit KP 500, Sperrfilter: K 530

Farblösungen

Auraminlösung:

Auramin	0,1 g
Aqua dest.	100 ml
Phenol. liquefactum	0,5 ml

Lösung in dunkler Flasche 3–4 Tage haltbar.

Akridinorangelösung:

Stammlösung: 1%, wässerig, in dunkler Flasche unbegrenzt haltbar.

Gebrauchslösung:

Stammlösung	10 ml
Aqua dest.	990 ml
Ammoniak 10%ig	1 ml

pH zwischen 9 und 10

Färbetechniken

Auramin-Färbung

Die Objektträger werden lichtgeschützt 20 min mit der Auraminlösung überschichtet. Nach Abspülen mit Wasser entfärben, mit der gleichen Salzsäurelösung und in der gleichen Weise wie bei der Ziehl-Neelsen-Technik. Abschließend für $^1/_2$ min mit 1:10 verdünntem Löfflerschen Methylenblau gegenfärben, wässern, trocknen lassen.

Akridinorange-Färbung

4–12 h mit Akridinorangelösung vor Licht und Verdunstung geschützt färben, dann zweimal mit 3%iger Salzsäure in Äthanol entfärben, abspülen, trocknen lassen.

d) Quantitative Auswertung des mikroskopischen Befundes

Eine quantitative oder semiquantitative Auswertung positiver Befunde ist zweckmäßig, weil sie erstens über den Grad der Infektiosität informiert und zweitens, wie schon erwähnt, ein zuverlässiger und rascher Indikator für die Wirksamkeit der antituberkulösen Chemotherapie ist, wenn die Untersuchungen während der Behandlung 1–2mal wöchentlich durchgeführt werden. Häufig benutzt werden die ursprünglich von Gaffky angegebene Skala in der Modifikation

Tabelle 7. Kodifzierung der Gaffky-Werte. (Nach Bartmann, 1967b)

Gaffky-Wert	Durchschnittliche Zahl pro Gesichtsfeld nach Steenken et al.	Für Berechnung angenommen	$\log_{10}$ Gaffky +3	Gaffky-Kode $\log_{10}$ Gaffky +3, gerundet
0	<0,001	≦0,001	0,0000	0,0
I	0,0014	0,0016	0,2041	0,2
II	0,1	0,1	2,0000	2,0
III	1,0	1,0	3,0000	3,0
IV	2,5	2,5	3,3979	3,4
V	5,0	5,0	3,6990	3,7
VI	12	12,6	4,1004	4,1
VII	21,5	20	4,3010	4,3
VIII	50	50	4,6990	4,7
IX	100	100	5,0000	5,0
X	unzählbar	250	5,3979	5,4

von Steenken oder Vereinfachungen wie die von Krebs (1964) oder Petersen (1971). Für Therapieprüfungen ist der Gaffky-Kode besonders geeignet (Bartmann 1967b). Er ist eine logarithmische Transformation der Gaffky-Skala nach deren Korrektur auf die durchschnittliche Keimzahl pro Gesichtsfeld (s. Tabelle 7).

2. Kultur

Auf eine eingehende Beschreibung der speziellen bakteriologischen Techniken wird verzichtet und auf die Darstellungen von Krebs (1964), Herrmann und Schriever (1968), Nelles (1968) sowie auf die Merkblätter des DZK (Deutsches Zentralkomitee zur Bekämpfung der Tuberkulose) und des Arbeitskreises „Mykobakterien" (1976, 1978, 1979) verwiesen. Es sei hier nur erwähnt, daß die älteren Methoden der Vorbehandlung zur Homogenisation, Abtötung der Begleitflora und Konzentrierung der Mykobakterien überholt sind. Die größte Ausbeute wird offenbar mit der Methode von Tacquet und Tison (1966) erhalten. Sie ist allerdings sehr aufwendig. Das Pancreatin-Desogen-Verfahren nach Saxholm (1955) und die Nekal-Methode von Nelles und Möbius (1963) sind als gleichwertig anzusehen (Jakschik et al. 1974; Schröder 1978; Bartmann 1978). Die Nekal-Methode besticht durch die Einfachheit ihrer Durchführung und die dadurch erreichte Minderung des Infektionsrisikos. Eine weitere Technik ergibt sich aus der Kombination von Mukolytika mit Natronlauge (Kubica et al. 1963).

Die Eiernährböden sind nach wie vor als die Standardmedien anzusehen. Neben dem Löwenstein-Jensen- bzw. dem Ogawa-Nährboden sollte stets auch ein Glycerin-freies Medium mit Na-Pyruvat als C-Quelle beimpft werden, um durch Glycerin gehemmte Stämme von M. bovis und M. tuberculosis zu erfassen. Letztere können durch Glycerin beeinträchtigt werden, wenn sie INH-resistent sind. Geeignete Nährböden sind von Stonebrink (1958) sowie Gerloff (1960) angegeben worden. Von jedem Untersuchungsmaterial müssen 2–3 Kulturröhrchen beimpft werden. Die Bebrütungszeit soll 8 Wochen, für Resektionsmaterial 12 Wochen betragen. Wichtig ist, Verschlüsse zu wählen, welche die Verdunstung verhindern, aber doch einen gewissen Luftaustausch gestatten. Unter mehreren derartigen Verschlüssen ließ der von BARTMANN (1957/58) angegebene spiralig durchbohrte Gummistopfen die geringste Verdunstung zu (SCHMIEDEL 1965).

3. Tierversuch

Bei der Lungentuberkulose ist eine routinemäßige Durchführung des Tierversuches heute nicht mehr erforderlich, weil die Qualität der kulturellen Nachweisverfahren erheblich verbessert wurde (HUSSELS und PETERSEN, 1973). Nur wenn trotz negativer Kultur von Sputum, Magensaft oder Bronchialsekret eine Tuberkulose vermutet wird, sind Tierversuche angezeigt. In der Diagnostik der nichtpulmonalen Tuberkuloseformen ist der Tierversuch nach wie vor erforderlich.

4. Serologie

Auf eine Erörterung der älteren Literatur wird verzichtet. Sie ist von POPP (1977) und von LIND et al. (1979) dargestellt worden. In den letzten Jahren sind Versuche unternommen worden, durch Bestimmung von hämagglutinierenden, hämolysierenden und inkompletten Antikörpern (POPP) bzw. durch Titration von Agglutininen (NICHOLLS und HORSFIELD 1976) zu einer Aktivitätsdiagnose der Tuberkulose zu kommen. In den Nachuntersuchungen von MITCHISON et al. (1977) erwies sich die Agglutination als ungeeignet. Tabelle 23 der Übersicht von POPP zeigt, daß er mit seinen Methoden keine Sensitivität erzielen konnte, die für eine Differenzierung zwischen aktiver und nicht aktiver Tuberkulose der verschiedenen Organe ausreicht. Für die Klassifizierung und Identifizierung von Mykobakterien haben dagegen serologische Techniken große Bedeutung gewonnen.

L. Empfindlichkeitsprüfungen

I. Definition und methodische Grundlagen

Nach DIN wird die Resistenzbestimmung die Bezeichnung „Empfindlichkeitsprüfung“ erhalten. Im Rahmen der Chemotherapie versteht man unter „Resistenz“ eines Mikroorganismus seine Fähigkeit, sich in Gegenwart bestimmter Konzentrationen eines Chemotherapeutikums zu vermehren. Resistenz ist stets ein relativer Begriff (Vermehrungshemmung in welchem Grad? Partiell – Total? Durch welche Konzentrationen?). Resistenz kann biologisch oder klinisch definiert werden. Die biologische Definition ist eine statistische Definition, nach der Stämme einer bestimmten Spezies als resistent bezeichnet werden, wenn ihre Hemmkonzentrationen nach oben aus der statistischen Verteilung herausfallen. In diesem Sinne wären heute viele Gonokokkenstämme als Penizillin-resistent zu bezeichnen, obwohl sie durch hohe Penizillin-Dosen sehr wohl noch therapierbar sind. Klinisch interessiert also nicht die Lage eines Stammes im Kollektiv der Hemmkonzentrationen, sondern ob seine Empfindlichkeit unter den gewählten Versuchsbedingungen so hoch oder so niedrig ist, daß mit einem therapeutischen Erfolg gerechnet werden kann oder nicht. Nur in diesem Sinne wird der Begriff „Resistenz“ im folgenden verwendet.

Die Empfindlichkeitsprüfung kann nur dann eine Prognose über die Erfolgsaussichten eines speziellen Chemotherapeutikums gegen einen speziellen Erreger liefern, wenn die Testung mit klinisch relevanten Medikamentenkonzentrationen durchgeführt wird. Diese klinisch relevanten Medikamentenkonzentrationen werden heute bei der Tuberkulose international als kritische Konzentrationen bezeichnet. Das Verhalten eines Stammes auf den kritischen Konzentrationen entscheidet darüber, ob er als sensibel oder als resistent zu bezeichnen ist. Bei sensiblen Stämmen sollte das Medikament in Normdosen wirken, bei Resistenz ist nicht ausreichend mit Heilung zu rechnen. Kann der Stamm weder als „sensibel“ noch als „resistent“ eingruppiert werden, wird er dem „Grenzbereich“ zugeordnet. Der Begriff „Grenzbereich“, im Englischen „border zone“, ersetzt die frühere Bezeichnung „zweifelhaft“, die nur technische Unzulänglichkeiten der Testung ausdrückt und den statistisch und biologisch fließenden Übergängen im Verhalten der Stämme nicht genügend Rechnung trug.

Die kritischen Konzentrationen hängen stark von den Versuchsbedingungen ab. Der Gedanke liegt nahe, diese Bedingungen möglichst den Verhältnissen in vivo anzupassen. Es ist jedoch nicht möglich, die Verhältnisse im Infektionsherd – oder in den verschiedenen Arten von Infektionsherden – in vitro ausreichend zu simulieren. Das Testsystem wird immer ein artifizielles System bleiben. Daher entscheidet über die Qualität einer Empfindlichkeitsprüfung vor allem ihre Empfindlichkeit und Reproduzierbarkeit sowie die Korrelation der Ergebnisse zum Therapieeffekt. Hinsichtlich Empfindlichkeit, d.h. diskriminatorischer Potenz, Praktikabilität und Reproduzierbarkeit sind Empfindlichkeitsprüfungen bei Tuberkulose dank intensiver Kooperation im Rahmen der Internationalen Union gegen die Tuberkulose auf einen sehr hohen Stand gebracht worden. Man muß sich aber darüber klar sein, daß alle Bemühungen um eine Standardisierung ihre natürlichen Grenzen haben, welche dadurch gegeben sind, daß die Durchführung der Tests in verschiedenen Laboratorien nicht bis ins kleinste technische Detail vereinheitlicht werden kann. So ergaben sich selbst zwischen den Referenzlaboratorien der Internationalen Union bei der Testung derselben Stämme solche Differenzen, daß eine einheitliche Klassifizierung nur erreicht wurde, wenn jedes Labor die Stämme anhand der eigenen Erfahrungen mit Kontroll- und Wildstämmen einstufte (Rist 1964). Inzwischen ist jedoch die Standardisierung weiter vorangeschritten.

Die Korrelation zwischen Empfindlichkeitsprüfungen und Therapieeffekt ist im Gegensatz zu anderen Infektionen bei der Tuberkulose eingehend studiert worden. Die heute gewählten kritischen Konzentrationen basieren auf solchen Studien, die gezeigt haben, daß schon geringe Sensibilitätseinbußen klinische Konsequenzen haben.

Eine Diskussion der methodischen Grundlagen findet sich bei Canetti et al. (1965), Canetti et al. (1969), Bartmann und Galvez-Brandon (1968).

II. Methoden

Von den verschiedenen prinzipiellen Möglichkeiten, die Hemmung von Wachstum bzw. Vermehrung zu messen, kommen bisher für die Praxis nur zwei Verfahren in Betracht, die beide auf dem Prinzip der Vermehrungshemmung beruhen: der Reihenverdünnungstest mit abgestuften Konzentrationen und der Diffusionstest mit einem fließenden Konzentrationsgefälle. Der Diffusionstest ist bei den schnellwachsenden Bakterien die Standardmethode. Er ist technisch viel einfacher. Für die Tuberkulose war er eine Zeit lang in der Form des vertikalen Diffusionstestes nach Schmiedel (Schmiedel 1958) in Gebrauch. Fink und Schröder (1973) haben auch eine Technik des radialen Diffusionstestes angegeben. Die Diffusionstests haben sich aber nicht durchgesetzt, weil sie – bedingt durch ihr Arbeitsprinzip – zwangsläufig ungenauer sind als die Reihenverdünnungstests. In Anbetracht der Dauer und Kosten einer antituberkulösen Behandlung wird der größere Arbeitsaufwand der Reihenverdünnungstests als gerechtfertigt angesehen.

Der Reihenverdünnungstest wird bei der Tuberkulose heute allgemein nur noch auf festen Medien an Reinkulturen (sog. indirektes Verfahren) durchgeführt, weil in flüssigen Medien der Anteil resistenter Keime an der Einsaat nicht erfaßt werden kann, für die Beurteilung aber wesentlich ist. Weltweit wird vor allem der Eiernährboden nach Löwenstein-Jensen benutzt.

Der Reihenverdünnungstest existiert in drei Versionen. Die ursprünglich benutzten Verfahren waren die Methode der absoluten Konzentration und – besonders in England angewandt – die Ratio-Methode. Diese beiden Techniken sind heute weitgehend durch die sog. Proportionsmethode abgelöst. Bei der Methode der absoluten Konzentrationen bildet die minimale Hemmkonzentration (MHK) die Grundlage der Beurteilung. Beispiel: Ein Stamm ist für Ethionamid sensibel, wenn bei gegebener Einsaat <20 Kolonien auf 16 µg/ml wachsen, resistent, wenn $\geqq 20$ Kolonien auf 32 mcg/ml wachsen. Bei der Ratio-Methode wird die Empfindlichkeit ausgedrückt als Vielfaches bzw. als Bruchteil der MHK eines mitgetesteten Standardstammes:

$$\text{Resistance ratio (RR)} = \frac{\text{MHK Patientenstamm}}{\text{MHK Standardstamm}}$$

Empfindlichkeit liegt vor bei $RR \leqq 4$, Resistenz bei $RR \geqq 8$. Das Ergebnis jeder Empfindlichkeitsprüfung hängt stark von der Einsaatgröße ab. CANETTI et al. (1963) zeigten, daß in manchen Laboratorien die Zahl züchtbarer Einheiten für eine standardisierte Bakteriensuspension um mehr als den Faktor 100 variiert. Hierdurch kann das Ergebnis bei den beiden genannten Verfahren unbemerkbar erheblich verfälscht werden. Bei den für bestimmte Medikamente zweckmäßigen Einsaaten ist eine Variation dieser Größenordnung auf den Kontrollröhrchen nicht zu erkennen, wirkt sich aber auf den medikamentenhaltigen Röhrchen aus. Beispiel: Wachstum von 1500 Kolonien auf 4 µg/ml Streptomyzin bedeutet bei der Methode der absoluten Konzentration klar Resistenz, von 15 Kolonien (=1/100 des Inokulums) Sensibilität. Um den durch Variationen des Inokulums bedingten Fehler auszumerzen, wird bei der Proportionsmethode die Zahl der auf den medikamentenhaltigen Röhrchen gewachsenen Kolonien als Proportion der Zahl züchtbarer Einheiten im Inokulum angegeben. Dazu werden von verschiedenen Verdünnungen des Inokulums definierte Volumina verimpft, die schließlich diskret stehende, zählbare Kolonien liefern. Aus dieser Zahl und dem Verdünnungsgrad wird die Zahl züchtbarer Keime im Inokulum und schließlich der Prozentsatz der auf den medikamentenhaltigen Röhrchen gewachsenen Kolonien errechnet. Resistenz und Empfindlichkeit sind definiert durch kritische Proportionen auf den kritischen Konzentrationen. Beispiel: Isoniazid-Resistenz liegt vor, wenn auf 0,25 mcg/ml $\text{INH} \geqq 1\%$ des Inokulums wächst. In den neuesten Empfehlungen des Deutschen Zentralkomitees zur Bekämpfung der Tuberkulose über Empfindlichkeitsprüfungen von 1973 ist die Proportionsmethode die Grundlage, jedoch in vereinfachter Form. Die aufwendige Berechnung der Proportionen wird ersetzt durch den optischen Vergleich der medikamentenhaltigen Röhrchen mit der Kontrolle III, welche mit der kritischen Proportion beimpft wird, d.h. je nach Antituberkulotikum mit 1 oder 10% des Inokulums, das auf die medikamentenhaltigen Medien gebracht wird. Beispiel:

kein Wachstum auf 0,25 mcg/ml INH = Empfindlichkeit; Wachstum auf INH ≧ Wachstum auf Kontrolle III = Resistenz; Wachstum auf INH < Wachstum auf Kontrolle III = Grenzbereich. Durch die gleichzeitig eingeführte Richtigkeitskontrolle der angesetzten Medikamentenkonzentrationen erfüllen die Empfehlungen des DZK alle Anforderungen einer internationalen Standardisierung. Inwieweit Schnelltests mit visueller Ablesung (REUTGEN und KALICH, 1974) oder mit Messung des Einbaus von P 32 (REUTGEN 1973) bzw. H3-Uracil (KUNZE et al. 1977), die Standardmethoden ersetzen können, bleibt abzuwarten.

III. Primärresistenz

Ein Stamm wird als primär resistent bezeichnet, wenn er abgeschwächt empfindlich ist und von einem Patienten isoliert wurde, der noch nicht oder höchstens einen Monat antituberkulös behandelt war. In diesen Fällen ist der Patient entweder mit Tuberkulosebakterien infiziert worden, die zu den sehr seltenen Wildstämmen gehören, welche ohne jeden vorherigen Kontakt mit einem Antituberkulotikum resistent sind, oder mit resistenten Keimen, die in einem anderen Patienten durch insuffiziente Therapie selektiert wurden. Untersuchungen zur Prävalenz der Primärresistenz sind mit vergleichbaren Methoden in einer Reihe von Ländern durchgeführt worden. Ergebnisse aus den letzten Jahren zur Primärresistenz gegen INH, SM und PAS sind in Tabelle 8 zusammengefaßt. In den zitierten Untersuchungen finden sich weitere Literaturhinweise. Weltweit kann man drei Prävalenzgruppen für die Medikamente INH, SM und PAS unterscheiden: eine Gruppe mit < 5%, eine intermediäre Gruppe mit 5–10% und eine Gruppe mit über 10%. Zur niedrigen Prävalenzgruppe gehören z.B. Großbritannien, Kanada, Australien, vielleicht auch die USA. Zur intermediären Gruppe müssen Länder wie Japan, Frankreich, die Bundesrepublik Deutschland, evtl. auch die USA gerechnet werden. In die Gruppe mit hoher Prävalenz, die über 20% erreichen kann, gehören überwiegend die technisch noch nicht

Tabelle 8. Primärresistenz gegen INH, SM und PAS in technisch entwickelten Ländern. Neuere Angaben zur Prävalenz

Land	Berichtszeit	Prozent der Patienten mit Resistenz gegen				Prozent der Patienten bzw. Stämme mit Resistenz gegen			Autoren
		1 Medik.	2 Medik.	3 Medik.	Summe	INH	SM	PAS	
Groß-britannien	1963	3,0	0,9	0,2	4,1	1,7	3,0	0,8	MILLER et al. (1966)
Australien	1967/68	1,7	0,6	0,3	2,6	1,7	0,6	1,4	HOWELLS (1969)
USA	1961–68	2,6	0,7	0,3	3,6	1,8	2,3	0,7	DOSTER et al. (1976)
USA	1973	5,2	1,6	0	6,8	2,8	3,2	4,4	HOBBY et al. (1974)
Frankreich	1966–70	6,7	2,3	0,7	9,7	4,4	7,4	1,7	CANETTI et al. (1972)
BRD	1972–75	4,3	1,4	0,5	6,2	3,4	2,9	1,9	HUSSELS (1977)

voll entwickelten Länder (s. bei CANETTI et al. 1972). Verschiedene Analysen zeigen, daß für bestimmte Patientengruppen die Prävalenz differiert. Primärresistenz ist in Europa bei Ausländern häufiger als bei den Einheimischen (MILLER et al. 1966; CANETTI et al. 1972; MATTHIESEN et al. 1977), kommt bei den Jüngeren häufiger vor als bei den Älteren (MILLER et al. 1966; DOSTER et al. 1976; CANETTI et al. 1972; MATTHIESEN et al. 1977) und scheint in der Stadt häufiger zu sein als auf dem Land (MATTHIESEN et al. 1977). Untersuchungen auf Primärresistenz gegen andere Antituberkulotika als INH, SM und PAS sind bisher kaum in größerem Umfang durchgeführt. Für die Bundesrepublik hat HUSSELS (1977) Primärresistenz gegen RMP in 0,1% und gegen EMB in 0,2% gefunden. Wenn die Rate der Primärresistenz bei uns auch relativ niedrig liegt und vermutlich in den nächsten Jahren dank gut geführter Therapie auch nicht deutlich ansteigen wird, sollte auf die grundsätzliche Empfindlichkeitsprüfung jeder positiven Kultur bei uns nicht verzichtet werden. Letzteres ließe sich unter epidemiologischen Gesichtspunkten, nicht aber unter individualmedizinischen Aspekten vertreten. Bei einer Erkrankung, die das Leben des Patienten zunächst einschneidend ändert und die auch heute noch länger als ein halbes Jahr behandelt werden muß, besteht die Verpflichtung, bei vertretbaren Kosten alles zu tun, was die Therapie optimiert und den Patienten auch vor späteren Rezidiven möglichst bewahrt. Zu diesen Maßnahmen gehört die Empfindlichkeitsprüfung, mit der immer auch eine Identifizierung der Keime zu verbinden ist.

Übersicht: KREBS (1975)

M. Desinfektionsmaßnahmen und Desinfektionsmittel

Nach dem Bundesseuchengesetz dürfen in der BRD bei Tuberkulose nur solche Desinfektionsmittel und -verfahren angewandt werden, die vom Bundesgesundheitsamt geprüft und anerkannt sind. Die zugelassenen Methoden werden in einer Liste periodisch zusammengestellt. Die neueste, siebente Ausgabe ist im Bundesgesundheitsblatt *21*, 255–261 (1978) veröffentlicht. Als weitere konkrete Hilfe sei das Merkblatt des DZK „Desinfektionsmaßnahmen bei Tuberkulose", letzte Ausgabe vom November 1976 empfohlen. Für alle Verfahren gilt, daß die Durchführungsanweisungen genau eingehalten werden müssen.

I. Laufende Desinfektion

1. Auswurf

Physikalisch: Verbrennen, wenn Sputumbehälter brennbar; Wasserdampf, mindestens 100 °C für 15 min.

Chemisch: Wirkstoffe auf Phenolbasis oder Substanzen mit aktivem Chlor. Nicht alle Phenolpräparate sind zur Sputumdesinfektion geeignet.

2. Stuhl und Urin

Hierfür kommen nur einzelne Phenolderivate in Frage. Kalkmilch, Chloramin und Chlorkalk sind untauglich bei Tuberkulose. In Spezialapparaten kann auch feuchte Hitze angewandt werden.

3. Wäsche

In Krankenanstalten soll infektiöse und potentiell infektiöse Wäsche in keimdichten Spezialsäcken transportiert werden. Die Wäsche muß gleich entsprechend der erforderlichen Waschart einsortiert werden. Nachträgliches Aussondern und Zählen ist wegen der damit verbundenen Infektionsgefahr zu unterlassen. In auswärtige Wäschereien darf nur desinfizierte Wäsche vergeben werden.

Folgende Waschverfahren kommen in Betracht:

Chemische Wäschedesinfektion mit Präparaten auf Phenol-, Chlor- oder Amphotensidbasis. Zu beachten: Die Temperatur der Desinfektionsbäder darf +10 °C nicht unterschreiten.

Chemo-thermische Wäschedesinfektion. Die Verfahren arbeiten bei 50 °C und können auch bei Wäsche aus Wolle oder Chemiefasern angewandt werden. Geeignet sind bestimmte Phenolderivate und Chlorpräparate.

Thermische Wäschedesinfektion. Im Rahmen des Waschvorgangs wird das Vorwaschwasser 20 min auf 85–90 °C erhitzt.

Im Privathaushalt ist die Desinfektion entweder chemisch oder durch Auskochen zu bewerkstelligen (15 min kochen in 0,5%iger Sodalösung).

4. Nicht waschbares Material (Bettzeug, Kleidung)

Gegenstände aus Leder, Gummi oder Kunststoff mit 3%iger Formaldehydlösung abreiben, Pelze und Daunendecken in Anlagen mit bewegter Luft oder im Vakuum-Formaldehydapparat desinfizieren lassen. Nichtwaschbare Kleidung und Krankenhausdecken werden am schonendsten einer desinfizierenden chemischen Reinigung (Trockenreinigung) bei hoher Luftfeuchte in Spezialmaschinen unterzogen („Hyper T conc.-Verfahren" auf Aldehydbasis). Außerdem kommt Formaldehyd-Wasserdampf in geschlossener Kammer bei 65 °C in Betracht. Für Federkissen, Matratzen, Stepp- und Wolldecken ist meist das Dampfdesinfektionsverfahren in seinen verschiedenen Versionen geeignet: Dampf-Strömungs-Verfahren, Heißluft-Dampf-Heißluft(HDV)-Verfahren, fraktionierte Vakuum(VDV)-Verfahren, drucklose Dampf-Kreislauf-Verfahren.

Auswurfreste an Kleidung und Bettzeug werden durch Reiben mit einem Lappen, der mit 3%iger Formalinlösung getränkt ist, beseitigt; anschließend wird der Bereich nochmals befeuchtet. Formalin ist eine 35–40%ige wässerige Lösung von Formaldehyd. Eine 3%ige Formalinlösung enthält also Formaldehyd in einer Endkonzentration von 1%.

5. Eß- und Trinkgeschirr

Bei Geschirrspülmaschinen ist darauf zu achten, daß die erforderliche Temperatur und Einweichungszeit (85–90 °C für 15 min) eingehalten wird. Einzelteile werden am besten in 0,5%iger Sodalösung 15 min gekocht.

6. Instrumente

Anwendbar sind einige Aldehyde und Phenolderivate (s. Tabelle 9). Chlorhaltige Mittel führen zu Korrosion von V_2A-Stahl.

Tabelle 9. Desinfektionsmittel zur Instrumentendesinfektion. (Nach WALLHÄUSSER 1978, S. 169)

Wirkstoffgruppe	Handelsname	Konzentration bei 1 h Einwirkungszeit
Aldehyde	Alhydex G, Cidex	Unverdünnt
	Korsolin	1,0
	Buraton 10	0,5
	Gigasept	3,0
Aldehyde + Quats	Freka Instrum. Des.	3,0
Phenolderivate	Bacillotox	3,0
	Baktol	4,0
	Glasin	1,5
	Irisol	3,0
	Orbiphen	1,5
	Velicin	3,0

7. Flächen

Fußböden sowie Einrichtungs- und Gebrauchsgegenstände sind täglich zur Entfernung des anhaftenden Staubes feucht zu wischen. Als Desinfektionsmittel kommen Präparate auf Phenol-, Aldehyd- und Chlorbasis in Frage. Die Flächen werden entweder durch Besprühen mit Zerstäubern oder durch Wischen mit desinfektionsmittelgetränkten Lappen desinfiziert. Wischtücher und -geräte sind nach Gebrauch in Desinfektionslösung einzulegen. Eine mechanische Reinigung von desinfizierten Objekten darf erst nach Ablauf der Einwirkungszeit vorgenommen werden. Mit Sputum verunreinigte Stellen werden mit Zellstoff abgedeckt, der dann mit einem Desinfektionsmittel getränkt wird. Der Zellstoff ist anschließend wie Sputum zu desinfizieren.

8. Bücher und empfindliche Gegenstände

Für Bücher sind trockene Hitze von 85 °C für 45 min oder Formalindämpfe bei 60 °C für 24 h oder Quarantäne für 1 Monat als ausreichend anzusehen. Wie andere empfindliche Gegenstände können Bücher durch Äthylenoxid desinfiziert werden. Die Gegenstände werden 24 h in Plastikbeuteln bei einer Mindestfeuchte von 20–25% dem Gas in nicht gespanntem Zustand ausgesetzt.

9. Hände

Geeignet sind nur Alkohole, z.B. Äthanol 80%ig, Isopropanol 70%ig, n-Propanol 60%ig. Wenn die Hände durch Auswurf oder Hustentröpfchen infiziert sein können, muß die Einwirkungszeit 5 min betragen. Hierzu ist zweimaliges Benetzen der Hände erforderlich.

II. Schlußdesinfektion

Liegt eine besondere Gefährdung durch Unsauberkeit des Kranken vor oder soll das Krankenzimmer künftig mit Kindern belegt werden oder bestehen im

Privathaushalt enge Wohnverhältnisse, ist ein Formaldehydverdampfungsverfahren anzuwenden. Pro Kubikmeter müssen 5 g Formaldehyd in Lösung verdampft oder vernebelt werden und bei einer relativen Luftfeuchte von mindestens 70% 6 h einwirken. In den übrigen Fällen genügt eine gründliche Scheuerdesinfektion mit 3%igen Chloramin- bzw. 3%igen Formalinlösungen bzw. Aldehyden in entsprechender Konzentration. Die Desinfektion soll die Wände in der Umgebung des Bettes, das Bett, die Kleidung und Gegenstände des Patienten einschließen.

III. Desinfektion von Krankenhausabwässern

Ob eine Desinfektion des Krankenhausabwassers vor Einleiten in die gemeindliche Kanalisation erforderlich ist, wird für den Einzelfall durch die wasserrechtliche Erlaubnis festgelegt. Die Kommission „Desinfektion von Krankenhausabwasser“ des Bundesgesundheitsamtes hält eine Desinfektion von Krankenhausabwasser nur für erforderlich bei Sonderisoliereinrichtungen und Infektionskrankenhäusern, ferner bei Infektionsstationen von allgemeinen Krankenhäusern, wenn das Abwasser ohne Vermischung mit dem Gesamtwasser des Krankenhauses in ein Gewässer eingeleitet wird oder wenn Abwasser aus überregionalen Krankenhäusern mit einem Infektionsanteil, der gegenüber dem allgemeinen Krankenhausanteil überwiegt, oder aus überörtlichen Infektionsstationen in die Kanalisation oder in ein Gewässer eingeleitet wird (Bundesgesundheitsblatt *21*, 34, 1978). Die Desinfektion des Abwassers kann thermisch (Erhitzen auf 100 °C für 15 min) oder durch Chlorung erfolgen.

IV. Schutzmaßnahmen

1. Am Krankenbett

Das Pflegepersonal soll möglichst 1 m Abstand vom Kopf des Patienten halten und bedacht sein, nicht direkt in den Hustenstrom zu kommen. Eine Keimreduktion in der Luft des Krankenzimmers ist nur durch weites Öffnen der Fenster zu erreichen. Bettzeug soll nicht geschüttelt werden. Instrumente zur Haar- und Bartpflege sind zu desinfizieren, wenn sie bei Offentuberkulösen benutzt werden.

2. Im bakteriologischen Labor

Die Infektionsgefahr resultiert vor allem aus der Bildung keimhaltiger Aerosole. Aerosole entstehen bei jeder bakteriologischen Arbeit. Schon beim Abnehmen des Wattestopfens von einer Bouillon-Kultur gehen Bakterien in die Luft über. Am wichtigsten ist es im Tuberkuloselaboratorium, 1. die Produktion von Aerosolen möglichst zu reduzieren, 2. das Personal vor entstandenen Aerosolen zu schützen und 3. die Infektion durch Anflugkeime zu vermeiden. Aerosole entstehen vor allem, wenn keimhaltige Flüssigkeiten geschüttelt, ausgeblasen, mit Luft durchperlt, umgefüllt oder zentrifugiert werden. Letzteres sollte nur in verschlossenen Röhrchen erfolgen. Es sollten daher möglichst solche Techniken bevorzugt werden, bei denen Aerosol-bildende Arbeitsschritte vermieden werden. Zum Schutz vor unvermeidbaren Aerosolen sollen grundsätzlich alle Arbeiten mit möglicherweise oder sicher infektiösem Material unter einem Abzug vorgenommen werden. Ein vollkommener Abschluß um die Arme ist dabei nicht notwendig, wenn die Strömungsgeschwindigkeit der eingesogenen Luft so hoch ist, daß beim Hantieren im Abzug keine Wirbel erzeugt werden, welche nach außen dringen. Damit die Infektion durch Anflugkeime, die sich auf der Körperoberfläche oder der Kleidung abgesetzt haben, vermieden wird, ist das Personal dahin zu schulen, die Berührung des Gesichts mit den Händen möglichst zu meiden, im Labor nicht zu rauchen, zu essen oder zu trinken und den Kittel zu wechseln, wenn andere Räume außerhalb des Laborbereiches aufgesucht werden. Es empfiehlt sich nach wie vor, im Tuberkuloselabor nur natürlich infizierte oder BCG-geimpfte Personen einzusetzen. Ständige Überwachung in Lungenkrankenhäusern und Infektionsstationen mit Tuberkulose ist in halbjährlichem Abstand erforderlich. Bei tuberkulinnegativen Personen genügt die Tuberkulintestung, bei tuberkulinpositiven ist eine Röntgenaufnahme erforderlich.

3. Trennung tuberkulöser und nichttuberkulöser Patienten im Krankenhaus

Diese Frage wird um so aktueller, je mehr in den Lungenkliniken neben Patienten mit Tuberkulose auch solche mit anderen Lungenkrankheiten aufgenommen werden und je stärker sich die Behandlung Tuberkulosekranker von den Spezialkliniken in die Allgemeinkrankenhäuser verlagert. Ansteckende und ansteckungsverdächtige Kranke sind bis zum Schwund bzw. Ausschluß der Infektiosität abzusondern in Einzelzimmern oder in Mehrbettzimmern mit Tuberkulosekranken. Eine strenge Trennung von ansteckenden und nichtansteckenden Tuberkulösen wird heute nicht mehr für erforderlich gehalten, insbesondere wenn alle Patienten unter antituberkulöser Chemotherapie stehen. Ein Kontakt zwischen Patienten, die sicher oder möglicherweise Tuberkulosebakterien ausscheiden, und Patienten, die nicht an Tuberkulose leiden, muß für die Dauer der sicheren oder möglichen Infektiosität ausgeschlossen werden. Getrennte Waschgelegenheiten und Toiletten sind erforderlich und laufend zu desinfizieren. Röntgenabteilung, Funktionslabors und andere Einrichtungen können gemeinsam für tuberkulöse und nichttuberkulöse Patienten genutzt werden, sofern die Untersuchungen beider Gruppen zeitlich getrennt werden und eine entsprechende laufende Desinfektion durchgeführt wird.

Übersichten: SCHMIEDEL und KREBS (1971)

Literatur

Abreu, M. de: Pulmonary lavage. A method for demonstrating tubercle bacilli. Am. Rev. Tuberc. **53**, 570–574 (1946)

Adamczyk, B.: Der mikroskopische Nachweis von Tuberkulosebakterien. In: Mykobakterien und mykobakterielle Krankheiten. Meissner, G., Schmiedel, A. (Hrsg.), Bd. 4, Teil IV, S. 1–42. Jena: Fischer 1968

Arbeitskreis Mykobakterien: Minimalforderungen zur Differenzierung von Mykobakterien. Ärztl. Lab. **22**, 78–83 (1976)

Arbeitskreis Mykobakterien: Anleitung zur Aufbereitung von Patientenurin für den Nachweis von Tuberkulosebakterien. Lab. Med. **2** [A+B], 12 (1978)

Arbeitskreis Mykobakterien (Working group "Mycobacteria"): The value of the routine guinea-pig test. Tubercle **60**, 62–63 (1979)

Armand-Delille, P.E., Vilbert, J.: Le diagnostic bactériologique de la tuberculose pulmonaire des jeunes enfants par l'examen du contenu gastrique. Presse Méd. **35**, 402–405 (1927)

Asselineau, J.: Die chemischen Bestandteile der Mykobakterien. In: Mykobakterien und mykobakterielle Krankheiten. Meissner, G., Schmiedel, A. (Hrsg.), Bd. 4, Teil II, S. 107–189. Jena: Fischer 1967

Azuma, J., Nagasuga, T., Yamamura, Y.: Studies on the toxic substances isolated from mycobacteria. II. Toxic glycolipids of Mycobacterium smegmatis, Mycobacterium phlei and atypical mycobacteria strain no. 6 and no. 22. J. Biochem. **52**, 92–98 (1962)

Barker, D.J.P., Clancey, J.K., Morrow, R.H., Rao, S.: Transmission of Buruli disease. Br. Med. J. **IV**, 558 (1970)

Barksdale, L., Kim, K.-S.: Mycobacterium. Bacteriol. Rev. **41**, 217–372 (1977)

Bartmann, K.: Ein luftdurchlässiger und Feuchtigkeit bewahrender Verschluß zur Züchtung von Tuberkelbakterien. Zentralbl. Bakteriol. [Orig.] **170**, 615–619 (1957/58)

Bartmann, K.: Abtötung von Tuberkulosebakterien in Sputen und Magensäften vor der Verarbeitung zum mikroskopischen Nachweis. Zentralbl. Bakteriol. [I Orig.] **203**, 415–416 (1967a)

Bartmann, K.: Zur Methodik der klinischen Prüfung von Antituberkulotika. Proc. 5th. Int. Congr. Chemotherapy, Wien 1967, Vol. 4, pp. 5–18, (1967b)

Bartmann, K.: Biometrie der Mykobakterien. In: Mykobakterien und mykobakterielle Krankheiten. Meissner, G., Schmiedel, A., Nelles, A. (Hrsg.), Bd. 4, Teil III, S. 19–57. Jena: Fischer 1975

Bartmann, K.: Vergleich des Pancreatin-Desogen Verfahrens mit der Nekalmethode. Unveröffentlicht (1978)

Bartmann, K., Galvez-Brandon, J.: Towards an international standardization of resistance tests on mycobacteria. Scand. J. Resp. Dis. **49**, 141–152 (1968)

Bartmann, K., Schütz, I., v. Vietinghoff-Scheel, O.E.: Die Ausscheidung sichtbarer, aber nicht züchtbarer Tuberkulosebakterien während der Chemotherapie der kavernösen Lungentuberkulose. Prax. Pneumol. **18**, 273–287 (1964)

Bassermann, F.J.: Morphologie der Mykobakterien. In: Mykobakterien und mykobakterielle Krankheiten. Meissner, G., Schmiedel, A. (Hrsg.), Bd. 4, Teil II, S. 1–85. Jena: Fischer 1967

Bates, J.H., Mitchison, D.A.: Geographic distribution of bacteriophage types of Mycobacterium tuberculosis. Am. Rev. Respir. Dis. **100**, 189–193 (1969)

Binda, G., Domenichini, E., Gottardi, A., Orlandi, B., Ortelli, F., Pacini, B., Fowst, G.: Rifampicin, a general review. Arzneim. Forsch. **21**, 1907–1977 (1971)

Bönicke, R.: Die Klassifizierung „atypischer" Mycobakterien durch Bestimmung ihrer unterschiedlichen acylamidatischen Stoffwechselleistungen. Tbk. Arzt **14**, 209–216 (1960)

Bogen, E., Bennett, E.S.: Tubercle bacilli in sputum. Am. Rev. Tuberc. **39**, 89–98 (1939)

Boisvert, H.: Mycobacteries (M. bovis et «atypiques») identifiées a l'Institut Pasteur de Paris de 1960 à 1972. In: 3rd Int. Colloquium on the Mycobacteria. "The genus Mycobacterium", Pattyn, S.R. (ed.), pp. 29–39. Antwerpen: 1973

Brehmer, W., Huckauf, H., Ribi, E.: Immuntherapie mit BCG sowie mit mykobakteriellen Fraktionen und Versuche zur Anwendung beim Bronchialkarzinom. Prax. Pneumol. **33**, 358–365 (1979)

Bretey, J., Boisvert, H.: Mycobacterium xenopi agent d'affections pulmonaires et «contaminant». Rev. Tuberc. Pneumol. **33**, 337–348 (1969)

Canetti, G.: Present aspects of bacterial resistance in tuberculosis. Am. Rev. Respir. Dis. **92**, 687–703 (1965)

Canetti, G., Armstrong, A.R., Bartmann, K., Cetrangolo, A., Hobby, G.L., Lucchesi, M., Stewart, S.M., Sula, L., Tsukamura, M., Schmiedel, A.: Recent progress in drug resistance tests for tubercle bacilli (major and minor drugs). Bull. Int. Un. Tuberc. **XXXVII**, 185–225 (1966)

Canetti, G., Fox, W., Khomenko, A., Mahler, H.T., Menon, N.K., Mitchison, D.A., Rist, N., Šmelev, N.A.: Advances in techniques of testing mycobacterial drug sensitivity, and the use of sensivity tests in tuberculosis control programmes. Bull. W.H.O. **41**, 21–43 (1969)

Canetti, G., Gay, P., Le Lirzin, M.: Trends in the prevalence of primary drug resistance in pulmonary tuberculosis in France from 1962 to 1968: a national survey. Tubercle (Lond.) **53**, 57–83 (1972)

Canetti, G., Rist, N., Grosset, J.: Mesure de la sensibilité du bacille tuberculeux aux drogues antibacillaires par la méthode des proportions. Rev. Tuberc. Pneumon. **27**, 217–272 (1963)

Casal, M., Calero, J.R.: Mycobacterium gadium sp. nov. A new species of rapid-growing scotochromogenic mycobacteria. Tubercle (Lond.) **55**, 299–308 (1974)

Chapman, J.S.: The ecology of the atypical mycobacteria. Arch. Environ. Health **22**, 41–46 (1971)

Colton, R., Clinger, J.: An evaluation of one-hour sputum collection compared with 24-hours specimens in the detection of mycobacteria. Transact. 27th VAAF Pulmonary Disease Research Conference, S. 87 (1968)

Cowan, S.T., Steel, K.J.: Manual for the identification of medical bacteria. Cambridge: University Press 1965

Daniel, T.M., Janicki, B.W.: Mycobacterial antigens: A review of their isolation, chemistry, and immunological properties. Microbiol. Rev. **42**, 84–113 (1978)

David, H.L., Jahan, M.-T.: β-glucosidase activity in mycobacteria. J. Clin. Microbiol. **5**, 383–384 (1977)

David, H.L., Jahan, M.-T., Junin, A., Grandry, J., Lehman, E.G.: Numerical taxonomy analysis of Mycobacterium africanum. Int. J. Syst. Bacteriol. **28**, 467–472 (1978)

Doster, B., Caras, G.J., Snider jr., D.E.: A continuing survey of primary drug resistance in tuberculosis, 1961 to 1968. Am. Rev. Respir. Dis. **113**, 419–425 (1976)

Dubos, R.J.: Effect of the composition of the gaseous and aqueous environments on the survival of tubercle bacilli in vitro. J. Exp. Med. **97**, 357–366 (1953)

Dubos, R.J.: Properties and structures of tubercle bacilli concerned in their pathogenicity. In: Mechanisms of microbiol. pathogenicity. Howie, J.W., O'Hea, A.J. (eds.), pp. 103–123. Cambridge: University Press 1955

Dunbar, J.M.: L'apparition de formes non acido-résistantes de M. tuberculosis en présence, d'isoniazide, de cyclosérine et du thioamide de l'acide α-éthyl isonicotinique. Ann. Inst. Pasteur **92**, 451–458 (1957)

Engbaek, H.C., Weis Bentzon, M.: Transport of sputum specimens to a central tuberculosis laboratory. Acta Tuberc. Scand. **45**, 89–96; 97–104 (1964)

Engel, H.W.B.: Mycobacteriophages and phage typing. Ann. Microbiol. (Inst. Pasteur) **129A**, 75–90 (1978)

Eysing, B.: Mycobakterien in Arthropoden. Ein Beitrag zur Ökologie. Dissertation, Gießen 1977

Fink, H., Schröder, K.H.: Sensibilitätsbestimmung von Mykobakterien mit der Diffusionsmethode. Prax. Pneumol. **27**, 509–513 (1973)

Forschbach, G.: Nichttuberkulöse Infektionen durch Mycobakterien. Internist **16**, 393–400 (1975)

Foz, A., Roy, C., Jurado, J., Artega, E., Ruiz, J.M., Moragas, A.: Mycobacterium chelonei iatrogenic infections. J. Clin. Microbiol. **7**, 319–321 (1978)

Gardner, G.M., Weiser, R.S.: Mycobacterium smegmatis bacteriophage. Proc. Soc. Exp. Biol. Med. **66**, 205–206 (1947)

Gerloff, W.: Entwicklung und heutiger Stand der Kultivierung des Mycobacteriums tuberculosis unter besonderer Berücksichtigung des Pyruvateffektes. Z. ärztl. Fortbild. (Jena) **54**, 623–627 (1960)

Gillissen, G.: Experimentelle Immunbiologie der Tuberkulose. In: Mykobakterien und mykobakterielle Krankheiten. Meissner, G., Schmiedel, A., Nelles, A., Pfaffenberg, R. (Hrsg.), Bd. 4, Teil V, S. 17–81. Jena: Fischer 1977

Goldman, D.S.: Enzyme systems in mycobacteria. A review. Adv. Tuberc. Res. **11**, 1–44 (1961)

Goren, M.B.: Mycobacterial lipids: Selected topics. Bacteriol. Rev. **36**, 33–64 (1972)

Goren, M.B.: Cord factor revisited: A tribute to the late Dr. Hubert Bloch. Tubercle **56**, 65–71 (1975)

Goren, M.B., Brokl, O., Schaefer, W.B.: Lipids of putative relevance to virulence in Mycobacterium tuberculosis: Correlation of virulence with elaboration of sulfatides and strongly acidic lipids. Infect. Immun. **9**, 142–149 (1974a)

Goren, M.B., Brokl, O., Schaefer, W.B.: Lipids of putative relevance to virulence in Mycobacterium tuberculosis: Phtiocerol dimycocerosate and the attenuation indicator lipid. Infect. Immun. **9**, 150–158 (1974b)

Goren, M.B., Cernich, M., Brokl, O.: Some observations on mycobacterial acid-fastness. Am. Rev. Respir. Dis. **118**, 151–154 (1978)

Grange, J.M., Aber, V.R., Allen, B.W., Mitchison, D.A., Goren, M.B.: The correlation of bacteriophage types of Mycobacterium tuberculosis with guinea-pig virulence and in vitro-indicators of virulence. J. Gen. Microbiol. **108**, 1–7 (1978)

Grumbach, F., Rist, N., Libermann, D., Moyeux, M., Cals, S., Clavel, S.: Activité antituberculeuse expérimentale de certains thioamides isonicotiniques substitués sur le noyau. C.R. Acad Sci. **242**, 2187–2189 (1956)

Hain, E.: Indikator-Pufferlösung bei der Untersuchung des Magenspülwassers auf Tuberkelbakterien. Tbk. Arzt **8**, 302–305 (1954)

Hallberg, V.: A new method for staining tubercle bacilii, applicable also to the micro-organism of leprosy and other acid-fast germs. Acta Med. Scand. [Suppl.] **180**, 1–37 (1946)

Hay, D.R.: Multiple sputum cultures in the assessment of pulmonary tuberculosis. Thorax **11**, 209–210 (1956)

Hejný, J.: Étude de la sensibilité des mycobacteries atypiques aux antibiotiques non spécifiques et aux sulfamides par la méthode des proportions. Rev. Fr. Mal. Respir. **6**, 173–178 (1978)

Henkel, W., Meissner, G.: Einfluß von Temperatur und Zeit auf die Anzüchtbarkeit der Tuberkelbakterien aus Sputen. Zentralbl. Bakteriol. [Orig. I] **193**, 502–509 (1964)

Herrmann, W., Schriever, O.: Historische Entwicklung der Nährböden, Kulturröhrchen und Verschlüsse. In: Mykobakterien und mykobakterielle Krankheiten. Meissner, G., Schmiedel, A. (Hrsg.), Bd. 4, Teil IV, S. 43–73. Jena: Fischer 1968

Hobby, G.L., Johnson, P.M., Boytar-Papirnyik, V.: Primary drug resistance: A continuing study of drug resistance in tuberculosis in a veteran population within the United States. Am. Rev. Respir. Dis. **110**, 95–98 (1974)

Howells, G.: Primary drug resistance in Australia in 1968. Tubercle (Lond.) **50**, 344–349 (1969)

Hussels, H.: Die Häufigkeit der primären Resistenz von Tuberkulosebakterien in der Bundesrepublik Deutschland einschließlich Berlin (West) im Beobachtungszeitraum 1972 bis 1975. Prax. Pneumol. **31**, 664–670 (1977)

Hussels, H., Petersen, K.F.: Der diagnostische Wert des Tierversuches beim gegenwärtigen Stand der Technik des kulturellen Nachweises von Tuberkulosebakterien. Pneumonologie **148**, 227–232 (1973)

International Committee on Systematic Bacteriology, Subcommittee on Mycobacteria. Int. J. Syst. Bacteriol. **28**, 139 (1978)

Iwainsky, H., Käppler, W.: Mykobakterien. Biochemie und biochemische Differenzierung. Leipzig: Barth 1974

Jakschik, M., Mitrou, G., Knothe, H.: Vergleichende Untersuchungen über einige Vorbehandlungs- und Anzüchtungsmethoden zum Nachweis von Tuberkulose-Bakterien. Prax. Pneumol. **28**, 446–454 (1974)

Jenkins, P.A., Marks, J., Schaefer, W.B.: Thin-layer chromatography of mycobacterial lipids as an aid to classification: the scotochromogenic mycobacteria, including Mycobacterium scrofulaceum, M. xenopi, M. aquae, M. gordonae, M. flavescens. Tubercle (Lond.) **53**, 118–127 (1972)

Käppler, W.: Lysotypie von Mykobakterien. In: Infektionskrankheiten und ihre Erreger. Meissner, G., Schmiedel, A., Nelles, A. (Hrsg.), Bd. 4, Teil I. Jena: Fischer (im Druck) (1979)

Kato, M., Maeda, J.: Isolation and biochemical activities of trehalose – 6 – monomycolate of Mycobacterium tuberculosis. Infect. Immun. **9**, 8–14 (1974)

Kazda, J.: Vermehrung von Mykobakterien in der grauen Schicht der Sphagnum-Vegetation. Zentralbl. Bakteriol. Hyg. [Orig. B] **166**, 463–469 (1978)

Kessler, R., Bartmann, K.: Primäre Isoniazid-Resistenz bei tuberkulösen Kindern in West-Berlin. Pneumonologie **145**, 400–406 (1971)

Kieninger, G., Schubert, G.E., Ullmann, U., Höfler, W.: Die Infektion des Menschen mit Mycobacterium ulcerans. Infection **1**, 46–53 (1973)

Kochan, I.: The role of iron in bacterial infections, with special consideration of host-tubercle bacillus interaction. Curr. Top. Microbiol. Immunol. **60**, 1–30 (1973)

Krebs, A.: Leitfaden für bakteriologische Untersuchungen bei Tuberkulose, 2. Aufl., S. 43. Jena: Fischer 1964

Krebs, A.: Mykobakterielle Resistenz und Resistenzbestimmungen. In: Mykobakterien und mykobakterielle Krankheiten. Meissner, G., Schmiedel, A., Nelles, A. (Hrsg.), Bd. 4, Teil III, S. 183–250, Jena: Fischer 1975

Kreis, B.: Les déficiences enzymatiques des bacilles tuberculeux isoniazido-résistants. Adv. Tuberc. Res. **9**, 178–247 (1958)

Kubica, G.P.: Differential identification of mycobacteria VII. Key features for identification of clinically significant mycobacteria. Am. Rev. Respir. Dis. **107**, 9–21 (1973)

Kubica, G.P.: Comittee on Bacteriology and Immunology. The current nomenclature of the Mycobacteria – 1978. Bull. Int. Union Tuberc. **53**, 192–197 (1978)

Kubica, G.P., Baess, I., Gordon, R.E., Jenkins, P.A., Kwapinski, J.B.G., McDurmont, C., Pattyn, S.R., Saito, H., Silcox, V., Stanford, J.L., Takeya, K., Tsukamura, M.: A co-operative numerical analysis of rapidly growing mycobacteria. J. Gen. Microbiol. **73**, 55–70 (1972)

Kubica, G.P., Dye, W.E., Cohn, M.L., Middlebrook, G.: Sputum digestion and decontamination with N-acetyl-L-cysteine-sodium hydroxide for culture of mycobacteria. Am. Rev. Respir. Dis. **87**, 775–779 (1963)

Kunze, M., Sanabria de Isele, T., Vogt, A.: Über die Möglichkeit einer Schnellmethode zur Resistenzbestimmung von Mykobakterien durch Einbau von Uracil-5-H_3. Zentralbl. Bakteriol. Hyg. [Orig. A] **239**, 87–94 (1977)
Kutzsche, A.: Die Färbung der Tuberkelbakterien. Zentralbl. Bakteriol. [I. Orig.] **194**, 252–254 (1964)
Lillehei, J.P.: Sputum induction with heated aerosol inhalations for the diagnosis of tuberculosis. Am. Rev. Respir. Dis. **84**, 276–278 (1961)
Lind, A., Ouchterlony, Ö., Ridell, M.: Mycobacterial antigens. In: Mykobakterien und mykobakterielle Krankheiten. Meissner, G., Schmiedel, A., Nelles, A., Pfaffenberg, R. (Hrsg.), Bd. 4, Teil I. Jena: Fischer (im Druck) (1979)
Macham, L.P., Ratledge, C., Nocton, J.C.: Extracellular iron acquisition by mycobacteria: Role of the exochelins and evidence against the participation of mycobactin. Infect. Immun. **12**, 1242–1251 (1975)
Manten, A., van Wijngaarden, L.J., van Klingeren, B.: Rifampicinsusceptibility and rifampicinresistance in mycobacteria. Acta Tuberc. Pneumol. Belg. **60**, 329–334 (1969)
Marks, J.: A system for the examination of tubercle bacilli and other mycobacteria. Tubercle **57**, 207–225 (1976)
Marks, J., Jenkins, P.A.: Mycobacterium szulgai – a new pathogen. Tubercle (Lond.) **53**, 210–214 (1972)
Matthiesen, W., Kind, A., Göbel, D.: Epidemiologie der Primärresistenz von Tuberkulosebakterien in der Bundesrepublik Deutschland einschließlich Berlin (West), im Beobachtungszeitraum 1972 bis 1975. Prax. Pneumol. **31**, 890–899 (1977)
McSwiggan, D.A., Collins, C.H.: The isolation of M. kansasii and M. xenopi from water systems. Tubercle (Lond.) **55**, 291–297 (1974)
Meissner, G.: Isoniazid-resistente Tuberkelbakterien. Fortschr. Tuberk. Forsch. **7**, 52–100 (1956)
Meissner, G.: Erkrankungen durch skotochromogene Mykobakterien. In: Mykobakterien und mykobakterielle Krankheiten. Meissner, G., Schmiedel, A. (Hrsg.), Bd. 4, Teil VII, S. 395–399. Jena: Fischer 1970a
Meissner, G.: Erkrankungen des Menschen durch M. kansasii und Mykobakterien der aviären Gruppe. In: Mykobakterien und mykobakterielle Krankheiten. Meissner, G., Schmiedel, A. (Hrsg.), Bd. 4, Teil VII, S. 239–280. Jena: Fischer 1970b
Meissner, G.: Virulenzbestimmungen bei Mykobakterien. In: Mykobakterien und mykobakterielle Krankheiten. Meissner, G., Schmiedel, A., Nelles, A., Pfaffenberg, R. (Hrsg.), Bd. 4, Teil V., S. 267–326. Jena: Fischer 1977
Meissner, G., Anz, W.: Sources of Mycobacterium avium complex infection resulting in human diseases. Am. Rev. Respir. Dis. **116**, 1057–1064 (1977)
Meissner, G., Schröder, K.H.: Relationship between Mycobacterium simiae and Mycobacterium habana: Am. Rev. Respir. Dis. **111**, 196–200 (1975)
Merser, C., Sinaÿ, P., Adam, A.: Total synthesis and adjuvant activity of bacterial peptidoglycan derivatives. Biochem. Biophys. Res. Commun. **66**, 1316–1322 (1975)
Meunier, H.: Bacilloscopie des crachats extraits de l'estomac pour le diagnostic de la tuberculose pulmonaire de l'enfant. Presse Méd. **6**, 81–82 (1898)
Middlebrook, G.: Sterilization of tubercle bacilli by isonicotinic acid hydrazide and the incidence of variants resistant to this drug in vitro. Am. Rev. Tuberc. **65**, 765–767 (1952)
Miller, A.B., Tall, R., Fox, W., Lefford, M.J., Mitchison, D.A.: Primary drug resistance in pulmonary tuberculosis in Great Britain: Second national survey, 1963. Tubercle (Lond.) **47**, 92–107 (1966)
Mitchison, D.A., Aber, V.R., Ahmad, F.J., Allen, B.W., Devi, S.: Evaluation of a serological test for tuberculosis. Br. Med. J. **1**, 1383–1387 (1977)
Nagai, S., Nagasuga, T., Matsumoto, J., Kohda, K.: Isolation of tuberculin skin test reactive proteins from heated culture filtrate of Mycobacterium tuberculosis H 37 Rv. Am. Rev. Respir. Dis. **107**, 17–28 (1974)
Neiburger, R.G., Youmans, G.P., Youmans, A.S.: Relationship between tuberculin hypersensitivity and cellular immunity to infection in mice vaccinated with viable attenuated mycobacterial cells or with mycobacterial ribonucleic acid preparations. Infect. Immun. **8**, 42–47 (1973)
Nelles, A.: Das Kulturverfahren in der Tuberkulosediagnostik – die Vorbehandlung von mischinfiziertem Untersuchungsmaterial. In: Mykobakterien und mykobakterielle Krankheiten. Meissner, G., Schmiedel, A. (Hrsg.), Bd. 4, Teil IV, S. 75–117. Jena: Fischer 1968.

Nelles, A., Möbius, H.M.: Untersuchungen über eine Vorbehandlungsmethode mit Detergentien zur Kultivierung von Tuberkelbakterien aus Untersuchungsmaterial. I. Mitt. Übersicht der bisherigen Methoden und die chemischen Eigenschaften verschiedener Detergentien Mschr. Tbk. Bekpf. **6**, 313–323 (1963). II. Mitt. Die Wirkung verschiedener Detergentien auf Tuberkel- und Begleitbakterien im Untersuchungsmaterial. Monatsschr. Tbk. Bekpf. **6**, 324–388 (1963)

Nicholls, A.C., Horsfield, K.: Serological diagnosis of tuberculosis: a report of 12 months' clinical experience. Thorax **31**, 289–293 (1976)

Penso, G.: Mykobakteriophagen. In: Mykobakterien und mykobakterielle Krankheiten. Meissner, G., Schmiedel, A. (Hrsg.), Bd. 4, Teil II, S. 87–105. Jena: Fischer 1967

Petersen, K.F.: Bakteriologische Methoden zur Steuerung und Überwachung der Chemotherapie der Tuberkulose. Dtsch. Med. J. **22**, 53–56 (1971)

Petersen, K.F.: Über sogenannte atypische Mykobakterien. Aerztl. Praxis **XXVIII**, 2665–2671 (1976)

Pollak, L., Urbančik, R., Quiñones, L.R.: The influence of transport and storage at room temperature on the culture results of mycobacterium tuberculosis in sputum specimens. WHO/TB/70.82, Technical Information

Popp, L.: Humorale Antikörper bei Tuberkulose. In: Mykobakterien und mykobakteriellen Krankheiten. Meissner, G., Schmiedel, A., Nelles, A., Pfaffenberg, R. (Hrsg.), Bd. 4, Teil V, S. 103–216. Jena: Fischer 1977

Quandt, J.: Erfahrungen mit der Karbol-Nachtblau-Färbung der Tuberkelbazillen im Sputum und Gewebe. Zentralbl. Bakteriol. [I. Orig.] **151**, 348–350 (1943)

Raleigh, J.W., Wichelhausen, R.: Exogenous reinfection with Mycobacterium tuberculosis confirmed by phage typing. Am. Rev. Respir. Dis. **108**, 639–642 (1973)

Ramakrishnan, T., Suryanarayana Murthy, P., Gopinathan, K.P.: Intermediary metabolism of mycobacteria. Bacteriol. Rev. **36**, 65–108 (1972)

Reutgen, H.: Zur Resistenzbestimmung von Mycobacterium tuberculosis gegenüber INH, Streptomycin, PAS, Äthionamid, Ethambutol und Rifampicin mittels 32 P-Inkorporationstest. Acta Biol. Med. Ger. **30**, 309–316 (1973)

Reutgen, H., Kalich, R.: Der visuelle Schnelltest zur Bestimmung der Arzneimittelresistenz im Vergleich mit dem „economical-test". Z. Erkr. Atmungsorgane **140**, 255–263 (1974)

Ribi, E., Anacker, R.L., Barclay, W.R., Brehmer, W., Harris, S.C., Leif, W.R., Simmons, J.: Efficacy of mycobacterial cell walls as a vaccine against airborne tuberculosis in the Rhesus monkey. J. Infect. Dis. **123**, 527–538 (1971)

Rist, N.: An international investigation of the efficacy of the chemotherapy Bull. Int. Union Tuberc. **34**, 143–184 (1964)

Rist, N., Grumbach, F.: La résistence du bacille tuberculeux à l'INH. Rev. Tuberc. (Paris) **16**, 665–669 (1952)

Ross, G.W., Singleton, L., Chanter, K.V.: Isolation of a peptidoglycolipid from M. johnei (Mycobacterium paratuberculosis) and its possible use in intradermal tests. J. Comp. Pathol. **77**, 255–262 (1967)

Runyon, E.H., Wayne, L.G., Kubica, G.P.: Family II. Mycobacteriaceae Chester 1897. In: Bergey's Manual of Determinative Bacteriology, 8th ed. Buchanan, R.E., Gibbons, N.E. (eds.), pp. 681–701. Baltimore: Williams & Wilkins 1974

Saito, H., Gordon, R.E., Juhlin, I., Käppler, W., Kwapinski, J.B.G., McDurmont, C., Pattyn, S.R., Runyon, E.H., Stanford, J.L., Tarnok, I., Tasaka, H., Tsukamura, M., Weiszfeiler, J.: Cooperative numerical analysis of rapidly growing mycobacteria. The second report. Int. J. Syst. Bacteriol. **27**, 75–85 (1977)

Saxholm, R.: Further experiments with combinations of pancreatin and quaternary ammonium compounds for cultivation of mycobacterium tuberculosis. Am. Rev. Tuberc. **72**, 98–106 (1955)

Schaefer, W.B., Wolinsky, E., Jenkins, P.A., Marks, J.: Mycobacterium szulgai – a new pathogen. Am. Rev. Respir. Dis. **108**, 1320–1326 (1973)

Simon, C.: Seltene mykobakterielle Erkrankungen bei Tier und Mensch. In: Mykobakterien und mykobakterielle Krankheiten. Meissner, G., Schmiedel, A. (Hrsg.), Bd. 4, Teil VII, S. 305–322. Jena: Fischer 1970

Sneath, P.H.A.: Some thoughts on bacterial classification. J. Gen. Microbiol. **17**, 184–200 (1957)

Someya, S., Hayashi, O., Yamamura, Y.: Studies on the antigenicity of tuberculin-active peptide. Am. Rev. Respir. Dis. **86**, 542–546 (1962)

Sompolinsky, D., Lagziel, A., Naveh, D., Yankilevitz, T.: Mycobacterium haemophilum sp. nov., a new pathogen of humans. Int. J. Syst. Bacteriol. **28**, 67–75 (1978)

Schmiedel, A.: Der Vertikaldiffusionstest als Methode zur Resistenzbestimmung von Tuberkelbakterien und zur INH-Spiegeltestung. Z. Tuberk. **112**, 48–56 (1958)

Schmiedel, A.: Messungen an Verschlüssen für die Kultur von Tuberkelbakterien. Z. Gesamte Hyg. **11**, 238–244 (1965)

Schmiedel, A., Gerloff, W.: Sputumprovokation zum Nachweis von Tuberkulosebakterien. Monatsschr. Tbk. Bekaempf. **7**, 58–66 (1964)

Schmiedel, A., Krebs, A.: Infektionsprophylaxe, Desinfektion und Arbeitsschutz bei Tuberkulose. In: Mykobakterien und mykobakterielle Krankheiten. Meissner, G., Schmiedel, A., Nelles, A. (Hrsg.), Bd. 4, Teil VIII, S. 15–84. Jena: Fischer 1971

Schröder, K.H.: Klassifizierung von Mykobakterien. Ann. Soc. Belg. Méd. Trop. **53**, 255–261 (1973)

Schröder, K.H.: Investigation into the relationship of M. ulcerans to M. buruli and other mycobacteria. Am. Rev. Respir. Dis. **111**, 559–562 (1975)

Schröder, K.H.: Atypische Mykobakterien. Med. Klin. **72**, 1796–1802 (1977)

Schröder, K.H.: Persönliche Mitteilung (1978)

Schröder, K.H., Juhlin, I.: Mycobacterium malmoense sp. nov. Int. J. Syst. Bacteriol. **27**, 241–246 (1977)

Schröder, K.H., Koperska, C.: Rifampicin-Resistenz und Virulenz von M. tuberculosis für Meerschweinchen. I. Mitteilung. Zentralbl. Bakteriol. Hyg. [Orig. A] **219**, 112–113 (1972)

Schwartz, J., Small, M.J.: Preliminary studies in the use of superheated saline nebulization in the bacteriologic diagnosis of pulmonary tuberculosis. Am. Rev. Respir. Dis. **84**, 279–280 (1961)

Stanford, J.L., Gunthorpe, W.J.: A study of some fast-growing scotochromogenic mycobacteria including species descriptions of Mycobacterium gilvum (new species) and Mycobacterium duvalii. Br. J. Exp. Pathol. **52**, 627–637 (1971)

Stonebrink, B.: The use of pyruvate containing egg medium in the culture of isoniazid resistant strains of Mycobacterium tuberculosis var. hominis. Acta Tuberc. Scand. **35**, 67–80 (1958)

Stottmeier, K.D., Beam, R.E., David, H.L., Shapira, R., Farshy, D.C.: Purified protoplasmic peptides of mycobacteria: Chemical composition of a tuberculin-active glycopeptide. J. Bacteriol. **105**, 172–175 (1971)

Sula, L., Sundaresan, T.K., Langerova, M.: Effects of storage and transport on the cultivability of mycobacteria. Bull. W.H.O. **23**, 635–651 (1960)

Tacquet, A., Tison, F.: The use of detergents for isolating mycobacteria. Bull. Union Int. Tuberc. **XXXVIII**, 59–67 (1966)

Toida, I.: Isoniazid-hydrolyzing enzyme of mycobacteria. Am. Rev. Respir. Dis. **85**, 720–726 (1962)

Trobridge, G.F.: Bronchial lavage. Lancet **I**, 562–563 (1957)

Tsukamura, M.: Mycobacterium parafortuitum: A new species. J. Gen. Microbiol. **42**, 7–12 (1966)

Tsukamura, M.: An improved selective medium for atypical mycobacteria. Jpn. J. Microbiol. **16**, 243–244 (1972)

Tsukamura, M.: Differentiation of the "Mycobacterium" rhodochrous-group from Nocardiae by β-galactosidase activity. J. Gen. Microbiol. **80**, 553–555 (1974)

Tsukamura, M.: Infections due to group IV mycobacteria. Iryo **31**, 1187–1196 (1977a)

Tsukamura, M.: Source and infection route to humans of pathogenic mycobacteria other than tubercle bacilli. Kekkaku **52**, 261–267 (1977b)

Tsukamura, M.: Geographic distribution of lung disease due to myobacteria other than tubercle bacilli. Kekkaku **52**, 319–325 (1977c)

Tsukamura, M., Mizuno, S.: Numerical analysis of relationships among rapidly growing, skotochromogenic mycobacteria. J. Gen. Microbiol. **98**, 511–517 (1977)

Tsukamura, M., Mizuno, S., Murata, H.: Numerical taxonomy study of the taxonomic position of Nocardia rubra reclassified as Gordona lentifragmenta Tsukamura nom. nov. Int. J. Syst. Bacteriol. **25**, 377–382 (1975)

Valdivia, J.A.: Mycobacterium habana: Clinical and epidemiological significance. In: 3rd Int. Colloquium on the Mycobacteria. "The genus Mycobacterium". Pattyn, S.R. (ed.), pp. 59–62. Antwerpen 1973

Vandra, E., Fodor, T.: Phage typing of Mycobacterium tuberculosis strains isolated in Hungary. Acta Microbiol. Acad. Sci. Hung. **18**, 155–158 (1971)

Wallhäusser, K.H.: Sterilisation-Desinfektion Konservierung. 2. Aufl., Stuttgart: Thieme 1978

Weiszfeiler, J.G., Karczag, E.: Synonymy of Mycobacterium simiae, Karasseva et al. (1965) and Mycobacterium habana, Valdivia et al. (1971). Int. J. Syst. Bacteriol. **26**, 474–477 (1976)

Tuberkulin und Tuberkulinempfindlichkeit

H. K. SCHWABE

Mit 24 Tabellen

A. Einleitung

Als JACCARD (1956) die „Tuberkulinempfindlichkeit" als Ausdruck aller Erscheinungen, die aus dem Verhalten des Organismus oder seiner Zellen gegenüber dem Tuberkulin oder den in ihnen enthaltenen Tuberkuloproteinen entstanden, definierte, führte er aus, daß über den Mechanismus der Tuberkulinempfindlichkeit nicht alle Einzelheiten bekannt seien und die Zugehörigkeit zum Komplex der allergischen Erscheinungen umstritten sei.

Die heutigen Tuberkulinempfindlichkeitsprüfungen setzen als gültig voraus, daß für den gesunden nicht infizierten Organismus das Tuberkulin eine indifferente Substanz ist und bleibt, was von BAUER dadurch bewiesen wurde, daß er gesunden Säuglingen kurz hintereinander 19, 46 und 79 cm^2 Alttuberkulin s.c. oder i.v. einspritzte. Auch HAEGI spricht sich noch 1966 dafür aus, daß Tuberkulin ein Halbantigen sei, das erst im sensibilisierten Organismus durch komplettierende Substanzen aus Bakterien zu Vollantigen umgewandelt werden müsse.

Erst die Infektion mit lebenden Mykobakterien führt zur Ausbildung der allergischen Veränderung vom Spätreaktionstyp.

Nach GÜNTHER (1975) ist die klassische Spätreaktion vom Tuberkulintyp eine mit T-Zellen übertragbare Immunreaktion, die sich im Laufe einer Sensibilisierung mit Proteinen schon vor der Antikörperbildung nachweisen läßt. Sie kann durch Mykobakterien ausgelöst, gefördert und verstärkt werden. Die Reaktion im Hauttest erfordere das gesamte Antigen als Auslösungsreiz. Die Reaktion beginne nach 6–8 h, um ihren Höhepunkt zwischen 24–72 h zu erreichen, wobei sich die anfängliche Rötung in eine Induration – ein derbes Infiltrat, gelegentlich mit Hämorrhagien, Nekrosen und Geschwürsbildungen einhergehend – umwandele, die histologisch vorwiegend aus einem Makrophageninfiltrat bestehe. Bei der Reaktion zwischen Antigen und sensibilisierter T-Zelle werden Wirkstoffe frei, die auf T- und B-Lymphozyten und Makrophagen unspezifisch stimulierend oder auch auf die Makrophagenwanderung hemmend einwirken könnten, womit die komplexen, die weitere Aufklärung der Tuberkulinreaktion bisher hindernden Umstände deutlich werden.

Auch JACCARDS Einwand, daß die Bezeichnung Tuberkulinempfindlichkeit einen kleineren Umfang habe als die der tuberkulösen Allergie, kann in der Begründung nicht aufrechterhalten werden, da zwischenzeitlich eine Reihe von Substanzen aus den Tuberkelbakterien nachgewiesen werden konnten, die sensibilisierend wirken.

Die Tuberkulinreaktion, d.h. die Prüfung der individuellen Tuberkulinempfindlichkeit hat mit der abklingenden Epidemie und den modernen Möglichkeiten der Chemotherapie der Tuberkulose (Chemoprophylaxe, Chemoprävention) zunehmend an Bedeutung gewonnen.

1964 stellte das Expertenkomitee der WHO fest, daß ein Überwiegen der spezifischen Tuberkulinreaktionen in der Kindheit der beste Indikator der jeweiligen Weitergabe der Infektion in einer Gemeinschaft sei und gestatte, den Trend der Tuberkulosedurchseuchung festzustellen.

SANCHEZ-CRESPO gab 1967 dafür einen Index an:
[Anzahl der Untersuchten (n), Anzahl der Reagenten (i), Anzahl der Reagenten mit Indurationen von mehr als 10 mm Durchmesser bei Standard-Tuberkulintest (yi) bei Gesamtzahl der dabei untersuchten Kinder (Mi)]

$$\hat{p} = \frac{\sum^{n} yi}{\sum^{n} Mi} = \frac{\bar{y}}{\overline{M}}$$

HANSEN u. Mitarb. berechneten 1953 die Kosten der Fallfindung $C^2(\hat{p}) = C^2_{\overline{M}} + C^2_{\bar{y}} - 2\,C_{\overline{M}\bar{y}}$

$$C^2(\hat{p}) = \frac{1-p}{\mathrm{n}\overline{M}p}(1+\delta\overline{M}-1)$$

(vgl. Bull. W.H.O. *36*, 821–835 (1967))

Die für die Vorausschätzung benötigte Mindestzahl positiv reagierender Kinder wurde von SANCHEZ-CRESPO mit 100–150 angegeben. Basisdaten, Tabellen und Trendberechnungen finden sich im Original. STYBLO u. Mitarb. beschrieben nach vorausgehenden TSRU-Berichten (1964) 1969 das Tuberkuloseinfektionsrisiko, das aus der Tuberkulintestung von Jahrgangskohorten von ihnen mathematisch errechenbar gemacht wurde.

Diese Überlegungen gehen prinzipiell von der Spezifität der Tuberkulinreaktion aus, d.h. daß jeder tuberkulös infizierte Organismus mit dem Antigen Tuberkulin reagiert. Dennoch sind negative Tuberkulinhautreaktionen bei aktiven sputumpositiven Tuberkulosen mehrfach beschrieben UVSTEDT 1950; ARBMANN 1958; DIEHL 1958; GLENCHUR u.Mitarb. 1965; BUNGETIAMI 1966; DANIELLO u. LUPASCH 1966; EITER 1966; GALTUNG u.Mitarb. 1968; GREENBERG u. JEKEL 1969; LAKATOS u. FEREUCZI 1969; MÜLLER 1969; WEISZFEILER 1969; CALVETE 1970; HOWARD u.Mitarb. 1970; JURIKOVIC 1970; ZEGARAC u. DJURIC 1970; FRENKEL u.Mitarb. 1971; COSEMANS u. LOUWAGIE 1972. Auch FREERKSEN bemerkte 1965 zu diesen Fakten, daß allen die Tatsache bekannt sei, „daß schwere Tuberkulosen auch selbst einmal auf 1000 TE negativ und Fälle von sicher inaktiver Tuberkulose mit ganz unergiebiger Vorgeschichte sehr stark reagieren können".

Die Ursachen der unterschiedlichen Reaktionsweisen sind nicht bekannt. Auch ist nicht nachgewiesen, ob es eine genetisch bedingte Unfähigkeit gibt, auf Tuberkulin überhaupt reagieren zu können. BIRKHÄUSER führte 1975 an, daß es Tuberkulosen ohne positive Reaktion gebe, was er aber als recht selten ansehe.

Für diese Beobachtungen der Tuberkulinnegativität bei aktiven Tuberkulosen werden

1) Tuberkulinverunreinigungen (GALTUNG u.Mitarb.),
2) vollständige biologische Ausheilung der Tuberkulose durch Verminderung der Superinfektionsmöglichkeiten, so daß 25% der Alten wieder tuberkulinnegativ reagierten (MÜLLER 1969), wie andererseits
3) hohe natürliche Resistenz, die auch bei mehrfacher BCG-Impfung zu keiner Konversion führe (LAKATOS 1969), da die natürliche Resistenz durch den Reiz verstärkt werde,

verantwortlich gemacht.

Lakatos meint, daß man unter diesem Gesichtspunkt die Anweisung, daß keine Tuberkulinnegativen auf Tuberkuloseabteilungen arbeiten dürften, überprüfen müsse.

Auch langdauernde Kontrollen von aktiven Tuberkulosen mit Tuberkulintesten führten zur Tuberkulinnegativität (Calvete 1970; Zegarac u. Djurić 1970), was als Hyp- oder Anergie gedeutet wurde.

Ferner werden als Ursache ein schlechter immunologischer Zustand, konstitutionelle Faktoren oder Einwirkung chemischer Substanzen angenommen. Cosemans u. Lonwagie (1972) erklären die negativen Reaktionen als Ausdruck einer Blockade des retikulo-endothelialen Systems durch Endotoxine oder primäre Abwehrschwäche. Kleinschmidt hat aber gerade darauf hingewiesen, daß sich Tuberkulin entgegen der Erwartung anders als andere Bakterientoxine verhalten hat, so daß derartige Mechanismen primär in Frage gestellt bleiben. Frenkel u.Mitarb. (1971) formulierten den Tatbestand so: „Eine negative Tuberkulinreaktion sagt nichts über die Abwesenheit von Tuberkulose aus". Daniello u. Lupascu (1966) betonen, daß auch die Gruppe der negativ auf Tuberkulintestungen Reagierender hinsichtlich der weiteren Untersuchungsmethoden nicht vernachlässigt werden soll, da man z.B. bei Umgebungsuntersuchungen auch unter ihnen infektionsfähige Kranke finde.

Das von Toennissen und Schwenkenbecher 1950 eingeführte Tb-Protein (Tbp), das 2 relativ intakte native Eiweißkörper vom Molekulargewicht 150000 und 35000 enthielt und direkt aus Tuberkelbakterien gewonnen wurde, wird als Diagnostikum nicht mehr gebraucht, obwohl es bei seiner Anwendung dort noch positive Reaktionen gab, wo gereinigtes Tuberkulotoxin negative Ergebnisse zeitigte. Die Spezifität dieser durch Tbp ausgelösten Hautteste konnte nicht eindeutig gesichert werden. Auch die von Birghaug u.Mitarb. (1952) dargestellten Präparate, die überwiegend der Fraktion A und B nach Seibert (1949) entsprachen und bei Erfassung BCG-geimpfter, infizierter Personen dem PPD auch nach Angaben amerikanischer Autoren überlegen war, wurde nicht weiter entwickelt.

Nach Lüders und Spiess (1966) reagieren 3% aller Tuberkuloseinfizierter nicht auf Tuberkulin. Frenkel u.Mitarb. (1971) stellten unter 1550 gesicherten aktiven Tuberkulosen 7,4% tuberkulinnegativer Fälle fest.

Ein anderes Problem in der Bewertung der Tuberkulinreaktionen wird durch das zwischen 1957 und jetzt erworbene Wissen um die atypischen Mykobakterien aufgeworfen. Nach Paez u.Mitarb. (1966) könne die positive Tuberkulinreaktion mit humanen Tuberkulinen nicht mehr länger als ein absolut zuverlässiger Beweis dafür angesehen werden, daß eine Infektion mit M. tuberculosis typus humanus vorliege, da Kreuzreaktionen zu atypischen Mykobakterien beständen.

Die Versuche, die künstlich durch BCG-Schutzimpfung hervorgerufene von der durch nativ erworbenen Infektionen induzierte Tuberkulinempfindlichkeit abzugrenzen, hat trotz der großen Mühe und Darstellung selektiver Antigene bisher zu keinem eindeutigen, auf das einzelne Individuum anwendbaren Verfahren geführt.

Subramanian hat 1965 aufgrund biologischer und epidemiologischer Studien versucht, dem Problem der Tuberkulinempfindlichkeit und dem Wert ihrer Aussagefähigkeit durch mathematische Ableitungen näher zu kommen, wobei er forderte, daß bekannt sein müsse:

1) das Verhalten der Tuberkulinempfindlichkeit bei offenen Tuberkulosen,
2) die Wertung einer Tuberkulinreaktion über 10 mm Durchmesser als spezifisch für eine tuberkulöse Infektion,
3) welche Abgrenzungen gegen unspezifischen Reagenten gegenüber Tuberkulin bestehen,
4) wie die Altersinfektionskurve verlaufe,

5) welche Methoden von spezifischen Altersinfektionskurven auf den Infektionsmodus schließen lassen und
6) wie die Infektionskurven in Gemeinschaften verlaufen.

Die von MARIETTE u.Mitarb. schon 1932 erhobenen Einwände gegen die ausschließliche Spezifität des Tuberkulintestes sind durch die Wertung nicht spezifisch bedingter Überempfindlichkeitsreaktionen bei Tuberkulintestungen durch PALMER (1950), EDWARDS (1963), BLEIKER (1971), OGUNDBI (1969) und Hinweisen von KORDZAKHIYA (1966), daß die diagnostische Bedeutung der Tuberkulintestung immer noch angezweifelt werde, laufend erhoben worden.

Es soll deshalb versucht werden, die Widersprüchlichkeiten die in den zu besprechenden Zeitabschnitt zwischen den letzten Besprechungen der Tuberkulinempfindlichkeit von JACCARD (1956) und KLEINSCHMIDT (1958) und heute liegen, zu analysieren.

Hinsichtlich der Fortschritte zur Objektivierung der Testungen, der Methoden zur Standardisierung der Tuberkuline und der Erarbeitung von Modellen zur Erfassung und Objektivierung von Substanzwirkungen soll im Rahmen des Möglichen eine Darstellung versucht werden, da die Literatur in diesem relativ großen Zeitraum ohne Hilfe von Datenverarbeitungsmethoden kaum mehr überblickbar ist. Dabei soll aber das alte Konzept der Koch'schen Grundauffassung, mit dem Alttuberkulin einen Stoff gefunden zu haben, der durch eine Desensibilisierung zur Besserung der schon manifesten Tuberkulose führen könne, ebensowenig vernachlässigt werden, wie die von PIRQUET (1907) inaugurierte Testung zur Feststellung der Hautsensibilität (Hypersensitivität) und die von CALMETTE und GUERIN (1922, 1914) entwickelten Prinzipien der künstlichen Immunisierung. Diese bedürften allerdings wegen des erheblichen Umfanges einer gesonderten Besprechung. Es wird deshalb auf das BCG nur verwiesen, wenn die sich daraus ergebenden Probleme zur Reindarstellung von immunogenen und hypersensitiven Inhaltsstoffen besprochen werden.

B. Tuberkulin

I. Herstellung der Tuberkuline

Die historische Entwicklung der Tuberkulinherstellung wurde von LINDNER (1953) und 1975 von SCHADEWALDT dargestellte. JACCARD (1956) und KLEINSCHMIDT (1958) berichteten über die Herstellung der gebräuchlichsten Tuberkuline (Tabelle 1).

Die Herstellung der am wirksamsten und als zur Zeit technisch bestmöglichsten Fällungstuberkuline hat sich nicht geändert. Sie enthalten Tuberkuloproteine, daneben als Verunreinigungen noch Polysaccharide und Nucleinsäuren (LINDNER 1953; Europ. Arzneibuch, Bd. II, 1975).

Tabelle 1. Herstellung der gebräuchlichsten Tuberkuline (JACCARD 1956; KLEINSCHMIDT 1958)

1) Alttuberkulin nach KOCH (1891)

2) Gereinigtes Tuberkulin
   a) PPD-S nach SEIBERT (1949)
   b) GT nach Verfahren von PRIGGE und DÖHMEN (1944) (in Hoechst entwickelt)
   c) dänisches PT (=purificatum tuberculini nach JENSEN u.Mitarb. 1938)

Die weitere Aufklärung der Tuberkulinwirkung erfolgte in den letzten 20 Jahren durch nähere Untersuchungen chemisch und biologisch analysierbarer Hauptbestandteile wie:
1) Tuberkuloproteide,
2) Tuberkulopolysaccharide,
3) Tuberkulonukleinsäuren,
4) Tuberkulolipoide, Glykolipoide und Wachse.

II. Chemie der Tuberkuline

1. Tuberkuloproteide

Die sensibilisierende Hautwirkung wird durch die zwar nicht einheitlichen, aber ausschließlich aus spezifischen Eiweißstoffen, die Fraktionen verschiedener Molekulargrößen enthalten, hervorgerufen (LINDNER 1953; SEIBERT 1949; PRIGGE u. THIEL 1945; VASA RHELY u. GÖSZY 1939; zit. n. LINDNER). Nach GÖING u.Mitarb. (1969) können 18 verschiedene Proteine nachgewiesen werden. Bereits SEIBERT hatte 1941 mittels elektrophoretischer Auftrennungen die Uneinheitlichkeit der Substanz als 3 Fraktionen A, B und C ausgewiesen. Die Tendenz möglichst „genuine" Tuberkuline durch schonende Aufbereitung zu gewinnen, blieb erhalten, ebenso die Kritik. Bisher wurde die spezifische Tuberkulinwirksamkeit – mit quantitativen Unterschieden – als Eigenschaft fast aller im Tuberkelbakterium aufgebauten Tuberkuloproteide, sowie derjenigen, die während des Wachstums an die Kulturmedien abgegeben wurden, als auch derer, die im Tb-Bakterium selbst gebildet wurden, angesehen. Nach LINDNER kann also von genuinen Tuberkulin nicht gesprochen werden, da genuine Tuberkeleiweißkörper antigenen Charakter haben, der für die Diagnostik unerwünscht sei. Die Tuberkulinaktivität sei nicht an den genuinen Zustand der Eiweißmoleküle gebunden. Die Denaturierung habe keinen Einfluß, proteolytische Fermente wirkten dagegen schnell zerstörend. Die Tuberkulinwirksamkeit basiere auf den stabilen Peptidgruppen der Eiweißkörper (LINDNER 1953).

Bereits 1952 zeigte BIRKHAUG, daß es möglich war, durch entsprechende Aufarbeitung von erhitzten Kulturfiltraten ein Produkt zu erhalten, das bei der Erfassung der nativen infektiösen Tuberkulinempfindlichkeit bei BCG-geimpften Personen dem PPD überlegen war. Es entsprach nur in etwa den Fraktionen A und B von SEIBERT (1949).

Durch Anordnung des Bundesrates mußte seit 1952 bei der Bekämpfung der Rindertuberkulose albumosefreies Tuberkulin (AF) angewandt werden. FREERKSEN u. LAUTERBACH wiesen 1966 auf die Wichtigkeit dieser Maßnahme zur Vermeidung falsch positiver Reaktionen hin. Sie machten gleichzeitig darauf aufmerksam, daß die Präparation der Tuberkuline sowie die Verwendung der jeweiligen Lösungs- und Verdünnungsmittel wesentlich den Ausfall der Tuberkulinreaktion mitbestimmten. Beim AT (Alttuberkulin) sei dies durch nicht albumosefreie Fraktionen noch nicht behoben, beim GT weitgehend durch Lösungsmittel vermieden. Bei den albumosefreien Tuberkulinen (TAF) handele es sich um Tuberkuline, die aus auf eiweißfreien Substraten gezüchteten Mykobakterien gewonnen werden.

Nach RZNCIDLO u.Mitarb. (1967), GALTUNG u.Mitarb. (1968) und NAGAI u.Mitarb. (1974a) sind die Tuberkulinpräparationen (OT=AT oder PPD=GT) aus einer Anzahl sehr differenter spezifischer Wirkstoffe mit stark differierenden biologischen Potenzen zusammengesetzt. Eine Reihe der in ihnen enthaltenen spezifischen Substanzen interferiere mit nichtspezifischen Beimengungen und verändere somit die biologische Antwort. RZNCIDLO u.Mitarb. (1967) beschrieben eine Methode zur Reinigung von Tuberkuloproteiden, die aus erhitzten Kulturfiltraten gefällt wurden. Die Endpräparate aber enthielten neben 92,4% Eiweiß noch 4,0% Nukleinsäuren und 2,1% Polysaccharide. In der Agar-Gel-Elektrophorese war der Eiweißanteil homogen.

GALTUNG kritisierte den hohen Glyzerol-Anteil in allen OT-Präparaten, außerdem eine nicht näher zu charakterisierende, den Hauttest beeinflussende Substanz, die sich besonders bei hohen Konzentrationen störend bemerkbar machte. Vergleiche mit dänischen und norwegischen OT (SMT-I) brachten ähnliche Ergebnisse.

Für die Vergleiche von verschiedenen Tuberkulinen in ihrer Wirksamkeit werden von GALTUNG u.Mitarb. (1968) folgende Berechnungsformeln angegeben:

T_1-Wert = 3 OT-Standard

T_1/T_2 = zwei Tuberkuline werden gemischt im Verhältnis c von T_1 und $(1-c)$ von T_2. θ = Wirksamkeitsreduktion gegen T_1-Standard.

Wirksamkeit $\text{Exp} = cT_1 + (1-c) \times T_2$

Wirkung der Mischung $= \text{Obs} = cT_1 + (1-c) \times T_2\theta$

Wirksamkeitsreduktion

$$\theta = \frac{\text{Obs} - cT1}{(1-c) \times T2}$$

Schließlich gelang es NAGAI u.Mitarb. (1974a) aus erhitzten Kulturfiltraten des internationalen Teststammes H 37 Rv über Ionenaustauschverfahren 5 reine Proteine mit unterschiedlicher Wanderungsgeschwindigkeit in der Gelelektrophorese zu isolieren, die unterschiedliche Reaktivität im Tuberkulinhauttest aufwiesen.

Durch die neuen analytischen präparativen Methoden beim Studium der biologisch aktiven Komponenten von Mykobakterien, Kulturfiltraten und Eiweißen wurde die Notwendigkeit zur Entwicklung eines Referenzsystemes zur Charakterisierung der mykobakteriellen Antigene als notwendig erachtet (JANICKI u.Mitarb. 1971). So wurde vorgeschlagen, die Darstellung der Antigene folgendermaßen zu ordnen:

1) aus nicht erhitzten, konzentrierten Filtrat aus Kulturen von H 37 Rv (Trudeau-Institut Stamm 103),
2) aus autoklavierten, erhitzten TbB,
3) aus unerhitzten Kulturfiltraten bei Dialyse des Bakteriensedimentes gegen destilliertes Wasser, Trocknung bei 60 °C und
4) aus gefriergetrockneten Kulturfiltratantigen.

Es sollte außerdem nach dieser Unterteilung die Gewinnung von Antiseren nur an jungen weiblichen Ziegen durchgeführt werden. Die Charakterisierung der Antigene habe immunelektrophoretisch zu erfolgen. Damit schien ein erster Schritt zur Standardisierung von mykobakteriellen Antigenen erreicht und die Möglichkeit zur Entschlüsselung in der mykobakteriellen Immunologie gegeben zu sein. Aber bereits 3 Jahre später mußte von der gemeinsamen Nomenklaturkonferenz der USA und Japan über die immunelektrophoretische Analyse der Antigenbestandteile von SEIBERT-Fraktionen aus Mykobakterienkulturfiltraten ein weiteres Ansteigen von Methoden festgestellt werden. Eine umfassende Vereinheitlichung der Nomenklatur zur Identifikation isolierter Substanzen konnte bisher weltweit nicht erreicht werden, so daß eine Vergleichbarkeit der Ergebnisse verschiedener Untersucher kaum gegeben ist. Festgestellt wurde, daß die Seibertschen Fraktionen nicht rein antigen (hautallergisch), sondern auch in mehr oder minder starkem Umfange immunogen wirken. Durch die Arbeitsgruppen wurde die Basisidentifikation von Protein A, B und C, sowie Polysaccharid I und II durchgeführt. Bereits CATEL (1953) hatte darauf hingewiesen, daß die Fraktion A nach SEIBERT sowohl sensibilisiere als auch die Antikörperbildung anrege, während die Fraktion C keine Sensibilisierung erkennen ließe, bei tuberkulös infizierten Personen aber zu charakteristischen Hautreaktionen führe und deshalb als Hapten angesprochen werde müsse. PODIVINSKA und SINVECEK gelang 1968 der tierexperimentelle Nachweis, daß wiederholte intrakutane Applikationen von Alttuberkulin und auch PPD beim Meerschweinchen Überempfindlichkeitsreaktionen des verzögerten Typs (Nachweis von Antikörpern mittels modifizierter Middlebrook-Dubos-Reaktion) auslösten.

BOYDEN und SORKIN stellten schon 1956 fest, daß wenig über den Mechanismus des Zustandekommens der Tuberkulosehautreaktion durch die Tuberkuloproteine bekannt sei. Sie fanden damals keine Entwicklung einer Hypersensibilität im Tierversuch nach wiederholter Anwendung, außer bei intravenösen Injektionen. Sie wiesen auf die Arbeiten von ARONSON u.Mitarb. (1954) hin, daß es notwendig sei, um die Hypersensibilität zu bestimmen, ein Tuberkulin von hoher Potenz und einem geringen Grad von Hypersensibilität zu besitzen, um fragliche Reaktionen zu reduzieren. Nach PANGHORN u. BIRKHAUG (1954) dürfte ein derartiges gereinigtes Standardtuberkulin keinen Anteil der Fraktion C nach SEIBERT enthalten. Sie schlugen vor, die antigenen Differenzen bei den verschiedenen Tuberkulo-Proteinen durch Präzipitationstechniken nachzuweisen.

COLE (1955) stellte fest, daß im Tierversuch Meerschweinchen, die auf PPD positiv reagierten, an α- und γ-Globuline gebundene Substanzen aufwiesen. So gelang mit α-Globulin die Übertragung der passiven Tuberkulinallergie. Die α-Fraktion überträgt die Hautreaktion, während die an das γ-Globulin gebundene Fraktion die Anaphylaxie und den urtikariellen Typ der Hautreaktion vermittelte. Mit dem Hämagglutinationstest stellten sie aus unerhitzen Filtraten 4 verschiedene Proteine dar, die völlig verschieden reagierten. So wies eine Fraktion eine Kreuzreaktion nur mit PPD auf, während die anderen auch auf andere Inhaltsstoffe aus erhitzten Kulturfiltraten außer PPD ansprachen. Sie nahmen deshalb an, daß die Proteinfraktionen immer gemischt und daß serologische Teste je nach der jeweiligen Zusammensetzung nur über eine gewisse Zeit reproduzierbar seien. Auch im Test am Darm sensibilisierter Meerschweinchen fanden sie 4 antigene Fraktionen, 3 Proteinfraktionen und 1 Polysaccharidfraktion.

NAKAGAWA berichtete 1965 über ein stabiles, für den Organismus schädliches Derivat: o-Aminophenol-azo-tuberkulin, welches durch Zugabe von o-Aminophenol zur Sauton-Lösung und Ansäuerung auf pH 4 mit HCl gewonnen wurde.

PICKET u.Mitarb. beschrieben 1968 die Gewinnung von Proteinfraktionen aus Kulturfiltraten nach Auspressung und steigender Ammoniumsulfatfällung, die mittels chromatographischer Methoden und Reinigung über DEAE-Zellulose gewonnen wurden. Zytoplasma-Fraktionen wiesen dabei ähnliche Zusammensetzungen an wasserlöslichen Proteinen auf, wie die aus Kulturfiltraten erhaltenen Fraktionen. Nur wenige säulenchromatographisch erhaltene Fraktionen ließen bei der nachfolgenden Immunelektrophorese gegen Antiseren von Kaninchen Präzipitationen erkennen. Sie kamen zu dem Schluß, daß Zellwandantigene von Mykobakterien geeigneter seien. DANIEL und FERGUSON trennten 1970 zwei gereinigte Proteine α-1 und α-2 aus Kulturfiltraten von H 37 Ra mittels Ultrazentrifugation nach Gelfiltration, DEAE-Zellulosechromatographie und Zonenelektrophorese ab, von denen α-1-Protein eine 20%ige Wirkung des PPD hinsichtlich der Auslösung der Hautreaktion hatte und α-2-Protein mit den Proteinen A, B und C nach SEIBERT kombiniert war. Auch KAISER (1969) fand nach Ultrazentrifugation von M. tuberculosis, Stamm Tb_1, der in vollsynthetischen Nährböden gezogen war, die Tuberkulinmuttersubstanz (TMS) mit den Proteinen A, B und C nach SEIBERT und 3 Polysaccharidfraktionen. Protein A ließ sich auf Sephadex G 200 in 2, Protein B in 5 und Protein C in 4 Komponenten auftrennen, die unterschiedliche Tuberkulinwirksamkeit hatten. TMS-Proteine und GT enthalten 18 Aminosäuren, sie sind resistent gegen Denaturierung aber nicht gegen proteolytische Fermente. Die Tuberkulinwirksamkeit von Protein A und B war je 50000 TE/mg, von C 25000 TE/mg, zum Vergleich von GT 50000 TE/mg. Die Tuberkulinwirksamkeit sei möglicherweise an die Aminosäuresequenz gebunden. KUWABARA gelang es 1975 die komplette Aminosäuresequenz der aktiven Tuberkuloproteine zu bestimmen. Die Folge der Aminosäuren konnte durch Anwendung von Trypsin, Chymotrypsin, 5-Dimethylamino-naphthalen-1-sulfonyl und Verdauung mit Karboxypeptidase A und B, verschiedenen Peptiden und schonender chemischer Aufarbeitung bestimmt werden. MATSUO und YAMAMURA berichteten 1975 über den Stand der japanischen Forschung zur Auftrennung und Reinigung der Tuberkuloproteine.

DANIEL legte dann 1975 eine Zusammenfassung über den Stand der US-amerikanisch-japanischen Gemeinschaftsergebnisse im immunelektrophoretischen Beziehungs- und Differenzierungs-Referenzsystem für Kulturfiltrat-Antigene gegen homologe Ziegen-Antisera vor. Sie kamen zur Feststellung, daß die Identifikation der Hauptkomponenten: das α-2-Protein von DANIEL u. FERGUSON (1970) und das α-Protein von YONEDA und FUKUI (1965) dem Seibertschen Protein A entsprachen. DANIEL kam 1976 zu der Auffassung, daß es notwendig sei, die zur Zeit benutzten Tuberkuline (OT, PPD) weiter zu reinigen, da sie alle eine Reihe von unterschiedlichen Antigenen enthalten. Dabei sei für Variationen der Zusammensetzung das Alter der Kultur, die Ungleichheit der Kultur bedingungen und die molekulare Heterogenität der individuellen antigenen Bestandteile in den Kulturfiltraten und den mykobakteriellen Extrakten bestimmend. Es sei deshalb nicht schwierig, die unterschiedlichen Tuberkulinherstellungsverfahren zu standardisieren, ebenso die Methoden zur Bestimmung der Wirksamkeit der Tuberkuline.

2. Tuberkulopolysaccharide (TPS)

Die TPS betragen ca. 0,87–1,09% des Zellgewichtes von M. tuberculosis. Die Fraktion I nach SEIBERT hat ein Molekulargewicht von 7000–9000, hydrolytisch konnten Mannose, D-Arabinose und Galaktose mit einem N-Gehalt von 0,2% nachgewiesen werden. Dabei ist die Funktion der Polysaccharide im Mykobakterium nicht bekannt (BOYDEN u. SORKIN 1956). Das Polysaccharid I nach SEIBERT, aus Kulturfiltraten durch Makroelektrophorese gewonnen, enthält N-haltige Proteine. Es ist serologisch aktiv. Je nach Präparation können sehr verschiedene Fraktionen aus Polysaccharid I gewonnen werden, so daß schwer zu sagen ist, mit welchen Unterfraktionen die einzelnen Untersucher gearbeitet haben.

In der Fraktion II finden sich Molekulargewichte zwischen 100000–500000, vorwiegend Glukose und Glukosamine. Ihnen wird die Auslösung von Exsudationen, Auftreten von mononukleären Makrophagen und Ausschwemmung von Granulozyten aus dem Knochenmark zugeschrieben. Mit dem nach SEIBERT aus Kulturfiltraten gewonnenen Polysaccharid II konnte beim Pferd ein aktives Antituberkuloseserum gewonnen werden, obwohl nach BOYDEN die Polysaccharidfraktionen keine potenten Antigene seien. Er glaubte, daß sie nur bei intravenöser Gabe zum zusätzlichen hohen Anstieg von Antikörpertitern führten, so daß man ihnen zumindest einen Haptencharakter zusprechen müsse, der aber abhängig sei von der Art der Immunreaktion und des Testes, der zur Bestimmung der Antikörper benutzt werde. Dennoch wirkten die Polysaccharide aber doch als Antigene und bildeten mit roten Blutkörperchen Präzipitate, besonders beim sensibilisierten Kaninchen. Auch an der Hautreaktion seien Polysaccharide beteiligt, sie lösten aber mehr eine Reaktion vom Intermediär- und nicht vom Spättyp aus.

Die Polysaccharidfraktion II nach SEIBERT enthält 0,4–0,5% Lipide oder Mykolsäure. Nach ILAND (1950, 1951, 1955) sind nach Herstellung und Zusammensetzung zwei Unterfraktionen abtrennbar, die zur Erkennung von Antikörpern im Präzipitintest führen, aber 10–100fache Titerschwankungen aufweisen.

Bereits 1954 hatte MEYNELL auf die Sonderstellung der Polysaccharide der Zellmembran der Tuberkelbakterien hingewiesen. BREHMER berichtete 1967 auf dem von FREERKSEN geleiteten internationalen Kolloquium in Borstel über die immunogene Wirkung von Inhaltsstoffen der Zellwand von M. tuberculosis typus humanus und M. tuberculosis typus bovis, die besonders bei Verwendung des Adjuvans Wasser/Öl-Emulsion eine Korrelation zwischen Immunogenität und Virulenz herstellen ließen (FREERKSEN u.Mitarb. 1969). RIBI bestätigte diese Befunde, bezog sie aber auf die Glykolipoide. GÖING bezieht die erhaltene Tuberkulinreaktion auf den kovalent gebundenen Polypeptidanteil der Polysaccharide, die bei Hydrolysaten enteiweißter Zellwände gewonnen wurden. Welches Antigen dabei Schutzwirkung entfalte, sei bisher nicht geklärt. Nach GÖING u.Mitarb. (1969) enthalten Hydrolysate von Kulturfiltraten des M. tuberculosis Stamm Tb_1, sowie Zellwände und deproteinierte Zellwandhydrolysate kovalent gebundene Polypeptidbausteine. Die Kohlenhydrate verschiedener Chemotypen mit einem Stickstoffgehalt von schon 0,1% seien immunogen. Die Polypeptiddeterminanten stimmten mit denen der Tuberkuloproteine überein. Deshalb sensibilisierten Zellwände und Kohlenhydrate mit Spuren dieser Polypeptide gegen Tuberkuloproteine mit verschiedener Antigenität. Zellwände sensibilisieren im Tierversuch sowohl gegen Polysaccharid als auch Proteinantigene. Im Tierversuch konnte nicht geklärt werden, welche Immunglobulinklasse durch welches Immunogen induziert wird. Kohlenhydratantigene verschiedener Spezies (M. tuberculosis typus humanus, bovis und avium, Kaltblütermykobakterien, BCG) ließen keine wesentlichen Unterschiede feststellen. BIRNBAUM und AFFRONTI (1969) konnten dann nachweisen, daß die aus Zellwänden gewonnenen Polysaccharide der Polysaccharidfraktion I nach SEIBERT entsprachen, nachdem HAWORTH u.Mitarb. (1948a, b) bereits 1948 die Reinigung der Lipoid-gebundenen und nativen Polysaccharide beschrieben hatten. Somit entspricht die Polysaccharidfraktion I nach SEIBERT gereinigten Lipopolysacchariden. Nach YAMAMURA u.Mitarb. (1972) enthalten diese Fraktionen aber auch noch Arabinogalaktan.

CROWLE (1962, 1963, 1969) beschrieb einen durch Trypsinabbau bei Azetonentfettung der Mykobakterien gewonnenen, immunogen wirksamen, nicht toxischen, nicht sensibilisierenden Extrakt. Ähnliche im Tierversuch immunogen wirksamen Fraktionen erhielt HONEDA (1967, zit. nach FREERKSEN) aus M. tuberculosis typus bovis, Kulturen des Stammes Ravanel und BCG-Kulturen, die Mäuse wirksam gegen die nachfolgende Infektion schützten. OPRESCU (1967, zit. nach FREERKSEN) hob die damals bestehenden Unzulänglichkeiten der Prüfverfahren zur Feststellung der erworbenen Immunität hervor. CHAPARAS berichtete 1967 auf dem internationalen Kolloquium in Borstel über die erhalten bleibende Tuberkulinaktivität bei mit Trypsinpronase behandelten Kohlenhydrat-Proteinfraktionen. Gegen die Kohlenhydratfraktionen bilden Meerschweinchen keine Antikörper, während TAKAHASHI (1967, zit. nach FREERKSEN) die Tuberkulinallergie und Hautreaktivität auf die Tuberkuloproteide, die Immunität auf die Polysaccharide und die Adjuvanswirkungen auf die Phosphatide und Wachsanteile beschränkt wissen wollte. CROWLE erzielte in anderen Versuchen aber mit einem mit Hilfe von Trypsin aus M. tuberculosis H 37 Ra gewonnenen Extrakt in Wasser/Öl-Emulsion bei Mäusen einen 100%igen Infektionsschutz. Die Zugabe von Aluminiumhydroxyd führte zur Präzipitation und Verminderung der immunogenen Wirkung, was durch Dosiserhöhung wieder ausgeglichen werden konnte. Dieser Trypsinextrakt sensibilisierte nicht gegen Tuberkuloproteine, im Rohextrakt enthaltene Peptide aber gegen Alttuberkulin. Nach CROWLES Auffassung scheint der immunogene Effekt an einen Peptid-Amin-Polysaccharid-Komplex gebunden zu sein.

KAISER fand 1969 nach Ultrafiltration der aus vollsynthetischen Substraten gewonnenen Tuberkulinmuttersubstanz (TMS) 3 Polysaccharidfraktionen (0,12, 1,5 und 5%) mit Molekulargewichten von 10000–500000. Sie enthielten Galaktose, Mannose und Glukose. N-haltige Polysaccharide hatten ein Molekulargewicht von über 10000 und waren einheitlich aus Mannose und Arabinose aufgebaut. Sie gaben im Schultz-Dale-Versuch Kreuzreaktionen.

Die Japaner beschäftigten sich intensiv mit der Reinigung der Polysaccharide. TSUMITA u.Mitarb. fanden dabei 1960 ein Antigen, dessen Struktur OHASHI 1970 als Arabinomannan aufklärte. YAMAMURA (1972) konnte dann gaschromatographisch nachweisen, daß Arabinogalaktan neben Wachs-D in den Zellwänden von M. tuberculosis vorkommt. Im Meerschweinchenversuch gelang die Darstellung eines spezifischen Antiserums. In einem Arabinogalaktan-Anti-BCG-Zellwall-Meerschweinchenserum-System konnte nachgewiesen werden, daß Oligosaccharide aktive Inhibitoren von Präzipitationsreaktionen sind. D-Arabino-Oligosaccharide in der Seitenkette sind dabei die immunologisch bestimmenden Gruppen. Somit wurden Arabinogalaktan und -mannan als serologisch aktive Polysaccharide der Tuberkelbakterien erkannt.

DANIEL und TODD untersuchten 1975 mit Concanavalin-A-Chromatographie 12 verschiedene Mykobakterienarten, bei denen sie jeweils 3 verschiedene Polysaccharidfraktionen gewinnen konnte. Die Concanavalin-A-nicht-reaktiven Polysaccharidfraktionen gewinnen konnten. Die Concanavalin-A-nicht-reaktiven und hatten die gleiche Fehlerbreite wie das OT.

DANIEL berichtete 1976 über die Ergebnisse des amerikanisch-japanischen kooperativen medizinisch-wissenschaftlichen Programms. Er berichtete, daß die antigenwirksamen Polysaccharide als Arabino-D-mannan und D-Arabino-D-galaktan aufgeklärt werden konnten und diese antigenen Polysaccharide weitgestreut in den Mykobakterien vorkämen. Die Polysaccharidfraktion III hätte noch nicht mittels der Immunelektrophorese aufgetrennt werden können, sie sei in den meisten Tuberkuloproteinpräparationen enthalten. Einige für Mykobakterien typische Polysaccharide seien auch in Korynebakterien und Nocardien enthalten und einige weitere mykobakterielle Antigene in einigen nicht verwandten Bakterienarten.

Bei dieser, sich aus der Isolierung immunogen wirksamer Polysaccharide – besonders auch aus BCG-Stämmen – ergebenden, sehr unübersichtlichen Situation schlugen WIEGESHAUS u.Mitarb. bereits 1969 vor, wegen der großen Zahl von Bewertungssystemen zur Immunogenität von Tuberkuloseimpfstoffen eine verbindliche Versuchsanordnung zu erarbeiten, welche die Wirksamkeit am Menschen am besten voraussagen ließe. Als geeignetes Versuchstier wurde damals der Rhesusaffe angesehen, der eine Anwendungsweise und Zugabe von Adjuvantien wie beim Menschen gestattete. Die niedrigst dosierte Einheit (10

Tabelle 2. Standardbezugssystem für die Versuche zur Bewertung der Wirksamkeit verschiedener Tuberkuloseimpfstoffe beim Menschen (WIEGESHAUS u.Mitarb. 1969)

Infektion von	mit lebenden Einheiten
1) Mäusen	10^1–10^8 Zellen
2) Mäusen	10^1–10^2 Zellen
3) Meerschweinchen	10^5–10^6 Zellen
4) Meerschweinchen	10^1–10^2 Zellen
5) Affen	10^1–10^2 Zellen

lebende Einheiten), die zu Krankheitserscheinungen führe, sollte in den Versuchsreihen als Aerosol verabreicht werden. Das vorgeschlagene Standardbezugssystem ist aus Tabelle 2 ersichtlich.

Die Rangfolge der vorausgehenden Impfung mit verschiedenen Impfstoffen sollte sein
1) 1, 4, 3, 2,
2) 1, 2, 3, 4;
3) 2, 1, 3, 4,
4) 1, 4, 3, 2 und
5) 1, 2, 3, 4.

Ein Konsens über eine einheitliche Bewertung der Immunogenitätsversuche ist, soweit aus der Literatur ersichtlich, bisher nicht erreicht.

TAKAHASHI (1969) kam aufgrund zahlreicher tierexperimenteller Untersuchungen z.B. mit Anti-Polysaccharid-Antikörpern zum Schluß, daß die Immunität durch Polysaccharide (nicht alle) ausgelöst werde. Tuberkuloproteine wirkten nur sehr gering immunisierend.

Eine weitere besondere Wirkung der Polysaccharide ist die Haemagglutination, tierexperimentell beim Meerschweinchen auch die Haemolyse. BOYDEN und SORKIN wiesen 1956 schon auf die Absorption von Polysacchariden an Erythrozyten hin. Nach Auswaschen von Erythrozyten im Salz gelingt es mit Antipolysaccharidserum Agglutinationen herbeizuführen. Extrakte von Tuberkelbakterien und Alttuberkulin hätten den gleichen Effekt. DRESDIER und GILLISSEN (1966) beschrieben bei trypsinbehandelten menschlichen Erythrozyten nach Suspension in einem ionenarmen Glukosemilieu bei niedrigem pH-Wert eine spontane Aggregation von Erythrozyten (Hämaggregation), die durch Tuberkulinzusatz gehemmt werden konnte.

POOND gelang 1952 die Isolierung von spezifischen und nichtspezifischen Hämosensitin mittels verschiedener Extraktionsversuche aus Tuberkelbakterien. Das aus erhitzten Kulturen gewonnene α-Hämosensitin $[\alpha]D^{18} = +72°$ enthalte 61% Arabinose, 25% Mannose und Galaktose und 1,3% Glukosamin, Spuren von Inositol und Fettsäuren (Mykolsäure), sowie 3,5% Peptide. Es habe somit die Zusammensetzung eines Lipo-Polysaccharids.

Die Polysaccharidfraktion enthalte β-Hämosensitin.

Der Rezeptor der Erythrozyten sei ein Phospholipoid. PPD-S sensibilisiere Erythrozyten nicht mehr, während PPD (präpariert mit Trichlorsäure nach WEYBRIDGE und COPENHAGEN) noch Polysaccharide enthalte und aktiv sei. Dieselben Substanzen adsorbierten sich auch an den Grenzmembranen von Leukozyten (FAVOUR 1951) und führten bei Lymphozyten zur Zytolyse (WAKSMANN 1953).

Im Tierversuch hätten sich keine Anhaltspunkte dafür gegeben, daß dieses Polysaccharid protektive Wirkungen entfalte. Der Nachweis spreche für eine aktive Tuberkulose, Kreuzreaktionen mit saprophytischen Mykobakterien seien aber nachweisbar. Tsumita u.Mitarb. bestätigten 1960 bei der Reinigung der Polysaccharide die Ergebnisse von Poond, als sie ebenfalls ein hämagglutinierendes Antigen fanden, das einem Lipopolysaccharid entsprach und Arabinogalaktan und Lipid enthielt.

Auf dem internationalen Kolloquium in Borstel 1967 berichtete Azuma (zit. nach Freerksen) über aus M. tuberculosis anonyma isolierte B_4-Polysaccharide mit Präzipitatreaktionen, die ebenfalls Glukan, Mannan, Arabinomannan und -galaktan enthielten. Intravenös verabreicht führten sie zum anaphylaktischen Schock, bei der intrakutanen Verabreichung wurde ein Arthus-Phänomen ausgelöst.

Auch hier ergibt sich also ein Komplex von unterschiedlichen Wirkungen, je nach der Art der Fraktionsgewinnung, so daß die Standardisierung und Vereinheitlichung der Begriffsgebung (Nomenklatur) dringlich erscheint, damit antigene und immunogene Wirkungen der Polysaccharidfraktionen und Unterfraktionen abgrenzbar gemacht werden können.

3. Nukleinsäuren

Seibert fand freie Nukleinsäuren nach Vorreinigung durch Ultrafiltration in 1,1% in unerhitzten Kulturfiltraten, im Alttuberkulin in 10%. Die Nukleinsäuren lagen zumeist an Proteide gebunden vor. Es wurde angenommen, daß den Nukleinsäuren keine eigene Wirkung zukomme (Jaccard 1956). In der Folgezeit brachten auch hier die weiterentwickelten Differenzierungs- und Extraktionsverfahren neue Erkenntnisse. Wilhelm (zit. nach Freerksen) berichtete 1967 in Borstel, daß Mengen von 1 µg Ribonukleoproteid aus Tuberkelbakterien isoliert nach intrakutaner Injektion zu Reaktionen vom Spättyp führe, was an 170 Patienten mit gesicherter Primärtuberkulose überprüft wurde. 218 BCG-geimpfte Kinder dagegen reagierten negativ. Versuche mit M. tuberculosis typus bovis führten zu analogen Ergebnissen. Er berichtete 1968 über ein aus Tuberkelbakterien gewonnenes Nukleoprotein, das Substanzen, die im kollagenen Gewebe vorkämen, gleich sei. Intrakutane Hauttestungen damit führten in Verdünnungen von 10^{-5}–10^{-6} g% bei tuberkulös Erkrankten zu positiven verzögerten Hautreaktionen vom Spättyp. Die Verwandtschaft zu Nukleoproteiden aus kollagenen Fibrillen wird von ihm 1969 weiter ausgeführt. Er trägt vor, daß kollagene Fibrillen sich aus Grundbausteinen, den Tropokollageneinheiten bildeten. Aus Tuberkelbakterien gewonnene, zu diesen Tropokollageneinheiten zugegebene Nukleoproteide führten zu vermehrten normalen Fibrillenbildungen. Ähnliche Nukleoproteide seien auch aus anderen Bakterien mit der gleichen Affinität zum Bindegewebe isolierbar.

Földes u.Mitarb. (1970) testeten aus BCG gewonnene DNS, Ribosomenfraktionen und ribosomale RNS im Überlebensversuch an Maus und Ratte. Die hergestellten Nukleinsäurefraktionen hatten keine Schutzwirkung gegenüber der nachfolgenden Infektion, auch dann nicht, wenn die Nukleinsäuren mit spezifischen Adjuvantien versetzt wurden. Han u.Mitarb. (1973) fanden, daß humane Immun-RNS eine passive Übertragung der Tuberkulinempfindlichkeit auf Meerschweinchen gestattete. Von Oellermann (1974) stammen ausführliche spektrophotometrische Untersuchungen von RNS gesunder und tuberkulosekranker Organismen. Casavant und Youmans fanden 1975b eine Adjuvanswirkung mykobakterieller RNS und synthetischer Polynukleotide auf die Induktion der verzögerten Allergie vom Spättyp. Zeit, Art und Größe der Hautreaktionen wurde an so sensibilisierten Meerschweinchen nach Gabe von PPD getestet, die ohne Vorgabe des Adjuvans negativ reagiert hatten. Auch gelang bei den mit Nukleoproteiden sensibilisierten Tieren die passive Tuberkulinübertragung mit Milzzellen. HAN u.Mitarb. bestätigten 1975 die Befunde am Menschen mit „immuner RNS". In vitro gelang damit die passive Übertragung der Tuberkulinsensibilität. Im Lymphozytentransformationstest war keine Wirkung vorhanden.

In weiteren Untersuchungen fanden sich Hinweise dafür, daß der Polymerisationsgrad der DNS bedeutsam für den Membraneffekt bei Tuberkelbakterien ist. Somit muß auch den Nukleinsäuren unter bestimmten Voraussetzungen eine Beteiligung an der Entwicklung der Tuberkulinempfindlichkeit zugeschrieben werden.

4. Lipoproteide, Glykolipide, Wachs-D

KLEINSCHMIDT konnte 1958 darauf hinweisen, daß RAFFEL 1956 mit einer proteinhaltigen Wachsfraktion spezifische Empfindlichkeit erzielen konnte, während andere von ANDERSON gewonnene Phosphatide zwar Granulombildungen, aber keine Überempfindlichkeit induzieren konnten (KLEINSCHMIDT 1958). Es gelang aus virulenten Tuberkulosebakterienstämmen verschiedene verzweigtkettige C_{19}-Fettsäuren zu isolieren, so Tuberkulostearin- und Mykolsäure. Als Sammelbegriff wurden sie als Phthien- und Phthionsäure (α-β-ungesättigte Fettsäuren) bezeichnet. Aus der Wand der Tuberkelbakterien ließ sich ein hochtoxisches Lipid (Mykolsäureester) isolieren, in dem man einen Schutzfaktor für den Erreger vermutete. Da am 4.–5. Tage nach der Inkubation unter seinem Einfluß ein pallisadenhaftes Aneinanderhaften der Tuberkelbakterien beobachtet wurde, erhielt er die Bezeichnung Cord-Faktor.

BOYDEN und SORKIN gaben 1956 an, daß nicht bekannt sei, daß gegen Lipoidmoleküle, Tuberkelphosphatide oder Mykolsäure Antikörper gebildet werden. Im Meerschweinchenversuch sei an sensibilisierten Tieren festgestellt worden, daß die Anwesenheit von Lipopolysacchariden die Vermehrung der Tuberkelbakterien in Makrophagen hindere, bei nichtsensibilisierten Tieren jedoch nicht. Im übrigen lägen genaue Kenntnisse über die Funktion und Wirkung der Lipidfraktion nicht vor.

Das Studium der Adjuvantien beim Zustandekommen der verzögerten Reaktion vom Tuberkulintyp zeigte, daß bereits Tuberkelbakterien selbst eine Adjuvanswirkung entfalten, die in der Aufbereitung des Freundschen Adjuvans verstärkt auftrat. Die Adjuvanswirkung ist an die Anwesenheit der D-Wachse gebunden, die Peptidoglykolipide (Molekulargewicht ca. 140000) darstellen. Dabei ist auffällig, daß nur Wachse aus virulenten humanen Stämmen aktiv sind. LEDERER klärte 1964 die Struktur auf.

[Galaktosamin ←(Amid-bindung)→ Hetapeptid { 2 L-Ala, 1 D-Ala, D-Glu, 2 meso DAP }]$_n$

glykosidische Bindung

Polysaccharid ←(Esterbindung (an Arabinose))→ Mykolsäuren (über 80 Moleküle)

(etwa 180 Moleküle)

Arabinose	Glukosamin
Galaktose	Galaktosamin
Mannose	Muraminsäure

Die direkte Bindung der 3 Aminosäuren und der Meso-α,α'-Diaminopimelinsäure (DAP) machen das im Wachs-D vorhandene Heptapeptid zum Schlüssel der Adjuvanswirkung. 1969 charakterisiert LEDERER das Heptapeptid als einen Meso-α-Dipimelinsäure-L-alanin-D-glukosamin-D-glukosamin-L-alanin-meso-α,α'-diaminopimelinsäure-L-alanin-Komplex der durch Karboxylrest an den Meso-DAP-Molekülen an Galaktosamin, das in Verbindung mit Arabinose stehe, gebunden sei. LEDERER diskutiert für das Freundsche Adjuvans folgende Wirkungsweisen:

1) Protektion des Antigens (z.B. gegen Zerstörung durch Enzyme),
2) Erleichterung der Phagozytose,
3) Chemotaxis, Granulomproduktion, starke Entzündung,
4) Depoteffekt des Antigens,
5) Stimulierung von Zellen, die für die Allergie vom verzögerten Typ verantwortlich sind,
6) Komplettierung von „Haptenen" zu Antigenen (z.B. von Proteinen aus Tuberkelbakterien), außerdem Schlepperfunktion und
7) Stimulierung der Antikörperproduktion unter qualitativer Bevorzugung bestimmter γ-Globuline.

ESKENASY untersuchte 1967 die durch Phospholipide bedingten morphologischen Reaktionen, indem er Kaninchen mit Freundschem Adjuvans und Tuberkulophosphatid sensibilisierte. Er erzielte je nach Versuchsanlage unterschiedliche Proliferation, Vermehrung der Endothel- oder Adventitiazellen z.B. in der Lunge, Plasmadifferenzierungen und Auftreten von Epitheloidzellen. Im Vergleich zu Gehirnphospholipiden sei im Versuch das Auftreten von Epitheloidzellen der morphologische Anzeiger für die Freisetzung von spezifischen Phospholipiden aus makromolekularen Verbindungen. Eine Aussage über die Immunkompetenz der Epitheloidzellen sei nicht möglich.

LEDERER führte 1967 in Borstel zur Struktur und biologischen Aktivität von Wachs-D aus, daß es in 6–8% des Trockengewichtes virulenter humaner TbB-Stämme gefunden werde, aber nur 2% z.B. bei H 37 Rv. Durch Verseifung werde ein wasserlösliches Peptidoglykosaminoglykan und wasserunlösliche Mykolinsäuren erhalten. D-Wachse aus humanen M. tuberculosis und auch aus M. kansasii-Kulturen enthielten in 90% peptidische Fraktionen und in 10% N-freie Glykolipide. Das Verhältnis sei bei M. tuberculosis typus avium und schnell wachsenden Mykobakterien umgekehrt. Die Peptide enthaltenen Fraktionen wiesen folgende Wirkungen auf:

1) Steigerung der Präzipitintiter von Anti-Ovalbumin,
2) Steigerung der verzögerten Überempfindlichkeit,
3) Induktion qualitativer und quantitativer Änderung des Serumantikörpergehaltes,
4) im Meerschweinchenversuch: Erzeugung eines hohen Prozentsatzes an tödlich verlaufenden allergischen Enzephalomyelitiden und
5) bei lokaler Anwendung Bildung von Epitheloid- und Riesenzellen.

Die Arbeiten von RIBI u. Mitarb. (1969) befaßten sich vorwiegend mit Fraktionierungsversuchen von verschiedenen im Tierversuch immunogenen Substanzen. Dabei konnten säulenchromatographisch und durch Zentrifugieren Phosphatidfraktionen abgetrennt werden, wobei die meist aus der Mykobakterienzellwand stammenden Glykolipide in mehrere Haupt- und Nebenfraktionen zerlegt werden konnten. POKORNY und FETTING beschrieben 1969 aus desintegrierten BCG-Kulturen Fraktionen aus Zellwänden, Mikro- und Makrogranula, partikelfreiem Zytoplasma und ihre spezifischen charakteristischen stofflichen Zusammensetzungen. Sie führten zur Immunisierung von Meerschweinchen und positiven PPD-Hauttesten dann, wenn die Sensibilisierung durch lebende oder abgetötete Tuberkelbakterien oder Zellwandstrukturen, die spezifische Lipid- bzw. Peptidoglykolipide enthielten, erreicht wurde. Sehr hohe Hautreaktionen wurden nach Sensibilisierung mit Mikrogranula bei BCG-vakzinierten Tieren gesehen.

TAKAHASHI führte 1969 aus, daß Phosphatid und Wachse nicht sensibilisieren oder immunisieren könnten, daß aber besonders die Wachse eine Adjuvanswirkung für Entstehung von Allergie und Immunität hätten. Die gebundenen Lipide spielten aber während der Entwicklung der Allergie und Immunität eine gewisse Rolle, die nicht übersehen werden dürfte.

Schließlich sei noch vermerkt, daß ZYKOV u.Mitarb. 1967 bei Untersuchungen von Phosphatiden aus M. tuberculosis H 37 Rv und BCG-Stämmen im Kaolin-Agglutinations-Test mit Serum von nichtgeimpften gesunden Vp. in 19,2%, bei geimpften gesunden Vp. in 15,7% mit Mischphosphatiden (20% mit humanen und 14,2% mit BCG-Phosphatiden) allein positive Hautreaktionen fanden. Patienten mit nachgewiesener sputumnegativer Tuberkulose reagierten zu einem Drittel, mit sputumpositiver Tuberkulose zur Hälfte mit positiven Reaktionen. Bei Rindern war in 90% eine positive Reaktion zu erreichen. Sie kamen zu der Schlußfolgerung, daß hohe Resistenz gegen Tuberkulose mit hohen Titern von Antiphosphatid-Antikörpern gekoppelt seien.

CZEZOWSKA u.Mitarb. (1968) isolierten im Versuch den Tuberkulinübertragungsfaktor als β-Lipoproteidfraktion im Serum. Somit finden sich Hinweise, daß auch die Lipidfraktionen in unterschiedlicher Weise am Zustandekommen der Tuberkulinempfindlichkeit mitbeteiligt sein können.

5. Chemisch nicht zuzuordnende Faktoren

Bei den schon von KOCH (1891) angewandten biologischen Prüfmethoden zur Tuberkulinwirkung am Meerschweinchen spielte der Tuberkulinschock eine Rolle. In Deutschland wurde er 1953 in der von DÖNITZ (zit. nach LINDNER 1953; JACCARD 1956) angegebenen Form zur staatlichen Prüfung für die Tuberkulinwirksamkeit erklärt. Die Anzahl der verstorbenen Tiere 24 h nach subkutaner Gabe von Tuberkulin ist dabei entscheidend. MASCHMANN und KÜSTER (zit. nach LINDNER) hatten 1931 dafür schon den dialysablen „Todstoff" verantwortlich gemacht, der von dem nichtdialysablen „Hautstoff" unterscheidbar wäre (JACCARD 1956). Auch KLEINSCHMIDT weist 1958 unter Berufung auf MUCH auf das „Partialantigen L" hin und betont, daß diese Befunde nur unter besonderen Bedingungen reproduzierbar seien. MORIKAWA (1966) sah bei Todesfällen nach s.c. Injektion von Tuberkulin ein Absinken der γ-Globuline. HOYT u.Mitarb. (1967) berichteten über verschiedene Extraktionsfraktionen aus H 37 Rv nach ANDERSON im Zusammenhang mit der Überprüfung der Schutzwirkung und fanden starke Schwankungen im Tuberkulinschock.

BAER (1965) beschrieb 9 verschiedene Fraktionen aus säureunlöslichen Substanzen mit hohen N-Anteil und säurelöslichen und dialysierbarem Material mit wenig N-Gehalt, die er aus BCG-Kulturen gewonnen hatte und die zu sehr variablen Reaktionen führten.

GLENCHUR u.Mitarb. (1965) berichtete über eine Tuberkelbakterienfraktion die in 90,6% beim infizierten Menschen zu positiven Hauttesten vom Arthustyp führte, bei gesunden keine Reaktionen zeigte.

NAGAI u.Mitarb. (1974b) konnten zeigen, daß es möglich ist, durch Fumarase aus M. smegmatis und M. phlei beim Meerschweinchen eindeutige Hautreaktionen vom verzögerten Typ zu erzielen, wenn die Tiere mit gleichen Stämmen infiziert waren. Bei Infektion mit M. tuberculosis kam es zu Kreuzreaktionen, die nur sehr schwach ausfielen. Homologe Reaktionen waren auch bei kurz- oder langkettigen Azylaminoazylase aus M. smegmatis oder Laktatoxygenase aus M. phlei auslösbar.

Schließlich berichteten MALAVIYA u.Mitarb. (1975), daß bei 50 gesunden Vpn. eine Sensibilisierung mit 1-Chlor-2,4-dinitrobenzol (DNCB) möglich war, aber bei 33 (61,5%) von 54 unbehandelten und 26 (65%) von 40 behandelten lungentuberkulösen Vpn. nicht gelang. Die meisten Tuberkulinpositiven hatten außerdem auf Streptokinase-Streptodornase-Intrakutantest positiv reagiert.

6. Sensitine

Nach dem Verfahren zur Darstellung gereinigter Tuberkuline (PPD-S) werden aus atypischen Mykobakterien hergestellte Sensitine vorerst zu Studienzwecken vom Tuberkuloseforschungsinstitut Borstel, vom Statens Seruminstitut Kopenhagen und dem US-Public-Health-Service abgegeben. GULD u.Mitarb. hatten 1965 an Stelle der geringen verfügbaren Menge derartiger Sensitine die Isolierung spezieller Tuberkulinfraktionen aus handelsüblichen Tuberkulinen als Ersatz vorgeschlagen, da sie bei der Testung in Malavia (Ostafrika) und Bangglore (Indien) bessere spezifische Ergebnisse unter Berücksichtigung der atypischen Mykobakterien gefunden hatten. NORLIN und ERNEVAD berichteten 1966 über Reinigung und Trennung derartiger Mykobakteriensensitine nach 20facher Konzentration aus Kulturfiltraten mittels Säulenchromatographie und Zonenelektrophorese, wobei sich doch etliche Unterschiede in der Zusammensetzung und Häufigkeit einzelner Fraktionen (α-γ, a-f) ergaben.

III. Tierexperimentelle Wirkungsprüfungen

Seit 1953 ist in der BRD der Tierversuch nach DÖNITZ zur Prüfung der Wirksamkeit der Tuberkuline obligat; vor Freigabe müssen die einzelnen Chargen aber auch an geeigneten menschlichen Versuchspersonen getestet werden.

Die Tuberkulintestung wird an sensibilisierten Tieren vorgenommen. Dabei ergeben sich immunpathologische Differenzen bei Infektionen mit lebenden Tuberkelbakterien oder Sensibilisierung durch abgetötete Tuberkelbakterien mit oder ohne Adjuvans und durch die Art der Verabreichung (lokal, intraperitoneal, intravenös). Im Überlebensversuch wurden mit ähnlichen Techniken Fraktionen der Tuberkelbakterien auf ihre hautsensibilisierende Wirkung hin getestet. MORIKAWA (1966) fand dabei Unterschiede im Verhalten der Globuline, IgG-Anstieg bis 12. Tag, Hautreaktion in der 2. Woche, IgM-Anstieg bis zur 7. Woche. Die Stärke der Hautreaktion wird mit dem Verhalten des IgM in Verbindung gebracht. BAER (1965) hatte ebenfalls wie MORIKAWA (1966) Unterschiede im Versuchsverlauf je nach der Art der Sensibilisierung gesehen, jedoch waren keine Unterschiede zu sehen, wenn die Versuchstiere vorher mit z.B. allen 4 Stämmen, deren Fraktionen untersucht wurden, infiziert worden waren. Dadurch konnte ein gewisser Grad der Unkontrollierbarkeit der variablen Stimulierung der Meerschweinchen durch unterschiedliche Infektionen aufgehoben werden. Man nahm an, daß die unterschiedliche Infektionsstimulation dadurch bedingt werde, daß unterschiedliche Stämme von M. tuberculosis und andere Mykobakterien sich unterschiedlich schnell im Meerschweinchen vermehrten. Die Einwände gegen die Tierversuche zur Aktivitätstestung wurden von JACCARD (1956) und KLEINSCHMIDT (1958) bereits ausführlich besprochen. Die Modifikation zur Erreichung besserer Ergebnisse sind deshalb zahlreich. 1975 berichteten

AUGIER u.Mitarb. über eine Standardisierung der Sensibilisierung mit abgetöteten Jamaika-Stamm mit kompletten FREUNDschen Adjuvans. JESPERSEN (1976) empfahl Hamster für die Tuberkulinschockmethode, wobei eine Dosiserhöhung von 1 mg auf 4 mg bei intraperitonealer Gabe zu keiner weiteren Signifikanzerhöhung gegen die niedrige Dosis führte. LESSLIE (1976) wies darauf hin, daß es bei der Verwendung größerer Tiere (Rinder) und auch beim Menschen als Vpn. auf die Menge des verabreichten Tuberkulins pro kg Körpergewicht ankäme. EVGLEVSKI u.Mitarb. (1976) kamen in einer tierexperimentell vergleichenden Studie über ein neues gereinigtes russisches Tuberkulin zu ähnlichen Schlußfolgerungen.

TAKAHASHI (1969) wies auf die Schwierigkeiten hin, die sich aus den verschiedenen Präparationen und den daraus gezogenen Rückschlüssen auf die seiner Meinung nach unabhängige voneinander sich entwickelnde Allergie und Immunität ergaben. MAXILID u.Mitarb. (1976) bestätigten diese Ergebnisse im Meerschweinchenversuch. Auch CHASE u.Mitarb. (1975) fanden in den zur Diagnostik verwandten Tuberkulinen verschiedene mykobakterielle Antigene und bestätigten praktisch die Angaben von TAKAHASHI, daß das Tuberkuloprotein aus Tuberkelbakterien starke Tuberkulinaktivität (Hautsensibilität) besitze, aber nur gering immunisierend wirke, während Tuberkulin selbst und Polysaccharide sich als deutlich immunisierend erwiesen. Die Feststellung von BOYDEN und SORKING (1956): „daß das Wissen über Antigene aus Tuberkelbakterien mangelhaft sei und nur sehr flüchtige Vorstellungen über das sehr komplexe System der Tuberkulinreaktion bestehe“ gilt auch heute noch mit gewissen Einschränkungen trotz Anwachsen der Detailkenntnisse.

C. Tuberkulinstandardisierung

Die zur Diagnostik verwendeten Tuberkuline und Tuberkulinzubereitungen sind nach der Zusammensetzung ihrer Wirkstoffkomponenten je nach der Gewinnung und Verarbeitung verschieden.

Die Wirksamkeit von Tuberkulinzubereitungen wurde zumindest in Westeuropa seit 1928 nach dem Standard-Alttuberkulin, das sich im dänischen Seruminstitut in Kopenhagen befindet, beurteilt. Als Tuberkulineinheit (TE) gilt seit 1939 der 100000ste Teil von 1 cm^3 Standard-Alttuberkulin, d.h. 1 cm^3 dieses Tuberkulins enthält 100000 TE. Unverdünnte Stammlösungen von Alttuberkulin, sowie lyophilisierte, trocken im Vakuum aufbewahrte gereinigte Tuberkuline (GT, PPD usw.) bleiben in ihrer Hautwirksamkeit jahrelang unverändert (JACCARD 1956; KLEINSCHMIDT 1958). Die Beziehungen zwischen Alttuberkulin und gereinigtem Tuberkulin sind nach LIEBERMEISTER (zit. nach JACCARD) folgendermaßen festgelegt (Tabelle 3):

Tabelle 3. Beziehungen zwischen Alttuberkulin und gereinigtem Tuberkulin (GT). (Nach LIEBERMEISTER)

0,1 cm^3 einer Verdünnung von Alttuberkulin	Entsprechende Menge GT in mg	TE
1:10000 (= 0,01 mg = 10^{-5} g)	0,00002	1
1: 1000 (= 0,1 mg = 10^{-4} g)	0,0002	10
1: 100 (= 1 mg = 10^{-3} g)	0,002	100
1: 10 (= 10 mg = 10^{-2} g)	0,02	1000

Da 1 TE, enthalten in 0,01 mg Standard-Alttuberkulin einer IE (internationale Einheit) entspricht, ergeben sich die diagnostisch gebräuchlichsten Tuberkulinverdünnungen (Tabelle 4):

Tabelle 4. Diagnostisch gebräuchlichste Tuberkulinverdünnungen

Maß in internationalen Einheiten GT-Tuberkulin	Menge in mg	Verdünnung in Minuspotenzen	0,1 ml einer Lösung
0,001	0,00001	10^{-7}	1:10 Mill.
0,01	0,0001	10^{-6}	1: 1 Mill.
0,1	0,001	10^{-5}	1:100000
1,0	0,01	10^{-4}	1: 10000
10,0	0,1	10^{-3}	1: 1000
100,0	1	10^{-2}	1: 100
1000	10	10^{-1}	1: 10

Für das gereinigte Tuberkulin Hoechst (GT) der Behring-Werke, das nach Stärken 0,1 bis 1000 ausgeliefert wird, ist folgende Umrechnung nach Angabe des DZK 1975 gegeben (Tabelle 5):

Tabelle 5. Umrechnung der verschiedenen Stärken des gereinigten Tuberkulin Hoechst (GT) der Behring-Werke in IE, AT-Verdünnungen und Mengen nach Angaben des DZK (1975)

0,1 ml GT-Tuberkulin der Stärke	0,1	0,1	0,1	1	10	100	100	1000
gelöst in ml Lsm.	100	10	1	1	1	2	1	1
Entspricht an IE	0,001	0,01	0,1	1	10	50	100	1000
Entspricht einer AT-Verdünnung	10^{-7} = 1:10 Mill.	10^{-6} = 1:1 Mill.	10^{-5} = 1:100000	10^{-4} = 1:10000	10^{-3} = 1:1000	$0{,}5 \cdot 10^{-2}$ = 1:200	10^{-2} = 1:100	10^{-1} = 1:10
Entspricht einer AT-Menge in mg	0,00001	0,0001	0,001	0,01	0,1	0,5	1	10

Damit bestehen aber Unterschiede zu den Angaben von LIEBERMEISTER, die hinsichtlich der Menge des vergleichbaren GT variieren.

Bei der Auflösung der Tuberkuline zu gebrauchsfertigen Injektionslösungen können erhebliche Aktivitätsverluste in kurzer Zeit festgestellt werden (JACCARD 1956; BLEIKER u. GRIEB 1965; GULD u.Mitarb. 1965; LANDI u. HELD 1965; TOMAN u.Mitarb. 1965; TOMAN u.Mitarb. 1968; LANDI u.Mitarb. 1970; HUITEMA u. LANDI 1973; LANDI u. HELD 1975). Der stärkste Wirkungsverlust war bei den niedrigeren Konzentrationen nachweisbar (TOMAN u.Mitarb. 1965; LANDI u. HUITEMA 1973). Diese Wirkungsverluste traten auch auf, wenn die zur Keimfreiheit flüssiger Tuberkuline erforderlichen antimikrobiell wirksamen Zusätze wie Phenol, Chinosol, 8-Quinolinol-sulfat u.a. (LANDI u. HELD 1965; LANDI u.Mitarb. 1968; HANSSON u. MÖLLER 1971) zugesetzt wurden. LANDI stellte fest, daß die Gummistöpsel Chinosol schnell absorbieren, was durch Äquilibrieren der Gummistopfen vor Gebrauch von 0,01%iger Chinosollösung vermieden werden kann. So kann die Stabilität der Tuberkulinlösungen durch Herbeiführung einer Vorsättigung verlängert werden. Dennoch verlieren Chinosol-haltige Tuberkulinlösungen in 24 Monaten 30% ihrer antimikrobiellen Aktivität, phenolbehandelte Tuberkulinlösungen bleiben bei Aufbewahrung zwischen 5–37 °C 24 Monate aktiv. Auch die Tuberkulinwirksamkeit wird durch Phenol nicht beeinträchtigt, da Phenol nicht mit PPD-S präzipitiert. Chinosol dagegen führt zu kristallinen Ausfällen, die auch die Tuberkulinwirksamkeit ändern. Somit ist Phenol als antimikrobieller und Stabilisierungszusatz überlegen (Landi u.Mitarb. 1968). Ähnliche Interaktionen mit 8-Hydroxychinolin fanden Held u. Landi (1974). Der schnelle Wirkungsverlust der gelösten lyophilisierten Tuberkulinsubstanz wurde als Adsorptionseffekt an die Glasoberfläche erkannt (Bleiker u. Griep 1965; Guld u. Roelsgaard 1965). Toman u.Mitarb. (1968) betonen, daß die Adsorption besonders bei hochgereinigten säuregefällten Tuberkulinen (PPD) eintritt, während das mit Ammoniumsulfat gefällte PPD-S eine geringere Adsorption aufweise. Der Wirkungsverlust gelösten Tuberkulins PPD-S beträgt bei vollen Ampullen 25–30% der Aktivität, bei teilgefüllten Ampullen mehr. Die geringste Adsorption verdünnter PPD-Lösungen mit 1 oder 5 TE findet sich nach Landi u.Mitarb. (1970) mit 0,15 μg/cm² bei pH 6–10, die stärkste bei 0,31 μg/cm² mit pH 4. Änderung der Pufferlösungen verhindert Adsorption nicht. Nach Landi war auch die Art der Fällung (Trichloressigsäure, Ammoniumsulfat) ohne Einfluß. Mit C-14-markiertem Tuberkulin konnten Landi u.Mitarb. (1971) nachweisen, daß der Wirkungsverlust von 5 TE gelösten PPD in Glasfläschchen innerhalb eines Tages 60% betrug, Glasspritzen hatten eine Adsorptionskapazität von 0,16 μg/cm² (0,15 bei pH 7,38 bis 0,31 μg/cm² bei pH 4,0), in Glasampullen 0,15 μg/cm² PPD. Kunststofftuberkulinspritzen adsorbierten zwischen 0,19–0,23 μg/cm² PPD. Die Ursache der Adsorption wurde im Einfluß des Lichtes auf gereinigtes proteinhaltiges PPD gefunden (Landi u.Mitarb. 1975). Tages-, Fluoroszenz- und UV-Licht (366 nm) setzten die Aktivität der Hautwirksamkeit in durchsichtigen weißen Glasbehältern gelöstem PPD-S deutlich herab. Die Wirkungsverluste von PPD-Lösungen ergab je nach Stärke und Lösungsart sowie Art der Exposition bis zu 17% in 3 Wochen (Landi u. Held 1975). Die Aktivitäten blieben bei Aufbewahrung im Dunkeln deutlich intensiver. In braunen Glaswaren gelöstes PPD blieb unverändert wirksam, auch bei Einwirkung von Fluoreszenz- oder UV-Licht über 1 Jahr. Deshalb seien UV-durchlässige farblose Gläser für die Aufbewahrung von Tuberkulin ungeeignet.

Für die Schwankungen der Wirksamkeit seien aber auch Alter und Geschlecht der zum Stabilisierungstest verwandten sensibilisierten Meerschweinchen, deren Genkonstellation und ihre Art-Differenzen unter verschiedenen Stämmen mit verantwortlich. Nach Landi und Huitema ist es gleichgültig, welche Tierspezies im Testversuch verwandt wird (Meerschweinchen, Rinder oder andere größere Tiere), entscheidend für die Reaktion sei die erforderliche Konzentration. Die Differenzen im Wirkungsgrad der Tuberkuline würden im Tierverusch allerdings vom Stamm und von dem Sensibilisierungsweg abhängen, sowie vom Gewicht der Tiere und dem Zeitraum zwischen Sensibilisierung und Testung. Huitema (1973) zeigte, daß experimentelle Sensibilisierung mit Öl-Adjuvans proportional stärkere heterologe Reaktionen gab als bei natürlicher Infektion.

Landi und Huitema (1973) wiesen im Rahmen einer WHO-Studie nach, daß der Wirkungsverlust bei Verwendung von Plastikmaterial noch höher sei als bei Glaswaren. Die bisherigen Daten über Tuberkulintestungen – die ohne Beachtung dieser Umstände ausgeführt wurden – müssen also als zweifelhaft angesehen werden. Die oft geübte Vorbereitung der Lösungen einen Tag vor Anwendung ist somit höchst problematisch (LANDI u. HUITEMA 1973).

Es ist deshalb nicht verwunderlich, daß schon relativ früh nach geeigneten Stabilisatoren gesucht wurde. Nach TOMAN u.Mitarb. (1965) erhöht Gelatinezusatz alle Empfindllichkeiten, während BLEIKER u. GRIEP (1965) die Ergebnisse mit Gelatine als nicht befriedigend bezeichneten, da die Reaktionsbereitschaft bei Personen mit geringer Tuberkulinempfindlichkeit erheblich verstärkt wurde. Nach TOMAN u.Mitarb. (1968) ist der stabilisierende Effekt von Gelatine auf säuregefälltes PPD umstritten und hänge noch von einer Reihe von Faktoren ab. Dennoch sei Gelatine zunehmend bevorzugt worden. Gelatine habe keinen In-vivo-Effekt, was vergleichende Untersuchungen an 1351 Personen zeigten. Auch andere Antiadsorbentien wurden untersucht.

Nach HANSON (1971) gibt das zum schwedischen Alttuberkulin zugesetzte Merthiolat allein schon bei Jugendlichen und jugendlichen Erwachsenen bei epi- oder intrakutaner Anwendung in 15% falsch positive Hautreaktionen. Es beeinflußte 63 von 163 positiven Alttuberkulinreaktionen und sollte deshalb zur Stabilisierung keine Verwendung finden.

Die beste Stabilisierung brachte Tween 80, das bei niedrigen Empfindlichkeiten abschwächt und bei höheren Empfindlichekeiten die lokale Tuberkulinwirkung verstärkt, was TOMAN u.Mitarb. (1965) bereits an 2591 Testpersonen mit RT 23 in 0,005% Tween 80 im Vergleich zu 0,1% Gelatine zeigen konnte. BLEIKER (1965) untersuchte im Mantoux-Test 1 TE RT 23 in 0,0005% Tween 80 im Vergleich zu 1 TE RT 23 in 0,1% Gelatine, sowie aviäres PPD RS 10. Durch Tween 80 wurden die Reaktionen abgeschwächt und gut auswertbar. ZAVARSKAYA u.Mitarb. (1966) testeten ein Tuberkulin des Leningrader Serum- und Vakzineinstitutes PPD-2 mit Tween 80 (0,005/100 ml) bei Aktivität des Tuberkulins von 5 TE/0,1 ml an 13000 Gesunden, Kranken und Kindern. Die Wirksamkeit war über längere Zeit in Ampullen gesichert.

GULD und ROELSGAARD (1965) betonen, daß bei den seit 1958 von der WHO unterstützten Tuberkuloseprogrammen den Tuberkulinlösungen Tween 80 zur Stabilisierung zugegeben wurde. Dabei habe sich herausgestellt, daß die Hautreaktionen schwächer ausfielen als mit gewöhnlichem Tuberkulin. Dies zeigten vergleichende Testungen mit und ohne Tween 80 in Kenia und Liberia, wobei 0,0001 mg (5 TE) RT 19/20/21 in Pufferlösung und 0,0002 mg (=10 TE) RT 23 mit 0,0005% Tween 80 angewandt wurden. Bei höherer Dosierung (0,0004 mg RT 23) entsprachen 100 TE reines Tuberkulin in Pufferlösung 20 TE RT 23 in Tween 80. Die Spezifität der Reaktion mit oder ohne Tween 80 war nicht größer. In Kenia zeigten bei Ersttestung von 753 Personen 501 Reaktionen über 10 mm ∅, 489 bei höherer Dosierung und in Liberia 1024 Personen, davon 169 erst nach Zweitgabe Reaktionen über 10 mm ∅ auf. TOMAN u.Mitarb. (1968) beschrieben, daß Tween 80 die Reaktionen kleiner und weicher mache, was besonders bei schwachen Reaktoren von Nachteil sei. Tween 80 habe neben dem antiadsorptiven auch einen abschwächenden Effekt in vivo, was bei Vergleich mit internationalem Standardtuberkulin PPD-S 0,00004 mg/0,1 ml= 2 TU, internationalen Standard-Alt-Tuberkulin (ISOT) 0,1 ml 3:10000 Verdünnung=3 TU, und alkoholischen Extrakt nicht erhitzter Tuberkelbakterienkulturfiltrate 0,00002 mg/0,1 ml gefunden wurde. Dabei induzierte der Tween-80-Zusatz bimodale Kurven, während die biologischen Voraussetzungen zu unimodalen Verteilungen führen müßten.

LANDI u.Mitarb. (1971) untersuchten die Lagerungsfähigkeit mit 0,0005% Tween 80 stabilisierter Tuberkulinlösungen, die bei gleichen Lagerungsbedingungen gehalten wurden. Es trat kein Wirkungsverlust auf. Nach JANACHKOVA und GANCHEVA (1973) schien die biologische Aktivität der PPD-Tuberkuline vom Gehalt der Tuberkuloproteine abhängig zu sein, was LANDI u.Mitarb. (1975) bestätigten.

LANDI u.Mitarb. (1970) prüften 42 Substanzen auf ihre tuberkulinstabilisierende Wirkung und fanden bei 50 TE/ml PPD beste Erfolge mit nicht ionisierten (wie Tween 80) und ionisierten Netzmitteln, wie Laurylsulfat (0,002%), Na-Decholat (0,1%) und einem Polysaccharid aus Tuberkelbakterien (0,1%). Bei der Prüfung veterinärmedizinisch relevanter Tuberkuline fand HUITEMA (1973) beim Vergleich von PPD-S, OT-Frankfurt, sowie bovinen PPD (BS) Rotterdam (=EWG-Standard für bovines Tuberkulin), BS am stärksten wirksam. Den Unterschied sah er darin, daß BS allein mit Glukose lyophilisiert wurde, während PPD-S ein ohne Zusätze getrocknetes Pulver sei.

Im Bericht zur Qualität, Stabilität und Spezifität der biologischen Aktivität von Tuberkulinen führten LANDI und HUITEMA (1973) aus, daß es schwierig sei, den Aktivitätsgrad von verschiedenen Tuberkulinpräparationen zu definieren. ZAVARSKAYA u.Mitarb. (1966) machten geltend, daß neben der Anwendung einheitlicher Tuberkulintestmethoden auch standardisierte Tuberkulinpräparate und einheitliche Dosen erforderlich seien. Für die Notwendigkeit der Standardisierung des Tuberkulins sprachen sich OUTSCHOORN (1971), JANASZEK (1975), CLARKE (1976) u.a. aus.

Hinsichtlich der Möglichkeit zur Standardisierung von Sensitinen waren LANDI und HUITEMA (1973) skeptisch, da es zu schwer sei Regeln zur Beurteilung des Aktivitätsgrades verschiedener PPD-Präparationen aus atypischen Mykobakterien festzulegen. Die Schwierigkeiten begännen bei der homologen Sensibilisierung oder Infektion der Testtiere. Vorgeschlagen wird ein Basisvergleich auf dem Gewicht der isolierten Sensitine. Da aber z.B. aviäres Sensitin eine höhere Kreuzreaktion aufweise als bovines Tuberkulin, seien Wirkungstestungen schwierig. Die Tuberkulinstandardisierung sei aber so wichtig, daß besondere Maßnahmen auf diesem Sektor unternommen werden müßten.

D. Standardisierung der Tuberkulintestmethoden

Die zur Diagnostik verwendeten Tuberkulinzubereitungen sind vielfältig. In der BRD wurde diese Mannigfaltigkeit hauptsächlich durch die gesetzliche Regelung der Duldungspflicht begünstigt, die bis 2. Mai 1975 die intra- oder perkutane Hauttestung bei Säuglingen, Klein- und Schulkindern unmöglich machte. Durch die Unterschiedlichkeit der Testmethoden und die Abweichungen in ihrer Aussagekraft ergaben sich auch Diskrepanzen bei der Beurteilung des Infektionsrisikos nach der Methode von STYBLO (1971).

Die „Diagnostic standards“ der National Tuberculosis and Respiratory Disease Association (1974) erwähnen den Mendel-Mantoux-Tine- und Hypospray-Jet-Injektor-Test, es wird aber nicht auf die Standard-WHO-Teste eingegangen. Das Merkblatt des DZK (Mai 1975) zu den „Tuberkulinproben“ führt die zur Verfügung stehenden Tuberkuline und Sensitine auf, bespricht

A) die perkutanen Tuberkulinproben, wobei
   1) Pflasterprobe mit Perkutan-Tuberkulin-Salbe- „S“ etwa 10 oder 100 IE entsprechen sollte,
   2) diagnostisches Tuberkulin-Pflaster-Frekatest-TB-, das etwa 20 IE und
   3) Pflasterprobe mit Tuberkulinsalbe „Hamburger forte“, sowie die

B) Intrakutanmethoden:
  1) Tuberkulintest nach Mendel-Mantoux,
  2) Tuberkulin-Tine-Test (Lederle),
  3) Tubergen-Test (Behringwerke),
  4) Heaf-Test und
  5) Hypospray-Jet-Injektor-Test.

Auf die Bemühungen der WHO seit 1952 zur Entwicklung eines WHO-Tuberkulin-Standard-Testes mit „Renset Tuberculin" wird hingewiesen.

Aus den Bemühungen zur Standardisierung der Testmethoden sind folgende Auffälligkeiten hervorzuheben:

Es wird beobachtet, daß die Tuberkulinempfindlichkeit insgesamt nachläßt und die Anzahl hyperergisch reagierender Probanden mehr und mehr abnimmt (JANSEN u. LUTTERBERG 1965; DYNKANOVA 1969; NICOLAE u. SAVIN 1969; MEWE 1974) und *unspezifisch stimulierte hyperergische Reaktionen zunehmen* (SHUTSKAYA u.Mitarb. 1973). Die *echten hyperergischen Reaktionen* (sog. Starkreagenten) wiesen dabei nach übereinstimmendem Urteil ein *höheres Erkrankungsrisiko* in den folgenden 2–5 Jahren im Vergleich zu sog. „Schwachreagenten" auf (Brit. Med. Research Council 1963; LÜDERS u. SPIESS 1966; MYERS u.Mitarb. 1968; NICOLAE u. SAVIN 1969; GAZDA 1973; GRYZYBOWSKI u.Mitarb. 1975).

I. Perkutanteste (Moro-Test)

Die Verwendung von verschiedenen tuberkulinhaltigen Salben (Hamburger-forte-Salbe: 200000 TE/g, Hamburg mite: 50000 TE/g, Perkutan-Tuberkulin-salbe-S (Fresenius) AT + GT 2 Mill. TE/g „Leukosilk" u.a.) bedurfte oft der Kontrolltestung mit gereinigtem Tuberkulin. Bereits 1965 hatten JANSSEN und LUTTERBECK darauf hingewiesen, daß Testungen mit Salbenpflasterproben allein für die Kenntnis des damaligen Durchseuchungszustandes unzureichend seien. Mendel-Mantoux-Teste mit 50 TE (1:200) seien anschließend bei negativem Ausfall der Pflasterprobe unbedingt erforderlich. SPIESS (1969) hält 100 TE bei der Nachtestung für notwendig, um alle Infizierten zu erfassen, obwohl die Wiederholung der Pflasterprobe nach 3 Tagen einen Zugewinn von 13,5% Tuberkulinreagenten ergab. SPIESS kommt zu der Auffassung, daß die Hamburger-forte-Salbe in dem letzten Jahrzehnt (1959 86% bis 1965 50%) von 100 Tuberkulinreagenten (auf 50 TE GT Moro-positiv) ihre Bedeutung mit der Moroprobe verloren habe. Tuberkulineinheiten und Penetrationsfähigkeit wurden erhöht, eine Perkutan-Tuberkulinsalbe-S (Fresenius) wurde entwickelt, die 10 TE GT Hoechst entsprach. Anschließend konnte bei negativem Ausfall mit 100 TE der Mendel-Mantoux-Test durchgeführt werden. HERTL erwähnt 1969 die Tuberkulinsalben und -pflastermethoden und räumt ihnen gegenüber der Mendel-Mantoux-Technik den Vorteil ein, daß sie nur wenig Zeit zum Anlegen und Ablesen benötigten. FALK u. Mitarb. (1968) konnten in Graz bei vergleichenden Untersuchungen der „Hamburger-forte-Salbe" mit der Perkutan-Tuberkulinsalbe-S (Fresenius) feststellen, daß letztere bei der Erfassung klinisch gesunder, Tb-infizierter Tuberkulosepositiver der „Hamburger-forte-Salbe" überlegen war. GÖTTSCHING (1969) fand ebenfalls bei Tuberkulinreihenuntersuchungen von Schulkindern die Perkutan-Tuberkulinsalbe-S der Hamburg-forte-Salbe überlegen.

RADTKE (1971) berichtete über die Ergebnisse der simultanen Tuberkulin-Reihenuntersuchung mit Pflasterproben (Hamburger forte „Leukosilk"). Bei Prüfung der unterschiedlichen Pflastermaterialien fand er Leukosilk Heftpflaster besser als das Leukosilk-Standardpflaster, Leukosilk-Testpflaster sei aber ungeeignet.

Lüders und Spiess (1966) plädieren für die generelle Durchführung eines Doppeltestes – Perkutanprobe mit nachfolgendem Intrakutantest mit 20 oder 50 TE – wie er in den USA gebräuchlich sei. Schmidt machte 1973 auf die steigende Zahl der Fehleinweisungen von 1962–1971 mit falsch positiven Tuberkulintesten (70% zu Lasten der Proben nach Mendel-Mantoux und 20% zu Lasten der Pflasterprobe) aufmerksam. Der einfache Perkutantest (Moro-Probe) zeige beim Kind ein etwas besseres durchschnittliches Ergebnis als der epikutane Pflastertest. Je kleiner das Kind sei, desto ungeeigneter sei es für den Intrakutantest, der oft diffuse Entzündungen auslöse und die Beurteilung der Reaktion unmöglich mache. Die Rangordnung für die Sicherheit der Probe ist die folgende:

1) der Stempeltest,
2) die Moro-Probe (Perkutantest),
3) der Intrakutantest mit 10 TE,
4) die Pflasterprobe (Epikutantest),
5) der Intrakutantest mit 100 und
6) der Intrakutantest mit 1000 TE.

Schmid vergleicht 1965 den Tine-Test nach Rosenthal (0,5 mg OT = 1:2000 = 5 TE), der eine Sekunde lang in die gespannte Haut eingedrückt würde jeweils auf den rechten Unterarm und dann mit Moro-Einreibungen am Sternum und Moro-Pflasterprobe im linken Schlüsselbein bei 52 Säuglingen zum Vergleich kam. Außerdem wurden 532 Kleinkinder und 112 Schulkinder mit getestet. Bei tuberkulinnegativen Kindern trat 37mal keine Übereinstimmung ein. Starke unspezifische Reaktionen wären ohne Parallelteste sicher als positiv beurteilt worden (Tine-Test 7mal, Moro-Pflaster 11mal, Moro-Einreibungen 6mal, Intrakutan 10 TE 5mal und Intrakutan 100 TE 8mal Fehlergebnisse). Er forderte deshalb zuverlässige Tuberkulintestmethoden.

Auch Hein (1968) stellte bei Untersuchungen von Schülern fest, daß die Bewertung der Perkutan-Tuberkulin-Salbe-S mit Zurückhaltung erfolgen sollte. Am bisherigen Ablesemodus könne nicht mehr festgehalten werden. Spiess (1969, 1970) u.a. erteilten der perkutanen Tuberkulinpflastermethode mit Perkutan-Tuberkulinsalbe-S als Monotest noch eine Berechtigung, Hoefer (1977) findet es jedoch *„um so erstaunlicher, daß der Salbentest immer noch empfohlen wird. Das gebe es in keiner Sparte der Medizin, daß eine diagnostische Methode angewandt werde, von welcher von vornherein gewußt werde, daß ca. 25% falsche negative Ergebnisse anfallen“.*

Gazda (1973) untersuchte 443 unter 20 Jahre alte Kontaktpersonen simultan mit Tuberkulinsalbe „Hamburger forte“ (Moro-Test) im Vergleich zum Pirquet-Test oder Mendel-Mantoux 1:10000, wobei die bei der ersten Probe Tuberkulinpositiven als infektallergisch positiv angesehen wurden, 71% der infektallergischen Kinder waren bis zur Erstuntersuchung bereits erkrankt. Migdalovitch (1966) glaubte, daß zwischen Mendel-Mantoux-Reaktion und Tuberkulin-Pflaster-Probe kein wesentlicher Unterschied hinsichtlich der spezifischen Aktivität bestehe, mit der Pflasterprobe aber eine größere Anzahl der Angesteckten ermittelt werden könne. Bauer (1975) verglich im Mendel-Mantoux-Test 0,1, 1,0 und 10 TE auf dem rechten Unterarm und auf dem linken 100 und 1000 TE mit dem Frekatest-TB-Pflaster sowie Perkutan-Tuberkulinsalbe-S an der Innenseite des rechten Oberarmes. Mit zunehmendem Alter wurde die Diskrepanz zwischen den Ergebnissen des Frekatestes und der Mendel-Mantoux-Testung größer, Übereinstimmung bestand durchschnittlich in 87%.

DOBREV u.Mitarb. (1966) berichteten über einen Vergleich der 1935 von MONRAD modifizierten Moro-Probe mit dem Mendel-Mantoux-Test und kamen zu der Auffassung, daß mit dem seit 1938 mit GT-Test-Salben, entsprechend 10 TE Mendel-Mantoux bei Kindern über 12 Jahren gleichwertig, aber praktischere und billigere Untersuchungen möglich seien. Für die Aufstellung eines Tuberkulinkatasters aber käme der Monrad-Test nicht in Frage. FLESCH (1966) fand in 82,4% die von SIMKO verbesserte Pflasterprobe mit 0,25 mg/GT bei 35000 Untersuchungen in Budapest mit dem Mendel-Mantoux-Test mit 100 TE übereinstimmend, Pflasterprobe in 17,6% besser als Mendel-Mantoux, bei Säuglingen sei die Pflasterprobe gleichwertig. MEDVECZKY (1969) entwickelte eine aus Mykobakterien hergestellte diagnostische Salbe (Perkutaner Mykobakterien-Test=PMT), die in konzentrierter Form 21% humane und bovine Mykobakterientrockensubstanz enthielt. Bei Testung an 701 Vpn. fand er, daß die Differenzierung von M. tuberculosis typus humanus von M. tuberculosis typus bovis-Infektionen möglich sei. PETRANY (1969) empfahl nach Prüfung an 5378 Probanden bei Übereinstimmung mit 5 TE dänischen RT 23 und 100 TE/ml Mendel-Mantoux-Intrakutantest den PMT auch zur Kontrolle der BCG-Vakzinationsallergie.

ENDRES u.Mitarb. (1975) führten vergleichende Untersuchungen verschiedener Tuberkulintestverfahren durch und kamen zum Schluß, daß die Tuberkulinsalben-Pflasterprobe zu wenig Reagenten erfaßten um als Screening-Methode Anwendung finden zu können.

II. Intrakutanteste

1. Pirquetsche Probe und Mendel-Mantoux-Test (MM-Test)

Die Methode nach Mendel-Mantoux (1908) gilt auch heute noch als die objektivste aber auch zeitaufwendigste Methode (SCHMID 1974; BLEIKER 1977).

Bei der Pirquetschen Probe wies SHAPOVAL (1969) auf die Bedeutung der Hyperämie für den Ausfall des Testergebnisses hin. VASILIEV u.Mitarb. (1965) fanden beim Vergleich der Pirquetschen und der Mendel-Mantouxschen Methode verschiedene Ausfälle beider Testungen bei Gesunden und Kranken.

Mit der Methode nach Mendel-Mantoux wurde versucht eine Unterscheidung der virulenten von der postvakzinalen, also der BCG-induzierten Impfallergie zu erreichen. STAMENOV (1966) fand mit Alttuberkulin in Verdünnung von 10^{-5} und höher (1:2000, Papel 16 mm ∅) in 10,5% bei Kindern eine positive spezifische Allergie. DANIELLO und LUPASCU (1966) wiesen auf die Notwendigkeit der Einführung gereinigter Tuberkuline hin mit Testdosen von 1 TE als Erfassungsreaktion. Bis zum 12. Lebensjahr sollten nur Tuberkulintestungen bei Schwachreagenten mit Reaktionen bis 10 mm ∅ als positiv bezeichnet werden und als alleinige Testmethode durchgeführt werden. Nach dem 12. Lebensjahr wird die Reihen-Röntgenuntersuchung (RRU) als ergänzende Routinemaßnahme empfohlen.

GARNUSZEWSKI und SZMYGIN (1966) berichten über den MICHAJLOW-Test, bei dem vor und nach der Applikation von 0,1 mg Tuberkulin 1:100000 die Gesamteosinophilen im peripheren Blut bestimmt werden und ein positiver Test bei Verminderung der Bluteosinophilen um 20% bei 100–200, um 10% bei 200–400 und um 5% bei über 400 Zellen und positiver Hautreaktion angenommen wird. Diese Teste sollen für eine Aktivität des tuberkulösen Prozesses sprechen. Nach POMPE und SMIDOVA (1966) gibt der MM-Test nicht nur über die Aktivität, sondern auch über die Verlaufsbeeinflussung bei der Hauttuberkulose ausreichend Auskunft.

KLEBANOV und FEDOROVSKAYA (1969) prüften das Verhalten der Augenhintergrundsgefäße nach MM-Test mit 2 TU Alttuberkulin und fanden eine statistisch zu sichernde Differenz zwischen aktiven und inaktiven Tuberkulosen hinsichtlich der Reaktion der Augenhintergrundsgefäße.

ANTONESCU u.Mitarb. (1970) prüften die Intrakutanreaktion des gereinigten rumänischen Proteinpräparates PPD IC 65 und fanden bei 1 TE in 94,76% von 509 untersuchten Kindern positive Reaktionen mit Papeln über 5 mm ∅ (wobei 14,4 mm Papel ∅ Mittelwert war).

In der sowjetischen Tuberkulindiagnostik wird von SCHIGOL (1972) Wert auf die Beurteilung der Dynamik der Hautallergie (Papel und umgebendes Erythem) gelegt, das Maximum der Reaktion bei 48 h gefunden, so daß zu diesem Zeitpunkt abgelesen werden sollte. BELENKY und KIRNOZ (1974) finden beim MM-Test von 1–20 TU bei Ausmessung über 7 Tage bei aktiven und inaktiven Tuberkulosen, unspezifischen pulmonalen Affektionen und Gesunden keine signifikante Abweichung in der Dynamik der Entwicklung der Hautreaktion. SCHMID (1974) weist darauf hin, daß die Ablesung des MM-Testes nicht zu früh erfolgen sollte, da die meisten unspezifischen Begleitreaktionen und Entzündungen erst am 4. Tage abgeklungen seien. Bei Beachtung dieser Umstände sei es nicht erforderlich, das bewährte Alttuberkulin durch GT zu ersetzen. Alttuberkulingabe bei höheren Konzentrationen führe zu unspezifischen Reaktionen. Die Routineteststärken sollten auf 1 TE festgelegt werden.

SHIROKOV und DOLGOVA (1972) treten für die Einführung eines kalibrierten Tuberkulintestes ein. FRANCIS (1972) beschreibt Vergleiche zwischen MM-Test (5 TE, Induration über 5 mm als positiv gewertet) und Ringtest (positiv, wenn größer als 1 mm ∅ je Papel). Die Empfindlichkeit des Ringtestes sei 100% mit einer Spezifität von 97,4%. Differenzen zum MM-Test werden auf Injektionsfehler bei der intrakutanen Verabreichung zurückgeführt.

HORSKY u.Mitarb. (1973) benutzten den MM-Test zur Testung auf Genitaltuberkulose, indem sie simultane Verabreichung in beide Unterarme sowie in das rechte und linke Hypogastrium durchführten. Die Testung sei zuverlässig und führe bei einseitigen Genitaltuberkulosen zur seitengleich verstärkten Reaktion, wenn PPD RT 23 in Tween 80 verwendet wird.

BLEIKER (1977) weist auf die Notwendigkeit der unbedingten Einhaltung der Technik beim MM-Test hin. 0,1 ml einer 1:10000 verdünnten Tuberkulinlösung = 1 TE PPD. Diese Dosis soll an der Streckseite des Unterarmes, wo die Haut noch etwas dicker sei, ohne vorherige Desinfektion, ohne Pflasterauflage nach Injektion zur Anlegung einer streng intrakutanen Quaddel benutzt werden. Das verabreichte Volumen sei genau zu dosieren. Ablesung erfolge nach 72 h. Streuungen der Hautreaktion werden zwischen 0–30 mm ∅ angegeben, wobei die Unterscheidung zwischen Infizierten und Nichtinfizierten bei 10 mm liege, was allerdings in Abhängigkeit vom Alter und der Infektionsdichte der Gruppe gesehen werden müsse. Es ergeben sich Normalverteilungen nach GAUSS (Mantouxgramm), die Erhöhung der Tuberkulindosis führe zu einer Rechtsverschiebung der Kurve. Die Entstehung von Reaktionen mit einer unimodalen Kurve erlaube die Einteilung in Infizierte und Nichtinfizierte (= bimodale Kurve) nach dem Kurvental, was allerdings eine willkürliche Trennung darstelle. Bei der Beurteilung der Reaktionen sei die Menge der TE-Einheiten der angewandten Tuberkuline von Bedeutung, da durch mehr Tuberkulin die Reaktion stärker werde, wobei kleinere Reaktionen (herabgesetzte Empfindlichkeit, Schwachreaktoren) relativ zur Größe des Ausfalles stärker beeinfluß würden. Diese Erkenntnisse hätten zur Einführung einer standardisierten uniformen Testung: gleiche Technik, gleiches Tuberkulin, gleiche Stärke (TE) als Empfehlung der WHO geführt.

2. Multipunktur-Teste (Heaf-, Tine-, Tubergen-Test)

DEL MUNDO und SORIANO (1964) berichteten unter anderen über simultane Testungen von 6246 philippinischen Schulkindern mit dem MM-Test in 3 Stärken PPD-S von 10, 5 und 1 TE im Vergleich zum Heaf-Test, wobei beide Teste weitgehende Übereinstimmungen in den Ergebnissen zeitigten. Bei Massentestungen sei der Heaf-Test praktikabler, Unterschiede in der Tuberkulinempfindlichkeit zwischen Stadt und Land fielen auf. ARTHUR und WHINTE (1965) fanden beim Vergleich zum Tine-Test bei Kindern den Heaf-Test als empfindlichere Methode, dennoch sei der MM-Test als Basisdiagnostikum nicht zu ersetzen. FREOUR u.Mitarb. (1968) testeten verschiedene Stärken und verschiedene Tuberkuline mit dem Heaf-Test und fanden alle damit durchgeführten Teste von schwächerer Reaktion als die MM-Teste. COLLINS (1973) hebt den Beitrag des Heaf-Testes zur Vereinheitlichung der Testmethoden und Ablesung hervor. Knötchenförmige Reaktionen der Stufe I seien als Kreuzreaktionen zu anderen Mykobakterien, Grad II–IV als für eine spezifische Infektion beweisend anzusehen.

Über den 1958 von ROSENTHAL eingeführten Tine-Test und die vergleichenden Teste liegen zahlreiche Veröffentlichungen vor. Die Handlichkeit und relative Komplikationsfreiheit wird von DINKSLOH und GRUSCHKA (1964) hervorgehoben. SCHMID (1965) weist auf die Notwendigkeit der Paralleltestung bei Kindern hin, da alleinige Testung oft zu falsch positiven Bewertungen führen könne. KOHOUT (1966) setzt sich mit der Bewertung des Tine-Testes mit 5 TE auseinander und findet ihn für die Praxis zufriedenstellend, obwohl nach internationalem Brauch erst eine ausbleibende Reaktion auf 50 oder 100 TE (Alttuberkulin) das Vorliegen einer tuberkulösen Infektion ausschlösse. Im Vergleich zum Mendel-Mantoux-Test mit 10 TE weise der Tine-Test eine Differenz von 5% auf, in 8% gebe er überschießende Reaktionen. MÜLLER und GUNDEL (1966) betonen, daß der Tine-Test gegenüber dem MM-Test den Vorteil habe, daß eine Hepatitisübertragung ausgeschlossen würde, die Alttuberkulinmenge entspräche 5–10 TE Mendel-Mantoux. Die Reaktionen seien unterschiedlich und abhängig von der Zeit, die man den Teststempel in die gespannte Haut eindrücke. Je länger der Kontakt, desto stärker die Reaktion. Gegenüber MM-Test mit 1 TE sei der Tine-Test deutlich überlegen, gegen 10 TE von geringem Vorteil. SCHMID (1966) beschreibt den Tine-Test-Stempel so, daß an jeder Zacke Alttuberkulin von 10 TE hafte, von der Menge kämen 5 TE insgesamt zur Wirkung. Je nach Applikationstechnik könnten größere oder kleinere Mengen appliziert werden. Bei Kleinkindern müsse die Kontaktzeit 1 s höchstens, bei Erwachsenen 5 s mindestens betragen, die Ablesung erfolge am besten nach 4 Tagen, da dann alle Nebenreaktionen abgeklungen seien. Die Sicherheit bei Kindern im Vergleich zum Mendel-Mantoux-Test 99%. SCHOENEBECK (1966) dagegen empfiehlt die Ablesung nach 48 h, da einige Reaktionen nach 72 h bereits wieder negativ geworden wären. ORLOWSKI (1968) betont, daß bei Massentestungen technisch einfachere Methoden benutzt werden müßten, die auch von Laienkräften exakt beherrschbar seien. Dies erfordere Voraussetzungen, die vom Tine-Test erfüllt würden. Auch er empfiehlt die Ablesung zwischen 48 und 72 h, betont die Häufigkeit der überschießenden Reaktionen und Konfluenz der Papeln sowie Nekrosen, Veränderungen, die er beim simultan angewandten Tuberkulintest mit 10 TE GT nicht sah, der 95% aller Infizierten erfasse ohne unerwünschte Mitreaktionen zu provozieren. Besonders sicher sei diese Testung, wenn die Ablesung zwischen dem 3.–10. Tag erfolge. RHOADES und ALEXANDER (1968) berichten über Tine-Teste an 193856 Rekruten 1964/65. Davon wurden 8119 mit positiver Reaktion weiter untersucht. Nur bei 8 (=0,02%) habe sich eine aktive Tuberkulose gefunden. Die Tuberkulin-Reihenprüfungen seien somit zur Feststellung einer aktiven Tuberkulose, d.h. bei geringer Durchseuchung zur Fallfindung ungeeignet. Die grundsätzliche Eignung des Tine-Testes zu Massentestungen wird jedoch bestätigt. BREU (1972) hält die Durchführung der Tuberkulintestung bei Jugendlichen anstelle der RRU für sinnvoll. LIEBKNECHT u.Mitarb. (1973) führten den Tine-Test bei 3737 Berufsschülern neben der RRU durch, wobei eine Überlegenheit des Tine-Testes gegenüber dem Tubergentest postulierte. Die Simultanuntersuchung habe nur eine gute Übereinstimmung von Tine-Test und Schirmbildbefund ergeben. Alle aktiven Tuberkulosen wiesen einen positiven Tine-Test auf, während im Simultanversuch bei 64 ansteckend Tuberkulösen 10 Kranke (16%) nicht auf den Tubergentest reagierten.

LIEBKNECHT u.Mitarb. (1969) sehen das Problem von der anderen Seite und betonen, daß die Auffindung von Tuberkulinreagenten nicht so entscheidend sei, wie das der Nichtreagenten, um diese vor einer Tuberkuloseinfektion zu schützen. Der zuverlässige Tine-Test habe die zweifelhaften Pflasterreaktionen abgelöst, was mit vergleichenden Untersuchungen demonstriert wird. Bei negativem Tine-Test sei eine MM-Testung mit 100 TE noch erforderlich. Der Tine-Test mit Alttuberkulin entspreche einem MM-Test zwischen 5 und 10 TE GT. Unter 4022 Patienten kam es 11mal zu hyperergischen Reaktionen.

MARTY und MICHEL (1971) fanden, daß alle Teste ihre Vor- und Nachteile hätten. Der Tine-Test ergebe – besonders bei BCG-Vakzination – falsch positive Resultate, er zöge deshalb die Multipunkturmethode mit 50 TE vor, die niemals Lokal- oder starke Allgemeinreaktionen mache. ZANONI (1972b) überprüfte die Wertigkeit des Tine-Testes im Vergleich zu dem MM-Test von 1:10000 (=5 TU OT=1 TU PPD wirkungsgleich). In der Wirkung entsprächen die 5 TU Tine-Test 10 TU-PPD bei der Mendel-Mantoux-Reaktion bei Verdünnung 1:10000 (10 TE GT). Ein offenes Problem liege in der Spezifität, Dosierung und Bewertung der Teste. Auch sei die Frage Alttuberkulin oder gereinigtes Tuberkulin noch nicht entschieden. Der Tine-Test erfasse mit großer Wahrscheinlichkeit alle Mendel-Mantoux-Positiven von 1:10000 und einen großen Teil der 1:1000 Positiven.

ENDRES u.Mitarb. (1975) fanden gute Übereinstimmung von 10 IE GT im MM-Test mit dem Tine-Test, während WELKE u.Mitarb. (1976) den MM-Test mit 5 TE PPD lege artis am 3. Tage abgelesen ergiebiger als den Tine-Test beurteilen. NOBLE und BEHNKE (1965) wiesen nach, daß der Tine-Test im Vergleich zur MM-Testung mit PPD in 6,7% falsch negative Ergebnisse brachte, falsch positive Reaktionen wurden nicht beobachtet. Die Irrtumswahrscheinlichkeit betrug 1,4%. AST (1972) hat den Tine-Test mit dem Tubergentest bei Ablesung nach 4 Tagen verglichen. Bei Anwendung an 1050 Probanden brachte der Tine-Test 23,7%, der Tubergentest 17% Positivreagenten, was darauf zurückgeführt wurde, daß die Plastikzinken des Tubergentestes nicht so gleichmäßig wie die Metallzinken in die Haut eindringen. Der Tine-Test wird deshalb zur Feststellung von Positivreagenten als geeigneter angesehen.

PROTOVINSKY (1967) verglich Moro-, Mendel-Mantoux- und Tubergen-Test in ihren Ergebnissen. In 96,4% fand er Übereinstimmung mit dem Mendel-Mantoux-Test (1:10000), wenn die Reaktion nach 72 h abgelesen wurde. BLAHA (1969) verglich die Ergebnisse des MM-Testes mit 10 GT Hoechst mit denen des Tubergentestes und fand eine Übereinstimmung in 83,4% bei positiver Bewertung der Induration zwischen 2–16 mm ∅. VON HOEGEN (1977) kritisiert, daß nicht bekannt sei, wieviel von den 10 TE GT Hoechst beim Tubergentest wirklich in die Haut gelänge.

Tabelle 6. Zuverlässigkeiten der Tuberkulinteste

Testtyp	Zuverlässigkeit [%]
Alt-Tuberkulin-Tine-Test	98,8
PPD-Tine-Test	93,4
Tubergen-Test GT Hoechst	90,7
Vollmer-Patch-Test	90–79,5
Perkutan-Tuberkulinsalbe-S	90–79,5
Hypospray-Injektor-Test	90–79,5

SCHMID beurteilt die Situation 1974 dahingehend, daß es mit einem einzigen Tuberkulintest nur möglich sei, die Starkreagenten zu erkennen. Bei Kindern und Jugendlichen sollte deshalb der Tuberkulinreihentest weiterhin beibehalten werden. Durch das verwirrende Angebot diverser Testmethoden ergebe sich die Notwendigkeit, sich auf einen Tuberkulintest festzulegen. (Tine-Test mit 5 TE Alttuberkulin, PPD-Tine-Test mit 5 TE gereinigten Tuberkulin, Tubergen-Test mit 10 TE GT Hoechst, Heaf-Test (gereinigtes Tuberkulin in Lösung).) SIMON u.Mitarb. (1968) dagegen forderten wegen der unterschiedlichen Zuverlässigkeit der Einzelteste (Tabelle 6) immer eine Doppeltestung oder Nachtestung mit 100 TE MM-Test. VILLE DE GOYET (1973) meint, daß der Heaf-Test keine wissenschaftliche Aussage über die Infektionsrate zulasse.

3. Hypospray-Mantoux-Test

Beim Simultanvergleich MM-Test 5 TE AT mit Jet-Injektion oder 0,0001 mg GT ergaben sich bei der Standardmethode 99,875% und mit Jet-Injektion 99,67% positive Reaktionen bei 5911 Schülern. Bei Durchtestung von 33283 Schülern stellten BETTAG und HALL (1967) die Eignung für Massentestungen fest. NEUMANN (1973) fand beim Vergleich mit dem Tubergentest und 10 TE GT Hoechst durch Jet-Hypospray nur eine Übereinstimmung von 86,7% bei Unterscheidung zwischen positiv und negativ in 93%. Einwände zur Methodik erhoben LÜDERS und SPIESS (1966) und HASENBEIN (1975) hinsichtlich der Konstanz der Injektionsmenge von 0,1 ml bei der intradermalen Jet-Injektion, wobei die Druckinjektion zwischen 850 und 1200 atü lag. Der Rückstand der Injektionslösung auf der Haut beträgt 6,4% von 0,1 ml mit Standardabweichung von ±6,2% (HASENBEIN 1975). Die Jet-Injektionstechnik gestattet mit jeder Tuberkulinmenge entsprechend der eingegebenen Dosis zu testen. LÜDERS und SPIESS (1966) geben für damals eine Schwankungsbreite von 20–30% an, Fehler, die aber auch bei der Nadelinjektion bei MM-Test vorkommen. LUBY u.Mitarb. (1968) stellten mit Mettler-Analysenwagen die Schwankungen der Flüssigkeitsmengen bei der Jet-Injektionstechnik objektiv fest. Allgemein wird berichtet, daß die Jet-Injektionstechnik zu geringeren Hautreaktionen führe (LUBY u.Mitarb. 1968; DULL u.Mitarb. 1968; ISKILDIN 1970; IVANOVA u. SHVARTSER 1973; WIJSMÜLLER u. SNIDER 1975), was von ISKILDIN (1970) u.a. als durch das Eindringen auch in tiefere Hautschichten bedingt angesehen wird.

Die Mantoux-Reaktion wird als verläßlicher angesehen (DULL u.Mitarb. 1968; IVANOVA u. SHARTSER 1973; WIJSMÜLLER u.Mitarb. 1973). DULL u.Mitarb. (1968) werten die Quaddeln ab 10 mm, DOUGHERTY (1961) ab 8 mm ∅ bei Anwendung von PPD, MORSE u.Mitarb. (1967) und BUNNEMANN (1969) bis 5 mm als positive Reaktion, während HASENBEIN (1975) die Grenzwertsetzung als biologisch nicht verständlich bezeichnet.

SPIESS (1969) fand bei Massentestungen, daß RT 23 zwar in seiner biologischen Wertigkeit etwas höher als GT Hoechst liege, aber in der Stabilisierungslösung Tween 80 2 TE RT 23 einer Testdosis von 5 TE GT Hoechst entsprach. DOUGHERTY (1961) fand beim Vergleich zum MM-Test in 11% mehr negative Reaktionen beim Hypospray-Test, DULL u.Mitarb. (1968) 10% unbefriedigende Ergebnisse. BUNNEMANN betont, daß die Arbeit mit dem Hypospray-Jet-Injektor eine genaue theoretische und praktische Kenntnis seiner Technik und Handhabung voraussetze, um den reibungslosen Ablauf von Massentuberkulintestungen zu gewährleisten.

4. Allgemeine Fehlerbreite der Technik der Tuberkulintestungen

Keine Übereinstimmung besteht darin, weshalb eine gewisse Größe der Induration absprachegemäß als positiv angesprochen wird (HASENBEIN 1975). HOEFER (1977) ist die willkürliche Grenzwertsetzung bei einer Reaktion von 6 mm ∅ unverständlich. WERNER (1969) hatte anläßlich der Testung von 42235 Vpn. postuliert, daß z.B. bei der Erstellung eines Tuberkulinkatasters bereits die Indurationen ab 1 mm als positiv angesehen werden müßten. Auch NEUMANN (1976) sieht in dem willkürlichen Festsetzen des Grenzwertes für die Bewertung als positiv eine wesentliche Fehlerquelle. BLEIKER (1977) hält die Negativ-positiv-Grenze des Tuberkulinumschlages bei 7–8 mm ∅ für eine willkürliche Entscheidung, die experimentelle Fehler beinhalte, da durchschnittlich ein Ablesefehler von 2 mm ∅ selbst bei kompetenten Untersuchern bestehe.

ZANONI (1972b) wies darauf hin, daß Spezifität, Dosierung und Bewertung der Tuberkulinproben ein besonderes Problem darstellten. AST (1972) betont, daß das subjektive Ermessen des Testablesers eine Rolle spiele. Nach ZANONI (1972) ergibt sich aus dem Vergleich der quantitativen Ergebnisse des MM-Testes und des Tine-Testes die Frage nach der Form der Feststellung „positiver" oder „negativer" Reaktionen, da die Grenze fließend sei. Eine Differenzierung z.B. eines „8-mm-Papel-Durchmessers" oder „20 mm" sei nicht von großer Bedeutung, da im Einzelfall nicht zu beweisen wäre, ob z.B. die starke Reaktion auf einer besonderen Reagibilität des Individuums, einer unspezifischen Komponente oder einer stärkeren Immunität oder gar einem floriden tuberkulösen Stadium beruhe, Unterscheidungen, die von einer Reihe von Untersuchungern zur Differentialdiagnose immer wieder versucht worden seien. HERMANN u.Mitarb. (1968) beschrieben mit 1 TE RT 23 in Tween 80 Reaktionen bis 9 mm ∅ in 93,6% und 84,5% mit mehr als 13 mm ∅ bei positiver Bakterienausscheidung. (Durchmesser im Mittel 18,12 mm mit Bakterienausscheidung, ohne Bakterienausscheidung 17,32 mm ∅.) Nach VOJTEK u.Mitarb. (1969) kann bei Kindern erst ab Reaktionen über 10 mm ∅ bei nachfolgender Röntgenuntersuchung oft ein Befund erhoben werden. VINNIK und NORINSKAYA (1969) schränken derartige Aussagen dadurch ein, daß sie gerade in der akuten Erkrankungsphase häufig unspezifische Allergien sehen, so daß sie eine besondere Diät und Desensibilisierung der Tuberkulose empfehlen. Auch GINZBURG und ZHUKOVA (1970) fanden bei Verwendung von höheren Verdünnungen 0,001–0,1 TE keine Unterschiede in den Reaktionen bei Gesunden und Kranken im Vergleich zu Lösungsmitteln (physiolog. NaCl+Phenol). Angaben über Aktivität der Tuberkulose seien nicht möglich. Im osteuropäischen Raum sind deshalb modifizierte Proben üblicher, bei denen vor und nach der Tuberkulintestung allgemeine Blutuntersuchungen,

Bestimmung der reaktiven Proteine im Serum mittels Papierchromatographie und Überprüfung der lokalen als auch allgemeinen Reaktionen durchgeführt werden (Kasatkin, 1970).

Zanoni kommt zu der Auffassung, daß Vergleiche von Testungen im quantitativen Bereich außerhalb des klinischen Interesses lägen. Besondere Techniken zur Ablesung der Tuberkulinreaktion wurde wegen der bestehenden Subjektivität bereits 1965 von Duboczy mit dem Ziel entwickelt, unspezifische Begleitreaktionen auszuschließen. Im zeitlichen Ablauf lägen die unspezifischen Reaktionen 3–6 h nach der Injektion, die spezifischen zwischen 48 und 72 h, obwohl die spezifische Tuberkulinreaktion 6–12 h nach Injektion bereits begänne. Zapasnik-Kobierska u.Mitarb. (1965) weisen darauf hin, daß Technik und Auswertung durch das Personal für den Vergleich der Reaktionen sehr wichtig seien. Ginzburg u.Mitarb. (1966) machten auf die Wichtigkeit der Kenntnis des Versuchsfehlers besonders bei der Beurteilung der Grenzwerte der Tuberkulinreaktion aufmerksam. Die Analyse von 3386 Tuberkulinproben mit 5 TE ließ bei einem Beobachtungsfehler von 1,0 mm einen Versuchsfehler von 1,9 mm bei mehrmaliger Ablesung von 1 Person feststellen, wenn 2 Personen den Ausfall der Tuberkulinreaktion beurteilten, stieg der Beobachtungsfehler auf 1,5 mm, der Versuchsfehler auf 2,3 mm ∅ im Mittel. Netto u.Mitarb. (1968) betonen die Notwendigkeit der Ausbildung und des laufenden Trainings des ärztlichen Hilfspersonals in der Ausführung der Tuberkulinprobe um Ablesungsfehler usw. möglichst gering zu halten. Golli u.Mitarb. (1968) weisen auf den individuellen persönlichen Fehler in der Ausführung der Testung hin. Über „Laien"-Ergebnisse berichten Weinberger und Teroy (1969), während Vojtek u.Mitarb. (1969) auf die Notwendigkeit hinweisen, daß alle Teste von geschulten Laboranten durchgeführt, abgelesen und bewertet werden. Auch Rudnik u.Mitarb. (1969) betonen für die Praxis der Auswertung der Tuberkulintestung besonders vor und nach BCG-Vakzination, daß das Schwesternpersonal intensiv geschult werden müsse, um häufige Fehler zu vermeiden. Carruther (1970) beschreibt die experimentell und beobachterbedingten Abweichungen bei dem MM-Test und dem Sterneedle-Heaf-Test. Wird der Test von 1 Untersucher appliziert und von 3 Auswertern unter 5 Bedingungen abgelesen, so ergibt sich bei einer Auswertung bei 2maliger Ablesung von 2 MM-Testen Übereinstimmung in 85%, bei beiden Durchmessern keine Differenz über 3 mm. Beim Sterneedle-Heaf-Test Übereinstimmung in 80%. Drei Auswerter mit 3maligem Ablesen jedes MM-Testes Übereinstimmung in 80% und Abweichung bis 3 mm ∅, 90% bei Abweichung bis 4 mm ∅ Differenz. Beim 5maligen Ablesen des Sterneedle-Heaf-Testes durch 3 Untersucher Übereinstimmung der qualitativen Bewertung in 65–75%. Auch Ginzburg und Zhukova (1970) weisen auf die großen Beobachtungsfehler hin, desgleichen Jenrissen (1972). Er fand eine „normale Irrtumsspanne" beim Ablesen und bei Reihentestungen am selben Individuum über 1–46 Monate, bei Testungen mit PPD Unterschiede bis 8 mm ∅ und Veränderung des Konsistenzgrades der Induration bei Kindern. Mehrmaliges Ablesen einer Reaktion in 24 h zeige Schwankungen von 2,86 mm ∅ und ebenfalls Konsistenzänderungen. Mardon (1972) sieht die Vergleichbarkeit nur dann gegeben, wenn 1 Schwester ständig ablese, er konnte aber auch Abweichungen bei der gleichen ablesenden Person feststellen. Pileggi-Vinha und Ruffino-Netto (1973) fordern deshalb eine Standardisierung der Anwendungs- und Ablesetechnik bei der Tuberkulinprobe.

Diese Einwände wurden zum Teil durch den 1958 von Rosenthal eingeführten Tine-Test entkräftet. Der Tine-Test wurde von Perelmann u.Mitarb. (1970) deshalb bevorzugt. Neumann (1967) fordert, daß der Tuberkulintest quantitativ ausgewertet werden müsse. Je stärker der Tuberkulintest ausfalle, desto höher sei die Erkrankungswahrscheinlichkeit. Die Angaben von COMSTOCK (1975a) u.a. werden voll bestätigt. Auch weist NEUMANN auf die erheblichen Fehlermöglichkeiten bei der Applikation, beim Ablesen, beim exakten Ausmessen der Indurationen, bei Schwankungen der Reagibilität der Probanden und bei Fehlern in der Stichprobenauswahl hin.

5. Vergleichende Testung verschiedener Tuberkuline

Ein weiteres Problem stellt die Vielfalt der zur Diagnostik verwandten Tuberkuline dar. Trotz des Bemühens der WHO zur weltweiten Verwendung eines an einer Stelle für alle hergestellten Tuberkulins, was die Testung international vergleichbar machen sollte, konnte sich dieser Gedanke nicht durchsetzen. Im nationalen Bereich wurden aber viele Tuberkuline untereinander nach ihrer Hautwirksamkeit simultan verglichen. ZAPASNIK-KOBIERSKA u.Mitarb. (1965) fanden beim Vergleich mit der Auswertung von 5 TE PPD RT 23 in Tween 80 mit einer TE im MM-Test, daß 1 TE bessere Resultate hinsichtlich der Anzahl der falsch positiven oder negativen Reaktion ergab. BUMBACESCU und LEIZEROVICI (1966) testeten rumänisches TRR im Vergleich zu RT 23 und IDR, wobei RT 23 in Tween 80 (0,05%) und 1% Chinosol in physiologischer Kochsalzlösung 1 TE im Vergleich zu TRP in physiologischer Kochsalzlösung + Phenol ohne Tween 80 3 TE getestet wurden. Nachtestungen erfolgten dann, wenn die Quaddeln unter 5 mm ∅ blieben, mit 10facher Dosis. Die 2 Gruppen wurden simultan getestet, und zwar 326 Kinder mit RT 23 in 23,7% und TPR 23,3% und von 535 bei RT 23 in 17,5% und TPR 13,4% positiver Befunde. Bei einer Längsschnittstudie des nationalen Tuberkuloseinstitutes in Bangalore an ungeimpfter ländlicher Bevölkerung wurde 1 TE PPD RT 23 + 0,1 ml 0,005%iges Tween 80 im Vergleich zu 0,1 ml Tween 80 + Chinosol getestet, Durchmesser von 13 mm wurden als positiv angesehen, später alle negativen mit 20 TE nachgetestet. Dabei stellte sich heraus, daß Verstärkungen der Tuberkulinreaktion besonders in Gemeinschaften auftraten, wo sich auch häufiger unspezifische Allergien fanden. ANTONESCU u.Mitarb. (1970) fanden bei Anwendung des rumänischen Urotein-Präparates PPD IC 65 bei 1 TE Papeln zwischen 6–30 mm im Mittel 14,4 mm und 94,76% positive Resultate bei tuberkulosekranken Kindern.

RADANOV u.Mitarb. (1966) sahen bei höherer Dosierung eine Zunahme unspezifischer Tuberkulinreaktionen. Es wurde RT 23 im Vergleich zu PPD-S getestet in Phosphatpuffer und 0,005 g/100 ml Tween 80, sowie 0,1 mg/1:10000 AT (= 1 TE) gegen 0,1 mg/1:10000 RT 23 (= 1 TE) simultan bei 180 Medizinstudenten (18–25 Jahre) und 141 Kindern unter 5 Jahren mit Primärtuberkulose. Werte unter 5 mm ∅ wurden als negativ bezeichnet, die Dosis von 1–2 TE als besonders günstig angesehen. Die Zahl der negativen Reaktionen war bei RT 23 geringer, obwohl die Testungen mit RT 23 bei aktiven Tuberkulosen insgesamt geringere Reaktionen ergaben. GERNEZ-RIEUX (1967) verglich mit der Pirquet- und Intrakutanprobe das französische gereinigte lyophilisierte Tuberkulin IP 48 (Institut Pasteur) in 3, 10 und 50 TE mit AT 1:1000 10 TE/0,1 ml, sowie mit RT 23 in Tween 80. Dabei wird festgestellt, daß mit RT 23 sicher spezifische Reaktionen im Bereich von 5–9 mm Durchmesser unterdrückt werden. Dabei entsprachen 2 TE RT 23 5 TE IP 48. Als Standard-Ersttestung werden 10 TE IP 48 empfohlen; Nachtestungen mit 50 TE. Das Institut Pasteur habe Tuberkulinmengen hergestellt, die gleiche Testungen über Jahre hinaus gestatten würden. FREOUR u.Mitarb. (1968) testeten das französische IP 48 im

Vergleich zu RT 23 mit dem Heaf-Test. Sie fanden bei 2 TE und 10 TE RT 23 und IP 48 keine Unterschiede in den positiven und negativen Reaktionen. Der Stempeltest brachte insgesamt geringere Reaktionen als der MM-Test.

JENSEN (1967) untersuchte das schwedische Alttuberkulin. Die WHO hatte 1958 33 Millionen Einheiten Standardtuberkulin PPD herstellen lassen. 1 TE = 0,02 μg PPD in 0,1 ml + Tween 80 bei 20° C $^{1}/_{2}$ Jahr haltbar, im Kühlschrank zwischen +2 bis +4° C länger. Es sei nur eine Testung mit 2 TE erforderlich, der mittlere Papeldurchmesser betrage 18 mm (bei Tuberkulosekranken), während AT 0,01 Quaddeln von 2 mm, AT 0,1 von 8 mm und 1,0 mg AT von 12 mm Durchmesser ergaben. Mit 2 TE PPD wurde bei Simultantesten von Tuberkulosekranken in 95% positives, mit 1 mg AT nur 67,9% positive Reaktionen erreicht. GALLINOVA (1968) analysierte labortechnisch und klinisch die Wirkung von verschiedenen tschechischen Tuberkulinen im Vergleich zu RT 23. So enthielt eigenes Alttuberkulin 90000 ITE/ml (1 ITE = 0,00001 mg), eigenes PPD-S 1 ITE = 0,000028 mg, wobei 0,00002 mg auf Tuberkulin und der Rest der Gewichtsmenge auf Puffersalze entfielen. 1 TE RT 23 entsprach 3 TE PPD-S bei Austestung am Menschen. Tween 80 erhöhe die Wirkung auf das 3fache.

KRIVINKA u.Mitarb. (1974) berichteten anläßlich des 2. Berichtes zur KOLIN-Studie über die wiederholten Testergebnisse von 2 TE PPD RT 23 im Alter von 7, 11 und 14 Jahren.

LOTTE u.Mitarb. (1974) fanden im Zusammenhang mit laufenden Testungen von Schülern seit 1960 mit PPD RT 23 in Tween 80 mit 2 TE, daß ein Abfall der positiven Reaktionen und der Hypersensibilität erfolge. YABLOKOVA u.Mitarb. (1969) führten eine Vergleichsstudie mit russischem PPD-L (Leningrad) und AT mit dänischen, französischen, ungarischen, japanischen, deutschen (BRD) Tuberkulinen bei gesunden Jugendlichen durch. Die benutzte Methodik erlaubte jedoch nur die Feststellung, daß statistisch keine signifikanten Unterschiede hinsichtlich der Prozentzahlen der negativen, positiven und hyperergischen Reaktionen (über 15 mm ∅) festgestellt werden konnten. KUROPATKIN (1969) verglich PPD-RT 23 (Kopenhagen) mit PPD-L (Leningrad) und PPD-S (USA). Dabei fand er, daß die Zahl der positiven Probanden von der Konzentration des Tuberkulins abhängig, ein starker Zuwachs zwischen 0,5 und 1 TE feststellbar sei und bei höheren Konzentrationen der Zuwachs dann geringer werde. Es entsprechen 2–3 TE PPD RT 23 5 TE PPD-L, beide in Tween 80 5 TE PPD-S (USA). Die besten Ergebnisse wurden mit PPD-L erreicht. In einer weiteren Untersuchungsreihe an Kindern und Jugendlichen wurde 1 TU RT 23 in Tween 80 und 5 TU PPD-L in Tween 80 miteinander verglichen. Reaktionen mit PPD-L gaben in 46,4% mit RT 23 in 15,3% positive Reaktionen bei Papeln zwischen 5–10 mm Durchmesser. SALEEV (1971) wertete verschiedene Stärken des PPD-L aus, mit und ohne Tween 80 als Zusatz. Er kam zu der Feststellung, daß Tween 80 die Reaktionen verstärke. Als Testdosis wurden 2 TE vorgeschlagen.

FERNANDES DA MOTTA (1970) verglich das 1952 von der WHO empfohlene Standard PPD-S (USA) mit dem 1958 empfohlenen dänischen PPD-RT 1 TE (0,02 mg) in 0,1 ml und fand den Testungen mit 5 TE RT 22 und 3 TE (0,06 mg!) PPD entsprechende Ergebnisse bei Testungen an 2112 Schülern und Studenten. Zur Vereinheitlichung empfiehlt er Testungen mit 2 TE (0,04 μg) wobei als negative Reaktionen Papelbildungen von 0–4 mm, als schwache Reaktionen, Indurationen von 5–9 mm und als spezifische Reaktion Indurationen von 10 mm Durchmesser und größer angesehen werden. Die Wichtigkeit der Dokumentation (Kartei, Tuberkulinkataster) wird hervorgehoben. WIJSMÜLLER (1971b) stellt Vergleiche zwischen einzelnen Chargen mit gleichstarken Dosen und innerhalb der Chargen mit geringerer und höherer Dosierung an. Er betont, daß man jedesmal mit neuen Problemen konfrontiert werde, wenn neue Tuberkulinchargen gegen das internationale Standard-Tuberkulin (IStT = PPD-S) getestet wird. Das benutzte Testantigen wird als DT 612 bezeichnet. Starkreaktoren über 16 mm Durchmesser bei 5 TE PPD-S seien mit Sicherheit als human infiziert anzusehen. BLEIKER (1977) wertet beim WHO-Standard-Test Indurationen von 10 mm ∅ als positiv und Kriterium einer tuberkulösen Infektion.

WIERZEJSKA (1973) untersuchte mit der Testmethode nach REBUCK die Wirksamkeit von 1 TU RT 23 mit Tween 80 gegenüber dem in Polen selbst hergestellten und abgefüllten Tuberkulin. Wesentliche Differenzen wurden nicht festgestellt, auch nicht in den zellulären Reaktionen bei der Entwicklung der lokalen Tuberkulinreaktion. SCHNEIDER u.Mitarb. (1973) berichten über die 3. WHO-Standardisierung für Alttuberkuline, mit besonderer Berücksichtigung der Potenzen von Tuberkulin. Standard-Alttuberkulin habe eine Potenz von 90000 IU/ml. Beim Vergleich mit 2 WHO-Standard-Präparaten fanden sich Potenzen um 64000 (49000–85000) IU/ml und 50000 (37000–67000) IU/ml bei Standard-Präparaten des Paul-Ehrlich-Institutes. Die Bestimmung der Tuberkulineinheit sei somit weniger potent für die Festlegung der Hautaktivität.

WOODRUFF u.Mitarb. (1968) hielten den abgestuften Mendel-Mantoux-Test zur Bestimmung der individuellen Tuberkulinreizschwelle weiterhin für erforderlich, da er die optimale Aussage erlaube. Sie führten ihre Testungen mit einem 1939 produzierten Alttuberkulin Stammpräparat vom 1. Januar 1947 bis 30. Juni 1966 in 9231 Testungen mit gleichbleibender Qualität durch.

Es wird somit ersichtlich, daß es notwendig ist, die Konditionen und angewandten Testmethoden bei den bisherigen Veröffentlichungen genau zu kennen. Vergleiche im internationalen Bereich sind infolge der aufgezeigten erheblichen Unterschiede in den Testmethoden und Tuberkulinen nicht möglich.

6. Tuberkulinkataster (Verhalten der Tuberkulinempfindlichkeit bei wiederholten Testungen)

Die Tendenz, die Reihenröntgenuntersuchungen durch Tuberkulintestungen zu ersetzen, wird von einer Reihe von Experten nur unter der Maßgabe befürwortet, daß ein Tuberkulinkataster errichtet wird. Die Ansichten über die Nützlichkeit und Notwendigkeit des Tuberkulinkatasters sind aber sehr uneinheitlich. NYBOE und CHRISTENSEN (1966) hielten eine 2malige Durchtestung eines Kollektivs für sinnvoll, um festzustellen, wann die Neuinfektionen stattgefunden haben. Bei Untersuchungen in Tunesien mit 3 IE PPD wurden beim ersten Durchgang als positiv alle Reaktionen über 3 mm Durchmesser und beim 2. Durchgang nach 2 Jahren alle über 10 mm Durchmesser gewertet.

SPIESS (1970) hielt jährliche Tuberkulinproben für eine geeignete Möglichkeit die Tuberkulosebekämpfung – insbesondere in Koppelung zur RRU – zu verbessern. Als Testdosis werden 5 TE GT Hoechst vorgeschlagen.

SCHMID (1973) postulierte, daß mit der Einführung eines Tuberkulinkatasters – auch für Erwachsene – die aufwendige und kostspielige und doch nie vollständig durchführbare Reihenröntgenuntersuchung auf die Reagenten beschränkt werden und es somit gelingen könnte, eine tuberkulöse Infektion schnellstens aufzudecken. COMSTOCK (1975a) spricht sich gegen die wiederholte Reihentuberkulinuntersuchung aus, da sie keine Bedeutung mehr habe. Der Erwachsene benötige nur 1mal in seinem Leben einen Tuberkulintest. Er räumt jedoch ein, daß stärkere Tuberkulinreagibilität einen Risikofaktor darstelle. GEUNS u.

Tabelle 7. Abhängigkeit der Tuberkulinempfindlichkeit von der Höhe der Infektiosität der Infektionsquelle (TOMAN 1976)

Kontaktgruppe der Infektionsquelle	Anzahl der getesteten Personen	Anzahl der Reaktoren	%
Sputum mikroskopisch positiv und Kultur positiv	374	244	65,2
Sputum mikroskopisch negativ und Kultur positiv	228	61	26,8
Sputum mikroskopisch negativ und Kultur negativ	221	39	17,7
Keinen Kontakt gehabt	709	157	22,1

Mitarb. (1975) beschreiben anhand extensiver Tuberkulintestungen bei Schulkindern zwischen 1967 und 1969 in Rotterdam, daß damit nur ein Teil der Konvertoren (in Rotterdam 22%) der jeweiligen Altersklasse gefunden werden könne, so daß die Tuberkulintestung zur Auffindung der Infektionsquelle als Basistest ineffizient sei. Für tuberkulinnegative Lehrer und anderes Schulpersonal seien jedoch bei Durchführung durch damit trainierten Testteams jährliche Tuberkulintestungen sinnvoll. Indurationen über 10 mm ∅ beim WHO-Standard-Test seien dann als Anzeige der Infektion=Konversion anzusehen. Die Studie des nationalen Tuberkulose-Institutes in Bangalore von CHANDRA-SEKHAR (1974) beschreibt ebenfalls bei Anwendung von 1 TE PPD RT 23 Indurationen von 10 mm Durchmesser und mehr als Zeichen der Neuinfektion. Auch bei vorausgehender BCG-Impfung waren die Reaktionen stärker. Auch FOUND (1965) sieht stärkere Tuberkulinreaktionen bei frischen Infektionen. Nach HENNING (1968) weisen Personen mit häufigeren Kontakten mit Tuberkulosekranken stärkere Tuberkulinreaktionen auf als andere.

Die Gruppe um GEUNS (1975) hat über 300000 Teste (100000 pro anno) über 3 Jahre durchgeführt, dabei wurden 138 Konvertoren insgesamt festgestellt. In der Zeit von 1967–1969 betrug die tuberkulöse Infektionsrate in den Niederlanden 0,044%. Unter 100000 Testen wurden 37 Konvertoren gefunden, es wurden zusätzlich 421 Kontaktpersonen untersucht und alles in allem ergab den Nachweis 1 sputumpositiven Person bei klinischer Untersuchung. Bei 9 Symptomkonvertoren – das heißt Personen von denen vorher die Tuberkulinnegativität bekannt war und die durch klinische Symptome veranlaßt die Klinik aufsuchten und so zur Untersuchung kamen – wurden ebenfalls weitere 103 Personen untersucht, in dieser Gruppe fand sich insgesamt 1 sputumpositiver Fall. Es sei deshalb unrealistisch z.B. in Rotterdam jährlich $^1/_2$ Million Nichtreagenten – oder im Land 9 Millionen – zu testen. Die Fallfindung stehe in keinem Verhältnis zum Aufwand. Die theoretischen Vorstellungen:

1) epidemiologische Informationen über Infektionsrisiko,
2) Feststellung frisch infizierter Personen und
3) Feststellung der Infektionsquelle seien zwar grundsätzlich richtig, die Quellensuche möglich, aber aufwendig.

DACLAY u.Mitarb. (1972) fanden 47% der aktiven Tuberkulosefälle durch systematische Tuberkulinprüfungen bei Krankenhauspatienten. TOMAN (1976) stellte eine Abhängigkeit der Tuberkulinempfindlichkeit bei Umgebungsuntersuchungen von der Höhe der Infektiosität der Infektionsquelle fest (Tabelle 7).

Tabelle 8. Tuberkuloseerkrankungswahrscheinlichkeit innerhalb von 10 Jahren in Prozent, abhängig von der Intensität der Tuberkulinreaktion und dem Alter, in dem die Tuberkulinkonversion eintrat (ROUILLON u.Mitarb. 1976)

Größe der Tuberkulinreaktion bei 3 TE in mm	Alter bei Konversionen in %				
	14–15	16	17–18	19 und älter	alle
5–8	2,3	2,1	2,3	1,5	2,1
10–14	9,0	8,3	3,7	3,4	6,3
15–19	9,8	13,6	6,3	1,4	8,1
20 und mehr	18,8	8,1	3,2	5,7	9,6

ROUILLON u.Mitarb. (1976) fanden darüber hinaus noch eine Abhängigkeit der Tuberkuloseerkrankungswahrscheinlichkeit in 10 Jahren von der Intensität der Tuberkulinreaktion und dem Alter, in dem die Tuberkulinkonversion eintrat (Tabelle 8).

Es besteht somit die Möglichkeit einer Korrelation zwischen Konversionsalter und Größe der Tuberkulinreaktion mit der Erkrankungswahrscheinlichkeit.

NEUMANN (1976) wendet gegen den Tuberkulinkataster ein, daß wiederholte Teste am gleichen Kollektiv ungeeignet seien, denn vorausgehende Teste beeinflußten den Ausfall künftiger Reaktionen.

Bei wiederholten Testungen bei Aufstellung des Tuberkulinkatasters und anderen Maßnahmen sahen DIEU u.Mitarb. (1966) die Sensibilisierungen bei Kindern mit Primärtuberkulose, wenn die Teste alle 14 Tage mit 50 und 10 TE in 3 verschiedenen Pflasterproben wiederholt wurden. Wurden die Teste an derselben Stelle wiederholt, waren die Reaktionen rascher, intensiver, aber auch flüchtiger. Da allgemein die Teste nicht auf derselben Stelle ausgeführt wurden, konnte nachgewiesen werden, daß eine allgemeine Desensibilisierung vorlag. Dabei stand die Schnelligkeit der Desensibilisierung in keinem Verhältnis zur Intensität der Infektallergie. Im Verlauf der Desensibilisierung wurde die Dauer der Tuberkulinreaktion verkürzt, der BCG-Test blieb aber positiv. Bei Nachprüfungen nach einigen Monaten, trat oft wieder ein positiver Pflastertest auf. Es sei wichtig, die desensibilisierende Wirkung von Tuberkulinen bei Mehrfachanwendung zu kennen. CHARPIN u.Mitarb. (1968) untersuchten bei 183 Kranken in 3 Gruppen die Wirkung von in 8- oder 14tägigen Abständen wiederholten Tuberkulintestungen. Im allgemeinen steigere die Wiederholung der Teste die Intensität der Reaktionen, sie träten früher auf und hielten auch kürzer an. Wiederholungen an der selben Stelle führe zur halbverzögerten Reaktion. Nur bei einer Vp wurde eine Negativierung gesehen. GERBEAUX und JOLY (1968a) berichteten dagegen von Beobachtungen an 83 tuberkulinpositiven Primärtuberkulosen bei Kindern nach Testung mit 10 TE französischen Tuberkulins in Abständen von 1–2 Wochen in 34 Fällen von vorübergehender oder dauernd anhaltender Negativierung. Bei der zweiten Testung wiesen 13 eine Hyperergie und 11 eine Anergie auf. Wegen der Abschwächung der Tuberkulinreaktion bei Mehrfachtestungen sollte eine Zweittestung erst nach 4 Wochen erfolgen. PERELMANN u.Mitarb. (1970) führten bei 306 Personen Testungen mit Alttuberkulin im Intervall von 3–4 Tagen durch und wiesen darauf hin, daß die lokalen und allgemeinen Reaktionen dabei beachtet werden müßten. Von Kranken reagierten 96 von 101 positiv, von Gesunden blieben 158 von 162 ohne Reaktion und bei geheilten Kindern blieben 42 von 43 negativ.

Tabelle 9. Vergleich der Abnahme von negativen Reaktionen in Prozent bei Kranken nach der Behandlung bei Test mit PPD (5 TE) und BCG-Test (0,0025 mg getöteter Bakterienmasse) (SIDOR-SMAGMA 1966)

Testtuberkulin	Testzeitpunkt bezüglich der Behandlung in %		
	vor	nach 4 Wochen	nach 8 Wochen
PPD	21,83	16,67	15,20
BCG	13,10	10,34	5,6

SIVAK und SYNEK (1965) überprüften in einer 1jährigen Studie, ob der geänderte WHO-Standard-Test mit 2 TU PPD RT 23 in Tween 80 als Kriterium der postinfektiösen Allergie bei behandelten Tuberkulosekranken angewandt werden könne. Bei der 2. Testung nach einem Jahr sahen sie durchschnittlich eine Vergrößerung der Tuberkulinhautreaktion, zu wesentlichen Vergrößerungen kam es nur bei BCG-geimpften Personen. Nur in einzelnen Fällen waren Negativierungen nachweisbar. NARAIN u.Mitarb. (1966) fanden im Rahmen der Bangalore-Studie, daß Nachtestungen nach 2 Monaten mit 1 TE PPD RT 23 + Tween 80 zu signifikant größeren Reaktionen führten, aber nur bei Personen, die bei der ersten Testung 8–13 mm ∅ oder bei Nachtestungen mit 20 TE Indurationen mit 10 mm ∅ und mehr aufwiesen. Keine Verstärkung trat jedoch bei Schwachreagenten auf, die bei der Ersttestung erst nach 20 TE mit 0–9 mm ∅ reagiert hatten.

MATUSIMA u.Mitarb. (1967) sahen beim wiederholten Patch-Test, STYBLO (1971) beim Mendel-Mantoux-Test mit WHO-Standard-Methode Booster-Effekte. Nach NEUMANN (1971a) führt jede Wiederholung eines Testes, auch mit gleicher Methode und Stärke im Kollektiv zu erhöhten Zahlen positiver Reaktionen und häufig auch zur erhöhten Stärke des individuellen Ausfalles. GULD u.Mitarb. (1968) beschrieben bei BCG-geimpften Kindern und wiederholter jährlicher Tuberkulintestung deutlich größere Reaktionen als bei denen, wo der Tuberkulintest erst 5 Jahre nach Vakzination durchgeführt wurde. Jedoch nimmt in allen untersuchten Gruppen die Tuberkulinempfindlichkeit mit dem Abstand von dem Zeitpunkt der Vakzination deutlich ab. Alle 4 geprüften Tuberkuline waren in der Lage, die Tuberkulinempfindlichkeit zu steigern, am deutlichsten die dänischen PPD RT 19/20/21. SIDOR-SMAGMA (1966) hatte zum Teil simultan zu 5 TE PPD den BCG-Test mit 0,0025 mg getöteter Bakterienmasse vor und in Abständen von 4 und 8 Wochen nach Behandlung durchgeführt und sah dabei eine Abnahme der negativen Reaktionen (Tabelle 9). Bei simultaner PPD-BCG-Testung fielen die BCG-Teste schwächer aus. Die Verminderung der negativen Resultate wird als Allergisierung aufgefaßt.

Somit wird deutlich, daß sowohl die verwendeten Tuberkuline als auch der zeitliche Abstand der Wiederholungstestungen für den Ausfall der Tuberkulinempfindlichkeit mit ursächlich sind und ohne Angabe der genauen Testumstände keine irgendwie gearteten Schlußfolgerungen aus den Untersuchungsergebnissen gezogen werden können. Für die Fallfindung und die Auffindung von Infektionsquellen wird der Tuberkulintestung von seiten des WHO-Experten-Komitees im 9. Bericht 1974 wenig Bedeutung beigemessen.

7. Höhe der erforderlichen Testdosis

Sowohl bei Besprechung der einzelnen Testmethoden als auch der vergleichenden Tuberkulintestungen war die Frage nach der effektiven Testdosis Tuber-

Tabelle 10. Positive Reaktionen bei Primärtuberkulosepatienten nach Tuberkulintest (DACLAY u.Mitarb. 1972)

Applikationsart	Dosis	Positive Reaktionen in %
Epikutan	100 000 TE/ml	76,3
Intrakutan	2 TE RT 23	75,0
Intrakutan	10 TE PPD	93,2
Intrakutan	30 TE PPD	100

kulin mehrfach aufgeworfen worden, besonders im Rahmen der Nachtestung bei Tuberkulinnegativen. Die WHO-Standard-Teste, die seit 1952 angeregt wurden, begannen für die gereinigten Tuberkuline mit 1 TE, später 2 TE und Nachtestung mit 10 oder 20 TE, auch bei den Alttuberkulinen wurde die Testdosis verändert. KLEINSCHMIDT wies bereits 1959 darauf hin, daß höhere Dosen – als die in den 3 TE PPD Lot RT 23 WHO-Standard-Test enthalten waren – notwendig wären, um die tuberkulöse Infektion zu bestätigen oder auszuschließen. Als Basistestung wurden 5 TE PPD von ihm als erforderlich angesehen, bei Nachtestungen seien 10 und 100 TE, in seltenen Fällen bis zu 1 000 TE erforderlich, um den Nachweis der Tuberkuloseinfektion zu führen. Auf hohe Dosen könne besonders bei gereinigten Tuberkulinen nicht verzichtet werden, da manche Individuen darauf deutlich weniger ansprächen als auf Alttuberkulin. FOUND (1965) sprach sich ebenfalls für 5 TE als Basistest aus, um das Maximum an frischen Fällen zu finden, bevor sie Symptome entwickeln und weitere Infektionen auslösten. HENNING (1968) hat nach Tuberkulinmassentestungen im Kreis Stendal (DDR) den Monotest mit 2 TE als Suchtest für ausreichend angesehen, 1 TE sei zu schwach in der Reaktion und bei 10 bzw. 100 TE käme es gehäuft zu Komplikationen. KAPLAN u.Mitarb. (1972) fordern eine klare Unterscheidung in Reaktoren und Nichtreaktoren. BLAHA (1971) schlägt als Standardtest eine Mendel-Mantoux-Testung mit 10 TE GT vor, das gegenüber 2 TE RT 23 in Tween 80 Vorteile habe, da die Reaktionen näher beieinander lägen und stärker abgegrenzt seien. Der PPD-Tine-Test sei nicht so eindeutig, da er oft auch bei gesicherten Tuberkulosen negativ ausfalle.

NEUMANN (1971 a) betont, daß Starkreagenten mit allen Tuberkulintestmethoden sicher erfaßt werden könnten. Frau FREERKSEN (1972) wertet bei Ersttestung festgestellte Reaktivität auf 1 000 TE als „positiv", bei späteren Kontrollen positive Reaktionen bei 10 TE als Konversionsäquivalent. Der Tubergentest falle bei nachgewiesenen Tuberkulosen oft negativ aus, Testkörper mit Tuberkulinäquivalent von 50 oder 100 TE sollten verfügbar sein. DACLAY u.Mitarb. (1972) hatten die Standardisierung der Durchführung und Bewertung der Tuberkulinteste im Hinblick auf die Differentialdiagnose und Einleitung der Behandlung (Chemoprävention) für erforderlich. Sie fanden positive Reaktionen bei 187 Patienten mit Primärtuberkulose (Tabelle 10). CHERNITSKY u.Mitarb. (1973) sahen, daß die Erhöhung der Tuberkulindosis von 5 über 10, 20 auf 100 TE die Aussage insofern einenge, als es neben der Zunahme der Reaktionen auch zur Vermehrung unspezifischer und generalisierter Reaktionen käme. Die begleitenden biologischen Teste (wie Bestimmung des Verhaltens der Serumglobuline, des Gesamteiweißes, der lokalen und systemischen Tuberkulinreaktion) seien mitentscheidend.

BLEIKER u.Mitarb. (1973) berichten über Ergebnisse des WHO-Standard-Tuberkulin-Testes 1965 mit 1 TE RT 23 in Tween 80, Ablesung nach 72 h und über eine zweite Testung mit Unterstützung des ITSC 1971, wo 2 TE RT 23 in Tween 80 angewandt wurde. Als Hinweis auf Tb-Infektion wurde dabei jedesmal eine Induration von 10 mm ∅ angesehen. Auch hier fand sich ein Rückgang der Starkreaktoren gegenüber 1965 bei Rückgang der jährlichen Infektionsrate. LANDI u.Mitarb. (1975) weisen auf die unterschiedlichen Ausfälle der Tuberkulinreaktionen hin, wenn die Induration von 10 mm ∅ und mehr als positiv angesehen werde. Stabilisiertes PPD-S mit 5 TU war zwar bioäquivalent mit 5 TU unstabilisierten PPD-S, das letztere zeigte aber wesentlich schwächere Reaktionen. Bei Herabsetzung des Grenzwertes auf 5 mm wurde die Differenz geringer, die Anzahl der Nichtreagenten erheblich vermindert.

JENSEN (1977) führt aus, daß bei 15% der Offentuberkulösen erst mit Tuberkulindosen, die man in der Praxis wegen der starken Lokal-, Herd- und Allgemeinreaktionen vermeidet, eine positive Reaktion erreicht würde. Er fand mit der Reizschwellenbestimmung nach Mendel-Mantoux bei 1 IE GT 54%, bei 10 IE GT 84,5% und bei 100 IE GT 97,5% sowie bei 1000 IE GT 100% positive Reaktionen.

Eine andere offene Frage ist die Entscheidung, ob Alt- oder gereinigtes Tuberkulin zur Anwendung kommen sollen.

EITER (1966) führte aus, daß die Tuberkulinreaktion mit Alttuberkulin nicht immer verläßlich sei. HARAZIM (1968) sah bei Vergleichsuntersuchungen mit AT und GT, daß die vom GT hervorgerufenen Reaktionen eindeutig verläßlicher und in höherem Prozentsatz positiver waren. Auch NEUMANN (1971a) beschreibt bei AT wesentlich häufiger unspezifische Reaktionen.

Schließlich sei noch auf die Arbeit von PIMETA (1969) zur Notwendigkeit der Anwendung höherer Tuberkulindosen bei Testungen in Lepragebieten hingewiesen.

Zusammenfassend ist also festzustellen, daß die bisherigen Mitteilungen über Tuberkulintestungen keine Vergleiche im internationalen Maßstab gestatten und auch keinen Überblick über die international bestehende Tuberkulosedurchseuchung vermitteln. BLEIKER (1971) hat Tuberkulin-Prävalenzzahlen in verschiedenen europäischen Ländern erarbeitet und fand bei 400000 nicht BCG-geimpften Kindern von 6–12 Jahren mit humanen PPD (2 TE PPD RT 23 in Tween 80) mit Indurationen von 6 mm ∅ und mehr folgende Unterschiede: Niederlande 1,3, Großbritannien 1,6, Belgien 3,0, Portugal 5,5, Frankreich 10 (Côte d'or) und Médoc 12, Spanien 12, Italien 14 und Südpolen 30%.

NEUMANN wies bereits 1967 darauf hin, daß in der BRD wenig Kenntnis von den Bemühungen der WHO im Standardtuberkulintest bestehe. Der erste Vorschlag zum WHO-Tuberkulin-Standard-Test stammt aus Untersuchungen 1955–1958 mit 1 TE = 0,02 µg RT 23 im Phosphatpuffer von PH 7,38 mit 0,005% Tween 80 Zusatz. Die Erstellung eines Mantouxgrammes bei Durchführung einer epidemiologischen Untersuchung sei erforderlich. Der im August 1949 empfohlene WHO-Tuberkulin-Standard-Test wurde durch eine 2. Revision aktualisiert, die ab 1971 galt. Vom Statens Seruminstitut waren 1955 im Auftrage der UNICEF 500 g eines Tuberkulins produziert worden. Das neue RT 23 war ein Gemisch aus 77 verschiedenen Chargen. Damit stand für Jahre hinaus eine gleiche Testsubstanz zur Verfügung. Es sei eine Vereinheitlichung der Methodik als auch der Testsubstanz unbedingt erforderlich. Die Zersplitterung bei der Tuberkulintestung muß überwunden werden.

Nach JENSEN (1977) ist es erforderlich, daß die Forderung von FREERKSEN bei den Testungen über das Alles-oder-Nichts-Gesetz eingehalten wird, d.h.

daß alle Reaktionen als positiv zu bewerten sind, wie dies auch NEUMANN (1967) mit Ausmessung der Induration bereits vorgeschlagen hatte. Er wertete alle Indurationen ab 1 mm ∅ bei der Einstellungsuntersuchung und im Mantouxgramm als positiv. Wenn jede Reaktion als positiv bewertet wird, steigt der Anteil der Reaktoren um 10% gegenüber dem konventionellen Grenzwertlimit von 6 mm Durchmesser an. Nach dem WHO-Tuberkulin-Standard-Test dürften nur Reaktionen über 6 mm ∅ als positiv bewertet und untereinander verglichen werden. Auch die Ermittlung der Durchseuchungsquoten ist somit wie der Tuberkulinindex eine willkürlich limitierte Aussage. Nach den Angaben der WHO wird ein Tuberkulin von höherer Qualität, leichterer Standardisierung und einfacherer Reproduzierbarkeit gesucht.

Resultate der Einmal-Austestung mit kleinen Dosen zu epidemiologischen Studien dürften nicht mit Fallsuchen und Mehrfachprüfungen und höheren Tuberkulindosen verglichen werden. Die Frage, inwieweit die Beschränkung auf einen Test vom Typ des WHO-Tuberkulin-Standard-Testes berechtigt und zweckmäßig ist, muß nach NEUMANN vorerst offengelassen werden.

BLAHA stellt bei den bisherigen Durchführungen von Tuberkulintesten mit mehreren Methoden und Tuberkulinen fest, daß die „Tuberkulinprüfung" ein Bündel von Reaktionen größerer oder geringerer Zuverlässigkeit sei. Eine Verständigung durch einen Standardtest sei deshalb notwendig. *Die bisher in der BRD für die Durchführung von einheitlichen Intrakutantesten hinderlichen gesetzgeberischen Auflagen sind durch die Änderung des § 47 im Bundesseuchengesetz vom 2. Mai 1975 gefallen, der nun besagt, daß intrakutane Tuberkulinteste auch bei Schülern duldungspflichtig sind.*

Nach JENSEN (1977) kam das DZK daraufhin überein, für die Zukunft alle Einreibungen und Pflasterproben (Perkutan-Tuberkulinsalbe-S, Frekatest, Hamburger-forte-Salbe usw.) sowie alle Präparationen mit Alttuberkulin aufzugeben, da diese Methoden keine exakte Tuberkulindosierung ermöglichten. Mögliche Fehlbeurteilungen sollen ausgeschlossen werden, das GT wurde als Einheitstuberkulin für Mono- und Reihenteste empfohlen (5 TE GT = 2 IE RT 23 (Renset Tuberkulin) in Tween 80). FREERKSEN (1965), ASAMI u.Mitarb. (1966, zit. nach NEUMANN 1967) und GULD u.Mitarb. (1965) hatten sich gegen Tween-80-Beigaben wegen der adjuvierenden Wirkung ausgesprochen. Die Verwendung wird aber weiter empfohlen, solange keine bessere stabilisierende Substanz zur Verfügung steht. Bei Dosen von 50 TE und höher sollte der Zusatz unterbleiben (WIJSMÜLLER, 1971).

Nach HINZ (1977) wurde entschieden, auch kleine Reaktionen als positiv zu bewerten und nachfolgende Röntgenuntersuchungen anzuschließen, um das Risiko so klein als möglich zu halten. Empfohlen werden als Testungen MM-Test und 5 IE GT Hoechst oder Tubergentest mit 10 IE GT Hoechst.

Somit ist die Problematik aufgezeigt, die bis jetzt noch nicht zu einheitlichen verbindlichen Lösungen geführt hat, die für vergleichbare Teste unbedingt notwendig sind.

E. Fakten, die die Tuberkulinempfindlichkeit verändern

I. BCG-Impfung

Durch die BCG-Impfung erhält die individuelle Tuberkulintestung bei Kindern und Jugendlichen beschränkten Aussagewert – besonders als Diagnostikum.

HANSEN und LIND (1968) beschreiben, daß statistisch gesehen, die Tuberkulintestung als Indikator des Immunschutzes bei BCG-geimpften für das einzelne Individuum wenig aussage, auch für die postinfektiös erfolgte virulente nachfolgende Tuberkuloseinfektion bei Verwendung des WHO-Standardtuberkulintestes mit 1 bzw. 2 TE PPD RT 23. GANGUIN beschrieb 1967/68 in Cottbus bei Revakzination im 1. und 6. Schuljahr nur in 4% Positivteste bei Verwendung von 2 TE RT 23 in Tween 80 und nahm an, daß die Methode zur Feststellung der postvakzinalen Allergie unzureichend sei. GÖTZ (1970) fand in Histogrammen bei BCG-vakzinierten Kindern bimodale Kurven ab dem 6. Schuljahr bei Testungen mit 2 TE RT 23+Tween 80 und glaubt aufgrund der Häufigkeitsverteilung der unterschiedlichen Indurationsgrößen bei vakzinierten Schulkindern die Frage nach postvakzinaler Allergie und dem Infektionsrisiko doch beantworten zu können.

Die Bemühungen, dennoch in BCG-geimpften Kollektiven eine nach der Impfung erfolgende Infektion mit Testmethoden zu erfassen, sind deshalb vielfältig.

Es wurde versucht abzuklären, ob vor der Impfung eine Tuberkulintestung zur Ermittlung der Dauer und Auswirkung der präallergischen Phase möglich und sinnvoll sei. WIJSMULLER (1966) nahm aufgrund von Kontrollgruppen eine positive Beziehung zwischen prä- und postvakzinaler Tuberkulinempfindlichkeit bei Kindern von 2–11 Jahren an und meint, daß der postvakzinale Anstieg der Tuberkulinempfindlichkeit nur teilweise durch die Impfung selbst induziert werde. Es gebe auch in den Kontrollgruppen Nichtvakzinierter Verstärkungen der Tuberkulinallergie. Er stützt sich dabei auf Untersuchungen in Neuguinea an 4500 Probanden und Testungen mit 1 und 5 TE PPD-RT 22 und RT 23. Er führt aus, daß oft übersehen werde, daß eine durch „Umweltfaktoren" bedingte Beeinflussung der Entwicklung der postvakzinalen Allergie gegeben sein könne. So bestimme z.B. eine vorher erworbene geringe Tuberkulinempfindlichkeit z.B. durch unspezifische Mykobakterien den postvakzinalen Verlauf. Die eintretende Steigerung dürfe deshalb nicht als Erfolg gewertet werden. Es sei deshalb nicht möglich, den Wert der BCG-Impfung allgemein nur nach der postvakzinalen Tuberkulinempfindlichkeit abzuschätzen. Bei Durchführung von Impfprogrammen könne man sich deshalb nicht allein auf die postvakzinale Tuberkulinempfindlichkeit verlassen. Diese Beobachtung wird durch die in den Tropen häufig festgestellten schlechteren Resultate der BCG-Impfung durch GULD (1966) bekräftigt, der Schulkinder in Indonesien, Burma, den Philippinen, Kambodscha, Vietnam intrakutan mit 5 TE PPD-RT 19/20/21 vor und nach BCG-Vakzination testete. Er bezieht allerdings die schlechteren Ergebnisse auf die Beeinträchtigung der BCG-Lymphe durch die tropischen Umwelteinflüsse.

BARBULESCU u.Mitarb. (1968) führten bei stärkerer allgemeiner Durchseuchung und Impfung von Kindern zwischen 3–14 Jahren prävakzinal Testungen mit 10 TE PPD durch und vakzinierten nur bei Reaktionen unter 6 mm ∅ mit Dosen von 0,05, 0,075 und 0,1 mg/0,1 ml lyophilisierter BCG-Lymphe.

STEWART u.Mitarb. (1973) meinen, daß eine Vortestung von BCG-Erst-Vakzination nicht erforderlich sei. MANDE (1966) und MANEKE (1974) halten die prävakzinale Tuberkulintestung für erforderlich um spätere Komplikationen zu vermeiden. BORIS und RYBAK (1973) glauben, daß die Testung mit Mendel-Mantoux-Test 5 TU PPD-L zur Abklärung der Frage zur Revakzination bei BCG-Geimpften unbedingt erforderlich sei, da von dem Ausfall die Notwendigkeit über die Entscheidung der Revakzination abhänge.

Da die meisten Autoren aber keine Tuberkulinvortestungen bei BCG-Vakzination für erforderlich hielten, liegen kaum Erkenntnisse über die Einschätzung und die Dauer der sogenannten präallergischen Phase vor, obwohl wie Horvat-Grubac 1967 betont Canetti, Catel, Debree, Epstein, Goregeny, Lange, Wallgren, Wunderwald u.a. auf die Wichtigkeit der Beantwortung der damit verbundenen Fragen hingewiesen hatten. Horvat-Grubac (1967) hat bei Beobachtung von 45 Kindern keine Festlegung der präallergischen Phase erreichen können, wenn diese präallergische Phase als die Zeit zwischen Infektion (Vakzination) und Eintritt der Empfindlichkeitserscheinung gegen Tuberkulin definiert wird. Es sei nicht ganz klar, ob mit der Tuberkulinkonversion bereits die tuberkulöse Erkrankung beginne oder eben nur die Möglichkeit die Umstimmung des Organismus zu erfassen. Auch Weingärtner (1968) setzt sich mit dieser Frage theoretisch unter Beziehung auf Freerksen (1962) auseinander. Hinsichtlich der BCG-Vakzination nimmt er eine präallergische Phase von 3 Wochen an, da sich dann bei histologischer Untersuchung typische spezifische Granulome nach Untersuchungen von Vörtel (1962) fänden. In der Neugeborenenzeit sei jedoch die präallergische Phase nach Impfungen sehr unterschiedlich. In der 8. Woche konnten aber postvakzinal bei Testung mit 100 TE oder BCG-Test 89% positive Reaktionen bei Untersuchungen von Weigel (1965), Mühlig (1966) u.a. gefunden werden. Mande (1966) führte 6 Wochen nach der Vakzination eine Tuberkulintestung mit 5–10 TE Tuberkulin im Mendel-Mantoux-Test durch. Die Indurationen mußten 10–15 mm ∅ betragen. Es seien 5% negative Reaktionen erlaubt, sonst sei die Methode der Impfung zu überprüfen.

Bordia (1971) empfiehlt den BCG-Test (hitzeabgetötete Lymphe) als Standard-Reaktion bei BCG-Geimpften, betont aber, daß eine wirksame laufende Kontrolle nicht möglich sei, da nach der Verabreichung eine erneute Sensibilisierung mit Booster-Effekt einträte, die sogar bereits negativ gewordene wieder tuberkulinpositiv werden lassen könne. Dasselbe Phänomen träte auch bei Nachtestungen mit PPD RT 23 und OT auf. Daß bei mehrfachen Tuberkulin-Nachtestungen die Tuberkulinempfindlichkeit BCG-Vakzinierter zunahm, sahen Christensen (1970) und Vasserman und Basyul (1973). Dennoch plädieren Hansen und Lind (1968) für eine systematische Nachprüfung mittels Tuberkulintesten.

Der Ausfall der Tuberkulinhautempfindlichkeit korreliert nicht mit dem Impfschutz (Krzyszkowska u.Mitarb. 1975; Stewart u.Mitarb. 1973; Krivokhizh 1973; Depelchin 1973; Vallishayee u.Mitarb. 1974), wobei eine direkte Relation zwischen BCG-verursachten Narbenbildungen und Intensität der Hautreaktionen festgestellt wurde. Gleichzeitiges Auftreten von schwachen Tuberkulinhautreaktionen und ausgedehnten Narben spricht nach Vallishayee u.Mitarb. (1974) für einen Impfstoff mit wenigen lebenden Keimen, aktive Lymphe setze nur kleine Hautreaktionen mit starker Tuberkulinreaktivität. Stewart u.Mitarb. (1973) meinen, daß lokale Entzündungen bei BCG-Vakzination Vorinfektionen dann entsprächen, wenn die Tuberkulinhautreaktionen stärker als üblich ausfielen, und zwar mit 1 oder 2 TU Säugetier oder aviärem PPD-S von 15 mm ∅ oder mehr bereits 1 Woche nach der Vakzination. Krzyszkowska u.Mitarb. (1975) sahen bei Überprüfung der postvakzinalen Tuberkulinreaktion bei relativ großen Impfnarben (!) mit dem Moro-Test bei als Säuglingen vakzinierten Kleinkindern im 11.–12. Monat 95,9% schwache, 2,9% starke und 1,2% exsudative (hyperergische) Reaktionen. Waren kaum Narben zu sehen, so fiel die Tuberkulinreaktion geringer aus. Sie glauben, daß die postvakzinale Allergie besonders bei der Gruppe besser ausgeprägt sei, die als Neugeborene später zwischen dem 7.–10. Lebenstag und nicht am 3.–6. Tag vakziniert worden sei. Auf der anderen Seite wurde festgestellt, daß auch manche BCG-Stämme an sich eine schwächere Tuberkulinhautempfindlichkeit induzierten (Horowitz

1972; VALLISHAYEE 1974). Experimentell ließ sich dieses Phänomen auch beim modifizierten Tuberkulinschocktest am Hamster nachweisen. JESPERSEN zeigte bei BCG-vakzinierten Hamstern unterschiedliche Reaktionen bei intraperitonealer Verabreichung verschiedener BCG-Vakzinen und glaubt somit die Potenz letzterer abschätzen zu können.

Wesentlich scheint auch die Beobachtung, daß die Pirquet-Reaktion bei BCG-vakzinierten Kindern durch ihren schwachen zweifelhaften Ausfall unzuverlässig wird (KSANOVSKY 1964; MITINSKAYA 1969).

Wichtig für die Beurteilungsmöglichkeit der postvakzinalen Tuberkulinempfindlichkeit sind Beobachtungen zur Persistenz der postvakzinalen Allergie und ihrer Stärke.

KRIVOKHIZH (1973) sah, daß bei 3% der Kinder, die keine Narben aufwiesen, im ersten Jahr nur schwache Tuberkulinreaktionen auftraten, sich aber im 2. Lebensjahr verstärkten. CLAICIU u.Mitarb. (1968) beschrieben bei verschiedenen Testdosen rumänischer Vakzine (0,05–0,075 und 0,10 mg/ml BCG) bei Tuberkulintestungen mit 1 und 10 TE PPD IP 65 2 und 6 Monate nach der Vakzination eine Abhängigkeit der Tuberkulinhautempfindlichkeit von der Menge der Vakzine. Bei 0,05 mg/ml fiel die Reaktion schwach, bei 0,1 mg/ml aber in 91% positiv aus. Bei 10 TE kam es zu deutlichen Reaktionen bei den getesteten 1112 Neugeborenen, die 3 Monate nach der Geburt vakziniert worden waren. GÖTZ (1970) fand bei Tuberkulintestungen bei als neugeborenen Geimpften 1961/62 in Köln nach 3 Jahren 19,1% positive Teste mit 1 TE RT 23 in Tween 80, KRIVOKHIZH (1973) nach 1 Jahr 97%, nach 2 Jahren 87,2% und nach 3 Jahren 70,4% bei Testung mit 5 TE PPD-L. Wurden Nachtestungen zum Schulanfang gemacht, so waren nach GÖTZ (1970) in Köln 23,3%, nach GANGUIN (1962, zit. nach GÖTZ) in Cottbus nur 9% Positivreaktionen vorhanden. LUTHARDT und MATTHIA (1975) fanden bei Vakzinationen Neugeborener im Alter von 5.–6. Lebensjahr noch 59% und im 7. Lebensjahr 36% Positivreagenten, während der Vergleich bei Nichtgeimpften bei 4,7% positiven Reaktionen lag. Die Testung wurde mit 100 TE durchgeführt. GRÜTTNER u.Mitarb. (1968) hatten die postvakzinale Allergie über längere Zeit überprüft und fanden positive Reaktionen (Tabelle 11). Nach VOLKMANN und MYDLAK (1967) waren bei Nachtestungen von 2508 Kindern nur wenige seit dem 1. Schuljahr negativ geworden.

Tabelle 11. Positivreaktionen nach Tuberkulintestungen bei Kindern mit postvakzinaler Allergie nach Vakzination (GRÜTTNER u.Mitarb. 1968)

Lebensjahr	Positivreaktionen in %	
	Universitäts-Kinderklinik Hamburg	Klinik Rothenburgsort
1.	91,5	79,1
2.	70,6	63,3
5.	70,9	60,9
7.	62,2	66,7
9.	65,2	55,1
11.	56,8	61,1
13.	30,4	41,9
15.	36,4	50,0

Tabelle 12. Positivreaktionen nach Tuberkulintestungen mit PPD verschiedener Stärke bei 3–14jährigen Kindern, die zu Zeitpunkten die Erstvakzination erhielten (BARBULESCU u.Mitarb. 1968)

Monat der Erstimpfung	Positivreaktionen in %	
	PPD 1 TE	PPD 10 TE
6.	46	70,7
12.	25	ca. 60
24.	27,2	ca. 50
36.	29,7	ca. 40

731 Kinder wurden ab 6. Schuljahr laufend getestet, 526 (72%) waren davon als Neugeborene geimpft worden, davon waren Positivreagenten: 1963 70,8%, 1964 75,6%, 1965 74,7% und 1965 72%.

CHRISTENSEN (1970) führt aus, daß in Dänemark die BCG-Vakzination der 7jährigen bevorzugt werde, da im Schulalter schwerer verlaufende Primärinfektionen gesehen wurden. Zwischen dem Grad der Allergie und der Schutzwirkung bestünden keine Zusammenhänge. Auch BARBULESCU u.Mitarb. (1968) berichten über Erstimpfungen bei 1179 3–14jährigen und Nachkontrollen durch Tuberkulintestungen (Tabelle 12).

Während der 3jährigen Beobachtungsdauer werden die Reversionen mit 10% pro Jahr angegeben. Als positiv wurden Reaktionen von 5 mm ∅ gewertet bei 1 TE und 10 mm ∅ bei 10 TE.

OGAREK-SLIWA (1968) betont, daß der Typ der Tuberkulinreaktion nach BCG-Impfung mit französischer und brasilianischer Lymphe bei Kontrollen 6, 12 und 24 Monate nach der Vakzination wichtig sei und führte deshalb die Einteilung nach PALMER in Gruppe I–IV durch, wobei die Intensität der Infiltrate und die Gesamtreaktion berücksichtigt wurden. Während Kinder mit pulmonaler Tuberkulose Reaktionen der Gruppe I in 60% und IV in 20% aufwiesen, fanden sich die BCG-Geimpften in der Gruppe II und III.

GUSCHINA und ARISTOVA (1969) führten 1963–1966 bei 3630 tuberkulinnegativen Schülern Vakzinationen durch und wiederholten den Tuberkulintest 1967. Die Pirquet-Reaktion war nach 6–12 Monaten nur schwach ausgeprägt in 15,2%, sicher positiv in 1,3%(!). COUFAL u.Mitarb. (1975) untersuchten 132980 Kinder in der Grundschule und fanden bei 92% BCG-Geimpften folgende Tuberkulinreaktionen mit einer Tb-Inzidenz (Tabelle 13):

Tabelle 13. Tb-Inzidenzen von Tuberkulinreaktionen BCG-geimpfter Kinder (COUFAL u.Mitarb. 1975)

Reaktionsgrad	niedrig	mittel	stark
Größe	bis 10 mm	11–17 mm	über 18 mm∅
Häufigkeit	88,5%	7,7%	3,8%
Inzidenz	7,5%	32,8%	63,2%
Verdünnung	11,5/100000 bei Testung mit 2 TU PPD RT 23 in Tween 80		

Bei der Erst- oder Revakzination von Vorschülern fanden CLAICIU u.Mitarb. (1968) bei 1829 in 44% mit 10 TE PPD IP 65 starke Reaktionen über 8 mm ∅, mit schwachen Reaktionen unter 5 mm betrug die Gesamtzahl der positiven Teste 98%. NYBOE u.Mitarb. (1966) sahen nach BCG-Impfung von Schulanfängern 8–10 Wochen nach der Impfung mit 2 TE RT 23 in Tween 80 100% positive Reaktionen bei Verwendung der internationalen Referenzvakzine, 98% bei Verwendung dänischer und nur 67% bei tschechischer Vakzine. Auch die von GANGUIN 1967/68 (zit. nach GÖTZ) beschriebenen 4% postvakzinaler Positivreaktionen bei Tuberkulinnachtestung mit 2 TE RT 23 müssen unter dem Gesichtspunkt der Aktivität der BCG-Lymphe gesehen werden. GÖTZ (1970) betont, daß die Restvirulenz der BCG-Vakzine für die postvakzinale Allergie und damit auch für die Positivquote der Hautreaktionen mitbestimmend sei. Eine Abgrenzung der postvakzinalen von der superinfektionsbedingten Allergie sei bisher nicht mit der erforderlichen Sicherheit gelungen. CLAICIU u.Mitarb. (1968) halten die Testdosis von 1 TE PPD IP 65 für zu schwach, 10 TE als ausreichend. TABIDZE (1970) führte bei 3274 Fällen BCG-Vakzinierter in Altersstufen vom 7.–61. Jahr Nachtestungen durch und fand in allen Gruppen eine erhöhte Empfindlichkeit gegen Standardtuberkulin. Es wurden Röntgenkontrollen in 6 Monaten bis zu 5 Jahren bei Hyperergischreagierenden durchgeführt und relativ viel frische Fälle rechtzeitig gefunden. Bei Chemoprävention konnten Reaktivierungen abgefangen werden. Auch SALEEV (1970) fand postvakzinale Allergien bei Nachtestungen mit 1 und 5 TE PPD-L bei 2602 jugendlichen Probanden. Bei Kindern fand er 41,2% und bei 18jährigen 80,3% positive Teste nach BCG-Impfung, während die Positivquote bei nichtgeimpften jugendlichen Erwachsenen bei Testungen mit 1 TE PPD-L bei 9% lag. Nach dem 50. Lebensjahr stellten sie einen Rückgang der Tuberkulinempfindlichkeit auch bei positiven Röntgenbefunden fest.

Während MANDE (1966) annimmt, daß sich die Tuberkulinreaktion kontinuierlich abschwächt und nach 2–5 Jahren erlischt, betonte HEIN (1969b) aufgrund von Erfahrungen mit über 150000 Testungen, daß die postvakzinale Allergie nach BCG-Impfung länger anhalte, als allgemein angenommen werde. Ähnliche Feststellungen machten MATTHÄUS (1968), COLLI (1968) und MUNK (1971).

FLESCH (1966) berichtet über Tuberkulin-Reihenuntersuchungen vor BCG-Impfungen mit besonderer Berücksichtigung der Revakzination. Er verwendete Pflasterproben um die Hepatitisübertragung zu vermeiden und fand insgesamt schwächere Reaktionen bei 3000 14–15jährigen Schülern. Auch HAEGI (1968) führt den Moro-Patch-Test durch (1 Mill. TE/⟨ Tuberkulinsalbe) und erst bei negativem Ausfall Nachtestungen mit 5 oder 10 TE RT 23 in Tween 80.

COMSTOCK u.Mitarb. (1971) untersuchten Soldaten der US-Navy, die vor 8–15 Jahren BCG-geimpft worden waren mit 0,1 µg/PPD-S und fanden bei 10 von 63 allergische Reaktionen von mehr als 10 mm ∅; bei Nichtgeimpften fiel nur ein einziger mit einer hyperergischen Reaktion auf. SHPUKAS (1971) berichtete bei Nachtestungen 6 Jahre nach Vakzination, daß die Zahl der Positivreagenten zwischen 1962 und 1968 von 30,5 auf 49,5% zunahm und die mittleren Durchmesser der Reaktion von 13,4 auf 10,3 mm ∅ abfielen. BOURIEKOV u.Mitarb. (1965) glaubten, daß durch 4fach wiederholte Tuberkulintestungen in 2 Jahren aufgrund von 10864 Testungen an Schülern mit der Mendel-Mantoux-Reaktion 1:100000, 1:10000 und 1:2000 eine Differenzierung der postvakzinalen und virulenten Allergie möglich sei. Bei Starkreagenten beim MM-Test 1:100000 und 1:10000 fanden sich entsprechende Befunde bei der Reihen-Röntgenuntersuchung.

Golli und Stanescu (1967) vertraten die Ansicht, daß die postvakzinale Tuberkulinallergie nach BCG-Impfung nicht nur quantitativ, sondern auch qualitativ von der natürlich virulenten Tuberkulose-(Super-)infektion zu unterscheiden sei. Mittels Testung mit 5 TE PPD IP 65 fanden sie 5 Reaktionstypen über 5 mm ∅: Typ 1: 15 mm ∅ komme nur sehr selten als postvakzinale Reaktion vor und entspräche meist einer natürlichen Tuberkuloseinfektion. Guschina und Aristova (1969) meinen, daß bei systematischen $^1/_2$jährigen Tuberkulinproben mit der Pirquetschen Methode, dann eine natürliche Tb-Infektion anzunehmen sei, wenn nach der BCG-Impfung ein positiver Test bei den Nachtestungen negativ und nach weiteren 6–12 Monaten später wieder erneut positiv werde.

Übereinstimmend sprachen sich die meisten Autoren für die Annahme einer postvakzinal aufgetretenen tuberkulösen Infektion dann aus, wenn starke Reaktionen bei der Tuberkulintestung auftreten. Nach Claiciu u.Mitarb. (1968) kommt es dann bereits bei Testungen mit 1 TE PPD-IP 65 zu über 8 mm ∅ großen Reaktionen, die in 95% die virulente Neuinfektion erkennen ließen. Dunlevy (1968) hält das Auftreten von Indurationen von mehr als 10 mm ∅ bei BCG-Geimpften bei Testung mit 1 TE aufgrund von 250000 Testungen, auch beim Fehlen von klinischen und röntgenologischen Zeichen, für Hinweise einer erfolgten tuberkulösen Infektion. Krzyszkowska u.Mitarb. (1970) fanden bei 10% von 2740 BCG-geimpften Kindern Zunahmen der Tuberkulinreaktionen im Moro-Test, bei 139 von 274 fanden sich bereits röntgenologisch nachweisbare Befunde. Chemoprävention bei Starkreaktoren wird deshalb empfohlen. Shpukas (1971) fand ebenfalls, daß die postvakzinale Allergie (Durchschnitt 10,5 mm ∅) weniger deutlich als die infektiöse (15 mm ∅) ausfiele. Auch bei nichtgeimpften Personen wies der stärkere Ausfall der Tuberkulinreaktion bei der Röntgenuntersuchung mehr Befunde auf. Comstock dagegen führt aus, daß bei jugendlichen Erwachsenen zwar die BCG-geimpften Personen eine postvakzinal geringere Tuberkulinreaktion als bei natürlicher Infektion erkennen ließen, aber bei Starkreaktionen im Einzelfall eben nicht eindeutig zu entscheiden sei, ob eine Infektion oder Superinfektion oder aber eine hyperergische Reaktion vorlag. Deshalb wandte sich Freerksen (1973) gegen die Beibehaltung der Neugeborenen-BCG-Impfung. Auch sei es falsch, weitere Maßnahmen von der Erstellung eines Tuberkulinkatasters abhängig zu machen, da zur Zeit das Auffinden von Frischinfizierten nur mittels der Tuberkulintestung möglich sei, bei BCG-Impfung aber wegen der postvakzinalen Allergie nicht verwirklicht werden könne. Er fordert, daß bei frischer Konversion regelmäßig zu behandeln sei.

Es wird somit ersichtlich, daß die erheblich divergenten Meinungen auch deshalb zustande kommen, weil die Grundlagen für die Aussagen nicht einheitlich sind. So ist die Entwicklung der Stärke der postvakzinalen Allergie bei Neugeborenenimpfungen vom Lebenstag abhängig, an dem die Impfung durchgeführt wird (7.–10. Tag) und von der Aktivität der verwandten Lymphe. Mittels Tuberkulinnachtestungen wird eine Unterscheidung der postvakzinalen von der tuberkulösen Infektionsallergie unter kontrollierten Bedingungen für möglich gehalten, da nachgewiesenermaßen ebenso wie bei den Nichtgeimpften nur die Starkreagenten objektiviert eine höhere Wahrscheinlichkeit aufweisen, innerhalb der nächsten 2–5 Jahre an einer Tuberkulose zu erkranken. Demzufolge sind beide Gruppen der Chemoprävention zu unterziehen. Eindeutige Aussagen wird man allerdings nur bei allgemeiner Einhaltung genormter Vakzinierungsschemata, überprüfter standardisierter Lymphe und standardisierten Tuberkulinnachtestungen mit einheitlichen Tuberkulinen erreichen können.

Die bisherigen Versuche in dieser Richtung waren nicht erfolgreich. Das von Choucroun isolierte Lipopolysaccharid sollte nach Simeonov (1964) bei

BCG-Geimpften zu stärkeren lokalen Reaktionen führen als Tuberkulin (RT 23). TOGUNOVA und MITINSKAYA (1969) schlugen vor, aus M. tuberculosis und BCG-Stämmen lösbare Polyantigene herzustellen, die eine Unterscheidung zwischen frischer virulenter Tuberkuloseinfektion bei BCG-Geimpften gestatten sollte. FLESCH und PETRANYI (1969) hielten mit dem PMT-Test mit der von MEDVECZKI hergestellten Mykobakterien-Test-Salbe sowohl zur Ermittlung der Infektionsallergie als auch zur Überprüfung der Dynamik der postvakzinalen Allergie für geeignet. Weitere Verbreitung und Nachprüfungen erfolgten – soweit bekannt – nicht.

II. Sensibilisierung durch sogenannte atypische Mykobakterien

PALMER hatte 1953 die Wertung nichtspezifischer Überempfindlichkeitsreaktionen zur Diskusion gestellt. Die positive Tuberkulinreaktion kann nach PAEZ u.Mitarb. (1966) nicht mehr länger als ein absolut zuverlässiger Beweis und spezifischer Test für die Anwesenheit von M. tuberculosis typus humanus angesehen werden, da sie eine Gruppenreaktion darstellt und Kreuzreaktionen mit Sensitinen aus anderen Mykobakterienstämmen gibt. KASSIRSKAJA und ZAIDES (1964) beschrieben Kreuzreaktionen zwischen Tuberkulinen aus Tuberkelbakterien mit Sensitinen aus atypischen Mykobakterien und säurefesten apathogenen saprophytischen Mykobakterien. SINGER (1965) nahm an, daß bei Kindern Minimalinfektionen mit atypischen Mykobakterien zu „unspezifischen Sensibilisierungen“ und einer Art „Basisimmunität“ führten und später bei Infektionen einen Booster-Effekt aufwiesen, so daß die Sensibilisierungshöhe als Phänomen wiederholter Infektionen möglicherweise mit verschiedenen Arten von Mykobakterien interpretiert werden müsse. PAEZ u.Mitarb. (1966) stellten bei Simultantestungen bei bakteriell gesicherter Tuberkulose bei Indianern und Eskimos mit 5 TE Sensitin (Ablesung nach 48 h) aus photochromogenen, skotochromogenen, nichtchromogenen und unklassifizierten atypischen Mykobakterien zu Hauttesten mit Alttuberkulin fest, daß die Reaktionen mit Alttuberkulin immer signifikant stärker als die der Sensitine ausfielen. Somit könne das Ausmaß der Tuberkulinreaktion für die Diagnose entscheidend sein. Auch KORDZAKHIYA (1966) sah zwei Gruppen bei Tuberkulintestungen: 70,3% gesicherte Tuberkulosen mit stark positiven Reaktionen und 26,8% anderer Erkrankungen mit schwach positiven Tuberkulinreaktionen. SIMON (1966) fand bei 4 gesicherten M. kansasii-Infektionen mit homologen Sensitin die stärkste Reaktion; der Ausfall der Tuberkulinreaktion hänge wahrscheinlich mit dem jeweiligen Verwandtschaftsgrad – wegen der Kreuzreaktionen – zusammen, so daß der Ausfall von Sensitinreaktionen nur als Verdachtsdiagnose gewertet werden könne. LAUTERBACH (1969) wies darauf hin, daß es *noch nicht möglich sei mittels eines Sensitins spezifisch das Vorliegen einer bestimmten Mykobakterieninfektion nachzuweisen. Die Sensitine müßten erst in ihrer Aktivität aufeinander abgestimmt werden, um vergleichbare reproduzierbare Ergebnisse zu bringen und um diagnostische Verwendung finden zu können.*

Bisher wurden für den Menschen 10 sogenannte atypische pathogene Mykobakterien gefunden (RUNYOUN 1974):

1) M. Leprae,
2) M. ulcerans (M. buruli),
3) M. tuberculosis komplex (M. tuberculosis, typus bovinus, africanum),
4) M. kansasii (Varianten: luciflavum, album, aurantiacum, roseum),
5) M. marinum (M. balnei),

6) M. simiae (M. habana),
7) M. szulgai,
8) M. komplex avium-intracellulare-scrofulaceum,
9) M. xenopi und
10) M. fortuitum-Gruppe,

so daß man von atypischen Mykobakterien nicht mehr reden sollte. Die dargestellten und erwähnten Sensitine haben folgende international gültige Bezeichnung erhalten:

1) PPD-A: avium,
2) PPD-B: M. Battey,
3) PPD-F: fortuitum,
4) PPD-G: scotochromogene M. (Gause),
5) PPD-P1: Platypoecilus,
6) PPD-Y: kansasii (photochromogene) und
7) PPD-269: Runyon-Gruppe III.

Von M. phlei, M. scrophulaceum, M. xenopi, M. intracellulare, M. szulgai, M. marinum und M. smegmatis wurden ebenfalls Sensitine zu gezielten Untersuchungen hergestellt. Die vom dänischen staatlichen Seruminstitut Kopenhagen hergestellten Gruppensensitine führen die Bezeichnung RS (nichtchromogene = RS 10, photochromogene = RS 30 und skotochromogene = RS 64).

Davis und Ogunbi (1967) führten vergleichende Testungen mit verschiedenen Sensitinen durch und erstellten ein sogenanntes „Sensibilitätsprofil". Bei starken PPD-S-Reaktionen fielen Sensitinreaktionen meist schwach aus. Die Runyon-Gruppe erwies sich als stark sensibilisierend. In Lagos fanden sie bei 490 Männern und 247 Frauen zwischen 17 und 19 Jahren bei Simultantestungen gegen PPD-S und 6 Sensitinen nur 36 von 737 negative (weniger als 2 mm ∅), schwache (2–9 mm) und starke (ab 10 mm ∅) Reaktionen. Vergleiche hinsichtlich der stärkeren Reaktion sind aus Tabelle 14 zu ersehen.

Chakravarty u.Mitarb. (1966) fanden bei Überprüfung der Kreuzsensibilität zu atypischen Mykobakterien, daß antigenmäßig die Runyon-Gruppe I dem Alttuberkulin entsprach. Edwards u.Mitarb. (1965) glauben, daß bisher nur die Monoinfektion leicht zu diagnostizieren sei und unterstellen für Alaska, daß andere Mykobakteriosen nicht vorkämen. Magnusson (1969) spricht den Hauttesten nur begrenzten Aussagewert zu und empfiehlt die Identifizierung der atypischen Mykobakteriosen mit immunologischen Methoden am Meerschweinchen. Lauterbach und Willers (1970) führten an Meerschweinchen Versuche mit Mischsensitinen durch. Sie glauben, daß beim Menschen derartige Mischsensitine als Suchtest durchführbar seien, um dann bei positiver Reaktion

Tabelle 14. Vergleichende Untersuchungen von 6 mykobakteriellen Antigenen bei jugendlichen Nigerianern (Davis u. Ogunbi 1967)

Tuberkulin/Sensitin	positive Reaktionen in %	davon stärkere Reaktionen in %
PPD-S (M. tuberculosis typus humanus)	30	47
PPD-G (Gause)	10	42
PPD-Y (M. kansasii)	31	24
PPD-B (M. Battey)	29	16
PPD-F (M. fortuitum)	73	2
PPD-269 (Runyon-Gruppe III)	22	17

mittels Monosensitinen die Differentialdiagnose stellen zu können. Im allgemeinen fallen bei homolog-spezifisch infizierten Meerschweinchen die homologen Hautsensitinteste am stärksten aus (CHAPARAS u.Mitarb. 1970b).

STOLL (1972) fand in Ländern, wo die Rindertuberkulose ausgemerzt ist, bei Testungen der Rinderbestände Tuberkulosereaktionen, die nicht auf Infektionen mit M. tuberculosis typus bovis zurückzuführen waren. Bei Rindern, die wegen dieser positiven Tuberkulinteste ausgemerzt worden waren, fanden sich bakteriologisch in 9,57% und bei Schweinen in 5,9% atypische Mykobakterien. Es sei auffällig, daß in der letzten Zeit auch atypische Mykobakteriosen beim Menschen an Bedeutung gewännen. Auch SIMEONOV und JAREC (1971) berichteten, daß in Bosnien in den Bezirken mit Geflügelzucht die Rinder vorwiegend gegen aviäres Tuberkulin reagierten. Bei Testung von 328 Geflügelzüchtern fanden sich (Hühner 50%, Puten 7%) positive Reaktionen und Erkrankungen bei Verwendung von RS 10 in 0,005% Tween 80 und 0,01 μg/ml Testsubstanz.

Auch finden sich Untersuchungen über zunehmende Unterschiede bei der städtischen zur ländlichen Bevölkerung. IRURZUN und IRURZUN (1966) fanden in Argentinien Interferenzen von Tuberkulinproben, besonders bei der ländlichen Bevölkerung, wo Simultantestungen mit 5 TE PPD-S und PPD-B aus ländlichen Gebieten zum Vergleich gegen Buenos Aires vorlagen. Von den PPD-S-Negativen waren 36% PPD-B positiv. PPD-B-Positivität brachte keinen Infektionsschutz oder Änderung bei spezifischer tuberkulöser Infektion. HEJDOVA u.Mitarb. (1967) berichteten über unterschiedliche Empfindlichkeiten gegen 2 TE PPD RT 23 in Tween 80 und 5 TE PPD-A in Tween 80 bei Reaktionen über 1 mm ∅ in den Kreisen Beneschau, wo die Rindertuberkulose und im Kreis Nymburg, wo die Geflügeltuberkulose überwog. JEZEK u.Mitarb. (1966) wiesen auf die positiven Beziehungen der Tuberkulinempfindlichkeit beim Menschen zu seinen beruflichen Kontakten zu Tieren hin. So fanden AVERINA und MURASHKO (1974) bei Arbeitern auf Geflügelfarmen vermehrt positive Hautreaktionen zu aviärem Sensitin, während 502 Studenten die keinen Kontakt zu Vögeln hatten, negativ reagierten. MANDLER u.Mitarb. (1969) vermuteten bei Staubexposition und besonders Silikose einen Zusammenhang mit positiven Hautreaktionen mit atypischen Mykobakteriensensitinen, was aber von ROSMANITH und NEDVEDORA (1969) nicht bestätigt werden konnte, obwohl sie bei Steinkohlearbeitern in 50% deutliche Reaktionen bis zu 6 mm ∅ gegen PPD-B fanden, gegen PPD-S aber doch in der gleichen Anzahl Reaktionen mit 12 mm ∅. Auch ORLOWSKI (1969) fand keine Korrelationen.

LOÓS u.Mitarb. (1968, 1969) finden in Bezirken mit überwiegend landwirtschaftlicher Bevölkerung gleiche Positivreaktionen mit Tuberkulinen und Sensitinen bei 84% der Kinder und 64% der Ewachsenen. 9,4% der Kinder und 14,4% der Erwachsenen seien mit atypischen Mykobakterien infiziert. Auch MANDLER u.Mitarb. (1969) sehen bei Kindern häufiger positive Reaktionen mit PPD-A und PPD-K. Bei negativen Tuberkulinreaktionen waren 1,3% mit atypischen Mykobakterien infiziert und reagierten gegen Sensitine positiv. Die ländlichen Gebiete überwogen. SALVADORE u.Mitarb. (1965) fanden aus der Umgebung von Pordenone in den Heilstätten 204 ulzero-kavernöse Lungentuberkulosen mit vereinzelt positiven Reaktionen auf aviäres Sensitin (1:50000), ohne daß Hinweise auf Reinfektionen mit atypischen Mykobakterien erbracht werden konnten. ABRAHAMS und HARLAND (1970) berichten, daß in Queensland 1012 nicht und 53 BCG-geimpfte Schlukinder im allgemeinen stärker auf aviäres Sensitin als humanes Tuberkulin reagierten, besonders BCG-Geimpfte, was von ihm als Booster-Effekt aufgefaßt wird. In Brisbane waren Schulkinder häufiger durch andere atypische Mykobakterien sensibilisiert. SHAW u.Mitarb. (1967)

fanden bei 565 indianischen Oberschülern 42 Schüler mit stärkeren Reaktionen gegen aviäre und Battey-Stämme als gegnüber PPD-S. GERVOIS u.Mitarb. (1967) führten Vergleichstestungen in Lille durch und fanden bei 610 Versuchspersonen mit 1 oder 2 TE IP 48, 1 TE RT 23 in Tween 80 und zusätzlich 5 TE Sensitin aus M. scrophulaceum, 582 Versuchspersonen mit zusätzlich 5 TE PPD-A und einer Vergleichsgruppe von 255 Versuchspersonen mit den ersten Tuberkulinen allein keine signifikanten Unterschiede bei Reaktionen auf die Sensitine, wenn Indurationen ab 5 mm als positiv gewertet wurden. Damit werden Beobachtungen in England und Wales aus dem Jahre 1965 bestätigt, daß die Empfindlichkeit gegen aviäres Sensitin oft stärker verbreitet ist als gegen humanes Tuberkulin. Auch für Europa fand BLEIKER (1971) häufiger positive Reaktionen gegen aviäres Sensitin. FREOUR u.Mitarb. (1966) hatten dagegen bei Untersuchung französischer Rekruten aus der Region Bordolaise nur vereinzelt Infektionen mit aviären und anderen atypischen Mykobakterien-Stämmen finden können.

GALLIOVA (1968) verglich neben Tuberkulin- auch Sensitinzubereitungen und fand, daß aviäres Sensitin 0,00002 mg PPD + 0,0000526 mg Salze enthielt, also eine Ampulle von 10 mg aviärem Sensitin 26,3 mg Salze. Nach EDWARDS u.Mitarb. (1968) enthält aviäres Sensitin Weybridge 1 ml 0,5 mg PPD = 25000 TE, die Gebrauchsverdünnung 0,1 ml entspräche 5 TE, was in der Reaktion 2 TE RT 23 in Tween 80 hinsichtlich des Ausfalles der Indurationen gleichkomme. Die weitere Analyse ergab 64,8% Protein, 9,9% Polysaccharide, 15,8% Nukleinsäuren und 18,7% Lipide und unterschied sich damit von der Zusammensetzung humaner Tuberkuline wesentlich. FLYNN (1970) weist auf die Zunahme der Sensibilisierung der Menschen durch atypische Mykobakterien hin, besonders gegen aviäres Sensitin. CAREY (1970) verglich simultan bei BCG-geimpften und nicht-BCG-geimpften Kindern und Erwachsenen mittels humanen Tuberkulin und aviärem Sensitin die Hautsensibilität und fand, daß der größere Prozentsatz der Reaktionen über 10 mm ∅ auf zusätzliche Einwirkung aviärer Infektionen zurückgeführt werden müsse.

BLEIKER (1971) stellte bei nicht-BCG-geimpften Kindern Indurationen von bis 6 mm ∅ fest. Die Ergebnisse der Testungen sind aus Tabelle 15 zu entnehmen. BLEIKER hält den Überkeuzungseffekt (Zunahme der vorzugsweisen Empfindlichkeit gegen aviäres Sensitin) für einen Beweis dafür, daß in den getesteten Gruppen eine nichtspezifische Hautempfindlichkeit – hier aviäre – überwiegt. BLEIKER hatte 1968 und 1970 aus Testungen im weltweiten Rahmen feststellen

Tabelle 15. Indurationen bis 6 mm ∅ und Überkreuzungseffekte nicht-BCG-geimpfter Kinder bei verschiedenen Tuberkulintestungen (BLEIKER 1971)

Land	Gebiet	Indurationen in %				Überkreuzungseffekt
		2 TE PPD-S	PPD-A	20 TE PPD-S	PPD-A	
Großbritannien	6 Provinzen	1,5	1,6	3,3	5,0	–
Niederlande	Delft	3,1	5,7	6,2	10,7	–
Frankreich	Médoc	11,7	7,7	11,8	11,6	±
Spanien	Alicante	10,0	14,0	6,9	11,3	+
Portugal	Sabugal	5,0	4,9	10,3	14,2	+
Jugoslawien	Velica-Gorica	47,4	37,5	25,7	25,2	±
CSSR	Ivanca/Donau	50,0	29,6	57,6	33,3	+
Polen	Novy Sacz	29,6	18,1	34,7	22,2	+

Tabelle 16. Indurationen bis 6 mm ∅ BCG-geimpfter Kinder bei verschiedenen Tuberkulintestungen (BLEIKER 1971)

Land	Gebiet	Indurationen in %				Über-kreuzungs-effekt
		2 TE PPD-S	PPD-A	20 TE PPD-S	PPD-A	
Großbritannien	6 Provinzen	31,7	9,0	48,1	21,6	–
Frankreich	Médoc	58,3	27,8	62,4	30,5	–
Portugal	Sabugal	17,1	8,4	64,3	55,0	–
Jugoslawien	Velica-Gorica	55,6	30,5	75,2	47,8	–
CSSR	Ivanca	47,6	25,4	28,1	47,8	–
Polen	Novi Sacz	44,4	17,5	67,4	31,4	–

können, daß es offensichtlich sei, daß BCG-schutzgeimpfte Personen auf PPD-A-Sensitin eine stärkere Reaktion hätten als auf humanes PPD. SIMEONOV und IAREC (1971) fanden bei Testungen an BCG-geimpften Schulkindern keine höhere Sensibilität für Sensitine; Kreuzreaktionen traten auf.

Die Abgrenzung von atypischen Infektionen bei BCG-Schutzimpfungen beschreibt LOOS (1969), der 170 Kinder zwischen 1 und 16 Jahren und 155 Lungentuberkulöse über 60 Jahre mit Sensitinen und Tuberkulinen simultan testete. Von den Kindern war die Hälfte BCG-geimpft. Die Auswertung der Teste erfolgte in Histogrammen. Sensitine gaben kleinere Werte als Tuberkuline. Von den Kindern sprachen 9,4% und den Erwachsenen 14,4% mit Indurationen über 5 mm ∅ auf Sensitine stärker an als auf Tuberkuline. Diese Ausfälle werden besonders bei Kindern als Kreuzreaktion mit vorausgehender BCG-Impfung gedeutet. PAUL u.Mitarb. (1975) fanden durch die BCG-Impfung in Kenia ebenfalls deutliche Interaktionen mit verschiedenen Sensitinen, die die Abschätzung der BCG-Schutzwirkung aber nicht in Frage stellten. JANOT u.Mitarb. (1974) kamen bei vergleichenden Testungen zu ähnlichen Schlußfolgerungen und fanden darüber hinaus, daß Sensitine, die sich in der Klassifizierung nach RUNYON nahestehen auch in Reaktionsergebnissen entsprächen. BLEIKER (1971) fand dagegen bei BCG-geimpften Kindern keine Überkreuzungseffekte bei Indurationen bis 6 mm ∅ (Tabelle 16). Deshalb kann in Ländern mit überwiegender BCG-Impfung der Kinder keine Aussage über das Vorkommen entsprechender aviärer Hautempfindlichkeiten gemacht werden. STANFORD und PAUL (1976) bestätigten diese Aussage bei Testung von 12 Sensitinen bei BCG-geimpften Jugendlichen in Uganda.

Relativ häufig wurden auch stärkere positive Reaktionen mit PPD-B gefunden. KRASNITZ u.Mitarb. (1966) verglichen 5 TE PPD-S im Mendel-Mantoux-Test mit 5 TE PPD-B in psychiatrischen Krankenhäusern im Staate New York bei 397 Patienten; davon waren 51,9% PPD-S und 25,5% PPD-B allein positiv, 93% reagierten auf beide, davon $^2/_3$ PPD-S und $^1/_3$ PPD-B stärker. Als positiv wurden Indurationen von 5 mm an gewertet. Die angewandte Technik und der Ort der Applikation spielten eine Rolle. Schon verschiedene Stellen des Unterarmes wiesen unterschiedliche Ergebnisse auf, von den Ablesungsfehlern verschiedener Teste abgesehen. SORIANO (1966) fordert Indurationen von 10 mm ∅ bei Testungen mit 5 TE PPD-S, -Y und -B. Er testete 3456 Schulkinder von 6–14 Jahren unter verschiedenen Bedingungen. Nichtspezifische Reaktionen könnten bei der angewandten Dosis nicht ausgeschlossen werden, unspezifische

Reaktionen zeigten sehr kleine Indurationen. Positive Reaktionen gegen PPD-B-Sensitin waren häufig. DAVIS und OGUNBI (1967) hatten 1965 in Lagos hohe Raten an atypischen Mykobakterien bei humanen Erkrankungen isolieren können und testeten mit PPD-S, -G, -Y, -B, -F und -269 737 Personen. Sie fanden, daß atypische Mykobakteriosen in Lagos sehr verbreitet waren. Runyon-Gruppe II und III sensibilisierten den Menschen stark. M. fortuitum und M. Battey (Runyon-Gruppe III) spielen eine große Rolle. CARPENTER u.Mitarb. (1967) fanden in Oklahoma bei 286 Personen den höchsten Prozentsatz positiver Reaktionen bei 17jährigen. Hier überwogen Runyon-Gruppe I und II, während PPD-B-Sensitine die geringste Anzahl positiver Reaktionen erbrachten. Als Ursache wurde die Isolierung von skotochromogenen und nichtchromogenen Mykobakterien aus Bodenproben der Region angesehen. Auch GRYZYBOWSKI u.Mitarb. (1969) fanden nur wenige positive Reaktionen auf PPD-B in Kanada. OGUNBI (1969) testete in Nigeria 1 746 Schulkinder teilweise mit 8 Sensitinen simultan und fand PPD-S 49%, PPD-G 44% bis zum 10. Lebensjahr, dann PPD-A 39%, PPD-B 35%, PPD-smegmatis 36% positive Reaktionen. Indurationen von 10 mm an wurden für PPD als notwendig angesehen, erreichten Sensitine aber dieses Ausmaß, mußte das Vorliegen einer atypischen Mykobakteriose angenommen werden. Eindeutig gemacht werden konnte, daß die Bevölkerung jüngeren Alters stärkeren Kontakt mit atypischen Mykobakterien hatte. Auch ARNOLD u.Mitarb. (1970) sahen bei Kindern stärkste Reaktionen mit PPD-B. NARAIN u.Mitarb. (1974) testeten in 7 indischen Regionen vor BCG-Impfungen 22406 Personen in Dörfern gezielt und bei BCG-Aktionen weitere 256359 Personen. Sie fanden bei Testungen mit 5 TE PPD-S und 10 TE PPD-B eine Abhängigkeit der Durchseuchung mit atypischen Mykobakterien von der Höhenlage und den Klimazonen. Auch NYUNT u.Mitarb. (1975) konnten bei Testungen von 1078 Personen mit PPD-B positive Reaktionen besonders in den Hochwasserüberschwemmungsgebieten nachweisen. Sie halten Infektionen aber durch Boden oder Pflanzen für unwahrscheinlich, sondern machen Tiere und Exkremente dafür verantwortlich. NARAIN u.Mitarb. (1974) konnten die von PALMER und LONG (1966) ausgesprochene Vermutung, daß atypische Mykobakterieninfektionen vor Infektionen mit Tuberkelbakterien schützen insofern bestätigen, als Regionen mit hohem Anteil unspezifischer Hautsensibilität geringe Tuberkuloseerkrankungszahlen aufwiesen und umgekehrt. WIJSMULLER und ERICKSON (1974) können bei Testungen mit Standardpräparationen PPD-B an 15 Gruppen in verschiedenen Landesteilen feststellen, daß Expositionen und Sensibilisierung sich in Zahl und Ort wesentlich unterscheiden und eine Menge von Organismen für die Übertragung der Sensibilität in Frage kommen müßten.

Auch bei Testungen mit PPD-G waren regional oft deutliche Unterschiede vorhanden. WIJSMULLER u.Mitarb. (1968) fanden in 13 indischen Dörfern unter 1 593 männlichen und 1 875 weiblichen Personen ab dem 2. Lebensjahr mit 0,1 μg/ml PPD-S simultan mit 0,1 μg/ml PPD-G mit einem erfahreren Team bei Frauen stärkere Reaktionen als bei Männern. Sie führten eine Regressionsanalyse durch, die bei Personen mit anfangs schwächerer Reaktion (8–10 mm ∅) auf PPD-S eine stärkere Reaktion auf PPD-G ergab, die mit zunehmendem Alter anstieg. Bei starken Reaktionen auf PPD-S war keine Korrelation zu gewinnen. HOUK u.Mitarb. (1968) fanden auf PPD-G Indurationen von 10–19 mm ∅ in 6,9% Reaktionen bis zu 30 mm ∅, in 58,6% positive Ergebnisse. FACHNHA u.Mitarb. (1969) beurteilen die Testung mit einem Tuberkulin und einem Sensitin zur gleichen Zeit als unsicher im Ergebnis. OGUNBI (1969) stellt die Problematik für die tropischen und subtropischen Gebiete heraus. Er testete in Lagos 1 746 Schulkinder. Davon waren 85% der unter 10jährigen tuberkulinnegativ, von den 11–15jährigen 49% positiv, dagegen mit PPD-G bis zum 10. Lebensjahr 44% positiv. Er kommt zu der Schlußfolgerung, daß es in Nigeria in früheren Lebensjahren sehr schnell zu einer Infektion mit atypischen Mykobakterien komme. MEDEIROS u.Mitarb. (1974) wiesen auf die Bedeutung des M. tuberculosis typus africanum hin.

GRZYBOWSKY u.Mitarb. (1969) sahen in Britisch-Kolumbien bei (3917 Fach- und Hochschulstudenten, 615 Erwachsenen, 319 Volksschülern und 117 Patienten mit bakteriologisch gesicherter Tuberkulose) bei Schulkindern in 23,3% stärkere Reaktionen bei PPD-G und nur 5,4% stärkere Reaktionen von PPD-S im Simultantest PPD-G/PPD-S. Das Verhalten in den anderen Gruppen war ähnlich. Es muß somit angenommen werden, daß bis 50% der Bevölkerung mit atypischen Mykobakterien infiziert sei. In Ceylon fanden PINTO u.Mitarb. (1972) gegen PPD-G die höchste Sensibilisierung bei Prüfung mit verschiedenen Sensitinen. Daten über Tuberkulinempfindlichkeit der Bevölkerung liegen jedoch nicht vor. ARNOLD u.Mitarb. (1970) überprüften 118 durch niedergelassene Ärzte als tuberkulinpositiv bezeichnete Kinder, von denen 12 mit bakteriologischem Nachweis von M. tuberculosis typus humanus am stärksten auf PPD-S reagierten, 24 Kinder reagierten auf keines der angewandten 4 Sensitine, die anderen unterschiedlich. Nur 2mal gelang es bei PPD-positiven Kindern atypische Mykobakterien zu isolieren. Insgesamt gelang es aber bei 45 von 94 positiven Reaktionen, atypische Mykobakterien nachzuweisen.

HAUSMANN (1971) konnte zwischen 1957 und 1967 bei Arbeitern in der Großindustrie 68 Stämme M. kansasii isolieren. Kontaktpersonen erkrankten meist nicht, wurden aber sensibilisiert. THOMAS (1976) sah bei Metallstaubbelastung signifikant vermehrt M. kansasii-Infektionen (58mal bei 78 Patienten) mit stark positiver Hautreaktion.

KREBS (1969) fand bei 79 gesicherten Lungentuberkulosen mit Sensitinen von M. xenopi starke Reaktionen, die sich nicht signifikant von Indurationen durch PPD-S unterscheiden ließen. RUDNIK (1972) sah die stärksten Affinitäten von humanen Tuberkulinen zu Sensitiven aus M. xenopi.

JUDSON und FELDMAN (1974) sahen Reaktionsübereinstimmungen von PPD-S mit Sensitinen von M. marinum.

SMITH (1967) beschrieb bei amerikanischen Krankenschwestern auch schwache Tuberkulinreaktionen und Booster-Effekte, die auf subklinische Infektionen mit atypischen Mykobakterien bezogen wurden. Bei starken Reaktionen wird die Erkrankungswahrscheinlichkeit durch zusätzliche Superinfektionen mit atypischen Mykobakterien verstärkt.

Schließlich wies BECHELLI (1966) nach, daß für die Lepra keine Kreuzsensibilisierung mit der Mitsuda-Reaktion und Fernandez-Positiven bei Tuberkulosen in nicht endemischen Lepragebieten bestehe, aber Kinder, die mit Leprakranken Kontakt hatten, in 60,6% positiv reagierten. Tuberkulöse aus Lepragebieten wiesen diese Reaktionen nur in 6,7% auf.

GERBEAUX und JOLI (1967, 1968a, b) fanden bei Kindern mit Adenopathien häufig starke Reaktionen auf Sensitin von M. scrophulaceum.

Die Sensitin-positiven Hautempfindlichkeiten sind weit verbreitet. Aktive Infektionen oder Erkrankungen liegen mit überwiegender Wahrscheinlichkeit dann vor, wenn die Sensitinreaktion bei Simultantestung mit Tuberkulin stärker ausfällt als der Tuberkulintest selbst. Der vergleichende Test ist allerdings schwierig, da bisher ausreichend standardisierte und stabilisierte Sensitine nicht vorliegen. Die Höhe der erforderlichen Testdosen zwischen den einzelnen Sensitinen und Tuberkulin ist bisher nicht eindeutig bestimmbar geworden. Mischsensitine erlangten keine Bedeutung (LAUTERBACH u. WILLERS 1970; NAJEM 1971).

III. Einfluß des Lebensalters

Infolge des weltweiten Rückganges der Tuberkuloseepidemie wird eine allgemein verminderte Tuberkulinempfindlichkeit auch in den bisher noch stark durchseuchten Ländern festgestellt (TZENKOVA u. GAIDOV 1966; SALEEV 1970; HELLSTRÖM u. REPO 1970; KSHANOVSKY u.Mitarb. 1971; YASCHENKO u. GRABOVETSKAYA 1975), was von YASCHENKO in Übereinstimmung mit anderen Autoren durch eine Minderung der Superinfektionsmöglichkeit hervorgerufen angesehen wird. Es wird aber nicht nur die Zahl der Tuberkulinpositiven allgemein vermindert, sondern es ändert sich auch die Tuberkulinhautempfindlichkeit selbst. SAALEEV (1970) beschrieb für 1964 8% und für 1969 22,4% negative Reaktionen bei Testung mit 5 TU PPD-L. HEIN und FASS (1965) sahen in Kiel bei 14jährigen Schülern 1947 64,3% und 1960 14,4% positive Reagenten. Nach TZENKOVA und GAIDOV (1966) reagierten über die Hälfte der Probanden nicht mehr auf 0,1 TE und $^{1}/_{3}$ nicht mehr auf 1 TE PPD. Selbst bei ausgeprägten Tuberkulosen waren oft nur schwache Reaktionen zu finden. Es seien deswegen Testungen mit 10 und 100 TE notwendig. HELLSTRÖM und REPO (1970) fanden bei 1 TE 41% und bei 10 TE noch 16% der untersuchten Krankenhauspatienten mit negativen Ausfällen. Diese Veränderungen sind geographisch unterschiedlich und sicher epidemiologisch bedingt. NUTELS u.Mitarb. (1967) sahen bei den von Tuberkuloseerkrankungen noch übermäßig heimgesuchten Navajo-Indianern in Brasilien bis zu 90% Lungenherdbildungen und mit 10 TE PPD RT 23 88% Indurationen bis 5 mm und 8% bis 10 mm Durchmesser.

Es wurde bisher angenommen, daß Neugeborene nicht auf Tuberkulin reagieren. PASSALEVA u.Mitarb. (1965) prüften Hautsensibilität und Verhalten von Leukozytenkulturen auf den zytotoxischen Effekt von Tuberkulin. Sie bestätigen das Fehlen der Tuberkulinallergie bei der Geburt bei den Hautproben und bei Testung in Leukozytenkulturen. MILLIGAN u.Mitarb. (1970) zeigten, daß Neugeborene bei intakten Neocortex innerhalb von 24 h Moro-positiv werden können, da sie diese Reaktion schnell erlernten.

Nach SIMON (1962) wird beim Kind die Tuberkulinhautempfindlichkeit bei frischer Infektion erst sehr langsam entwickelt. Deshalb seien noch nach erfolgter Exposition Nachtestungen nach 8 Wochen erforderlich. ANDERSON und GRABAU (1966) untersuchten 4027 Säuglinge und Kinder im Alter von 1–4 Jahren mit Mendel-Mantoux- oder Heaf-Test und fanden ebenso wie KSHANOVSKY u.Mitarb. (1971), die 2582 Kinder von 7–10 Jahren mit Pirquet-Probe und Mendel-Mantoux-Reaktionen von 1 TE testeten, eine deutliche Herabsetzung der tuberkulinpositiven Reagenten und der Tuberkulinhautempfindlichkeit. Der Mendel-Mantoux-Test mit 1 TE wird als empfindlichste Methode der Identifizierung von Neuinfektionen bezichnet, da bei dieser Stärke dann bereits Starkreaktionen zustande kommen. GOLLI (1975) fand bei 122459 Testungen in Craiova im westlichen Rumänien mit 2 TU PPD-Cantacuzino unter 6 Jahren 6,83%, über 6 Jahren 17,12% infizierte Kinder. Bei BCG-Geimpften waren Reaktionen über 10 mm als echte Superinfektionen auszumachen. Die Anzahl der positiven Reagenten in den Städten war mit 20,4% höher als auf dem Land mit 15,6%. DYNKANOVA (1970) stellte bei 3–14jährigen zwei Gruppen mit Primärtuberkulosen gegenüber, die den epidemiologisch bedingten Wandel andeuten, wobei die Gruppe II verminderte Hautempfindlichkeit gegenüber der Gruppe I aufwies (Tabelle 17). SINGER und RODDA (1965) fanden bei Kindern aber auch, daß z.B. die sehr hohen Raten von Reagenten bei Verwendung von Alttuberkulin in Queensland und bei den Untersuchungen in Brisbane auf den Kontakt mit anderen Mykobakterien, die besonders im Meerwasser und Schwimmbecken

Tabelle 17. Epidemiologisch bedingter Wandel in der Tuberkulinempfindlichkeit bei Kindern mit Primärtuberkulosen (DYNKANOVA 1970)

Gruppe	N	Zeitraum	Reaktionen in %	
			schwache	starke
I	480	1935–1945	58,2	8,5
II	470	1954–1963	57,5	3,72

vorkommen, bezogen werden mußten, da sich aus 150 Wasserproben 117 verschiedene Mykobakterien aus der Gruppe der chromogenen Battey-Stämme anzüchten ließen, wobei M. fortuitum überwog. MITIUSKAJA u.Mitarb. (1970) berichteten über den unterschiedlichen Ausfall von Pirquet- oder Mantoux-Proben bei 3591 Kindern und Jugendlichen bei Routinetestungen zur Feststellung der Revakzinationsnotwendigkeit. Die Pirquet-Probe wird dabei als Test zur Feststellung der Tuberkulinkonversion und der Mantoux-Test mit 1, 2, 3 und 5 TE zur Beurteilung der Revakzination herangezogen. Im allgemeinen genüge die Testung mit 2 TE. GRINEVA (1972) legt großen Wert auf den kalibrierten Hauttest, mit dem sie 87% der lungentuberkulösen Kinder erfaßte; nur 3,7% der Kranken blieben beim Mendel-Mantoux-Test von 1:2000 und 1:100 negativ. Die Vergleichszahlen von 246 tuberkulös erkrankten und 130 nicht erkrankten Kindern mit 96,3 bzw. 74,5% Positivreagenten weist auf eine noch sehr hohe Durchseuchung in diesem Krankengut hin. Auch KUEMMERER und COMSTOCK (1967) sahen bei Testungen mit 5 TE PPD-S an 7787 Schülern in 97,5% negative Ausfälle. Bimodale Mantouxgramme der Positivreagenten bei 5–6 mm ∅ und 16 mm ∅ Gipfelbildung, wiesen darauf hin, daß der erste Gipfel als unspezifische Reaktion klassifiziert werden mußte. GOLEVA (1976) fand mit 2 TE PPD-L unter 7980 Testungen bei 527 Kindern mit 122 Jugendlichen hyperergische Reaktionen in 6,6% aller Fälle. Festgestellt werden konnten in 0,7% aktive Tuberkulosen und in 30,1% alte Herde; es fanden sich nur wenige parallergische Reaktionen. KINKADE u.Mitarb. (1968) fanden 1963–1965 bei bis 10jährigen nur 1% Positivreagenten bei 5 TE PPD, wenn 6 mm ∅ messende Indurationen als positiv angesehen wurden, ein Hinweis dafür, daß in Britisch Kolumbien bereits eine erhebliche epidemiologische Rückbildung der Tuberkulose eingetreten war. JUCHNIEWICZ u.Mitarb. (1968) fanden bei Kindern mit Testungen von 1 TE Indurationen von $19{,}2 \pm 3{,}7$ und bei 2 TE von $19{,}7 \pm 3{,}2$ mm ∅. Bis zum 14. Lebensjahr war bei nachgewiesener Tuberkulose die Größe der Indurationen bei 1 TE $18{,}0 \pm 3{,}6$ mm und bei 2 TE $20{,}0 \pm 3{,}5$ mm ∅. WEICKSEL (1977) findet bei Kindern einen Abfall der Durchseuchungszahl.

Wechsel der Tuberkulinempfindlichkeit bei Kindern traten nach CALVETE (1970), HOWARD u.Mitarb. (1970) bei langdauernden Kontrollen mit verschiedenen Tuberkulinreaktionen ein. Oft war das Schwinden der Hautempfindlichkeit mit Verschlechterungen bestehender Tuberkulosen verbunden, was als massive „Autoimmunisation" gedeutet wurde. ZEGARAC und DJURIĆ (1970) sahen bei Tuberkulintestintervallen unter 2 Monaten bei 40 von 60 Kindern kurzfristige Änderungen der Tuberkulinempfindlichkeit, davon 27mal Anergie, 8mal Hypoergie. Bei Testungen in 6monatigen Abständen traten keine Veränderungen auf. DYNKANOVA (1969) fand bei Behandlung von Kindern immer eine Tendenz zur Normalisierung der Hautempfindlichkeit.

KUEMMERER und COMSTOCK (1967) sowie MASLAUSKENE (1975) machten auf soziale Umstände bei der Entwicklung der Tuberkulinhautallergie aufmerksam. So konnten KUEMMERER und COMSTOCK beim Kontakt mit Tuberkulösen höhere Infektionsraten finden, was zu erwarten war. Sie waren aber 13mal höher, wenn der Haushaltungsvorstand nicht mit dem Vater identisch war, was einer 2,5mal höheren Infektionswahrscheinlichkeit entsprach. Auch das Zusammenleben mit nur einem Elternteil brachte für Kinder erhöhtes Infektionsrisiko. Die Tuberkulinreaktionen waren bei den Kindern höher, von denen ein Elternteil mehrfach verheiratet war und auch die Schulbildung des Vaters war nicht unwesentlich; so fand sich bei schlechter Schulbildung bei den Kindern stärkere Tuberkulinreaktion als bei guter. Rauchten die Eltern, so traten doppelt so viele tuberkulinpositive Reaktionen bei Kindern auf, als wenn wenigstens 1 Partner nicht rauchte. War die Familie religiös und widmete sich regelmäßigen Kirchenbesuchen, so waren weniger positive Reaktionen zu finden als bei Eltern, die die Kirche nur selten aufsuchten. Auch der Wohnsitz hatte Einfluß, Stadtbewohner zeigten häufiger positive Reaktionen als Landbewohner. War die Wohnung ohne Bad, so waren ebenfalls die Tuberkulinreagenten häufiger unter den Kindern. Waren die Schüler auf Zysternenwasser angewiesen, stieg die Zahl der Positivreagenten steil an. Die jährliche Infektionsrate war bei den Schülerinnen höher als bei den Schülern. Somit hat die Kenntnis der soziologischen Faktoren einen wesentlichen Stellenwert.

JUCHNIEWICZ u.Mitarb. (1968) testeten 1571 Jugendliche von 15–19 Jahren mit bekannter Tuberkulose mit 1 TE und sahen Indurationen von $16{,}0 \pm 2{,}8$ mm ∅ und bei 2 TE Indurationen von $17{,}5 \pm 2{,}7$ mm ∅. Hyperreaktionen bei 1 TE traten in 1–2%, bei 2 TE in 3–6% auf, davon war in 90% die Induration größer als 13 mm ∅ bei 1 TE und in 95% bei 2 TE. WEICKSEL (1977) fand bei 15–19jährigen Männern 15,9% und bei Frauen 12,2% Positivreagenten. Nach KINCADE u.Mitarb. (1968) waren 1963–1965 in Britisch-Kolumbien bei den bis zu 20jährigen nur 4% positiv, davon 70% aller Indurationen kleiner als 10 mm ∅. COSEMANS und LOUWAGIE (1972) fanden bei 20–30jährigen mehr als 50% positiv bei Testungen mit 10 TE PPD IP oder RT 23 in Tween 80. CZAIJKA und KUBIT (1966) sahen bei 6976 20–40jährigen bei 2 RT 23 PPD in Tween 80 mit geschulten Schwestern bei Wertung von Indurationen über 5 mm ∅ als positiv und 10 mm ∅ als stark positiv 1149 negative und 5527 positive Reaktionen im Bezirk Reszow.

LEGUAY u.Mitarb. (1975) untersuchten Rekruten und fanden unterschiedliche Hautempfindlichkeiten, wobei Ernährungszustand und vorausgegangene BCG-Impfung eine Bedeutung zu haben schienen. GUERRERO u.Mitarb. (1976) bestätigten die schon erwähnte Tatsache, daß bei Testungen von Schülern der Abstand von der BCG-Impfung für den Ausfall der Reaktionsstärke variiere, sie verwendeten bei den Testungen 10 TE IP 48.

GRIEP und BLEIKER hatten 1965 die Tuberkulinempfindlichkeit in verschiedenen Altersklassen getestet und fanden bei Verwendung von 5 TE PPD bei 461 gesichert tuberkulosekranken Patienten je nach Alter verschiedene Indurationsgrößen (Tabelle 18). Sie glaubten damals, daß die negative Tuberkulinreaktion bei jüngeren wie bei älteren Menschen die Tuberkuloseinfektion mit Sicherheit ausschließe. Reaktionen in den einzelnen Alterklassen ließen keine wesentlichen Unterschiede in der Tuberkulinhautreaktion erkennen. FRENKEL u.Mitarb. (1971) testeten 1550 Patienten mit nachgewiesener Tuberkulose und fanden Mittelwerte der Indurationen um 14,82 mm ∅. Sie stellten fest, daß eine negative Tuberkulinreaktion nichts über die Abwesenheit einer Tuberkulose aussage. COSEMANS und LOUWAGIE (1972) fanden bis 51,3 bzw. 53,5% Negativreagenten

Tabelle 18. Altersabhängige Indurationsgrößen bei Test mit 5 TE PPD (GRIEP u. BLEIKER 1965)

Alter in Jahren	Indurationsdurchmesser in mm
15–19	13,8
20–29	14,0
30–39	13,6
40–49	14,7
50–59	15,4
60–69	15,0
70–79	13,7
80 und mehr	17,4

Tabelle 19. Gegenüberstellung von Ergebnissen mit Mendel-Mantoux-Test (5 TE AT) 1956 und Tine-Testen (5 TE AT) 1966 (CHESROW u. NOVAK 1967)

Alter in Jahren	Mendel-Mantoux-Test 1956		Tine-Test 1966	
	N	Indurationen in %	N	Indurationen in %
bis 50	173	69,9	132	52,3
51–69	840	81,5	442	67,7
70–89	1040	74,2	936	54,4
über 90	45	53,5	78	33,3

bei ausgedehnten Röntgenbefunden. Sie glaubten, daß Tuberkulintestungen als Vorsorgeuntersuchung allein nicht ausreichen und begleitende Röntgenuntersuchungen unbedingt erforderlich seien.

KINCADE u.Mitarb. (1968) fanden bei 30–39jährigen durchschnittliche Indurationen von 20,5 mm ∅ bei Verwendung von 5 TE PPD, bei 40–49jährigen 11–12 mm in 40% und in 22% kleinere Indurationen. CZAJKA und KUBIT (1966) bestätigten, daß bei 30–39jährigen der höchste Durchseuchungsanteil bestand. LOOS (1976) untersuchte arbeitsfähige Personen zwischen 30–42 Jahren mit 1 TE PPD RT 23 in Tween 80. Die Mantouxgramme wiesen bei Männern einen Gipfel bei 15 mm ∅ und bei Frauen bimodale Kurven mit Gipfeln bei 2 und 15 mm auf, was als geschlechtsgebundene immunologische Besonderheit aufgefaßt wurde. RANFT u.Mitarb. (1976) sahen einen Abfall der Durchseuchung bei Frauen vom 20. Lebensjahr an bis zum 40.–49. Lebensjahr, bei Männern bis zum 50.–59. Lebensjahr, dann erneute Anstiege. LJUBISAVLJEVIĈ u.Mitarb. (1967) fanden bei Männern über 50 Jahren 10–14 mm Indurationen im Gegensatz zu Frauen, wo die Indurationen bei Standardtesten oft stärker als 20 mm ∅ ausfielen. CHESROW und NOVAK (1967) stellten 2104 Testungen von 1956 mit 5 TE AT im Mendel-Mantoux-Test 1588 Testungen von 1966 mit dem Tine-Test (ebenfalls 5 TE AT) gegenüber (Tabelle 19).

Der sichtbare Rückgang der Durchseuchung wird damit begründet, daß eine Kohorte mit geringerer Durchseuchung nachgerückt sei. SEMBRATOWICZ (1966) fand mit 1 TE RT 23 in Tween 80 bei 588 Personen über 50 Jahren Positivreagenten, wenn Indurationen über 5 mm ∅ als positiv gewertet wurden (Tabelle 20).

Tabelle 20. Positivreagenten über 50 Jahren mit Indurationen über 5 mm∅ bei Test mit RT 23 in Tween 80 (SEMBRATOWICZ 1966)

Alter in Jahren	% der Positivreagenten	
	Männer	Frauen
50–59	70	68,7
60–69	59	40
70–79	35,8	33,6
über 80	40	22

KINCADE u.Mitarb. (1968) sahen bei 70jährigen Männern 36% und Frauen 24% Positivreagenten. SALEEV (1970) fand bereits bei Patienten ab dem 55. Lebensjahr einen zunehmenden Übergang zur Tuberkulinnegativität. COSEMANS und LOUWAGIE (1972) beschrieben bei 17jährigen 64,3% Tuberkulinnegative. PERELMAN u.Mitarb. (1969) testeten 269 Personen von 80–103 Jahren mit Mendel-Mantoux-Test 1:2000 oder 1:1000 AT gleichzeitig auf beiden Armen unf fertigten 194mal eine Röntgenthoraxaufnahme an. Die hohe Tuberkulinsensibilität war bei Patienten mit alten fibrotischen Lungenherden nachweisbar. Testungen mit 1:100 AT deckten im Alter Tuberkuloseinfektionen auf. BLASZCZYK und PASLAWSKAPRUS (1967) fanden bei 85 alten Personen mit offener Lungentuberkulose 90% Positivreagenten, bei alten, klinisch gesunden Personen jedoch nur in 50%, während JENSEN schon 1967 auf das Absinken der Tuberkulinreaktionsfähigkeit bei Anwendung des WHO-Standard-Tuberkulintestes im höheren Alter aufmerksam machte. HARRIS (1967) untersuchte Insassen eines jüdischen Altersheimes, die in europäischen Ghettos gelebt hatten mit wiederholten Testungen in 6wöchigen Abständen mit 0,0001 µg PPD-S und PPD-B simultan an beiden Unterarmen. Nur 93 von 176 zeigten beim 1. und 2. Test positive Reaktionen auf PPD-S, 36 wiesen klinisch positive Tuberkulosen auf. Die Zahl der PPD-S-positiven Reaktionen war in der Gruppe mit Röntgenbefunden (91 von 171) doppelt so hoch wie in der ohne (80 von 171) Röntgenbefunde. PPD-B-positive Befunde fanden sich bei 86, davon 35 ohne und 51 mit Röntgenbefund. Kreuzreaktionen werden angenommen. CIORANESCU und SOLACOLU (1971) fanden eine Zunahme der negativen Reaktionen im Alter bei Testung mit 1 TE PPD. Bei früherer BCG-Impfung käme es bei Nachtestungen zum Kochschen Phänomen. Bei Altersheiminsassen mit starken Tuberkulinreaktionen sei sowohl in der Umgebung nach Streuquellen als auch durch bakteriologische und röntgenologische Untersuchungen der Reagenten nach Infektionsquellen zu suchen. Im allgemeinen wird auf die nachlassende Tuberkulinempfindlichkeit mit zunehmendem Alter hingewiesen, deren Ursache nicht bekannt sei (KLEINSCHMIDT 1958; DEQUEKER u. GYSELEN 1964; TALA u. KARI 1967; GRIEP u. BLEIKER 1965; CZAIJKA u. KUBIT 1966; SEMBRATOWICZ 1966; TZENKOVA u. GAIDOV 1966; VIDAL u.Mitarb. 1967; NEUMANN 1973; BIRKHÄUSER 1975; ENDRES u.Mitarb. 1975; JORIS u. GIRARD 1975; RAPP 1977).

Nach MÜLLER (1969), JORRIS und GIRARD (1975) und RAPP (1972), führen altersbedingte Hautveränderungen auf verminderte Antigen-Kontaktmöglichkeiten, Reduzierung immunkompetenter Zellen, zunehmende Anzahl biologischer Heilungen, Verminderung der Kontaktmöglichkeiten zu Offentuberkulösen, reduzierte Stimulierbarkeit der Lymphozyten auf Tuberkulin und somit auf eine verminderte Reagibilität der zellständigen Immunabwehr zurück. Sie sehen darin die wesentlichsten Gründe für die verminderte Tuberkulinhautempfindlichkeit im Alter. JORRIS und GIRARD prüften verschiedene Parameter der Immunantwort bei Jugendlichen und Alten mit kurzfristig wiederholten Verabreichungen steigender Dosen PPD, wodurch eine Zunahme der Tuberkulinhautreaktion und der zirkulierenden Antikörper eintrat, was auch von FREERKSEN (1960, 1962) als Eigenschaft des Tuberkulins mit vollem Antigencharakter beschrieben wurde. Besonders bei älteren Personen trat nach JORRIS u. GIRARD ein Anwachsen der Lymphozytensensibilität ein, aber auch die verstärkte Produktion eines Migrationshemmfaktors in Lymphozytenkulturen. Bei alten Leuten zeigten Lymphozytenkulturen primär kein Ansprechen mehr auf PPD, was ebenfalls für eine Depression der zellulären Abwehr spricht. Die adäquate und über lange Zeit durchgeführte prolongierte Stimulation mit Antigenen sei aber zu einer Reaktivation der gealterten Funktion und Anhebung auf normale Werte geeignet.

Von den meisten Autoren wird übereinstimmend angegeben, daß allein nach der Tuberkulinprobe weder das Fehlen noch die Aktivität einer bestehenden Tuberkulose im Alter beurteilt werden könne (STICKL u. KNAPP 1959; HERTL 1969; NEUMANN 1971a). YASCHENKO und GRABOVETSKAYA (1975) werten aber die positive Tuberkulinreaktion im Alter als direkten Hinweis auf eine frische Erkrankung.

Trotz der sich im Detail oft scheinbar widersprechenden Angaben bei Verwendung unterschiedlicher Tuberkuline und Tuberkulinmengen zur Testung wird die Problematik der Veränderungen in verschiedenen Lebensaltern deutlich, die wesentlich von epidemiologischen Geschehen und den herrschenden sozioökonomischen und soziologischen Faktoren in den einzelnen Ländern geprägt werden. Solange keine einheitlichen Testmethoden, einheitlich definierte Testtuberkuline und einheitliche Dosen sowie einheitlich gewisse Jahrgangskohorten getestet werden, können die vielen, die Tuberkulinreaktion mitbestimmten Faktoren nur schwer objektiv überprüfbar gemacht werden. Anhand der erwähnten Beispiele bleiben die Interpretationsmöglichkeiten gering. Deshalb kann eine Darstellung der erarbeiteten Fakten nur pragmatisch geschehen, um gewisse einheitliche Tendenzen anzudeuten, die sich scheinbar deutlich erkennbar zeigen.

IV. Einfluß der Chemotherapie und des Kortisons

Die Ausscheidung von tuberkulinartigen Substanzen im Harn und deren Vorhandensein im Serum wurde 1924 von ENRIGHT und REITGER durch Extrakte, die Tuberkulinwirkung hatten, nachgewiesen. FUST (1953) fiel bei Einführung des Isonikotinsäurehydrazids (INH) erneut die Ausscheidung von tuberkulinartigen Substanzen im Harn nach Konzentration auf, die beim Menschen Tuberkulinwirksamkeit hatten. Er sah dies als Auswirkungen der INH-Medikation und Elimination des Tuberkulotoxins an. Die Bindung des INH durch Tuberkulin konnte im Krampfversuch an der weißen Maus mit fast letalen Dosen von 250 mg/kg KG INH (84% letaler Ausgang) und steigenden Dosen GT von 385 über 770, 1155, 1550 und 2310 Einheiten bis 3 mg GT nachgewiesen werden (SCHWABE 1963), wobei sich die Krampfdauer, das krampffreie Intervall und die Überlebensquote direkt proportional zur GT-Dosis verhielten. GAVRILENKO u.Mitarb. (1974) zeigten im Tierversuch beim Meerschweinchen, daß sich die Tuberkulinempfindlichkeit dem Behandlungserfolg konform verhielt. Bei vakzinierten Tieren war die Tuberkulinempfindlichkeit schneller eingetreten und hö-

Tabelle 21. Tuberkulinreaktionen bei Kindern mit (Gruppe I) und ohne (Gruppe II) INH-Behandlung

Verhalten	% der Tuberkulinreaktion			
	Stationär	Zunahme	Abnahme	Negativ (absolut)
Gruppe I	74	9	17	26
Gruppe II	72	12	12	17 von 95

her, fiel aber auch unter der Therapie schneller ab und wurde stärker vermindert als bei nur infizierten und behandelten Tieren. LESKIEWICZ u.Mitarb. (1968) sahen unter INH-Medikation bei Kindern eine Abschwächung der Tuberkulinreaktion von 16,5 mm ∅ im Mittel bei Behandlungsbeginn zu 13 mm ∅ im Mittel nach 1 Jahr und nach weiteren 2–3 Jahren zu 12 mm ∅. Die Unterschiede seien statistisch zu sichern gewesen. CARDIS (1966) gab eine ätiopathogenetische Einteilung der kindlichen Primärtuberkulose und fordert bei Konversion im Kindesalter bis 5 Jahre immer Chemoprävention. LESKIEWICZ u.Mitarb. (1968) konnten zeigen, daß die Negativierung nach Konversion unter Chemoprävention immer schnell und prompt eintrat, wenn es gelang, die Infektionsquelle zu sanieren. Testungen wurden mit 5 TE PPD polnischer Produktion und bei eingetretener Negativierung zur Überprüfung zusätzlich mit 10 TE PPD durchgeführt. MACRY und CHIU-CIMPEANU (1966) stellten bei 991 Kindern (Gruppe I) von 0–16 Jahren unter Chemoprophylaxe mit Tuberkulintestungen über die Dauer von 3 Jahren und bei 690 Kindern (Gruppe II) ohne Chemoprophylaxe fest, daß die INH-Behandlung zu einer gewissen Depression der Tuberkulinreaktion führe. Die Testungen mit 10 TE wurden nur dann als positiv gewertet, wenn sie 10 mm betrugen (Tabelle 21). Sie kamen zu der Auffassung, daß die Chemoprophylaxe nicht bis zur Negativierung der Tuberkulinempfindlichkeit ausgedehnt werden dürfe.

COSEMANS und LOUWAGIE (1972) sahen bei Erkrankten unter der Behandlung vorübergehende Negativierungen, dann aber später in 72% Positivreagenten mit 10 TE PPD IP bzw. PPD RT 23 in Tween 80. Ähnliche Beobachtungen machten CLAICIU u.Mitarb. (1968) bei INH-Prophylaxe simultan zur BCG-Impfung. Die postvakzinale Allergie fiel verschieden aus, in der INH-Gruppe trat ein Abfall auf 45% gegenüber 73% Positivreagenten bei Nichtbehandelten ein. Im 6.Monat der Überwachung kam es dann aber zu gleichen Ergebnissen in beiden Gruppen mit fast gleichstarken Tuberkulinreaktionen. Die Autoren gelangten zu der Feststellung, daß es günstiger sei, INH zur Vermeidung von Impfkomplikationen erst nach 2 Monaten, also nach Eintritt der postvakzinalen Allergie zu verabreichen. Die Ergebnisse wurden an 710 Kindern von 1–14 Jahren bei Testungen mit 10 E PPD IC 65 nach Impfung mit 0,05 mg BCG-Lymphe intrakutan durchgeführt. Die Wertung der Tuberkulinreaktion als positiv erfolgte ab 5 mm Indurationsdurchmesser. NARAIN u.Mitarb. (1970) berichten aus Südindien bei Testungen an 1676 Vpn. über den Einfluß der INH-Prophylaxe nach BCG-Impfung. Bei Tuberkulinpositiven kam es zu einem leichten Rückgang der Tuberkulinhautempfindlichkeit unter Chemoprävention, bei BCG-geimpften Personen nahm die Tuberkulinhautempfindlichkeit unter Chemoprävention mit 5 mg/kg KG signifikant geringer zu als bei nur BCG-Geimpften. Die Testungen wurden 60–62 Tage nach der Impfung und nach 4 $^{1}/_{2}$ Monaten mit 5 TE-Standard-Test durchgeführt. Die Ergebnisse sprächen dafür, daß gleichzeitig zur BCG-Impfung eine INH-Prophylaxe durchgeführt werden könne, allerdings müsse man mit Inaktivierung von 90% der lebenden Keime der BCG-Vakzine rechnen.

BROWN und ATUK (1973) berichten über einen Fall einer 19jährigen Schwesternschülerin, die nach Kontakt mit Tuberkulosekranken eine positive Hautreaktion entwickelte, chemoprophylaktisch 1 Jahr mit INH behandelt und negativ wurde und bei erneutem Kontakt wieder tuberkulinpositiv wurde. Nach der 2. INH-Therapie blieb sie tuberkulinpositiv.

Für die INH-Chemoprophylaxe frischer Konvertoren sprechen nicht nur die Ergebnisse der Tierversuche von PALMER (1959) und BROSBE und SUGIHARA (1965), sondern auch die Ergebnisse beim Menschen (HARTMANN-HELMING 1977).

SZABO und SPOSS (1966) überprüften neben dem Mendel-Mantoux-Test allein mit Tuberkulin gleichzeitig auch im INH-Test Streptomycin (SM)+INH. Der Testausfall wurde nicht vermindert, sondern verstärkt. SM+Tuberkulin 1:10000 brachte einen verstärkten Ausfall, INH+1:10000 Tuberkulin eine Abschwächung der Indurationen, SHMELEV und STEPANYAN (1972) führten unter der Chemotherapie der Tuberkulose mit INH, SM und PAS intradermale Teste mit den Medikamenten durch. Sie fanden stärkere Abgrenzungen bei Zunahme der Testreaktionen bei Verwendung der Medikamente, so daß z.B. Antituberkulotikahauttestungen zur Abklärung einer Drogenallergie nicht als brauchbar angesehen wurden. Die Reaktionen waren von anderen Fakten abhängig als von denen der Allergie. DOLGOVA (1968) fand bei 63 Kindern zwischen 1–6 Jahren unter der Chemotherapie mit PAS, INH und SM Zunahmen der positiven Tuberkulinhautreaktionen bei gleichzeitigem Anstieg der Intensität, was als Ausdruck einer erhöhten Immunitäts- und Allergielage gedeutet wurde, zumal in den ersten 3 Behandlungswochen die Phagozytoseaktivität der Leukozyten zunahm.

Die intrakutane Tuberkulinreaktion kann durch Zusatz von Kortikoiden direkt gehemmt bis aufgehoben werden (VERGANI 1956; SEPPÄLÄ u. WASZ-HÖCKERT 1956; BULGARELLI u. ROMANO 1957; SYKORA u.Mitarb. 1966). VERGANI (1956) beschreibt die Hemmung der Tuberkulinreaktion. SYKORA u.Mitarb. finden eine Verminderung der arithmetischen Mittelwerte um 4,9–5,27 mm ∅ bei 360 Kindern mittels Testung von 2 und 10 TE PPD RT 23 in Tween 80 bei gleichzeitiger Zugabe von 2 IE Corticotropin, was als Wirkung einer Tuberkulinfixierung am Ort gedeutet wurde.

Im Tierexperiment wird nach KAPITANOV (1971) durch Gabe von Steroidhormonen 21 Tage nach BCG-Impfung eine Hemmung auf die passive Übertragung der Tuberkulinallergie ausgelöst bei gleichzeitiger zusätzlicher Aussaat (Spreeding-Effekt) der tuberkulösen Infektion beim Meerschweinchen. MAYER und SCHWABE (1965) konnte im Experiment an der isolierten Rattenleber mit 4–570000 E GT keine Änderung des Kortisonabbaues finden.

SEPPÄLÄ und WASZ-HÖCKERT (1956) sahen bei kombinierter Kortison-Tuberkulostatika-Therapie keine signifikanten Änderungen der Tuberkulinhautempfindlichkeit, während DOBREV u.Mitarb. (1968) bei 100 Kindern zwischen 0–5 Jahren mit Primärtuberkulosen in 84% eine Hemmung der Tuberkulinreaktion fanden, und zwar totale Reversion (Negativwerten) in 18% und Konversion von bisher negativen in 10% unter kombinierter tuberkulostatischer Behandlung mit gleichzeitiger Kortisonverabreichung. SIBILA u.Mitarb. (1973) fanden bei Vergleich von 2 Gruppen mit und ohne zusätzliche Gabe von 1 mg/kg KG/die Prednison bei 220 Kindern von 6–14 Jahren in keiner Gruppe signifikante Reaktionen der Tuberkulinhautempfindlichkeit. TAKAHASHI (1967) fand die Ansichten, daß kein Zusammenhang zwischen Allergie und Immunität bestehe dadurch bestätigt, daß mit Kortison im Tierversuch und am Menschen gezeigt werden konnte, daß die Resistenz gegen die Infektion beseitigt werden konnte, ohne daß es dabei zu einer Beeinflussung der Allergie kam. ARNASON und WAKSMAN (1964) halten die völlige Unterdrückung der Tuberkulinhautreaktion bei Einnahme einer Progesteron-Östrogen-Kombination (Kontrazeptiva) für sehr wahrscheinlich.

MUKERJEE u.Mitarb. (1973) vermuten, daß Rifampicin einen Einfluß auf den Ausfall der Tuberkulinempfindlichkeit haben könne.

Somit ergeben sich nur geringe Hinweise, die annehmen lassen könnten, daß es durch Chemotherapie der manifesten Tuberkulose zu einer Änderung der Tuberkulinempfindlichkeit kommt, während gewisse Anhaltspunkte dafür vorhanden sind, daß die bei frischer Infektion erfolgende Chemoprophylaxe die Ausbildung einer anhaltenden Tuberkulinhautempfindlichkeit unter bestimmten Umständen unterbinden kann.

V. Einfluß von Krankheiten und Schwangerschaft

1. Unterernährung

Für die Einschätzung der Tuberkulinreaktion in verschiedenen Teilen der Erde stellt der jeweilige Ernährungszustand einen wichtigen Faktor dar. LLOYD (1968) stellte bei ernährungsgestörten Kindern mit Untergewicht und Wachstumsstörungen bei verschiedenen Arten der Tuberkulintestungen (Heaf-Test bis 100 E AT, PPD 2 mg/ml RT 23) Unterdrückungen der Tuberkulinhautreaktion fest, ebenso bei Kwashiorkor und anderweitig bedingtem Marasmus. Von 3332 Kindern hatten bei negativen Testen 103 eine aktive Tuberkulose. Davon waren von 51 (1–6 Jahre) beim Heaf-Test nur 11, 18 weitere bei 100 TE AT und 4 noch bei 1000 TE AT positiv, 18 blieben negativ. Es ergeben sich somit aus diesen Untersuchungen, daß bei ernährungsgestörten Kindern die Tuberkulinempfindlichkeit erheblich vermindert ist und sehr hohe Tuberkulinkonzentrationen zur Auslösung positiver Reaktionen erforderlich werden.

Auch bei Erwachsenen stellten HARRISON u.Mitarb. (1975) sputumpositive Tuberkulosekranke in Nigeria mit sehr geringer Tuberkulinhautempfindlichkeit fest. Von 68 zeigten 46 bei 4 oder 5 TE PPD Reaktionen von weniger als 10 mm ∅, was ebenfalls als Ausdruck der Malnutrition angesehen wurde. Die Autoren waren aufgrund ihrer Untersuchungen so pessimistisch, daß sie annahmen, daß bei diesen Bevölkerungsgruppen Tuberkulinteste zur Diagnose einer Tuberkulose wertlos seien.

2. Virusinfektionen (Masern, Mumps, Röteln, Virusgrippe, Pocken, infektiöse Hepatitis) und bakterielle Infektionen

ULIVELLI (1967) beschreibt, daß die Abschwächung der Tuberkulinreaktion bei Masernkranken 2–3 Tage vor Auftreten des Masernexanthems beginne, während des Exanthems stetig ansteige (89% Negativität), um sich dann wieder nach etwa 18 Tagen auf den vorherigen Stand einzupendeln. Nach SCHREITER und SCHABBEL (1970) besteht im ersten Lebensjahr eine Altersabhängigkeit der Negativreagenten in 25% und vom 7.–14. Lebensjahr in 57,2% für Virusinfekte.

Bei Masern, Varizellen und Rubeolen käme es zu einer 100%igen „Anergie", bei der Hepatitis erlischt die Tuberkulinhautempfindlichkeit in der ersten Woche, ebenso bei der Pertussis, später werden nur 20% wieder positiv. Testungen wurden mit Mendel-Mantoux-Test 100 TE und gleichzeitig BCG-Test durchgeführt.

Besonders auffällig waren bei 3000 behandelten Kindern die intermittierenden Negativierungen der Tuberkulinhautempfindlichkeit dann, wenn die Kinder bei Röteln, Mumps, Masern oder Hepatitis zusätzlich mit Kortikoiden behandelt werden mußten, oder aber wenn chemotherapeutisch zu behandelnde aktive Lungen- oder Lymphknotentuberkulosen bestanden oder BCG-Impfungen kurz vorausgegangen waren. Aber nur 3 der beobachteten Kinder blieben dauernd negativ (KULCAR u. NEUMANN 1965).

Besonders interessant sind die Beobachtungen, daß auch Schutzimpfungen gegen Masern, Röteln (SPIESS 1974; BRICKMANN u.Mitarb. 1975), Mumps (BRICKMANN u.Mitarb. 1975), bei Kindern ohne oder mit BCG-Impfung zu vorübergehenden Negativierungen in der Tuberkulinempfindlichkeit führten. Auch Diphtherieimpfungen wiesen Veränderungen der Tuberkulinhautempfindlichkeit mit 24,5% und Pockenschutzimpfungen mit 6,8% Negativierungen auf (WHITTED u.Mitarb. 1971). Für die Grippeschutzimpfung wurden Verminderungen der Tuberkulinhautempfindlichkeit von ZWEIMANS u.Mitarb. (1967) bei Testungen bis zu 250 TE und bei Einzeltestungen Verminderungen des Indurationsdurchmessers bis zu 10 mm beschrieben, während wiederholte Testungen mit PPD einen gewissen Booster-Effekt mit mehr oder minder starken Veränderungen innerhalb von 4 Wochen zeigten. KLEINERMANN u.Mitarb. (1975) untersuchten die chemotaktische Monozytenreaktion bei Virusgrippe, indem sie Monozyten der Erkrankten mit Infektionsstamm (Port Chalmers) bebrüteten. Die Chemotaxis wurde in 49–54% gehemmt. Nach 3 Wochen war die Depression der peripheren Zellen von 40–82% wieder voll ausgeglichen. Sie sehen in den Ergebnissen eine Stütze für die Hypothese, daß die bei Tuberkulosekranken veränderte Immunantwort und die erhöhte Anfälligkeit für Superinfektionen bei der Grippe besonders durch die Auswirkung des Virus, die Monozytenfunktion zu unterdrücken, gekennzeichnet werde.

BERKOVICH u.Mitarb. (1969) sahen bei 15 Kindern mit Echo-Virus-Infektionen bei 1 oder 5 TE PPD im Vergleich zu 5 Kindern mit masernähnlichen Exanthemen während und nach der Infektion im Lymphozytentransformationstest keine Veränderungen (weder mit PPD 125 TE oder PHA) der Transformationsfrequenz.

FLOERSHEIM (1965) stellte im Tierexperiment am Meerschweinchen fest, daß gegenüber gesunden Tieren beim BCG-vakzinierten Tier ($0{,}2 \times 10^6$/0,1 ml Lebendvakzine + 80% Freudsches Adjuvans) bei positivem Hauttest mit 750 TE (AF-PPD-Bern) Pertussisvakzine 40×10^9–160×10^9/Zellen/kg 30 min vor Tuberkulintestung eine signifikante Verminderung von lokalem Ödem, Infiltrat und Hautrötung nach sich zog. Welche immunologischen Mechanismen zur Depression der lokalen Tuberkulinhautempfindlichkeit bei Masern und Pertussis führten, sei bisher nicht bekannt.

BLAGODARNY u.Mitarb. (1969) weisen auf Interaktionen zwischen Tuberkulose und Lepra hin. Bei stark tuberkulosepositiver Bevölkerung käme die Lepra kaum vor, beim Absinken der Tuberkulosedurchseuchung wie im Kongo (um 21,6% nach DUBOIS) sei eine verstärkte Verbreitung der Lepra feststellbar. Tuberkulin-negativ reagierende Kinder erkrankten öfters als andere an Lepra, Kinder tuberkulöser Eltern reagierten Lepromin-positiv, gesunde Kinder unter 1 Jahr sonst nicht. Tuberkulosekranke reagierten auf Lepromin doppelt so stark wie auf Tuberkulin. Es müsse also eine besondere Form der Kreuzreaktion vorliegen.

PAK (1966) überprüfte bei der infektiösen Hepatitis mittels mehrfacher Pirquet- oder Mendel-Mantoux-Reaktionen die Tuberkulinhautempfindlichkeit bei 96 Lungentuberkulosekranken. Der Tuberkulintest wurde in 56% negativ während der akuten Erkrankung, in der Rekonvaleszenz verstärkte sich die Tuberkulinempfindlickeit. Eine Abhängigkeit des Ausmaßes der Abschwächung der Tuberkulinhautreaktion von der Schwere der Hepatitis wurde angenommen, da bei leichtem Verlauf nur 47%, mittelschwerem 55% und schwerem dann 92% intermittierend negative Reaktionen auftraten. Die Steigerung der Tuberkulinempfindlichkeit in der Rekonvaleszenz wurde mit der Progredienz von Lungenprozessen bei 10 von 35 Patienten in Verbindung gebracht.

Die unterschiedlichen Ausfälle der Tuberkulinreaktionen bei virusbedingten Erkrankungen werden u.U. auf eine RES-Blockierung durch das Virusantigen oder auf eine Steroidüberproduktion infolge des Virusinfektes zurückgeführt. Bekannt ist, daß z.B. das Masernvirus die Zellen des „lymphoretikulären Systems“ direkt angreift. Es kommt zu einer generellen Hyperplasie des lymphatischen Gewebes und auch schon in der Inkubationszeit zur Ausbildung vielkerniger Warthin-Finkeldey-Riesenzellen in Lymphknoten, Milz, Tonsillen und Appendix. Nach BERKOVICH und STARR (1966) sollen diese Riesenzellen von kleinen Lymphozyten (Monozyten?) abstammen. Interferenzen zur Immunreaktionsfähigkeit werden erwogen, die erklären sollen, daß bei Masern die Reversion der Tuberkulinreaktion nicht nur während der Inkubationszeit der Masern, sondern und besonders nach dem 4. Tag des Exanthemausbruches eintreten. Von anderen Autoren wird bei jeder Viruserkrankung eine kompetitive Hemmung des RES angenommen, die zumindest zu einer Intensitätshemmung der Tuberkulinempfindlichkeit führt, so bei Röteln, Mumps, Mononucleosis infectiosa, Poliomyelitis, Varizellen u.a. (BRODY u.Mitarb. 1964; STARR u. BERKOVICH 1964).

Bei anderen akuten Krankheiten, wie Pleuritis, Bronchitis und Asthma bronchiale zeigen Kinder in der 1.–3. Krankheitswoche bis zu 80% Tuberkulinnegativierung, während bei der chronischen Bronchitis und Tonsillitis kein einheitliches Verhalten zu finden war. Zu ähnlichen Schlußfolgerungen gelangten GROSSMAN u.Mitarb. (1975) bei Tuberkulintestungen bei verschiedenen akuten und chronischen Infektionskrankheiten, wie Moniliasis, Mumps, Staphylokokkensepsis, Trichophytose u.a.

3. Immunsuppressive Therapie

Einen besonderen Fall einer disseminierten hämatogenen Tuberkulose beschrieb 1973 LAKSHIMINARAYAN, wo aus einem Fokalherd in einer transplantierten Niere von einem tuberkulinpositiven Spender bei einem tuberkulinnegativen Empfänger die Exazerbation unter der immunsuppressiven Nachbehandlung erfolgte. JOHNSTON und SLAVIN (1976) widmeten ihre Aufmerksamkeit dem bisher nicht bekannten Mechanismus der Persistenz der Tuberkulinempfindlichkeit beim Urämiker. Im Tierversuch blieb ebenfalls die Tuberkulinhautempfindlichkeit bestehen, während artefiziell urämisch gemachte Meerschweinchen ihre vorher vorhandene Fähigkeit zur passiven Übertragung der Tuberkulinempfindlichkeit mit ihren T-Lymphozyten verloren.

4. Schwangerschaft

FRADKIN und KHODONOVICH (1971) untersuchten 77 neugeborene Kinder 3–4 Tage nach der Geburt von an aktiver Tuberkulose oder inaktiver Tuberkulose leidenden sowie gesunden Müttern und fanden bei Prüfung der Tuberkulinwirkung auf neutrophile Leukozyten nach den experimentellen Modellen von CUMINGS u.a. zur passiven Allergieübertragung, daß Kinder von Müttern mit aktiver Tuberkulose intensive, von Müttern mit inaktiver Tuberkulose schwächere und von gesunden Müttern keine Reaktionen aufwiesen. Die gefundenen Ergebnisse werden als Ausdruck der Übertragung einer passiven Allergie gegen Tuberkulin auf die Neugeborenen gedeutet. BAJAN u.Mitarb. (1966) untersuchten das Verhalten der Tuberkulinempfindlichkeit bei 1913 schwangeren Frauen vom 3.–9. Monat mit 2 TE RT 23 in Tween 80 und fanden die höchste Zahl der Reaktionen mit 74,5% im 3. Schwangerschaftsmonat und im 7. noch 67,5%. Nach der Geburt stiegen die positiven Reaktionen auf 77,3% an. Von den Frauen wurden während der Schwangerschaft 14,4% tuberkulinnegativ. Von 2,9% bisher dauernd negativen traten nach der Geburt erstmals tuberkulinpositive Reaktionen auf. Von den 1913 Frauen waren 551 (28,2%) dauernd negativ.

Positive Reaktionen fanden sich bei Frauen bis zum 40. Lebensjahr in 76,8%, während von bis zu 20jährigen nur 63,6% positiv reagierten. Insgesamt reagierten von 1913 Frauen 1362 positiv (71,2%). Tuberkulöse Komplexe waren 98mal röntgenologisch nachweisbar, bei 5 Frauen (0,26%) fand sich eine aktive, bei 93 (4,8%) eine inaktive Tuberkulose. Bei den Tuberkulinreaktionen verhielten sich die Stärken der Reaktion so, daß

von 420 bis 10 mm ∅ 15 (5,12%) inaktive Tb,
von 433 bis 15 mm ∅ 39 (9,01%) aktive Tb und
von 509 über 15 mm ∅ 1 aktive Tb

auffielen, so daß aus der Größe der Reaktion mit gewissen Einschränkungen auf das Vorliegen eines aktiven Prozesses während der Schwangerschaft geschlossen werden könne.

SYMANSKA-JAGIELLO und STRZELECKA (1967) gehen davon aus, daß bei Schwangeren physiologisch eine „Anergie oder Hypoergie" vorliege und stellten in 15–30% geringere Tuberkulinhautreaktionen fest. MINGEOT (1969) meint, daß bei Schwangeren durch den Rückgang der Tuberkuloseerkrankungen an sich die Gefahr der Vernachlässigung der diesbezüglichen Diagnostik bestünde. Bei 500 Schwangeren führte er die Tuberkulinpflasterprobe mit 5 TE durch und fand in 64,5% positive Reaktionen, wobei kein Unterschied zwischen belgischen Frauen und Gastarbeiterinnen aus dem Mittelmeerraum festgestellt werden konnte. Negativ waren bis zum 20. Lebensjahr 77,2%, bis zum 40. Lebensjahr noch 60%.

Während JOASOO und PENNY (1974) über eine Verminderung der Tuberkulinempfindlichkeit bei Schwangerschaft berichteten, fanden PRESENT und COMSTOCK (1975) bei 452 Frauen mittels Testung mit 5 TE PPD-S innerhalb eines Jahres in den einzelnen Schwangerschaftstrimestern keine Unterschiede und auch keinen Anhalt für eine Depression der Tuberkulinempfindlichkeit. Als Konversion wurden Veränderungen von 6 auf 10 mm ∅ und Reversionen von 10 auf 6 mm ∅ bei den Untersuchungen bezeichnet.

5. Silikose und Staublungenerkrankungen

Der häufigeren Tuberkulinempfindlichkeit bei Bergleuten entspricht die erhöhte Morbidität. VIDAL u.Mitarb. (1968) wiesen auf diesen Umstand hin. HABER u.Mitarb. (1969) fanden bei simultanen Tuberkulintestungen mit Humantuberkulin und Sensitinen von M. kansasii, scrophulaceum, avium, fortuitum und M. Battey bei 78 aktiven Tuberkulosen und 69 Silikotuberkulosen hohe Empfindlichkeiten für Tuberkulin in beiden Gruppen und Sensitinreaktionen bei Bergleuten, besonders auf M. scrophulaceum. AZENCOTT (1974) hielt wegen der hohen Morbidität von Bergleuten BCG-Impfungen für erforderlich und fand lange erhöhte Empfindlichkeiten. FRITZE (1975) konnte für das Ruhrgebiet mit Sensitinen keine Häufung von M. kansasii feststellen, wie dies z.B. für Kohlenreviere von Mährisch-Ostrau beschrieben worden war. FRITZE (1975) stellte auch bei Ausschluß der BCG-geimpften Bergleute vom 16.–60. Lebensjahr zwischen 1963 und 1973 8–17% aktiver Silikotuberkulosen bei einer bundeseinheitlichen Tb-Morbidität von 0,05–0,1% fest. Bei staubexponierten Bergleuten war im Vergleich zu nicht staubexponierten die Häufigkeit der Tuberkulinempfindlichkeit zwischen dem 16.–45. Lebensjahr wesentlich höher. Die Ursache hierfür wird in einer besonderen, durch die Staubexposition hervorgerufenen immunologischen Situation gesehen. Somit sind regional unterschiedliche Ergebnisse bei einer im allgemeinen bei Bergleuten erhöhten Tuberkulinsensibilität feststellbar.

6. Sarkoidose

Infolge der unklaren Ätiopathogenese der Sarkoidose sind unterschiedliche und spekulative Rückschlüsse in der Literatur zu finden. VOTAVA und ALTMANN (1970) konnten nachweisen, daß in $^{1}/_{3}$ von 118 Patienten die Tuberkulinreaktion nur temporär unterdrückt wurde. CHUSID u.Mitarb. (1971) prüften bei 350 Sarkoidosepatienten in einer Periode von 1–22 Jahren die Tuberkulinempfindlichkeit nach. 190 (54%) waren bei 100–250 TE unempfindlich, 49 (14%) reagierten auf 1 oder 10 TE, 111 (32%) auf 100 oder 250 TE. Bei 91 Patienten konnte das Verhalten der Tuberkulinempfindlichkeit über längere Zeit geprüft werden, es blieb unverändert. In inaktiven Phasen der Sarkoidose stieg die Tuberkulinempfindlichkeit nur gering an. Nach TURIAF u.Mitarb. (1968) soll die Zahl der Nichtreagenten vom Stadium I zum Stadium III von 79 auf 88% ansteigen. Bei Heilung der Sarkoidose war nur bei einem Teil der Wiedereintritt der früher vorhandenen Tuberkulinempfindlichkeit nachweisbar. GROSS (1973) fand bei Anwendung von Kortikoiden paradoxe Hautreaktionen, nicht jedoch, wenn gleichzeitig noch ein Karzinom vorlag. Da mit einem besonderen Lymphokininpräparat aus stimulierten Lymphozyten – das bei Sarkoidosekranken im Vergleich zu Gesunden (93% positiv) keine Reaktion gab – unter Zugabe von Kortison in 75% positive Reaktionen auslösbar waren, wird ein Lymphozytendefekt als Ursache vermutet. GOTOFF u.Mitarb. (1973) untersuchten ebenfalls zelluläre Immunmechanismen und den Ausfall der Tuberkulinteste und KOHOUT (1976) fand, daß die passive Übertragung der Tuberkulinallergie auf Sarkoidosepatienten die 5fache Lymphozytenmenge wie bei Gesunden benötigte, nämlich $5 \times 10 \times 10^{6}$ Zellen. Somit sei eine qualitative und quantitative Abschätzung des T-Lymphozytenzellsystems möglich. EWERT und GOLL (1976) fanden bei 1000 Sarkoidosepatienten in 27,7% bei 100 TE GT bei aktiver und in 48,3% bei inaktiver Sarkoidose positive Hautreaktionen auf Tuberkulin, so daß mit Abheilung des akuten Schubes eine Zunahme der Tuberkulinempfindlichkeit in $^{1}/_{3}$ der Fälle angenommen wurde.

Die Abklärung der Verhältnisse wird weiter kompliziert durch die Theorie der Zerstörung der Mykobakterien durch Mykobakteriophagen (MANKIEWICZ 1966), die umstritten ist. LAWRENCE (1969) hält jedoch diese Mechanismen für prinzipiell möglich (Self- +X-Reaktion), wonach jedes eingeführte Tuberkulin oder Sensitin von Mykobakteriophagen sofort angegriffen wird und jede Reaktion damit unterbleibt (BICKARD u. SPEER 1969; KALKOFF 1967). Die Ursachen der Tuberkulinnegativierung sind bei der vorher tuberkulinpositiven Sarkoidose somit nicht geklärt.

7. Karzinome

Bereits 1932 stellte BENEDETTE beim Vergleich von 250 Karzinomkranken mit 156 krebsfreien Patienten bei gutem Allgemeinzustand ein gleiches Ansprechen auf Tuberkulin, bei kachektischen schlechtes bis aufgehobenes Ansprechen fest. MEYER (1959) untersuchte Rauchergewohnheiten und Verhalten gegenüber der Tuberkuloseinfektion und fand bei 95% der Karzinomkranken und 80% der gesunden Vergleichsgruppe gleiches Ansprechen auf Tuberkulin. HUGHES (1965) sah bei 117 Karzinompatienten je nach Ausbreitung des Tumors die aus Tabelle 22 ersichtlichen Ergebnisse.

KOHOUT (1971) führte Lymphozytentransformationsteste mit PHA- und Tuberkulinstimulation bei Bronchialkarzinomen durch und fand, daß die Immunpotenz bei Ca.-Patienten wesentlich geringer war als bei gesunden. Bei hilären Metastasen traten starke Immundefekte auf, während Fernmetastasen keinen Einfluß hatten. NIRMUL und KIRSCHNER (1973) untersuchten 17 thorakotomierte Patienten und fanden bei allen positive Tuberkulinteste, während BELENKY (1973) bei den meisten Kranken nur schwache Reaktionen sah, Positivität nur bei peripheren Bronchialkarzinomen. KLEISBAUER u.Mitarb. (1974) konnten bei 80 Patienten mit 1–5 TE (5 mm ∅=positiv) keine deutlichen Abhängigkeiten der Tuberkulinempfindlichkeit vom Karzinomstadium finden, lediglich in den letzten Lebensmonaten waren Tuberkulinreaktionen nicht mehr auslösbar. Obwohl dies auffallend sei, wäre dennoch die Tuberkulinreaktion prognostisch nicht verwertbar. PAPILLON u.Mitarb. (1976) untersuchten mit Mendel-Mantoux-Test 10 TE PPD IP 48 am gleichen Arm über 10 Monate lang verschiedene Lungenerkrankungen. Bei Lungenkarzinomen und Tuberkulosekranken fanden sie die in Tabelle 23 aufgeführten Ergebnisse.

KOHOUT (1977) sah ebenfalls keine signifikanten Tuberkulinreaktivitäten, selbst bei weit fortgeschrittenen Bronchialkarzinomen im Stadium IV. Er testete

Tabelle 22. Tuberkulintestergebnisse bei Karzinompatienten je nach Tumorausbreitung

Tumor	N	Tuberkulin-negativ	Tine-positiv			
		a	b	c	d	e
Lokal begrenzt	33	(8)	11	10	3	1
Regionärer LK-Befall	36	(19)	9	7	1	0
Überregionaler Lymphknotenbefall	48	(31)	9	7	1	0

Tine-Test: a=negativ, b=diskrete Papeln, c=ringförmige Papeln um Teststellen, d=zentral konfluierende Papel, e=d und zusätzlich umgebendes Erythem. 52% der Karzinompatienten und 19% der Kontrollgruppen waren tuberkulinnegativ (HUGHES 1965)

Tabelle 23. Abweichungen und Signifikanz der Tuberkulinreaktionen nach Mendel-Mantoux-Test bei Kranken mit Lungenkarzinom oder Tuberkulose. Ab 6 mm ∅ wurden Indurationen als positiv bewertet (PAPILLON u.Mitarb. 1976)

N	Therapie	Tuberkulinreaktion: Abweichungen um mm ∅	Signifikanz
259	Ohne Immuntherapie	−3,29	$p < 1 \times 10^{-9}$
61	Mit Immuntherapie	+0,56	$p < 0{,}03$
57	(Tb)	+0,6	keine Signifikanz

mit 0,1 TE Tuberkulin und fand noch starke Reaktionen. Lymphozytentransformationsteste zeigten auf Tuberkulin nur eine geringe Verminderung der Transformationsrate bei Spätfällen. Lediglich die Makrophagenreaktivität war bei gleichzeitig vorhandener Tuberkulose noch stärker herabgesetzt als bei Karzinompatienten im Vergleich zu Gesunden.

Die unterschiedlichen Beurteilungen beruhen zum Teil auf dem Grad der Kachexie und der damit bedingten Abwehrschwäche des Organismus. Die Änderung der Reaktionsfähigkeit auf Tuberkulin wird einmal durch den direkten karzinomatösen Eingriff am lymphoretikulären System, d.h. den immunologisch kompetenten Zellen so geändert, daß keine Unterscheidung zwischen Eigen- und Fremdantigen mehr möglich ist. Es liegt eine Zerstörung der „immunologischen Selbsterkenntnis" vor (BURNET 1963). Zum anderen wird vermutet, daß ein sogenannter „Toleranz-Faktor" produziert wird, der eine kompetetive Hemmung zwischen dem Tumor und jedem exogenen Antigen wie z.B. Tuberkulin bewirkt (HUGHES 1965).

ISRAEL u.Mitarb. (1967) fanden bei kleinzelligen Bronchialkarzinomen häufiger negative Tuberkulinreaktionen und folgerten daraus, daß sie deshalb eine schlechtere Prognose hätten. Diese Fehleinschätzung führte zu der Annahme, daß eine Immunstimulierung mit BCG-Impfung zu besseren Ergebnissen führen könne. Sie führten deshalb wie andere Autoren bei 50 von 80 Patienten mit zum Teil ausgedehnten Lungenmetastasierungen vor einer Polychemotherapie BCG-Impfungen durch. Die Hälfte wurde dadurch tuberkulinpositiv. Je nach Art der verwendeten Stämme und ihrer Immunogenität und der Art des Krebses kam es zu sehr unterschiedlich beurteilten Reaktionen (KLEIN u.Mitarb. 1973; MERRIN u.Mitarb. 1973; RIKHE 1973; SOKAL u.Mitarb. 1973; PARANJPE u. BOONE 1974; ZWILLING u.Mitarb. 1974; HAWRYLKO 1975; SMITH u.Mitarb. 1975; SOUM 1975; TISMAN u.Mitarb. 1975; GERNER u. MOORE 1976 u.a.).

RIECHE und BACIGALUPO (1969) führten den Tuberkulintestausfall nach den Stadieneinteilungen bei verschiedenen Karzinomen durch und fanden bei 65 Patienten mit Mammakarzinomen eine erhöhte Tuberkulinempfindlichkeit von 26% bei gleichzeitiger Erhöhung der 17-OH-Kortikoide im Blutserum im Vergleich zu gesunden gleichaltrigen Frauen, jedoch 60% bei 50 Patienten im Stadium IV. HUGHES (1965) zeigte bei Mammakarzinomen, daß die Immunabwehr mit dem Fortschreiten der Metastasen einerseits vermindert wird, zum anderen aber auch, daß die Tuberkulinreaktion schon im Frühstadium negativ ausfällt, wo der Körper seine vitalen Funktionen noch nicht eingebüßt hat (SÈVERÈ 1972).

8. Verschiedene Erkrankungen

VOGEL und HAFERKAMP (1967) untersuchten das Verhalten der Tuberkulinempfindlichkeit bei Verbrennungen im Tierversuch. Sie fanden Veränderungen der Reaktion von sessilen Antikörpern gegen Tuberkulin in Abhängigkeit vom Ausmaß der Verbrennung.

MORTENSEN u.Mitarb. (1973) fanden eine Verminderung der Tuberkulinempfindlichkeit bei der experimentell erzeugten virusinduzierten Leukämie der Maus.

LISAK und ZWEIMAN (1974) beschrieben neben anderen zellulären Mechanismen einen Anstieg der Tuberkulinempfindlichkeit bei der mykobakteriell induzierten experimentellen allergischen Enzephalomyelitis.

ROSENTHAL und FRANKLIN (1975) fanden bei 26 Patienten mit Erythematodes und anderen Kollagenosen im Vergleich zu 9 gesunden Personen unterschiedliche Reaktionen bei Prüfung der Tuberkulinempfindlichkeit, beim Lymphozytentransformationstest und bei Bestimmung des Makrophagen-Inhibitionsfaktors nach Stimulation. Die Erythematodespatienten zeigten keine tuberkulinabhängigen Reaktionen.

BOGOMOLOVA (1975) konnte beim M. Hodgkin keine Tuberkulinempfindlichkeit finden. ARNASON und WAKSMAN (1964) und VORLÄNDER (1970) sehen die Ursache darin begründet, daß die funktionsfähigen Zellen der lymphatischen Reihe vermindert werden und somit die Reaktion auf den Tuberkulintest im Sinne eines relativen „Antikörpermangelzustandes" unterbleibt. RIECHE und BACIGALUPO (1969) fanden bei 71% von 35 Patienten mit Lymphogranulomatose auf 10 IE tuberkulinpositive Reaktionen.

RIECHE und BACIGALUPO (1969) sahen bei 9 von 9 Myelomkranken bei 10 IE tuberkulinpositive Reaktionen.

Somit findet sich eine Reihe mehr oder minder bekannter Faktoren, die die Tuberkulinreaktionen beeinflussen, ohne daß dabei die pathogenetischen Vorgänge erhellt sind. *Die Benutzung der Begriffe An-, Hypo- oder Hyperergie,* wie sie z.B. von SZYMANSKA-JAGIELLO und STRZELECKA (1967) gebraucht wird, *dürfte den Veränderungen in der Tuberkulinhautempfindlichkeit nicht mehr entsprechen und sollte nicht mehr angewandt werden.*

F. Tuberkulinempfindlichkeit

KLEINSCHMIDT (1958) nahm noch an, daß Tuberkulin kein Antigen sei, da es im nichtinfizierten Organismus keine Antikörperbildung induzieren könne. Dies wurde von FREERKSEN (1962) widerlegt.

I. Zelluläre Vorgänge bei der Infektion

Heute ist anzunehmen, daß mit dem Eindringen der Tuberkelbakterien in den Organismus eine Phagozytose durch polymorphkernige Leukozyten und Makrophagen in Gang gesetzt wird. Unspezifische Mechanismen der Opsonierung, Aktivierungen des Komplementsystems und Anstieg des Properdinspiegels werden nachweisbar (LINKE u. HAHN 1976). Ob Mykobakteriophagen eine Rolle bei der Lyse von Mykobakterien im Organismus spielen ist bisher nicht eindeutig geklärt, ihre Anwesenheit durch serologische Methoden gesichert (KAUDEWETZ 1960; PFEIFER 1967; SULA u.Mitarb. 1968; TOKUNAGA und NAKAMURA 1968). Auch bleibt offen, in welchem Umfange Lysosomen der Phagozyten bzw. Lysosomenenzyme eine Rolle spielen (DE DUVE 1970).

Mykobakterien überleben in dieser Phase die Phagozytose in dem noch nicht sensibilisierten Organismus und bedingen den Zelltod der sie phagozytierenden Zelle.

Auch in der zweiten Phase der spezifischeren Abwehr der bakteriellen Infektion durch mononukleäre Phagozyten kommt es primär bei nicht immunisierten Organismen zum Überleben der Bakterien in den mononukleären Phagozyten als sogenannte fakultativ intrazelluläre Bakterien. In dieser Phase der Abwehr bildet sich die Allergie vom verzögerten Typ aus, läßt sich aber noch nicht durch spezifische Antikörper übertragen. Es muß so die Existenz antikörperunabhängiger Abwehrmechanismen angenommen werden. Während in der ersten Phase der Vermehrung der Mykobakterien im Organismus – auch in den sie phagozytierenden Makrophagen – der Zelltod der phagozytierenden Zellen eintritt, gewinnen in der zweiten Phase und bei jeder Reinfektion die mononukleären Phagozyten die Fähigkeit, Mykobakterien abzutöten und so zu überleben (sogenannte Makrophagenadaptation). Sie werden vermehrt gebildet (Makrophagenaktivierung) (LINKE und HAHN 1976; SULA und KONRADOVA 1970; DANNENBERG u.Mitarb. 1974). Bei der Makrophagenaktivierung muß es sich um spezifisch induzierte Mechanismen handeln, da nunmehr durch Übertragung dieser Zellen auf nichtsensibilisierte Organismen eine transitorische Allergie ausgelöst werden kann, wobei nach dem heutigen Stand der Kenntnisse die in diesen Zellsuspensionen enthaltenen T-Lymphozyten für die passive Allergisierung verantwortlich sind. Die Makrophagen, die aus infizierten Tieren gewonnen werden, weisen eine gesteigerte Phagozytoseleistung auf (sogenannte aktivierte Makrophagen) (LANE u.Mitarb. 1972). Die Schwierigkeit bei den komplex ablaufenden Vorgängen liegt darin, die Allergisierung von der Immunisierung zu trennen, da beide nach dem selben Grundmechanismus ablaufen, aber letzthin völlig unabhängige Entwicklungen darstellen. RIETHMÜLLER (1975) hat beim Studium der Immunopotenzierung erneut auf die alte Erkenntnis hingewiesen, daß Tuberkelbakterien neben ihrer lokalen Wirkung eine systemische Veränderung des Immunsystems herbeiführen und dazu Zellkooperationen erforderlich werden. Er nimmt an, daß das Antigenmolekül des Tuberkulins 2 Epitope aufweist, d.h. 2 Erkennungsstellen als antigene Determinanten. Eine dieser Determinanten wird von T-Lymphozyten erkannt und erst dann kann die humorale Antwort der B-Lymphozyten gegen die andere antigene Determinante zur Zellkooperation erfolgen, an der neben den T-Lymphozyten als spezifische, Makrophagen als unspezifische Helferzellen beteiligt sind (RIETHMÜLLER 1975). Derartige T-Lymphozyten übertragen auch transitorisch auf nichtsensibilisierte Tiere einen Schutzeffekt gegen homologe Keime (LINKE und HAHN 1976). Das Zusammenspiel von Antigen-stimulierten T-Lymphozyten und Makrophagen wird noch durch die Produktion von Mediatorstoffen, Lymphokininen (DUMONDE u.Mitarb.1969; DAVID 1972) verstärkt. Lymphokinine wirken sich auf mononukleäre Phagozyten durch Induktion von migrationsinhibierenden Faktoren (MIF), Makrophagen-aktivierenden Faktoren (MAF) und chemotaktisch wirksamen Faktoren, die die Makrophagen zur Läsion hinziehen, aus. Man nimmt an, daß die Lymphokinine als Vermittler (Mediatoren) zwischen T-Lymphozyt und monozytären Makrophagen wirksam werden. Damit gewinnt der T-Lymphozyt bei der Phagozytose eine Steuerungs- und Induktionsfunktion für den als „ausführendes Organ" fungierenden monozytären Makrophagen. MEURET (1976) verweist auf die Vorstellung von METCHNIKOFF (1892), KIYONO (1914) und ASCHOFF (1924) für das retikuloendotheliale System und stellt das gegenwärtige Konzept des Monozyten-Makrophagen-Systems (MPS = Mononuclear-Phagozyten-System) als biologisches Funktionsgefüge, die Austauschbarkeit von Blut- zu Gewebsmonozyten und die Übergänge zu Makrophagen dar (LINKE u. HAHN 1967; VORLÄNDER 1976), wobei die ganze Reihe der begleitenden exsudativen Veränderungen, die Änderung der Gefäßpermeabilität als sinnvolle Reaktionen im Infektionsablauf zu sehen seien (CASAVANT u. YOUMANS 1975a; NOVIKOV u.Mitarb. 1976).

BERTHRONG (1970) befaßte sich eingehend mit der Bedeutung der Makrophagen bei der Tuberkulose und kommt zu dem Schluß, daß sie aktiv an dem Zustandekommen und der Aufrechterhaltung der erworbenen Resistenz bei der Tuberkulose beteiligt seien. Beim Kontakt mit Tuberkelbakterien änderten sie ihre Form und würden zu Epitheloid- und Langhansschen Riesenzellen. Gleichzeitig nehmen Zahl und Größe der Lysosomen und Mitochondrien zu. Auch

DE DUVE (1970) hatte auf die Lysosomenüberladung bei der Phagozytose und Bildung von Riesenmakrophagen hingewiesen, in denen die Lysosomenenzyme zur Verdauung der extrazellulären Strukturen führten, sofern die Enzyme nicht zu schnell inaktiviert würden. Zu ähnlichen Schlußfolgerungen gelangten GREGOR u.Mitarb. (1974) und DANNENBERG u.Mitarb. (1974), die die Makrophagenaktivierung als lokales Problem sahen, da im Zentrum tuberkulöser Granulome besonders hohe lysosomale Enzymaktivitäten monozytärer Makrophagen gefunden wurden. Dabei sind die Leistungen der aktivierten Makrophagen polyvalent. Es finden sich neben dem vergrößerten Zelldurchmesser ein größeres Zellvolumen, eine vermehrte Anzahl zytoplasmatischer Organellen und Mitochondrien, rauhes endoplasmatisches Retikulum und lysosomale Granula. Die Makrophagen heften sich an Endothel- oder Mesothelzellen an, zeigen eine gesteigerte Membranmotilität, vermehrte Endozytoseaktivität, Zunahme und Ausprägung von Membranrezeptoren für Opsonine, von spezifischem IgG, für C 3b und Fc-Fragmente, sowie Ausbildung neuer Rezeptorenaktivitäten für C 4b-Komplemente. Die Abtötungsleistung gegen intrazelluläre Bakterien wird gesteigert. Als Ausdruck der Aktivierung kommt es auch zu unspezifischen Reaktionen, so können serologisch nicht verwandte Erreger wie Pilze, Viren, einzellige Parasiten oder sogar Tumorzellen abgetötet werden durch eine erhöhte Mikrobizidie, d.h. erhöhte enzymatisch bedingte Verdauungsleistung. Auch wird die sekretorische Leistung gesteigert und vermehrt Plasminogen-Aktivatoren ausgeschieden, so daß lokal eine Fibrinolyse in Gang gesetzt wird. Ferner kommt es zu einer vermehrten Produktion von Komplementkomponenten (C 2/C 4). Die biochemischen Leistungen der aktivierten Makrophagen sind ebenfalls gesteigert, wobei die biochemische Basis der Keimabtötung weitgehend unbekannt ist (LINKE u. HAHN 1976).

Die aktivierten Makrophagen und die bereits beschriebenen Vorgänge führen zu typischen Granulombildungen als Ausdruck allergischer Reaktion (PAGEL 1940, 1967). Mit den Fragen der Antigenbildung, des Antigenabbaues hat sich SCHMID (1963) soweit es lichtmikroskopische Methoden und Histologie damals zuließen, auseinandergesetzt. Die neuere Konzeption bestätigte, daß am Entzündungsort primär T-Lymphozyten auftreten müssen, um die zelluläre Immunreaktion zu ermöglichen. Frisch gebildete T-Lymphozyten finden sich tatsächlich vorzugsweise in den Granulomen (LINKE u. HAHN 1976).

Nach heutiger Auffassung sind die Antikörper nicht präexistent, sondern werden von Zellen des RES, vorzugsweise den Plasmozyten und reifen Plasmazellen gebildet. In Zellkulturen gelang bisher jedoch keine Induktion von Antikörpern. Die von GRABAR (1958) entwickelten Ansichten, daß Antigen nicht dem gesamten Organismus, sondern nur dem RES unbekannt sein darf, um eine Antikörperbildung auszulösen, scheint für eine Reihe von Versuchsanordnungen bei der Tuberkulinprüfung wichtig.

Für die Deutung der erworbenen Tuberkuloseimmunität bzw. der Übertragung der Tuberkulinreagibilität bei Säuglingen ist die Ansicht von GRABAR über die „erworbene Immuntoleranz" wichtig. Er nimmt an, daß diese erst dann entstehe, wenn Embryonen in einem gewissen Entwicklungsstadium Antigene verabreicht bekommen. Wenn es dann später im Erwachsenenalter zur Zuführung dieser exogenen Antigene komme, träte keine antigene Antikörperreaktion und auch keine Antikörperbildung auf. GRABAR folgert, daß Substanzen, deren Synthese im Organismus vor sich geht und die normalerweise nicht mit mesodermalen, antikörperbildenden Gewebe in Kontakt kommen, nach der embryonalen Periode dieselbe Rolle wie exogene Allergene spielen, wenn sie aus irgend einem Grund mit dem antikörperbildenden Gewebe in Kontakt kommen. Da es aber auch Antigen mesodermalen Ursprungs gebe wie z.B. Niere, Leukozyten, Leukozytenpräzipitine, Leukozytenagglutinine usw., müsse die These, daß ein Antigen exogenen Ursprungs sei, aufgegeben werden.

Das vom Mesoderm abstammende Mesenchym (RES oder RHS) wird durch die Infektion stimuliert und aktiviert, wobei auf der einen Seite die zellulären und auf der anderen die Leistungen des Bindegewebes stehen. Da das mesenchymale Gewebe als funktionelle Einheit verschiedenen gesetzmäßigen Reaktionen unterliegt, zu denen auch die Änderung der Reizantwort auf Wiederholungsreize gleicher Art gehört, bildet es die Grundlage für die Entwicklung der Allergie (Schmid 1960). Vivell (1960) nimmt an, daß die Bildung von Antikörpern an kein spezielles Abwehrsystem gebunden sei, sondern nur einen Sonderfall der allgemeinen Mechanismen der Globulinsynthese darstelle. Die Antikörperbildung sei an Vorhandensein von Antigen und Antikörper gebunden, die an Zelloberflächen fixiert würden (Erythrozyten, Mikroben) und zu deren Auflösung es vorwiegend eines Komplements bedürfe.

Es sind somit eine Reihe von objektiven Befunden erhoben worden, die vermuten lassen, daß das nach der Infektion entstandene tuberkulöse Granulom der Ort der Antikörperbildung sein kann. Nicht bekannt ist, wie lange die präallergische Phase dauert und ob das Auftreten der Tuberkulinhautreaktion mit einer Sensibilisierung (allergischen Umstimmung) oder mit der schon manifesten Infektion gleichzusetzen ist.

II. Zelluläre Vorgänge bei der Tuberkulintestung

Trifft die Tuberkulintestung auf einen nichtsensibilisierten Organismus, erfolgt keinerlei Reaktion. Ist der Organismus homolog sensibilisiert, kommt es primär zu einer gesteigerten Reaktion des Gefäßbindegewebsapparates mit lokaler Hyperämie, Permeabilitätsstörung und Exsudation mit nachfolgender Zellauswanderung (Schmid 1960), wobei die Blutmonozyten und Lymphozyten eine besondere Rolle spielen. Das Zusammenwirken von Lymphozyten und Makrophagen kann als gesichert angesehen werden, dabei sind nur wenige durch spezifische Antigene stimulierte sensibilisierte Lymphozyten zur Aktivierung der Makrophagen erforderlich. Nach Spiess (1956) ist in tierexperimentellen Untersuchungen J-131 markiertes Tuberkulin wochenlang am Injektionsort nachweisbar gewesen. Meissner (1965) konnte mit P-32-markierten Keimen eine schnelle Verteilung im Organismus nachweisen. Spätere Untersuchungen von Spiess (1975) zeigten, daß bei Tuberkulinreagenten stärkere Dosen zu messen waren als bei Nichtreagenten. Die lange Verweildauer eines Antigens (Tuberkulin) am Ort ohne persistente Reaktion ist auffällig. Erklärungen dafür sind nicht gegeben worden.

David (1972) und Youmans (1975) weisen auf die zwischenzeitlich dargestellten Faktoren hin, die die Tuberkulinwirkung mitbestimmen können und fragen erneut, inwieweit Immunität und Hautüberempfindlichkeit selektiv durch bestimmte Anteile der Tuberkuline ausgelöst werden können. Bisher würden die Beobachtungen darauf hinweisen, daß dieselben Mechanismen sowohl die zelluläre Immunität als auch die zelluläre Überempfindlichkeit bewirken.

Schmid (1953) hat sich eingehend mit den Mechanismen der Zellgebundenheit der Tuberkulinallergie beschäftigt und gefragt, was mit spezifisch sensibilisierten mesenschymalen Einzelzellen bei der Berührung mit Tuberkulin geschieht. Er konnte sich damals im wesentlichen nur auf die Ausschwärmungshemmung in Explantaten, Studien an Explantatleukozyten aus menschlichem Blut nach Witte (1950) mit Ausgang in Zytolyse und Ergebnissen der Peritonealexsudatzellgewinnungsmethoden mit und ohne Tuberkulinzusatz orientieren. Er fand regelmäßig Zellzytolysen und verweist auf WESSLÉN (1952) der bei reinen Lymphozytensuspensionen aus dem Ductus thoracicus tuberkulöser Tiere die gleichen Ergebnisse hatte. Der zytolytische Tuberkulineffekt war in vitro und in vivo nachweisbar. SCHMID (1960) folgert, daß der zytolytische Effekt auf einer durch Sensibilisierung erworbenen Reaktionsbereitschaft der Zellen mesenchymaler Provenienz beruhe. Die Tuberkulinallergie sei nicht an einzelne Zellarten, sondern an die Zellen mesenchymaler Herkunft im ganzen gebunden, also organismisch verankert. Die Existenz zytotoxischer Faktoren wurde von PINCUS und LOCKWOOD (1968), HOLTERMANN u.Mitarb. 1972 und KREISLER und MOELLER (1974) an Erythrozyten, Peritonealexsudatzellen und anderen Partikeln bestätigt.

CLAUSEN und SIBORG (1969) bestätigten die Leukozytenmigrationshemmung bei tuberkulinpositiven Personen, ebenso CLAUSEN (1973b), SZABO u.Mitarb. (1973), BERGSTRAND u.Mitarb. (1974), BOBINAC-GEORIEVSKI u.Mitarb. (1974) und ERARD (1974). SZABO fand, daß der Leukozytenmigrationshemmtest auch bei negativen Kutanproben positiv ausfallen kann.

Mit verbesserten Kulturtechniken gelang es GUMP u.Mitarb. (1967) unter PPD methodische Vorgänge zu studieren. Die Zellproliferation konnte mittels H-3TDR (Thymidinderivat) autoradiographisch gemessen werden. Die proliferationsfördernde Wirkung von PPD war bei tuberkulinpositiven Gruppen 9mal höher als bei tuberkulinnegativen. Beziehungen zur Hautreaktion ließen sich nicht herstellen.

CZINA und SOOS (1970) untersuchten mit dem Thunberg-Verfahren die Wirkung von Alttuberkulin auf die Dehydrogenaseaktivität der Leukozyten bei verschiedenen Lungenerkrankungen. Bei nichttuberkulösen Krankheiten trat eine Steigerung der Enzymaktivität ein.

KOLIN und LANDI (1970) testeten den systemischen Effekt der Tuberkulinreaktion und fanden experimentell im Tuberkulinfieber bei BCG-sensibilisierten Meerschweinchen die höchste Phagozytoseaktivität der polynukleären Leukozyten. Danach kam es zu einer Phagozytose der polynukleären Leukozyten durch Makrophagen, die sie bis auf Chromatinreste zerstörten. Andere Zellen wurden nicht angegriffen. MAKSIMYAK (1972) beobachtete nach Verabreichung von 5 TE PPD-L bei 87 tuberkulosekranken Kindern strukturelle Veränderungen an Kern, Zytoplasma und Membranen bei peripheren neutrophilen Leukozyten und Lymphozyten, die bei 37 BCG-geimpften Kindern ausblieben. KITAEV und ZASUKHINA (1975) nehmen an, daß die neutrophilen Leukozyten durch Antigenadsorption der Zelloberfläche und nachfolgende Reaktion mit Komplementfaktoren fähig werden, korrespondierende zirkulierende Antikörper zu binden, was die Neutrophilen zerstöre. Zu ähnlichen Ergebnissen gelangten NAZARENKO (1975).

Die wichtige Stellung der Blutmonozyten mit der Transformation im tuberkulösen Infektionsgebiet oder bei der Tuberkulinreaktion zu aktivierten Makrophagen und später zu Epitheloid- oder Riesenzellen wurde von ADAMS u.Mitarb. (1973) untersucht. DEKARIS u.Mitarb. (1974) testeten, ob Monozyten die verzögerte Allergie bedingten. ALEXOPOULOS (1976) fand ebenso wie bei den anderen Blutzellen spezifisch gegen Monozyten gerichtete Migrations-Inhibitionsfaktoren nach PPD-Stimulierung. Der Migrationsindex bei 20 tuberkulinpositiven Patienten war $0{,}51 \pm 0{,}14$, bei 14 tuberkulinnegativen Vpn. $0{,}89 \pm 0{,}11$. Auch mit anderen Methoden war eine eindeutige statistische Signifikanz nicht zu erreichen, da sich die Werte von Tag zu Tag änderten.

Auch gegen die Lymphozyten werden spezifisch gerichtete zytotoxische Substanzen beim Menschen (SMIRNOVA 1973) als auch im Tierversuch (WINKELSTEIN

1975) nachgewiesen sowie Lymphotoxin (AMINO und DE GROOT 1974; GODFREY 1976).

Wesentlich waren die Arbeiten, die sich mit der Analyse der Lymphozyten nach Funktion und Art befaßten und zur Differenzierung in T- und B-Lymphozyten führten. ETLINGER u.Mitarb. (1976) schildern die Schwierigkeiten der Differenzierung und GRONOWICZ u.Mitarb. (1974) bestätigen die Theorie der sequentiellen Abhängigkeit von polyklonalen Aktivatoren.

Die Tuberkulinempfindlichkeit sensibilisierter Lymphozyten, antigenbedingte Proliferation, Wechsel der Anzahl der zirkulierenden sensibilisierenden Lymphozyten, Versuche zur Bestimmung der notwendigen Anzahl von T-Lymphozyten für die Auslösung einer Tuberkulinreaktion, Art der Antigenbindung und Darstellung der PPD-Rezeptoren, die sich als Immunoglobuline für T-Lymphozyten erwiesen, zeigen die Vielfalt der Arbeitsrichtungen auf (BLOOM 1971; DONALD u.Mitarb. 1973; RAJAPKSE u.Mitarb. 1973; DONALD u.Mitarb. 1974; CAHILL u.Mitarb. 1974; WALDRON u.Mitarb. 1974; TUBOLY u.Mitarb. 1974; SZELEZYNSKI u. KALINOWSKA 1975). Auch die Beeinflussung der Funktion der T-Lymphozyten durch Röntgenstrahlen wurde mehrfach untersucht (BARTFELD 1975).

Die Änderungen des Lymphozytenstoffwechsels wurde tierexperimentell unter PPD-Stimulierung hinsichtlich der Bindung des C-reaktiven Proteins an T-Lymphozyten, der Änderungen im Karbohydrat-Metabolismus und der Bindung von Sensitinen durchgeführt (LOOS u. ROOS 1973; DUTTERIDGE u. LEPPER 1973; CROFT u.Mitarb. 1976).

Wesentlich war auch die Erkenntnis, daß aktivierte humane Lymphozyten vom T- und B-Typ Leukozyteninhibitionsfaktoren produzierten, Befunde, die im Tierexperiment bestätigt wurden (PALMER u. SMITH 1974; ROCKLIN 1974; CHESS u.Mitarb. 1975; WINKELSTEIN 1975; HIRAMINE u. HOJO 1976; GRONOWICZ u. COUTINHO 1976).

Die Übertragung immuner RNA von proliferierenden Lymphozyten auf Makrophagen wird als Antwort spezifischer Antigeneinwirkung gedeutet (WANG u.Mitarb. 1974). Das Studium der Effekte von Anti-Immunglobulinsera auf die Migrationshemmung (MARSMAN und HART (1974)), zeigte interessante Aspekte für das komplexe Wechselspiel der aktivierten Lymphozyten und Makrophagen auf. Antilymphozytensera wurden zur Überprüfung der Spezifität der verzögerten Allergie und Auslösung anergischer Stadien eingesetzt (KARASIK u. SOFRUNOV 1972; IBRAHIM 1973; MUEFTUEOGLU u. YALCIN 1973). Unterschiede der Reaktionsweisen nach dem Entnahmeort der Lymphozyten wurden überprüft (SHARBAUGH u. FITTS 1974; MAJESKI u.Mitarb. 1976), so daß die Rolle der humanen Lymphozyten mit ihren Antworten auf PPD-Einwirkung in vielen Einzelheiten bekannt wurden (BLOMGREN 1975). Auch inflammatorisch wirksame Faktoren wurden im Tierversuch von aktivierten Lymphozyten als Antwort auf PPD-Reiz gefunden (WARRINGTON u.Mitarb. 1976).

Schließlich wurden in sensibilisierten Tieren Lymphokinine als Mitursachen bei der Unterdrückung der verzögerten Allergie und auch als Aktivatoren an Migrations-Inhibitionsfaktoren festgestellt (BAKKER u.Mitarb. 1975; GECZY u.Mitarb. 1976).

GILLISSEN (1977) hat den Wissenstand auf dem immunbiologisch-experimentellen Gebiet zusammengestellt und auf die Bedeutung der Mediatorstoffe hingewiesen. Sie sind beim Zustandekommen der Tuberkulinreaktion im sensibilisierten Organismus durch eine Vielzahl von Interaktionen beteiligt, die bis heute in den Einzelheiten noch nicht bekannt sind. Diese Mediatorstoffe wurden aus Zellkulturenüberständen isoliert, die nach entsprechender Aktivierung mit

Tuberkulinen gewonnen worden waren. Die unterschiedlichen Ergebnisse müssen zum Teil mit darauf zurückgeführt werden, daß zu verschiedenen Zeiten verschiedene Arten von Tuberkulinen verwendet wurden. Nach der Meinung von GILLISSEN spielen bei der Entwicklung der Tuberkulinempfindlichkeit – im Gegensatz zur anaphylaktischen Reaktion – humorale Antikörper offenbar keine entscheidende Rolle. Die immunologische Situation bei der Tuberkulose ist durch eine zelluläre Immunität mit Antigenspezifität und verzögertem Auftreten einer lokalen oder systemischen Reaktion sowie deren passiver Übertragbarkeit mit T-Lymphozyten charakterisiert. Hierbei sollen lösliche Produkte sensibilisierter Zellen den Kontakt (oder die Aktivierung) durch spezifisches Antigen (Tuberkulin) im sensibilisierten Organismus gegenüber verschiedenen Zellen herbeiführen. Auch wurden Faktoren, die die chemotaktische Aktivität und lokale Anreicherung von antigenstimulierten Zellen fördern, gefunden und hautreaktive Faktoren, die das histologische Bild der verzögerten Reaktion induzieren, wobei die zellulären Interaktionen – Makrophagenaktivierung mit Besserung der Infektabwehr, Makrophageninhibitionsfaktorbildung sowie weitere proliferative Vorgänge hemmende Faktoren wie Lymphotoxine, Leukotoxine, mitogene Faktoren usw. – das komplexe Gesamtbild entstehen lassen. Diese Faktoren werden immunologisch spezifisch induziert, ihre Auswirkungen bleiben aber weitgehend unspezifisch. Die Erzeugung der lymphozytären Faktoren ist nun immunologisch unspezifisch durch pflanzliche Mitogene besonders gut steuerbar, die entstehenden Faktoren im Überstand isolierbar. In Versuchsmodellen gelang es, damit die zelluläre Immunität abzugrenzen. Bei dieser Fragestellung aber wurde offenkundig, daß die zu den Testungen verwendeten aktivierenden Antigene (Tuberkuline) je nach der Art ihrer Gewinnung zu unterschiedlichen Ergebnissen führten.

G. Lymphozytentransformationstest und passive Übertragung der Allergie

Nach der Entdeckung, daß Phytohämagglutinin aus menschlichem Blut stammende Lymphozyten in vitro in großer Zahl zur Mitose und Blastentransformation in 70–90% anregen kann (HUNGERFORD u.Mitarb. 1959; COOPER u.Mitarb. 1960; NOWELL 1960; CARSTAIRS 1962; MARSHALL u.Mitarb. 1963), im Gegensatz zu anderen Antigenen, die nur eine Stimulierung von 5–35% erreichen, wurde gefunden, daß die spezifische Stimulierung und Blastenbildung nur dann eintritt, wenn die Lymphozyten aus einem sensibilisierten (allergisch gewordenen) Organismus stammen.

Die Methode wurde standardisiert, nachdem erkannt wurde, daß die In-vitro-Zugabe von Tuberkulin zu Lymphozytenkulturen nur Lymphozyten von tuberkulinpositiven Vpn. zur Transformation anregte (PERMAIN u.Mitarb. 1963; ELVES u.Mitarb. 1963; COWLING u. QUAGLINO 1965).

Die auftretenden Stoffwechseländerungen in den Lymphozyten konnten an der Fähigkeit der aktivierten Lymphozyten H-3-Thymidin einzubauen gemessen werden. Sie stellte ein Maß für die Blastogenese dar. Die Blastogenese konnte zur Prüfung der Funktionsfähigkeit von immunkompetenten Zellen eingesetzt werden (AX u. JOHANNSEN 1977). Damit war eine quantifizierbare Routinemethode zur Beurteilung zellgebundener Immunreaktionen in vitro gefunden.

AURICH u.Mitarb. (1974) zeigten die verschiedenen Anwendungsgebiete auf. Sie stellten die Frage, ob die einzelnen zellgebundenen Faktoren wie Lymphokinin, Makrophagenmigrationshemmfaktor, lymphozytotoxischer Zellkloninhibitor, hautreaktiver, chemotaktischer, pyrogener, blastogener, zytotoxischer bzw. zytopathogener Faktor, Proliferationsfaktor, DNS-Syntheseinhibitions-, Transfer- und Lymphozytenpermeabilitätsfaktor, Interferon u.a. wirklich unterschiedliche oder nur teilweise identische Faktoren mit unterschiedlichen Effektoren seien. SCHUMACHER u.Mitarb. (1975) fanden, daß die inkorporierten Antigene von Makrophagen phagozytiert und in prozedierter Form oder als informatorische RNS an Lymphozyten weitergegeben werden. Antigene fanden aber direkt Rezeptoren auf T- oder B-Lymphozyten. Beim Tuberkulin und Streptolysin z.B. stellten AURICH u.Mitarb. (1974), SIMON u.Mitarb. (1970) einen unspezifischen Stimulationseffekt fest, so daß sie annehmen, daß nicht alle Antigene spezifische Antigene seien. Die aufgeworfenen Probleme konnten mit den zur Zeit üblichen Methoden jedoch noch nicht geklärt werden.

SCHEURLEN u.Mitarb. (1969) betonen, daß die besondere Rolle der zellulären Immunreaktion bei der Tuberkulose sich in der Tuberkulin-Hautreaktion niederschlage. Sie sei die klassische „Überempfindlichkeitsreaktion vom verzögerten Typ" und werde durch Lymphozyten vermittelt. Nunmehr könne auch die immunologische Kapazität von derartigen Lymphozyten indirekt mit der „Tuberkulinreaktion" in vitro durch den Lymphozytentransformationstest geprüft werden. Im Vergleich zur PHA-Stimulation, die nach 3 Tagen ihr Maximum habe, sei das Maximum der Blastenbildung unter Tuberkulineinwirkung nach 5–7 Tagen zu erwarten. Ähnliche Konsequenzen zogen SIMON u.Mitarb. (1970).

Übereinstimmungen zwischen Tuberkulinhautreaktion und Lymphozytentransformationstest fanden SCHEURLEN u.Mitarb. (1969), LEWIS (1970), KOGOSOVA und CHERNUSHENKO (1970), CHAPARAS u.Mitarb. (1970a) und MILLER und JONES (1973). SCHEURLEN u.Mitarb. (1969) sahen bei PHA-Stimulation die gleiche Transformationsfrequenz bei Gesunden und Tuberkulosekranken, eine Abhängigkeit von der Aktivität der Tuberkulose war nicht festzustellen.

Nur bei chemotherapeutisch behandelten Patienten war die PHA-Stimulation deutlich vermindert. MORANDINI u.Mitarb. (1968) sahen dagegen unter der Chemotherapie einen Anstieg, nach Operationen einen Abfall der Transformationsraten bei PPD-Stimulation. GRUBEK u.Mitarb. (1973) gelangten zu gegenteiligen Ergebnissen.

Eine Abhängigkeit der Transformationsrate von der Stärke der Hautreaktion war nach SCHEURLEN u.Mitarb. (1969) nachweisbar. Auch LEWIS (1970) fand eine deutliche Korrelation zwischen Hautreaktion und Transformationsrate (Tabelle 24).

NILSSON und MAGNUSSON (1973) testeten verschiedene Gruppen auf Ausfall der Tuberkulinhautreaktion und Kapazität der Lymphozytenkulturen mittels H-3-Thymidin-Einbau bei BCG-geimpften Personen. In 2 Gruppen kam es zu stärkeren Reaktionen der Lymphozytentransformation. MORANDINI u.Mitarb. (1968) hatten bei immunologischen und allergometrischen Untersuchungen zwi-

Tabelle 24. Korrelation zwischen Hautreaktion und Transformationsrate SCHEURLEN u.Mitarb. 1969)

Positive Hautreaktion bei TE PPD	Transformationsrate in %
Positiv 2 TE	10–30
Positiv 10 TE	5–10
Negativ 50 TE	0

schen Lymphozytenkultur und Grad der Tuberkulinhautempfindlichkeit Übereinstimmungen gefunden. Sie fanden Transformationsraten bei Tuberkulösen von 2–23% und 10% falsch positive und falsch negative Reaktionen im Vergleich zum Hauttest. Kogosova und Chernushenko (1970) stellten zwar einen direkten Zusammenhang zwischen Intensität der Transformationsrate und Ausdehnung der Tuberkulinhautreaktion fest, betonten aber, daß käsige Tuberkuloseformen stärkere Transformationsraten aufwiesen als Patienten mit geringeren oder Hauttuberkulosen. Miller und Jones (1973) beschrieben gesteigerte Lymphozytentransformationen bei geringerer Reaktion auf PPD, die aber aufgehoben werden konnte, wenn die Lymphozyten mit Mengen unter 30 µg PPD/ml bebrütet wurden. Sie korrelierten Tuberkulinhauttestungen mit 1, 5 und 250 TE PPD mit Lymphozytentransformationstestergebnissen mit 10–50 µg PPD/ml. Aufgrund ihrer Untersuchungen vermuten Miller und Jones, daß die Tuberkulinhautreaktion nach 72 h besonders mit hohen Dosen von 250 TE PPD als immunologische Reaktionen anzusehen wären und die bisher angenommenen Grenzwerte nicht biologisch seien. Turk und Polak (1968) analysierten experimentell den Effekt einer Immunreaktion mit Zellantigenen in der Peripherie und fanden bei passivem Tuberkulintransfer mit Adjuvans Arthus-Phänomene und indirekte zelluläre Immunreaktionen, bei normaler lymphozytärer Übertragung jedoch kein Arthus-Phänomen.

Keine Übereinstimmung der PPD-induzierten Lymphozytentransformation mit der Tuberkulinhautsensibilität sahen Claudy u.Mitarb. (1971) und Zabuska und Grubek (1972).

Permain u.Mitarb. (1963) hatten bereits darauf hingewiesen, daß Lymphozyten von an aktiver Lungentuberkulose Leidenden entnommen auf Tuberkulin nicht reagieren können. Wuttke u.Mitarb. (1968) nahmen an, daß die Anzahl der in der Blutleukozytenkultur durch Tuberkulin umgewandelten Lymphozyten für die Tuberkulinallergie schlechthin wesentlich sei. Sie fanden unterschiedliche Ergebnisse bei verschiedenen Menschen mit positivem Mendel-Mantoux-Test. Sie glaubten, daß bei Patienten mit aktiver Tuberkulose ein Faktor vorliege, der die Umwandlung von Lymphozyten hemme. Nilsson und Möller (1972) arbeiteten mit an Betonire absorbiertem PPD und maßen die DNA-Synthese in der Lymphozytenkultur. Auf hohe PPD-Konzentrationen konnten 2 Gruppen unterschieden werden, während bei geringeren PPD-Konzentrationen stärkere Reaktionen der Lymphozyten mit früher einsetzender Stimulierung zu sehen waren. Sie führen das Verhalten auf Interaktionen zwischen partikelgebundenen und freiem Antigen zurück. Kravis u.Mitarb. (1968) glaubten sogar, die Aktivität des spezifischen Prozesses so bestimmen zu können. Kerby (1968) fand sehr starke Variationen in der Lymphozytentransformation, die keine quantitiven Beziehungen zur Hautsensibilität zuließen. Horsmanheimo (1974b) fand bei tuberkulinpositiven Sarkoidosepatienten dieselben Reaktionen wie bei anderen tuberkulinpositiven Vpn. Bei bis 100 TE PPD negativen Sarkoidosepatienten fand sich aber häufiger eine Tuberkulinsensibilität im Lymphozytentransformationstest als bei Gesunden. Rook u.Mitarb. (1976) sahen bei schweren anergischen Stadien keine Reaktionen im Lymphozytentransformationstest.

Grubek u.Mitarb. (1973) überprüften die Beziehungen zwischen dem Ausmaß der Hautempfindlichkeit und der Transformationsrate auf Tuberkulin RT 23 und 6 Sensitine. Dabei wurden in einzelnen Versuchsreihen stärkere Reaktionen auf Sensitine beobachtet, nur in einem Fall bestand eine gleichzeitige gesteigerte Empfindlichkeit auf Tuberkulin und Sensitine. Die erhöhte Empfindlichkeit im Lymphozytentransformationstest auf Sensitine war nicht mit einer Empfindlichkeitssteigerung im Hauttest verbunden. Demnach gibt die Kombination des Tuberkulinhauttestes mit dem Lymphozytentransformationstest keinen

Aufschluß über den Ursprung der Allergie, wie dies von CHAPARAS u.Mitarb. (1970) und MCFARLAND und HEILMANN (1966) vermutet worden sei. MCFARLAND und HEILMANN (1966) hatten in Kulturen peripherer Leukozyten PPD-S, PPD-Battey, PPD-Y (photochromogene), PPD-scotochromogene und PPD-phlei die Transformationsraten bei Vergleich mit 5 TE PPD intrakutan im Hauttest verglichen. Kontrollkulturen wurden angelegt. Regelmäßig wurden Kreuzreaktionen festgestellt. Bereits 1971 hatten GRUBEK u.Mitarb. den Lymphozytentransformationstest bei Überprüfung von Sensitinen zur Abschätzung der Natur der Allergie als sehr zweifelhaft beurteilt. ROOK u.Mitarb. (1976) führten Lymphozytentransformationsteste in Uganda durch, wo neben Tuberkulosen M. ulcerans-Infektionen und andere durch atypische Mykobakterien hervorgerufene Erkrankungen getestet wurden. Sie fanden Unterschiede, wenn die Transformationsteste mit peripheren Lymphozyten oder Lymphknotenlymphozyten durchgeführt wurden. Bei anergischen, tuberkulinnegativen schwerkranken Patienten verliefen die Teste mit peripheren Lymphozyten negativ, während Lymphozyten aus Lymphknoten noch Transformationsraten auf die spezifischen Antigene gaben. Sie verwiesen auf die experimentell gefundenen Ergebnisse an anergischen Ratten (BULLOCK 1974) und Mäusen (ROOK 1975). WU u.Mitarb. (1974) bestätigten die Existenz von verschiedenen Lymphozytenpopulationen und unterschiedlicher Zahl zirkulierender Lymphozyten.

KVAPILOVA u.Mitarb. (1975) versuchten bei chronisch tuberkulösen Mäusen die Frage der Resistenz zu klären und fanden, daß die Resistenz auf zellulären sowie humoralen Mechanismen beruhen müsse, da die durchgeführten Migrationshemmteste die verzögerte Empfindlichkeit wiederspiegele und nicht so sehr die Komponenten der zellulären Immunität. CHAPARAS (1971) testete anhand der Lymphozytentransformation und der Makrophagenmigrationshemmung dialysable und nichtdialysable Tuberkulinfraktionen.

TUBOLY (1973) untersuchte tierexperimentell an sensiblen Lymphozytenkulturen von Meerschweinchen den Einfluß von Tuberkelbakterienkulturen von M. tuberculosis typus bovinus und M. avium, sowie von Polysaccharidantigenen aus verschiedenen Mykobakterien. Bovines Protein lieferte 32%, aviäres 22%, aus M. ulcerans gewonnenes 14% und PPD-Xenopi 10% Transformationsraten. Nur bei homologen M. tuberculosis typus bovinus-Infektionen zeigte auch das Polysaccharidantigen von M. tuberculosis typus bovinus AN_3-Stamm eine Blastentransformation. Andere Polysaccharide hatten keine Wirkung.

FLEER (1976) untersuchte Korrelationen von PPD- und BCG-induzierten Leukozytenmigration, -inhibition, verzögerter Hautempfindlichkeit, Lymphozytentransformation und humoralen Antikörpern zu PPD beim Menschen.

HEILMANN u.Mitarb. (1970) sahen bei Lymphozytentransformationen in vitro durch Inkorporation von H-3-Thymidin und Bebrütung mit Tuberkulinen verschiedener Mykobakterienarten unterschiedliche Ergebnisse. Blieben Reaktionen aus, konnten noch Transformationen durch Zugabe von Makrophagen erreicht werden. PARISH u.Mitarb. (1974) machten ähnliche Beobachtungen. HORSMANHEIMO u.Mitarb. (1974) stellten dagegen fest, daß sensibilisierte Makrophagen nicht fähig waren, nichtsensibilisierte Lymphozyten zu einer Transformation durch PPD zu bringen. Präkultivierte Makrophagen von tuberkulinnegativen Sarkoidosepatienten führten nach PPD-Gabe zu einer Steigerung der Lymphozytentransformationsrate.

NILSSON u.Mitarb. (1973) testeten den Einfluß der in sensibilisierten Lymphozytenkulturen induzierten Synthese von Desoxyribonukleinsäure ebenfalls mit der Frequenz des H-3-Thymidin-Einbaus und nehmen eine Abhängigkeit von der DNS-Synthese an. DE BATS u.Mitarb. (1973) berichteten über das Verhalten der sauren Lymphozytenphosphatase nach Inkubation mit Antigen.

KALMYKOVA (1971) hatte an Hunden die Dynamik der Antikörpersynthese zu mykobakteriellen Antigenen in Lymphknoten untersucht und eine starke Stimulierbarkeit daraus isolierter Lymphozyten gefunden. RIETHMÜLLER (1975) fand ebenfalls, daß die direkte Injektion von Antigen in Lymphknoten die wirksamste Methode zur Verstärkung der Immunantwort darstelle. Auch er fand eine Veränderung der Lymphozytenzirkulation zwischen regionalen Lymphknoten und Milz je nach Immunitätslage. Durch BCG-Impfung z.B. nahm die Durchflußrate von Lymphozyten ab. Ähnliche Ergebnisse hatten FROST und LANCE (1973) und LEWIS und LOOMIS (1942) bei Anwendung von Adjuvantien gefunden.

ROOK u.Mitarb. (1976) kamen aufgrund ihrer Untersuchungen zur Annahme, daß es eine Lymphozytenkinetik gibt, die individuell unterschiedlich, von der Antigenmenge abhängig, abläuft. So seien die unterschiedlichen Ergebnisse bei Testung von peripheren oder aus Lymphknoten stammenden Lymphozyten zu erklären.

MIGUÉRES u.Mitarb. (1973) führten mittels Pleurapunktion gewonnener Lymphozyten Transformationsteste durch und gaben an, daß somit eine Möglichkeit zur Entscheidung, ob eine tuberkulöse Pleuritis vorliegt oder nicht, gegeben sei.

COULSON und CHALMERS (1967) hatten bei tuberkulinnegativen Spendern unter PPD-Bebrütung nur wenig Wachstumsveränderungen gesehen, während Lymphozyten von tuberkulinpositiven Spendern Transformationen aufwiesen. Sie bezweifelten aber doch, daß es eine Korrelation zwischen dem Grad der Transformierung in vitro und dem immunologischen Status in vivo gebe. AVEBAKH u.Mitarb. (1972) überprüften mit verschiedenen Testen, unter anderem auch dem Lymphozytentransformationstest, Fragen der Tuberkuloseimmunität und gelangten zu dem Ergebnis, daß die Tuberkuloseimmunität durch eine Reihe heute noch nicht bestimmbarer Fakten bedingt werde und nicht an Ergebnissen von Transformationstesten ableitbar seien.

MÜFTÜOGLU und YALCIN (1973) übertrugen mittels sensibilisierter Lymphozyten von tuberkulinpositiven Spendern auf 8 gesunde Personen durch passiven Transfer die Tuberkulinsensibilität. BAHOUNKOVA und SIMECEK (1966) zeigten, daß mit Liquorlymphozyten die passive Übertragung der Tuberkulinallergie gelingt, was differentialdiagnostische Bedeutung habe. YABLOKOVA u.Mitarb. (1968) beschrieben, daß mit Peritonealexsudatzellen, Milz und Lymphknotenzellen nicht nur eine Hautempfindlichkeit, die über 4 Monate der Beobachtungszeit anhielt, übertragen wurde, sondern auch die Fähigkeit mit spezifischen Granulomen auf Antigen zu reagieren, wie sie sonst nur als Zellreaktion auf komplettes Tuberkulinantigen gefunden wurde. Sie glauben, daß mit der passiven Übertragung der Tuberkulinallergie auch immunogene Faktoren übermittelt werden. Damit wurden die alten Erkenntnisse der passiven Übertragbarkeit der Tuberkulinallergie z.B. mit massiven Bluttransfusionen und mit verschiedenen Lymphozyten enthaltenden Zellsuspensionen (z.B. durch LAWRENCE 1949; SCHMID 1951, 1953, 1956; SPINA u.Mitarb. 1964; SOBBE u. HAFERKAMP 1967; MATSUMURA u.Mitarb. 1968; SIMEČEK u. BEHOUNKOVA 1970) bestätigt, oder wie von SPINA u.Mitarb. (1964b) in Frage gestellt, wenn dabei gleichzeitig auch der passiv übertragene Infektionsschutz einbezogen wurde. LEDUC und AVRAMEAS (1970) fanden als Ursprungszellen der Antikörperproduktion Plasmazellen und Lymphoplasmazyten, die im perinukleären Raum über das endoplasmatische Retikulum Antikörper an die Zellwand sezernierten. Die Lymphoplasmozyten waren lichtmikroskopisch nicht von kleinen Lymphozyten zu unterscheiden. In den Zellüberständen und Seren wurden vermehrt IgG und IgM gefunden. Differenzierte Untersuchungen und Versuche zur Quantifizierung der zellgebundenen Immunität und Allergie wurden u.a. von YAMAMOTA u.Mitarb. (1975, 1976); POUJOULET u.Mitarb. (1975); FRANCO und MORLEY (1976) teils tierexperimentell, teils am Menschen versucht. Über tierexperimentelle Versuche mit Thymusextrakt (COHEN u. ELIAS 1974; ELIAS u. COHEN 1975), thymusabhängigen Lymphozyten (TSUYUGUCHI u. KOMO 1975) wurde die Bedeutung der T-Lymphozyten erkannt, aber gleichzeitig wieder als einzig wirksamer Faktor in Frage gestellt, so daß letzthin die These von SCHMIDT (1953), basierend auf den Vorstellungen von MUCH, immer noch gilt, daß der Mensch seine Tuberkulinallergie durch den Kontakt mit dem gesamten Tuberkelbakterium erwirbt und die humoralen und zellulären Anteile der Immunität bisher nicht meßbar von der Tuberkulinallergie abgrenzbar geworden sind. Es muß somit eine komplexe Antigenkombination angenommen werden, die je nach der Art der Testsubstanzen zu verschiedenen und oft sogar widersprüchlichen Ergebnissen führt. Solange es nicht gelingt, die Methoden und Antigene zu standardisieren und aus den polyvalenten Antigenen die verschiedenen wirksamen monovalenten Fraktionen zu isolieren, werden die Erkenntnisse weiterhin schwer übersichtlich und kaum vergleichbar bleiben.

Transferfaktor

Es soll nicht vergessen werden, darauf hinzuweisen, daß bei der Übertragung der spezifischen zellulären Immunität von einem Individuum auf das andere der zelluläre Mechanismus durch die Isolierung des Transferfaktors in Frage gestellt wurde. Transferfaktor ist aus menschlichen Leukozyten (Granulozyten, Monozyten, Lymphozyten) als dialysierbarer bzw. ultrafiltrierbarer Extrakt zu gewinnen und überträgt spezifische zelluläre Immunität. Daneben übt er eine stimulierende Wirkung auf das zelluläre Immunsystem aus. Das Molekulargewicht liegt unter 10000, so daß Blutgruppensubstanzen, Histokompatibilitätsantigene und Proteine nicht enthalten sind (z.B. ASCHER u.Mitarb. 1974; NICHOLLS 1974; GROB u.Mitarb. 1975). Bei anergischer Tuberkulose soll die Übertragung des Transferfaktors zur wesentlichen Besserung führen (ATUTI), auch bei der Malnutrition hat er bessernde Wirkung (WALKER u. DAVID 1975). Tierexperimentelle und am Menschen durchgeführte Untersuchungen zeigten die Spezifität (FROLAND u.Mitarb. 1974; LAWRENCE 1974; ZUCKERMAN u.Mitarb. 1974; PARK u.Mitarb. 1975; SAKHAROV u. KUDRIANA 1976).

PAQUET u.Mitarb. (1976) wiesen am tuberkulinsensiblen Meerschweinchen mit Antilymphozytenserum große Mengen von Transferfaktor im Plasma, besonders in der Fraktion der Albumine und der α-Globuline nach. Auch Antikörper zur passiven Übertragung der kutanen Anaphylaxie waren bei sensibilisierten Tieren vorhanden. SALAMAN (1974) zeigte die Übertragbarkeit der verzögerten Tuberkulinhautallergie mit Transferfaktor vom Menschen auf Meerschweinchen, was von WELCH u.Mitarb. (1976) bestätigt wurde. Der Transferfaktor stellt keinen Antikörper konventioneller Art dar (GELL u. BENACERRAF 1971). Nach MANNICK und EGDAHL (1962) induziert beim normalen Kaninchen aus Lymphknoten extrahierte RNA positive Hautreaktionen und die Transferreaktion. Die Behandlung des Extraktes mit Ribonuklease verhindert die Auslösung der Transferreaktion (JANKOVIC u. DVORAK 1962), zerstört aber den Transferfaktor nicht (LAWRENCE 1949). Die Übertragung der Tuberkulinhautempfindlichkeit wird durch die Ribonukleasebehandlung nicht betroffen (LAWRENCE 1959).

H. Tuberkulinreaktionen

Bei den Tuberkulinreaktionen wird die lokale, perifokale und Allgemeinreaktion unterschieden.

I. Lokale Tuberkulinreaktion

Die lokale Reaktion auf das Antigen Tuberkulin beim sensibilisierten Organismus wurde auch hinsichtlich ihres multifaktoriellen Zustandekommens beschrieben. Die Manifestation der Tuberkulinhautempfindlichkeit hängt nach

ARNASON und WAKSMAN (1964) vom Erscheinen spezifischer Zellen am Ort der Reaktion ab, wobei heute vieles besser bekannt ist, aber nicht, wie diese Zellen sensibilisiert werden (FÖLDES u. TOMESANYI 1965; HAEGI 1966; TANIGUCHI 1966; REID u. MACKAY 1967a, b; DESAGA u.Mitarb. 1970; HAHN 1972; KITAEV u. VINOGRADOVA 1974; BIERTHER u. HAHN 1977). Die lokale Tuberkulinreaktion wird durch eine geringe Arthus-Reaktion überlagert (LAPORTE 1934), besonders bei Reinfektionen kann ein starkes Arthus-Phänomen (GARDENER 1926; JENSEN u. BINDSLEV 1937) im Tierexperiment ausgelöst werden. Das Arthus-Phänomen wird durch Protein- oder Kohlenhydratantigene des Tuberkelbakteriums, das Sanarelli-Schwartzmann-Phänomen – was selten beobachtet wird – durch Eigenschaften der Zusammensetzung der Tuberkuline hervorgerufen. Auch COLLINS (1972) betont, daß Arthus-Phänomene mit Tuberkulopolysacchariden aus PPD auslösbar seien. Diese Faktoren können u.U. nach ARNASON und WAKSMAN (1964) und GÜNTHER (1975) in die Basisreaktion mit einbezogen werden und so zu falsch positiven Reaktionen oder Fehlbeurteilungen führen. Deshalb seien gereinigte Proteine unbedingt erforderlich. Das weist wiederum auf die Frage der Verwendbarkeit von Alttuberkulin zur weiterführenden Diagnostik hin. In der Bundesrepublik wird AT nicht mehr hergestellt. TUBOLY und SZENT-IVANY (1976) u.a. konnten gereinigtes PPD-M. tuberculosis typus bovinus elektrophoretisch noch in 6 weitere Fraktionen auftrennen und über Sephadex-G-25-Säulen reinigen. Das durch saure Hydrolyse gewonnene selektierte „PS"-Tuberkulin gab nur bei Tieren, die homolog mit M. tuberculosis typus bovinus vakziniert waren, Hautreaktionen und führte nur bei mit BCG-sensibilisierten Meerschweinchen im Lymphozytentransformationstest zu streng spezifischen Reaktionen.

Damit ist u.a. aufgezeigt, daß die Auftrennung der zur Diagnostik verwendeten Tuberkuline noch nicht ausreichend ist. Interessant ist die Beobachtung, daß Tuberkulin z.B. vor einer passiven Übertragung der Tuberkulinallergie in die Haut gespritzt, zuerst reaktionslos bleibt, aber sofort nach der Übertragung lokal zu Überempfindlichkeitsreaktionen führt (CHASE 1960).

Bereits 1959 konnte FISHMAN Ansätze zur Trennung der Tuberkulinempfindlichkeit und Tuberkulinallergie (Immugenität) in Versuchen aufzeigen, aufgrund von Angaben, die FREUND 1926 und andere (COHEN u. MOKYCHIC 1954; SCHLANGE 1955) gemacht hatten. Zu ähnlichen Ergebnissen gelangten BLOCH und NORDIN (1960). FISHMAN (1962) konnte später zeigen, daß sich ähnlich dem Transferfaktor auch andere humorale Antikörperformationen unter Ribonukleaseeinwirkung ähnlich verhielten. So verhinderte Ribonuklease die Aktivität von Makrophagenextrakten. Die Makrophagen-RNS selbst ändert in irgendeiner Weise das Verhalten gegenüber den Antigenen (FREUND 1926; COHEN u. MOKYCHIC 1954; SCHLANGE 1955; BLOCH u. NORDIN 1960; KHEIFETS u. ANDREVA 1974; FISHMAN 1962).

So wird die Notwendigkeit, die spezifischen Antigene rein darzustellen, auch von dieser Seite aus bestätigt.

Wie komplex aber das Zusammenwirken dieser Reaktionen bei einer sich chronifizierenden Tuberkulose wird, zeigen Untersuchungen von COLLINS (1972) und GRANGER u.Mitarb. (1976) u.a. zu Fragen der erworbenen Resistenzen. Die Erscheinungen der Spätreaktion vom Tuberkulintyp werden durch die immunologischen Mechanismen geprägt, so daß auch ein direkter Zusammenhang zwischen verzögerter Spätreaktion und erworbener antituberkulöser Widerstandsfähigkeit bestehe (COLLINS u. MACKNESS 1970), wobei tierexperimentell gewonnene Befunde als Beweise herangezogen wurden (SMITH u.Mitarb. 1968; LONG 1971; BARNET 1973; LEFFORD u. MCGREGOR 1974; JORIS u. GIRARD 1975;

KANTOR 1975; ROOK 1975). Dennoch ist bis heute nicht eindeutig, mit welcher Versuchsanordnung, welchen Vakzinen und welchen Techniken gearbeitet werden soll. Nach SMITH (1968) brachte bereits damals die Vielzahl der Veröffentlichungen über Techniken usw. mehr Verwirrung als Klärung, eine Überprüfung aller vorgeschlagenen Wege war zu diesem Zeitpunkt schon nicht mehr möglich.

Die lokale Tuberkulinhautreaktion wird weiterhin durch vaskuläre Faktoren mitgeprägt. So ist die Erythemgröße abhängig von der Vasodilatation (ARNASON u. WAKSMAN 1964), wobei das Zusammentreffen von Hypersensibilität, Zellveränderungen usw. die maximale Vasodilatation bedingt. Die eigentliche Ursache der Vasodilatation ist offen. Nach VOISIN und TOULLET (1960) tritt die Änderung der Gefäßpermeabilität nach Kontakt mit Tuberkulin in 4–24 h ein, je nachdem, ob Arthus-Phänomene mitbeteiligt sind oder nur die verzögerte Reaktion eintritt. Mittels Farbstoffdiffusionstest ließ sich die Änderung der Gefäßpermeabilität sichtbar machen. Bei Antigen-Antikörper-Reaktionen erfolgte die Farbstoffdiffusion innerhalb weniger Minuten. Die Ergebnisse mit verschiedenen Tuberkulinen waren unterschiedlich. MÜFTÜOGLU u.Mitarb. (1971) zeigten mittels der Hautfenstermethode bei sensibilisierten und nichtsensibilisierten Personen unter PPD-Einwirkung, daß die innerhalb von 24 h nach Injektion eintretenden Veränderungen bei beiden Gruppen gleich waren und gewöhnlichen entzündlichen Reaktionen entsprachen. Zu ähnlichen Feststellungen gelangten HEILMAN u.Mitarb. (1973).

KULYABKOV und SEREDA (1967) zeigten bei kindlichen Primärtuberkulosen die Bedeutung von Histamin und Serotonin, wobei im Vergleich zu normalen Histaminblutwerten gesunder Kinder von ca. 9 μg% bei tuberkulösen Erkrankungen Steigerungen bis auf durchschnittlich 20 μg% eintraten.

Durch Rifampicin soll die zelluläre Immunität in vivo herabgesetzt und in Tierversuchen die Tuberkulinempfindlichkeit gemindert werden (FLOERSHEIM 1973).

II. Perifokale Tuberkulinreaktion

Sie wird gekennzeichnet durch Vasodilatation, Ödembildung und Nekrose, sowie Hämorrhagien an tuberkulösen Herden. Im Tierexperiment wurde gefunden, daß das Ödem ein Teil der Tuberkulinreaktion ist. In tuberkulinsensibilisierten Organismen kommen zirkulierende Antikörper gegen Tuberkuloprotein auch als spezifische Kohlenhydrate vor. Intravenöse Zufuhr des Antigens Tuberkulin führt zu akuter Anaphylaxie, bei intradermaler Injektion zum Arthus-Phänomen. Ödem ist somit als milde Anaphylaxie- oder als Arthus-Reaktion aufzufassen und tritt sowohl bis zu 4 h nach Tuberkulininjektion als auch bei der systemischen Reaktion auf (KOCH 1891; TRUDEAU u.Mitarb. 1904; MILES 1955). Lokale Injektion von Tuberkulin direkt in tuberkulöse Herde führt zu gleichen Effekten, einer lokalen Swartzman- oder Herxheimer-Reaktion mit Hämorrhagien. Ältere Arbeiten von DIENES (1930, 1931) und STETSON (1959) wurden von DIETRICH u.Mitarb. (1974) im Grundsatz bestätigt.

WAKSMAN u.Mitarb. (1961) zeigten, daß die nachfolgende Nekrose ein Summationseffekt aus der Überempfindlichkeitsreaktion selbst ist, die sich aus der Stagnation der Leukozyten im Gefäßendothel und der gesteigerten Diapedese anderer Blutzellen zu charakteristischen perivaskulären Infiltraten sowie Dilatation der Blutgefäße entwickle. Dabei sei die Ausdehnung der Nekrose abhängig von der Antigendosis und der Höhe der Sensibilisierung des Organismus. Dabei wird unterstellt, daß alle Zellen bei einem sensibilisierten Individuum durch Kontakt mit Tuberkulin (Tuberkulinzytolyse) absterben und das Rich-Phänomen uneingeschränkt gilt. Dies wurde aber bereits von ARNASON und WAKSMAN (1964) bezweifelt. Sie nehmen an, daß die Nekrose von der Intensität des zellulär entzündlichen Ödems abhängig sei. Kortison, Nitrogen-Mustard, Röntgenbestrahlung und spezifische Desensibilisierung haben einen unspezifischen Effekt und unterdrücken über die Entzündungsreaktionen nur die Ausdehnung der Nekrose. SULA u.Mitarb. (1967) räumten den Stearinsäuren und den Peptidglykolipiden sowie der Mykolsäure Bedeutung bei der Entwicklung der Nekrose ein, die direkt proportional der Schnelligkeit des Wachstums der Tuberkelbakterien und der Produktion der zytopathischen Substanzen mit ihren zerstörenden Wirkungen im Wirt verlaufen soll.

III. Systemische Tuberkulinreaktion

Die systemische Tuberkulinreaktion (Allgemeinreaktion) wurde durch KOCH (1882) selbst beschrieben, der sensibilisierten Personen entweder durch subkutane oder intradermale Injektion Tuberkulin zur Desensibilisierung in steigenden Dosen verabreichte. Er fand dabei allgemeine Abgeschlagenheit, Kopfschmerzen, Myalgien, Flush sowie Fieber und Frösteln nach 3–4 h bis zur Ausbildung von Schockbildern und Tuberkulintod. Auch die Inhalation von abgetöteten Tuberkelbakterien führte bei Laboratoriumsangestellten nach seinen Beobachtungen zu diesem Krankheitsbild. EGSMOSE (1970) beschrieb nach hohen Dosen (200 µg PPD = 10000 TE) Hautreaktionen von 6–120 mm ∅ und schwere Allgemeinreaktionen. RADONIC (1966) berichtete nach Aufstellung einer Ultrazentrifuge zur Herstellung humanen und bovinen PPD im Veterinärmedizinischen Institut Zagreb 1957 über Zeichen einer primär als „Grippe" fehlgedeuteten Erkrankung bei 14 Personen, die auf Tuberkulininhalation zurückgeführt werden mußte. Nach einer Latenzzeit von 1–3 h stellte sich eine uniforme Symptomatologie ein, beginnend mit unbestimmten Prodromie wie Gähnen, Kopfschmerzen, Übelkeit und allgemeinem Krankheitsgefühl, gefolgt von Schüttelfrost und Fieber bis 40 °C nach etwa 1,5 h, das Fieber hielt bis zu 6 Tagen an. Es traten starke Muskel- und Gelenkschmerzen, Appetitmangel, Kurzatmigkeit und trokkener Husten auf. Ähnliche Befunde seien auch aus anderen Tuberkulinherstellungsstätten berichtet worden. Außerdem wurde eine Leukopenie mit Eosinophilie beobachtet (MARCAK u. SERKOVA 1974).

Über die tierexperimentelle Erzeugung und das beim Menschen beobachtete Tuberkulinfieber liegen ausreichende, im Zusammenhang mit Endotoxinstudien gesicherte Befunde vor (UHR u. BRANDRISS 1958; JOHANOVSKY 1959; HOWARD u.Mitarb. 1959; STETSON 1959; JOHANOVSKY 1960; SUTER 1962; ATKINS u. HEIJN 1965; VEIJBORA u.Mitarb. 1968). ATKINS und HEIJN (1965) weisen darauf hin, daß die Fieberreaktion durch die Granulozytenreaktion zustande käme und die ausgelösten Vorgänge direkt auf das Wärmezentrum im Gehirn einwirkt, so daß es zu einer Anhebung des Temperaturniveaus bis zur Hyperthermie kommen könne, Vorstellungen, die mit dem Nachweis des Leukozytenpyrogens und Prostaglandin E für die Temperaturregulation bestätigt werden konnten.

Als paradoxe Reaktion dazu muß der Tuberkulinschock angesehen werden, der tierexperimentell und bei der Testung der Wirkungsstärke der Tuberkuline eine bedeutsame Rolle spielt und ausreichend bekannt ist (ARNASON u. WAKSMAN 1964). Der Tuberkulinschock kann durch verschiedene Faktoren ausgelöst werden und weist keine Abhängigkeit von der verzögerten Allergie und Tuberkuloproteinen auf (ARNASON u. WAKSMAN 1964), während DIETRICH u.Mitarb. (1974) dies in Zweifel ziehen.

WIRTH u.Mitarb. (1966) zeigten, daß die Allgemeinreaktionen wesentlich mit dadurch zustande kommen, daß eine Steigerung des Mesenchymstoffwechsels als universelle unspezifische Mesenchymreaktion eintritt. Dies kann durch den Einbau von SO_4-35 in die Sulfomukopolysaccharide des Bindegewebes überprüft werden. Sensibilisierte Tiere zeigen eine Einbauhemmung.

Der Einfluß des Tuberkulins auf die Leukozyten führt nach SCHWEIGER und LÖW (1965) auch zu einer Steigerung des Sauerstoffverbrauches der Zellen von über 15%, sowie zur Abnahme der Zellglykogens, was als Ausdruck einer Stoffwechselsteigerung gedeutet wird. Beziehungen zur Hauttuberkulinempfindlichkeit oder zur Atmung waren dabei nicht sicher nachweisbar. An der Lunge selbst wurden durch Tierexperimente bei systemischer Verabreichung z.B. von bovinen Tuberkelbakterien mit kompletten Freudschen Adjuvans erhebliche morphologische Veränderungen sichtbar, nach auslösender PPD-Gabe am 1. Tag auch verzögerte Reaktionen mit gleichzeitig ablaufender Arthus-Seifert-Reaktion (ESKENASY u. GALBENU 1966).Nach intramuskulärer Gabe getrockneter Tuberkelbakterien in Mineralöl oder Paraffinöl wurden Meerschweinchen 8 Wochen später von MIYAMOTO und KABE (1971) in einer Inhalationskammer einem Aerosol von 0,2 µg/PPD/ml ausgesetzt und vor und nach der Exposition im Plethysmographen auf die Lungenfunktionsparameteränderungen hin untersucht. Die Atemfrequenz stieg allmählich ab der 6.–24. und bis zur 48. Stunde um das 1,5–2,5fache gegenüber den nicht sensibilisierten Kontrollen an. Nach 48–72 h fiel die Atemfrequenz wieder ab. Bei maximaler Inhalation über 24–48 h konnte eine totale Hepatisation einzelner Lungenabschnitte mit Verdickung der Alveolarsepten provoziert werden. SULA und KONRADOVA (1970) konnten experimentell nach vorausgehender BCG-Sensibilisierung bei M. microti-Infektionen einer Steigerung der Anzahl und der Stoffwechselaktivität der Lungenmakrophagen nachweisen. CATE und BURRELL (1974) fanden in der Lunge Antikörperbildung und zellinduzierte Immunreaktionen. Mit diesen die mesenchymalen Anteile der Lunge treffenden tuberkulininduzierten Veränderungen laufen pathologische Umwandlungen der elastischen und retikulären Bindegewebsstrukturen einher (SCHWABE 1962), die teilweise durch zusätzliche Kortisongaben verhindert werden können (SCHWABE 1962).

Die Bedeutung der Viskosität der bindegewebigen Grundsubstanzen für die Zellfunktion ist ebenso, wie die funktionelle Einheit des sogenannten retikuloendothelialen Systems oder aktiven Mesenchyms, wesentlich. Es nimmt eine zentrale Stellung im Ablauf zahlreicher pathologischer Prozesse ein und ist indirekt am Stoffwechsel auch extrazellulärer Substanzen beteiligt. Strukturelle Unterschiede sind mit funktionellen Eigentümlichkeiten gekoppelt (SCHALLOCK 1973). In der Lunge finden sich spezies- und geschlechtsabhängige Unterschiede am Lungenbindegewebe, das auf die Heterogenität und den Anteil der Proteoglykane der verschiedenen Bindegewebsarten zurückgeführt wird. Der Bindegewebsstoffwechsel kann durch S-35-Sulfat-Inkorporationsraten meßbar gemacht werden, so daß auch lokalisationsabhängige Reaktionsweisen berücksichtigt werden können. Die unspezifischen Mitreaktionen und spezifisch stimulierten Aktivitäten sowie gezielten Suppressionen gaben wichtige Aufschlüsse über die Entstehung von Allgemeinreaktionen (LINDNER 1973), wie dies von HAUSS (1973) gezeigt werden konnte, der bei Infekten einschließlich der Tuberkulose, stets Mitreaktionen des gesamten Mesenchymsystems zu einer universellen unspezifischen Mesenchymreaktion am Patienten beweisen konnte. Diese unspezifische Mesenchymreaktion führte zu einer Mesenchymstoffwechselstörung und einer Mesenchymzellproliferation, der Einbau von S-35-Sulfat in die Haut ist erhöht. Bei Tuberkulösen findet sich in den äußeren Randzonen des typischen Granuloms eine stärkere Kollagenausbildung als lokales Zeichen der das Bindegewebe treffenden Mesenchymaktivierung (BIERTHER u. HAHN 1977).

Infolge derartiger Veränderungen werden die Lungenfunktionsparameter beim sensibilisierten Menschen unter Tuberkulineinwirkung eingeschränkt. KURGAN (1970) fand bei 2 TE RT 23 in Tween 80 bei laufender Überprüfung der Lungenfunktion signifikante biphasisch verlaufende Veränderungen von FEV 1, MVV 24 und 72 h nach intrakutaner Injektion von Tuberkulin. Von KURGAN (1974, 1975) und MICHEL u.Mitarb. (1975) wurden bei tuberkulinpositiven Patienten mit chronischer Bronchitis kombiniert mit chronischen IgA-Mangel Verstärkungen der Obstruktion unter Tuberkulineinfluß gefunden, während OGAREK-SLIWA u.Mitarb. (1970) keinen Einfluß von Tuberkulinhauttestungen auf das kindliche Asthma bronchiale fanden. Dagegen sahen JACQUELIN und CHIRON (1966) neben überschießenden Reaktionen und Fieberschüben bei Testungen von Asthmatikern auch verstärkte dyspnoische Perioden mit Exsudationserhöhung und in 90% paradoxe Reaktionen mit abrupten dauerhaften Nachlassen der Dyspnoe nach ihrer initialen Verstärkung.

Andere, vorwiegend auf Herxheimer-Reaktionen beruhende systemische Auswirkungen der Tuberkulinwirkung soll an den Poncetschen Rheumatismus, die Tuberkulinarthritis, sowie die postvakzinalen Gelenkreaktionen erinnert werden, die teilweise mit Pleuritiden, meningitischen Reizungen und unspezifischen toxischen Leberparenchymschädigungen einhergehen können.

DAVIDKEVIC (1968) berichtete bei Primärtuberkulosen bei Mädchen, daß sich die Infektion auf die Ausbildung des Gesamtorganismus mit Wachstumsstörungen sowie speziell auf die Geschlechtsorgane auswirke. Bei 344 Mädchen von 10–18 Jahren lagen in 45% Menstruationsstörungen gegenüber 5,25% in einer Vergleichsgruppe tuberkulinnegativer gesunder Mädchen vor.

Damit ist festzustellen, daß auch in der Chemotherapieära ausgeprägte lokale und Allgemeinsymptome, weniger perifokale Reaktionen vorkommen.

J. Tuberkulin in der Behandlung der Tuberkulose

Das Grundanliegen KOCHS war es, mit dem Tuberkulin ein Heilmittel gegen die Tuberkulose zu finden. Desensibilisierungsversuche sind von KOCH am Menschen vorgenommen worden. Das Prinzip war, mit Alttuberkulin bindegewebsbildende Herdreaktionen ohne Aktivierung oder Generalisation des tuberkulösen Prozesses hervorzurufen. Die Dosierung erfolgte nach allgemeinen Richtlinien der Vakzinetherapie, beginnend mit 1^{-5} mg s.c., die Folgedosen um 100% höher. Die Ergebnisse waren enttäuschend. Tierexperimentell ist die Frage aber laufend weiter bearbeitet worden. Es stehen sich nach ARNASON oppositionelle Untersuchergruppen gegenüber, nachdem RICH (1941) behauptet hatte, daß eine Trennung der die Überempfindlichkeit hervorrufenden Fraktionen im Tuberkulin von denen, die die Immunität vermittelten, möglich sei. ROTHSCHILD u.Mitarb. (1934) hatten aber das Gegenteil dadurch gezeigt, daß es bei Meerschweinchentuberkulose mit systemischer (i.v.-) Gabe von Tuberkulin keine besseren Ergebnisse als mit nur BCG-Impfung allein gab. Die Ergebnisse wurden mehrfach in den 30er bis 40er Jahren bestätigt (BIRKHAUG 1939; BOQUET 1941 u.a.). WILLIS u.Mitarb. (1938) werden von ARNASON als Sprecher der Gegengruppe betrachtet, die in scheinbar gleichen Untersuchungsreihen zur Desensibilisierung von Meerschweinchen besseres Allgemeinverhalten fanden, obwohl die Tiere alle an einer tuberkulösen Pneumonie zugrunde gingen. WILLIS hat damals die Versuche der Gegengruppe kritisiert und gemeint, daß, falls diese die Tierversuche auch über 2 Monate durchgeführt hätten, bei allen desensibilisierten Tieren eine tuberkulöse Pneumonie als Todesursache aufgetreten wäre. Dabei war bei den Tieren von WILLIS, die sich schon in einem krankhaften Zustand befanden, die Mortalität größer als bei den Versuchen seiner Gegengruppe. Es konnte auch in einem anderen Zusammenhang von UHR und BRANDRISS (1958) nachgewiesen werden, daß die systemische Anwendung von Tuberkulin zur Unterdrückung der Aufhebung der Hautsensibilität führt, da die Lymphozyten, die Mediatoren dieser Allergie sind, vermindert werden ebenso, wie bei Bestrahlung, Antilymphozytenserumanwendung und Thymektomie. Der Desensibilisierungseffekt muß also in Frage gestellt werden.

Es ist deshalb interessant zu sehen, daß unter der Chemotherapie die Tuberkulinanwendung als Adjuvanstherapie vielerorts neue Beachtung gefunden hat.

Anstoß waren Beobachtungen, daß unter der durchgeführten Chemotherapie und dabei über längere Zeit kurzfristig wiederholten Tuberkulintestungen die Hautreaktionen negativ wurden.

LESKIEWICZ u.Mitarb. (1968) fanden bei Kindern mit 10 TE bei der Mendel-Mantoux-Probe alle 4–6 Monate selbst das Erlöschen vorher positiver BCG-Impfallergien, DOBREV (1969b) bei 1 TE AT bei 225 tuberkulosekranken Kindern und Tuberkulintestungen alle 2 Monate ebenfalls Verminderungen der Hautempfindlichkeit. MIRYANOV (1970) teilte ähnliche Ergebnisse mit. PERELMAN u.Mitarb. (1970) sahen bei 101 Patienten mit aktiver Tuberkulose bei subkutaner AT-Medikation 1:1000 steigend von 0,2–0,5–1 ml intramuskulär im Intervall von 3–4 Tagen, dann in der entsprechend behandelten Gruppe von Kindern, die eine klinisch geheilte Tuberkulose danach aufwiesen, daß eine negative Tuberkulinreaktion eingetreten war. ANTONESCU u.Mitarb. (1970) führten Testungen mit rumänischen Uroproteinpräparaten unter Behandlung mit 1 TE oder PPD IP 65 alle 2 Monate bei 509 Kindern durch, konnten aber keine vergleichbaren Veränderungen finden. SLONCHAK (1974) fand bei 902 Patienten mit destruktiver Tuberkulose mit steigendem Tuberkulin 1-, 5-, 25- und 100%iger Lösung Änderungen in der Empfindlichkeit unter der entsprechenden chemotherapeutischen Behandlung.

NAGO u.Mitarb. (1966) zeigten, daß nach weiterer Reinigung des PPD 2 Fraktionen isoliert werden können. Beide zeigten eine deutliche Reduktion der Hautreaktion, die durch native Tuberkuloproteide hervorgerufen wurden. Polysaccharidfraktionen hatten deutlichen Heilungseffekt bei experimentellen tuberkulösen Hautläsionen bei lokaler Anwendung. Auch die Zugabe dieser Tuberkulopolysaccharide zu nativen Tuberkuloproteinen führte zu einer deutlichen Verminderung der Hautsensibilität, während GALBENU und ESKENASI (1967) im Tierexperiment mit PPD nach Induktion einer Tuberkulinhypersensibilität durch bis zu 97 Tagen laufende intravenöse (systemische) Verabreichung von PPD histopathologisch blutige Exsudationen und Verkäsungsvorgänge hervorrufen konnten. Die nur i.v. mit M. tuberculosis typus bovinus Typ Vallée infizierten Kaninchen der Kontrollgruppe verstarben nach $3^1/_2$ Monaten an einer wie sonst gewohnten, normalen artefiziellen experimentellen Tuberkulose.

RAKHMANOV (1967) betont, daß die antituberkulös wirksamen Präparate zum Absinken der spezifischen Allergie führten und es somit ermöglichten, gleichzeitig nunmehr eine Tuberkulintherapie durchzuführen. Sie behandelten 2–4 Monate 79 Patienten mit verschiedenen Formen der Tuberkulose und sahen 20mal eine Herdreaktion, am Ende aber bei 59 Patienten eine deutliche Senkung der Hautüberempfindlichkeit bei gleichzeitiger Rückbildung der Infiltrationen. Sie fordern frühzeitige Anwendung der kombinierten Behandlung von Chemotherapie mit Tuberkulin, da dadurch der Prozeß zur Resorption der Infiltrate und eine bessere Abheilung stimuliert wird. MÜLLER (1966) behandelt 29 nicht operationsfähige Lungentuberkulosen zusätzlich zur Chemotherapie mit 3 TE s.c. beginnend, dann bei Gleichbleiben der Induration jeweils um 5 TE steigend, mit über Erwarten günstigen Ergebnissen, so daß er auf die fast vergessene, von Robert KOCH angegebene Therapiemöglichkeit erneut hinwies. VIDAL und DECOR (1967) berichten über eine Desensibilisierung einer 26jährigen Patientin mit schwerer Hyperergie bei Pleuritis, die jedesmal nach INH-PAS-Behandlungen Herxheimer-Reaktionen mit Kopfschmerzen, Schwindel und Allgemeinsymptomen aufwies. JACQUELIN u.Mitarb. (1969) beschrieben eine schwere generalisierte multifokale Tuberkulose mit Chemoresistenz, die sich unter Tuberkulinisierung besserte. Ebenfalls mit Erfolg wurden 28 Patienten mit Therapieversagern einer zusätzlichen Tuberkulintherapie unterzogen. KORYAKIN (1971) bestätigte die besseren Erfolge der komplexen Behandlung der Tuberkulosen unter Einbeziehung von Tuberkulin für die Dauer von 2–9 Monaten bei 63 Patienten mit Tuberkulosen, die 37mal zur Resorption kamen, 14mal eine Verkleinerung aufwiesen und 12mal nur unverändert blieben bei schweren Ausgangsbefunden. SLEPOVA und FATKULLINA (1971) untersuchten die klinischen Parameter der zusätzlichen Tuberkulintherapie und fanden parallel der schnelleren Infiltratresorption und Verkleinerung von großen Konglomeraten vor allem Normalisierungen der vorher pathologischen Elektrophoreseveränderungen. RADOVITSKY (1971) behandelte 120 Patienten mit destruktiven Lungentuberkulosen zusätzlich zur Chemotherapie mit konzentrierten Tuberkulindosen und sah bessere Ergebnisse als bei alleiniger Chemotherapie. ZHOLOB (1974) bestätigte die Ergebnisse bei Kindern und Jugendlichen, ZEITZ u.Mitarb. (1974) bei einem anergischen Patienten mit schwerer Lungentuberkulose. YAMAMURA u.Mitarb. (1974) wendeten Tuberkuline, zusätzlich zur Chemotherapie verabreicht, zur Vermeidung kavernöser Einschmelzungen bei ausgedehnten infiltrativen Prozessen an. BORODINA u.Mitarb. (1974) und KRYLOV (1975) setzten sich erneut für die komplexe Therapie unter Einschluß des Tuberkulins, auch unter den veränderten Verhältnissen der Chemotherapie ein.

ČISKEVIČ u.Mitarb. (1976) sahen schließlich noch in der Kombination der komplexen Therapie mit Tuberkulinen und Anabolika die bestmöglichste und kürzeste Behandlung, die zu kleineren und häufiger gut abgegrenzten Herden mit fibröser Umwandlung führe.

Schließlich sprach sich HOCKADAY seit 1966 konsequent zur Vermeidung von epiduralen Verklebungen und Defektzuständen bei der Meningitis tuberculosa für eine frühzeitige intrathekale Anwendung von PPD aus und lehnte im sogenannten „Oxford-Schema“ die Anwendung von Kortikoiden strikt ab, da sie nicht so günstige Ergebnisse lieferten. HOCKADAY und SMITH (1966) verloren keinen Patienten mit Liquorblock, die Veränderungen wurden rückläufig.

Auch bei anderen Erkrankungen fanden sich Sekundärerfolge. CHARPIN u.Mitarb. (1966) sahen bei routinemäßiger Testung von Asthmatikern von 135 Personen 4mal signifikante Veränderungen mit typischen lokalen und Allgemeinreaktionen, die unter Desensibilisierung mit Tuberkulin schwanden und die Patienten von Asthma, Enteritis und Migräne befreiten. JACQUELIN u.Mitarb. (1966) fanden bei 550 Asthmatikern 133 positive Tuberkulinreaktionen und davon in 41% überschießende Hautreaktionen bei Verwendung von 1:2000 AT-Verdünnungen. Dabei waren 29% Fieberschübe und 25% verstärkte dyspnoische Krisen eingetreten, die bei spezifischer Desensibilisierung, beginnend mit 1:100000 AT in 10–20 Serien, in 90% Beschwerdefreiheit brachten.

Schließlich sei noch auf die Arbeiten von LE VAY (1974) und PLACHECKA-GUTOWSKA (1975) verwiesen, die Tuberkulindesensibilisierung oder BCG-Impfung kurz hintereinander folgend zur allgemeinen Umstimmungstherapie therapierefraktärer rheumatoider Arthritiden benutzten. BERDEL und BERDEL (1976) wendeten bei therapierefraktären Sarkoidosen eine Mischung von Alttuberkulin und Blutgruppen gleichen Blutes von Gesunden mit hoher Tuberkulinhautempfindlichkeit als s.c. Injektion an und sahen bei einer Gruppe resistenzlosen Patienten mit schlechter Prognose bei Resistenz gegenüber der klassischen Therapie der Sarkoidose noch deutliche Besserungen.

Wenn die Anzahl der zitierten Mitteilungen auch gering ist, – zumal sicherlich kein Anspruch auf Vollständigkeit erhoben werden kann – so zeigen sie doch, daß auch der Grundgedanke KOCHS ein Therapeutikum gegen die Tuberkulose gefunden zu haben, unter den heutigen Bedingungen, die Exazerbation und lokale Reaktion abfangen lassen, zumindest bedeutet, daß dem Tuberkulin in der Therapie ein u.U. wesentlicher Adjuvanseffekt bei infausten Fällen zukommen kann.

K. Schlußbemerkung

Die in über 25 Jahren eingetretenen Veränderungen in der Tuberkulinforschung und Diagnostik zwingen zu einer Revision auch in der Deutung der Tuberkulinempfindlichkeit. Die vielschichtigen, in ihren Ergebnissen schwer deutbaren Mitteilungen lassen nur eine sehr pragmatische Darstellung zu, da zur Zeit die Diskussion über Grundsatzfragen noch voll im Gange ist. Die verschiedenen Erkenntnisse wurden mit verschiedensten Methoden und Modifikationen von Methoden, unterschiedlichen Antigenen sowohl hinsichtlich ihrer Gewinnung und Reinigung als auch Wirksamkeitstestung erarbeitet, so daß die Fülle der möglichen Aspekte nur zu spekulativen Betrachtungen Anlaß bieten könnte. Deshalb ist es erforderlich, daß sowohl hinsichtlich der Allergene (Tuberkuline und Tuberkulinfraktionen) als auch je nach den Fragestellungen sich ergebenden unterschiedlichen Methoden Standardisierungen vereinbart und eine einheitliche Nomenklatur benutzt werden, damit in Zukunft reproduzierbare und somit vergleichbare Ergebnisse entstehen.

Die von der WHO 1952 eingeleiteten Versuche zur Standardisierung der diagnostischen Tuberkulintestungen, die Heranziehung von Mischtuberkulinen und die umständehalber bedingte Änderung der Testeinheiten, lassen jeweils nur für genau umrissene prospektive Studien bedingte Vergleiche zu, aber nicht für die experimentellen Untersuchungen in den gleichen Zeiträumen, die andere Antigene benutzten. So sind wichtige Zuordnungen von Ergebnissen kaum möglich. Leider ist aus nationalen Gründen dem grundsätzlich wohl überlegten Vorschlag der WHO, nur das dänische Renset-Tuberkulin zu diagnostischen Testungen ab 1958 zu benutzen, nicht Folge geleistet worden, so daß auch nur die diagnostischen Ergebnisse, die in dieser Zeit mit diesem Tuberkulin (RT 23 in Tween 80) durchgeführt wurden, vergleichbar wurden. Auf die sich dennoch ergebenden Probleme und Schwierigkeiten durch geographisch bedingte Besonderheiten wegen zusätzlichen Einwirkungen von Sensitinen wurde hingewiesen. Auch in dieser Zeitepoche sind experimentelle Untersuchungen, die ebenfalls kein RT 23 in Tween 80 oder genau definierte Teilfraktionen als Antigen benutzten, weiterhin unvergleichbar. Die nationalen Tuberkuline wurden nicht so weit standardisiert, daß sie effektiv vergleichbar wären. Ihre Inhaltsstoffe sind weder eindeutig deklarierbar noch chemisch rein darstellbar. Die konkurrierenden hautsensibilisierenden Faktoren (allergische Komponenten) und die immunogenen Faktoren blieben unterschiedlich in ihren Anteilen in den gebräuchlichen Tuberkulinen und sind hinsichtlich der Wirkung und dem Gehalt nicht definiert. Noch schwieriger wird die Lage unter Einbeziehung der Sensitine und der Frage, ob Alt- oder gereinigte Tuberkuline zur Anwendung gelangen sollen.

Fest steht aber, daß Starkreagenten häufiger an Tuberkulose erkranken als Schwachreagenten oder Tuberkulinnegative und daß die starke Reaktion bei BCG-vakzinierten mit ausreichender Wahrscheinlichkeit auf Superinfektionen zurückzuführen ist oder zumindest darauf hinweist.

Es bleibt deshalb nur übrig, die von FREERKSEN bereits 1969 ausgesprochene Feststellung und Aufforderung zu wiederholen, daß auf dem Gebiete der Tuberkulindarstellung und der Anwendung noch außerordentlich viel zu tun bleibt.

Literatur

Abrahams, W.W., Harland, R.D.: Sensitivity to avian and human PPD in Brisbane school children. Tubercle (Lond.) **16**, 70–74 (1967)

Abrahams, W.W., Harland, R.D.: Studies with the purified protein derivate of human and avian tuberculins in South Queensland. Tubercle (Lond.) **49**, 192–209 (1970)

Adams, D.O., Biesecker, J.L., Koss, L.G.: The activation of mononuclear phagocytes in vitro: Immunologically mediated enhancement. J. Reticuloendothel. Soc. **14**, 550–570 (1973)

Alexopoulos, C.G.: Mononuclear cells migration inhibition and delayed hypersensitivity in man. J. Immunol. Methods **11**, 1–6 (1976)

Amino, N., Degroot, L.J.: Concentration of cultured medium to detect small amounts of lymphotoxin induced by PHA, PPD, and thyroid antigens. Cell Immunol. **11**, 188–197 (1974)

Anderson, U.M., Grabau, A.A.: Routine tuberculin testing in infants and young children. An appraisal of its necessity and effectivness. Am. J. Dis. Child. **111**, 31–34 (1966)

Antonescu, P., Barborescu, S., Teodosiu-Fierbinteanu, O., Popescu, J., Simionescu, G., Lupascu, J.: Auswertung der Tuberkulinempfindlichkeit mittels PPDIC 65 bei Kindern mit verschiedenen Lungentuberkuloseformen. Ftiziologia (Bucuresti) **19**, 71–80 (1970)

Arbmann, B.: Tuberkulinnegative Tuberkulose. Beitr. Klin. Tbk. **118**, 1 (1958)

Arnason, B.G., Waksman, B.H.: Tuberculin sensitivity immunology considerations. Adv. Tuberc. Res. **13**, 1–97 (1964)

Arnold, J., Scott, A.V., Spitznagel, J.K.: Specifity of PPD-skin-test in childrood tuberculin convertors: Comparison with mycobacterial species from tissues and recretions. J. Pediatr. **76**, 512–522 (1970)

Aronson, J.D., Taylor, H.C., McGettigan, M.T.: The comparison of some tuberculins in BCG-vaccinated and unvaccinated persons. Amer. Rev. Tbc. **70**, 71 (1954)

Arthur, A.B., Whinte, J.E.W.: An evaluation of a disposable tuberculintest in Children. Tubercle (Lond.) **46**, 126–130 (1965)

Asami, N., Kataoka, T.: zit. nach Neumann, Kekkaku **41**, 7 (1966)

Asami, N., Mizuguchi, Y., Kataoka, T., Murohashi: zit. nach Neumann. Kekkaku **41**, 53 (1966)

Ascher, M.S., Schneider, W.J., Valentine, F.T., Lawrence, H.S.: In vitro properties of leucocyte dialysates containing transfer factor. Proc. Natl. Acad. Sci. USA **71**, 1178–1182 (1974)

Aschoff, L.: Das retikuloendotheliale System. Erg. Inn. Med. Kinderheilkd. **26**, 1 (1924)

Ast, D.: Tuberkulintestungen bei der Bundeswehr. Prax. Pneumol. **26**, 338–345 (1972)

Atkins, E., Heijn, C.: Studies on tuberculin fever. III. Mechanisms in the release of endogenous pyrogen in vitro. J. Exp. Med. **122**, 207–235 (1965)

Augier, J., Lepault, F., Grange, G., Augier-Gibory, S.: Un nouveau ppd hautement purifié; le ppd ip71: Ann. Immunol. (Paris) **125**C, 675–685 (1974)

Augier, J., Gayot, G., Grange, G., Denise, C., Augier-Gibory, S., Poujeol, C.: Le dose-effet comparative d'une tuberculine étalon sur cobayes sensibilisées soit par bacilles tuberculeux vivants, soit par bacilles tuées. Dev. Biol. Stand. **29**, 331–338 (1975)

Aurich, G., Plenert, W., Zintl, F.: Der Lymphozytentransformationstest – Aussage und Anwendung für die Klinik. Kinderaerztl. Prax. **42**, 145–192 (1974)

Avebakh, M.M., Gergert, V.Va., Klynev, K.A., Kolodyazhnaya, N.S., Litvinov, V.I., Moroz, A.M.: Delayed typ elevated sensitivity and antituberculous immunity. Probl. Tuberk. **50**, 6, 60–64 (1972)

Averina, E.P., Murashko, T.I.: Reakcii na tuberkulin, prigotovlennyj iz m. avium, u rabotnikov pticevodcheskich chozjasjstv kujbyshevkoj oblasti Probl. Tuberk. 5–7 (1974)

Ax, W., Johannsen, R.: Testmethoden zellvermittelter Immunreaktionen. Laboratoriumsblätter **27**, 8–17 (1977) (Medizinische Verlagsgesellschaft mbH 355 Marburg/Lahn)

Azencott, B.: Lutte antituberculeuse et vaccination B.C.G. dans la région minière du Nord-Pas-de Calais. Rev. Méd. Minière **2**, 73–86 (1972)

Azuma (1967) im int. Kolloquim Borstel 1967 Freerksen, E., Fetting, R., Thumin, J.H.: Immunologisch bedeutsame Mykobakterienfraktionen. Internationales Kolloquium im Forschungsinstitut Borstel, 1967. Stuttgart: Fischer 1969

Baer, H.: Tuberculin reactivity and other immunochemical and physical properties of fractions derived from BCG culture filtrat. Am. Rev. Respir. Dis. **92**, 2 42–48 (1965)

Bahounková, L., Ŝimeĉek, C.: Passive Übertragbarkeit von Hypersensibilität auf Tuberkulin bei der Diagnostik der tuberkulösen Meningitis. Rozhl. Tuberk. **26**, 60–62 (1966)

Bajan, A., Virsik, K., Libik, D.: Tuberkulinreaktion und Schwangerschaft. Beitr. Klin. Tbk. **134**, 97–102 (1966)

Bakker, W.W., Engelhart, J.J., Mulder, I., Hoedemaeker, J.P.: Lymphokines in sensitized rats. I.: Migration inhibitory factor(s) from specifically stimulated thymocytes in vitro. Int. Arch. Allergy Appl. Immunol. **49**, 491–503 (1975)

Barberio, M.: Risultati comparetivi fra tests differenti di reazione tubercolinica in tubercolotici extrapolmonari. Riv. Tuberc. **14**, 363–374 (1966)

Barbulescu, R., Poenita, L., Birstein, R.: Verlauf der Tuberkulinallergie nach intracutaner BCG-Impfung. Ftiziologica (Bucuresti) **17**, 507–516 (1968)

Barnab, E.R., Mostardini, G., Saletti, M.: Studio comparativo sull'uso della tubercolina PPD con le tecniche di Mantoux e multipontura (multitest). Ann. Sclavo **15**, 71–82 (1973)

Barnet, K., Pekarek, J., Johanovsky, J., Svejcar, J., Cech, K., Krejci, J.: Mediators of cellular hypersensitivity an immunity including immunologically specific factors. Adv. Exp. Med. Biol. **29**, 619–626 (1973)

Bartfeld, H.: Cell-mediated immunity: Its modulation by x-rays. Effect of x-irradiation on t-lymphocyte numbers and function. Ann. N.Y. Acad. Sci. **256**, 342–351 (1975)

Basunti, V., Malventi, M.: Sull'importanza della inclueste tubercoliniche sistematiche. Considerazioni sui rilievi exguiti in 10 anni in prov. di Livorno Arch. Tigiol. **15**, 941–955 (1960)

De Bats, A., Morison, W.L., Rhodes, E.L.: Acid phosphatase in lymphocytes after incubation with antigen. Trans. St. Johns Hosp. Dematol. Soc. **59**, 61–65 (1973)

Bauer, J.: Zit. n. Kleinschmidt, Beitr. Klin. Tbk. **13**, 303 (1909)

Bauer, W.: Simultane Reihenuntersuchungen mit Tuberkulinproben n. Mendel-Mantoux und einem verbesserten Tuberkulinpflaster. Prax. Pneumol. **29**, 568–575 (1975)

Bechelli, L.M.: Beitrag zu einer Studie über die immunallergischen Beziehungen zwischen Tuberkulose und Lepra durch Wechselbeziehungen von Mantoux- und Fernandez-Reaktionen. Acta Leprol. (Gen.) **25**, 1–107 (1966)

Belenky, M.S.: Tuberkulintest bei Lungenkrebs. Probl. Tuberk. **3**, 42–45 (1973)

Belenky, M.S., Kirnoz, E.N.: O razvitii kozhnykh reaktsii na tuberkulin (Development of skin reactions to tuberculin). Probl. Tuberk. **52**, 12–76 (1974)

Benedette, P.: Cancro e tuberculosi. Bull Ist. Vercoler Mil. **II**, 877 (1932)

Berdel, W., Berdel, W.E.: Immunobiologische Umstimmungsbehandlung bei chronisch progressiver Sarkoidose (Morbus Boeck). Verfahren und Ergebnisse. Münch. Med. Wochenschr. **118**, 99–102 (1976)

Bergstrand, H., Kaellen, B., Nilsson, O.: On the reactivity of human leukocytes to PPD in clausen's agarose migration technique. Acta Allergol. (KBH) **29**, 117–135 (1974)

Berkovich, S., Smithwick, E.M., Steiner, M.: Effect of Echo 9 virus infection on tuberculin sensitivity. Am. Rev. Respir. Dis. **100**, 640–644 (1969)

Berkovich, S., Starr, S.: Effects of live type I poliovirus vaccine and other viruses on the tuberculin test. N. Engl. J. Med. **274**, 67–72 (1966)

Berle, E.J.: Tuberkulin og tuberkulinpreveren kort oversikt (Tuberlin and tuberculin tests. A brief review) Tiosskr. Nor Laegeforen **95**, 1064–1066 (1975)

Berthrong, M.: The Macrophage in tuberculosis. Adv. Tuberc. Res. **17**, 1–27 (1970)

Bettag, O.L., Hall, C.: Mantoux tuberculins testing: Standard method vs. jet. injection. Dis. Chest **51**, 530–536 (1967)

Bickardt, R., Speer, A.: Zum Nachweis von Serumantikörpern gegen atypische Mykobakterien bei Sarkoidose. Prax. Pneumol. **20**, 601–605 (1966)

Bidou, S., Vannier, R.: L'épreuve tuberculinique. Arch. Mal. Prof. **22**, 626 (1969)

Bierther, M., Hahn, H.: Zelluläre Immunreaktionen bakterieller Infektionen: Mykobakterien. Die gelben Hefte **XVI**, 116–126 (1977)

Birkhäuser, H.: Die Tuberkulinreaktion. Schweiz. Rundsch. Med. (Praxis) **64**, 575–577 (1975)

Birkhaug, K.: Allergy and immunity (iathergy) in experimental tuberculosis. IV, Degree of tuberculosis in guinea pigs – prevented from becoming tuberculin hypersensitive. Acta Tuberc. Scand. **13**, 221 (1939)

Birkhaug, K., Pangborn, M.C., Cummerow, E.H.: Studies of purified tuberculin fraction in testing BCG-vaccinated subjects. Amer. Rev. Tbc. **66**, 335 (1952)

Birnbaum, S.E., Affronti, L.E.: Mycobacterial polysaccharides. II comparison of polysaccharides from strains of four species of mycobacteria. J. Bacteriol. **100**, 58 (1969)

Blagodarny, Ya.A., Munaithasova, G.A., Kurmangalieva, K.K., Almagainbetov, B., Telegin, V.K.: Empfindlichkeit gegenüber Tuberkulin und Lepromin bei der Bevölkerung des Araler Strandbezirkes. Probl. Tuberk. **47**, 5, 14–18 (1969)

Blaha, H.M.: Über Tuberkulinprüfungen. Dtsch. Med. J. **22**, 43–49 (1971)

Blaha, L.: Zur Technik der Tuberkulinprüfung. Ein Vergleich zwischen Mendel-Mantoux-Test mit 10 TE GT und dem Tubergen-Test. Med. Monatsschr. **23**, 107–111 (1969)

Blaszczyk, W., Paslawska-Prus, J.: Der Tuberkulintest bei alten Menschen mit aktiver Lungentuberkulose in der Tuberkuloseambulanz, registriert als Gruppe Ia. Gruzlica Choroby Pluc. **35**, 639–641 (1967)

Bleiker, M.A.: Eine Untersuchung über spezifische und nichtspezifische Tuberkulinempfindlichkeit bei Schulkindern in 18 Ländern. Bull. Un. Int. Tuberc. **41**, 265–274 (1968)

Bleiker, M.A.: Epidemiologie des infections humaines a mycobacteries atypiques: Investigations allergoliques. Rev. Tuberc. (Paris) **34**, 25–36 (1970)

Bleiker, M.A.: Spezifische und unspezifische Tuberkulinhautempfindlichkeit bei Schülern in zehn europäischen Ländern. Dtsch. Med. J. **22**, 50–53 (1971)

Bleiker, M.A.: Anwendung von Tuberkulin- und Sensitinreaktion beim Menschen. In: Infektionskrankheiten und ihre Erreger. Bd. 4, Teil V, S. 83–102. Jena: Fischer 1977

Bleiker, M.A., Fayers, P.M., Neumann, G.: Die Tuberkulose-Infektionsraten in Stuttgart in den Jahren 1961–1971. Dtsch. Med. Wochenschr. **98**, 1066–1070 (1973)

Bleiker, M.A., Griep, W.A.: The stabilisation of tuberculin. Bull. W.H.O. **33**, 375–383 (1965)

Bloch, H., Nordin, A.A.: Production of tuberculin sensitivity. Nature **187**, 434 (1960)

Blomgren, H.: Role of b cells in the expression of the PPD response of human lymphocytes in vitro. Scand. J. Immunol. **4**, 499–510 (1975)

Bloom, B.R.: Proceedings: The number and nature of tuberculin hypersensitive lymphocytes. Ann. Sclavo **13**, 758–767 (1971)

Bobinac-Georgievski, A., Cvoriscec, B., Pelecek, I., Sabioncello, A., Dekaris, D.: Utvrdivanje preusjetljivosti na tuberkulin in vitro metodom inhibicije migracije leukocita iz mikrohematokrit kapilara. (Determination of the tuberculin hypersensitivity by in vitro method of leukocyte migration inhibition from the capillary microhematocrit.) Acta Med. Jugosl. **28**, 105–121 (1974)

Bogomolova, E.L.: Osobennosti tuberkulinovo i allergii u Bol'nykh limfogranulematozom. (Characteristics of tuberculin allergy in patients with Lymphogranulomatosis.) Sov. Med. **38**, 113–117 (1975)

Boquet, A.: L'hypersensibilité à la tuberculine et la résistance aux surinfections virulentes produites par le bacillus tuberculeux atténné R. Ann. Inst. Pasteur **66**, 32 (1941)

Bordia, N.L.: Heat-killed BCG-caccine as a "tuberculine test" compared with PPD-RT-23 with Tween 80 and old tuberculin. Indian J. Tuberc. **18**, 42–47 (1971)

Boris, V.M., Rybak, Yn.N.: Notwendigkeit der BCG-Revaccination bei der Bevölkerung auf dem Lande und in der Stadt. Probl. Tuberk. **3**, 8–9 (1973)

Borngraeber, W.: Tierexperimentelle Untersuchungen zur Aktivierbarkeit bestehender tuberkulöser Herde durch Tuberkulin und durch erneutes Angebot von Tuberkulosebakterien. Prax. Pneumol. **28**, 241–255 (1974)

Borodina, N.V., Gorbulin, A.E., Ignatev, S.K.: Primenenie tuberkulina V kompleksnoi terapii tuberkuleza legkikh. Vrach. Delo **10**, 111–114 (1974)

Bouriekov, T., Grashev, B., Videnov, B.: Tuberkulinuntersuchungen von Schülern im Alter von 7–14 Jahren. Ftiziatria **2**, 87–92 (1965)

Boyden, v., St., Sorkin, E.: Antigens of mycobacterium tuberculosis. Fortschr. Tb. Forsch. **VII**, 17–44 (1956)

Breu, K.: Tuberkulinkataster bei den 14–18jährigen in der Stadt Ludwigsburg im Rahmen des 5. Durchganges der Reihenröntgenuntersuchung. Prax. Pneumol. **26**, 105–114 (1972)

Brickmann, F., Beaudry, P.H., Marks, M.I.: The timing of tuberkulin tests in relation to immunisation with live viral vaccines. Pediatrics **55**, 392–396 (1975)

Brody, J.A., Overfield, T., Hammes, L.M.: Depression of the tuberculin reaction by viral vaccines. N. Engl. J. Med. **271**, 1294–1296 (1964)

Brosbe, E.A., Sugihara, P.T.: Prevention of tuberculosis and reversal of tuberculin reaction in guinea pigs. Proc. Soc. Exp. Biol. Med. **119**, 46–49 (1965)

Brown, C.R., Atuk, N.O.: A second reversion of tuberculin reaction after isoniazid prevention therapy. A case report. Am. Rev. Respir. Dis. **107**, 658–660 (1973)

Bulgarelli, R., Romano, C.: Minerva Pediatr. **8**, 1257 (1956)

Bullock, W.E.: Disturbance of T-Lymphocyte circulating kinetics by infection with M. Lepramurium. Int. J. Lepr. **41**, 545 (1974)

Bumbacescu, N., Leizerovici, L.: Einfluß des verwendeten Ereignisses auf die Häufigkeit und Intensität der Tuberkulinallergie. Ftiziologia (Bucuresti) **15**, 415–427 (1966)

Bungetiami, G.H.: Der Begriff der „unspezifischen Tuberkulinsensibilität" und seine Geschichte. Ftiziologia (Bucuresti) **15**, 405–414 (1966)

Bunnemann, H.: Tuberkulinreihentests mit einem Hochdruckinjektor bei BCG-geimpften Schulkindern. Inaug. Diss., München, 1969

Burnet, F.M.: Theories of immunity in conceptual advances in immunology and oncology, pp. 7–19. New York: Hoeber 1963

Byrd, R.B.: The Mono-vacc. tuberculin skin test. Dis. Chest **56**, 447–449 (1969)

Cahill, R., Hay, J.B., Frost, H., Trnka, Z.: Changes in lymphocyte circulation after administration of antigen. Haematologia (Budap.) **8**, 321–334 (1974)

Calmette, A.: L'infection bacillaire et la tuberculose chez l'homme et chez les aminaux. Paris: Masson 1922

Calmette, A., Guerin, C.: Contribution à l'étude de l'immunité antituberculeuse chez les bovidés. Ann. Inst. Pasteur. **28**, 329 (1914)

Calvete, C.: Tuberculosis tuberculino negativa. An. Lat. Pat. Tuberc. (B. Aires) **26**, 154–165 (1970)

Cardis, F.: Chimiotherapie du virage tuberculinique asymptomatique. Schweiz. Med. Wochenschr. **96**, 604–606 (1966)

Carey, G.F.: Studies with human and avian PPD tuberculins in Dublin. J. Irish Med. Assoc. **63**, 106–111 (1970)

Carpenter, R.L., Patnode, R.A., Goldsmith, J.B.: Comparative study of skin-test reactions to various mycobacterial antigens in choctaw county, Oklahoma. Am. Rev. Respir. Dis. **95**, 6–11 (1967)

Carr, D.T.: The tuberculin skin test. Am. Rev. Respir. Dis. **105**, 855–856 (1972)

Carruther, K.J.M.: Observer and experimental variation in tuberkulintestung. Tubercle (Lond.) **51**, 48–67 (1970)

Casavant, C.H., Youmans, G.P.: The induction of delayed hypersensitivity in guinea pigs to poly U and poly A:U. J. Immunol. **114**, 1506–1509 (1975a)

Casavant, C.H., Youmans, G.P.: The adjuvant activity of mycobacterial rna preparations and synthetic polynucleotides for induction of delayed hypersensitivity to purified protein derivative in guinea pigs. J. Immunol. **114**, 1014–1022 (1975b)

Cate, C.C., Burrell, R.: Lung antigen induced cell-mediated immune injury in chronic respiratory diseades. Am. Rev. Respir. Dis. **109**, 114–123 (1974)

Catel, W.: Über die klinische Bedeutung des gereinigten Tuberkulins. Behringwerke Mitteilungen **27**, 179–188 (1953)

Chakravarty, S.C., Sircar, D.K., Ramaiah, T.J.: Studies on tuberculin sensitivity in patients. Having bronchopulmonary diseases. Preliminary results with tuberculins prepared from M. tuberculosis and anonymous mycobacteria. J. Indian. Med. Assoc. **47**, 578–590 (1966)

Chandrasekhar, P.: Tuberculosis in a rural population of south India: A five-year epidemiological study. Bull. W.H.O. **51**, 473–488 (1974)

Chaparas, S.D.: Comparison of lymphocyte transformation inhibition of macrophage migration

and skin tests using dialyzable and non-dialyzable tuberculin fractions from Mycobacterium bovis (BCG). J. Immunol. **107**, 149–153 (1971)
Chaparas, S.D., Maloney, U.J., Hedrik, S.R.: Specificity of tuberculins and antigens from varius species of mycobacteria. Am. Rev. Respir. Dis. **101**, 74–83 (1970b)
Chaparas, S.D., Shegren, J.N., DeMeo, A., Hedrick, S.: Correlation of human skin reactivity with lymphozyte transformation in duced by mycobacterial antigen and histoplasmin. Am. Rev. Respir. Dis. **101**, 67–73 (1970a)
Charpin, J., Boutin, C., Zafirppoulo, A.: Test tuberculiniques et quelques résultats de la tuberculinothérapie. Poumon Coeur **22**, 1078–1084 (1966)
Charpin, J., Lucien, P., Autrn, P., Arnaud, A., Roca-Serra, J.P., Gratecos, L., Febraio, A.: Modifications des réactions tuberculiniques par le répétition des épreuves. Rev. Tuberc. (Paris) **32**, 1007–1016 (1968)
Chase, M.W.: The cellular transfer of cutaneous hypersensitivity of tuberculin Proc. Soc. Exp. Biol. Med. **49**, 134–135 (1945)
Chase, M.W.: The cellular transfer between homocygous and heterocygous Guinea pigs with regard to contact-type hypersensitivity and antibody production. Fed. Proc. **19**, 214 (1960)
Chase, M.W., Kawata, H.: Multiple mycobacterial antigens in diagnostic tuberculins. Dev. Biol. Stand. **29**, 308–330 (1975)
Chernitsky, G.J., Fuks, M.Y.: Activity of tuberculosis of lungs and resorptive tuberculin tests. Probl. Tuberk. 12–16 (1973)
Chernitski, G.I., Golubev, G.D., Malov, A.D., Urazov, A.I.: O kriteriiakh otsenki gemotuberkulinoī reaktsii. (Criteria of the evaluation of hemotuberculin reaction) Lab. Delo **5**, 261–263 (1973)
Chesrow, E.J., Novak, J.B.: Tuberculin testing of the aged. Dis. Chest **51**, 635–636 (1967)
Chess, L., Brocklin, R.E., MacDermott, R.P., David, J.R., Schlossman, S.F.: Leukocyte inhibitory factor (lif): Production by purified human t and b lymphocytes. J. Immunol. **115**, 315–317 (1975)
Christensen, D.: Erfahrungen mit Tuberkulintestungen in Kopenhagen besonders in bezug auf vorausgegangene BCG-Schutzimpfungen. Prax. Pneumol. **24**, 209–220 (1970)
Chusid, E.L., Shah, R., Siltzbach, L.E.: Tuberculin tests during the course of sarcoidosis in 350 patients. Am. Rev. Respir. Dis. **104**, 13–21 (1971)
Cioranescu, M., Solacolu, U.L.: Bestimmung der Tuberkulinempfindlichkeit und BCG-Impfung bei älteren Menschen. Z. Altersforsch. **24**, 155–162 (1971)
Čiskevič, F.K., Gelberg, J.S., Romanjuk, S.L., Alekso, N.J.: Nerobol in Verbindung mit Tuberkulin bei der komplexen Therapie der Lungentuberkulose. Probl. Tuberk. **I**, 30 (1976)
Claiciu, I.: Standardisation de l'épreuve tuberculinique l'aide de l'équipe du Centre International de Surveillance de la Tuberculose Bull. Int. Un. Tuberc. **49**, 161–163 (1974)
Claiciu, I., Ghiu, V., Vasilescu, A., Tifescu, R.: Einfluß der Chemoprophylaxe auf die Impfreaktion und Impfallergie. Ftiziologia (Bucuresti) **17**, 523–598 (1968)
Clarke, O.: Standardization of tuberculin testing material. Can. Med. Assoc, J. **114**, 294 (1976)
Claudy, A., Thovolet, J., Valancogne, A., Schmitt, D.: Comparaison entre les résultats du test d'inhibition de la migration leucocytaire. Rev. Europ. Clin. Biol. **16**, 826–830 (1971)
Clausen, J.E.: Dose-effect relationship between tuberculin concentration and tuberculin-induced migration inhibition technique. Acta Allergol (Kbh) **28**, 159–171 (1973a)
Clausen, J.E.: Leukocyte migration agarose test: Inability to transfer tuberculin hypersensitivity by incubating nonsensitive leukocytes with plasma from persons with tuberculin-sensitive leukocytes. Acta Allergol. (Kbh) **28**, 172–179 (1973b)
Clausen, J.E.: Leukocyte migration agarose technique: Some technical details. Acta Allergol. (Kbh) **28**, 351–364 (1973c)
Clausen, J.E., Siborg, M.: In-vitro-Überempfindlichkeit gegenüber Tuberkulin bei Menschen. Spezifische Hinderung der Wanderung weißer Blutzellen bei Tuberkulin-positiven Personen. Acta Med. Scand. **186**, 277–280 (1969)
Closs, O.: In vitro lymphocyte response to purified protein derivative, BCG and mycobacterium leprae in a population not exposed to leprosy. Infect. Immun. **11**, 1163–1169 (1975)
Cohen, R.M., Elias, E.G.: Transfer of delayed hypersensitivity to dinitrochlorobenzene and PPD by thymic extract in guinea pig and man. Surg. Forum **25**, 316–318 (1974)
Cohen, S.G., Mokychic, W.E.: The effect of leucopenia (by nitrogen mustard) and reticulo-endothelia blockade (by thorium dioxyde) on tuberculin cutaneous sensitivity. J. Infect. Dis. **94**, 39 (1954)

Cole, L.R., Favour, C.B.: Correlations between plasma protein fractions, antibody titers, and passive transfer of delayed and immediate cutaneous reactivity to tuberculin PPD and tuberculopolysaccharides. J. exp. Med. **101**, 391 (1955)

Colli, V.: Considerations on the prevalence of tuberculous infection with reference to 61.445 tests with PPD. I.C. 65. Ftiziological (Bucuresti) **17**, 529–540 (1968)

Collins, F.M.: Acquived resistence to mycobacterial infections. Adv. Tuberc. Res. **18**, 1–30 (1972)

Collins, F.M., MacKness, G.B.: The relationstyp of delayed hypersensitivity to aquived abtituberculous immunity. – Tuberculin sensitivity and resistance to reninfection in BCG-vaccinated mice. Cell. Immunol. 1, 253–265 (1970) – Effect of adjuvant on allergenicity of head killed tubercle bacilli. Cell. Immunol. **1**, 266–275 (1970)

Collins, T.F.: The multiple-puncture tuberculin reaction. S. Afr. Med. J. **42**, 1285–1289 (1968)

Collins, T.F.: Multiple puncture tuberculin reaction, a rubber model to facilitate uniform interpretation. S. Afr. Med. J. **47**, 53–55 (1973)

Comstock, G.W.: Die moderne Epidemiologie der Tuberkulose. Am. J. Epidemiol. **101**, 363 (1975a)

Comstock, G.W.: False tuberculin test results. Chest **68**, 465–469 (1975b)

Comstock, G.W., Edwards, L.B., Nabangxang, H.: Tuberkulinempfindlichkeit 8–15 Jahre nach BCG-Impfung. Am. Rev. Respir. Dis. **103**, 572–575 (1971)

Condoulis, W.V., Soltysik, L.M., Baram, P.: The in vitro assay of tuberculin hypersensitivity in macaca mulatta. II. A modified assay requiring 1 milliliter of blood. J. Med. Primatol. **3**, 251–258 (1974)

Cooper, H.L.: Effect of mitogens on the cycle: A biochemical evaluation of lymphocyte activation. In: Effects of drugs on the cell cycle. Zimmermann, A.G., Padilla, I. (eds.) New York: Cameron 1972

Cosemans, J., Louwagie, A.: Tuberkulin skin testing in adults patients with active tuberculosis. Acta Tuberc. Belg. **63**, 310–325 (1972)

Coufal, K., Hammer, F., Rehulka, D.: Epidemiological importance of tuberkulin hyperallergic in a population subjected to calmettization. Stud. Pneum. Phtiseol Csl. **35**, 76–93 (1975)

Coulson, A.S., Chalmers, D.G.: Response of human blood lymphocytes to tuberculin PPD in tissue-culture Immunology **12**, 417–429 (1967)

Courtade, E.T., Tsuda, T., Thomas, C.R., Dannenberg, A.M.: Capillary density in developing and healing tuberculous lesions produced by BCG in rabbits. A quantitative study. Am. J. Pathol. **78**, 243–260 (1975)

Cowling, D.C., Quaglino, D.: Effect of some antigens on leukozyte cultures. J. Pathol. Bacteriol. **89**, 63–70 (1965)

Crockett, E.P., Jr.: The tuberculin skin test – does it mean what we think? J. Natl. Med. Assoc. **65**, 429–430 (1973)

Croft, S.M., Mortensen, R.F., Gewurz, H.: Binding of C-reactive-protein to antigen-induced but not mitogen-induced T-lymphoblasts. Science **193**, 685–687 (1976)

Crowle, A.J.: Tubercle bacillary extracts immunogenic for mice: 1) Factus affecting demonstration of their activity. Tubercle (Lond.) **42**, 470–478 (1961); 2) Watersoluble proteinaceous extracts. Tubercle (Lond.) **42**, 479–486 (1961); 3) Chemical degradation studies in the immunogen extract from tubercle bacilli by trypsin digestion. Tubercle (Lond.) **43**, 178–184 (1962); 4) Lipids. Proc. Soc. Exp. Biol. Med. **109**, 969–971 (1962); 5) Specificity of tuberculous-immunity induced by trypsin extracts of tubercle bacilli. Tubercle (Lond.) **44**, 241–246 (1963); 6) Immunogen extracted from tubercle bacilli with trypsin. Z. Immunitaetsforsch. Immunobiol. **137**, 71–79 (1969)

Curry, F.J.: Tuberculin skin testing of children as an effective tool in tuberculosis casefinding. Chest **59**, 590 (1971)

Czaijka, St., Kubit, St.: Empfindlichkeit gegenüber Tuberkulin RT 23 bei erwachsenen Landbewohnern in den Jahren 1965/66. Gruzlica Choroby Pluc. **34**, 1027–1031 (1966)

Czezowska, Z., Kowalgierczak, B., Randowa, D.: Versuch einer biochemischen Charakteristik des Tuberkulinübertragungsfaktors. Pol. Tyg. lek. **23**, 374–376 (1968)

Czina, G., Soos, J.: Die Wirkung von Tuberkulin auf die Oxydationsvorgänge der kreisenden Leukozyten bei lungentuberkulösen Kranken. Tuberkulozis **23**, 109–111 (1970)

Daclay, A., Beers, D.v., Toppet, M.: Les réactions tuberculiniques en pédiatrie hospitalière. Acta Tuberc. Belg. **63**, 289–309 (1972)

Daniel, T.M.: Tuberculin antigens: The need for purification. Am. Rev. Respir. Dis. **113**, 717–719 (1976)

Daniel, T.M., Affronti, L.E.: Immunelectrophoretic analysis of antigenic constituents of Seibert tractions of Mycobacterial culture filtrates. Identification with the proposed United States – Japan Reference Nomenclature. Am. Rev. Respir. Dis. **108**, 1244–1248 (1973)

Daniel, T.M., Ferugson, L.E.: Purification and characterization of two proteins from culture filtrates of mycobacterium tuberculosis H_{37}Ra-Strain. Infect. Immun. **1**, 164–168 (1970)

Daniel, T.M., Ferugson, L.E.: Purification and characterization of two proteins from culture filtrates of mycobacterium tuberculosis H 37 Ra-Strain. Infect. Immun. **1**, 164–168 (1970)

Daniel, T.M., Good, R.C., Janicki, B.W.: Immunelektrophorese bei M. tbc.-Antigenen. Am. Rev. Respir. Dis. **112**, 639–644 (1975)

Daniel, T.M., Hinz, C.F., jr.: Reactivity of purified proteins and polysaccharides from mycobacterium tuberculosis in delayed skin test and cultured lymphocyte mitogenesis assays. Infect. Immun. **9**, 44–47 (1974)

Daniel, T.M., Tood, L.S.: The species distribution of three concanavalin a-purified mycobacterial polysaccharides. Am. Rev. Respir. Dis. **112**, 361–364 (1975)

Daniello, Z., Lupascu, J.: Die Praxis der Tuberkulinreaktion. Ftiziologia (Bucuresti) **15**, 193–199 (1966a)

Daniello, L., Lupascu, J.: Die Tuberkulinsensibilität (theoretische Grundlagen). Pediatria (Bucuresti) **15**, 193–198 (1966b)

Dannenberg, A.M., Wagner, W.H., Hahn, H.: Activation of makrophages. Amsterdam, Eds., p. 233, 1974

David, I.R.: Cellular immunity: Alterations of makrophage function by mediators from lymphocytes. Bull. Int. Un. Tbc. **47**, 179–180 (1972)

Davidkevic, O.F.: Komplextherapie von Störungen der Menstrualfunktion bei Mädchen und Tuberkuloseintoxikation. Pediätr. Aktusk. Ginekol. **4**, 51–53 (1968)

Davis, G.H.G., Ogunbi, O.: Sensitivity to six mycobacterial antigens in young Nigerian adults. Bull. W.H.O. **36**, 791–800 (1967)

De Bats, A., Morison, W.L., Rhodes, E.L.: Acid phosphatase in lymphocytes after incubation with antigen. Trans. St. Johns Hosp. Dermatol. Soc. **59**, 61–65 (1973)

Deck, F.: The WHO tuberculin test. Bull. Int. Un. Tuberc. **34**, 53–70 (1964)

De Kantor, I.N., Marchevsky, N., Lesslie, I.W.: Respuesta al PPD en pacientes tuberculosos infectados por m. tuberculosis y por m. bovis. Medicina (B. Aires) **36**, 127–130 (1976)

Dekaris, D., Silobrcic, V., Mazuran, R., Kadrnka-Lovrencic, M.: Inhibition of monocyte spreading. A direct in vitro test for assessing delayed-type hypersensitivity in man. Clin. Exp. Immunol. **16**, 311–320 (1974)

Del Mundo, F., Soriano, L.R.: The Heaf tuberculin test among filipino school children and its comparison with the Mantoux test. Pediatr. Indones. **4**, 218–235 (1964)

Depelchin, A.: La réaction tuberculinique post-vaccinale. Base immunologique et choix de l'antigène. Acta Tuberc. Belg. **64**, 397–412 (1973)

Dequeker, R.J., Gyselen, A.: Entwicklung der Tuberkuloseallergie im Alter. Arch. Belges Méd. Soc. **22**, 310 (1964)

Desaga, J.F., Tietz, G., Lennert, K.: Zur Cytologie der Tuberkulinreaktion. Verh. Dtsch. Ges. Pathol. 265–270 (1970)

Diehl, K.: Gestaltungsfaktoren bei der Tuberkulose. In: Handbuch der Tbc. Bd. I, S. 519–633. Stuttgart: Thieme 1958

Dienes, L.: Haemorrhagic reactions in tuberculous lesions and skin tests during protacted anaphylactic shock. Proc. Soc. Exp. Biol. Med. **27**, 690 (1930)

Dienes, L.: Comparative study of the anaphylactic and tuberculin types of hypersensitivness. I. General reactions similar to the tuberculin shock in tuberculous ginea pigs sensitived with various antigens. J. Immunol. **20**, 221 (1931)

Dietrich, F.M., Gisler, R.H., Pericin, C., Schumann, G.: Tuberculin shock in mice: Relationship between systemic reactions to tuberculin and endotoxin an lack of correlation between tuberculin shock and cellular immunity to tuberculin. Proc. Soc. Exp. biol. Med. **145**, 1409–1417 (1974)

Dieu, J.C., Adenis-Lamarre, F., Desbiez, M.H., Talon, O.: Modifications et négativation de l'allergie tuberculinique consécutives a la répétition des test. Rev. Tuberc. (Paris) **30**, 1221–1232 (1966)

Dimaio, V.J., Froeda, R.G.: Allergic reactions to the tine test. Jama **233**, 769 (1975)

Dinksloh, H., Gruschka, G.: Über eine Prüfung des Disk-Tine-Testes in der Bundeswehr. Prax. Pneumonol. **18**, 4–8 (1964)

Diop, S., De Meeiros, D., Kane, P.A., Baylet, R., Sankale, M.: Réactions allergologiques et

transformations lymphoblastiques induites par différentes tuberculines et sensitines purifiées (P.P.D.). (Etude comparée). Bull. Soc. Méd. Afr. Noire Lang Fr. **20**, 129–135 (1975)
Dobrev, P.: Über die Tuberkulinempfindlichkeit der Haut bei Kindern von 0–6 Jahren mit verschiedenen Formen primärer Tuberkulose. Prax. Pneumol. **23**, 153–162 (1969a)
Dobrev, P.: Veränderung der Tuberkulinempfindlichkeit der Haut unter tuberkulostatischer Behandlung bei Kindern von 0–5 Jahren. Praxis Pneumol. **23**, 162–175 (1969b)
Dobozy, A., Hunyadi, J., Simon, N.: Zellmigrationshemmung und klinische Bedeutung ihrer Untersuchung. (Migration inhibitory test and its clinical aspects.) Berufsdermatosen **21**, 137–151 (1973)
Dobrev, P., Philippova, M., Skafida, M.: Tuberkulinempfindlichkeit während der Behandlung mit Cortison und Tuberkulostatika bei Kindern bis zu 5 Jahren mit Primärtuberkulose. Prax. Pneumol. **22**, 303–311 (1968)
Dobrev, P., Slavon, G., Savov, M., Filipora, M., Ivanov, J.: Vergleichsuntersuchungen zwischen Monrad und Mantoux-Test. Naňc. Tr. Vissija Med. Inst. Sofija **45**, 2, 63–67 (1966)
Dolgova, L.G.: Über die Veränderungen der klinisch-immunologischen Merkmale bei tuberkulösen Kindern während einer Heilstättenbehandlung. Probl. Tuberk. **46**, 9, 52–55 (1968)
Dominguez, J.Z.: Tuberculina (historia y avatares de un descubrimiento) Ann. Acad. Nacl. Med. (Madr.) **91**, 347–574 (1974)
Donald, D., King, D.J., Beck, J.S.: Antigen-binding small lymphocytes in the guinea-pig. II. The immunological response to purified protein derivative of mammalian tuberculin. Immunology **27**, 87–97 (1974)
Donald, D., Morley, K.D., Beck, J.S.: Antigen-binding peripheral blood lymphocytes in guinea-pigs immunized with human thyroglobulin and BCG. Clin. Exp. Immunol. **13**, 101–106 (1973)
Dougherty, W.J.: Mantoux Testung bei Hypospray. APHA, 16. Nov. 1961
Drescher, J., Ruessier, P.: Morphologische, zytochemische und autoradiographische Untersuchungen der Zellen in Lymphozytenkulturversuchen unter Zusatz von Phytohaemagglutinin oder Tuberkulin. Folia Haematol. (Leipz.) **101**, 196–212 (1974)
Dresdier, J., Gillissen, G.: Die Titration von Tuberkulin und Tuberkulinantikörpern mittels photometrischen Hämaggregationstestes. I. Methodik der Tuberkulintitration. Zentralbl. Bakteriol. [I. Abt. Orig.] **200**, 480–492 (1966)
Duboczy, B.O.: Nonspezific early type of tuberculin reaction. Am. Rev. Respir. Dis. **12**, 55–63 (1965)
Dull, H.B., Herring, L.L., Calafore, D., Berg, G., Kaiser, R.L.: Jet injector tuberculin skin testing: a comparative evalution. I. Methodology and results. Am. Rev. Respir. Dis. **97**, 38–45 (1968)
Dumonde, D.C., Wolstencroft, R.A., Panay, G.S., Matthew, M., Morley, J., Howson, W.T.: "Lymphokines": Nonantibody mediators of cellulär immunity by lymphocyte activation. Nature (Lond.) **224**, 38–42 (1969)
Dunlevy, M.: A study of significance of the tuberkulintest. J. Irish. Med. Assoc. 61, 4–8 (1968)
Dutteridge, P.M., Lepper, A.W.: The detection of tuberculin-sensitive lymphocytes from bovine blood by uptake of radio-labelled nucleosides. Res. Vet. Sci. **14**, 296–305 (1973)
Duve, C. de: Die Rolle der Lysozomen in der Zellpathologie. Triangel **9**, 200–208 (1970)
Dwards, P.Q.: Significance of the tuberculin test today. Clin. Notes Respir. Dis. **8**, 3–12 (1969)
Dynkanova, M.Y.: The importance of cuti- and intradermal tuberkulin tests in determining general spezific reactivity in children with primotuberculosis. Probl. Tuberk. **47**, 11, 33–37 (1969)
Dynkanova, M.Y.: Vergleichende Untersuchungen über Tuberkulinallergie bei Kindern mit Primärtuberkulose in der vorantibiotischen Periode und in der Gegenwart. Pediatrija (Mosk.) **49**, 11, 74–75 (1970)
Editorial: The pattern of human and avian tuberculin sensitivity at sucessive test in school children. A report from the Research Comittee of the British tuberculosis Association. Tubercle (Lond.) **46**, 1–18 (1965)
Editorial: BCG vaccination and tuberculin testing. Tubercle **50**, 203–204 (1969)
Editorial: Current status of tuberculin testing Calif. Med. **111**, 333–335 (1969)
Editorial: The tuberculin skin test. A statement by the Committee on Diagnostic Skin Testing. Am. Rev. Respir. Dis. **104**, 769–775 (1971)
Editorial: TB testing project achieves results Maryland Med. J. **20**, 135 (1971)
Editorial: Tuberculin tests. Med. Lett. Drugs Ther. **14**, 70–71 (1972)
Editorial: The tuberculin skin test. Am. Rev. Respir. Dis. **107**, 884–886 (1973)
Editorial: Tuberculins old or purified. Indian Pediatr. **12**, 520–524 (1975)

Edwards, L.B., Hopwood, L., Palmer, C.E.: Identification of myobacterial infections. Bull. W.H.O. **33**, 405–412 (1965)
Edwards, P.Q.: Tuberculin tine test in Air Force recruits. Am. Rev. Respir. Dis. **99**, 623 (1969)
Edwards, P.Q.: The tuberculin skin test. Am. Rev. Respir. Dis. **106**, 282–283 (1972)
Egsmose, T.: The effect of an exorbitant intracutaneous dose of 200 micrograms PPD tuberculin compared with 0,02 micrograms PPD tuberculin. Am. Rev. Respir. Dis. **102**, 35–42 (1970)
Eiter, E.: Zur Bedeutung der Alttuberkulin-Reaktion für die Identifizierung tuberkulöser Infekte. Prax. Pneumol. **20**, 617–624 (1966)
Elias, E.G., Cohen, R.M.: Transfer of delayed hypersensitivity by thymic extract. Ann. N.Y. Acad Sci. **249**, 462–467 (1975)
Elves, M.W., Roath, S., Israels, M.C.G.: The response of lymphocytes to antigen challange in vitro. Lancet **I**, 806 (1963)
Endres, P., Nolte, H.Ch., Kikopur, P.: Untersuchungen zur Tuberkulintestung Erwachsener. Prax. Pneumol. **29**, 261–265 (1975)
Engibarov, A.: Problems of potency evaluation of tuberculin preparations in BCG-vaccinated children. J. Hyg. Epidemiol. Microbiol. Immunol. (Praha) **19**, 432–435 (1975a)
Engibarov, A.: Studies on tuberculin-active peptides. J. Hyg. Epidemiol. Mikrobiol. Immunol. (Praha) **19**, 475–480 (1975b)
Enright, J.F., Reitger, L.F.: Studies on Wildbolz auto-urine reaction. Am. Rev. Tbc. **10**, 78 (1924)
Erard, P.: Technical study of the leucocyte migration inhibition test in agarose. Application to PPD and to hepatitis B antigen. Clin. Exp. Immunol. **18**, 439–448 (1974)
Eskenasy, A.: Die durch Phospholipide bedingten Reaktionen der Lunge. II. Die Wirkung des Tuberkulophosphatids auf das normale und sensibilisierte Lungengewebe. Beitr. Klin. Tbk. **135**, 71–83 (1967)
Eskenasy, A., Galbenu, P.: Tuberkuloproteinbedingte Reaktionen der Lunge unter verschiedenen Sensibilisierungsbedingungen. Z. Immunitaetsforch. Immunobiol. **131**, 94–104 (1966)
Etlinger, H.M., Hodgins, H.O., Chiller, J.M.: Evolution of the lymphoid system. I. Evidence for lymphocyte heterogeneity in rainbow trout revealed by the organ distribution of mitogenic respondes. J. Immunol. **116**, 1547–1553 (1976)
Evglevski, A.A., Demidoy, L.N., Grinev, A.A., Alekhin, V.A.: Izuchenie novo formy ochishchennogo tuberkulina (Study of a new form of purified tuberculin). Veterinariia 39–40 (1976)
Ewert, E.G., Goll, K.: Zur Frage der Tuberkulinempfindlichkeit der Sarkoidose. Prax. Pneumol. **30**, 674–679 (1976)
Fachnha, M.d.G.F., Mendes, J.A., Macimus-Codesi, F.Z.: Tuberkuloseinfektion in Maranguape (Brasilien). Arq. Bras. Tuberc. **28**, 41–47 (1969)
Falk, W., Stögmann, W., Samitz, H.: Erfahrungen mit der verstärkten diagnostischen Tuberkulinsalbe (Tuberkulinsalbe S). Med. Klin. **63**, 1677–1681 (1968)
Favour, C.B.: In vitro effect of tuberculin on cells Advanc. Tuberc. Res. **4**, 219 Basel, New York: Karger 1951
Febraio, A., Arnaud, A., Autran, P. et al.: Résultats des épreuves tuberculiniques répétées: Données expérimentales. Rev. Tuberc. (Paris) **34**, 306–311 (1970)
Fernandes-da Motta, E.G.: Tuberkulintest in der Praxis der Volksgesundheit. Rev. Div. Nac. Tuberc. (Rio J.) **14**, 305–312 (1970)
Fimmel, P.J.: Studies on leukocyte migration inhibition: The role of e rosette-forming cells in specific antigeninduced inhibition of migration. J. Immunol. **115**, 135–138 (1975)
Fishman, M.: Antibody formation in tissue culture. Nature **183**, 1200 (1959)
Fishman, M.: zit. nach Thorbecke, G.J., Benacerrat, B.: The reticulo-endothelial system and immunological phenomena. Prog. Allergy **6**, 559 (1962)
Fleer, A.: Correlation of PPD and BCG-induced leukocyte migration inhibition, delayed cutaneous hypersensitivity, Lymphocyte transformation in vitro and humoral antibodies to PPD in man. Eur. J. Immunol. **6**, 163–167 (1976)
Flesch, I.: Angaben über die Tuberkulin-Reihenuntersuchungen vor BCG-Impfungen. Gyermekgyogyaszat **17**, 11–16 (1966a)
Flesch, I.: Diagnostische Bedeutung der Pflaster mit gereinigtem Tuberkulin. Ann. Immunol. Hung. **6**, 237–248 (1966b)
Flesch, I., Petranyi, G.: Vergleichende Untersuchungen mit gereinigtem Human-Tuberkulin (forte) Pflaster und percutaner Mycobacterium-Test (PMT)-Salbenprobe. Tuberkulozis **22**, 360–362 (1969)

Floersheim, G.L.: Effect of pertussis vaccine on the tuberkulin reaction. Int. Arch. Allergy **26**, 340–344 (1965)
Floersheim, G.L.: Suppression of cellular immunity in vivo by rifampicin. Experientia **29**, 1545–1546 (1973)
Flynn, M.P.: The role of the tuberculin test. J. Irish Med. Assoc. **63**, 102–107 (1970)
Földes, J., Tomesanyi, A.: Beiträge zum Mechanismus der Tuberkulinbindung der Zellen. Tuberkulosis **18**, 97–102 (1965)
Földes, I., Somogyi, P., Lugosi, L.: Untersuchungen zur immunogenen Aktivität von mycobakteriellen Nucleinsäure-Präparaten. Tuberkulozis **23**, 161–165 (1970)
Found, E.M.: Tuberculin testing as a diagnostic and case finding tool. Can. J. Public. Health **56**, 297–300 (1965)
Fradkin, V.A., Khodono-Vich, L.I.: Passive Tuberkulinallergie-Studien bei neugeborenen Kindern. Probl. Tuberk. **49**, 1, 41–44 (1971)
Francis, C.: Etude comparative des résultats obtenus par l'intradermoréaction et par la bague à tuberculine. Acta Tuberc. Pneumol. Belg. **63**, 326–329 (1972)
Franco, M.F., Morley, J.: Use of 1251-labelled albumin for the detection and measurement of delayed hypersensitivity reactions in the mouse. J. Immunol. Methods **11**, 7–14 (1976)
Freerksen, E.: Die Tuberkulinreaktion. Dtsch. Med. Wochenschr. **85**, 1926–1928 (1960)
Freerksen, E.: Das gegenwärtige Bild vom Wesen der Tuberkulinreaktion und der tuberkulösen Sensibilisierung. Klin. Mbl. Augenheilk. **140**, 465–476 (1962)
Freerksen, E.: Anmerkungen zum Problem der Tuberkulose-Eradikation. Prax. Pneumol. **19**, 133–144 (1965)
Freerksen, E.: Regelmäßige Tuberkulinkontrollen bei Tuberkulose-Exposition. Dtsch. Aerztebl. **41**, 2615–2616 (1972)
Freerksen, E.: Schutzimpfung, Fallfindung, Behandlung bei der Tuberkulose. Monatsschr. Kinderheilkd. **121**, 240–241 (1973)
Freerksen, E., Lauterbach, D.: Zur Problematik der sogenannten „albumosefreien" Tuberkuline und der lokal adjuvierenden Wirkung von Begleitstoffen im Tuberkulin. Prax. Pneumol. **20**, 402–409 (1966)
Freerksen, E., Fetting, R., Thumin, J.H.: Immunologisch bedeutsame Mykobakterienfraktionen. Internationales Kolloquium im Forschungsinstitut Bostel 10.–11. Okt. 1967. Stuttgart: Fischer 1969
Freiman, I.: A comparative study of tuberculin Tine and Mantoux tests. S. Afr. Med. J. **50**, 5–7 (1976)
Frenkel, S., Plocek, I., Kral, Cz., Jarowski, J., Lukianska, D., Kempisty, A., Talewski, R., Kanwiszer, H.: Tuberkulinreaktion bei Erwachsenen mit aktiver Tuberkulose. Gruzlica Choroby Pluc. **39**, 195–200 (1971)
Freour, P., Condray, P., Serise, M.: Intradermo-réaction à la tuberculine et bague tuberculinique Etude comparée. Rev. Tuberc. (Paris) **32**, 381–392 (1968)
Freour, P., Serise, M., Condray, P., Guidi, C.: Etude comparée de la sensibilité aux tuberculines humaines, aviaire, Battey et Gause chez des jeunes recrues de la région Bordelaise. Rev. Tuberc. (Paris) **30**, 219–236 (1966)
Freund, J.: On the role of the reticulo-endothelial-system in the tuberculin hypersensitiveness. J. Immunol. **11**, 383 (1926)
Fritze, E.: Zur Tuberkulinsensibilität von staubbelasteten Kohlenbergarbeitern und von niemals staubexponierten Bevölkerungsgruppen des Ruhrgebietes. Int. Arch. Occup. Environ. Health **35**, 201–215 (1975)
Froland, S.S., Natvig, J.B., Hoyeraal, H.M., Kass, E.: The principle of immunopotentiation in treatment of rheumatoid arthritis: Effect of transfer factor. Scand. J. Immunol. **3**, 223–228 (1974)
Frost, P., Lance, E.M.: The relation of lymphocyte trapping to the mode of action of adjuvants. In: Immunopotentation. Ciba-Symposium **18**, 3 (1973)
Fust, R.: Tuberkulin-Inaktivierung durch Rimifon. Schweiz. Med. Wochenschr. **83**, 602–604 (1953)
Galbenu, P., Eskenasy, H.: Die verzögerte Hypersensibilitationsreaktion. III. Wirkung der verzögerten Hypersensibilitation auf künstlich erzeugte tuberkulöse Veränderung. Ftiziologica (Bucuresti) **16**, 491–500 (1967)
Galieva, S.G.: Chuvstvitel'nost k tuberkulinu sredi rabotnikov promyshlennykh predpriati. (Sensitivity to tuberculin among workers of industrial plants.) Prob. Tuberk. **51**, 15–17 (1973)

Galieva, S.G.: Sravnitelnye rezultaty tuberkulindiagnostiki pri ispolzovanii shpritsevogo i bezygolnogo metodov. Probl. Tuberk. **65**, 10–12 (1974)

Galliova, J.: Laboratoriums- und klinische Merkmale von Tuberkulinpräparaten. Rozhl. Tuberk. **28**, 483–487 (1968)

Galtung, O., Fodstad, F., Mordal, K., Waaler, H.: Presence of a substance in the third international standard of old tuberkulin that interacts negatively with the biological potency of the preparation. Bull. W.H.O **39**, 791–799 (1968)

Ganguin zit. n. Götz, J. Z. Erk. Atmungsorgane **133**, 89–91 (1970)

Ganguin, H.G., Götz, J., Mydlak, G.: Die Tuberkuloseschutzimpfung in Ländern mit niedrigerer Tuberkulosehäufigkeit. Internist **14**, 128–132 (1973)

Gardener, L.U.: A comparative study of the blood cells in experimental tuberculosis primary and reinfections in the lung. Trans. Natl. Tuberc. Assoc. **22**, 257 (1926)

Garnuszewski, Z., Szmygin, J.: Wert des Michajlow-Testes als Kriterium für die Auswertung der Aktivität des tuberkulösen Prozesses. Gruzlica Choroby Pluc. **34**, 39–42 (1966)

Gavrilenko, V.S., Vienskaya, R.R., Titelman, K.M., Bortnova, M.B.: Significance of changes in some biochemical indices occurring at the introduction of tuberkulin for the assessment of the tuberculosis prozess in the lungs. Probl. Tuberk. **48**, 4, 25–29 (1970)

Gavrilenko, V.S., Klebanova, A.A., Braude, V.I., Slonchak, A., Cherednichenko, L.P.: Changed tuberkulin sensitivity following an experimental involution of pulmonary tuberculosis. Probl. Tuberk. **2**, 81–85 (1974)

Gazda, Z.: Tuberkulinproben bei Kontaktpersonen unter 20 Jahren. Tuberkulozis **26**, 55–57 (1973)

Geczy, C.L., Geczy, A.F., De Weck, A.L.: Antibodies to guinea pig lymphokines. II. Suppression of delayed hypersensitivity reactions by a "second generation goat antibody against guinea pig lymphokines." J. Immunol. **117**, 66–72 (1976)

Gell, P.G.H., Benacerraf, B.: Delayed hypersenditivity to simple protein antigens. Adv. Immunol. **1**, 319–344 (1961)

Gentry, W.H.: The tuberculin test: Its use and interpretation 1 Studies of North Carolina adults and children. N.C. Med. J. **29**, 141–146 (1968)

Gerbeaux, J., Joly, C.: Le problème des allergies tuberculiniques transitoires ou dissociées en pédiatrie. Sem. Hôp. Paris **43**, 979–990 (1967)

Gerbeaux, J., Joly, C.: Intérêt des tests d'allergie entamée aux protéides de mycobactéries atypiques chez l'enfant. Bull. Mém. Soc. Méd. Hôp. Paris **119**, 827–836 (1968a)

Gerbeaux, J., Joly, C.: Négativation des intradermo-réactions à la tuberculine par les répétitions à court terme. Arch. Fr. Pédiatr. **25**, 771–780 (1968b)

Gerner, R.E., Moore, G.E.: Feasibility study of active immunotherapy in patients with solid tumors. Cancer **38**, 131–143 (1976)

Gernez-Rieux, C.: Recherche de la sensibilité tuberculinique au cours des examens systématiques. Rev. Hyg. Méd. Soc. **15**, 163–170 (1967)

Gervois, M., Leblis, S.Z., Besan, J., Decoeq, J.R.: Etude comparative chez des tuberculeux et des adolescents non tuberculeux, de la tuberculin RT 23 additionnée de Tween 80, de la tuberculin IP 48 et d'extraits de mycobacteries atypiques, M. scrophulaceum et M. avium. Rev. Hyg. Méd. Soc. **15**, 129–148 (1967)

Geubelle, F., Gerkens, G.: Validité d'une épreuve tuberculinique: le Tine test. Rev. Méd. Liège **29**, 416–421 (1974)

Geubelle, F., Gerkens, G., Laruelle, A.: Cutiréaction à la tuberculine et tine-test. Rev. Méd. Liège **29**, 692–694 (1974)

Geuns, H.A., v. Meijer, J., Styblo, K.: The yield from mass tuberculin testing of unvaccinated children and adolescents. Bull. Int. Tuberc. L, **1**, 82–89 (1975)

Gillissen, G.: Experimentelle Immunbiologie der Tuberkulose. In: Mykobakterien und mykobakterielle Krankheiten. Meissner, G., Schmiedel, A., Nelles, A., Pfaffenberg, R. (Hrsg.), Bd. 4 V, S. 17–63. Jena: VEB Fischer 1977

Ginzburg, E.A., Levtonova, E.V., Altynova, M.P., Girin, D.V., Zobnina, L.A.: Optimalnaia doza tuberculina dlia edinoi proby mantu. Probl. Tuberk. **65**, 13–15 (1974)

Ginzburg, E.A., Zhukova, M.P.: Die Empfindlichkeit auf niedrige Tuberkulindosen bei Tuberkulosekranken und bei gesunden Personen. Probl. Tuberk. **48**, 10, 9–12 (1970)

Ginzburg, E.A., Zhukova, M.P., Makarova, G.L.: Der Versuchsfehler bei Tuberkulin-Diagnostik. Prob. Tuberk. **44**, 12, 32–36 (1966)

Glenchur, H., Fossieckjr, B.E., Silvermann, M.: An immediate skin test for the diagnosis of active pulmonary tuberculosis. Am. Rev. Respir. Dis. **92**, 741–748 (1965)

Godfrey, H.P.: Differences in sensitivity to a cytotoxic anti-thymus-derived lymphocyte serum of cells mediating delayed-onset reactions in guinea pigs to hapten-protein conjugates and contactants. Cell Immunol. **22**, 28–42 (1976)

Göing in Freerksen, E., Fetting, J.H., Thumin, J.H.: Immunologisch bedeutsame Mykobakterienfraktionen. Stuttgart: Fischer 1969

Göing, H., Heymann, G., Kaiser, P., Siefert, G.: Immunologische Bedeutung des Kulturfiltrates humaner Mykobakterien und ihre Differenzierung zu anderen Mykobakterien. Immunobiol. Z. Immunitaetsforsch. **137**, 156–170 (1969)

Göttsching, Ch.: Bericht über Reihentestungen bei Schulkindern mit Hamburger-forte-Salbe und Tuberkulinsalbe-„S“. Prax. Pneumol. **23**, 92–100 (1969)

Götz, J.: Zur Tuberkulinempfindlichkeit von BCG-Kollektiven. Z. Erkr. Atmungsorgane **133**, 87–91 (1970)

Goldberg, N.M.: Tuberculin skin testing. Rocky Mt. Med. J. **65**, 66–70 (1968)

Goleva, V.K.: Hyperergische Reaktionen im Mantoux-Test bei 2 TU PPD-L Tat large scale Untersuchungen an Kindern und Jugendlichen. Probl. Tuberk. **54**, 11, 18–21 (1976)

Golli, V.: Untersuchungen über die Praevalenz der Tuberkuloseinfektion bei Kindern. Acta Tuberc. Pneumol. Belg. **66**, 325 (1975)

Golli, V., Jonescu, N., Stefanescu, I., Stanescu, E., Tatomir, E., Cojocaru, D., Gebhardt, E.: Bedeutung des persönlichen Faktors bei der Ablesung der Tuberkulinreaktion. Ftiziologia (Bucuresti) **17**, 555–558 (1968)

Golli, V., Stanescu, E.: A propos des caracteristiques de l'allergie. J. Méd. Montpellier **2**, 267–269 (1967)

Gotoff, S.P., Lolekha, S., Lopata, M., Kopp, J., Kopp, R.L., Malecki, T.J.: The macrophage aggregation assay for cell-mediated immunity in man. Studies of patients with Hodgkin's disease and sarcoidosis. J. Lab. Clin. Med. **82**, 682–691 (1973)

Grabar, P.: Die Entstehung der Antikörper. Behringwerke Mitteilung **35**, 19–32 (1958)

Grabau, A.A.: Comparison of a new Mono-Vacc tuberculin test with the Mantoux test. Chest **63**, 182–184 (1973)

Granger, D.L., Yamamoto, K.I., Ribi, E.: Delayed hypersensitivity and granulomatous response after immunization with protein antigens associated with a mycobacterial glycolipid and oil droplets. J. Immunol. **116**, 482–488 (1976)

Greenberg, R.A., Jekel, J.F.: Some problems in the determination of the false positive and false negative rates of tuberkulin tests. Am. Rev. Respir. Dis. **100**, 645–650 (1969)

Griep, W.A., Bleiker, M.A.: Die Zuverlässigkeit des Mantoux-Testes bei älteren Menschen. Ned. Tijdschr. Geneeskd. **109**, 1811–1813 (1965)

Grineva, L.I.: Tuberculodiagnostic procedure in children with tuberculin of the lung. Probl. Tuberk. **50**, 7–11 (1972)

Grob, P.J., Reymond, J.F., Häcki, M.A., Frey-Wettstein, M.: Transferfaktor. Münch. Med. Wochenschr. **117**, 517–524 (1975)

Gronowicz, E., Coutinho, A.: Heterogenety of b cells: Direct evidence of selective triggering of distinct subpopulations by polyclonal activators. Scand. J. Immunol. **5**, 55–69 (1976)

Gronowicz, E., Coutinho, A., Moeller, G.: Differentiation of b cells: Sequential appearance of responsiveness to polyclonal activators. Scand. J. Immunol. **3**, 413–421 (1974)

Gross, J.N.: The paradoxical skin response in sarcoidosis. A hypothesis. Am. Rev. Respir. Dis. **107**, 789–801 (1973)

Grossman, J., Baum, J., Gluckman, J., Condemi, J.J.: The effect of aging and acute illness on delayed hypersentitivity. J. Allergy Clin. Immunol. **55**, 268–275 (1975)

Grubek, H., Zabuska, K., Szubinski, J., Mardon, K.: Studien über Korrelationen zwischen Ausfall des Hauttestes und der Höhe der Lymphoblastentransformation durch RT 23 und Sensitine. Gruzlica Charoby Pluc. **39**, 1151–1160 (1971)

Grubek, H., Zabuska, K., Szubinski, J., Mardon, K.: Das Verhalten des Lymphozytentransformationstestes in verschiedenen Gruppen tuberkulinpositiver Versuchspersonen. Z. Erkr. Atmungsorgane **137**, 336–340 (1973)

Grüttner, R., Schäfer, K.H., Wirth, H.: Natürliche Durchseuchung und Immunisierungsdauer Hamburger Kinder, gemessen an der Tuberkulinempfindlichkeit. Beitr. Klin. Tbk. **137**, 62–66 (1968)

Gryzybowski, S.: Significance of the tuberculin reaction. Can. Med. Assoc. J. **100**, 984–987 (1969)
Gryzybowski, S., Barnett, G.D., Styblo, K.: Contacts of cases of active pulmonary tuberculosis. Bull. Int. Tuberc. **50**, 90–106 (1975)
Gryzybowski, S., Brown, M.T., Stothard, D.: Infection with atypical mycobacteria in British Columbia. Can. Med. Assoc. J. **100**, 896–900 (1969)
Günther, O.: Analyse und Differenzierung zytergischer Immunreaktionen, Tuberkulosetyp und cutanbasophile Überempfindlichkeit. Immun. Infekt. **3**, 93–99 (1975)
Guerrero, A.I., Rebenf, F., Preault, M., Clavel, R., Guendon, R., Michel, F.B., Bansard, I.P., Manton, H., Rauscher, A.: Die Tuberkulinallergie beim Adoleszenten. Rev. Fr. Mal. Respir. **4**, 119 (1976)
Guld, J.: Correlation of tuberculin sensitivity before and after BCG-vaccination. Bull. W.H.O. **35**, 479–482 (1966)
Guld, J., Rhodes, J., Sorkin, E., Boyden, St.: The specificity of tuberculin preparations obtained by chemical fractionation of unheated culture filtrates. Bull. W.H.O. **33**, 385–394 (1965)
Guld, J., Roelsgaard, E.: The effect of tween 80 on intradermal tuberculin reaction Bull. W.H.O. **33**, 345–363 (1965)
Guld, J., Waller, H., Sundareşan, T.K., Kaufmann, P.C., Ten Dam, H.G.: Die Dauer der durch BCG-Impfung induzierten Tuberkulinempfindlichkeit bei Kindern und ihre Bedeutungslosigkeit für die Wiederimpfung. Ergebnisse von 2 prospektiven 5-Jahresstudien. Bull. W.H.O. **39**, 829–836 (1968)
Gump, D.W., Feketyjr, F.R., Urbanetti, J., Nosenzo, C.: Studies of human leucozyte culture as an in vitro rest of delayed hypersensitivity. Am. Rev. Respir. Dis. 470–476 (1967)
Guschina, A.P., Aristova, V.A.: Tuberkulinempfindlichkeit bei Kindern an Mittelschulen in Saransk. Probl. Tuberk. **47**, 7, 16–18 (1969)
Haber, J., Horvath, R., Kishindikis, K.: Simultanuntersuchungen bei Lungentuberkulose und bei Silikotuberkulose mittels Tuberkulin und Sensitinen. Tuberkulozis **22**, 35–38 (1969)
Haegi, V.: Die Tuberkulinreaktion als diagnostische Methode. Internist **7**, 498–502 (1966)
Haegi, V.: Tuberkulinprüfung und BCG-Impfung. Praxis **57**, 694–696 (1968)
Hagen, D.P.: Tuberculin testing. Its basis, methods, and comparative results. J. Am. Osteopath. Assoc. **70**, 356–363 (1970)
Hahn, H.: Mechanismus der antibakteriellen Phagozytose. Deidesheimer Gespräche (Knoll AG, Ludwigshafen) **6**, 68–81 (1972)
Han, T., Mittelman, A., Murphy, G.P.: Adoptive transfer of delayed skin hypersensitivity to tuberkulin with human "immune rna". Surg. Forum **24**, 281–283 (1973)
Han, T., Pauly, J.L., Mittelman, A.: Adoptive transfer of cell-mediated immunity to tuberkulin using rna from tuberculin-sensitive subjects. Immunology **28**, 127–132 (1975)
Hansen, L.A., Lind, Å.: Tuberkulinprüfungen von Kindern und Jugendlichen. Hjärt. Lungsjuk. **63**, 5–11 (1968)
Hansen, M.H., Hurwitz, W.N., Madow, W.G.: Sample survey methods and theory. New York: Wiley, London: Chapman & Hall 1953
Hansson, H., Möller, H.: Intracutaneus test reactions to tuberculin containing merthiolate as a preservative. Scand. J. Infect. Dis. **3**, 169–172 (1971)
Harazim, H.: Zur Tuberkulintestung. Wien. Med. Wochenschr. **118**, 915–916 (1968)
Harris, Ch.: Evaluation of tuberculin testing in elderly. Am. Geriatr. Soc. **15**, 828–837 (1967)
Harrison, B.D., Tugwell, W.M.P., Fawcett, I.A.: Tuberkulin-Reaktion bei erwachsenen Nigerianern mit sputumpositiver Lungentuberkulose. Lancet **I**, 421–424 (1975)
Hartmann-Helming, A.: Vorbeugende Tuberkulosebehandlung (INH-Chemoprävention bei Tuberkulinkonversion). Inaug. Diss., Bonn, 1977
Hasenbein, R.: Tuberkulintestungen und BCG-Schutzimpfungen mit dem Jet-Injektor bei Schulkindern. Öff. Gesundheitswesen **37**, 100–105 (1975)
Hashimoto, T.: Mechanism of tuberculin reaction. Kekkaku **49**, 259–562 (1974)
Hausmann, H.: Simultantestungen mit Tuberkulin und Kanasii-Sensitin bei Beschäftigten in der Chem. Industrie im Gebiet Halle/S. Z. Erkr. Atmungsorgane **134**, 235–241 (1971)
Hauss, W.H.: Klinische Aspekte der mesenchymalen Reaktion und Suppression. Deidesheimer Gespräche (Knoll AG Ludwigshafen) **7**, 89–116 (1973)
Haworth, N., Kent, P.W., Stacy, M.: The constitution of a spezific somatic polysaccharid from M. tuberculosis (Human strain). J. Chem. Soc. 1211 (1948a)

Haworth, N., Kent, P.W., Stacey, M.: The constitution of a lipoid-bound polysaccharid from M. tuberculosis (Human Strain) J. Chem. Soc. 1220 (1948b)

Hawrylko, E.: ECG immunpotentiation of an antitumor response: Evidence for a cellmediated mechanism. J. Natl. Cancer Inst. **55**, 413–423 (1975)

Heilman, D.H., Affronti, L.F., Leichner, J.P.: Comparison of capillary tube and explant methods for the in vitro assay of tuberculin. Infect. Immun. **7**, 704–710 (1973)

Heilman, D.H., Thonton, C., Baetz, B.: A method of quantitating blastogenesis by tuberculins in cultures of human blood lymphocytes. Am. Rev. Respir. Dis. **101**, 569–575 (1970)

Hein, H.: Verzögerte Tuberkulinreaktion. Prax. Pneumol. **22**, 97–98 (1968a)

Hein, H.: Verzögerte Tuberkulinreaktion. Prax. Pneumol. **23**, 176–178 (1969b)

Hein, J.: Erfahrungen mit Tuberkulintestungen in Schleswig-Holstein. Therapiewoche **19**, 407–416 (1969)

Hein, J., Fass, W.: Die Tuberkulose bei Heranwachsenden, ihre Erkennung und Behandlung. Internist **6**, 1–15 (1965)

Hajdová, E., Polansky, F., Radkovsky, J., Šterbova, É.: Tuberkulinallergie gegen humanes und aviäres Tuberkulin. Csl. Epidem. **16**, 25–39 (1967)

Held, H.R., Landi, S.: Interaction of 8-hydroxyquinoline sulfate with components of tuberculin purified protein derivative solutions. 3. Binding of 8-hydroxyquinoline by tuberculin purified protein derivative. J. Pharm. Sci. **63**, 1205–1211 (1974)

Hellström, P.E., Repo, U.K.: Die Tuberkulinreaction bei Krankenhauspatienten. Scand. J. Respir. Dis. [Suppl.] **72**, 45–52 (1970)

Hennessen, W., Schlenter, L.: Impfreport zur Epidemiologie der Tuberkulose: Tuberkulinkataster bei Studenten. Gelbe Hefte **XIV**, 84–85 (1974)

Henning, H.: Tuberkulin-Allergie-Testung mit 2 TE. Prax. Pneumol. **22**, 84–97 (1968)

Herman, S.T., Ogarek-Sliwa, E., Rudnik, J.: Die Tuberkulinreaktion mit RT 23 bei Erwachsenen mit aktiver Tuberkulose der Atmungsorgane. Gruzlica Choroby Pluc. **36**, 23–28 (1968)

Hertl, M.: Tuberkulintypen und Technik der Tuberkulin-Tests. Dtsch. Med. Wochenschr. **94**, 83–85 (1969)

Herva, E., Kiviniity, K.: The effect of in vitro irradiation on the responses of human lymphocytes to PHA, PPD and allogenic cells. Strahlentherapie **149**, 504–512 (1975)

Hiltz, J.E.: A note on the tuberculin test and tuberculin testing. Nova Scotia Med. Bull. **48**, 63–64 (1969)

Hinz, I.: Tuberkulinproben und Bundesseuchengesetz. Prax. Pneumol. **31**, 299–300 (1977)

Hiramine, C., Hojo, K.: Effects of inhibitors of DNA and protein syntheses on mitogenic factor production by PPD-stimulated guinea pig lymphocytes. Tohoku J. Exp. Med. **119**, 325–332 (1976)

Hockaday, J.M., Smith, H.M.V.: Corticosteroids as an adjuvant to the chemotherapy of tuberculous meningitis. Tubercle **47**, 75–91 (1966)

Hoefer, W.: Tuberkulindemographie eines Landkreises auf dem Wege über die Infektionsstatistik zur Eradikation der Tuberkulose. Beitr. Klin. Tbk. **133**, 153–172 (1966)

Hoefer, W.: Ergebnisse von Tuberkulinprüfungen. Pneumonologie **146**, 250–255 (1972)

Hoefer, W.: Stand der Tuberkulindiagnostik. Öff. Ges. Wes. **39**, 118–121 (1977)

Hoegen, V.A.: Tuberkulin-Reihenuntersuchungen – Methodik – Kosten – Ergebnisse – Fragen. Öff. Gesundheitswes. **39**, 122–127 (1977)

Holtermann, D.A., Lisafeld, B.A., Klein, E.: Selective cytotoxicity of peritoneal leucocytes. A preliminary report. J. Med. (Basel) **3**, 359–362 (1972)

Hopewell, P.C.: School tuberculin testing. Penn. Med. **70**, 69–71 (1967)

Horowitz, O., Bunchchristensen, K.: Correlation between tuberculin sensitivity after 2 months and 5 years among BCG vaccinated subjects. Bull. Org. Mond. Santé, Bull. W.H.O. **47**, 49–58 (1972)

Horsky, J., Baloghova, E., Badalik, L.: Tuberkulin reaction size in the diagnosis of female genital tuberculosis, with simultaneous testing on fore arm and hypogastrium. Stud. Pneum. Phthiseol. Csl **33**, 323–328 (1973)

Horsmanheimo, M.: Lymphocyte transforming factor in sarcoidosis. Cell Immunol. **10**, 338–343 (1974a)

Horsmanheimo, M.: Correlation of tuberculin-induced lymphocyte transformation with skin test reactivity and with clinical manifestations of sarcoidosis. Cell Immunol. **10**, 329–337 (1974b)

Horsmanheimo, M., Virolainen, M.: Enhancement of tuberculin-induced lymphocyte transformation by precultivated macrophages from patients with sarcoidosis. Scand. J. Immunol **3**, 21–27 (1974)
Horvat-Grubac, A.: Unsere Beobachtungen bei präallergischen Phasen der tuberkulösen Primärinfektion. Tuberkuloza (Beogr.) **19**, 177–184 (1967)
Houk, V.N., Kent, D.C., Baker, J.H., Sorensen, K.: Comparision of paired tuberculins. Two simultaneously applied tuberculin skin test in 425 separate paried positive reactions. Arch. Environ. Health **16**, 36–45 (1968)
Howard, L.W., Klopfenstein, M.D., Steininger, W.J., Woodruft, C.E.: The loss of tuberculin sensitivity in certain patients with active pulmonary tuberculosis. Chest **57**, 530–534 (1970)
Howard, J.G., Tozzi, G.B., Halpern, B.N., Stiefel, C., Mouton, D.: The effect of mycobacterium (BCG) infection on the resistance of mice to bacterial endotoxin and salmonelle enteritis infection. Br. Exp. Pathol. **40**, 281 (1959)
Hoyt, A., Thomson, M.A., Moore, F.J., Smith, C.R.: The preparation and mouse evaluation of nonviable, solvent-extracted antituberculosis vacines: Assey findings, (B) stability of nonviable vacines (C) a major disadvantage of intravenous challenge. Am. Rev. Respir. Dis. **95**, 806–819 (1967)
Hughes, L.E.: Suppression of the tuberculosis response in malignant diseases. Br. Med. J. **II**, 1346–1348 (1965)
Huitema, H., Landi, S.: in: Report: in Bull. of the Internat. Union against Tuberculosis **XLVI**, 44–46, 1977
Hungerford, u. Mitt.: 1959, Nowell 1960, Carstairs 1962, Marshall zit. nach Simon, N.: Die Bedeutung des Lymphozyten-Transformations-Testes in der Dermatologie in Berufsdermatosen Bd. **18**, 189–219 (1970) Editio Cantor, Aulendorf
Ianachkova, D., Gancheva, P.: Zavisimost mezhdu biologichnata aktivnost na PPD-tuberkulini I kolichestvoto na tuberkuloproteina. (Relationship between the biological activity of the PPD, of tuberculin and the quantity of tuberculoprotein) Vet. Med. Nauki **10**, 67–74 (1973)
Ibrahim, A.B.: Selective induction of anergy to coccididin or tuberculin with antilymphocyte serum. Trans. Ny. Acad. Sct. **35**, 593–598 (1973)
Iland, C.N.: The serology of polysaccharides from the tubercle bacillus. J. Path. Bact. 63, (1951) Symposium on the bacillus and the reactions of the host tissues. Ciba Foundation, London 1955
Iland, C.N., Kent, P.W.: Antigenic aspects of tuberculosis. Eudides **10**, 208 (1950)
Irurzun, A.J.F., Irurzun, R.N. de.: Estudios con PPD-Sy, PPD-B. Arch. Argent. Tisiol. **42**, 3–140 (1966)
Iskildin, M.I.: Anwendung des nadelfreien Verfahrens für die Durchführung von Tuberkulinproben. Voen. Med. Zh. **8**, 61–64 (1970)
Israel, L., Mawas, C.I., Bouvrein, A., Mannau, P., Sors, Ch.: Etude de l'hypersensibilité retardée à la tuberculine chez 130 cancéreux adultes. Effects du BCG. Pathol. Biol. (Paris) **15**, 597–601 (1967)
Ivanova, T.N., Shvartser, I.S.: Tuberkulin sensivity in Mantoux test with 5 TU in children and adults performed with jet injektor "pochelka". Probl. Tuberk. **8**, 5–8 (1973)
Jaccard, G.: Die Tuberkulinempfindlichkeit. In: Handbuch der inneren Medizin, Bd. IV/3, S. 16–75. Berlin, Göttingen, Heidelberg: Springer 1956
Jacquelin, A., Chiron, J.P.: Les asthmes relevant d'l hyperallergie tuberculinique. Poumon coeur **22**, 1055–1972 (1966)
Jacquelin, A., Roman, M., Grabay, A., Chiron, J.P., Olivo, H., Schwartz, B.: La pratique de la tuberculinotherapie. Semin. Hop. Praxis **45**, 3415–3420 (1969)
Janachkova, D., Gancheva, P.: Zavisimost mezhdu biologichnata aktivnost na PPD-Tuberkulini i Kolichestvoto na tuberkuloproteina. Vet. med. Nauki **10**, 67–74 (1973)
Janaszek, W.: Badanie aktywnosci i standaryzacja tuberkuliny RT23 z tweenem 80. (Activity tests and standardization of tuberculin RT-23 with tween 80.) Med. Dosw. Mikrobiol. **27**, 343–352 (1975)
Janicki, B.W., Chapras, S.D., Daniel, Th.M., Kubica, G.P., Uright, G.L., jr., Yee, G.S.: A reference system for antigens of Mykobakterium tuberculosis. Am. Rev. Respir. Dis. **104**, 4, 602–604 (1971)
Jankovic, B.D., Dvorak, H.F.: Encymatic inactivation of immunologically competent lymph node cells in the "transfer reaction". J. Immunol. **89**, 571 (1962)

Janot, C., Humbert, J.C., Dailloux, M., Pupil, P., Mur, M.M., deLavergne, E.: Etude, de la reactivité cutanée à la tuberculine et aux sensitines, de sujets infectes par le bacille tuberculeux (le sensitinogramme). Rev. Fr. Mal. Respir. **2**, 337–348 (1974)

Janssen, E.G., Lutterberg, W.: Entwicklung der natürlichen Tuberkulosedurchseuchung und der Einsatz der BCG-Impfung. Arch. Kinderheilk. **172**, 258–263 (1965)

Jenrissen, A.: Die Tuberkulinreaktionen im Kindesalter. Acta Tuberc. pneumol. Belg. **63**, 248–297 (1972)

Jensen, E.: Stand der Tuberkulindiagnostik. Öff. Gesundheitswes. **39**, 114–117 (1977)

Jensen, K.O.: Die Standardtuberkulinprobe (nach WHO). Bericht über die Standardtuberkulinprobe und Vergleich mit schwedischem Tuberkulin. Hjärt-Lungsjukd. **62**, 1–9 (1967)

Jensen, K.A., Bindslev, G.: Experimental studies on the development of tuberculous infection in allergic and not allergic animals. II. Development of tuberculous infection in the lungs after inhalation of low-virulent and high-virulent tubercle bacilli. Acta Tuberc. Scand. **11**, 101 (1937)

Jensen, K.A., Bindslew, G., Möller, S., Hansen, A., Lind, P.: Old tuberculin and purified tuberculin. Tubercle **19**, 385; 433 (1938)

Jespersen, A.: The potency of BCG-vaccine determined by the tuberkulin-shock method of hamsters. Acta Pathol. Microbiol. Scand. [B] **81**, 337–341 (1973)

Jespersen, A.: Potency of purified tuberculin determined by the shock method on hamsters. Acta Pathol. Microbiol. Scand. [C] **84**, 1–4 (1976)

Ježek, Z., Hebelka, M., Hejdovà, E.: Tuberkulinallergie bei Personen die berufsmäßig über tierische Quellen einer tuberkulösen Infektion ausgesetzt sind. Rozhl. Tuberk. **26**, 234–339 (1974)

Joasoo, A., Penny, R.: Suppression of delayed hypersensitivity in graves disease. Lancet **2**, 291–292, (1974)

Johanovsky, J.: The mechanism of the delayed type of hypersensitivity. II. The formation of pyrogenic substances during incubation of cells of hypersensitive rabbits with tuberculin in vitro. Folia Microbiol. (Praha) **4**, 286 (1959)

Johanovsky, J.: Production of pyrogenic substances in the reactions of cells of hypersensitive guinea pigs with antigen in vitro. Immunology **3**, 179 (1960)

Johnston, M.F., Slavin, R.G.: Mechanism of inhibition of adoptive transfer of tuberculin sensitivity in acute uremia. J. Lab. Clin. Med. **87**, 457–461 (1976)

Jokiph, L.: Migration inhibition of peritoneal exudate cells from sensitized and desensitized rats. Immunology **25**, 283–295 (1973)

Joris, F., Girard, J.P.: Immune response in aged and young subjects, following administration of large doses of tuberculin. Int. Arch. Allergy Appl. Immunol. **48**, 584–596 (1975)

Juchniewicz, M., Rudnik, J., Olakowski, T., Herman, St., Lutz, J., Mardon, K., Ogarek-Sliwa, E.: Vergleichende Untersuchungen über die Tuberkulinempfindlichkeit bei Verwendung von 1 TE u. 2 TE RT 23 mit Tween 80 (klinische Beobachtungen). Gruzlica Choroby Pluc. **36**, 527–533 (1968)

Judson, F.N., Feldman, R.A.: Mycobacterial skin tests in humans 12 years after infection with M. marinum. Am. Rev. Respir. Dis. **109**, 544–547 (1974)

Jurikoviĉ, M.: Der diagnostische Wert der Tuberkulinreaktion bei der Lungentuberkulose der Erwachsenen. Stud. Pneum. Phthiseol. Csl. **30**, 156–160 (1970)

Kaiser, P.: Chemische und immunologische Differenzierung des Kulturfiltrates humaner Mykobakterien. Z. Immunitaet Forsch. Immunbiol. **137**, 144–155 (1969)

Kalkoff, K.W.: Zur Mykobakteriophagentherapie der Sarkoidose. Beitr. Klin. Tbk. **136**, 119–128 (1967)

Kalmykova, G.N.: Passive Übertragung der Tuberkulinempfindlichkeit des Tuberkulin-Typs. Probl. Tuberk. **49**, 1, 68–72 (1971)

Kantor, F.S.: Infection, energy and cell-mediated immunity. N. Engl. J. Med. **292**, 629–634 (1975)

Kantor, I.N., de, Marchevsky, N., Lesslie, I.W.: Respuesta al PPD en pacientes tuberculosos infectados por m. tuberculosis y por m. bovis Medicina (B. Aires) **36**, 127–130 (1976)

Kapitanov, E.A.: Einfluß von Steroidhormonen auf die celluläre Übertragung des tuberkulinallergischen Phaenomens. Probl. Tuberk. **49**, 60–63 (1971)

Kaplan, G.J., Fraser, R.I., Comstock, G.W.: Tuberculosis in Alaska 1970. Am. Rev. Respir. Dis. **105**, 920–926 (1972)

Karasik, D.A., Sofrunov, B.N.: Deistivie antilimfotsytarnoi syvorotki na allergicheskie reaktsii

zamedlennogo tipa. (Action of antilymphocytic serum on delayed allergic reactions.) Patol. Fiziol. Eksp. Ter. **16**, 43–47 (1972)
Karusch, F.: Bindung von Haptenen an Antikörper. Behringwerke Mitteilungen **28**, 98–112 (1954)
Kasatkin, V.M.: Einige methodische Aspekte der Tuberkulindiagnostik. Probl. Tuberk. **48**, 12–16 (1970)
Kassirskaya, N.G., Zaides, V.M.: Allergische Kreuzreaktionen mit Tuberkulin von Tuberkelbakterien, atypischen Stämmen und azidoresistenten saprophytischen Stämmen der Mykobakterien. Probl. Tuberk. **42**, 8, 59–64 (1964)
Katz, J.: Comparative study of the Heaf and Mantoux tests. Am. Rev. Respir. Dis. **98**, 1033–1038 (1967)
Kaudewetz, I.: Die Formung des modernen Genbegriffes durch die Ergebnisse der Erbforschung an Bakterien. Behringwerke Mitteilungen **38**, 9–56 (1960)
Kerby, G.R.: Correlation of tuberculin skin reaction with in vitro lymphocyte transformation. Am. Rev. Respir. Dis. **97**, 904–908 (1968)
Kheifets, L.B., Andreva, L.A.: Absorptive activity of macrophages with respect to mycobacteria in tuberculosis of the lungs. Probl. Tuberk. **1**, 43–46 (1974)
Khoury, S.A.: Tuberculin skin-testing of school-enterers in Washington, D.C. 1967–1968. Med. Ann. D.C. **38**, 193–196 (1969)
Kincade, G.F., McLean, C.C., Rowe, J.: Size of tuberculin reactions in various age groups. Am. Rev. Respir. Dis. **98**, 303–305 (1968)
Kitaev, M.J., Vinogradova, N.: Das Durchwanderungsphaenomen von Leukozyten bei der Augentuberkulose. Vestn. Oftalmol. **2**, 50 (1974)
Kitaev, M.I., Zasukhina, I.B.: The mechanism of damage to neutrophils in allergic reactions in tuberculosis. J. Hyg. Epidemiol. Microbiol. Immunol. (Praha) **19**, 85–92 (1975)
Kiyono, K.: Die vitale Karminspeicherung. Ein Beitrag zur Lehre von der vitalen Färbung mit besonderer Berücksichtigung der Zelldifferenzierung im entzündeten Gewebe. Jena: Fischer 1914
Klebanov, M.A., Fedorovskaya, I.V.: Tuberkulinteste zur Bestimmung der Aktivität der Lungentuberkulose. Probl. Tuberk. **47**, 29–33 (1969)
Klein, E., Holtermann, O.A., Papermaster, B., Milgrom, H., Rosner, D., Klein, L., Walker, M.J., Zbar, B.: Immunologic approaches to various types of cancer with the use of BCG and purified protein derivatives. Natl. Cancer Inst. Mongr. **39**, 229–242 (1973)
Kleinermann, E.S., Snydermann, R., Daniels, C.A.: Unterdrückte Chemotaxis der Monozyten während akuter Grippeerkrankung. Lancet **II**, 1063 (1975)
Kleinschmidt, H.: Tuberkulin und Tuberkulinempfindlichkeit. In: Handbuch der Tbk., Bd. I, S. 351–388. Stuttgart: Thieme 1958
Kleisbauer, I.P., Besson, I., Laugier, R., Poirier, R.: Verlaufsstudie mit Tuberkulintesten während Kobalttherapie primärer Lungenkarzinome. Rev. Fr. Mal. Respir. **2**, 940 (1974)
Klima, H.: Tuberkulöse Schulendemie – auch heute noch! Prax. Pneumol. **28**, 708–716 (1974)
Koch, R.: Weitere Mitteilungen über das Tuberkulin. Dtsch. Med. Wochenschr. **17**, 1189 (1891)
Kogosova, L.S., Chernushenko, E.F.: Lymphocytes blast transformation reaction in eliciting allergy of delayed type in tuberculous patients. Probl. Tuberk. **48**, 4, 75–78 (1970)
Kohout, J.: Der Tuberkulin-Tine-Test, eine neue Tuberkulinreaktion. Wien. Klin. Wochenschr. **78**, 651–654 (1966)
Kohout, J.: Untersuchungen zur Immunreaktion vom Spättyp bei Erkrankungen der Lunge. Prax. Pneumol. **25**, 540 (1971)
Kohout, J.: Passive Übertragung der Tuberkulinempfindlichkeit bei Sarkoidose. Pneumonologie (Berl.) **153**, 217 (1976)
Kohout, J.: Bronchialkarzinom und Lungentuberkulose. Prax. Pneumol. **31**, 671–675 (1977)
Kolin, A., Landi, S.: Phagozytosis of polynuclear leukozytes by spleen macrophages in tuberculin fever. Am. Rev. Respir. Dis. **101**, 728–740 (1970)
Kordzakhiya, T.P.: Die Tuberkulinanwendung bei der Differentialdiagnose der Tuberkulose. Probl. Tuberk. **44**, 12, 36–39 (1966)
Koryakin, V.A.: Wirkung von Tuberkulin bei komplexer Therapie bei Pat. mit pulmonaler Tuberkulose. Probl. Tuberk. **49**, 36–39 (1971)
Krasnitz, A.: Comparative study of the Tine and Mantoux tests. Am. Rev. Respir. Dis. **96**, 1028–1032 (1967)
Krasnitz, A., Kath, J., Kunofsky, S.: Nonspecific tuberculin sensitivity (Battey) in New York State. N.Y. State J. Med. **66**, 1069–1075 (1966)

Kravis, L.P., Donsky, G.J., Lecks, H.I., Bhygwat, S.: Detection of tuberculin sensitivity in children by leukocyte-culture. Am. J. Dis. Child. **115**, 247–252 (1968)

Krebs, A.: Vergleichende Hautteste mit Tuberkulin und Sensitinen bei Lungentuberkulösen und Lungenerkrankungen durch atypische Mykobakterien. Z. Immunitaetsforsch. Immunbiol. **137**, 203–208 (1969)

Kreisler, J.M., Moeller, G.: Effect of PPD on the specific immune response to heterologous red cells in vitro. J. Immunol. **112**, 151–161 (1974)

Krivinka, R., Drapela, J., Kubik, A., Dankova, D., Krivanek, J., Ruzha, J., Mikova, Z., Hejdova, E.: Epidemiological and clinic study of Tuberculosis withe district of Kolin, CSR. Second report (1965–1972). Bull. Org. Mond. Santé Bull. W.H.O. **51**, 59–69 (1974)

Krivokhizh, V.N.: Bedeutung der Vaccinationsnarben für die Bewertung der Effektivität der intradermalen BCG-Vaccination auf dem Lande. Probl. Tuberk. **3**, 9–11 (1973)

Krylov, V.A.: Effectivnost tuberculinoterapie podrostkov bolnykh tuberkulezom legkikh. Probl. Tuberk. **53**, 3–7 (1975)

Krzyszkowska, A., Gorski, ST., Lenkiewicz, B., Ptasinski, J., Spychalski, L., Szuster, I., Wasowska, J.: The effect of certain factors on the pattern of in creased tuberculin sensitivity in children, assessed by Moro test. Gruzlica Choroby Pluc **38**, 109–116 (1970)

Krzyszkowska, A., Leowski, S., Görski, ST., Fwanowa, O., Lenkiewicz, B., Masztalerz, J., Michalowicz, Z.: Die Entwicklung der Tuberkulinallergie bei mit BCG-geimpften Kindern in der ersten Zeit und nach Revaccination. I. Tuberkulinallergie bei Kindern, die als neugeborene BCG-geimpft wurden. Grzlica Choroby Pluc **43**, 217–226 (1975)

Ksanovsky, S.T.: Klinische Besonderheiten der Tuberkulinreaktionen bei nach der intradermalen Methode BCG-revaccinierten Kindern. Pediatr. Akus. Ginek (Kiev) **4**, 11–13 (1964)

Kshanovsky, S.A., Hapoval, N.M., Dymshits, L.M., Chaplygina, M.N., Litovenchko, I.M., Ganuschak, G.P., Kurilovich, E.T.: Einige Probleme der Tuberkulindiagnostik bei Kindern. Probl. Tuberk. **49**, 6–8 (1971)

Kuemmerer, J.M., Comstock, G.W.: Sociologic concomitants of tuberculin sensitivity. Am. Rev. Respir. Dis. **96**, 885–892 (1967)

Kulcàr, E., Neumann, R.: Tuberkulinreaktionen bei Kindern mit Lungen- und Lymphknotentuberkulosen. Lek. Olz. **14**, 661–668 (1965)

Kulyabkov, O.M., Sereda, E.V.: Art der allergischen Reaktionen bei der primären Kindertuberkulose. Pediatrija **46**, 12–16 (1967)

Kurgan, J.: The effect of tuberculin on the ventilation parameters in tuberculous patients. Gruzlica Charoby Pluc. **38**, 293–303 (1970)

Kurgan, J.: Tuberculiny na parametry wentylacyjne u chorych na przewlek e zapalenie oskrzeli. Gruzlica **42**, 319–328 (1974)

Kurgan, J.: Influence of tuberculin on ventilatory parameters in patients with chronic bronchitis. Respiration **32**, 237–246 (1975)

Kuropatkin, I.F.: Erfahrungen über Empfindlichkeitsbereich von Tuberkulin PPD-RT 23 in verschiedenen Konzentrationen zu anderen Tuberkulinen. Probl. Tuberk. **47**, 11–14 (1969)

Kuropatkin, I.F., Chuprova, K.P.: Empfindlichkeit bei verschiedener Dosierung des Tuberkulins bei Schulkindern. Probl. Tuberk. **47**, 10, 4–5 (1969)

Kuwabara, S.: Purification and properties of tuberculin-active protein from mycobacterium tuberculosis. J. Biol. Chem. **250**, 2556–2562 (1975a)

Kuwabara, S.: Amino acid sequence of tuberculinactive protein from mycobacterium tuberculosis. J. Biol. Chem. **250**, 2563–2568 (1975b)

Kuwabara, S., Tsumita, T.: Primary structure of tuberculinactive protein from tubercle Bacilli. Jpn. J. Exp. Med. **44**, 129–132 (1974)

Kvapilová, M., Trnka, L., Švejcar, I., Pekárek, I.: Die spezifische erworbene Resistenz und die Aktivität des Migrations-Hemmfaktors in der Mäusemilz bei chronischer Tuberkulose. Scand. J. Respir. Dis. **56**, 305 (1975)

Lakatos, K., Ferenczi, G.: Konversionsversager unter BCG-Schutzgeimpften. Tuberkulozis **22**, 321–323 (1969)

Lakshiminarayan, S., Sahn, St.A.: Tuberculosis in a patient after renal transplantation. Tubercle (Lond.) **54**, 72–76 (1973)

Landi, S.: Communications to the editor: Confusion concerning ppd-s. Chest **64**, 782 (1973)

Landi, S., Held, H.R.: Prevention of chinosol absorption by rubber stoppers used to seal glass vials containing tuberculin PPD mantoux solutions. Bull. W.H.O. **33**, 395–404 (1965)

Landi, S., Held, H.R.: Proceedings: Present status of tuberkulin. Ann. Sclavo **13**, 862–863 (1971)
Landi, S., Held, H.R.: Effect of light on tuberculin purified protein derivative solutions. Am. Rev. Respir. Dis. **111**, 52–61 (1975)
Landi, S., Held, H.R., Gupta, K.C.: The multi-facts of tuberculin standardization. Dev. Biol. Stand. **29**, 393–411 (1975a)
Landi, S., Held, H.R., Pivnick, H.: Studies on phenol and chinosol used as preservatives in tuberculin PPD-solutions. Bull. W.H.O. **39**, 809–820 (1968)
Landi, S., Held, H.R., Tseng, M.C.: Evaluation of various substances to prevent absorption of tuberkulin purified protein derivat (PPD) to glass surface. Bull. W.H.O. **43**, 91–106 (1970)
Landi, S., Held, H.R., Tseng, M.C.: Disparity of potency between stabilized and nonstabilized dilute tuberculin solutions. Am. Rev. Respir. Dis. **104**, 385–393 (1971)
Landi, S., Herman, I.H., Spakes, J.D., Zahara, M.: The significance of the tuberculin test using bioequivalent PPD. Tubercle **56**, 55–64 (1975b)
Landi, S., Tseng, M.C., Held, H.R.: Retention of 14C-labelled tuberkulin purified protein derivative in the skin of sensitized and nonsensitized animals. Appl. Microbiol. **27**, 1085–1093 (1974)
Landsteiner, K., Chase, M.W.: Experiments on transfer of cutaneous sensitivity to simple compounds. Proc. Soc. Exp. Biol. Med. **49**, 688–690 (1942)
Lane, F.G., Unanue, E.R.: J. exp. Med. **135**, 1104 (1972)
Laporte, R.: Histocytologie des réactions locales d'hypersensibilité chez le cobaye (réactions allergiques à la tuberculine et réactions anaphylactiques). Ann. Inst. Pasteur **53**, 598 (1934)
Lauterbach, D.: Standardisierung von Tuberkulinen und Sensitinen mit einem modifizierten Meerschweinchenversuch. Z. Immunitaetsforsch. Immunobiol. **137**, 182–193 (1969)
Lauterbach, D., Willers, I.: Der Simultantest mit Mischtuberkulinen aus sog. atypischen Mykobakterien. Prax. Pneumol. **24**, 543–563 (1970)
Lawrence, H.S.: The cellular transfer of cutaneous hypersensitivity to tuberculin in man. Proc. Soc. Exp. Biol. Med. **71**, 516 (1949)
Lawrence, H.S.: The transfer of hypersensitivity of the detayed typs in man. In: Cellular and humoral aspects of the hypersensitive states. Lawrence, H.S. (ed.), pp. 279–318. New York: Hoeber 1959
Lawrence, H.S.: Transfer-Faktor. Adv. Immunol. **11**, 195 (1969)
Lawrence, H.S.: Transfer factor in cellular immunity. Harvey Lect. **68**, 239–350 (1974)
Lederer, E.: Biogenese, Struktur und biologische Wirkungen der Lipoide des Tuberkelbazillus. Angew. Chem. [Engl.] **76**, 157 (1964)
Lederer, E.: Wax D structure and biological activity. Z. Immunitaets Forsch. Immunobiol. **137**, 3–9 (1969)
Leduc, E.H., Avrameas, S.: Der zelluläre Ursprung humoraler Antikörper. Triangel **9**, 6, 220–228 (1970)
Lefford, M.J.: The measurement of tuberculin hypersensitivity in rats. Int. Arch. Allergy Appl. Immunol. **47**, 570–585 (1974)
Lefford, M.J., McGregor, D.D.: Immunological memory in tuberculosis. I. Influence of persisting viable organisms. Cell Immunol. **14**, 417–428 (1974)
Leguay, G., Virot, P., Droniou, J., Rassonly, S., Casanova, B., Kermarec, J., Peruod, J.: Derzeitige Lungentuberkuloseprobleme beim Militär. Med. Armées **3**, 835 (1975)
Leskiewicz, H.: Verlust der Tuberkulinempfindlichkeit bei Primärtuberkulose nach Chemotherapie. Gruzlica choroby Pluc. **33**, 913–916 (1965)
Leśkiewicz, H., Mozolewska, H., Smerczyńska, J., Warelis, J.: Der Einfluß der INH-Prophylaxe auf die Tuberkulinreaktion bei Kindern. Gruzlica Choroby Pluc. **36**, 229–237 (1968)
Lesslie, I.W.: Correlation of biological potency of human and bovine tuberculin ppds in guinea-pigs, cattle and man. J. Biol. Stand. **4**, 39–42 (1976)
Lesslie, I.W., Denham, D.A., Hebert, C.N.: The relationship between length of incubation, bacterial growth and tuberculin yield of a strain of mycobacterium tuberculosis. Tubercle **56**, 45–53 (1975)
Le Vay, D.: Tuberculin in rheumatoid arthritis. Lancet **II**, 908 (1974)
Lewis, P.S., Loomis, D.: Allergic irritability. The formation of antisheep haemolytic amboceptor in the normal and tuberculous guinea pig. J. Exp. Med. **40**, 503 (1942)
Lewis, S.: Allergie cutanée tuberculinique et transformation blastique des lymphocytes cultivés in vitro en présence de tuberculin. Corrélations chez 208 sujets âgés. Ann. Inst. Pasteur (Paris) **119**, 631–645 (1970)

Liebknecht, W.L., Müller, M.H., Sirch, J.: Der Tine Test – Erfahrungen in der Tuberkulosefürsorgestelle und bei Reihenuntersuchungen in Schulen – Prax. Pneumol. **23**, 443–449 (1969)
Liebknecht, W.L., Müller, M.H., Sirch, J.: Untersuchungen bei 3737 Berufsschülern mit Tine Test und Schirmbild. Prax. Pneumol. **27**, 653–662 (1973)
Lindner, F.: Über die Chemie des Tuberkulins. Behringwerke Mitteilungen **27**, S. 165–177. Wiesbaden: Elwert 1953
Lindner, F.: Europ. Arzneibuch Bd. II, S. 376–381, S. 52–60, S. 38. Stuttgart: Dtsch. Apotheker Verlag 1975
Lindner, J.: Der Proteoglykan-Stoffwechsel – im Rahmen mesenchymaler Reaktionen und Möglichkeiten ihrer Suppression. Deidesheimer Gespräche (Knoll AG, Ludwigshafen) **7**, 30–58 (1973)
Linke, T.H., Hahn, H.: Träger der Infektabwehr: der aktivierte Makrophage. Die gelben Hefte **XVI**, 122–128 (1976)
Lisak, R.P., Zweiman, B.: Immune responses to myelin basic protein in mycobacterial-induced suppression of experimental allergic encephalomyelitis. Cell Immunol. **14**, 242–254 (1974)
Ljubisavljević, S., Vlajnić, S., Kaleta, J.: Ergebnisse der Tuberkulintestung bei älteren Menschen. Tuberkuloza (Beogr.) **19**, 532–537 (1967)
Lloyd, A.V.E.: Tuberculin test in children with malnutration. Br. Med. J. **III**, 529–531 (1968)
Lo, S., Han, S.H.: The migration of guinea-pig macrophages in the presence of tuberculin-sensitive Mouse lymphocytes and tuberculin. Chin J. Microbiol. **5**, 87–88 (1972)
Long, D.A.: Prodeedings: The significance of the tuberculin reactions as indicator of cell-mediated immunity in man. Ann. Sclavo **13**, 777–786 (1971)
Loos, J.A., Roos, D.: Changes in the carbohydrate metabolism of mitogenically stimulated human peripheral lymphocytes. 3. stimulation by tuberculin and allogenic cells. Exp. Cell Res. **79**, 136–142 (1973)
Loos, T.: Intracutan-Reihenuntersuchungen im Komitat Szabolcs-Szatmár mittels Sensitinen aus atypischen Mykobakterien. Tuberculozis **22**, 39–43 (1969)
Loos, T.: Unterschiedliche Tuberkulin-Reaktivität bei Männern und Frauen. Pneumol. Lung **29**, 366 (1976)
Loos, T., Szabò, I.: Untersuchungen mit verschiedenen Sensitinen von atypischen Mykobakterien bei Kindern und Erwachsenen. Prax. Pneumol. **22**, 555–563 (1968)
Lotte, A.: Tuberculosis in children: A cooperative study in Europe. W.H.O. Chron. **26**, 550–554 (1972)
Lotte, A., Perdrizet, S., Sabaton, C.: Tuberkuloseinfektionsrisiko und weiterer Verlauf aufgrund von Standard-Tuberkulintestungen in Frankreich. Rev. Fr. Mal. Respir. **2**, 615 (1974)
Lowe, D.M., Lachmann, J.P.: The fractionation of antigen-dependent macrophage migration inhibition and macrophage activation factors from lymph draining a tuberculin reaction. Scand. J. Immunol. **3**, 423–432 (1974)
Luby, J.P., Kaiser, R.L., Herring, L.L., Dull, H.B.: Jet injector tuberculin skin-testing: a comparative evaluation. II. Quantitative aspects. Am. Rev. Respir. Dis. **97**, 46–53 (1968)
Lüders, D.: Die Bedeutung der Tuberkulinprobe. Landarzt **41**, 45 (1964)
Lüders, D., Spieß, H.: Ein verstärkter Perkutantest mit gereinigtem Tuberkulin. Dtsch. Med. Wochenschr. **89**, 1072 (1964)
Lüders, D., Spieß, H.: Untersuchungen zu einer Verbesserung der Tuberkulinprobe. Beitr. Klin. Tbk. **134**, 130–142 (1966)
Luthardt, Th., Matthia, W.: Tuberkulinallergie bei BCG-geimpften Kindern. Monatsschr. Kinderheilkd. **123**, 632–642 (1975)
Maclean, R.A.: Tuberculin testing antigens and techniques. Chest **68**, Suppl. 3, 455–459 (1975)
Macry, V.H., Chiu-Cimpeanu, V.: Verlauf der Tuberkulinallergie unter Chemoprophylaxe. Ftiziologica (Bucuresti) **15**, 221–225 (1966)
Macsween, R.N., Thomas, M.A.: Lymphozyte transformation by phytohaemagglutunin (PHA) and purified protein derivative (PPD) in primary biliary cirrhosis. Evidence of serum inhibitory factors. Clin. Exp. Immunol. **15**, 523–533 (1973)
Magnusson, M.: Myobacterial sensitins with particular emphasis on their use for identification of species of mycobacterium. Z. Immunitaetsforsch. Immunobiol. **137**, 177–181 (1969)
Maguire, H.C. Jr.: Proceedings: Alteration in the acquisition of delayed hypersensitivity with adjuvant in the guinea pig. Monogr. Allergy **8**, 13–26 (1974)
Majeski, J.A., Fitts, C.T., Sharbaugh, R.J.: Selective elimination of the delayedtyp hypersensitivity response by extracorporeal thoracic duct filtration Transplantation **21**, 477–482 (1976)

Maksimyak, O.P.: Blood neutrophil and lymphocyte changes occurring under the effect of tuberkulin in tuberculosis and BCG-vaccinated children. Probl. Tuberk. **50**, 6, 41–44 (1972)

Malaviya, A.N., Seghal, K.L., Dingley, H.B.: Über Faktoren, von denen die Überempfindlichkeitsreaktion vom verstärkten Typ bei Lungentuberkulose beeinflußt wird. Am. Rev. Respir. Dis. **112**, 49 (1975)

Mande, R.: Evolution de la sensibilité tuberculinique chez les sujets vaccinés par le BCG. Ann. Pédiatr. **42**, 357–359 (1966)

Mandler, F., Reggio, O., Casalone, G.: Reactivitá cutanea a sei antigeni micobacterici contemporaneamente iniettati in soggetti sani ed in pneumo-pazienti. Riv. Ist. Vaccin Antituberc. **19**, 485–494 (1969)

Maneke, M.: BCG-Impfung oder Tuberkulinkataster? Gelbe Hefte **XIV**, 166–169 (1974)

Mankiewicz, E.: Die Bedeutung lysogener Mykobakterien für die Ätiologie der Sarkoidose. Arch. Klin. Exp. Dermat. **227**, 63–67 (1966)

Mannick, J.A., Egdahl, R.H.: Transformation of lymph node cells by RNA. Ted. Proc. **21**, 39 (1962)

Marcak, V.V., Serkova, V.K.: Zur Differentialdiagnose von Tuberkulose und unspezifischen Pneumonien. Klin. Med. (Mosk.) **52**, 2, 29 (1974)

Mardon, K.: Statistical aspects of the assesment of tuberculin hypersensitivity. I. Reliability of the measurements of the diameter of tuberkulin reaction. Gruzlica Choroby Pluc. **40**, 349–354 (1972)

Mariasis, K.I.: Porivnialna chutlyvistdo staroho tuberkulinu kokha za proboiu pirke i do ochyshchenoho tuberkulinu v standartnykh rozvedenniakh za proboiu mantu z i, 215 to u ditei i pidlitkiv. Pediatr. Akush. Ginekol. 15–16 (1972)

Marsman, A.J., Hart, M., van der: Effects of anti-immunoglobulin sera on migration mediated by human lymphocytes Eur. J. Immunol. **4**, 235–240 (1974)

Marty, J.-C., Michel, F.B.: L'allergie tuberculinique. Techniques d'exploration en practique médical courante. J. Med. Montpellier **6**, 34–37 (1971)

Maslauskene, T.P.: Faktoren, welche die Tuberkulinempfindlichkeit bei Kindern und Jugendlichen beeinflussen. Probl. Tuberk. **53**, 7, 5–8 (1975)

Matsumura, T., Kuroume, T., Tsukagoski, H.: The specificity of the immediate reaction in tuberkulin skin testing with PPD in humans. Appl. Immunol. Int. Arch. Allergy Appl. Immunol. **34**, 209–223 (1968)

Matsuo, T., Yamamura, Y.: Tuberculin protein. Kekkaku **50**, 440–442 (1975)

Matthäus, F.: Tuberkulinkataster bei Klein- und Schulkindern unter Berücksichtigung der BCG-Impfung. Prax. Pneumol. **22**, 705–708 (1968)

Matusima, M., Miyashita, H., Matsumura, T.: Studies on tuberculin reaction repeated at the same site. Acceleration of percutaneus tuberculin reaction (Patch-Test) repeated at the same site. Kekkaku **42**, 143–147 (1967)

Maxild, J., Bentzon, M.W., Müller, S., Zachariassen, P.: Assays of different tuberculin products performed in guinea-pigs. J. Biol. Stand. **4**, 171–187 (1976)

Mayer, G., Schwabe, K.H.: Der Einfluß von gereinigtem Tuberkulin auf den Cortisonabbau der Rattenleber. Arzneim. Forsch. **15**, 608–610 (1965)

McFarland, W., Heilmann, D.H.: Comparison of lymphocyte transformation and intradermal reactions to tuberculins. Am. Rev. Respir. Dis. **93**, 742–748 (1966)

McGregor, D.D., Logie, P.S.: J. exp. Med. **139**, 1415 (1974)

McLaughlin, R.M., Thoenig, J.R., Marrs, G.E.: A comparison of several intradermal tuberculins in macaca mulatta during an epizootic of tuberculosis. Lab. Anim. Sci. **26**, 44–50 (1976)

Medeiros, D. de, Diop, S., Medeiros, G. de, Baylet, R., Sankale, M.: Etude allergologique compareé de mycobacterium tuberculosis variété classique et mycobacterium tuberculosis variété africanum. (A propos de 400 intradermo-réactions.) Bull. Soc. Méd. Afr. Noire Lang Fr. **19**, 96–104 (1974)

Medveczky, E.: Eine aus Mykobakterien hergestellte diagnostische Salbe. PMT (Perkutaner Mykobakterien-Test). Beitr. Klin Tbk. **139**, 305–311 (1969)

Meijer, J.: Betrachtungen über massive BCG-Vaccination. Ned. Tijdschr. Geneeskd. **111**, 1763–1764 (1967)

Meissner, J.: Radioaktivitätsverteilung und Tuberkulintest nach Applikation 32P-markierter BCG an Meerschweinchen und Maus. Beitr. Klin. Tbk. **130**, 142–148 (1965)

Merrin, C., Han, T., Klein, E., Murphy, G.P.: Immunotherapy of prostatic cancer with bacillus calmette-guerin and purified protein derivative. Preliminary results. Urology **2**, 651–654 (1973)

Mertin, J., Hughes, D.: Specific inhibitory action of polyunsaturated fatty acids on lymphocyte transformation induced by PHA and PPD. Int. Arch. Allergy Appl. Immunol. **48**, 203–210 (1975)

Metchnikoff, E.: Leçons sur la pathologie comparée de l'inflammation. Paris: Masson 1892

Meuret, G.: Monocytopoese – Monocyten – Makrophagen. Hippokrates **47**, 142–161 (1976)

Mewe, E.: Tuberkulin diagnostics in clinical and epidemiological studies of tuberculosis. Gruzlica Choroby Pluc. **42**, 1051–1054 (1974)

Meyer, E.C.: The relationship of tuberculosis to bronchogenic carcinoma. A study of tuberculin test pathology evidences. J. Thorac. Cardiovasc. Surg. **38**, 384 (1959)

Meynell, G.G.: The antigenic structure of Mycobacterium tuberculosis, var. hominis. J. Path. Bact. **67**, 137–150 (1954)

Michel, F.B., Guendon, R., Dhinterland, L.D., Pinel, A.M., Preault, M.: Place des défficits en IgH (Sériques et sécrétoires) dans les affections respiratores chroniques à propos de 21 observations. Nouv. Presse Méd. **4**, 327–331 (1975)

Migdalovitch, B.M.: Vergleichendes Studium der Tuberkulin-Pflaster-Probe und der Mantoux-Reaktion. Probl. Tuberk. **44**, 2, 13–19 (1966)

Miguères, J., Jover, A., Colombries, P., Ducos, J., Paujoulet, N., Rempf, M.K.: Le test de transformation blastique de lymphozytes des liquides pleuraux Essai d'application à l'interprétation immunologique des pleuresies. A prognos 41 observations. Rev. Franc. Mal. Resp. **1**, 991–1002 (1973)

Mijamoto, T., Kabe, J.: Die Lungen als Ort von Reaktionen vom Typ der verzögerten Überempfindlichkeit bei Meerschweinchen. Allergy **47**, 181–185 (1971)

Miles, A.A.: Early tissue reactions to tubercle bacilli and their products. p. 87. Boston: Wittle Brown & Co. 1955

Miller, S.D., Jones, H.E.: Correlation of lymphzyte transformation with tuberculin skin test sensitivity. Am. Rev. Respir. Dis. **107**, 530–538 (1973)

Milligan, J.E., Feaster, S.J., Hogan, G.R., Ourth, L.L.: Retention of habituation of the Morro response in the newborn. Dev. Med. Child Neurol. **12**, 6–15 (1970)

Mingeot, R.: Exploration de l'allergie tuberculinique en consultation prénatale. Acta. Tuberc. Belg. **60**, 230–236 (1969)

Miryanov, N.S.: Protein-tuberculin-test in determining the activity of minor forms in pulmonary tuberculosis. Probl. Tuberk. **48**, 48–51 (1970)

Mitinskaya, L.A.: Ausfall der Konversion von Tuberkulinhauttesten nach BCG-Impfung bei Kindern und Jugendlichen. Pediatrija **48**, 3, 43–48 (1969)

Mitinskaya, L.A., Kotova, L.I., Yandarova, V.V.: Möglichkeiten der Anwendung einer Tuberkulinprobe zur Entdeckung der Tuberkuloseinfektion bi Kindern und Jugendlichen. Probl. Tuberk. **48**, 10 1–4 (1970)

Miyanov, N.S.: Protein-tuberculin test in determining the activity of minor forms in pulmonary tuberculosis. Probl. Tuberk. **48**, 3, 48–51 (1970)

Morandini, G.G., Fontana, S., Rossi, A.: Considerazioni sulla riposta linfocitaria in vitro PPD-nell'allergia tubercolare. Riv. Patol. Clin. Tuberc. **49**, 319–330 (1968)

Morikawa, K.: Immunpathologische Studien bei der experimentellen Tuberkulose. Jag. J. Tuberc. [Suppl.] **13**, 27–56 (1966)

Morse, D., Hall, C., Kaluzmy, A., Runde, R.H.: Comparative tuberkulin testing. Intradermal gun versus intradermal naedle. Am. Rev. Respir. Dis. **96**, 107–110 (1967)

Mortensen, R.F., Ceglowski, W.S., Friedman, H.: Leukemia virus-induced immunosuppression. IX. Depression of delayed hypersensitivity and mif production after infection of mice with friend leukemia virus. J. Immunol. **111**, 1810–1919 (1973)

Müftüoglu, A.Ü., Akman, N., Basar, J.: Die Cytologie der Tuberkulinreaktion. Acta Haematol. (Basel) **46**, 121–128 (1971)

Müftüoglu, A.U., Yalcin, B.: The spezific inhibition by antigen of the passive transfer of tuberculin reaction in man by sensitized lymphozytes. Z. Immunitaetsforschung Immunobiol. **145**, 413–417 (1973)

Müller, F.: Behandlungsversuche mit Tuberkulin bei cavernöser Lungentuberkulose. Beitr. Klin. Tbk. **133**, 1–4 (1966)

Müller, H.O., Gundel, E.: Zur Treffsicherheit des Tine Testes. Dtsch. Med. Wochenschr. **91**, 1438–1440 (1966)

Müller, R.W.: Tuberkuloseheilung und Tuberkulinreaktion. Prax. Pneumol. **23**, 400–405 (1969)

Mukerjee, P., Schuldt, S., Kasik, J.E.: Effect of rifampin on cultaneous hypersensitivity to purified protein derivative in humans. Antimicrob. Agents Chemother. **4**, 607–611 (1973)
Mundo, F. del, Soriano, L.R.: The Heaf tuberculin test among filipino school children and its comparison with the Mantoux test. Pediatr. Indones. **4**, 218–235 (1964)
Munk, B.: Beitrag zur Tuberkulosemorbidität BCG-geimpfter Kinder in West-Berlin 1962–1967. Öffentl. Ges. Wes. **33**, 199–207 (1971)
Myers, A., Bearman, J.E., Botkins, A.C.: The natural history of tuberculosis in the human body. X. Prognosis among students with tuberkulin reaction, conversion before, during and after school of nursing. Dis. Chest **53**, 687–698 (1968)
Nagai, S., Naqasuga, T., Matsumoto, J., Kohda, K.: Isolation of tuberkulin skin test reactive proteins from heated culture filtrate M. tbc. H 37 RV. Am. Rev. Respir. Dis. **109**, 17–28 (1974a)
Nagai, S., Matsumot, J., Kohda, K.: Hautreaktionen von verzögertem Typ durch Enzymproteine von Mykobakterien. Am. Rev. Respir. Dis. **110**, 362 (1974b)
Nago, S., Tomoda, T., Takai, A., Hirano, S.: Antituberkulinaktivität von Polysaccharidfraktionen, isoliert aus aufgelösten BCG-Bakterien mit Hilfe von enzymatischer Verdauung und Gel-Filtration. Kitano Hosp. J. Med. **11**, 82–86 (1966)
Najem, G.R.: Epidemiological study of anonymous mycobacteria infection using three types of tuberculins. J. Hyg. Epidemiol. Microbiol. Immunol. (Praha) **15**, 1–8 (1971)
Nakagawa, Sh.: Untersuchungen über o-Aminophenol-Azo-Tuberkulin. Res. Inst. Tuberc. Kanazava Univ. **23**, Abstr. **2**, 9–22 (1965)
Narain, R.: Interpretation of the repeat tuberculin test. Tubercle (Edinb.) **49**, 92–103 (1968a)
Narain, R.: Some aspects of the interpretation of the tuberculin test. J. Indian Med. Assoc. **50**, 449–456 (1968b)
Narain, R., Nair, S.S., Rao, G.R., Chandrasekhar, P., Lal, P.: Enhancing of tuberculin allergy by previous tuberculin testing. Bull. W.H.O. **34**, 623–638 (1966)
Narain, R., Bagga, A.S., Naganna, K., Mayurnath, S.: Influence of isoniazid on naturally acquired tuberculin allergy and on induction of allergy by BCG-vaccination. Bull. W.H.O. **43**, 53–64 (1970)
Narain, R., Anatheramen, D.S., Diwakara, A.M.: Zur Praevalenz der unspezifischen Tuberkulinempfindlichkeit in Indien. Bull. W.H.O. **51**, 273–278 (1974)
Narain, R., Kirishnamurthy, M.S., Anantharaman, D.S.: Prevalence of non-specific sensitivity in some parts of India. Indian J. Med. Res. **63**, 1098–1099 (1975)
Narusawa, S., Sawada, T., Kawasaki, J., Ota, S., Iizuka, N.: PPD for single dose, "PPD disposable" (one dose). Kekkaku **50**, 115–121 (1975)
National Tuberculosis and Respiratory Disease Association. Compendium of the National Tuberculosis and Respiratory Disease Association, 1740 Broadway, New York, N.Y. 10019, 1974
Nazarenko, V.G.: Pokazatel povrezhdeniia ne'itrofilov i reaktsiia tuberkulinovogo gemoliza v diagnostike tuberkuleznogo meningita u vzroslykh. (Index of neutrophil damage and the tuberculin hemolysis reaction in the diagnosis of tuberculosis meningitis in adults.) Probl. Tuberk. **53**, 59–62 (1975)
Netto, R.A., Teuel, J.R., Duarte, G.G.: Bewertungsmethode für die Ausbildung von ärztlichem Hilfspersonal in der Ausführung der Tuberkulinprobe. Rev. Serv. Nacl. Tuberc. (Rio J.) **12**, 355–366 (1968)
Neumann, G.: Erfahrungen mit dem WHO-Tuberkulin-Standardtest. Prax. Pneumol. **21**, 389–403 (1967)
Neumann, G.: Praxis der Tuberkulinprüfung. Diagnostik **4**, 220–221 (1971a)
Neumann, G.: Die epidemiologische Bedeutung von Tuberkulinprüfungen. Prax. Pneumol. **25**, 378 (1971b)
Neumann, G.: Tuberkulinproben beim Erwachsenen. Vergleich von Jet-Injektion (Hypospray) und Stempeltest (Tubergen). Prax. Pneumol. **27**, 337–346 (1973)
Neumann, G.: Tuberkulose heute, Epidemiologie und Praevention. Hippokrates **47**, 331–342 (1976)
Nicholls, E.M.: Aggregation of buffy-coat leucocytes. A sample, sensitive assay for cell-mediated immunity. Clin. Exp. Immunol. **17**, 673–680 (1974)
Nicolae, M., Savin, L.: Regional unterschiedliche Tuberkulinallergie Gesunder als Hinweis auf latente Infektionsquellen. Kinderaerztl. Prax. **37**, 455–461 (1969)
Nielsen, M.H., Jensen, H., Braendstrup, O., Werdelin, O.: Macrophage-lymphocyte clusters in the immune response to soluble protein antigen in vitro. II. Ultrastructure of clusters formed during the early response. J. Exp. Med. **140**, 1260–1272 (1974)

Niinaka, T., Kishimoto, S., Aoki, T., Ikegami, H., Ito, F.: Skin reaction, inhibition of macrophage migration, and lymphocyte transformation with tuberculin active peptide (TAP) and arabinogalactan. Int. Arch. Allergy Appl. Immunol. **49**, 585–596 (1975)

Nilsson, B.S., Magnusson, M.: Comparison of the biologic activity of tuberculins by the use of lymphocyte cultures. Am. Rev. Respir. Dis. **108**, 565–570 (1973)

Nilsson, B.S., Möller, G.: Reactivity of human lymphozytes to aggregated and nonaggregated PPD-tuberkulin. Cell Immun. **5**, 555–560 (1972)

Nirmul, G., Kirschner, P.A.: Tuberculosis discovered white performing thoracotomy for suspect lung cancer. Chest **63**, 52–55 (1973)

Noble, J., Behnke, R.H.: A comparison of the PPD with the tuberkulin Tine Test. J. Indiana State Med. Assoc. **58**, 423–428 (1965)

Norlin, M., Ernevad, H.: Purification et séparation des antigens dans les préparations de mycobacteries. Bull. Un. Int. Tuberc. **38**, 29–34 (1966)

Novikov, D.K., Adamenko, G.P., Novikova, V.I.: Opredelenie giperchuvstvitelnosti k antigenam putem podscheta kletok, migrirovavshikh iz kapilliarnykh trubok. (Determining hypersensitivity to antigens by computing cells migrating from capillary tubes.) Biull. Eksp. Biol. Med. **81**, 707–710 (1976)

Nutels, N., Ayres, M., Salzano, F.M.: Tuberkulin reactions, X-ray and bacteriological studies in the Cayapo-Indians of Brazil. Tubercle (Lond.) **48**, 195–200 (1967)

Nyboe, J., Christensen, O.W.: Measurement of the incidence of tuberculous infection. Bull. W.H.O. **35**, 547–555 (1966)

Nyunt, T., Garbajosa, P.G., Matêjka, M., Tamondong, C.T., Gyi, M.M., Guld, I.: Empfindlichkeit gegen Tuberkulin und ein Sensitin aus M. intracellulare im Distrikt Mandalay (Burma). Bull. W.H.O. **52**, 63 (1975)

Oellermann, R.A.: The elimination of ribonucleic acid interference in the spectrophotometric determination of protein concentration. Onderstepoort J. Vet. Res. **41**, 221–224 (1974)

Ogarek-Sliwa, E.: Der Wert des Typs der Tuberkulinreaktion für die Einschätzung der Nachimpfungsallergie und Tuberkulose bei Kindern. Gruzlica Choroby Pluc. **36**, 149–1153 (1968)

Ogarek-Sliva, E., Barancewicz, J., Orlos, M.: Tuberculin sensitivity in children with bronchial asthma. Gruzlica Charoby Pluc. **38**, 203–206 (1970)

Ogunbi, O.: Differential tuberkulin testing in Nigeria. Tubercle (Lond.) **50**, 356–368 (1969)

Ohashi, M.: Studies on the chemical structure of serologically active arabinomannan from mycobacteria. Jpn. J. Exp. Med. **40**, 1 (1970)

Oricchio, P.: Variazioni della relattivita allergica tubercolinica in tubercolotici sottoposti a polichanio-antibioticoterapia Lotta c. Tubercle **46**, 75–78 (1976)

Orlowski, E.H.: Technik der Tuberkulintestung für epidemiologische Zwecke. Beitr. Klin. Tbk. **137**, 99–106 (1968)

Orlowski, E.H.: Zur Problematik der Beurteilung von Reaktionen auf verschiedene mycobakterielle Sensitine. Z. Immunitaetsforsch. Immunobiol. **137**, 194–202 (1969)

Ott, J., Mueller, E.: Enzephalitis – Komplikation einer Tuberkulintestung? Psychiatr. Neurol. Med. Psychol. (Leipz.) 314–316 (1974)

Outschoorn, A.S.: Proceedings: Standardization of tuberculins. Ann. Sclavo **13**, 884–893 (1971)

Outteridge, P.M., Lepper, A.W.: Immunosuppressive factors released by transforming lymphocytes in the delayed hypersensitivity skin response to tuberculin. Immunology **25**, 981–994 (1973)

Paez, P.N., Burchak, E.C., Herbert, F.A.: Cutaneous reactivity to different mycobacterial antigens in patients with tuberculosis. Can. Med. Assoc. J. **94**, 1311–1313 (1966)

Pagel, W.: Experimental tuberculosis. Observations an tissue reaction an natural resistance. Am. Rev. Tbc. **42**, 58 (1940)

Pagel, W.: Bazilläre und allergische Faktoren bei der Gewebsreaktion und dem Infektionsablauf der Tuberkulose. In: Ergebnisse gesamten Lungen- und Tbk.-Forschung. Bd. XVI, S. 69ff. Stuttgart: Thieme 1967

Pak, F.P.: Dynamik der Tuberkulinreaktionen bei den an epidemischer Hepatitis leidenden Tuberkulosekranken. Probl. Tuberk. **44**, 5, 43–48 (1966)

Palmer, C.E.: The effect of Isoniazid on experimental Tuberculosis in the guinea pig. Bull. Int. Un. Tuberc. **29**, 273–275 (1959)

Palmer, C.E.: Tuberculin test in retrospect and prospect. Arch. Environ. Health **15**, 792–808 (1967)

Palmer, C.E., Long, M.W.: Die Wirkung einer Infektion mit atypischen Mykobakterien auf die BCG-Impfung und Tuberkulose. Am. Rev. Resp. Dis. **94**, 533 (1966)

Palmer, C.E., Ferebee, S.H., Petersen, O.S.: VI, Geographic differences in sensitivity to tuberculin as evidence of non specific allergy. Publ. Health. Rep. **65**, 1111 (1950)

Palmer, D.W., Smith, R.T.: Augmentation of PPD- and LPS-induced T-independent DNA synthesis in normal mouse spleen cells by leukocyte lysates from tuberculosis patients. Cell Immunol. **13**, 196–206 (1974)

Pangborn, M.C., Birkhaug, K.: A purified tuberculin fraction from unheated cultures in testing BCG-vaccinated subjects. Amer. Rev. Tuberc. **69**, 300 (1954)

Papageorgiou, P.S., Sorokin, C.F., Glade, P.R.: Similarity of migration inhibitory factor(s) produced by human lymphoid cell line and phytohemagglutinin and tuberculin-stimulated human peripheral lymphocytes. J. Immunol. **112**, 675–682 (1974)

Papillon, F., Breau, J.L., Chretien, J.: Les tests à la tuberculine et l'évaluation de l'immunité cellulaire. II. La réaction cutanée tuberculinique par voie intradermique comme moyen d'évaluation de l'immunité cellulaire. Rev. Fr. Mal. Respir. **I**, 101–118 (1976)

Paquet, A.J.R., Olson, G.B., Jeter, W.S.: In vitro activity of Guinea pig transfer factor released into plasma. Infect. Immun. **14**, 290–297 (1976)

Paranjpe, M.S., Boone, C.W.: Stimulated growth of syngeneic tumors at the site of an ongoing delayed-hypersensitivity reaction to tuberculin in balb-c mice. J. Natl. Cancer. Inst. **52**, 1297–1299 (1974)

Parish, W.E., Wardle, G.R., Cowan, S.I.: Short-term direct, and macrophage stimulated, bactericidal properties of antigen-activated lymph node cell culture fluids. Scand. J. Respir. Dis. [Suppl.] **89**, 15–28 (1974)

Park, J.R., De Bats, A., Rhodes, E.L.: The effect of transfer factor on the in vitro migration of tuberculin stimulated white cells from sarcoid and normal subjects. Br. J. Dermatol. **92**, 535–540 (1975)

Passaleva, A., Ricca, M., Ricci, M., Paradiso, M.: Studi in vitro sull-allergica tubercolinica nell'eta neonatale. Rif. Med. **79**, 1185–1187 (1965)

Paul, R.C., Stanford, J.L., Misljenovic, O., Lefering, J.: Multiple skin testing of Kenyan schoolchildren with a series of new tuberculins. J. Hyg. (Camb.) **75**, 303–313 (1975)

Perelman, R.M., Derbikova, T.J., Belova, L.G., Kiskevich, M.J., Grineva, L.J.: Subcutaneous tuberculine test in the clinical treatment of children with tuberculosis. Probl. Tuberk. **48**, 38–42 (1970)

Perelman, R.M., Gromyko, N.I., Kadulnia, N.S., Koyusheva, A.F., Katorgin, N.A.: Tuberkulin-Haut-Teste bei alten Menschen. Probl. Tuberk. **47**, 11 38–40 (1969)

Permain, G., Lycette, R.R., Fitzgerald, R.H.: Tuberculininduced mitosis in peripheral blood leucocytes. Lancet **I**, 637 (1963)

Petranyi, G.: Beiträge zur Aufdeckung und Diagnose der Tuberkulose mit einem neuen Tuberkulosediagnostikum. Ther. Hung. **17**, 87–92 (1969)

Pfeifer, D.: Über Bakteriophagen. Beitr. Klin. Tbk. **136**, 100–107 (1967)

Philp, J.R., Johnson, J.E., Spencer, J.C.: Amplification of migratory inhibition factor production during the first 48 hours of exposure to antigen. Infect. Immun. **8**, 781–786 (1973)

Piacentini, G., Ferrari, S., Megale, C., Ippoliti, F.: Immunita ritardata nel cancro bronchiale: Attivazione linfocitaria in cultura con fitoemoagglutine e tubercolina ppd confrontata con la risposta cutanea ad antigeni tubercolari. Boll. Ist. Sieroter Milan **52**, 230–236 (1973)

Pickett, M.J., Pedersen, M.M., Goldstein, D.J., Fromann, S.: The antigens of mycobacterium tuberculosis. Protein fractions from cytoplasma and culture filtrat. Am. Rev. Respir. Dis. **97**, 415–422 (1968)

Pierach, C.A., Burchell, H.B.: Letter: Allergic reaction to the tine test. Jama **235**, 374 (1976)

Pileggi-Vinha, V.H., Ruffino-Netto, A.: Standardising der Anwendungs- und Ablesetechnik bei der Tuberkulinprobe. Rev. Div. Nacl. Tuberc. (Rio J.) **17**, 223–235 (1973)

Pimenta, W.: Contribution to the study of the nonspezificity of the tuberculin reaction at high concentrations (Palmers and co-workers hypothesis) in patients with lepromaton us leprosy and patients affected by other diseases. Acta Leprol (Gen) **37**, 5–66 (1969)

Pincus, W.B., Lockwood, J.: Cytotoxic factor formation from tuberculinsensitive guinea pigs. Am. Rev. Respir. Dis. **98**, 250–255 (1968)

Pinto, M.R.M., Arseculerante, S.N., Uragoda, C.G., Hemawardene, D.M.: Differential tuberculin testing in rural populations in Ceylon. Tubercle (Lond.) **53**, 182–197 (1972)

Pirquet, C., v.: Die Allergieprobe zur Diagnose der Tuberkulose im Kindesalter. Wien. Med. Wochenschr. 1369 (1907)

Plachecka-Gutowska, M.: Postepy reumatologii. Proby immunostymulacji w chorobach reumatodialnych. Pol. Arch. Med. Wewn **53**, 491–499 (1975)

Podivinska, J., Sinvecek, C.: Experimentelle Tuberkulinsensibilisierung und Antikörperreaktion. Rozhl. Tuberk. **28**, 645–648 (1968)

Pokorny, J., Fetting, R.: Chemische Zusammensetzung morphologisch subzellärer Einheiten aus BCG, deren Sensibilisierungsvermögen und Sensitinwirksamkeit. Z. Immunitaetsforsch. Immunobiol. **137**, 121–133 (1969)

Pompe, K., Smidova, L.: Die Mantoux-Reaktion bei der Hauttuberkulose. Csl. Derm. **41**, 21–24 (1966)

Poujoulet, N., Krempf, M., Jover, A., Miqueres, J., Ducos, J.: Différence de réactivité à la PHA et à la tuberculine des lymphocytes des épanchements pleuraux tuberculeux et néoplasieques. Ann. Immunol. (Paris) **126**, 368 (1975)

Pound, A.W.: Observations on the agglutination and haemolysis of red cells treated with extracts of M. tuberculosis. An evaluation of methods. J. Path. Bact. **64**, 131 (1952)

Present, P.A., Comstock, G.W.: Tuberculin sensitivity in pregnancy. Am. Rev. Respir. Dis. **112**, 413–416 (1975)

Prigge (1945) Schweiz. Med. Wschr. **63**, (1945) Zit. nach Lindner

Prigge, R., Döhmen, H.: Quantitative Untersuchungen über die Wirksamkeit von Alt-Tuberkulin und gereinigtem Tuberkulin. Beitr. klin. Tbk. **100**, 225 (1944)

Protovinsky, R.: Moro-, Mantoux-, und Tubergentest – eine vergleichende Untersuchung –. Med. Klin. **62**, 1302–1305 (1967)

Radanov, R., Dobrev, P., Slavov, G., Savov, N.: Vergleichende Studien von Alt- und RT-23-Tuberkulin. Nanc. Fr. Vissija Med. Inst. Sofja **45**, 57–61 (1966)

Radionova, R.N.: Kharakteristika novych proizvodstvennych shtammov mikobakteri'i tuberkuleza. (Characteristics of new industrial strains of mycobacterium tuberculosis.) Z. Mikrobiol. Epidemiol. Immunobiol. **51**, 77–79 (1974)

Radonic, M.: Allergische Körperreaktionen durch beruflich bedingte Inhalation von Tuberkulinaeorosol. Industr. Med. Surg. **35**, 24–26 (1966)

Radovitsky, A.L.: Tuberkulinmedikation in der Erstbehandlung destruktiver Tuberkuloseformen. Probl. Tuberk. **49**, 43–46 (1971)

Radtke, A.: Ergebnisse von simultanen Tuberkulin-Reihenuntersuchungen mit neuen Pflastern. Prax. Pneumol. **25**, 68–76 (1971)

Rajapkse, D.A., Mapamichail, M., Holborow, E.J.: Immunglobulin nature of PPD receptors on human T-lymphocytes. Nature **245**, 155–157 (1973)

Rakhmanov, K.K.: Die Anwendung des Tuberkulins zusammen mit antibakteriellen Präparaten. Probl. Tuberk. **45**, 46–50 (1976)

Ranft, K., Hennemann, H.H., Beck, T.: Tuberkulinkataster der Patienten einer Med. Klinik. Prax. Pneumol. **30**, 503–508 (1976)

Rapp, W.: Immunologie und Altern. In: G. Schettler Alterskrankheiten. Schettler, G. (Hrsg.), S. 299ff. Stuttgart: Thieme 1972

Rea, T.H., Seltzer, R., Levan, N.E.: Letter: Comparative Tuberculin reactions. Jama **229**, 1165 (1974)

Reid, J.D., Mackay, J.B.: The role of delayed hypersensitivity in granulomatous reactions to mycobacteria. I. Relationship of delayed reactions size to severty of granulomatous reactions after intradermal injections of mycobacteria. Tubercle (Lond.) **16**, 100–108 (1967a)

Reid, J.D., Mackay, J.B.: The role of delayed hypersensitivity in granolomatous reactions to mycobacteria. II. Reactions to intradermal injections on intact and desintegrated organism. Tubercle (Lond.) **16**, 109–113 (1967b)

Reid, L.R.: The tuberculin test as a routine office procedure. J. Miss. State Med. Assoc. **13**, 123–127 (1972)

Report: Quality of tuberculin, stability and specificity of biological activity. Requirements for reference preparations of mycobacterial PPDs. Bull. Int. Tuberc. **41**, 44–46 (1973)

Rhoades, E.R.: Tuberculin tine test in Air Force recruits. Am. Rev. Respir. Dis. **99**, 623–625 (1969)

Rhoades, E.R., Alexander, Ch.P.: Reactions to the tuberculin tine test in air force recruits. An analysis of 193856 tests. Am. Rev. Respir. Dis. **98**, 837–841 (1968)

Ribi, E., Anacher, R.L., Barclay, W.R., Brehmer, W., Middlebrock, G., Milner, K.C., Tarmina, D.F.: Structure and biologic function of mycobacteria. Z. Immunitaetsforsch. Immunobiol. **137**, 60–70 (1969)

Rich, A.R.: The significance of hypersensitivity in infections. Physiol. Rev. **21**, 70 (1941)
Rieche, K., Bacigalupo, G.: Zum Verhalten der Tuberkulinreaktion bei Tumorpatienten. Z. Gesamte inn. Med. **24**, 6, 118–119 (1969)
Riedei, A.: Macrophage migration inhibition as an in vitro correlate of cutaneous delayed skin reaction. I. methodical considerations. Acta Mikrobiol. Acad. Sci. Hung. **20**, 267–273 (1973)
Riethmüller, G.: Immunpotenzierung: Ziele, Wege, Ergebnisse. Internist **16**, 466–470 (1975)
Rikhe, K.: Vliianie khimiotherapii na zamedlennuiu allergiiu u bolnykh zlokachestvennymi opukholiami. (The influence of chemotherapy on delayed allgergy in patients with malignant tumors.) Vopr. Onkol. **19**, 50–56 (1973)
Riley, Jr., HD.: The tuberculin test: Present status. South Med. J. **66**, 515–517 (1973)
Robakievicz, M., Slomska, J.: Tuberkulinhautsensibilität bei PPD-RT 23 mit Tween 80 und Grad der Knochen- und Gelenkstuberkulose bei Kindern und Jugendlichen. Gruzlica Choroby Pluc. **37**, 731–740 (1969)
Rocklin, R.E.: Products of activated lymphocytes: Leukocyte inhibitory factors (lif) distinct from migration inhibitory factor (mif). J. Immunol. **112**, 1461–1466 (1974)
Rook, G.A.: The immunological consequence of antigen overload in esperimental mycobacterial infections of mice. Clin. Exp. Immunol. **19**, 167–177 (1975)
Rook, G.A.W., Carswell, J.W., Stanford, J.L.: Preliminary evidence for trapping of antigen-specific lymphocytes in lymphoid tissue of "anergic" tuberculosis patients. Cin. Exp. Immunol. **26**, 129–132 (1976)
Rosenthal, C.J., Franklin, E.C.: Depression of cellular-mediated immunity in systemic lupus erythematosus. Relation to disease activity. Arthritis Rheum. **18**, 207–217 (1975)
Rosmanith, J., Nedvêdora, V.: Differenzierte Tuberkulinteste bei Steinkohlenbergarbeitern mit Silikose. Int. Arch. Gewerbepathol. Gewerbehyg. **25**, 181–192 (1969)
Roswurm, J.D., Konyha, L.D.: The comparative-cervical tuberculin test as an aid to diagnosing bovine tuberculosis. Proc Us Anim Health Assoc 368–389 (1973)
Rothschild, H., Friedenwald, J.S., Bernstein, C.: The relation of allergy to immunity in tuberculosis. Bull. Johns Hopk. Hosp. **54**, 232 (1934)
Rouillon, A., Perdrizet, S., Parrot, R.: Transmission of tubercle-bacilli: the effect of chemotherapy. Tubercle **52**, 275–299 (1976)
Rowe, J.F.: A comparison between two commercial tuberculin products, Connaught and Parke Davis, Vancouver Island, 1972. Can. J. Public. Health **66**, 241–246 (1975)
Rudnik, J., Herman, H., Ogarek-Sliwa, E.: Das Problem der Kontrolle und Auswertung der Tuberkulintestung und BCG-Vaccination. Pediatr. Pol. **44**, 163–170 (1969)
Rudnik, I., Hermann, S.T., Ogarek-Sliwa, E.: Dynamik der Hypersensibilität von Tuberkulin und Sensitinen bei Kindern mit positivem Sputum. Gruzlica Choroby Pluc. **40**, 211–220 (1972)
Runyon, E.G.: Tuberculins and other mycobacterians. Am. Rev. Respir. Dis. **113**, 715 (1976)
Runyon, E.H.: Zehn pathogene Mykobakterien. Tubercle **55**, 235 (1974)
Rzncidlo, L., Ziolecka, J., Grubek, H., Piwowarczyk, M.: Untersuchungen über sensibilisierende mykobakterielle Faktoren. Herstellung von PPD-S für diagnostische Zwecke. Acta Microbiol. Pol. **16**, 303–320 (1967)
Sachs, J.M.: Tuberculin skin-test conversion in Vietnam. 1969 annual skin-test reports of Navy and Marine Corps. Ann. Intern. Med. **73**, 767–769 (1970)
Sakharov, P.P., Kudriana, G.P.: Sovremennde sostoianie voprosa o prirode I mekhanizme de istviia factora perenosa. (The current state of the problem of the nature and mechanism of action of transfer factor.) Zh. Mikrobiol. Epidemiol. Immunobiol. **10**, 1–6 (1976)
Salaman, M.R.: Studies on the transfer factor of delayed hypersensitivity. Effect of dialysable leucocyte extracts from people of known tuberculin sensitivity on the migration of normal Guinea-pig macrophages in the presence of antigen. Immunology **26**, 1069–1080 (1974)
Saleev, A.A.: Tuberkulin sensitivity of rural residents of the Rodnikovsk district in the Ivanovo region. Probl. Tuberk. **48**, 3, 16–20 (1970a)
Saleev, A.A.: Dynamische Untersuchung der Tuberkulinempfindlichkeit bei Erwachsenen. Probl. Tuberk. **48**, 10, 5–9 (1970b)
Saleev, A.A.: Empfindlichkeit von Erwachsenen gegen unterschiedliche Tuberkulinlösungen. Probl. Tuberk. **49**, 6, 8–11 (1971)
Saletti, M., Barnab, E.R., Lenzini, L., Ricci, A.: Reparazione propriet a fisico-chimische ed attivit a biologica delle tubercoline purificate. Ann. Sclavo. **13**, 838–861 (9171)
Salvadore, A., Babich, S., Pastorelli, E., Zmajevich, G.: Contributo allo studio della cutire attivita

con antigeni dei micobatteri umani, aviari e atipici (Battey e Kanasii) in sogetti ricoverati in sanatorio per tubercolosi polmonare I. Riv. Pat. Clin. Tuberc. **38**, 1048–1056 (1965)

Sanchez-Crespo, J.L.: Sample size and optimum sample. Design in tuberculosis surveys. Bull. W.H.O. **36**, 821–835 (1967)

Schadewaldt, H.: Die Entdeckung des Tuberkulins. Dtsch. Med. Wochensch. **100**, 1925–1932 (1975)

Schallock, G.: Morphologische Aspekte der mesenchymalen Reaktionen. Deidesheimer Gespräche (Knoll AG, Ludwigshafen) **7**, 6–18 (1973)

Scheurlen, P.G., Pappas, A., Wegener, D.: Untersuchung über die Lymphozytentransformation in vitro bei Tuberkulose. Klin. Wochenschr. **47**, 799–803 (1969)

Schigol, L.I.: Zur Bewertung von Tuberkulinhautproben. Sov. Med. **35**, 4, 100–104 (1972)

Schlange, H.: Die Übertragung der Tuberkulinhautempfindlichkeit von Kindern auf Meerschweinchen durch Cantharidenblasensedimente. Z. Kinderheilk. **76**, 39 (1955)

Schmid, F.: Die passive Übertragbarkeit der Tuberkulinallergie. Beitr. Klin. Tbk. **105**, 397–402 (1951)

Schmid, F.: Zellgebundenheit der Tuberkulinallergie. Beitr. Klin. Tbk. **108**, 237–243 (1953a)

Schmid, F.: Tuberculincytolyse. Beitr. Klin. Tbk. **109**, 151–162 (1953b)

Schmid, F.: Klinische Aspekte des Mesenchymproblems. Med. Welt **19**, 1027–1034 (1960)

Schmid, F.: Der immunologische Mechanismus. Ther. Monat. **13**, 3–12 (1963)

Schmid, F., Friedrich, E.: Interflorenzphaenomene zwischen aktiver und passiver Tuberkulinallergie. Beitr. Klin. Tbk. **116**, 275–281 (1956)

Schmid, F., Hagge, W.: Beeinflussung unspezifischer Zellreaktionen durch die Tuberkulinallergie. Beitr. Klin. Tbk. **109**, 139–142 (1953)

Schmid, P.Ch.: Ergebnisse des Tuberkulin-Tine-Testes bei 700 Kindern. Prax. Pneumol. **19**, 730–735 (1965)

Schmid, P.Ch.: Ein neuer Tuberkulintest. Paediatr. Prax. **5**, 457–461 (1966)

Schmid, P.Ch.: Bewertung der verschiedenen Tuberkulintests bei Kindern. Paediatr. Prax. **13**, 201–207 (1973)

Schmid, P.Ch.: Der Tuberkulintest. Internist Prax. **14**, 651–656 (1974)

Schmidt, H.: Morbidität und Mortalität der Tuberkulose vor Einführung der Schutzimpfung. Behringwerke Mitteilungen **27**, 11–84 (1953)

Schneider, W., Krasemann, C., Seinsche, D.: Die Wertbemessung von Tuberkulinen. Pneumonologie **149**, 259–274 (1973)

Schoenebeck, H.Ch. von: Der Disk Tuberkulin Tine Test. Forsch. Prax. Fortbild. **17**, 674–676 (1966)

Schreiter, G., Schabbel, I.: Die heutige Bedeutung der Tuberkulose-Testung als klinische Untersuchungsmethode. Kinderaerztl. Praxis **38**, 79–84 (1970)

Schumacher, K., Maerker-Alzer, G., Preuss, R.: Effect of D-Penicillinamine of lymphocyte function. Arzneim. Forsch. (Drug Res.) **25**, 603 (1975)

Schwabe, K.H.: Die Corticoide in der Behandlung der Lungentuberkulose. Tierexperimentelle Untersuchungen. VII. Mitteilung. Vergleichende Untersuchungen über den Einfluß der Therapie mit Isonikotinsäurehydrazid-Streptomycin sowie zusätzlichen Prednisolongaben in der praeallergischen Phase der experimentellen Meerschweinchentuberkulose auf das retikuläre Bindegewebe der Lunge. Beitr. Klin. Tbk. **125**, 407–424 (1962)

Schwabe, K.H.: Die Corticoide in der Behandlung der Lungentuberkulose. Tierexperimentelle Befunde. VIII. Mitteilung. Vergleichende Untersuchungen über den Einfluß mit Prednisolon kombinierter Isonikotinsäurehydrazid-Streptomycin-Behandlung auf das retikuläre Bindegewebe der Lunge in der allergischen Phase der experimentellen Meerschweinchentuberkulose. Beitr. Klin. Tbk. **125**, 425–453 (1962)

Schwabe, K.H.: Zur Bedeutung der spezifischen Allergie für die Entwicklung der experimentellen Impftuberkulose des Meerschweinchens und Möglichkeiten ihrer Beeinflussung. Beitr. Klin. Tbk. **127**, 410–438 (1963)

Schwabe, K.H., Hüttl, Ch.: Corticoide in der Behandlung der Lungentuberkulose. IV. Mitteilung. Unspezifische Entzündung und Sensibilisierungsvorgänge in der praeallergischen Phase der unbehandelten Impftuberkulose des Meerschweinchens, ergänzt durch Sensibilisierungsversuche an der Albinomaus. Beitr. Klin. Tbk. **125**, 97–108 (1962a)

Schwabe, K.H., Hüttl, Ch.: Die Corticoide in der Behandlung der Lungentuberkulose. V. Mitteilung. Untersuchungen über den Allergieeintritt, sein morphologisches Substrat und seine Auswirkungen auf die unbehandelte Meerschweinchentuberkulose. Beitr. Klin. Tbk. **125**, 109–124 (1962b)

Schwabe, K.H., Tünnerhoff, F.K., Hüttl, Ch.: Die Corticoide in der Behandlung der Lungentuberkulose. VI. Mitteilung. Vergleichende Untersuchungen über die feinmorphologischen Strukturen experimentell erzeugter Tuberkel unter Prednisolon- oder Isonikotinsäurehydrazid-Streptomycin-Prednisolon. Behandlung der Impftuberkulose des Meerschweinchens unter Berücksichtigung immunologischer Vorgänge. Beitr. Klin. Tbk. **125**, 125–144 (1962)

Schweiger, O., Löw, B.: The effect of tuberculin on the oxygen utilization of circulating leucocytes in different pulmonary diseases. Tubercle (Lond.) **46**, 280–283 (1965)

Seibert, F.B.: The isolation of three different proteins and two polysaccharides from tuberculin by alcohol fractination. Their chemical and biological properties. Am. Rev. Tuberc. **59**, 86 (1949)

Seibert, F.B., Glenn: Amer. Rev. of Tubercul. **44**, S. 9 (1941). Zit. nach Lindner

Sembratowicz, L.: Tuberkulinempfindlichkeit im Alter. Gruzlica Choroby Pluc. **34**, 1051–1053 (1966)

Seppälä, K., Wasz-Höckert, O.: Ann. Med. Exp. Biol. Fenn. **34**, 263 (1956)

Sevéré, G.: Grundlagen und Aussagekraft der Tuberkulindiagnostik, dargestellt anhand von Literaturangaben aus den letzten 10 Jahren. Inaug. Diss., Bonn, 1972

Shankar, P.S.: Serial dilution tuberkulin test for the diagnosis of active tuberculosis. Indian J. Chest Dis. **9**, 213–221 (1967)

Shapoval, N.M.: Bedeutung der Hyperaemie bei Tuberkulinproben bei gesunden, bei tbc.-kranken Kindern und Jugendlichen. Pediatr. **48**, 2, 83 (1969)

Sharbaugh, R.J., Fitts, C.T.: Characteristics of in vitro blastogenesis of bovine thoracic duct lymphocytes stimulated with pha and antigen. Clin. Immunol. Immunopathol. **3**, 218–227 (1974)

Shaw, R.F., Beargie, R.A., Riley, H.D., Jr.: An assessment of the tuberculin tine test. Dis. Chest **51**, 162–165 (1967)

Shirokov, S.F., Dolgova, L.G.: Clinico-pathogenetic significance of calibrated tuberculin test in tuberculosis. Sov. Med. **35**, 4, 97–100 (1972)

Shmelev, N.A., Stepanyan, E.S.: Importance of intradermal tests with tuberculostatics. Probl. Tuberk. **50**, 8, 27–31 (1972)

Shpukas, G.K.: Destructive features in the tuberculin sensitivity of school children. Probl. Tuberk. **49**, 1, 15–17 (1971)

Shutskaya, E.I., Perelman, R.M., Derbrikova, T.I., Grineva, L.J., Zhuravleva, K.A., Kolpakova, T.A.: O prirode geperergicheskikh reaktsii na tuberkulin. (Über die Natur der hyperergischen Tuberkulinreaktionen.) Probl. Tuberk. **51**, 3, 39–42 (1973)

Sibila, S., Plopeanu, D., Fierbinteanu, O.: Wirkung von Cortisontherapie auf das Ausmaß der Tuberkulinreaktion. Ftiziologica (Bucuresti) **22**, 523–530 (1973)

Sidor-Smaga, M.: Das Verhalten der Tuberkulinreaktionen und BCG-Test bei Patienten mit Lungentuberkulosen. Gruclica Choroby Pluc. **34**, 327–334 (1969)

Simecek, C., Behounkova, L.: Der Zeitfaktor bei der Prüfung der passiven Tuberkulinsensibilisierung. Stud. Pneum. Phtiserol. **30**, 147–150 (1970)

Simeonov, L.A.: Teilergebnisse bei BCG-geimpften und ungeimpften Schulkindern mit Tuberkulin RT 23 und Lipopolysaccharid PmKO. Tuberkuloza (Beogr.) **16**, 488–495 (1964)

Simeonov, L.A., Jarec, Z.: Skin sensitivity of Schoolchildren in Yugoslavia to different mycobacterial sensitins. Bull. W.H.O. **45**, 657–666 (1971)

Simon, C.: Ergebnisse der Simultantestung mit Mycobakterien-Tuberkulinen bei Tuberkulosepatienten. Monatsschr. Kinderheilkd. **114**, 349–354 (1966)

Simon, C., Bontemps, M., Ratzeburg, U.: Die Multipunkturmethoden zur Prüfung der Tuberkulinallergie und andere Verfahren. Z. Immunitaetsforsch. Immunobiol. **135**, 151–163 (1968)

Simon, J.A.: Sensitivity of intermediate-strength purified protein derivative in active tuberculosis. Comparison of stabilized and nonstabilized preparations. Ohio State Med. J. **70**, 368–370 (1974)

Simon, K.: Besonderheiten der klinischen Tuberkulose. Internist **3**, 609–617 (1962)

Simon, N., Dobory, A., Hunyadi, Z.: Die Bedeutung des Lymphozyten-Transformations-Testes in der Dermatologie. In: Berufsdermatosen. Bd. 18, Heft 1–6, S. 1–374. Aulendorf: Cantor 1970

Singer, E.: Non-specific sensitization to old tuberculin: Asymptomatic infection with mycobacteria. Tubercle (Lond.) **46**, 270–272 (1965)

Singer, E., Rodda, G.M.J.: Non-spezific sensitation to old tuberculin: Myobacteria in water. Tubercle (Lond.) **46**, 209–213 (1965)

Sivak, S., Synek, V.: Über die Anwendung des Tuberkulintestes in der epidemiologischen Praxis. Csl. Epidemiol. **14**, 321–329 (1965)

Slepora, R.I., Fatkullina, D.Kh.: Tuberkulin in der komplexen Therapie der Tuberkulose. Probl. Tuberk. **49**, 40–42 (1971)
Slonchak, A.F.: Wichtigkeit der Tuberkulinteste in der Beurteilung von Behandlungserfolgen von Patienten mit destruktiver Lungentuberkulose. Probl. Tuberk. **1**, 26–29 (1974)
Smirnova, M.N.: Tsitotokicheskoe deistvie kletok limfaticheskikh uzlov na kulturu makrofagov pri giperchuvstvitelnosti zamedlennogo tipa. (Cytotoxic effect of lymph node cells on macrophage cultures in delayed hypersensitivity.) Z. Mikrobiol. Epidemiol. Immunobiol. **50**, 120–126 (1973)
Smith, D.T.: Diagnostic and prognostic significance of the quantitative tuberculin tests: The influence of subclinical infections with atypical mycobacteria. Ann. Intern. Med. **67**, 919–946 (1967)
Smith, D.T., Johuston, W.W., Cain, I.M., Schumacher, M.: Changes in the tuberculin pattern in students between 1930 u. 1960. Am. Rev. Respir. Dis. **83**, 213–234 (1961)
Smith, D.W., Grower, A.A., Wiegenhaus, E.: Nonliving immunogen substances of mycobacteria. Adv. Tuberc. Res. **16**, 192–221 (1968)
Smith, H.G., Bast, R.C. Jr., Zbar, B., Rapp, H.J.: Eradication of microscopic lymph nodes metastases after injection of living BCG adjacent to the primary tumor. J. Natl. Cancer. Inst. **55**, 1345–1352 (1975)
Sobbe, A., Haferkamp, O.: Über homologe Übertragung der Tuberkulinallergie bei Ratten. Z. Immunitaetsforsch. Immunobiol. **132**, 345–351 (1967)
Sokal, J.E., Aungst, C.W., Han, T.: Effect of BCG on delayed hypersensitivity responses of patients with neoplastic disease. Int. J. Cancer **12**, 242–249 (1973)
Soriano, L.R.: Pattern of reaction to the standard tuberculin and the atypical mycobacteria PPD antigens in elementary school children. Philipp. J. Pediatr. **15**, 172–180 (1966)
Soum, P.: Tuberculinization of cancers. Panminerva Med. **17**, 211–212 (1975)
Spiess, H.: Tierexperimentelle Untersuchungen mit J131-markiertem Tuberkulin. Klin. Wochenschr. **34**, 1090–1094 (1956)
Spiess, H.: Aktuelle Fragen der Tuberkulin-Prüfung. Therapiewoche **26**, 425–427 (1969a)
Spiess, H.: Erfahrungen mit neueren Tuberkulintests für epidemiologische Zwecke. Beitr. Klin. Erforsch. Tuberk. **140**, 285–292 (1969b)
Spiess, H.: Der aktuelle Tuberkulintest. Münch. Med. Wochenschr. **112**, 1 (1970)
Spiess, H.: Tuberkulinreaktion nach Masern- und Roetelnschutzimpfung. Dtsch. Med. Wochenschr. **99**, 600 (1974)
Spiess, H.: Tuberkulinallergie. Dtsch. Med. Wochenschr. **100**, 2553–2554 (1975)
Spiess, H., Stehr, K.: Tuberkulintestung. Prax. Pneumol. **24**, 92–99 (1970)
Spina, G., Canitano, P., Gramiccioni, E.: Il transporto passivo dell'immunita tubercolare mediante cellule di essudato ed omogenato di organo. Ann. Inst. Forlanini **24**, 484–493 (1964b)
Spina, G., Canitano, P., Gramiccioni, E., Rossi, P.: Il ruolo dei polimorfonucleati e delle loro frazioni cellulare nel transporto passivo dell'allergia tubercolinica. Ann. Inst. Forlanini **24**, 478–483 (1964b)
Stamenov, V.B.: Über den klinischen Wert der Mantoux-Probe. Ftiziatria (Sofia) **3**, 145–148 (1966)
Standford, J.L., Paul, R.C.: A preliminary study of the effect of contact with environmental mycobacteria on the pattern of sensitivity to a range of new tuberculins amongst Ugandan adults. J. Hyg. (Camb.) **76**, 205–214 (1976)
Starr, S., Berkovich, S.: Effects of measles gamma-globulin-modified measles and vaccine measles on tuberculin test. N. Engl. J. Med. **270**, 386–391 (1964)
Stetson, C.A.: Endotoxins and bacterial allergy, in cellular and humoral aspects of the hypertensive states. Laerence, H. (ed.), pp. 442–450. New York: Hoeber 1959
Stewart, C.J., Embleton, P.D.F., Wood, M.: Is tuberculin testing necessary preliminary to BCG-vaccination in Great Britain? Tubercle (Lond.) **54**, 195–200 (1973)
Stickl, O., Knapp, W.: Bakteriologie und Immunologie der Tuberkulose. In: Deist, H. u. Krauss, H.: Die Tuberkulose, ihre Erkennung und Behandlung. Deist, H., Kraus, H. (Hrsg.), S. 130. Stuttgart: Enke 1959
Stoll, L.: Die Anwendung von Sensitinen bei mykobakteriellen Infektionen des Menschen und der Tiere. Pneumologie (Berl.) **146**, 269–274 (1972)
Styblo, K.: Das Risiko der Austestung mit Tbc-Bakterien. Dtsch. Med. J. **2**, 38–42 (1971)
Subramanian, M.: Mathematical approach to the study of tuberculin sensivity. Indian J. Tuberc. **12**, 101–110 (1965)
Sula, L., Galliova, J., Skrivanova, R.: The lipid substances and cytopathic effects in man of

BCG-strain "Copenhagen" and attenuated vole bazillus strains "Prague". Bull. W.H.O. **37**, 953–960 (1967)

Sula, L., Konradova, V.: Studies with the light microscope and the electron microscope of lung macrophages in rabbits inoculated with attennated strain of micobacterium microti. Bull. Org. Mond. Santé Bull. W.H.O. **43**, 853–857 (1970)

Sula, L., Sulovà, J., Spurnà, M.: Mykobakteriophagen. Phagentypisierung tschechoslowakischer und einiger nichteuropäischer Mykobakterien. Rozhl. Tuberk. **28**, 302–310 (1968)

Suter, E.: Hyperreactivity to endotoxin in infection. Trans. N.Y. Acad. Sci. [Series 2] **24**, 281 (1962)

Sykora, F., Steklacovâ, A., Nericka, E.: Tuberkulintestungen bei Kindern mit Corticotropinzusatz. Bratisl. Lek. Listy **45**, II, 153–157 (1965)

Szabo, S., Spos, G.: Über die Wirkung von SM und INH auf die Mantoux-Reaktion. Klin. Monatsbl. Augenheilkd. **148**, 566–574 (1966)

Szabo, G., Szegedi, G., Gergely, P., Fekete, B., Petrányi, Gy.: Untersuchungen der Tuberkulinempfindlichkeit von an einer Autoimmunkrankheit leidenden Pat. mittels Leukozytenmigrationshemmung während immunosuppressiver Behandlung. Orv. Hetil. **114**, 1914–1918 (1973)

Szelezynski, K., Kalinowska, L.: Zachowanie sic immunoglobulin klasy IgG, IgA, IgM w surowicy po podaniu tuberkuliny. (Immunoglobulins class IgG, IgA, IgM in the serum following tuberculin administration.) Pol. Tyg. Lek. **30**, 233–235 (1975)

Szymanska-Jagiello, W., Strzelecka, M.: Umstände, welche die Formen der Tuberkulinreaktion beeinflussen. Pol. Tyg. lek. **22**, 146–149 (1967)

Tabatabai, M., Gettner, S., Nematollahi, K., Yaganehdoust, J.: Quantitative studies on the intradermal tuberculin reaction in Southern Iran. Am. Rev. Respir. Dis. **108**, 571–575 (1973)

Tabidze, Sh.A.: Resultate der Beobachtungen von Pat. mit erhöhter Empfindlichkeit gegen Standardtuberkulin. Probl. Tuberk. **48**, 12, 15–19 (1970)

Takahashi, Y.: Mechanismus der Entwicklung der Tuberkulinallergie und ihre Beziehung zur erworbenen Immunität unter Berücksichtigung der Inhaltsstoffe des Tuberkelbakteriums. Jpn. J. Tuberc. **14**, 67–95 (1967)

Takahashi, Y.: Immunologische Gesichtspunkte der verschiedenen antigenen Substanzen des Tuberkelbakteriums unter besonderer Berücksichtigung ihrer Bedeutung für die Entwicklung von Allergie und Immunität bei Tuberkulose. Z. Immunitaetsforsch. Immunobiol. **137**, 10–36 (1969)

Tala, E., Kari, E.: Tuberkulinsensivity in old and young adults with and without active tuberculosis. Acta Tuberc. Scand. **45**, 77 (1967)

Taniguchi, K.: Der Einfluß des Freud'schen Adjuvans auf die Entwicklung der verzögerten Haut-Überempfindlichkeit. A.R. Res. Inst. Ruberc. Kanazawa Univ. **23**, Nr. 2, Abtr. 14 (1966)

Tetting, R.: Die Reaktion des Gewebes aus sensibilisierten Versuchstieren auf Tuberkuline und Antigene in der Gewebskultur. Beitr. Klin. Tuberk. **132**, 334–337 (1965)

Thiel, ..: Klin. Monatsbl. f. Augenheilkunde **110**, 177 (1944). Zit. nach Lindner

Thomas, H.E.: (Br. Thorax Tuberc. Assoc.): Eine Untersuchung in England und Wales über Lungeninfektionen durch opportunistische Mykobakterien und berufliche Staubexposition. Tubercle **56**, 295 (1976)

Tisman, G., Wu, S.J., Safire, G.E.: Intralesional P.P.D. in malignant melanoma. Lancet **1**, 161–162 (1975)

Toenissen, E., Schwenkenbecher, W.: Vergleichende diagnostische Anwendung von Tebeprotein und gereinigtem Tuberkulin. Dtsch. Med. Wochenschr. **75**, 1019–1021 (1950)

Toennissen, F.: Die spezifische Erkennung und Behandlung der Tuberkulose mit einem aus Tuberkelbazillen gewonnenen Eiweißkörper (Tebeprotein). Dtsch. Med. Wochenschr. **48**, 928 (1922) u. **50**, 629–632 (1924)

Togunova, A.I., Mitinskaya, L.A.: Bedeutung des Hauttestes zur Unterscheidung der postvaccinalen oder postinfektiösen Tuberkulinallergie. Probl. Tuberk. **47**, 6, 1–6 (1969)

Tokunaga, T., Nakamura, R.M.: Infection of competent mycobacterium smegmatis with deoxyribonucleic acid extracted from bacteriophage B1. J. Virol. **2**, 110–117 (1968)

Tokunaga, T., Kataoka, T., Yamamoto, S., Murdashi, T.: Potency of a new type of PPD preparation for single dose. Kekkaku **50**, 147–152 (1975)

Toman, K.: Mass radiography in tuberculosis control. WHO-Chron. **30**, 51–57 (1976)

Toman, K., Hejdova, E., Polansky, F., Sterbova, E., Guld, J.: The stabilizing effect of gelatin on dilution of Various tuberculini. Bull. W.H.O. **39**, 801–808 (1968)

Toman, K., Polansky, F., Heidova, E., Sterbova, E.: Gelatin and tween 80 as stabilizing agents for tuberculin dilutions. Bull. W.H.O. **33**, 365–373 (1965)

Trudeau, E.L., Baldwin, E.R., Kingstone, H.M.: J. Med. Res. **12**, 169 (1904)

Tsuda, T., Dannenberg, A.M., Ando, M., Abbey, H., Corrin, A.R.: Mononuclear cell turnover in chronic inflammation: Studies on tritiated thymidine-labelled cells in blood, tuberculin traps, and dermal BCG lesions of rabbits. Am. J. Pathol. **83**, 255–268 (1976)

Tsumita, T., Matsumoto, R., Mizuno, C.: Chemical and biochemical properties of the haemagglutinationantigen, a lipopolysaccharide of M. tuberculosis. Jpn. J. Med. Sci. Biol. **13**, 131 (1960)

Tsuyuguchi, I., Komo, T.: Local, passive, transfer of purified protein derivate-delayed tuberculin hypersensivity by Guinea pig thymusdependent lymphocytes. Am. Rev. Respir. Dis. **112**, 535–539 (1975)

Tuboly, S.: Die Blasttransformation der sensiblen Lymphozyten. Pneumonologie (Berl.) **148**, 209–210 (1973)

Tuboly, S., Szanto, T., Rady, M.: Tuberculin sensitivity of sensitized lymphocytes. Acta Vet. Acad. Sci. Hung. **24**, 1–6 (1974)

Tuboly, S., Szent-Ivanyi, T.: Specificity of antigenic fractions of tuberculin. Acta Mikrobiol. Acad. Sci. Hung. **23**, 23–28 (1976)

Turiaf, J., Battesti, J.P., Menault, M.: Tuberkulinallergie, Kveim test, Immunglobuline im Serum bei Sarkoidose. Poumon Cœur **24**, 625 (1968)

Turk, J.L., Polak, L.: A comparison of the effect of antilymph node serum and anti-granulocyteserum on local passive Transfer of the tuberculinreaction and normal lymphocyte transfer reaction. Int. Arch. Allergy Appl. Immunol. **34**, 105–118 (1968)

Tzenkova, B., Gaidov, N.: Diagnostische Bedeutung der Tuberkulinallergie. Ftiziatria (Sofia) **3**, 59–63 (1966)

Uhr, J.W., Brandriss, M.W.: Delayed hypersensitivity systemic reaction. J. Exp. Med. **108**, 905 (1958)

Uhr, J.W., Pappenheimer, A.M., Jr.: Delayed hypersensitivity. J. Exp. Med. **108**, 891 (1958)

Ulivelli, A.: L'intradermoreazione tubercolinica in corso de morbilli. G. Mal. Infett. **19**, 207–212 (1967)

Umdenstock, R., Bongnier, J., Gilbert, J., Dupont, C., Saint-Macary, M.: Evolution mortelle d'une tuberculose initiale par rupture ganglionaire intra-artérielle. Arch. Fr. Pédiatr. **30**, 849–856 (1973)

Ustvedt, H.J.: The technique of tuberculintesting. In: The Conference on European BCG-Programmes, Kopenhagen, 1950

Vallishayee, R.S., Shashidhara, A.N., Bunch-Christensen, K., Guld, J.: Tuberculin sensitivity and skin lesions in children after vaccination with 11 different BCG-strains. Bull. W.H.O. **51**, 489–494 (1974)

Vasarhelyi u. Gözy: Z. Immunitätsforsch. **97**, 255 (1939). Zit n. Lindner

Vasiliev, V.A., Volodine, E.J., Tschernitsky, G.I.: Über den Vergleich der Intensität der Reaktion nach Pirquet und Titer Reaktion nach Mantoux bei Lungentuberkulosen und Kranken. Probl. Tuberk. **44**, **2**, 19–22 (1965)

Vasserman, E.V., Basyul, I.A.: Results of Mantoux Test with 5 TU in BCG vaccinated and non vaccinated children. Probl. Tuberk. **2**, 12–15 (1973)

Veijbora, O., Maly, V., Rerlik, J.: Wirkung von intravenös zugeführtem Endotoxin und Tuberkulin bei durch BCG-Vaccine sensibilisierten Kaninchen. Csl. Epidemiol. **17**, 97–103 (1968)

Vergani, F.: Giorn. Ital. Tbc. **3**, 169 (1956)

Verma, I.C., Gupta, M.L., Ghai, O.P.: In vitro lymphoblastoid transformation with purified protein derivate (PPD) as a diagnostic test in tuberculosis. Indian J. Med. Res. **62**, 615–620 (1974a)

Verma, I.C., Gupta, M.L., Ghai, O.P.: Evaluation of in vitro lymphoblastoid transformation in the presence of purified protein derivate as a diagnostic in tuberculosis. Indian Pediatr. **11**, 339–344 (1974b)

Vidal, J., Decor, Y.: Céphalées et vertiges labyrinthiques symptomatiques d'une sensibilisation tuberculinique. J. Méd. Montpellier **2**, 411–414 (1967)

Vidal, J., Michel, F.B., Marty, J.C.: Exploration de l'allergie tuberculinique en practique médicale. Les differents et leur interprétation. J. Méd. Montpellier **2**, 400–404 (1967)

Vidal, J., Michel, F.B., Marty, J.C.: Allergie tuberculinique et candidinique des mineurs de carbon. Etude comparative avec un groupe témoin de sujets sains et un groupe de tuberculeux pulmonaires. A propos de 500 observations. Rev. Tuberc. (Paris) **32**, 507–526 (1968)

Ville de Goyet, C. de: Tuberkulin testing by multiple puncture and by intradermal injection. S. Afr. Med. J. **47**, 648–652 (1973)
Vinnik, L.A., Norinskaya, Yu.N.: Nicht spezifische Allergie bei Tuberkulose (alimentäre Allergie bei Patienten mit Lungentuberkulose). Probl. Tuberk. **3**, 70–73 (1969)
Vivell, O.: Antikörperbildung, Transplantatimmunität und Beziehungen immunologischer Reaktionen zu allergischen Zuständen: Behringwerke Mitteilungen **38**, 144–163 (1960)
Vörtel V.: Der morphologische Ablauf der Reaktion nach BCG-Impfung. Virchows Arch. Path. Anat. **336**, 46 (1962)
Vogel, W., Haferkamp, O.: Tuberkulinallergie nach tierexperimentellen Verbrennungen. Virchows Arch. [Pathol. Anat.] **342**, 258–262 (1967)
Voisin, G.A., Toullet, F.: Modification of capillary permeability in immunological reaction mediated through cells. Ciba Sympium: Cellular-Aspects of Immunity, 1960
Vojtek, V., Skalická, N., Berkova, I.: Wert der Durchführung von Standardtuberkulintest als Indikator für Rö-Untersuchung zur Auffindung kindlicher pulmonaler Tuberkulosen. Rozhl. Tuberk. **29**, 113–119 (1969)
Volkmann, U., Mydlak, G.: Beobachtungen zur Allergiedauer nach BCG-Impfung bei Neugeborenen. Z. Tuberk. **126**, 217–220 (1967)
Vorländer, K.O.: Klinische Pathophysiologie. Siegenthaler, W. et al. (Hrsg.), Stuttgart: Thieme 1. Aufl. 1970
Vorländer, K.: Immunabwehr und ihre Störungen. Die gelben Hefte **XVI**, 156–173 (1976)
Votava, V., Altmann, V.: Tuberkulinsensibilität der Haut bei (Kindern) Kranken mit Hiluslymphknotenprozessen. Stud. Pneum. Phtiseol. Csl. **30**, 151–155 (1970)
Waksman, B.H.: Spezific white cell lysis produced by combination of rabbit antiserum to purified protein (ovalbumin, bovine γ-globulin with homologous antigen). The role of non-precipitating antibody. J. Immunol. **70**, 331 (1953)
Waksman, B.H., Arbouys, S., Arnason, B.G.: The use of spezific "lymphocyte" antisera to inhibit hypertensitive reactions of the "delayed" type. J. Exp. Med. **14**, 997 (1961)
Waldron, J.A., Jr., Horn, R.G., Rosenthal, A.S.: Antigen-induced proliferation of guinea pig lymphocytes in vitro; Functional aspects of antigen handling by macrophages. J. Immunol. **112**, 746–755 (1974)
Walker, A.M., David, J.R.: Letter: A controlled study of transfer factor in protein-caloric malnutrition. Lancet **I**, 985 (1975)
Wang, B.S., Stuart, P.A., Mannick, J.A.: Interspecies transfer by "immune rna of lymphocyte proliferative response to specific antigen". Cell Immunol. **12**, 114–118 (1974)
Warrington, R.J., Buehler, S.K., Roberts, K.B.: Inflammatory factors produced by sensitized guineapig peripheral blood hymphocytes. Experientia **32**, 110–112 (1976)
Weicksel, P.: Über Tuberkulinprüfungen in der Praxis. Prax. Pneumol. **31**, 301–302 (1977)
Weigel, W.: Dissertation Halle 1965
Weinberger, H.L., Teroy, T.: Tuberculin testing in a pedriatric out patient clinic. Pediatr. (Stilovis) **75**, 111–115 (1969)
Weingärtner, L.: BCG-Test, Tuberkulin-Test – ein Vergleich ihres Wertes und ihrer Aussagemöglichkeiten. Beitr. Klin. Tbk. **137**, 73–82 (1968)
Weiszfeiler, J.G.: Die Biologie und Variabilität des Tuberkelbakteriums und die atypischen Mykobakterien. Experimentelle und theoretische Untersuchungen. Mit einem Kapitel über Mykobakteriophagen von E. Vandra. Budapest: Akad. Kiado 1969
Welch, T.M., Triglia, R., Spitler, L.E., Fudenberg, H.H.: Preliminary studies on human transfer factor activity in Guinea pigs. Systemic transfer of cutaneous delayed-type hypersensitivity to PPD an SKSD. Clin. Immunol. Immunopathol. **5**, 407–415 (1976)
Welke, H., Irsigler, G.B., Kleeberg, H.H.: Der diagnostische Wert des Tinetestes und Mantoux-Tests in einem allgemeinen Krankenhaus. S. Afr. Med. J. **50**, 2073 (1976)
Wendler, L.: Vergleichsuntersuchungen zwischen der Tuberkulinpflasterprobe Hamburger forte und einer verstärkten Pflasterprobe mit Tuberkulinsalbe-S. Arch. Kinderheilkd. **175**, 280 (1967)
Werdelin, O., Braendstrup, O., Pedersen, E.: Macrophage-lymphocyte clusters in the immune response to soluble protein antigen in vitro. J. Exp. Med. **140**, 1245–1259 (1974)
Werner, E.: Tuberkulin-Allergie-Testung mit 2 TE bei lungengesunden Personen und Lungenbefundträgern. Beitr. Klin. Tbk. **139**, 249–257 (1969)
Wesslén, T.: Acta dermato Vener. (Stockh.) **32**, 195 (1952)

Whitted, H.H., Heshmat, M.V., Prater, L.B.: Reaction to tuberculin, suspectibility to diphtheria and immunity against smallpox among medical students over a decade. Med. Ann. D. C. **40**, 361–366 (1971)

WHO-Expert Comittee on Tuberculo-Technical Report, Series N. 532, 9th Report, 1974

The WHO-Standardtuberkulin-Test. World Health Org. WHO/TB/Techn. Guide, **3**, 1–20 (1963)

Wiegeshaus, E., Grover, A.A., Smith, D.W.: Verfahren zur Bewertung der Immunogenität von Impfstoffen und Fraktionen von Mykobakterien. Z. Immunitaetsforsch. Immunobiol. **137**, 94–100 (1969)

Wierzejska, H.: Cytological investigations of tuberkulin reaction by the method of "skin window" using RT 23 tuberculin in children with tuberculous infection. Gruzica Choroby Pluc. **41**, 1043–1048 (1973)

Wilhelm, G.: Bemerkungen zum Problem der Tuberkulintestung. Beitr. Klin. Tbk. **137**, 97–98 (1968)

Wijsmuller, G.: Relation between pre-vaccination and post-vaccination tuberculin sensivity. A contribution to ecology of BCG vaccination. Bull. W.H.O. **35**, 459–478 (1966)

Wijsmuller, G.: The negative tuberculin test. J. Med. Assoc. **41**, 353–357 (1971 a)

Wijsmuller, G.: The problem of compating tuberculins for potency. Bull. W.H.O. **45**, 633–648 (1971 b)

Wijsmuller, G.: The tuberculin test. Effects of storage and method of delivery on reaction size. Am. Rev. Respir. Dis. **107**, 267–273 (1973)

Wijsmuller, G., Bardine, A., Rust, P., Seligmann, E.B., Jr., Armstong, F.C.: Evaluation of the animal assay of tuberculin intended for use in humans. I. Reproducibility. J. Biol. Stand. **3**, 51–63 (1975 a)

Wijsmuller, G., Bardine, A., Rust, P., Seligmann, E.B., Jr., Armstrong, F.C.: Evaluation of the animal assay of tuberculin intended for use in humans. II. Usefulness. J. Biol. Stand. **3**, 65–76 (1975 b)

Wijsmuller, G., Erickson, P.: The reaction to PPD-Battey. A new look. Am. Rev. Respir. Dis. **109**, 29–40 (1974)

Wijsmuller, G., Narain, R., Mayurnath, S., Palmer, C.E.: On the nature of tuberculin sensitivity in South India. Am. Rev. Respir. Dis. **97**, 429–443 (1968)

Wijsmuller, G., Snider, D.E., Jr.: Tuberkulinhautproben: Vergleich zwischen Jet-Injektion und Mantoux. Am. Rev. Respir. Dis. **112**, 789 (1975)

Wilhelm, G.: Bericht über Intracutantest mit einem aus Tuberkelbakterien gewonnenen Nucleoprotein. Z. Immunitaetsforsch. Immunobiol. **137**, 116–120 (1969)

Wills, H.S., Woodruff, C.E., Kelly, R.G., Voldrich, M.: Allergic and desensitized guinea pigs. A study of factors bearing upon the problems of immunity in tuberculosis. Am. Rev. Tuberc. **38**, 10 (1938)

Winkelstein, A.: Effects of cytotoxic immunosuppressants on tuberculin-sensitive lymphocytes in guinea pigs. J. Clin. Invest. **56**, 1587–1587 (1975)

Wirth, W., Junge-Hülsing, G., Hauss, W.H.: Über den Mesenchymstoffwechsel bei Allergie vom Tuberkulintyp. Z. Gesamten Exp. Med. **141**, 263–271 (1966)

Witte, S.: Morphologische und serologische Studien über Tuberkulinwirkungen an Leukozyten in vitro. Beitr. Klin. Tbk. **104**, 252 (1950)

Woodruff, C.E., Chapmann, P.T., Howard, W.L., Klopfenstein, M.D., Steininger, W.J.: Quantitative tests with old tuberkulin in sanatorium practice. Am. Rev. Respir. Dis. **98**, 270–276 (1968)

Wu, A.S., Algom, D., Richter, M.: Immunocompetent cells in man. II. Existence of distinct populations of circulating lymphocytes capable of responding to stimulation by phytohemagglutinin, antigen, antilymphocyte serum and allogeneic lymphocytes. Pathol. Microbiol. (Basel) **41**, 1–10 (1974)

Wuttke, H., Wuttke-Görnandt, J., Haferkamp, O.: Zur quantitativen Funktionsanalyse eines im Blutplasma an Tuberkulose erkrankter Patienten nachweisbaren Hemmfaktors für die in der Zellkultur nach Tuberkulinzusatz auftretende Lymphozytentransformation. Klin. Wochenschr. **46**, 716–719 (1968)

Yablokova, T.B., Kozhevnikova, T.P., Rapoport, Y.L., Levi, D.T.: Passive transmission of delayed hypersensitivity to tuberculin and its significance in allergy and immunity in tuberculosis. Zh. Mikrobiol. Epidemiol. Immunobiol. **1**, 27–34 (1968)

Yablokova, T.B., Levi, D.T., Kozhernikova, T.P.: Vergleich der spezifischen Aktivität verschiedener in der UdSSR und im Ausland hergestellten Tuberkuline. Probl. Tuberk. **47**, 6–11 (1969)

Yamamoto, S., Dunn, C.J., Capasso, F., Deporter, D.A., Willoughby, D.A.: Quantitative studies on cell-mediated immunity in the pleural cavity of Guinea-pigs. J. Pathol. **117**, 65–73 (1975)

Yamamoto, S., Dunn, C.J., Willoughby, D.A.: Studies on delayed hypersensitivity pleural exudates in Guines pigs, I. Demonstration of substances in the cell-free exudate which cause inhibition of mononuclear cell migration in vitro. Immunology **30**, 505–511 (1976)

Yamamura, Y., Misaki, A., Azuma, J.: Chemical and immunological studies on polysaccharid antigens of mycobacteria, nocardia and corynebacteria. Bull. Int. Tbc. **47**, 181–191 (1972)

Yamamura, Y., Ogawa, Y., Maeda, H., Amamura, Y.: Prevention of tuberculous cavity formation by desensitization with tuberculin-active peptide. Am. Rev. Respir. Dis. **109**, 594–601 (1974)

Yaschenko, B.P., Grabovetskaya, A.I.: Skin sensivity to tuberkulin in persons of advanced and senile age. Probl. Tuberk. **53**, 12–16 (1975)

Yoneda, M., Fukui, Y.: Isolation, purification and characterisation of extracellular antigenes of mycobacterium tuberculosis. Amer. Rev. Respir. Dis. 1965, 92 (Supplement p. 9)

Yoshida, T., Nagai, R., Hashimoto, T.: Lack of species specificity of a skin-reactive factor released from sensitized guinea pig spleen cells Lab. Invest. **29**, 329–335 (1973)

Youmans, G.P.: Über die Beziehungen zwischen Überempfindlichkeit vom verzögerten Typ und Immunität gegen Tuberkulose. Am. Rev. Respir. Dis. **111**, 109 (1975)

Young, N.: Tuberculin skin testing with specific reference to the Tine test. Del. Med. J. **39**, 235 (1967)

Youngner, J.S., Salvin, S.B.: Production and properties of migration inhibitory factor and interferon in the circulation of mice with delayed hypersensitivity. J. Immunol. **111**, 1914–1922 (1973)

Zabuska, K., Grubek, H.: The relation between the titre of specific antibodies for tuberculin, determined by means of haemagglutination test and the level of lymphoblastic transformation induced by tuberculin in tuberculous patients. Gruzlica Choroby Pluc. **40**, 733–736 (1972)

Zanoni, G.: Der Tuberkulintest. Praxis **61**, 1321 (1972a)

Zanoni, G.: Einführung des Dis-Tine-Tests nach Rosenthal oder Mendel-Mantoux-Test? Pneumonology **148**, 24–31 (1972b)

Zapášnik-Koblerska, M.H., Rudnik, J., Iwanowa, O.: Interpretation der Hauttestung in der Diagnose und Prophylaxe der Tuberkulose. Pediatr. Pol. **40**, 905–915 (1965)

Zavarskaya, I.P., Mitinskaya, L.A., Sokdoskaya, N.S.: Standardisierung des sowjetischen Tuberkulins. Probl. Tuberk. **44**, 1, 12–19 (1966)

Zegarac, D., Djuriĉ, O.: Modification of tuberkulinallergy by repeated tests. Plucne Bolesti Tuberk. **22**, 265–269 (1970)

Zeitz, S.J., Ostrow, J.H., van Arsdel, P.P. Jr.: Humoral and cellular immunity in the anergic tuberculosis patient. A prospective study. J. Allergy Clin. Immunol. **53**, 20–26 (1974)

Zholob, V.V.: Lechenie tuberkuleza u detei I prodrostkov antibakterialnymi preparatami V sochetanii S tuberkulinom. Probl. Tuberk. **10**, 46–50 (1974)

Zsidai, F., Csizer, Z., Fout, I.: Comparison of analysis of variance and a quick method in the potency estimation of tuberculin. J. Biol. Stand. **4**, 29–34 (1976)

Zuckerman, K.S., Neidhart, J.A., Balcerzak S.P., Lobuglio, A.F.: Immunologic specificity of transfer factor. J. Clin. Invest. **54**, 997–1000 (1974)

Zweimans, B., Pappano, J.E., Hildreth, I.A.: The effect of influenza vaccine administration on tuberculin skin sensitivity. Dis. Chest **52**, 46–49 (1967)

Zwilling, B.S., Leonard, E.J., Bast, R.C., Zbar, B.: Destruction of syngenetic tumors by tuberculin-stimulated peritoneal – exudate cells from guinea pigs immunized to mycobacterium bovis (Strain BCG). J. Natl. Cancer. Inst. **53**, 541–546 (1974)

Zykov, M.P., Godovannyi, B.A., Donets, V.I., Roulet, H., Patel, R.I., Waddington, F.G., Bløcher, C.: The kaolin agglutination test with three antigens used for detecting circulating antibodies against tuberculosis in humans, cattle and guinea-pigs. Tubercle (Lond.) **48**, 227–236 (1967)

Angeborene und erworbene Immunität bei der Tuberkulose

F.W. BUBE

Mit 6 Abbildungen und 1 Tabelle

A. Angeborene Immunität

I. Grundbegriffe

Immunität ist die Fähigkeit eines Organismus, lebende Erreger oder für den Körper pathogene Substanzen bei ihrem Eindringen durch einen lokal- oder allgemeinentzündlichen Prozeß abzuwehren. Diese Immunität ist eine individuelle Eigenschaft und es können vom gleichen Erreger bei verschiedenen Organismen unterschiedliche Abläufe in der Ausbreitung und in der Intensität der Entzündung beobachtet werden. Pathogene Substanzen können über die Haut, die Schleimhäute, aber auch intrauterin oder intra partum eine lokale oder eine allgemeine Reaktion des Organismus auslösen, die unmittelbar von der Pathogenität der Schadstoffe abhängig ist und von der Reaktionsbereitschaft des Wirtsorganismus limitiert wird. Dieser besitzt vielfältige Möglichkeiten der Abwehr: spezifische und unspezifische, angeborene und erworbene Eigenschaften, wobei der genetisch gesteuerten, spezifischen Abwehr i. allg. besondere Bedeutung beigemessen wird. Dennoch sind unspezifische Mechanismen, auch bei den Infektionskrankheiten wie sie die Tuberkulose darstellt, von nicht zu unterschätzender Bedeutung. Hierunter fallen zellgebundene Reaktionen, ferner die Abwehr mit Hilfe von humoralen Mediatoren, wie Lysozym, Interferon, Serotonin und andere. Auch die von der Mutter auf das Kind übertragenen Antikörper, also passiv erworbene spezifische Immunität, gehören zum Gesamtkomplex der angeborenen Immunität, so daß sich unter diesem Begriff sowohl unspezifische als auch spezifische Resistenzmechanismen zusammenfassen lassen.

1. Unspezifische Mechanismen der Abwehr

Der Kontakt mit Antigenen von Mycobacterium tuberculosis Typ humanus, bovinus oder gallinaceus, die sich durch die gemeinsamen Eigenschaften Säurefestigkeit, Vermehrung durch Querspaltung und Fehlen von p-Nitrophenoloxidase auszeichnen, löst beim Menschen eine Immunreaktion aus (HUMPHREY 1971; LESLIE 1973; GELL et al. 1975; CHOUCROUN 1935). Diese führt entweder zur Antikörperbildung oder zur Entwicklung von zellulärer Immunität. Das Ausbleiben einer immunologischen Reaktion kann bei intaktem Immunsystem auf Defekten unspezifisch wirksamer Systeme zurückzuführen sein. Ein Immundefekt kann aber auch an irgendeiner Stelle des spezifischen Abwehrsystems vorliegen und durch eine Anlagestörung der Stammzellen, des Thymus oder des Bursa-Äquivalents bedingt sein. Zu den unspezifisch wirksamen Substanzen gehören Fermente und Fettsäuren, die auf der Haut und auf den Schleimhäuten wirksam werden und bakterizide sowie virostatische Wirkung entwickeln. So spaltet Lysozym endständige Zucker von der Bakterienmembran, während Interferon bei der Vernichtung von Viren eine entscheidende Rolle spielt. So läßt sich im Tierexperiment nach Applikation von Viren das Wachstum derselben durch Interferonzugabe behindern oder sogar stoppen, obwohl Interferon keine virusspezifische Substanz darstellt, sondern lediglich stoffwechselverändernd wirkt. Wahrscheinlich unterdrückt es die Synthese von Virusnukleinsäuren. Andere bakterizide Serumfaktoren sind das C-reaktive Protein, das in Gegenwart von Kalziumionen Pneumokokken präzipitieren kann, ferner das von Pillemer (1954) beschriebene Properdin, das in Gegenwart von Magnesiumionen und Faktoren des Komplementsystems verschiedene Bakterien und Viren abtöten kann. Darüberhinaus gibt es sog. natürliche Antikörper, die der Gruppe IgM angehören und beim Menschen in niedriger Konzentration gefunden werden. Sie können offensichtlich als Ergebnis von Antigen-Antikörper-Reaktionen im Darmtrakt angesehen werden und liegen dann auch zumeist als kältewirksame Agglutinine oder Hämolysine vor. Gelingt es den Krankheitserregern, die Sperre der Lysozyme und Inhibine zu durchbrechen, so können sie je nach Empfänglichkeit des Organismus im Bereich der Eintrittspforte lokalisiert werden oder sich auf dem Lymph- oder Blutweg ausbreiten. Die gewöhnlich stattfindende, fibrinös-eitrige oder hämorrhagische Reaktion wird als unspezifisch bezeichnet, weil das Gewebebild nicht für Mycobacterium tuberculosis charakteristisch ist. Polymorphkernige Leukozyten und Makrophagen bilden die erste Barriere und phagozytieren die Erreger oder bauen sie mit Hilfe von Enzymen ab. Erreichen antigene Membranbestandteile den Lymphknoten, kommt es zu typischen, histologisch nachweisbaren Veränderungen. Über den Rand und die interfollikulären Sinus werden die Antigene in das Mark transportiert und hier von Markmakrophagen phagozytiert. In den ersten 8 Tagen der Antigenzufuhr werden basophile Zellen, sog. Plasmablasten, zunächst in der Rinde, dann mehr im Mark beobachtet, wo sie als reife Zellen Antikörper produzieren. Etwa vom 3.–5. Tag nach der Antigenzugabe werden im Follikelzentrum sich rasch teilende Zellen gefunden, aus denen sich das sog. Keimzentrum entwickelt. Analog lassen sich bei hämatogener Antigenzufuhr die gleichen Phasen wie im Lymphknoten feststellen.

2. Zelluläre Resistenz

In den granulomatösen Entzündungsherden werden überwiegend mononukleäre Phagozyten gefunden. Mykobakterien besitzen die Fähigkeit, in diesen Phagozyten zu überleben und sich sogar zu vermehren. Dies wurde von Lurie (1965) bei tuberkulösen Erstinfektionen am Kaninchen nachgewiesen. Die Mykobakterien vermehrten sich in den Kaninchenmakrophagen so lange, bis sie den Tod der Zelle verursachten. Dagegen wurden bei reinfizierten Kaninchen die Mykobakterien aufgelöst und die Makrophagen blieben vital. Die erworbene Fähigkeit, Mykobakterien abzutöten, wird als Aktivierung bezeichnet. Bei diesen aktivierten Makrophagen findet sich dann eine besonders hohe Quote an abgetöteten Mykobakterien, wenn in der unmittelbaren Umgebung eine zelluläre Immunreaktion abläuft. Am Infektionsherd erscheinen T-Lymphozyten und reagieren mit dem dort vorhandenen Antigen. Wenn die Makrophagenaktivierung in der Nachbarschaft der zellulären Immunreaktion erfolgt, lassen sich histochemisch besonders hohe lysosomale Enzymaktivitäten der Phagozyten in tuberkulösen Granulomen nachweisen. Daß die Bereitschaft zur Ausbildung von Immunität gegen intrazelluläre Bakterien durch lebende T-Lymphozyten von immunisierten Spendern übertragen werden kann, konnte MACKANESS (1969) zeigen. Immunität bei intrazellulärer Infektion hat somit aktivierte Makrophagen und eine Granulombildung zur Voraussetzung und beruht auf einem Wechselspiel zwischen T-Lymphozyten und mononukleären Phagozyten. Somit sind spezifische und unspezifische Faktoren in *einem* Abwehrmechanismus untrennbar miteinander verbunden. Aus didaktischen Gründen wird der zellulären Resistenz bei der Infektion mit Mycobacterium tuberculosis besonderer Raum gewidmet, allerdings in Verbindung mit der koordinierenden Funktion des T-Zellsystems, das unter A. III.1 abgehandelt wird. Humorale und zelluläre Faktoren steigern die Wirksamkeit der Phagozyten (OPFERKUCH 1974; TILZ 1974; HAHN 1974; GRABAR u. MIESCHER 1959; AMOS 1963; GREAVES 1973). Die histologische Struktur im Entzündungsgebiet gibt bis zu diesem Zeitpunkt noch keinen Hinweis auf den auslösenden Erreger, der makromolekulare Lipide enthält, die in alkalischem Milieu zu einem Gemisch von Mykolsäuren und Glycopeptiden hydrolysiert werden können (WEISZFEILER 1969). In den Lipiden sind verzweigte β-Hydroxy-Fettsäuren von außergewöhnlicher Molekülgröße (C_{84}) enthalten. Die Zucker Mannose, Arabinose und Galaktose sowie Galaktosamin sind als Bestandteil von Zellmembranen bekannt und finden sich u.a. bei menschlichen roten Blutkörperchen in den sog. AB0-Blutgruppensubstanzen. Neben den aktivierten, mononukleären Phagozyten nehmen auch polymorphkernige, neutrophile Granulozyten mit Hilfe von Enzymen an der Vernichtung von Bakterien teil. Für die bakterizide Wirkung sind aber nicht nur die in den Granula entwikkelten Enzyme, sondern auch im Zytoplasma freiwerdende, zumeist eiweißhaltige Stoffwechselprodukte verantwortlich. Während die mononukleären Phagozyten sich weiter zu Kupfer-Sternzellen, Histiozyten oder Lymphknotenmakrophagen differenzieren, bleiben die polymorphkernigen, neutrophilen Granulozyten nur wenige Stunden in der Zirkulation und phagozytieren bis zu ihrem Untergang. Der Prozeß der Phagozytose läuft bei polymorphkernigen Granulozyten und mononukleären Phagozyten in ähnlicher Weise ab, die hier im einzelnen nicht besprochen werden kann. Neutrophile Granulozyten sind im Inneren stark sauer (pH 4,0), so daß wegen der extremen Wasserstoffionenkonzentration gewisse Bakterienarten nicht lebensfähig sind. Die Bakterienart ist entscheidend dafür, ob es zur Granulom- oder zur Eiterbildung kommt, unabhängig davon, ob die zelluläre Abwehr durch polymorphkernige Granulozyten oder durch mononukleäre Phagozyten erfolgt ist. Während die meisten extrazellulären Bakterien, wie Kokken, Escherichia coli, Proteus vulg. u.a. zur Eiterbildung führen, münden intrazelluläre bakterielle Infektionen durch Mykobakterien in den Zustand des oben beschriebenen aktivierten Makrophagen, der mit seiner gesteigerten Enzymsynthese und Bakterizidie über eine besondere Effizienz gegenüber dem Erreger verfügt (VAN FURTH 1972). Intrazelluläre Infektionen gehen aber auch mit der Bildung granulomatöser Herde einher, einer massiven Ansammlung mononukleärer Phagozyten und vereinzelter Lymphozyten. Schließlich stellt das Granulom einen Wall um den Infektionsherd dar und bietet rein mechanisch für die eingedrungenen Bakterien eine besonders ungünstige Zone für deren Vermehrung. Natürlich kommt es bei Affektionen mit Mykobakterien auch zu humoralen Reaktionen. Diese Wirkprinzipien werden als Reaktionen vom Soforttyp unter B. III. besprochen.

3. Individuelle Resistenz

Trotzdem braucht es auch bei so pathogenen Keimen wie bei denen aus der Familie Mycobacteriaceae nicht zwangsläufig zu einer Infektionskrankheit zu kommen. Die Voraussetzung hierfür ist die lokale oder allgemeine Empfindlichkeit des Organismus gegenüber dem Erreger. Bleibt trotz vorhandener Infektiosität und der Pathogenität der Erreger eine Erkrankung aus, dann spricht man von Resistenz des Organismus (LURIE 1965; BRAUN 1973). Diese Resistenz wird im wesentlichen durch genetisch bedingte Eigenschaften des Wirtsorganismus bestimmt. Natürlich spielen aber, wie bei allen Infektionskrankheiten, die durch Bakterien, Pilze, Viren oder tierische Parasiten ausgelöst werden, auch äußere Faktoren eine Rolle. Sie wirken möglicherweise auch über Ernährungsfehler krankheitsfördernd, wie dies an degenerativen Prozessen bei Alkoholleber gezeigt werden konnte.

Beim Menschen stoßen die Untersuchungen über Resistenzprobleme auf eine natürliche Grenze, weil es kaum experimentelle Kontrollmöglichkeiten gibt. In Zweifel gezogen wird neuerdings die verminderte Resistenz der schwarzen Rasse der Tuberkulose gegenüber, während die behauptete geringe Resistenz von Iren und Indianern unwidersprochen geblieben ist.

VERSCHUER hat (1958) bei ein- und zweieiigen Zwillingen (EZ, ZZ) auf Konkordanz und Diskordanz untersucht. Hierbei bedeutet Konkordanz von EZ nicht nur, daß beide Zwillingspartner die Krankheit aufweisen, sondern auch, daß beide Zwillinge, z.B. an der gleichen Stelle der Lunge und nirgendwo anders, einen positiven Befund zeigen. Konkordanz fand er in 74% bei EZ, dagegen nur in 28% bei ZZ. Bei der Untersuchung von 15 eineiigen- und 18 zweieiigen Zwillingspaaren 20 Jahre später, nachdem sie sich als konkordant für Tuberkulose erwiesen hatten, konnte er feststellen, daß von den zweieiigen Zwillingspaaren nicht ein einziges an Tuberkulose gestorben war. Bei den eineiigen Zwillingen kamen demgegenüber 4 Paare ad exitum. Nicht nur rassegebundene, sondern auch individuelle Unterschiede spielen für die Resistenz gegen Tuberkulose eine Rolle. Dies zeigt die lokale Reaktion der Haut auf Tuberkulin und die Größe der dabei auftretenden roten Flecken (PARISH 1973). Bei EZ sind die Unterschiede der Fleckendurchmesser klein, bei den ZZ jedoch sehr groß und betragen im Durchschnitt das Mehrfache der erstgenannten.

Untersuchungen von PEARL (1934) haben gezeigt, daß Tuberkulose um 60–70% häufiger auftritt, wenn *ein* Elternteil an Tuberkulose erkrankt ist. Sind *beide* Eltern erkrankt, so liegt die entsprechende Häufigkeit sogar um mehr als 300% höher. Diese Befunde bleiben in ihrer Aussagekraft jedoch deswegen problematisch, weil der Umweltfaktor eine nicht zu unterschätzende Rolle spielt und schwer abgrenzbar ist. Begleitkrankheiten, wie maligne Geschwülste, Lymphogranulomatose, Diabetes mellitus, Vitaminmangelkrankheiten, unzureichende Ernährung, sowie psychische und körperliche Belastungen können die Auslösung oder Verschlimmerung der Tuberkulose bewirken. Auch das Lebensalter hat auf die Resistenz einen wesentlichen Einfluß, so daß mit erheblichen Schwankungen bei der Beurteilung der Widerstandsfähigkeit gerechnet werden muß (STERN 1968).

II. Antigene, speziell von Mycobacterium tuberculosis

Mykobakterien enthalten vor allem Lipoide und Wachsstoffe. Die von CHOUCROUN (1934) isolierte Lipoidpolysacharidfraktion wird für die Bildung von epithelialen Zellen und Riesenzellen verantwortlich gemacht. Dieses Glukolipid ist für Meerschweinchen stark toxisch. Außerdem spielt es als Adjuvans eine große Rolle bei der Sensibilisierung gegen Tuberkulin. Für die Säurefestigkeit der Mykobakterien sind in erster Linie die Mykolsäuren verantwortlich. Sie sind Bestandteile der Wachse. Lipoide und Wachsstoffe schützen die Bakterien gegen extreme Umweltbedingungen und machen sie u.a. gegen Säuren, Alkalien und einige Bakterizide resistent. Humane Mykobakterien enthalten eine Reihe von Enzymen, wie Katalase, Peroxydase, Urease, Nikotinamidase und Pyrasinamidase, ferner Lipasen, Esterasen, Phosphatasen und auch eine Reduktase, die aber im wesentlichen bei saprophytischen Mykobakterien gefunden wurde. Mykobakterien wachsen unter aeroben Bedingungen und benötigen daher atmosphärischen Sauerstoff zur Atmung. Von den gegenwärtig etwa 50 bekannten Mykobakterienspezies ist das Enzymspektrum für die einzelne Art charakteristisch.

Mit Gelpräzipitationsmethoden sind mehrere Antigenkomponenten nachgewiesen worden, so daß PARLETT und YOUMANS (1958) die Mykobakterien aufgrund ihrer Antigenstruktur in acht Gruppen einteilen konnten. Trotz dieser Unterschiede läßt sich sagen, daß die Antigenstrukturen von Mycobacterium tuberculosis und Mycobacterium paratuberculosis sich außerordentlich ähnlich sind. Diese immunologische Verwandtschaft unter den Mykobakterien kann auch durch Prüfung der Kreuzimmunität bestätigt werden. Die allergische Entzündung und die nekrotische Reaktion werden durch Tuberkuloseproteine hervorgerufen, während die Lipoide für die charakteristische Herdbildung mit Epitheloidzellen verantwortlich gemacht werden (WEISZFEILER 1969).

Sollen chemische Substanzen antigen wirksam sein, so müssen sie ein genügend großes Molekulargewicht aufweisen und zumindest *eine* Endgruppe besitzen, die in dem zu immunisierenden Organismus nicht vorhanden ist. Diese Voraussetzungen sind bei Mycobacterium tuberculosis gegeben, weil das Peptidoglykolipid in seiner Struktur verzweigtkettige β-hydroxy-Fettsäuren mit einer Alkylkette (C_{24}) in der α-Position und einer Summenformel von $C_{84}H_{168}O_4$ enthält. Mitbestimmend für die Entwicklung einer Immunantwort sind jedoch außerdem bisher nicht näher bekannte genetische Faktoren.

III. Grundbegriffe über die Organisation des Immunsystems

Zur adäquaten Abwehr einer Infektion steht dem Organismus ein System zur Verfügung, in dem zelluläre und humorale Elemente einander zugeordnet sind und, einer strengen Organisation unterliegend, Funktionen mit dem Ziel ausüben, die Widerstandsfähigkeit des Organismus so weit zu erhöhen, bis die auslösenden Antigene eliminiert werden können (Abb. 1).

1. Thymus und T-Zellen

Die für den menschlichen Organismus maßgeblichen Abwehrmöglichkeiten, die zelluläre und humorale Abwehr, sind zum Zeitpunkt der Geburt noch nicht voll ausgebildet. Zwar werden die für das Immunsystem verantwortlichen Organe wie Milz, Lymphknoten und Thymus frühzeitig angelegt, doch entwickeln sich diese Anlagen erst in der 6.–8. Embryonalwoche. Undifferenzierte lymphatische Stammzellen entstehen im Dottersack und in der Leber, nach der Geburt dann im Knochenmark. Diese Stammzellen weisen noch keine immunologische Spezi-

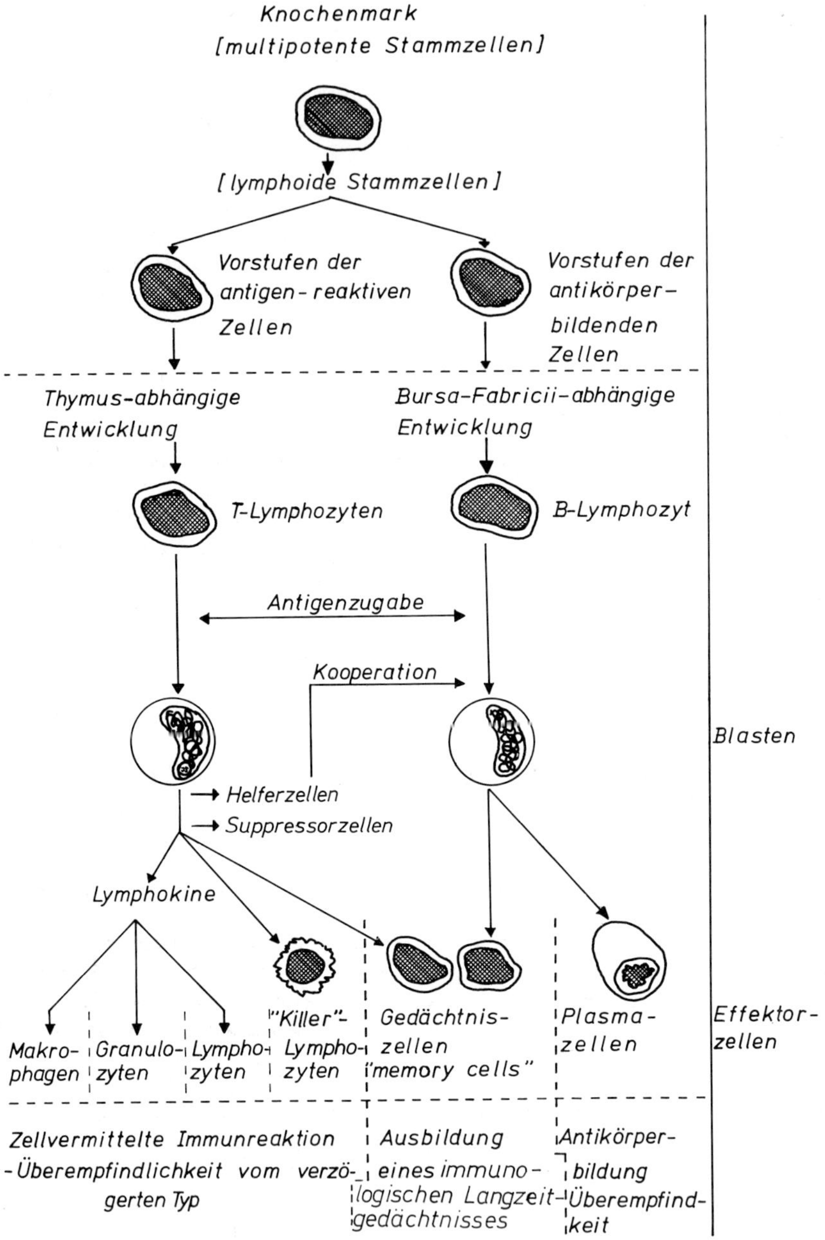

Abb. 1. Entstehung und Ausbildung von T- und B-Zellen

fität auf und generell läßt sich feststellen, daß das Immunsystem des Neugeborenen gegenüber dem des Erwachsenen wenig aktiv ist. Ein Teil der Stammzellen wandert in den Thymus ein, macht eine Anzahl von Reifungsvorgängen durch und verläßt das Organ in Form von aktiven Immunozyten. Im Thymus selbst findet weder in der Mark- noch in der Rindenzone die Bindung an Antigene statt. Die im peripheren Blut erscheinenden Lymphozyten werden T-Lymphozyten (Thymus-abhängige Lymphozyten) genannt und besiedeln die lymphatischen Organe, wie Lymphknoten, Milz und Tonsillen. Sie zirkulieren über den Ductus thoracicus und das Blutgefäßsystem. Nach Antigenkontakt differenzieren sie sich zu Effektorzellen der zellvermittelten Immunität (killer cells) oder zu langlebigen Gedächtniszellen, den sog. memory cells. Sie können aber auch als sog. suppressor cells regulierend auf die Immunantwort anderer Zellen einwirken oder als sog. helper cells bei der Antikörperbildung gegen Thymus-abhängige Antigene mit B-Lymphozyten in Verbindung treten. Nach ihrer Reaktion mit dem Antigen bilden sie sog. Lymphokine. Aus diesem Zusammenspiel entwickelt sich die zelluläre Immunität und die Allergie vom verzögerten Typ (Miller 1967).

2. Bursa-Äquivalent und B-Zellen

Nach H. Fabricius benannt, findet sich die nur bei Vögeln ausgebildete, am Enddarm lokalisierte Bursa fabricii. Sie ist ein für die Entwicklung der humoralen Immunität verantwortliches, lymphoides Organ. Da sie beim Säugetier fehlt, wird angenommen, daß dieses hypothetische lymphoide Organ beim Säugetier im gesamten Darmepithel lokalisiert ist. Man bezeichnet es daher als Bursa-Äquivalent und die für die Synthese der zirkulierenden Antikörper verantwortlichen B-Lymphozyten als Bursa-abhängig. Diese Zellen durchlaufen in der „Bursa" einen Differenzierungsprozeß und siedeln sich dann ebenfalls in Milz, Lymphknoten und anderen lymphatischen Organen an. Im Gegensatz zu den T-Lymphozyten sind sie jedoch überwiegend *ortsgebunden,* zirkulieren weniger als letztere und werden bevorzugt in den Keimzentren der Lymphknoten gefunden (Wagner 1964).

Die funktionelle Bedeutung der B-Lymphozyten liegt vor allem in der Bildung und Abgabe von Antikörpern. Immunglobuline lassen sich entweder in ihrer Zellmembran nachweisen, wo sie auch Rezeptoren für Antigene sein können, oder aber sie werden als zirkulierende Antikörper abgegeben und suchen dann den Kontakt mit dem Antigen. Ein B-Lymphozyt trägt ca. 10^5 Immunglobuline auf seiner Oberfläche, deren Halbwertzeit nur wenige Stunden beträgt.

B- und T-Lymphozyten weisen morphologisch nur mit dem Rasterelektronenmikroskop verwertbare Unterschiede auf. T-Zellen sind glatt, während B-Zellen einen dichten, zottenartigen Besatz tragen. Die rd. 70% T-Zellen besitzen Rezeptoren für Schaferythrozyten, die bei B-Zellen nicht gefunden werden. Deshalb kann man bei T-Zellen eine rosettenartige Anlagerung von Erythrozyten erreichen. Außerdem wurde bei T-Lymphozyten ein Membranantigen, das sog. ϑ-Antigen, nachgewiesen, das in B-Zellen nicht vorkommt. B-Lymphozyten besitzen dagegen Rezeptoren für die Komplementkomponente C′3.

T- und B-Zellen lassen sich mit Hilfe verschiedener präparativer Methoden voneinander trennen. So können B-Lymphozyten selektiv in Sephadex zurückgehalten werden, das Antikörper gegen leichte Ketten kovalent gebunden enthält. Über Rosettenbildung sowie durch Elektrophorese, die unterschiedliche Ladungskapazitäten der beiden Zellformen ausnutzt, sind ebenfalls selektive Trennungen möglich.

IV. Immunglobuline

Antikörper sind Glykoproteine mit einem Kohlehydratanteil zwischen 5 und 15%. Sie sedimentieren in der 7S-Fraktion mit einem Molekulargewicht zwischen

Tabelle 1. Physikochemische und strukturelle Eigenschaften der Immunglobuline

	Ig-Klasse					
	IgG	IgA_1	IgA_2	IgM	IgD	IgE
H-Ketten	γ	α_1	α_2	μ	δ	ε
L-Ketten	κ, λ	κ, λ	κ, λ	κ, λ	κ, λ	κ, λ
Molekulargewicht ($x \cdot 10^3$)	150	160	500	900	170–185	190–200
Durchschnittliche Serum-Konzentration (mg/ml)	8–17	2	0,2	1	0,03	0,0003
Halbwertszeit im Serum (Tage)	23	6	6	5	3	2
Bindung an menschliche Mastzellen (Homozytotropie)	–	–	–	–	–	+
Bindung an Makrophagen	+	–	–	–	–	–
Kohlenhydratgehalt (%)	3	8	8	12	14	11

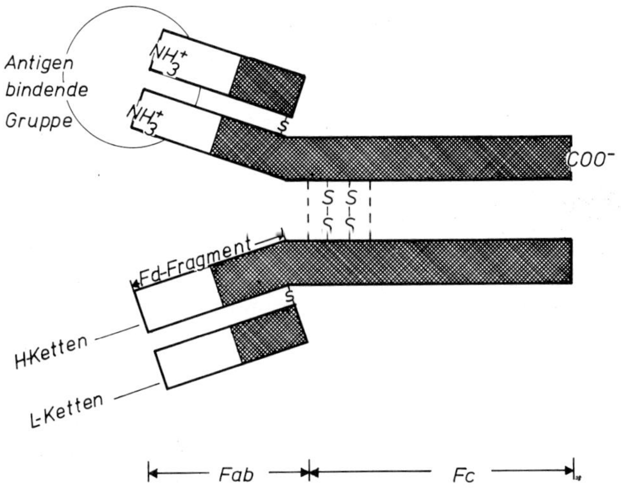

Abb. 2. Schematische Darstellung des Immunglobulins G

150000 und 200000 und in der 19S-Fraktion mit einem Molekulargewicht von etwa 900000. Im Serum ist ihre Konzentration mit etwa 20% des gesamten Proteingehaltes am höchsten. Davon entfällt auf IgG etwa 10 mg/ml, auf IgM 1,5 mg/ml, IgA 1,2 mg/ml, IgD 0,16 Mg/ml und IgE 0,0001 mg/ml (Tabelle 1).

Ein Antikörper setzt sich systematisch aus zwei leichten und zwei schweren Peptidketten zusammen, die untereinander durch Disulfidbrücken verbunden sind. Elektronenoptisch stellen sie Y-förmige Gebilde dar, deren Arme sich bis zu einem Winkel von 180° ausbreiten können. Die Bindung des Antigens erfolgt durch elektrostatische Kräfte am Antigen-bindenden Fragment (=Fab). Das sog. Fc-Stück (fragment cristalisable) bestimmt die biologische Aktivität. Antikörper können bivalent (IgG, IgD und IgE) oder multivalent sein. So besitzt IgA 2–6 und IgM 10 Bindungsarme. Folglich lassen sich Tri-, Tetra- und Pentamere elektronenoptisch unterscheiden, wenn die unterschiedlichen Antikörperstrukturen mit entsprechenden Antigenen Komplexe eingegangen sind. Die schweren Ketten sind aus 440 Aminosäuren, die leichten Ketten aus 214 Aminosäuren zusammengesetzt. Sämtliche Immunglobuline sind nach dem gleichen Grundschema aufgebaut: sie bestehen aus einem stets konstanten Abschnitt und einem 105 Aminosäuren umfassenden variablem Abschnitt. Jeder Antikörper besitzt die Fähigkeit, sich mit seinen "combining sites" an das korrespondierende Antigen zu binden und damit einen Antigen-Antikörper-Komplex herzustellen. Durch diesen Vorgang wird die Elimination des Antigens beschleunigt. Die Halbwertzeit beträgt für IgG etwa 3 Wochen und liegt für die Immunglobuline IgA, IgM, IgD und IgE zwischen 2 und 6 Tagen (Abb. 2) (Kabat 1968; Coombs u. Gell 1975; Lachmann 1966; Sorkin 1969; Nossal 1971; Henny 1974).

B. Erworbene Immunität

I. Grundbegriffe

Unter Immunität ist ein biologischer Schutz gegen verschiedenartige Antigene zu verstehen. Es kann sich hierbei um Bakterien oder Viren, aber auch um plasmatische oder zelluläre Bestandteile eines Spenders handeln, die zu einer spezifisch gerichteten Abwehr des Immunsystems führen. Die Antigene können enteral oder parenteral in den Organismus gelangen, in dem es abhängig von der Antigenstärke und der Dauer der Antigeneinwirkung zu einer entsprechend langen Immunität kommt. Die Dauer der Immunität läßt sich durch mehrmaliges Zufügen des gleichen Antigens (Boostereffekt) u. U. auf Jahre verlängern. Diese Form der Immunität ist somit aktiv erworben und unterscheidet sich von der passiv erworbenen Immunität dadurch, daß bei letzterer die wirksamen Stoffe der Abwehr, also die Antikörper, künstlich zugegeben werden. Diese Form der Immunität hält immer nur so lange an, bis die Wirksamkeit des übertragenen Antikörpers erlischt. Sie ist somit in der Regel von kürzerer Dauer als die aktiv erworbene Immunität.

Bei der adoptiven Immunität wird durch Übertragung immunkompetenter Zellen eines immunisierten Spenders auf einen nicht immunisierten Empfänger eine Immunisierung transferiert. Als Beispiel für humorale Immunantwort gilt die Primär- bzw. Sekundärreaktion, die stets mit der Bildung von Antikörpern einhergeht (vgl. B. II). Diese Formen sind eng verknüpft mit der zellulären Immunität, die unter B. III.6 beschrieben wird. Bei diesen Reaktionen vom verzögerten Typ nach Tuberkulin-Injektion oder nach Übertragung eines Transplantates wird körperfremdes Protein angeboten, mit dem sensibilisierte Lymphozyten reagieren.

II. Spezifische Mechanismen der Abwehr

Die Immunantwort des Immunsystems kann je nach Konditionen unterschiedlich ausfallen. So kann das Antigen (= Immunogen) zu einer Immunisierung führen, oder es kann durch eine veränderte Reaktionslage (Frühreaktion/Spätreaktion) zu einer Allergisierung kommen. Der Zustand der Immun*toleranz* tritt dann ein, wenn einem Organismus relativ große Antigenmengen zugeführt werden, die für gewöhnlich eine spezifische Immunreaktion auslösen, gegen die er jedoch deswegen nicht reagiert, weil es sich um körpereigene Faktoren

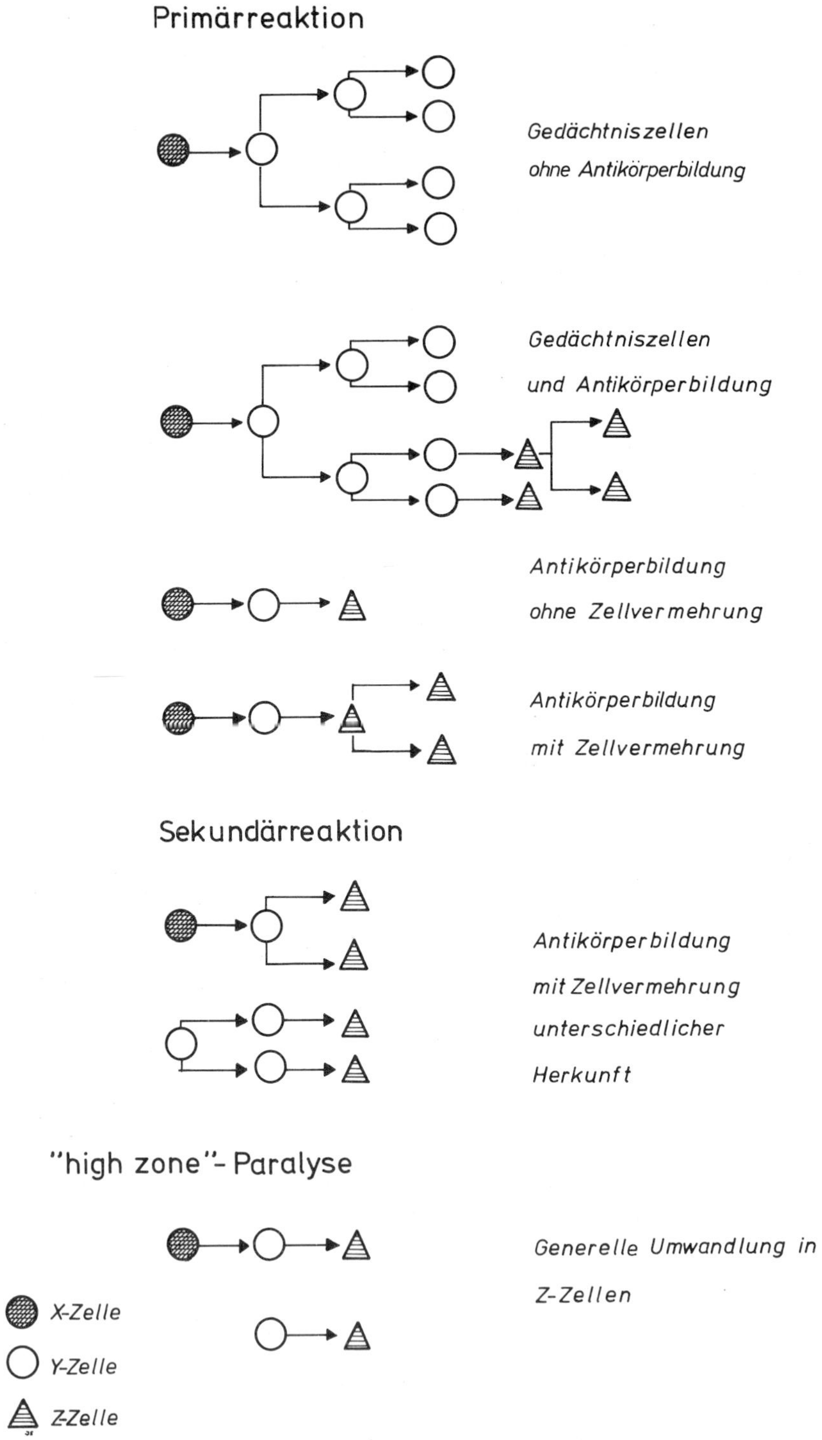

Abb. 3. Primär- und Sekundärreaktion. Hypothetische Dreistufeneinteilung in X-, Y- und Z-Zellen

handelt. Dieses Nichtreagieren wurde von EHRLICH (1900) als Horror autotoxicus bezeichnet, weil er annahm, daß das Immunsystem gegen körpereigene Strukturen nicht sensibilisiert werden könne.

Pathophysiologisch genügen bereits sehr kleine Mengen eines Immunogens, um eine Primärantwort einzuleiten. Wie Abb. 3 zeigt, handelt es sich hierbei um eine sich stufenweise vollziehende Entwicklung über die Zellen X, Y und Z. X-Zellen sind selektiv spezifisch, gelten aber noch nicht als stimuliert. Die Y-Zelle wird als Gedächtniszelle bezeichnet, die durch erneuten Kontakt mit dem Immunogen eine weitere Differenzierung zur Z-Zelle erfährt, die in der Lage ist, Antikörper zu bilden, und somit den Endzustand der Differenzierung darstellt. Nach einmaligem Kontakt mit dem Antigen ist die Immunantwort nach ca. 8 Tagen zu erwarten. Die IgM-Synthese läuft während dieser Zeit so lange an, bis die IgG-Phase beginnt. Diese Sekundärantwort setzt die Existenz einer Population von memory cells voraus, die, vom Immunogen stimuliert, in die Teilungsphase eintreten und als sog. effector cells sich zu Antikörperbildnern differenzieren. Es ist wahrscheinlich, daß mehrmalige Sensibilisierung mit dem gleichen Immunogen zu Antikörpern mit höherer Avidität führt. Mit der humoralen Immunantwort, die als Primär- oder Sekundärreaktion stets die Bildung von Antikörpern beinhaltet, ist die zelluläre Immunreaktion eng verflochten. Träger der sog. zellulären Immunreaktion sind die T-Lymphozyten. Sie werden auch killer cells genannt, weil sie direkt mit dem Antigen reagieren und es zerstören können. Obwohl die Immunantwort von B- und T-Zellen im großen und ganzen gleichförmig abläuft, müssen sich je nach Antigenstärke und Antigenquantität, ferner durch die Einwirkungsdauer des Antigens, Unterschiede ergeben. Es wurde unter A.III.2. schon darauf hingewiesen, daß die Chance, mit sessilen Mykobakterien zu kontaktieren, für die beweglichen T-Zellen größer ist als für die ortsständigen B-Zellen. Das ist der Grund, warum der zellulären Abwehr bei der Tuberkuloseinfektion die größere Bedeutung beizumessen ist. Die von Mykobakterien sezernierten Toxine induzieren dagegen die humorale Immunreaktion.

In die Vorgänge einer spezifischen Immunabwehr mit Beteiligung von Immunozyten und der Bildung von Antikörpern ist die unter A.I.1. geschilderte, unspezifische Abwehr eingeschlossen. Diese unspezifische Abwehr, die die spezifische in der Regel unterstützt, bleibt klinisch i.allg. unbemerkt. Sie kann durch Titerveränderungen oder durch immunpathologische Erscheinungen nachgewiesen werden.

Unspezifische und spezifische Abwehrmechanismen befinden sich bei der Abwehr von Mykobakterien in einer besonderen Position, weil die Phagozytose nicht zur Verdauung der Keime führt, sondern weil Mykobakterien sich sogar in den Phagozyten vermehren können. Sie werden in Vakuolen der Makrophagen gespeichert, besitzen normale Gestalt und lassen sich elektronenmikroskopisch einwandfrei nachweisen. Das hat zur Folge, daß die humorale Immunantwort wirkungslos bleiben muß. Erst der innige Kontakt mit T-Zellen vermittelt den Phagozyten die spezifischen Fähigkeiten zur Keimvernichtung.

III. Überempfindlichkeit durch Antikörper

1. Unterschiedliche Reaktionsabläufe

Nach der Einwirkung eines Allergens kann eine Zustandsänderung in der Immunabwehr eintreten, die sich in verschiedenen Abläufen äußert. So kann es entweder zu einer Sofortreaktion (Anaphylaxie) oder zu einer zytotoxischen Reaktion kommen, bei der eine komplementabhängige Lyse der Zielzellen eintritt. Weitere Formen bestehen in der Bildung von Antigen-Antikörper-Komplexen (Arthus-Phänomen und Serumkrankheit) und in der zellvermittelten Reaktion von sensibilisierten Lymphozyten mit ihrem Antigen (Überempfindlichkeit vom Tuberkulintyp).

Das Phänomen der Überempfindlichkeit wurde im Jahre 1902 von RICHET und PORTIER beschrieben. Es beruht auf dem Auftreten einer immunpathologischen Reaktion nach Antigenexposition eines humoral sensibilisierten Organismus. Es kann angenommen werden, daß neben der genetischen Disposition die Aggressivität der Antigene für das Ausmaß der Sensibilisierung maßgeblich ist. Diese dürfte um so schneller erfolgen, je stärker die Antigene in Bakterien, Viren, Pollen, Tierschuppen, aber auch in Form von Stoffwechselprodukten von Darmparasiten wirksam sind. Diese Antigene werden im wesentlichen an IgE-Antikörper gebunden. Nach der Sensibilisierung kann jeder erneute Kontakt nicht nur zu einer verstärkten Immunantwort führen, sondern er kann auch zell- und gewebeschädigenden Charakter annehmen. Liegt IgE im Überschuß vor, so können diese Antikörper auch in die Haut gelangen und hier, wie auch in anderen Organen, besonders am Respirationstrakt Überempfindlichkeitsreaktionen auslösen (GELL 1968; AUSTEN 1968; PRAUSNITZ 1921; LAWRENCE 1968; BECKER 1968).

2. Aktive Anaphylaxie

Bei der aktiven Anaphylaxie wird die anaphylaktische Reaktion durch i.v. oder i.m. Antigenapplikation ausgelöst. Die Reaktion tritt außerordentlich rasch

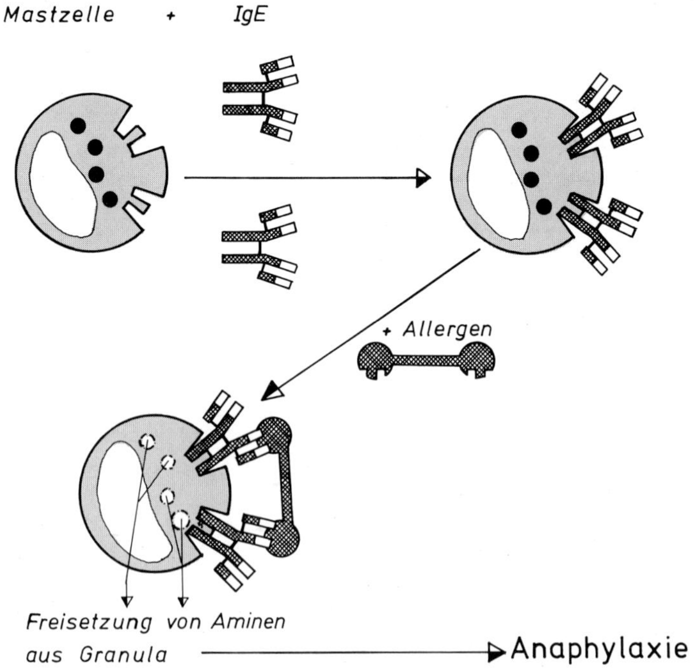

Abb. 4. Anaphylaktische Reaktion mit Histaminfreisetzung

ein, u. U. innerhalb weniger Sekunden, und zwar je nach Grad der Sensibilisierung, d.h. je nach Titer und Avidität von IgE. Bei diesem Vorgang kommt es zur Degranulation von Mastzellen und zur Freisetzung von vasoaktiven Aminen, nachdem die Allergene eine Bindung an die an der Zelloberfläche der Makrophagen haftenden IgE-Moleküle eingegangen sind (Abb. 4). Die Reaktion kann lokal, aber auch als Allgemeinsyndrom auftreten. Das freigesetzte Histamin, Serotonin oder Bradykinin führt in der Regel an Muskeln und Kapillarendothelien zu mehr oder minder schweren Konstriktionen, die erst durch Abbau dieser Amine durch Gewebsenzyme rückgängig gemacht werden können. Die Mindestmenge an IgE-Antikörpern, die zur Auslösung einer anaphylaktischen Reaktion erforderlich ist, liegt etwa bei 0,01 µg pro Gramm Gewebe und ist damit außerordentlich klein. Die Voraussetzung zur Auslösung einer anaphylaktischen Reaktion ist, daß die Antikörper für das Gewebe zytotrop sind. Ist ein Antikörper nicht zytotrop, so kann er zytotrope Antikörper an der anaphylaktischen Reaktion hindern.

IgE-Antikörper können durch Bluttransfusionen übertragen werden und sind möglicherweise, wenn die Konzentration hoch genug ist, dann in der Lage, eine Reaktion auszulösen. Für den plötzlichen Tod von Kleinstkindern im Alter zwischen 6 und 9 Monaten, scheint die anaphylaktische Reaktion eine plausible Ursache zu sein, weil sie nur bei Flaschenkindern und nicht bei Brustkindern vorkommt, und sie wird als Folge einer Inhalation kleinster Mengen erbrochener Kuhmilch gedeutet.

3. Lokale Anaphylaxie (Arthus-Phänomen)

Eine lokale anaphylaktische Reaktion wird nicht selten von einer sich langsam entwickelnden Anaphylaxie überlagert, die als entzündliche Reaktion auf die Bildung von Antigen-Antikörper-Komplexen zurückzuführen ist. Die wesentliche Läsion bei der Arthus-Reaktion besteht jedoch in einer entzündlichen Invasion der Blutgefäße und diese wiederum ist die Folge einer Ablagerung von Antigen-Antikörper-Komplexen in ihren Wänden. Das Arthus-Phänomen ist eine akute, nekrotisierende Entzündung, die bei einem Versuchstier durch lokale Einwirkung eines Antigens ausgelöst wird und in deren Folge sich Antikörper vom Typ IgG und IgM entwickeln. Die gefundene Gewebeschädigung wird im wesentlichen durch Enzyme aus den Granula von Leukozyten und Komplement verursacht. Dieser Reaktionstyp steht, wie auch die Serumkrankheit, zwischen der Früh- bzw. der Spätreaktion und kann als relevantes Modell für Immunreaktionen beim Menschen gelten. An klinischen Symptomen finden sich Hustenreiz, Atemnot, Fieber und Schüttelfrost. Röntgenologisch sind dissemenierte, miliare Schatten nachweisbar.

4. Serumkrankheit

Die Serumkrankheit ist eine Überempfindlichkeitsreaktion gegenüber artfremdem Serum. Das Antigen befindet sich in der Zirkulation, wenn bereits die Antikörperbildung eingesetzt hat. Es kommt zur Bildung von Antigen-Antikörper-Komplexen bei geringem Antigenüberschuß. Durch Ablagerung im Bereich der Basalmembranen lösen die Komplexe Reaktionen aus, die denen des Arthus-Phänomens entsprechen. Wird das gleiche Serum erneut appliziert, drohen die Gefahren einer anaphylaktischen Reaktion. Die nachgewiesenen Antikörper entsprechen dem des IgG-Typs.

5. Zytotoxische Reaktionen allgemein

Bei der Überempfindlichkeit vom zytotoxischen Typ handelt es sich um eine Reaktion von Antikörpern gegen Antigene, die an die Zelloberfläche gebunden sind. Nach Einschaltung der Komplementfaktoren C′1, 4, 2 und 3, ferner in Gegenwart geeigneter Kationen, kommt es zur Zellyse. Diese kann aber auch durch Adhärenzreaktionen unter Einschaltung der Komplementfaktoren C′5, 6, 7, 8 und 9 zur Phagozytose führen. Zytotoxische Überempfindlichkeiten laufen bei Transfusionsreaktionen, bei Organtransplantationen und bei autoimmunen Reaktionen ab. Hierzu zählt die autoimmune hämolytische Anämie, bei der es wegen der Immunadhärenz zu einer verkürzten Lebensdauer der befallenen Erythrozyten kommt. Vergleichbare Verhältnisse finden sich bei der Goodpasture-Glomerulonephritis, bei der schwere Gewebeschädigungen durch Immunglobuline vom Typ IgG und Komplement verursacht werden. Diese zytotoxischen Reaktionen sind in der Regel von Hämolysen und sekundären Lungenhämosiderosen begleitet (Abb. 5).

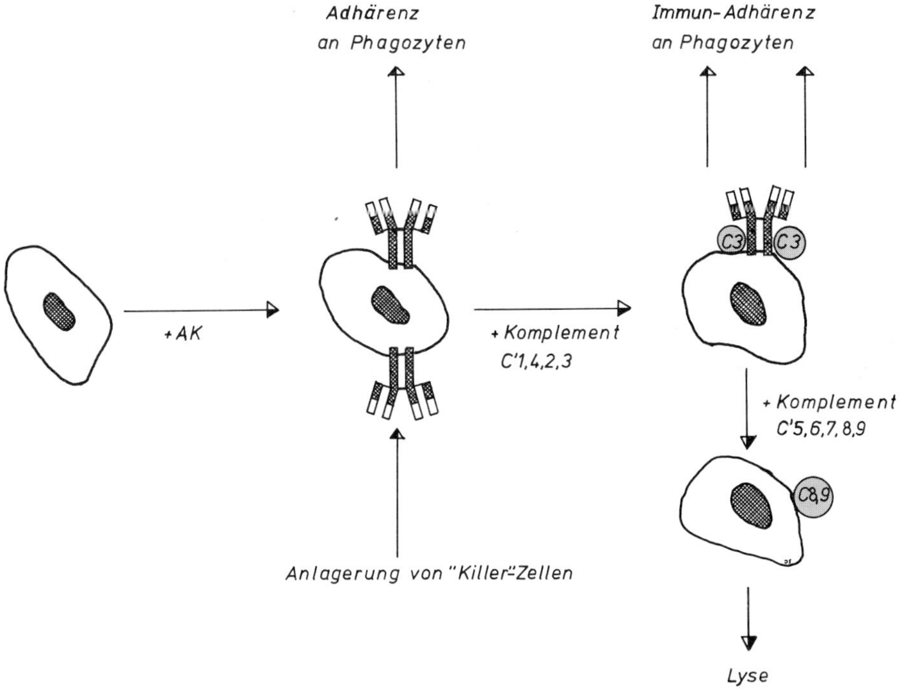

Abb. 5. Zytotoxische Überempfindlichkeit

a) Hashimoto-Reaktionen

Bei der autoimmunen Hashimoto-Thyreoiditis wird eine genetisch bedingte Auto-Immunreaktion mit zellulärer Immunität gegen Schilddrüsensubstanz gefunden. Das Serum dieser Patienten enthält Antikörper, die in Gegenwart von Komplement gegenüber isolierten Schilddrüsenzellen zytotoxisch sind.

b) Zytotoxische Reaktionen gegen Medikamente

Auch Medikamente können zu Überempfindlichkeiten vom zytotoxischen Typ führen. Da jedoch in der Regel nur unklare Vorstellungen von den chemischen Veränderungen bei der Bildung von Konjugaten aus Medikament und Zelleiweiß besteht, ist eine Beurteilung im Einzelfall sehr schwierig. In einer Reihe von Fällen kann davon ausgegangen werden, daß das Medikament mit einem korpuskulären Bestandteil des Blutes einen Komplex bildet, der Antikörper provozieren kann. Der jetzt gebildete Antikörper wirkt zytotoxisch auf den Komplex Erythrozyt–Leukozyt–Thrombozyt–Medikament und führt somit zum Zustandsbild einer hämolytischen Anämie, Thrombozytopenie oder Granulozytopenie. Hämolysen können von Phenacetinen und Chlorpromazinen ausgelöst, Granulozytopenien durch Chinin, Chinidin und Amidopyrinverbindungen induziert werden. Vom Sedormid kennt man den auslösenden Effekt bei der Entwicklung einer Thrombozytopenie.

6. Zellvermittelte Reaktionen (Spättyp)

Die Überempfindlichkeit vom verzögerten Typ ist eine zellvermittelte Überempfindlichkeit. Man bezeichnet diese Form auch als Spättyp, weil sich die Reaktion in der Regel erst viele Stunden nach der Applikation des Antigens entwickelt. Diese Gruppe von Zustandbildern wird deswegen den antikörpervermittelten Frühreaktionen gegenübergestellt, weil bei ihnen zirkulierende Antikörper keine Rolle spielen. Es handelt sich hierbei um eine Reaktion sensibilisierter Lymphozyten mit einem Antigen. Es sind große und kleine Lymphozyten beteiligt, die befähigt sind, spezifisch mit den Endgruppen des Antigens zu reagieren. Das charakteristische Phänomen dieser Überempfindlichkeitsreaktion hat nichts mit dem Erscheinen von Antikörpern zu tun, sie wird offensichtlich vom Thymus gesteuert und manifestiert sich an der Haut, löst eine Zellexsudation aus und kann in einer Nekrose enden. Während die Überempfindlichkeitsreaktionen nach Infektion mit Mycobacterium tuberculosis im folgenden Abschnitt geson-

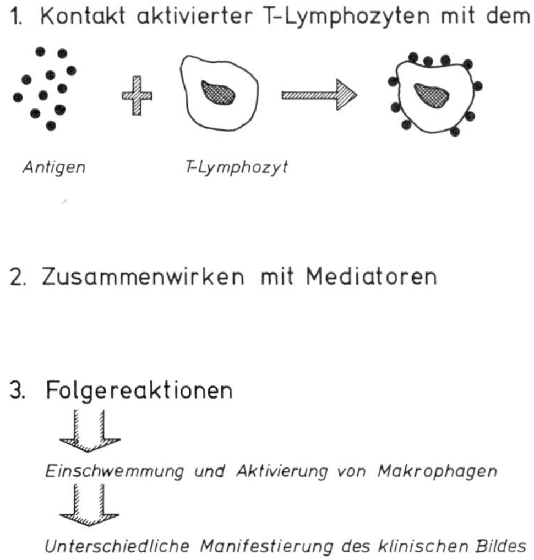

Abb. 6. Zellvermittelte Immunreaktion

dert abgehandelt werden, soll hier die Überempfindlichkeit vom verzögerten Typ ganz allgemein dargestellt werden.

Beim Eindringen von Bakterien, Viren, Pilzen oder Protozoen oder bei der Übertragung eines Transplantates kommt es nicht sofort, sondern erst nach Stunden oder Tagen zu den Stadien der Entzündung mit perivaskulärer Infiltration mononukleärer Zellen und einer Ansammlung von polymorphkernigen Zellen, die jedoch in der Regel bald wieder abwandern, so daß das Infiltrat im wesentlichen aus Lymphozyten, Monozyten und Makrophagen besteht. Vermutlich hatte das Antigen bereits Kontakt zu Makrophagen und konnte sich dann mit den Oberflächenrezeptoren von T-Lymphozyten verbinden, die dann als memory cells zirkulieren, wenn sie bereits früher einmal eine Sensibilisierung durchgemacht haben. Die morphologische Veränderung zu großen, blastenähnlichen Zellen mit basophilem Zytoplasma ist Ausdruck dieser zellvermittelten Überempfindlichkeit und kann mikroskopisch gut erfaßt werden (Abb. 6).

7. Überempfindlichkeit an der Haut

Überempfindlichkeiten werden an der Haut nach Sensibilisierung mit einer Reihe von Chemikalien und natürlichen Produkten der Umwelt hervorgerufen. Viele dieser Kontaktallergene werden erst nach Anlagerung an ein körpereigenes Protein immunogen. Es ist wahrscheinlich, daß der Inokulationsweg über die Haut die T-Zellantwort begünstigt. Aber auch von jeder Schleimhautregion aus kann sich eine Überempfindlichkeitsreaktion entwickeln. Allerdings müssen die ableitenden Lymphgefäße zu regionären Lymphknoten intakt sein.

Die Tuberkulinreaktion nach Mendel-Mantoux ist ein nahezu klassisches Beispiel für die Überempfindlichkeit vom verzögerten Typ an der Haut. Werden 0,1 ml Alttuberkulin 1:100 verdünnt und einem Tb-Patienten injiziert, so entwikkelt sich nach wenigen Stunden an der Injektionsstelle eine Rötung, die nach etwa 2 Tagen in einen Knoten übergeht. Histologisch finden sich Zellansammlungen von Lymphozyten und Makrophagen. Bei einer gesunden Versuchsperson findet sich dagegen weder eine Rötung noch eine knotenartige Verdickung. Bei einer Überempfindlichkeitsreaktion vom Soforttyp würde sich auch eine Rötung entwickeln, aber in der Ödemflüssigkeit finden sich nur sehr wenige Zellen.

Die Überempfindlichkeit vom Spättyp bleibt bei Kontakt mit der Haut nicht auf diese beschränkt. Vielmehr vergrößern sich die regionalen Lymphknoten während der nächsten 3–5 Tage nach der Antigenapplikation stark. Ähnlichkeiten mit den Lymphknoten im Bereich eines eingesetzten Transplantates sind zu beobachten. Vor allem die kleinen Lymphozyten nehmen an Zahl zu. Die sog. Thymus-abhängigen Regionen im Lymphknoten weiten sich aus. Es ist jedoch nicht bekannt, in welcher Weise der Thymus die Kontrolle über die Spättypantwort ausübt.

a) Überempfindlichkeit beim Meerschweinchen

Die Überempfindlichkeit bei Tuberkulose wurde von Robert Koch zunächst am Meerschweinchen studiert. Er impfte an Tuberkulose erkrankte Meerschweinchen zunächst mit virulenten Tuberkelbakterien, später mit abgetöteten Mycobacteriae tuberculosis und fand, daß sich an der Impfstelle, nach anfänglicher Rötung eine Nekrose ausbildete. Diese wurde schließlich abgestoßen, so daß eine flache Ulzeration zurückblieb. Die benachbarten Lymphknoten infizierten sich nicht. Bei einem gesunden Tier blieben dagegen bis zwei Tuberkulininjektionen praktisch ohne Wirkung. Durch Injektion von 0,1 ml Tuberkulin in ein Meerschweinchen, das sechs Wochen an Tuberkulose leidet, kann man durch diese Form der allergischen Hyperreaktivität innerhalb weniger Stunden das Tier töten.

b) Überempfindlichkeit beim Menschen

Beim Menschen liegen ähnliche Verhältnisse vor. Eine tuberkulosefreie Versuchsperson zeigt keine klinischen Symptome, wenn man ihr 0,01 ml Tuberkulin injiziert. Ein an Tuberkulose leidender Patient jedoch bekommt etwa vier Stunden nach der Injektion hohes Fieber, Schüttelfrost und eine extreme Lymphozytopenie. Es handelt sich hierbei um eine zellvermittelte Reaktion vom Spättyp. Auch bei intrakutaner Injektion von Tuberkulin entwickelt sich beim Menschen eine Reaktion vom verzögerten Typ mit einer granulomatösen Reaktion, die nach etwa zwei Tagen ihren Gipfel erreicht hat und dann wieder abklingt. Da Mycobacterium tuberculosis und Mycobacterium bovis sowohl immunologisch als auch als Krankheitserreger, ja sogar durch die gleichen Kultureigenschaften als genetisch zusammengehörig betrachtet werden müssen, sind bei Infektionen dieser beiden Arten beim Menschen ähnliche Reaktionen an Haut und Organen zu erwarten. Für Mycobacterium avium liegen andere Verhältnisse vor, weil sie sich sowohl in der Antigenstruktur als auch in den immunogenen Eigenschaften von Mycobacterium tuberculosis und Mycobacterium bovis unterscheiden. Ähnlich verhält es sich mit den aus Affen gezüchteten Mykobakterienstämmen, die in ihren biochemischen Eigenschaften der Aviumgruppe nahestehen. Bei der Lepra, der Toxoplasmose, dem Lymphogranulom, der Brucellose, der Blastomykose und der Leishmaniose handelt es sich um Infektionskrankheiten, deren Erreger eine zelluläre Immunität auslösen und die sich mit Hilfe eines Hauttestes diagnostizieren lassen.

Umstritten ist die Frage, ob die durch Tuberkulin bei einem tuberkulosekranken Patienten ausgelöste Spätreaktion durch die immunologische Hyperreaktivität eine effektive Immunität hinterläßt. Eine erworbene Immunität mit der gesteigerten Fähigkeit von Phagozyten, intrazelluläre Tuberkelbakterien abzutöten, wurde als Aktivierung von T-Zellen unter A.I.2. abgehandelt. Natürlich kann man auch beim Menschen durch Injektion lebender Erreger (BCG-Vakzine) eine Immunisierung gegen virulente Stämme erreichen. Bei der hyperreaktiven Spätantwort handelt es sich jedoch um einen Zustand erhöhter Gewebsreaktivität mit Entzündung und möglicherweise Einschmelzung des Gewebes. Aus diesem Ablauf ist ein Schutzeffekt zunächst nicht zu ersehen, zumal auch deswegen nicht, weil humorale Antikörper offenbar keine besondere Rolle spielen. Zwar werden diese gebildet und sind auch in verschiedenen Eiweiß- oder Kohlehydratfraktionen nachzuweisen, doch ist es nicht gelungen, die erwartete Resistenz passiv auf gesunde Versuchstiere zu übertragen. Da bekannt ist, daß zumeist Patienten mit stark positiver Hautreaktion auf Tuberkulin leichter eine Tuberkulose aquirieren als Patienten mit geringer Hautreaktion, läßt sich der vorsichtige Schluß ziehen, daß eine extreme Überempfindlichkeit für den Organismus eher Schaden denn Nutzen bringt.

IV. Immuntoleranz

Neben den Zuständen der antikörper- und zellvermittelten Überempfindlichkeit kann sich im tuberkulös infizierten Organismus ein Zustand einstellen, der als Duldung des Antigens im Organismus bezeichnet wird. Eine solche Duldung ist dann zu erwarten, wenn Antigene vor der Ausreifung des Immunapparates in den Organismus gelangen oder wenn sie dem adulten Organismus in außerordentlich hohen oder sehr niedrigen Dosen verabreicht werden. Diese immunologische Toleranz reicht hin bis zur Immunparalyse, bei der wesentlich größere Immunogenmengen, als sie der Norm entsprechen, anfallen. Die Induktion von Immuntoleranz oder Immunparalyse bei einer Infektion durch Mykobakterien ist abhängig von der Zahl der inokulierten Bakterien und ihrer Virulenz. Schwache Immunogene können dem Wirtsorganismus gegenüber als phylogenetisch nicht allzu fremd betrachtet werden, und je kleiner ihre Menge ist, desto größer wird die durchschnittliche Avidität des gebildeten Antikörpers. Umgekehrt wird dann eine Immunparalyse eintreten, wenn extrem hohe Antigendosen verabfolgt werden. Aber auch die Verabreichung vieler kleiner Immunogenmengen kann zum Zustand einer Immunparalyse führen, wenn das „immunologische Gedächtnis" z. B. durch immunsuppressive Mittel oder Röntgenbestrahlung ausgelöscht oder verringert wurde. Die Immunparalyse gegen Bakterienkapselpolysaccharide, insbesondere bei Anwesenheit von Pneumokokken vom Typ III ist bekannt, und es kann erwartet werden, daß bei der immunogenen Fähigkeit der meisten Mykobakterien ebenfalls Stadien der spezifischen Immuntoleranz auftreten.

Literatur

Albini, B., Wick, G.: Cell-bound antibodies. J. Immunol. **112**, 444 (1974)

Allison, A.C.: Interactions of antibodies, complement component and various cell types in immunity against viruses and pyogenic bacteria. Transplant. Rev. **19**, 3–55 (1974)

Amos, B., Koprowski, H.: Cell bound antibodies (includes discussions of the role of lymphocytes and macrophages in delayed type hypersensitivity reactions). Philadelphia: Wistar Institute Press 1963

Arthus, M.: Injections repetées des serums de cheval chez le lapin. C.R. Soc. Biol. (Paris) **55**, 817 (1903)

Austen, F.J., Bloch, K.J.: Biochemistry of acute allergic reactions. Oxford: Blackwell 1968

Becker, E.L., Austen, K.F.: Anaphylaxis. In: Textbook of Immunpathology, 2 Bde, Miescher, P.A., Mueller-Eberhard, H.J. (Hrsg.), S. 76–93. New York: Grune & Stratton 1969

Boyden, S.V.: The immunological response to antigens of the tubercle bacillus. Prog. Allergy **5**, 149 (1958)

Braun, W., Ungar, J.: "Non-specific" factors influencing host resistance. Basel: Karger 1973

Brent, L., Holborow, E.J.: Immunological reactivity of lymphoid cells. Prog. Immunol. **2**, (1974)

Bube, F.W., Sehrbundt, M.: Transfusionsmedizin. Stuttgart: Schattauer 1972

Bube, F.W., Heumann, H., Seegers, D., Siebel, E.: Über den Einfluß von Papain, Neuraminidase u. AET auf das Verhalten von Lymphozyten. Blut **31**, 21–28 (1975)

Burnet, F.M.: The clonal selection theory of acquired immunity. Cambridge: Cambridge University Press 1959

Choucroun, N., Plotz, C.R.: Makrophage activation in tuberculous lesions. Soc. Biol. **199**, 165 ,61934)

Coombs, R.R.A., Coombs, A.M., Ingram,, D.G.: The serology of conglutination to disease. Oxford: Blackwell 1961

Coombs, R.R.A., Gell, P.G.H.: The classification of allergic reactions underlying disease. In: Clinical aspects of immunology, Gell, P.G.H., Coombs, R.R.A., Lachmann, P.J. (Hrsg.), p. 473. Oxford: Blackwell 1975

Coombs, R.R.A., Mourant, A.E., Race, R.R.: A new test for the detection of weak and incomplete Rh-agglutinins. Br. J. Exp. Pathol. **26**, 255 (1945)

Ehrlich, P.: Über Hämolysine. Berl. Klin. Wochenschr. **37**, 435 (1900)

Ehrlich, P.: Die Schutzstoffe des Blutes. Dtsch. Med. Wochenschr. **50** (1901)

Favour, C.B., Fremont-Smith, P., Miller, J.M.: Am. Rev. Tbc. **60**, 212 (1949)

Forman, J., Möller, G.: The effector cell in antibody-induced cell mediated immunity. Transplant. Rev. **17**, 108 (1974)

Fudenberg, H.H., Pink, J.R.L., Stites, D.P., Wang, A.C.: Basic immunogenetics. New York: Academic Press 1972

Furth, R. van, Cohn, R.Z.A., Hirsch, J.G., Humphrey, W.G., Spector, H., Langevoort, L.: The mononuclear phagocyte system: A new classification of macrophages, monocytes and their precursors. Bull. WHO **845**, 46 (1972)

Gell, P.G.H., Coombs, R.R.A.: Clinical aspects of immunology, section IV. The allergic state as responsible for clinical hypersensitivity and disease. Oxford: Blackwell 1968

Gell, P.G.H., Coombs, R.R.A., Lachmann, P.J.: Clinical aspects of immunology, 3rd ed. Oxford: Blackwell 1975

Grabar, P., Miescher, P.: Immunpathology, 1st. International Symposium, Basel: Schwabe 1959

Grant, J.A., Lichtenstein, L.M.: Reversed in vitro anaphylaxis induced by anti IgG: specificity of the reaction and comparison with antigen induced histamin release. J. Immunol. **109**, 20–25 (1972)

Greaves, M.F., Owen, J., Raff, M.: T and B Lymphocytes: Their origins, properties and roles in immune responses. Amsterdam: Ass. sc. publ. 1973

Haferkamp, W.: Serumproteine im hohen Lebensalter. Dtsch. Med. Wochenschr. **99**, 203 (1974)

Hahn, H.: Zelluläre antibakterielle Immunität. Dtsch. Med. Wochenschr. **99**, 651–656 (1974a)

Henny, C.S.: On the mechanism of T cell-mediated cytolysis. Transplant. Rev. **17**, 37 (1974)

Huber, C., Asamer, A., Huber, H.: Zur funktionellen Differenzierung lymphatischer Zellen. Lymphozyten mit Immunglobulindeterminanten und Bindungsfähigkeit für Immunkomplexe bei der Maus. Z. Gesamten Exp. Med. **156**, 34–37 (1971)

Humphrey, J.H.: The fate of antigen and its relationship to the immune response. In: The immune response and its suppression, Sorkin, E. (Hrsg.), Basel: Karger 1969

Humphrey, J.H., White, R.G.: Lehrbuch der Immunologie, Stuttgart: Thieme 1971

Kabat, E.A.: Structural concepts in immunology and immunochemistry. New York: Academic Press 1968

Kallós, P.: „Sofortreaktionen" ausgelöst durch Arzneimittel. In: Immunologie Gesellschaft, Schwick, H.W. (Hrsg.). Marburg: Medizinische Verlagsgesellschaft 1975

Lachmann, P.J.: Conglutinin and immunoconglutinin. Adv. Immunol. **6**, 479 (1966)

Lawrence, H.S.: In vitro correlates of delayed hypersensitivity. Fed. Proc. **27**, 3 (1968)

Leslie, R.G.Q., Cohen, S.: Essays in fundamental immunology I, 1. Oxford: Blackwell 1973

Lurie, M.B.: Resistance to tuberculosis. Cambridge Mass.: Harvard University Press 1965

Mackaness, G.B.: Antibody variability. J. Exp. Med. **129**, 973 (1969)

Marrak, J.R., Richards, C.B.: The biological activity of immunglobulins. Immunology **20**, 1019 (1971)

Medawar, P.B.: The homograft reaction. Proc. R. Soc. [B.] **149**, 145 (1958)

Medawar, P.B.: Theories of immunological tolerance. In: Cellular aspects of immunology. Ciba Foundation, p. 24. London: Churchill 1960

Miller, J.F., Osoba, P.D.: Current concepts of the immunological function of the thymus. Physiol. Rev. **47**, 437 (1967)

Nossal, G.J.V., Ada, G.L.: Antigens, lymphoid cells, and the immune response. New York: Academic Press 1971

Opferkuch, W.: Humorale Mechanismen der körpereigenen Infektabwehr. Zentralbl. Bakteriol. [Orig. A] **227**, 159–166 (1974)

Parish, W.E.: Cutaneous vasculitis. In: Immunopathology of the skin: Labelled antibody studies, Beuthner, E.H., Chorzelski, T.P., Bean, F.S., Jordon, R.E. (Hrsg.), p. 447. Stroudsburg/Penns.: Dowden, Hutchinson & Ross 1973

Parlett, R.C., Youmans, G.P.: A history of immunisation. Am. Rev. Tub. **77**, 450 (1958)

Pillemer, L., Blum, L., Lepow, J.H., Ross, O.H., Todd, E.W., Wardlaw, A.C.: Sciene **120**, 279–285 (1954)

Prausnitz, C., Küstner, H.: Studien über die Überempfindlichkeit. Zentralbl. Bakteriol. [Orig.] **86**, 160 (1921)

Rosenau, W.: Target cell destruction. Fed. Proc. **27**, 34 (1968)

Schöpf, E.: Praktisch wichtige Probleme der Gruppenallergie. Z. Hautkr. Geschlechtskr. **47**, 335 (1972)

Seibert, F.B.: Fever producing substance. Am. Rev. Tbc. **17**, 394–402 (1928)

Sjöberg, O.: Eur. J. Immunol. **2**, 326 (1972)

Stern, C.: Grundlagen der Humangenetik. Stuttgart: Fischer 1968

Tilz, G.P.: Neue Erkenntnisse über das lymphozytäre System am Menschen: Das ALG und Lymphoid-Zell-Panel. Dtsch. Med. Wochenschr. **98**, 2179–2183 (1973)

Tilz, G.P.: Neue Erkenntnisse über das lymphozytotäre System am Menschen: Charakterisierung von humanen T- und B-Lymphozyten und deren Bedeutung für die praktische Medizin. Dtsch. Med. Wochenschr. **99**, 518–523 (1974)

Verschuer, O.v.: Tuberkulose und Krebs bei Zwillingen. Acta Genet. Stat. Med. **6**, 103 (1958)

Wagner, N.L., Szenberg, A.: The immunological function of the bursa of Fabricius in the chicken. Ann. Rev. Microbiol. **18**, 253 (1964)

Weiszfeiler, J.G.: Biologie und Variabilität des Tuberkelbakteriums. Budapest: Akadémiai Kiadó 1969a

Weiszfeiler, J.G.: Die Biologie und Variabilität des Tuberkelbakteriums und die atypischen Mycobakterien. Budapest: Akadémiai Kiadó 1969b

Wesslén, T.: Acta Tub. Scand. **26**, 175 (1952) ref. Zbl. Kinderheilkd. **44**, 248 (1953)

Wigzell, H.: Scand. J. Immunol. **2**, 199 (1973)

Williams, C.A., Chase, M.W.: Methods in immunology and immunchemistry. New York, London: Academic Press 1967

Die Epidemiologie der Tuberkulose

W. Lock

Mit 42 Abbildungen und 32 Tabellen

A. Die Tuberkulose als Mykobakteriose

Als Mykobakteriosen werden alle Erkrankungen bezeichnet, die durch Mykobakterien verursacht werden. Darunter fallen sowohl Infektionen mit M. tuberculosis und M. bovis als auch Ansteckungen durch die sogenannten „atypischen" Mykobakterien. Auch die Tuberkulose ist eine Mykobakteriose. (Freerksen 1960; 25. Tagung der Dt. Gesellschaft für Lungenkrankheiten und Tuberkulose, 1972). Die Verwendung des Begriffs Mykobakteriose als ausschließliche Bezeichnung für durch „atypische" Mykobakterien verursachte Erkrankungen ist zwar aus historischen Gründen gebräuchlich, wissenschaftlich aber nicht gerechtfertigt. Die Mykobakterien sind nicht atypisch als Mykobakterien, sondern „atypisch" als Erreger von menschlichen Erkrankungen, für deren Entstehung man seit Robert Koch praktisch allein die klassischen Erreger der Tuberkulose verantwortlich gemacht hat.

In den amtlichen Richtlinien der Bundesrepublik (Neumann 1972a) werden M. tuberculosis, M. bovis, M. africanum und M. avium als Erreger der Tuberkulose geführt. Für diese Definition ist ausschlaggebend, ob die Infektketten Mensch – Mensch, Tier – Mensch oder Mensch – Tier nachgewiesen sind (Neumann 1973a). Erkrankungen durch M. africanum sind in der Bundesrepublik außerordentlich selten. Sie kommen vorwiegend in Westafrika vor (Jungbluth et al. 1978). Eine direkte Übertragung von Mensch zu Mensch wurde bisher nicht beobachtet.

Unter den in der Natur weit verbreiteten Mykobakterien haben sich im Laufe der Entwicklung nur wenige Arten speziell an den Menschen oder bestimmte Tiere angepaßt. Sie können für diese Wirte krankmachende Bedeutung erlangen und führen unter geeigneten Bedingungen auch zu seuchenhaften Erkrankungen. Die Vielzahl der Mykobakterien ist apathogen oder fakultativ pathogen für Mensch und Tier. Manche Arten können in verschiedenen Lebewesen latent überleben oder sich unter Umständen sogar vermehren und so bei Mensch und Tier zwar individuelle Erkrankungen, aber keine Seuchen hervorrufen. Solche Mykobakterien sind darum als Endglied einer Infektionskette epidemiologisch ohne Bedeutung.

Für den Menschen bedeutsam sind das M. leprae, das M. tuberculosis und das M. bovis. Die beiden Säugertuberkulosebakterien M. tuberculosis und M. bovis kommen als Seuchenerreger jeder nur bei seinem, ihm adaequaten Wirtsorganismus oder bei sehr nahe verwandten Wirtsspezies vor. Diese stellen damit das Reservoir für die genannten Mykobakterien und die hauptsächlichsten Infektionsquellen dar.

Werden Haustiere, soweit sie dafür empfänglich sind, mit M. tuberculosis infiziert, so kann es bei diesen zur Humanustuberkulose, jedoch ohne Seuchencharakter, kommen. Erst die Rückinfektion des Menschen kann zur Epidemie führen. Die Infektion des Menschen mit M. bovis führt nicht zur seuchenhaften Ausbreitung, sondern ruft eine individuelle Krankheit hervor, die nach Art und Schwere durchaus einer Erkrankung durch M. tuberculosis entspricht. Die Rückinfektion des Rindes mit M. bovis kann die Erkrankung ganzer Bestände, die Infektion mit M. tuberculosis nur die Erkrankung des betroffenen Tieres bewirken.

B. Methoden der Epidemiologie

Aufgabe der Epidemiologie ist die Erfassung der Häufigkeit, der Verteilung und der Determinanten von Krankheiten in menschlichen Populationen (Pflanz 1973).

Bis zur Mitte des 20. Jahrhunderts war Epidemiologie gleichbedeutend mit Seuchenlehre. Sie befaßte sich bevorzugt, meist an Hand von Unterlagen über Sterbefälle, mit der retrospektiven Deutung des Geschehens. Heute wird der Begriff umfassender verwendet und umgreift einerseits die Häufigkeit des Auftretens von Krankheiten und Gesundheitsstörungen und andererseits die Ermittlung der Ursache von Krankheiten, Unfällen, Gebrechen und Sterbefällen (Schär 1975). Daraus ergeben sich zwei methodisch differierende Richtungen der epidemiologischen Forschung:

1. Die deskriptive Epidemiologie. Ihre Grundlage ist die Statistik. Bei der Tuberkulose rückt neben der Erfassung von Morbiditäts- und Mortalitätsziffern die Aufgabe, der Ausbreitung der Erkrankung *im Einzelfall* nachzugehen, immer mehr in den Vordergrund. Die elektronische Datenverarbeitung gestattet es heute, komplizierte Rechenvorgänge in kürzester Zeit vorzunehmen. Sie ermöglicht die Aufstellung epidemetrischer Modelle, in denen der Einfluß einzelner Maßnahmen auf den Ablauf der Tuberkulose bewertet wird. Dabei gelten als einwandfrei zu definierende Basiskollektive die Gruppen der Nichtinfizierten und der Infizierten, wobei letztere noch danach unterschieden werden ob sie ohne oder mit Befund und behandlungsbedürftig sind oder nicht. Die Veränderungen von Gruppe zu Gruppe sind durch die Parameter Infektionsrate, Erkrankungsrate und Rückfallrate charakterisiert. (Diagnostic standards: American Lung Assocation, 1977; 3. Informationsbericht des DZK, 1973).

2. Die analytische Epidemiologie. Ziel der analytischen Betrachtungsweise bei seuchenhaft auftretenden Infektionskrankheiten ist die Erforschung des Erreger-Wirt-Verhältnisses. Aus den Eigenschaften und der Reaktionsweise beider Beteiligten und ihren gegenseitigen Wechselbeziehungen lassen sich letzten Endes alle wesentlichen und der Seuche eigentümlichen Gesetzmäßigkeiten ableiten.

I. Begriffe der deskriptiven Epidemiologie bei der Tuberkulose

1. Mortalität

Zwischen der Zahl der Ansteckungen, die das eigentliche epidemiologische Potential darstellen, und der Zahl derer, bei denen die erfolgte Ansteckung zum Tode führt, liegt das breite Feld der Umweltfaktoren, die sich in den

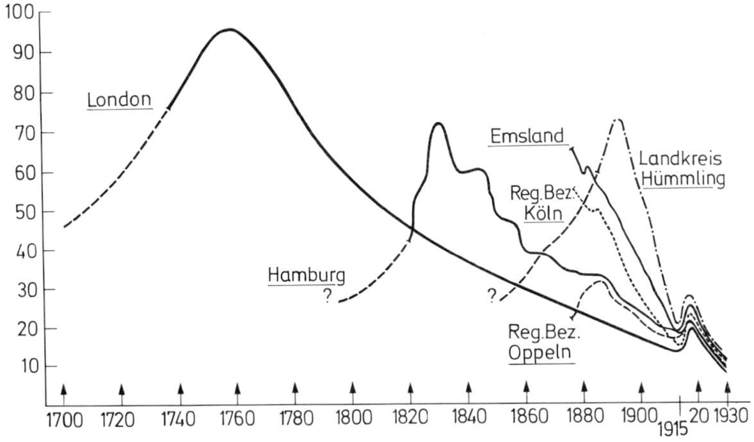

Abb. 1. Entwicklung der Mortalität an Tuberkulose in London, Hamburg, Reg.-Bez. Oppeln, Reg.-Bez. Köln, Emsland, Hümmling auf 10000 Lebende. Die Londoner Tuberkulosewelle ist noch im Schlußabschnitt des aufsteigenden Schenkels statistisch erfaßbar. Das gleiche gilt, 100 Jahre später, für Hamburg. Die im Emsland und in Oppeln später einsetzende Statistik beginnt mit dem absteigenden Schenkel der epidemiologischen Kurve. Im Emsland und in Hümmling handelte es sich um abgeschlossene, ländliche Populationen, in die die Tuberkulose erst relativ spät eindrang. Der erste Weltkrieg wirkte sich nicht entscheidend auf den Trend der Seuche aus. (Nach REDEKER 1958)

Tabelle 1. Die Tuberkulosesterblichkeit in den großen Verkehrszentren Europas vor dem ersten Weltkrieg. (Nach RIEDEKER 1958)

Antwerpen	1909	=11,0	Kiew	1913	=20,2
Hamburg	1913	=13,8	Sofia	1911–1915	=22,4
Kopenhagen	1913	=14,2	Wien	1911–1913	=29,8
Amsterdam	1915	=15,2	Prag	1914	=30,3
Leipzig	1914	=16,8	Warschau	1913	=30,6
Berlin	1913	=19,1	Budapest	1914	=32,7
München	1914	=20,0	Bukarest	1909	=42,8

einzelnen Populationen zeitlich wie örtlich ständig verändern (REDEKER 1958). Da es aber gerade Einflüsse dieser Art sind, die den Seuchenablauf bestimmen, können Sterblichkeitsziffern nur relative Anhaltspunkte vermitteln.

Eine verwertbare Todesursachenstatistik wird in Europa seit Mitte des 19. Jahrhunderts geführt. Wenn sie auch im Laufe der Zeit an Genauigkeit zugenommen hat, so werden auch heute noch nicht alle Sterbefälle an Tuberkulose erfaßt (KREUSER und KEUTZER 1963). Andererseits halten bei weitem nicht alle Fälle mit der Todesursache Tuberkulose einer kritischen Überprüfung stand (LOTTE et al. 1971). Im Interesse internationaler Vergleichbarkeit hat die von der Weltgesundheitsorganisation herausgegebene Liste der Krankheiten und Todesursachen wesentliche Fortschritte gebracht. Trotzdem sind Mortalitätsstatistiken, vor allem aus unterentwickelten Ländern, als Parameter zur Erfolgsbeurteilung etwaiger Bekämpfungsmaßnahmen wenig geeignet.

Tuberkulose-Mortalitätskurven zeigen im allgemeinen einen wellenförmigen Verlauf. Aufsteigende Kurvensegmente finden sich, wenn eine Population oder

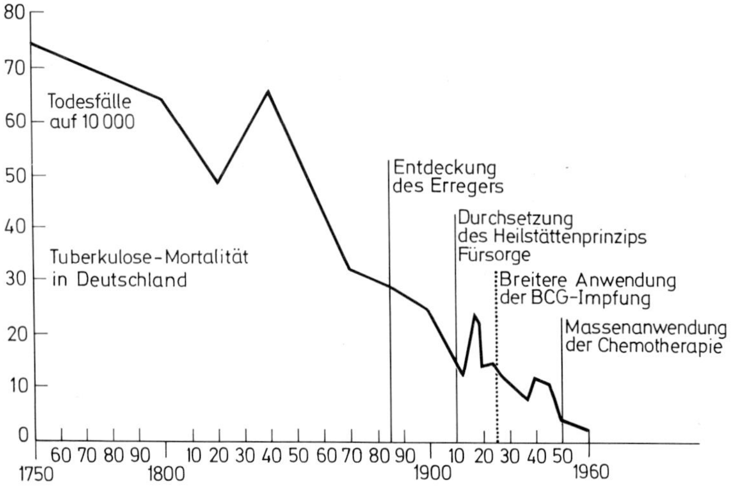

Abb. 2. Mortalitätskurve der Tuberkulose in Deutschland seit 1750

eine Populationsgruppe dem Verkehr erschlossen wird und in ihr selbst die Kontaktbedingungen durch Bevölkerungszunahme und Urbanisation verbessert werden (Abb. 1).

Auch ohne Bekämpfungsmaßnahmen und ohne einschneidende Änderung der Bevölkerungsbedingungen fällt die Sterblichkeitskurve nach Überschreiten des Kulminationspunktes kontinuierlich ab. Sie kann zwar durch Ereignisse wie die beiden Weltkriege aufgehalten, aber nicht grundsätzlich verändert werden. Der Kulminationspunkt wurde in England um 1760, in Hamburg um 1840, im Rheinland um 1870 und im europäischen Osten um 1920 erreicht. Der West-Ost-Zug der Epidemie vor dem ersten Weltkrieg kommt in den Sterblichkeitsziffern der Verkehrsknotenpunkte auf dieser Route zum Ausdruck (Tabelle 1). Er beeinflußt auch heute noch die europäische Tuberkulosesituation.

Die Tuberkulosesterblichkeit in Deutschland betrug um 1850 75 auf 10000 Einwohner. Sie verringerte sich auf 25/10000 Einwohner bis 1895. Im Jahre 1914, also lange vor der chemotherapeutischen Ära, belief sie sich auf 14/10000 und heute auf 5 je 100000 Einwohner (Abb. 2).

Auffallend ist die Verschiebung der Tuberkulosesterbefälle in die höheren Altersklassen. 1923 lagen in Deutschland über 36% der Sterbefälle vor dem 25. Lebensjahr, 1950 waren es 11% und 1972 weniger als 1%. Jenseits des 65. Lebensjahres waren es 1923 nur etwa 5%, 1972 waren es 60% (GÄRTNER u. GRABENER 1977) (Tabellen 2, 3, 4).

2. Morbidität

Die exakte statistische Erfassung von Krankheiten ist mit großen Schwierigkeiten verbunden. Insbesondere bei der Tuberkulose mit ihrer Neigung zur Chronizität und zum Rezidiv sind Begriffe wie „Krankheit" oder „Kranksein" nur schwer abzugrenzen. Weitere Fehlerquellen liegen in der subjektiven Betrachtungsweise des Erfassenden, der Nichteinhaltung der Meldepflicht und der unterschiedlichen Intensität in der Arbeitsweise des öffentlichen Gesundheitsdienstes.

Tabelle 2. Sterbefälle insgesamt und an Tuberkulose im Reichsgebiet in ausgewählten Jahren von 1901 bis 1938 und in der Bundesrepublik Deutschland 1949 bis 1975. Grundzahlen und je 100000 Einwohner. (Gesundheitswesen, Fachserie 12, Reihe 1, Ausgewählte Zahlen für das Gesundheitswesen 1975, Statistisches Bundesamt, Wiesbaden.)

Grundzahlen			Je 100000 Einwohner		
Jahr	Gestorbene insgesamt	Darunter Gestorbene an Tuberkulose	Jahr	Gestorbene insgesamt	Darunter Gestorbene an Tuberkulose
Reichsgebiet					
1901	1148572	117596	1901	2067,2	211,6
1905	1177843	121992	1905	1981,5	205,2
1910	1033229	104322	1910	1618,9	163,5
1913	992645	94927	1913	1498,9	143,3
1920	909420	92902	1920	1509,2	154,2
1925	744691	66505	1925	1193,2	106,6
1930	710850	50646	1930	1092,2	78,8
1935	792018	48679	1935	1184,4	72,8
1938	799220	42697	1938[a]	1165,8	62,3
Bundesgebiet					
1949[a]	550049	25345	1949[b]	1139,4	52,5
1950[a]	519636	19934	1950[b]	1059,5	40,6
1951[a]	534482	18926	1951[b]	1078,1	38,2
1952[a]	536398	14168	1952[b]	1056,0	27,9
1953[a]	567785	11313	1953[b]	1109,2	22,1
1954[a]	548029	10796	1954[b]	1055,9	20,9
1955[a]	571850	10792	1955[b]	1095,3	20,7
1956	599413	10620	1956	1127,4	20,0
1957	615016	10340	1957	1145,2	19,3
1958	597305	9423	1958	1098,3	17,3
1959	605504	9216	1959	1101,1	16,8
1960	642962	9223	1960	1153,6	16,5
1961	627561	8200	1961	1117,2	14,6
1962	644819	8005	1962	1132,5	14,1
1963	673069	8239	1963	1168,8	14,3
1964	644128	7390	1964	1102,5	12,7
1965	677628	7574	1965	1148,3	12,8
1966	686321	7138	1966	1150,8	12,0
1967	687349	6424	1967	1148,0	10,7
1968	734049	6298	1968	1216,4	10,4
1969	744359	5850	1969	1223,3	9,6
1970	734843	5047	1970	1211,6	8,3
1971	730670	4363	1971	1191,9	7,1
1972	731264	4152	1972	1182,5	6,7
1973	731028	3860	1973	1179,5	6,2
1974	727511	3535	1974	1172,4	5,7
1975	749260	3374	1975	1211,9	5,5

[a] Gebietsstand: 31.12.1937
[b] ohne Saarland

Tabelle 3. Bevölkerung, Sterbefälle insgesamt und Sterbefälle an Tuberkulose in einigen europäischen Ländern 1971 bis 1973. (5. Informationsbericht des DZK, 1975)

Jahr	BRD	Dänemark	Niederlande	Österreich	Schweden	Finnland
Sterbefälle insgesamt						
1971	730670	48858	110200	97334	82734	45876
1972	731264	50445	113600	95323	84051	43958
1973	731032	.	.	92768	85500	43225[a]
Bevölkerung in 1000 (Jahresmitte)						
1971	61302,2	4960	13190	7457	8110	4612
1972	61671,8	4994	13330	7479	8127	4640
1973	61973,0	5027	13438	7521	8138	4663[a]
Sterbefälle auf 1000 Einwohner						
1971	11,9	9,9	8,4	13,1	10,4	9,9
1972	11,8	10,1	8,5	12,7	10,4	9,5
1973	11,8	.	.	12,3	10,5	9,3[a]
Sterbefälle an Tuberkulose (einschl. Spätfolgen) gem. ICD 1968, Pos. 010–019						
Anzahl						
1971	4363	121	.	935	343	377[b]
1972	4152	134	.	859	354	.
1973	.	.	.	722	.	.
auf 100000 Einwohner						
Anzahl						
1971	7,2	2,4	1,6	12,5	4,2	8,17
1972	6,6	2,7	1,5	11,5	4,4	.
1973	.	.	.	9,6	.	.

[a] Inoffizielle Angabe
[b] Darunter Spätfolgen 32,6%

Tabelle 4. Inzidenz an Tuberkulose insgesamt und Tuberkulosemortalität 1972/73 in verschiedenen Ländern, Verhältniszahlen auf 100000 Einwohner. Sonderheft Dez. 1974. (Aus Prax. Pneumol. 28, 889, 895, 898, 903, 905)

Land	Tb-Inzidenz 1973	Tb-Mortalität 1972/73
DDR	50,1	4,0
Polen	95	15–16
Bulgarien	44	10,4
Ungarn	70	16
Tschechoslowakei	82	7,6
Rumänien	129	8,7
Finnland	109,9 (1970)	8,3 (1970)
Jugoslawien	102	15–16

Der verläßlichste Parameter ist die bakteriologische Bestätigung einer Tuberkuloseerkrankung. Unter heutigen therapeutischen Bedingungen ist der Nachweis von Tuberkulosebakterien in der Regel nur noch bei Neuerkrankungen möglich. Die Erfassung der Inzidenz und ihres Anteils an Bakterienausscheidern ist damit wesentlicher Bestandteil einer Morbiditätsstatistik. Demgegenüber spielt die Prävalenz nur noch eine untergeordnete Rolle. Der Bestand an Erkrankten wird als Punktprävalenz auf den 31. Dezember eines jeden Jahres angegeben. Sie hängt ab von den Neu- und Wiedererkrankungen sowie der Zahl der Altfälle und soll über den Gesamtumfang des Problems Auskunft geben. Bestandszahlen waren von Bedeutung, als die Tuberkulose noch ein chronisches und sich über Jahre erstreckendes Leiden war, bei dem sich das Ende des Krankheitszustandes nur ungenau bestimmen ließ. Sie lassen unter heutigen Bedingungen lediglich noch Rückschlüsse auf die Wirksamkeit von Bekämpfungsmaßnahmen zu.

Die Schwierigkeiten, Morbiditätszahlen über die Tuberkulose international vergleichen zu können, sind kaum überwindbar. Bereits im nationalen Bereich spielen unterschiedliche Interpretation und Arbeitsweise oft eine wichtigere Rolle als echte, epidemiologisch bedingte Differenzen. Darüber hinaus weichen in verschiedenen europäischen Ländern selbst die Grundregeln der Erstellung von Statistiken ab (POHL 1970).

In der Bundesrepublik wurde mit der am 1. Januar 1972 in Kraft getretenen neuen Statistikordnung versucht, das Schwergewicht auf die bakteriologisch bestätigten und diagnostisch gesicherten Fälle zu legen und sich damit dem international erkennbaren Trend anzupassen.

Trotz aller Unterschiede zwischen einzelnen Ländern befindet sich die Tuberkulose überall im europäischen Bereich auf dem absteigenden Schenkel der säkularen Tuberkulosewelle, allerdings auf verschiedenen Punkten. Die höchsten Erkrankungsziffern finden sich in den östlichen und westlichen Randländern, am geringsten befallen sind Skandinavien, Holland und Großbritannien. In keinem Land bietet sich ein Anhaltspunkt für einen grundsätzlichen Richtungswechsel der Morbiditätskurve (Tabelle 5).

Rückschlüsse auf die Hintergründe der unterschiedlichen Tuberkulosesituation in den Vergleichsstaaten lassen sich aus dem statistischen Material nicht ziehen. Die höhere Tuberkuloseinzidenz in der Bundesrepublik Deutschland steht mit dem erhöhten Anteil an Tuberkulosen der Atmungsorgane *ohne* Bakteriennachweis in Zusammenhang. Es ist statistisch nicht zu ermitteln, ob es sich um Unterschiede in der Registrierung oder um tatsächliche epidemiologische Differenzen handelt (Tabellen 6–9).

3. Durchseuchung

Die Epidemiologie bei Totaldurchseuchung einer Bevölkerung beschäftigt sich vorwiegend mit der Erfassung von Morbidität und Mortalität. Der Durchseuchungsindex spielt lediglich eine Rolle als Gradmesser für Hygiene und Prophylaxe.

Wie bei jeder Infektionskrankheit, so ist auch bei der Tuberkulose die Aufnahme des parasitären Erregers im Makroorganismus das epidemiologisch entscheidende Ereignis. Dieser Vorgang bewirkt beim M. tuberculosis nur selten Reaktionen, die als „Krankheit" imponieren. Nur wenige der Infizierten erkranken unmittelbar oder später an einer Tuberkulose. Zwischen Infektion und manifester Erkrankung besteht lediglich ein gradueller Unterschied. Das M. tuberculosis vermag bei freier Entfaltungsmöglichkeit ebenso schnell zu durchseuchen wie z.B. Diphtherie- oder Scharlachkeime. Der Eindruck einer scheinbar geringeren Penetranz wird durch die gemilderte Infektionssymptomatik vorgetäuscht.

Nach Ausrottung der Rindertuberkulose kann das M. tuberculosis praktisch nur noch von Mensch zu Mensch übertragen werden. Die Gesamtgruppe der

Tabelle 5. Tuberkulose-, Morbiditäts- und Mortalitätsziffern in der Europäischen Region (1972 oder letztes verfügbares Jahr). (Aus Z. Erkr. Atmungsorgane 150, 307–337 (1978))

Land	Neue Fälle von Tb		Todesfälle an Tb	
	Alle Formen pro 100000 der Bevölkerung	Atemwegs-Tb pro 100000 Bevölkerung	Alle Formen	Atemwegs-Tb
Albanien	–[a]	–[a]	–[a]	–[a]
Algerien	–[a]	–[a]	–[a]	–[a]
Österreich	38,8	35,2	11,5	9,4
Belgien	–[a]	28,0	6,0	5,4
Bulgarien	65,9	44,5	8,9	8,0
ČSSR	67,9	59,3	6,8	6,5
Dänemark	13,5	11,9	2,7	1,2
Finnland	94,0	73,7	6,4	3,6
Frankreich	–[a]	–[a]	6,9	5,9
DDR	50,1	40,1	8,6	5,7
BRD	58,9	50,2	6,7	5,5
Griechenland	106,9	90,1	8,5	6,7
VR Ungarn	78,9	–[a]	15,8	13,0
Island	32,0[b]	24,3[b]	1,0	1,0
Irland	38,1	29,3	6,1	5,1
Italien	12,6[b]	12,1[b]	6,2	5,5
Luxemburg	28,2	25,6	3,2	2,9
Malta	19,4	15,0	0,6	0,6
Monaco	–[a]	–[a]	–[a]	8,3
Marocco	–[a]	–[a]	–[a]	–[a]
Niederlande	18,7[b]	15,1[b]	1,5	0,8
Norwegen	25,5	20,2	3,1	0,7
VR Polen	106,7	101,4	18,4	17,6
Portugal	100,3	94,4	14,5	12,9
VR Rumänien	126,2	109,0	14,2	13,1
Spanien	–[a]	10,3	8,8	7,8
Schweden	21,9	16,5	4,4	2,7
Schweiz	–[a]	25,5	5,9	4,9
Türkei	–[a]	–[a]	14,1	13,8
Vereinigtes Königreich				
England & Wales	22,6	17,7	3,0	2,0
Nordirland	17,8	15,1	3,2	2,2
Schottland	31,8	25,9	4,4	3,0
UdSSR	–[a]	–[a]	–[a]	–[a]
Jugoslawien	111,9	103,4	17,3	15,1
Insgesamt (32 Länder)	57,2 22 Länder	45,1 24 Länder	8,7 27 Länder	7,6 28 Länder

[a] Ziffern nicht verfügbar
[b] Ziffern von 1971
Quellen: WHO Statistics Annual 1971 und 1972, Vol. I u. II (1975); Glówny Urzad Statystyczny, Warszawa, 1975, Statystyka Polski, No. 45, Rocznik: Statystyczny Orchrony Zdrowia 1974 [Statistical Yearbook of Public Health]

Tabellen 6 u. 7. Zugänge nach Erkrankungsform in der Bundesrepublik Deutschland (BRD) 1974, Dänemark 1974, in der Deutschen Demokratischen Republik (DDR) 1973 und 1974, Finnland 1974, Niederlande 1974, Österreich 1973 und 1974, Schweden 1973 und 1974 (7. Informationsbericht des DZK, 1977)

Tabelle 6. Grundzahlen

Land	Jahr	Tuberkulose der Atmungsorgane									Extrapulmonale Tuberkulose			Tuberkulose insgesamt		
		Mit Bakteriennachweis			Ohne Bakteriennachweis			Insgesamt								
		Männlich	Weiblich	Insgesamt	Männlich	Weiblich	Insgesamt	Männlich	Weiblich	Insgesamt	Männlich	Weiblich	Insgesamt	Männlich	Weiblich	Insgesamt
BRD	1974	7716	3235	10951	12691	7426	20117	20407	10661	31068	2472	3011	5483	22879	13672	38551
Dänemark	1974	.	.	360	.	.	156	.	.	516	.	.	73	344	245	589
DDR	1974	1797	966	2763	1590	918	2508	3387	1884	5271	502	875	1377	3889	2759	6648
	1973	2069	1045	3114	1732	1091	2823	3801	2136	5937	518	921	1439	4319	3057	7376
Finnland	1974	1049	547	1596	.	.	1262	.	.	2858	240	483	723	2039	1542	3581
	1975	1036	523	1559	.	.	1154	.	.	2713	262	522	784	2003	1494	3497
Österreich	1974	.	.	1982	.	.	1782	.	.	3764	.	.	451	2800	1415	4215
	1973	.	.	2219	.	.	1953	.	.	4172	.	.	479	3128	1523	4651
Schweden	1974	605	366	971	177	142	319[b]	782	508	1290	134	201	335	916	709	1625
	1973[a]	610	243	853	254	254	508[b]	864	497	1361	121	182	303	985	679	1664

[a] Wegen unzureichender Angaben ist ein Fall nicht in die Tabelle aufgenommen worden.

[b] 1. Tb. primaria; 2. Tb. pleurae; 3. Tb. pulm. postprimaria. 1. bis 2. ohne Nachweis von Bakterien.

Quelle: Dänemark: Mitteilung des Landes. DDR: DDR Medizin. Report 3 (1974), Heft 11, S. 1024ff. Finnland: Jahrbuch der Finnish Anti-Tuberculosis Association, Mai 1976, Volume 5. Österreich: Mitteilung des Österreichischen Gesundheitsministeriums. Schweden: Publication from the Swedish National Association against Heart and Chest Diseases 1973 und 1974.

Tabelle 7. Verhältniszahlen auf 100000 der Bevölkerung

Land	Jahr	Tuberkulose der Atmungsorgane			Tuberkulose anderer Organe	Tuberkulose insgesamt	Darunter Tuberkulose der Atmungsorgane mit Bakteriennachweis und extrapulmonale Tuberkulose
		Mit Bakteriennachweis	Ohne Bakteriennachweis	Insgesamt			
BRD	1974	17,6	32,4	50,0	8,8	58,9	26,4
Dänemark	1974	7,2	3,1	10,3	1,5	11,7	8,7
DDR	1973	18,3	16,7	35,0	8,5	43,5	26,8
	1974	16,3	14,8	31,1	8,1	39,2	24,4
Finnland	1974	34,0[a]	26,9	60,9	15,4	76,3	49,4[a]
Niederlande	1974	5,4	7,0	12,4	3,3	15,7	8,7
Österreich	1973	29,7	26,1	55,8	6,4	62,2	36,1
	1974	26,5	23,8	50,3	6,0	56,3	32,5
Schweden[b]	1973	11,6	5,1	16,7	3,7	20,4	15,3
	1974	11,9	3,9	15,8	4,1	19,9	16,0

[a] Enthält bei Finnland nur bakteriologisch gesicherte Lungen-Tuberkulose.
[b] Wegen unzureichender Angaben ist ein Fall nicht in die Tabelle aufgenommen worden.
Quellen: Dänemark: Mitteilung des Landes. DDR: DDR Medizin, Report 3 (1974), Heft 11, S. 1024ff. Finnland: Jahrbuch der Finnish Anti-Tuberculosis Association, Mai 1976, Volume 5. Niederlande: „Tegen de Tuberculose“ 46 Verslagen Adviezen Rapporten 1975, 72. Jahrgang, Nr. 2, 1976. Österreich: Mitteilung des Österreichischen Gesundheitsministeriums. Schweden: Publication from the Swedish National Association against Heart and Chest Diseases 1973 und 1974.

Tabelle 8. Statistik der an aktiver Tuberkulose Erkrankten nach Diagnosegruppen in der Bundesrepublik Deutschland von 1949–1975, Grundzahl und je 100000 Einwohner (8. Informationsbericht des DZK, 1977)

	Anzahl der Fälle insgesamt					Anzahl der Fälle je 100000 Einwohner				
	Insgesamt (Diagnose-gruppe 1 und 2)	Atmungsorgane			Andere Organe (Diagnose-gruppe 2)	Insgesamt (Diagnose-gruppe 1 und 2)	Atmungsorgane			Andere Organe (Diagnose-gruppe 2)
		Zusammen (Diagnose-gruppe 1)	Mit Nachweis von Tuberkulose-bakterien (Diagnose-gruppe 1.1)	Ohne Nachweis von Tuberkulose-bakterien (Diagnose-gruppe 1.2)			Zusammen (Diagnose-gruppe 1)	Mit Nachweis von Tuberkulose-bakterien (Diagnose-gruppe 1.1)	Ohne Nachweis von Tuberkulose-bakterien (Diagnose-gruppe 1.2)	
1949[a]	157352	136285	35812	100473	21067	343,6	297,6	78,2	219,4	46,0
1950[a]	130080	113876	35005	78871	16204	279,8	245,0	75,3	169,7	34,9
1951[a]	124761	108269	34822	73447	16492	265,5	230,4	74,1	156,3	35,1
1952[a]	117282	101741	32456	69285	15541	247,5	214,7	68,5	146,2	32,8
1953[b]	115613	100169	32194	67975	15444	229,5	198,8	63,9	134,9	30,7
1954[b]	103348	88926	27579	61347	14422	203,0	174,7	54,2	120,5	28,3
1955[b]	98643	84230	26497	57733	14413	191,9	163,9	51,6	112,3	28,0
1956[b]	92187	79127	23901	55226	13060	176,7	151,7	45,8	105,9	25,0
1957	87719	75543	23314	52229	12176	163,4	140,8	43,5	97,3	22,7
1958	84744	72520	22753	49767	12224	156,1	133,6	41,9	91,7	22,5
1959	77926	66945	20976	45969	10981	142,0	122,0	38,2	83,8	20,0
1960	70325	60173	18988	41185	10152	126,5	108,3	34,2	74,1	18,3
1961	65040	55256	17474	37782	9784	115,7	98,3	31,1	67,2	17,4
1962	58968	49449	16164	33285	9519	103,6	86,8	28,4	58,5	16,7
1963	57305	48503	16165	32338	8802	99,5	84,2	28,1	56,2	15,3
1964	55204	46509	15535	30974	8695	94,4	79,6	26,6	53,1	14,9
1965	55010	46513	15285	31228	8497	93,2	78,8	25,9	52,9	14,4
1966[c]	55023	47008	15799	31209	8015	101,1	86,4	29,0	57,3	14,7
1967	54671	46266	15535	30731	8405	91,3	77,3	25,9	51,3	14,0
1968	51786	44116	15010	29106	7670	85,8	73,1	24,8	48,3	12,7
1969	49695	42476	14109	28367	7219	81,7	69,8	23,2	46,6	11,9
1970	48262	41459	14475	26984	6803	79,6	68,4	23,9	44,5	11,2
1971	45325	38495	13697	24798	6830	74,0	62,8	22,4	40,5	11,1
1972[d]	36337	30936	10544	20392	5401	66,5	56,6	19,3	37,3	9,9
1973[d]	37524	32094	11076	21108	5430	63,1	53,9	18,6	35,3	9,1
1974	36551	31068	10951	20117	5483	58,9	50,1	17,6	32,4	8,8
1975	34070	28691	10452	18239	5379	55,1	46,4	16,9	29,5	8,7

[a] Ohne Regierungsbezirke Südbaden, Südwürttemberg-Hohenzollern (einschließlich Lindau) und Saarland. [b] Ohne Saarland. [c] Ohne Hessen. [d] Ohne Niedersachsen und Kreis Schleswig. Quelle: Gesundheitswesen, Fachserie 12, Reihe 1, ausgewählte Zahlen für das Gesundheitswesen 1975 – Herausgegeben vom Statistischen Bundesamt, Wiesbaden.

Tabelle 9. Bestand der an aktiver Tuberkulose Erkrankten nach Diagnosegruppen in der Bundesrepublik Deutschland von 1949–1975, Grundzahlen und je 100000 Einwohner (8. Informationsbericht des DZK, 1977)

	Anzahl der Fälle insgesamt					Anzahl der Fälle je 100000 Einwohner				
	Insgesamt (Diagnose-gruppe 1 und 2)	Atmungsorgane			Andere Organe (Diagnose-gruppe 2)	Insgesamt (Diagnose-gruppe 1 und 2)	Atmungsorgane			Andere Organe (Diagnose-gruppe 2)
		Zusammen (Diagnose-gruppe 1)	Mit Nachweis von Tuberkulose-bakterien (Diagnose-gruppe 1.1)	Ohne Nachweis von Tuberkulose-bakterien (Diagnose-gruppe 1.2)			Zusammen (Diagnose-gruppe 1)	Mit Nachweis von Tuberkulose-bakterien (Diagnose-gruppe 1.1)	Ohne Nachweis von Tuberkulose-bakterien (Diagnose-gruppe 1.2)	
1949[a]	561046	479234	143419	335815	81812	1181,0	1008,8	301,9	706,9	172,2
1950	537359	458329	150636	307693	79030	1088,0	928,0	305,0	623,0	160,0
1951[b]	524577	447727	154076	293651	76850	1054,0	899,6	309,6	590,0	154,4
1952[b]	509882	438256	153560	284696	71626	1018,0	875,0	306,6	568,4	143,0
1953[b]	505188	435056	150531	284525	70132	997,1	858,7	297,1	561,6	138,4
1954[b]	487090	420098	139673	280425	66992	952,4	821,4	273,1	548,3	131,0
1955[b]	464690	400520	130719	269801	64170	898,6	774,5	252,8	521,7	124,1
1956	450481	388004	123456	264548	62477	844,9	727,7	231,5	496,2	117,2
1957	425351	366357	115390	250967	58994	787,8	678,5	213,7	464,8	109,3
1958	401770	346390	109683	236727	55380	735,8	634,3	200,8	433,5	101,4
1959	379218	326862	102690	224172	52356	687,9	593,0	186,3	406,7	95,0
1960	346647	298628	92949	205679	48019	621,4	535,3	166,6	368,7	86,1
1961	328494	282361	87150	195211	46133	580,5	499,0	154,0	345,0	81,6
1962	305461	261626	81023	180603	43835	533,6	457,0	141,5	315,5	76,6
1963	285804	244110	75895	168215	41694	493,9	421,9	131,2	290,7	72,1
1964	271568	231549	71582	159967	40019	463,5	395,2	122,2	273,0	68,3
1965	257574	218876	66863	152013	38698	434,4	369,1	112,8	256,4	65,3
1966	239990	202971	62475	140496	37019	401,4	339,5	104,5	235,0	61,9
1967	221090	188470	55721	130749	34620	368,8	311,1	92,9	218,1	57,7
1968	211075	177384	52130	125254	33691	349,1	293,4	86,2	207,2	55,7
1969	199977	167894	47310	120584	32083	326,8	274,4	77,3	197,1	52,4
1970	189122	158827	43382	115445	30295	310,1	260,4	71,1	189,3	49,7
1971	172093	143878	36531	107347	28215	279,8	233,9	59,4	174,5	45,9
1972[c]	117592	99523	21279	78244	18069	215,4	182,3	39,0	143,3	33,1
1973[c]	121666	101810	20751	81059	19856	204,1	170,8	34,8	136,0	33,3
1974	109840	91826	18092	73734	18014	177,2	148,1	29,2	118,9	29,1
1975	99817	83064	16344	66720	16753	161,9	134,7	26,5	108,2	27,2

[a] Ohne Regierungsbezirke Südwürttemberg-Hohenzollern (einschließlich Lindau) und Saarland. [b] Ohne Saarland. [c] Ohne Niedersachsen und Kreis Schleswig. Quelle: Gesundheitswesen, Fachserie 12, Reihe 1, ausgewählte Zahlen für das Gesundheitswesen 1975 – Herausgegeben vom Statistischen Bundesamt, Wiesbaden.

Infizierten, nicht nur die der Erkrankten, stellt das Reservoir des Erregers dar. Mit Rückgang der Tuberkulose und zunehmendem Bevölkerungsanteil von Nichtinfizierten ist deshalb die Abgrenzung zwischen Bakterienträgern und tuberkulosefreien Personen epidemiologisch entscheidend. Der Tuberkulinprobe als einfach durchzuführendem und risikolosem Test kommt damit eine zentrale diagnostische und epidemiologische Stellung zu. Sie ermöglicht die Trennung der Infizierten von den Nichtinfizierten. Nur der Infizierte kann erkranken und nur der Erkrankte kann wiederum infizieren.

Im Jahre 1909 reagierten 95% der Wiener Schulkinder der unteren Bevölkerungsschichten auf Tuberkulin (HAMBURGER, zit. n. JUNKER 1972). Noch 1940 war in Deutschland nahezu jeder Einwohner nach dem 25. Lebensjahr tuberkulinpositiv (RANFT et al. 1976). Die Schulanfänger waren zu etwa 12% und die Schulentlassenen zu etwa 34% infiziert (PERETTI 1941). Seither hat sich der Durchseuchungsgrad weiterhin erheblich verringert. NEUMANN stellte 1971 in Stuttgart bei Schulanfängern 0.8% und bei Schulabgängern 1,7% Tuberkulinreagenten fest (NEUMANN 1972b). Die ebenfalls mit dem WHO-Tuberkulin-Standardtest in Bayern bei 14467 Zehnjährigen durchgeführten Untersuchungen ergaben einen Prozentsatz von 1,3% Reagenten (KRANIG u. STYBLO 1977). LIEBKNECHT fand 1970 in Augsburg bei Schulanfängern 1,7% und bei Entlassenen 8,5% Infizierte (LIEBKNECHT 1971). Bei Jugendlichen im Alter zwischen 14 und 18 Jahren steigt die Durchseuchungsrate auf 7,2% bzw. 13% an (BREU 1971). Andere Untersucher fanden für das gleiche Lebensalter Werte zwischen 10 und 15% (LIEBKNECHT et al. 1973). Die Infektionsprävalenz bei Göttinger Studenten im Alter zwischen 18 und 24 Jahren betrug 1974 7,9% (HOEFER 1977), bei etwa gleichaltrigen Rekruten der Bundeswehr 20% (7. Informationsbericht des DZK, 1977).

Bei der Beurteilung der differierenden Ergebnisse dürften neben regionalen Bedingungen unterschiedliche Testmethoden und vor allem Einflüsse früherer BCG-Impfungen zu berücksichtigen sein.

Über den Durchseuchungsgrad höherer Altersgruppen liegen nur wenige Angaben vor. Anhaltspunkte geben die Untersuchungen von RANFT et al. (1976), nach denen 1976 im dritten Lebensjahrzehnt 42%, im vierten 67%, im fünften 74%, im sechsten 80%, im siebten 67%, im achten 66% und bei den über Achtzigjährigen 49% auf Tuberkulin reagierten. WEICKSEL (1977) fand von 1974 bis 1976 bei den Patienten seiner Lungenfachpraxis die höchste Zahl positiver Tuberkulinproben bei der männlichen Altersgruppe zwischen 55 und 59 Jahren mit 62,5%. Dieser Prozentsatz sinkt nach dem vollendeten 60. Lebensjahr wieder ab.

Einen weiteren Aufschluß über den Durchseuchungsgrad liefert der Nachweis von Kalkherden im Sektionsgut als Parameter einer vorangegangenen Tuberkuloseinfektion.

Um die Jahrhundertwende wiesen etwa 50% der Bevölkerung bis zum 15. Lebensjahr und fast 100% der Bevölkerung bis zum 20. Lebensjahr tuberkulöse Primärkomplexe auf (GIESE 1960). Untersuchungen im Pathologischen Institut der Universität Hamburg (LAMEYER u. SEIFERT 1971) in den Jahren 1969/70 ergaben bis zum 20. Lebensjahr keine Kalkherde in den Lungen, im dritten und vierten Lebensjahrzehnt fanden sich etwa 40%, im fünften Lebensjahrzehnt ca. 50% mit weiterem linearen Anstieg bis zum neunten Lebensjahrzehnt auf 84%.

Unter Zusammenfassung aller vorliegenden Untersuchungsergebnisse dürfte die gegenwärtige Infektionsprävalenz in der Bundesrepublik Deutschland bei Schulanfängern um 1%, bei Schulentlassenen 2–4% und im 2. Lebensjahrzehnt um 15% betragen. Sie steigt in den folgenden Altersgruppen bis auf 60–70% bei den Sechzigjährigen an und verringert sich in der Folge auf etwa 50% bei den älteren und ältesten Jahrgängen. Der Durchseuchungsgrad der Gesamtbevölkerung der Bundesrepublik Deutschland beträgt zur Zeit schätzungsweise um 40–50%, wobei die Beteiligung des männlichen Geschlechtes überwiegt.

In den Niederlanden sind nach Styblo (1976) noch fast 30% der Bevölkerung infiziert, in Kanada und den USA nur mehr 15%. Dieser Prozentsatz liegt in den meisten europäischen Staaten noch bedeutend höher.

4. Infektionsrisiko

Tuberkulinkataster zur Bestimmung der Infektionsprävalenz sind organisatorisch aufwendig und zudem bei der geringen Zahl von Reagenten in den jugendlichen Jahrgängen nicht mehr ausreichend effektiv. Durch repräsentative Tuberkulintestungen (4. Informationsbericht des DZK, 1974) können mit wesentlich geringerem Aufwand zuverlässige Angaben über das Tuberkuloseproblem in einem Land gewonnen werden.

Die Untersuchungen des Arbeitskreises um Styblo (Styblo et al. 1969a; Styblo 1971a, b; Sutherland et al. 1971) (Tuberculosis Surveillance Research Unit der Internationalen Union zur Bekämpfung der Tuberkulose) haben zu Ergebnissen geführt, die das Bild der modernen Tuberkuloseepidemiologie bestimmen.

Im folgenden sind die wesentlichen Gesichtspunkte zusammengestellt.

a) Wohnbevölkerung und Infektionsrisiko

Die Durchseuchung einer Bevölkerung wird von zwei variablen Faktoren bestimmt: Zum einen von der Wohnbevölkerung bzw. der empfänglichen Bevölkerung selbst, zum anderen vom Infektionsrisiko. Ausschlaggebend ist hier das Keimangebot, d.h. in der Praxis die Zahl der Streuquellen. Beide Voraussetzungen unterliegen einem ständigen Wechsel. Bei dem dynamischen Charakter zweier inkonstanter und sich gegenseitig beeinflussender Systeme können Angaben über das Ausmaß der Durchseuchung nur jeweils für einen bestimmten Zeitpunkt und unter bestimmten Voraussetzungen Gültigkeit haben.

b) Jährliche Infektionsrate

Sie ist für das Infektionsrisiko maßgeblich und wird mit Hilfe mathematischer Methoden aus den Ergebnissen verschiedener Tuberkulintestungen berechnet. Bezeichnet wird damit der Bevölkerungsanteil, der im Verlauf eines Jahres mit Tuberkulosebakterien infiziert oder reinfiziert wurde, bei dem also als sichtbarer Ausdruck der Infektion eine Tuberkulinkonversion eingetreten ist.

c) Altersaufbau und Summe aller Infektionsrisiken

Jeder Geburtsjahrgang ist in jedem weiteren Lebensjahr dem für dieses Jahr zutreffenden Infektionsrisiko ausgesetzt. Dabei wird durch die erfolgten Infektionen die absolute Zahl der noch Empfänglichen laufend verringert. Das epidemiologische Gesamtbild ist die Resultante aus dem Altersaufbau der Bevölkerung und der Summe aller Infektionsrisiken der vergangenen Jahre. Die jährliche Infektionsrate differiert in allen Altersgruppen nur unwesentlich. Die Durchseuchung (Infektionsprävalenz) nimmt mit dem Lebensalter zu. Dabei ist zu berücksichtigen, daß dieser Wert nur die Summe aller Infektionsmöglichkeiten des bisherigen Lebens wiedergibt. Rückschlüsse auf das aktuelle Infektionsrisiko sind daraus nur unter Verwendung der von STYBLO und Mitarbeitern aufgestellten Formeln zulässig.

d) Dynamische Betrachtungsweise der Durchseuchung

Das Infektionsrisiko in Deutschland wird für das Jahr 1910 noch auf rd. 10% geschätzt. Es ist seither kontinuierlich gesunken.

Vom Jahrgang 1910 wurden bei einem Infektionsrisiko von 10% von 100 Kindern im ersten Lebensjahr 10 infiziert. Bei gleichbleibendem Infektionsrisiko würden von den restlichen 90 Nichtinfizierten im nächsten Jahr 9 infiziert worden sein, so daß also noch 81 Nichtinfizierte übrig blieben, nach 3 Jahren würden es 73 sein, nach 4 Jahren 66 usw. Tatsächlich hat sich aber die jährliche Infektionsrate fortlaufend verringert, so daß zwangsläufig die Zeitspanne bis zum Erreichen eines bestimmten Durchseuchungsgrades immer größer werden muß. Diese dynamische Betrachtungsweise macht die epidemiologische Bedeutung der Angaben STYBLOS verständlich, daß sich 40% aller Infektionen während der ersten fünf Lebensjahre ereignen und daß mit 14 Jahren bereits 80% aller Infektionen erfolgt sind, gleichgültig, wie hoch der absolute Wert der Infektionswahrscheinlichkeit ist. Nach ihm erleiden nur 5% ihre Erstinfektion zwischen 25 und 50 Jahren.

Die geringe Infektionsrate, die in den letzten Jahren erreicht wurde und mit deren weiterer Verminderung zu rechnen ist, läßt Rückschlüsse auf die Größenordnung der tatsächlich zu erwartenden Infektionen beim jetzigen Geburtsjahrgang und den nach ihm folgenden zu.

e) Wirksamkeit von ungezielten Bekämpfungsmaßnahmen

Ungezielte Maßnahmen, mit denen die Erstinfektion durch Tuberkulosebakterien verhütet oder abgeschwächt werden sollen, können hinsichtlich ihrer Wirksamkeit unter dem Aspekt des Einzelfalles oder auch aus epidemiologischer Sicht beurteilt werden.

Da sich fast die Hälfte aller Infektionen in den ersten Lebensjahren ereignet, ist vom epidemiologischen Standpunkt aus theoretisch ein Erfolg nur dann zu erwarten, wenn alle Neugeborenen erfaßt werden. Später einsetzende ungezielte Bekämpfungsmaßnahmen können jeweils nur einen immer geringeren Teil der Infektionsmöglichkeiten verhüten, die wiederum dann unter den Bedingungen des weiterhin gesunkenen Infektionsrisikos gesehen werden müssen. Bezugnahmen auf ältere Geburtsjahrgänge oder frühere Infektionsrisiken ergeben ein falsches Bild und sind aus methodischen Gründen nur mit Einschränkung zu verwerten.

f) Verläßliche Bestimmungen des Infektionsrisikos

Sie erfordern repräsentative Tuberkulinreihenuntersuchungen, die am vorteilhaftesten durch Testung von nicht BCG-geimpften Personengruppen einer bestimmten Altersgruppe zu verschiedenen Zeiten mit Tuberkulin gleicher Stärke und mit gleicher Technik ausgeführt werden. Zur Berechnung des Trends müssen diese Untersuchungen in regelmäßigen Abständen wiederholt werden.

Tabelle 10. Die jährlichen Tuberkulose-Infektionsraten in Stuttgart von 1961 bis 1976, berechnet aufgrund der Ergebnisse von Tuberkulintests mit dem WHO-Standardtest bei Schulkindern 1965 und 1971 (NEUMANN 1977)

Jahr	Tuberkulose Infektionsrate %	Jahr	Tuberkulose Infektionsrate %
1961	0,13	1969	0,04
1962	0,11	1970	0,03
1963	0,10	1971	0,03
1964	0,08	1972	0,03
1965	0,07	1973	0,02
1966	0,06	1974	0,02
1967	0,05	1975	0,02
1968	0,05	1976	0,01

Tabelle 11. Das jährliche Infektionsrisiko bei 18- bis 24jährigen Studenten und 14jährigen Schülern in Göttingen, aufgrund der Infektionsprävalenz 1962 bis 1974 (5 TE GT Hypospray positiv ab 6 mm∅) (HOEFFER 1977)

	Studenten		Schüler	
	Prävalenz %	Inzidenz %	Prävalenz %	Inzidenz %
1956		0,86		
1957				0,427
1962	37,4	0,39	11,0	0,326
1968	22,1	0,18	6,2	0,173
1972			2,9	0,061
1974	7,9	0,081		
1980		0,037		
1985		0,019		

STYBLO et al. fanden 1969 mit Hilfe mathematischer Beziehungen zwischen dem jährlichen Risiko der Tuberkuloseinfektion und der resultierenden Prävalenz früherer Infektionen, daß seit etwa 1940 das Infektionsrisiko in den Niederlanden einem exponentiell abnehmenden Trend folgt.

Ein Vergleich in 14 Ländern in den Jahren zwischen 1935 und 1948 (SUTHERLAND et al. 1971) zeigt, daß das jährliche Absinken des Infektionsrisikos in Griechenland 10%, in der Tschechoslowakei 11%, in Österreich 12% und in Israel 14% betrug. Bemerkenswert ist, daß der zweite Weltkrieg keinen Einfluß auf diesen Trend hatte. Polen weist ein Absinken um 8%, Jugoslawien um 7% jährlich auf. In Algier, Ägypten, Marokko, Syrien und Tunis änderten sich die Verhältnisse nur wenig. Aus Deutschland liegen keine vergleichbaren Trendberechnungen vor. Es läßt sich jedoch voraussetzen, daß die Verhältnisse ähnlich liegen wie in der Tschechoslowakei oder in Österreich.

In der Bundesrepublik Deutschland wurden in letzter Zeit folgende Bestimmungen des Infektionsrisikos vorgenommen: NEUMANN (zit. n. BLEIKER et al.

Tabelle 12. Getestete Schulkinder im Alter von durchschnittlich 10 Jahren ohne BCG-Impfung, Prozentsatz der Kinder mit Indurationen von 10 mm und mehr und geschätztes Tuberkulose-Infektionsrisiko in Bayern von 1973–1976 (STYBLO 1977; KRANIG 1977; PROSINGER 1977)

Regierungsbezirke	Jahr der Tuberkulintestung	Zahl der Getesteten ohne BCG-Impfung	Induration 10 mm		Geschätztes Tuberkuloseinfektionsrisiko
			Zahl	%	
Oberbayern	1973	2341	36	1,5	0,07
München	1974	1569	34	2,2	0,1
Schwaben	1974	2382	35	1,5	0,07
Mittelfranken	1975	3046	32	1,1	0,05
Unterfranken	1976	2736	20	0,7	0,03
Oberfranken	1976	2393	34	1,4	0,06
Gesamt:	1973–1976	14467	191	1,3	0,06

1973) ermittelte durch repräsentative Tuberkulintests in Stuttgart 1965 und 1971 eine Infektionswahrscheinlichkeit von 0,03%. Bei entsprechenden Untersuchungen im Regierungsbezirk Schwaben wurde 1974 eine Infektionswahrscheinlichkeit von 0,07% festgestellt (s. Tabelle 10). HOEFER (1977) gibt auf Grund der Infektionsprävalenz 1962–1974 bei Schülern und Studenten prospektive Schätzungen des Infektionsrisikos bis zum Jahre 1985. Demnach vermindert sich das Risiko von 0,86% im Jahre 1956 auf 0,019% im Jahre 1985 (Tabelle 11). KRANIG und PROSINGER (1977) unter Beratung von STYBLO führen seit 1973 in den sieben bayerischen Regierungsbezirken repräsentative Tuberkulintestungen durch. Die Ergebnisse von fünf Regierungsbezirken und der Stadt München liegen vor. Die jährliche Infektionsrate ist mit etwa 0,06% anzusetzen (Tabelle 12).

STYBLO (1971 b) schätzt das jährliche Infektionsrisiko in der Bundesrepublik im Jahre 1970 auf etwas höher als 0,1%. Bei einer anzunehmenden Verringerung um jährlich etwa 10% dürfte es inzwischen auf einen durchschnittlichen Wert von 0,05–0,1% abgesunken sein. Das bedeutet, daß in der Bundesrepublik zur Zeit weniger als 10 von 10000 Nichtinfizierten jährlich mit einer Tuberkuloseinfektion – nicht mit einer Erkrankung im klinischen Sinne – zu rechnen haben. Die epidemiologische Bedeutung dieser Zahl sei am Beispiel einer fiktiven Stadt von 100000 Einwohnern erläutert:

In dieser Stadt werden jährlich 1000 Kinder geboren, 1200 Einwohner sterben. Das durchschnittliche Sterbealter beträgt etwa 70 Jahre. Der Gesamtanteil der Tuberkulinreagenten an der Bevölkerung kann höchstens auf 50% geschätzt werden, wahrscheinlich ist er geringer. Bei einem Infektionsrisiko von 0,1% werden von den 50000 Nichtinfizierten dieser Stadt jährlich 50 infiziert. Von den 1200 Sterbefällen pro Jahr können ca. 60%, also etwa 700, als infiziert angesehen werden. Das Reservoir der 50000 Infizierten verkleinert sich also pro Jahr um 650 Personen. Demnach ist bei gleicher Entwicklung noch auf lange Sicht mit Bakterienträgern in der Bevölkerung zu rechnen, wenn auch zu berücksichtigen ist, daß der Nachschub durch die Verminderung des Infektionsrisikos geringer und die Reversionsrate bei den Älteren zunehmen wird.

Bei gleichbleibender Entwicklung wird die Eradikation der Tuberkulose in einigen europäischen Ländern zu Beginn des nächsten Jahrhunderts erreicht sein (STYBLO 1976) (Abb. 3, 4, 5).

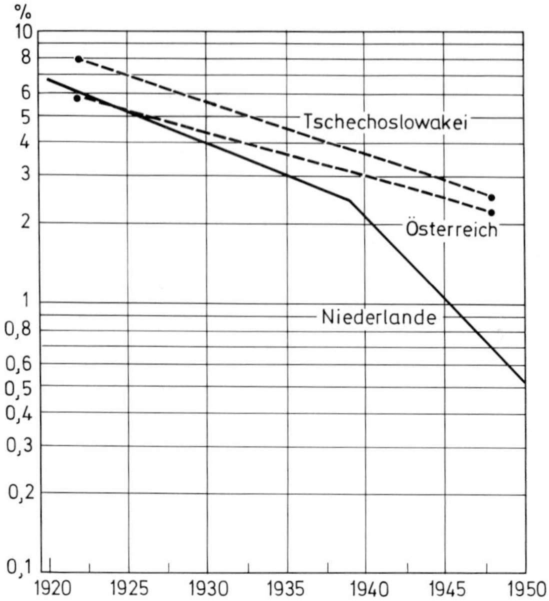

Abb. 3. Geschätztes jährliches Tuberkuloseinfektionsrisiko in den Niederlanden, Prag und Wien von 1920–1948 (BLEIKER 1973)

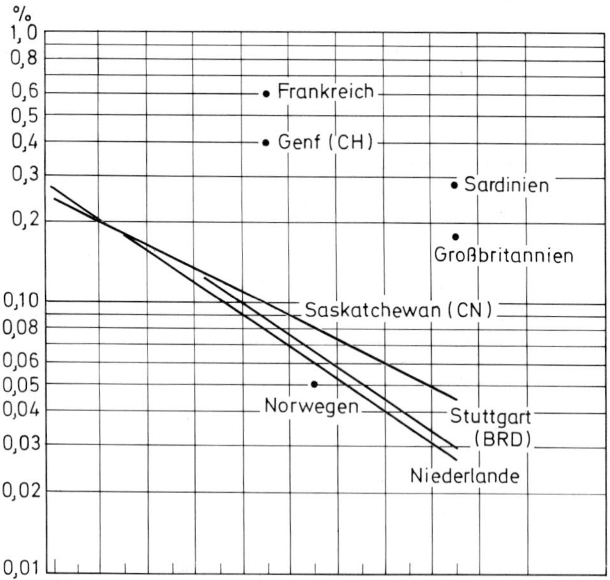

Abb. 4. Geschätztes jährliches Tuberkuloseinfektionsrisiko in Ländern mit niedriger Tuberkuloseprävalenz von 1955–1972 (BLEIKER 1973)

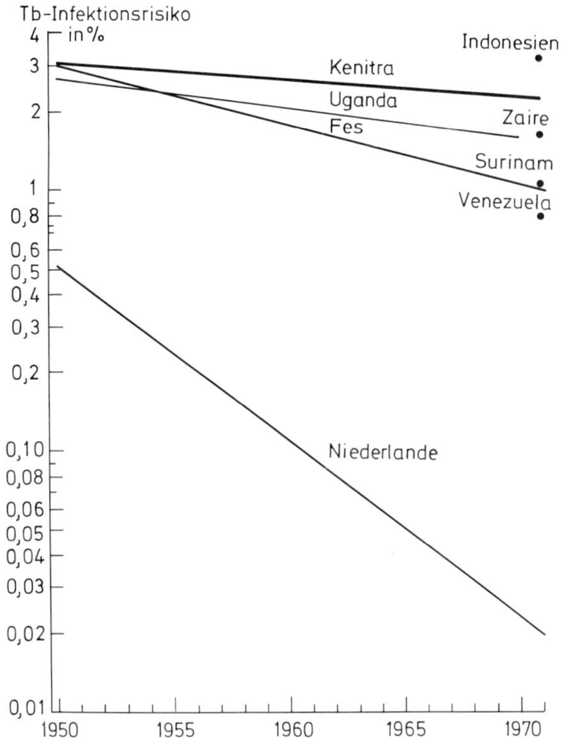

Abb. 5. Geschätztes jährliches Infektionsrisiko in Ländern mit hoher Tuberkuloseprävalenz im Vergleich zu den Niederlanden 1950–1971 (BLEIKER 1973)

5. Erkrankungsrisiko

Das Risiko eines Infizierten, an einer manifesten Tuberkulose zu erkranken, ist weitaus schwieriger zu bestimmen, als das Risiko eines Nichtinfizierten, angesteckt zu werden.

Zwischen „Kranksein" im klinischen Sinne und einer nur am positiven Ausfall der Tuberkulinprobe erkennbaren Infektion besteht im Prinzip lediglich ein gradueller Unterschied. Bei der Analyse der Umstände, die zur Ausbildung einer klinisch manifesten Tuberkulose führen, sind zahlreiche Faktoren zu berücksichtigen. Individuelle Eigenschaften wie Alter und Geschlecht, Art und Ausdehnung der Auseinandersetzung des Organismus mit dem Erreger seit erfolgter Infektion, Umwelteinflüsse und zusätzliche Krankheiten spielen eine Rolle.

In jüngerer Zeit wurde die jedem Kliniker geläufige Beobachtung, daß psychische und soziale Streßsituationen den Ausbruch einer Tuberkuloseerkrankung provozieren können, statistisch untermauert (KUHA 1973). Die psychiatrische Exploration einschließlich Testmethoden ergab in der Vorgeschichte bei 80% der Tuberkulosekranken im Alter von 20–45 Jahren Belastungen dieser Art. In einer statistisch vergleichbaren Kontrollgruppe von lungengesunden Patienten wurden hingegen nur bei 38% der Beteiligten ähnliche Streßmomente festgestellt.

Tabelle 13. Erkrankungen an Lungentuberkulose in den Jahren 1952–1964 bei 626260 Personen im Alter von 15–44 Jahren jeweils nach Alter, Röntgen-, Infektions- oder Vakzinationsstatus 1952 (HORWITZ et al. 1969)

Alter in Jahren während der Massenuntersuchung	Natürliche Reagenten				Vorher geimpfte Personen				Während der Massenuntersuchung geimpfte Nichtreagenten				Während der Massenuntersuchung nicht geimpfte Nichtreagenten				Gesamtsumme
	S	H	N	T	S	H	N	T	S	H	N	T	S	H	N	T	
Untersuchte Bevölkerung																	
15–24	207	2103	45850	48160	161	1719	78771	80651	114	1449	88431	89994	43	53	2910	3072	221877
25–34	680	7605	116375	124660	105	1007	33591	34703	158	1710	75647	77515	120	134	4090	4344	241222
35–44	785	9382	103263	113430	25	264	6254	6543	110	1199	38402	39711	114	161	3202	3477	163161
Summe	1672	19090	265488	286250	291	2990	118616	121897	382	4358	202480	207220	277	348	10202	10893	626260
Fälle von Lungentuberkulose																	
15–24	31	34	219	284	4	4	122	130	–	3	95	98	–	–	6	6	518
25–34	60	45	327	432	1	3	64	68	2	2	46	50	1	2	9	12	562
35–44	38	32	201	271	–	1	7	8	2	–	19	21	1	1	6	8	308
Summe	129	111	747	987	5	8	193	206	4	5	160	169	2	3	21	26	1388

S = vermutete Läsion; H = geheilte oder verkalkte Läsion; N = keine Läsion; T = Summe.

Tabelle 14. Geschätztes Erkrankungsrisiko bei Personen im Alter von 15–29 Jahren von 1960–1973 in Saskatchewan (Kanada) (FAYERS and BARNETT 1975)

Jahr	Bevölkerung	Tuberkulinnegative, geschätzt in % Alter 15–19 Jahre	Tuberkulinnegative Bevölkerung	Bevölkerung	Tuberkulinnegative, geschätzt in % Alter 20–29 Jahre	Tuberkulinnegative Bevölkerung	Tuberkulinnegative	Jährliches Infektionsrisiko Alter 15–29 Jahre	Erstinfektionen
1960	73600	92,52	68095	112300	81,67	91715	159810	0,136	217
1961	72864	93,31	67989	112143	83,50	93639	161628	0,121	196
1962	75800	94,02	71267	110800	85,17	94368	165635	0,108	179
1963	79100	94,65	74868	109200	86,69	94665	169533	0,096	163
1964	83000	95,23	79041	110600	88,06	97394	176435	0,085	150
1965	87000	95,75	83302	113800	89,30	101623	184925	0,076	141
1966	88412	96,20	85052	114562	90,42	103587	188639	0,068	128
1967	91900	96,61	88785	118100	91,42	107967	196752	0,060	118
1968	94500	96,98	91646	122900	92,33	113474	205120	0,054	111
1969	96300	97,31	93710	128100	93,14	119312	213022	0,048	102
1970	96700	97,60	94379	129700	93,87	121749	216128	0,042	91
1971	95760	97,86	93711	121870	94,53	115204	208915	0,038	79
1972	100636	98,09	98714	126228	95,11	120055	218769	0,034	74
1973	98700	98,30	97022	127500	95,64	121941	218963	0,030	66

Die systematische Erfassung der krankheitsfördernden Bedingungen hat zur Aufstellung von Risikogruppen geführt, bei denen die Erkrankungswahrscheinlichkeit höher ist, als die der übrigen Bevölkerung.

Das Risiko, an Tuberkulose zu erkranken war in der Vergangenheit eines der Hauptanliegen epidemiologischer Forschung (BRAEUNING 1938; KAYSER-PETERSEN u. GRENZER 1939; MADSEN et al. 1942). Aus neuerer Zeit geben Studien aus Dänemark, Kanada, der Tschechoslowakei und der DDR Hinweise auf die Höhe des Erkrankungsrisikos.

Im Rahmen der „Dänischen Aktion" wurden in den Jahren 1950–1952 626000 Personen im Alter von 15–44 Jahren röntgenologisch und mit Tuberkulin überprüft. HORWITZ u. Mitarb. (1969) verfolgten im Verlauf weiterer zwölf Jahre die Tuberkulosemorbidität dieser Gruppe. Die untersuchte Bevölkerung wurde in Nichtinfizierte, Infizierte und BCG-Geimpfte unterteilt. Bei den Infizierten wurde ferner der Lungenröntgenbefund bei der ersten Untersuchung berücksichtigt. Die Autoren kamen zu dem Schluß, daß 3/4 aller Erkrankungen an Lungentuberkulose in den Jahren 1952–1964 aus dem vor Beginn der Studie bereits infizierten Bevölkerungsanteil kamen (s. Tabelle 13).

In Saskatchewan (Kanada) werden seit 1955 systematische Tuberkulinprüfungen und Röntgenuntersuchungen der Lunge durchgeführt. Die dortige Bevölkerung von rd. einer Million Einwohnern wurde unterteilt in die Gruppe der Tuberkulinnegativen, die der Tuberkulinpositiven mit normalem Röntgenbefund und die der Tuberkulinpositiven mit fibrösen Lungenläsionen. BARNETT u. Mitarb. (1977) stellten fest, daß das Erkrankungsrisiko während der Jahre 1960–1973 bei Personen mit negativer Tuberkulinreaktion 6/100000, bei Tuberkulinpositi-

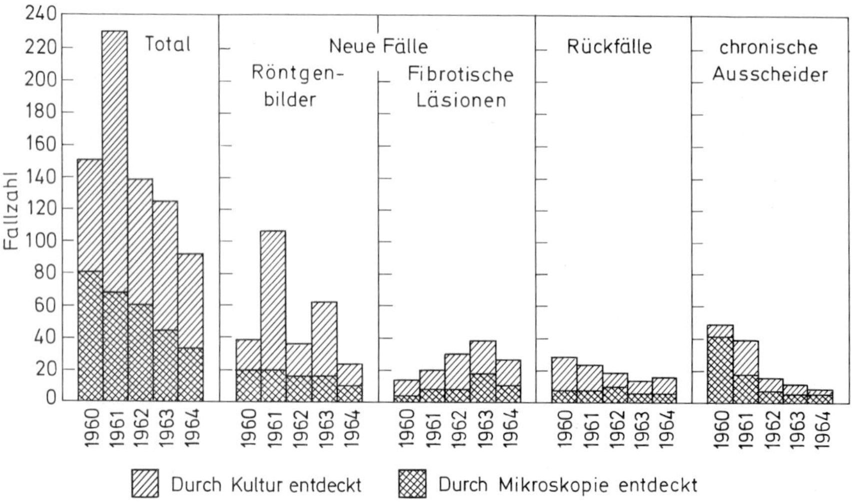

Abb. 6. Anzahl und Form der Erkrankungen an bazillärer Tuberkulose im Kolin-Bezirk 1960–1964 (Styblo 1967)

Tabelle 15. Prävalenz an bazillärer Tuberkulose und Form der Erkrankung auf 100000 Einwohner im Kolin-Bezirk 1965 bis 1972. Die Zahl der im Direktabstrich Positiven ist in Klammern gesetzt (Krivinka et al. 1974)

Gruppe	Prävalenzrate							
	1965	1966	1967	1968	1969	1970	1971	1972
Neu entdeckte Fälle	44 (21)	73 (23)	44 (8)	38 (13)	52 (19)	28 (10)	21 (9)	49 (16)
Rückfälle	11 (3)	8 (3)	10 (5)	10 (4)	7 (3)	5 (3)	5 (1)	4 (1)
Chronische Bakterien-ausscheider	8 (6)	6 (4)	3 (2)	2 (2)	2 (2)	1 (1)	1 (1)	–
Rest	10 (4)	10 (6)	14 (2)	7 (3)	6 (3)	6 (2)	5 (2)	3 (1)
Summe	73 (34)	97 (36)	71 (17)	57 (22)	67 (26)	40 (16)	32 (13)	56 (18)

ven ohne pathologischen Röntgenbefund 25/100000 und bei Tuberkulinreagenten mit fibrösen Lungenveränderungen 250/100000 betrug.

Von den 15–29jährigen erkrankten 8,9%, wovon 3,5% bakteriologisch bestätigt wurden. Ein Viertel der postprimären Tuberkulosen dieser Altersgruppe war ansteckend gegenüber nur 1–2% der Erkrankungen bei Kindern (s. Tabelle 14).

Bei den 100000 Einwohnern des Kolin-Bezirks (Tschechoslowakei) wird seit 1961 ein umfassendes Tuberkulosebekämpfungsprogramm verwirklicht: BCG-Impfung aller Neugeborenen, Wiederimpfung mit 14 und 19 Jahren, Tuberkulintestungen im Alter von 7, 11 und 14 Jahren, seit 1966 auch bei Älteren; Röntgenreihenuntersuchungen der über 14 Jahre alten Bevölkerung in Abständen von drei Jahren, regelmäßige Überwachung inaktiver Befunde und beim Vorhandensein fibrotischer Läsionen.

Ein erster Erfahrungsbericht über die Jahre 1961–1964 wurde 1967 veröffentlicht (WHO Bull., 1967) ein zweiter Bericht über die folgenden Jahre bis 1972

Tabelle 16. Anteil der einzelnen Bevölkerungsgruppen an der Gesamtbevölkerung der DDR und ihr Risiko, an einer behandlungsbedürftigen Tuberkulose zu erkranken. Ergebnisse über das Jahr 1972 (STEINBRÜCK 1977)

Bevölkerungsgruppen	Zahl der Personen		Erkrankungen an Tb (Neuzugänge + Rückfälle)				
	Absolute Zahlen in 1000	In % der Gesamtbevölkerung	Absolut	Je 100000 der		In % der Gesamtzahl der Erkrankungen	Erkrankungsziffer (Sp. 4) der lungenbefundfreien Bevölkerung = 1
				Personen jeder Gruppe	Gesamtbevölkerung		
	1	2	3	4	5	6	7
Lungenbefundfreie Bevölkerung insgesamt	15837	92,9	4325	27,3	25,4	45,2	1
Davon: Tuberkulin-Negative N	4510	26,5	184	4,1	1,08	1,92	0,15
BCG-Geimpfte V	6000	35,2	60	1,0	0,35	0,63	0,04
Tuberkulin-Positive ohne Lungenbefund, nicht zu einer Risikogruppe gehörend I_{oB}	5327	31,3	4081	76,6	23,9	42,6	2,8
Risiko-Gruppe (nicht Gesunde, Befundtr., Bewährungs- oder Überwachungsgruppe) insgesamt Ri	350	2,1	750	214,3	4,4	7,8	8
Davon: Silikotiker	18	0,1	233	1294,4	1,4	2,4	47
Diabetiker	280	1,6	376	134,3	2,2	3,9	5
Kontaktpersonen	52	0,3	141	271,2	0,8	1,5	10
Gesunde Befundtr. insgesamt GB	781	4,6	3466	443,8	20,3	36,2	16
Davon: früher als aktive Tb der Atmungsorgane nicht registriert gewesen	559	3,3	2077	371,6	12,0	21,7	14
registriert gewesen	222	1,3	1389	625,7	8,2	14,5	23
Tb-Bewährungs- oder Tb-Überwachungsgruppe B + Ü	75	0,44	1032	1380,1	6,1	10,8	51
Gesamtbevölkerung	17043	100,0	9573	56,2	56,2	100,0	2,1
Darunter: SB + Ü + GB + Ri	1206	7,1	5248	435,2	30,8	54,8	16
GB + Ri	1131	6,6	4216	372,8	24,7	44,0	14

erschien 1974 (WHO Bull., 1974). Es zeigte sich, daß die Inzidenz an bazillärer Tuberkulose wesentlich vom Alter und Geschlecht abhängt. Das größte Erkrankungsrisiko fand sich bei Männern über 45 Jahren und Frauen über 65 Jahren. Der rückläufige Trend der Tuberkulose hielt während der gesamten Zeit an (s. Abb. 6 und Tabelle 15).

Die Studie lehrt im übrigen, daß der systematische Einsatz aller derzeit verfügbaren Bekämpfungsmaßnahmen nicht in der Lage ist, die Tuberkulose in kurzer Zeit auszurotten. Er kann lediglich den rückläufigen Prozeß beschleunigen.

Steinbrück (1974) berechnete 1972 die Erkrankungswahrscheinlichkeit für folgende Risikogruppen gegenüber der der Gesamtbevölkerung:

1. alle Tuberkuloseformen innerhalb der ersten drei Jahre nach Beendigung einer antituberkulösen Chemotherapie (68mal höheres Risiko); unter ihnen vor allem die früher bazillär gewesene Lungentuberkulose (85mal höher);
2. die Personen mit Silikose (47mal höher);
3. alle Tuberkuloseformen vom vierten bis achten Jahr nach Beendigung der Chemotherapie (32mal höher);
4. die Personen (gesunde Befundträger) mit Restherden, die früher einmal wegen aktiver Tuberkulose registriert waren, aber aus der Betreuung ausgeschieden sind (23mal höher);
5. die gesunden Befundträger, die niemals wegen aktiver Tuberkulose der Atmungsorgane registriert waren (14mal höher);
6. die Kontaktpersonen (10mal höher);
7. die Diabetiker (5mal höher).

Diese Risikogruppen mit 1,206 Mill. = 7,1% der gesamten nichttuberkulösen Bevölkerung (17,043 Mill.) der DDR steuerten im Jahre 1972 55% aller neuen Fälle von Tuberkulose bei (s. Tabelle 16).

Andere Faktoren, die die Erkrankungswahrscheinlichkeit zu differenzieren gestatten, sind Alter und Geschlecht. 45% aller neuen Fälle von bazillärer Lungentuberkulose finden sich bei Männern im Alter über 50 Jahre. Sie machen nur 11,6% der gesamten Bevölkerung aus.

6. Primärinfektion

Mit dem Rückgang des Infektionsrisikos verkleinert sich naturgemäß der Anteil der Primärtuberkulosen an der Gesamtmorbidität.

Relevante statistische Anhaltspunkte für das Ausmaß dieses Problems gibt eine englische Studie (MRC, 1972) in der 1950–1952 54000 Jugendliche im Alter von 14–15 Jahren erfaßt wurden. Die Tuberkulinkonversionen und Tuberkuloseerkrankungen dieses Kollektivs wurden in den folgenden 20 Jahren registriert (Sutherland 1968; Christie u. Sutherland 1975).

Das Infektionsrisiko in England betrug im Jahre 1950 0,96% und sank bis 1960 auf 0,31% ab (Barnett u. Styblo 1977). Es lag also gering unter den für die Bundesrepublik anzunehmenden Zahlen. Die Ergebnisse der Untersuchung sind demnach mit Einschränkung übertragbar. Bei einer Gruppe von rd. 13000 Teilnehmern der Untersuchung (randomisierte Auswahl, bei 100 I.E. tuberkulinnegativ, röntgenologisch ohne Befund) wurde festgestellt, daß sich bis 1967 rd. 1300 infiziert hatten. In den der Primärinfektion folgenden zehn Jahren erkrankten an klinisch manifester Primärtuberkulose 108 Fälle (8,1%). Bemerkenswert ist die Altersabhängigkeit: Teilnehmer, die sich im Alter von 14 oder 15 Jahren infizierten, erkrankten zu 10%; bei Infektion mit 19 Jahren oder älter waren es nur 4,5%. Die Mehrzahl der Erkrankungen trat im ersten bis zweiten Jahr nach der Infektion auf. Auf Grund des röntgenologischen Befundes konnte vermutet werden, daß 20–30% der Primärtuberkulosen ansteckungsfähig waren.

In der Bundesrepublik werden die Primärtuberkulosen seit dem 1. Januar 1972 statistisch erfaßt. Ihr Anteil an allen Zugängen der an aktiver Tuberkulose der Atmungsorgane Erkrankten belief sich 1976 auf 18%. Am stärksten beteiligt ist die Altersgruppe der 5–10jährigen.

7. Super- bzw. Reinfektion

Die Frage, ob eine Neuerkrankung an Tuberkulose endogen bedingte Spätfolge eines Erstinfektes, exogen durch Superinfekt oder nach biologischer Ausheilung durch Reinfekt verursacht wird, ist seit langem Gegenstand der Diskussion. Es handelt sich dabei um eines der grundlegenden Probleme der Tuberkuloseepidemiologie.

Die Ansichten variieren extrem: Einmal wurde die Bedeutung einer zweiten exogenen Infektion mit Mykobakterien als für den Menschen praktisch belanglos erachtet und jede spätere Tuberkuloseerkrankung als Aufflackern einer früheren Erstinfektion aufgefaßt (Braeuning 1938; Hübschmann 1928; Redeker 1924). Andere Autoren sind der Auffassung, daß manifeste Neuerkrankungen bei Tuberkulinreagenten fast ausschließlich aus einem frischen, bronchogenen Infekt entstehen (Aschoff 1929; Loeschke 1937).

Diese Meinungsdifferenzen beruhen vor allem auf der unterschiedlichen Interpretation klinischer Kasuistik. Die heutige Auffassung neigt dazu, nicht ein Entweder-Oder, sondern ein Sowohl-Als-auch anzunehmen.

Auf den Kernpunkt des Problems, ob und wie lange ein Vorinfekt Schutz gegen einen Folgeinfekt gewährt, wird bei der Besprechung der Immunität eingegangen werden.

Maßgeblich für die Relation dieser beiden Formen der Krankheitsentstehung ist die Höhe des Bakterienangebotes, also die Durchseuchungsfrequenz.

Das anteilige Verhältnis zwischen endogener Exazerbation und exogener Superinfektion ist demnach von der jeweiligen epidemiologischen Situation abhängig, die wiederum durch die Höhe des Infektionsrisikos gekennzeichnet ist.

Bis zu den Untersuchungen Styblos u. Mitarb. 1971 war es nicht möglich, das zahlenmäßige Verhältnis zwischen „endogen" und „exogen" deutlicher abzuschätzen. Die von ihnen aufgestellten Modelle erlauben jedoch heute relevante Aussagen (Jancik u. Styblo 1976). Untersuchungen in Holland ergaben, daß die aufgrund von Morbiditäts- und Mortalitätszahlen geschätzte Infektionsprävalenz langzeitig mit der errechneten übereinstimmt. Es ist auf diese Weise möglich, das Infektionsrisiko auch über längere Perioden hinweg zuverlässig zu bestimmen.

Das Infektionsrisiko betrug in den 50er Jahren in vielen europäischen Ländern um 1%. Diesem Risiko ist der tuberkulinnegative Bevölkerungsanteil in gleicher Weise ausgesetzt wie der tuberkulinpositive. Beträgt die Gesamtdurchseuchung 50%, so sind also auf 100000 der Bevölkerung 500 Primär- und 500 Superinfektionen möglich. Verringert sich das Infektionsrisiko und damit der Durchseuchungsgrad, so nimmt bei rückläufigen Zahlen der relative Anteil der Primärinfektionen laufend zu. Je besser demnach die epidemiologische Situation ist, um so geringer ist die relative Bedeutung der Superinfektion.

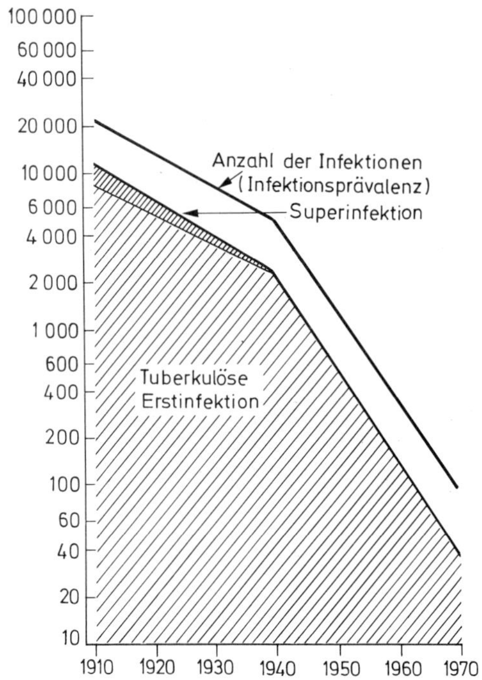

Abb. 7. Geschätzte Infektionsprävalenz bei 2jährigen der Geburtsjahrgänge 1910–1969. Geschätztes Auftreten tuberkulöser Erstinfektion und Superinfektion (STYBLO 1975)

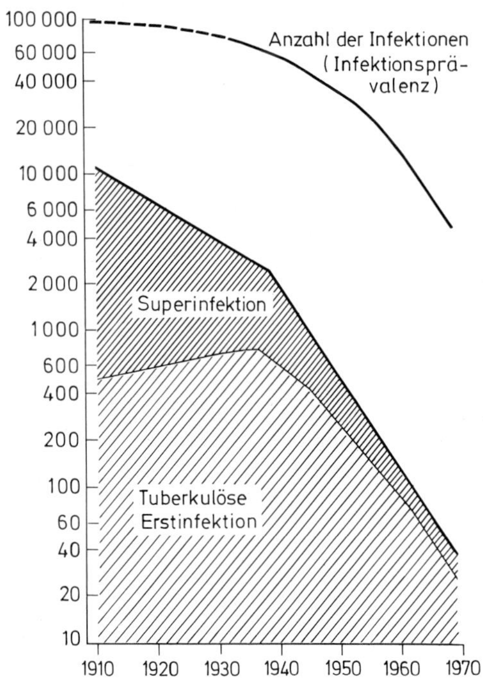

Abb. 8. Geschätzte Infektionsprävalenz bei 20–24jährigen der Geburtsjahrgänge 1910 bis 1969. Geschätztes Auftreten tuberkulöser Erstinfektion und Superinfektion (STYBLO 1975)

Mit Computerhilfe kann die Infektionsprävalenz, die Inzidenz der Erstinfektion sowie die einer Superinfektion, je nach Altersgruppe, auch für längere Zeitabschnitte festgestellt werden.

Das Ergebnis bei 2, 22- und 42-jährigen ist in den Abb. 7–9 dargestellt.

Abb. 7 zeigt die Lage bei zweijährigen Kindern. Das Risiko der Infektion war z.B. im Jahre 1925 etwa 5%, d.h. von 100000 Kindern dieser Altersgruppe waren insgesamt 5000 infiziert und superinfiziert. 4500 davon zum ersten Male (d.h. 5% der bisher 89000 noch nicht infizierten), und 500 schon wiederholt (d.h. 5% der 11000 schon früher Erstinfizierten). Als das Infektionsrisiko auf etwa 2% absank, traten fast ausschließlich Erstinfektionen auf.

Abb. 8 stellt die Verhältnisse bei jungen Erwachsenen im Alter zwischen 20 und 24 Jahren dar. Bei Jahrhundertbeginn war die Infektionsprävalenz hier sehr hoch und erst im Jahre 1950 sank sie auf etwa 50% ab. Im Jahre 1925 waren schon etwa 85% dieser Altersgruppe vorher infiziert. Daher kam es hier jährlich zu etwa 600 Primärinfektionen, jedoch zu etwa 4400 Superinfektionen. Bei dem derzeitigen Infektionsrisiko von unter 0,05% treten Superinfektionen heute nur noch vereinzelt auf.

Diese Abbildung zeigt ferner, daß trotz des seit 1910 dauernd fallenden Infektionsrisikos die Primärinfektionsinzidenz in dieser Altersgruppe erst anstieg – etwa 500 auf 700 pro Jahr –, dann auf ungefähr gleicher Höhe blieb – etwa 700 bis 800 Personen pro 100000 –, um erst ab 1937 ständig abzusinken.

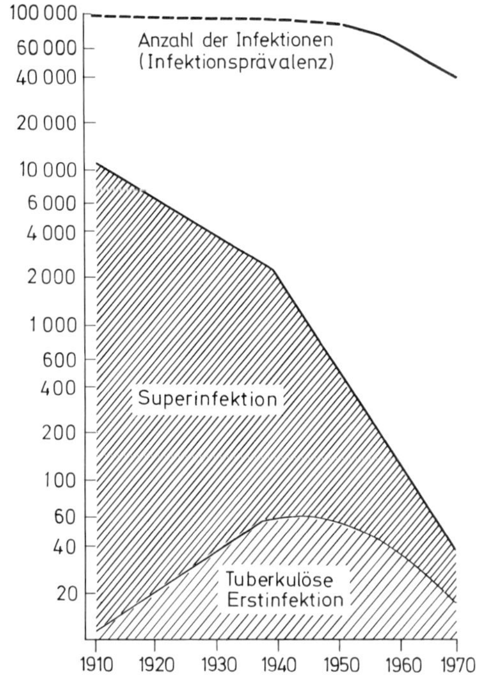

Abb. 9. Geschätzte Infektionsprävalenz bei 40–44jährigen der Geburtsjahrgänge 1910–1969. Geschätztes Auftreten tuberkulöser Erstinfektion und Superinfektion (STYBLO 1975)

Die Abb. 9 zeigt die Verhältnisse bei Vierzig- bis Vierundvierzigjährigen. Bei Jahrhundertbeginn war die Anzahl der Infizierten höher als 90% und dies etwa bis zum Jahre 1945; im Jahre 1970 betrug der Anteil der in dieser Altersklasse in der Vergangenheit in Holland bereits Infizierten immer noch beinahe 40%. Die Inzidenz der Primärtuberkulose erwies sich in allen Gruppen als niedrig und wird auch in Zukunft niedrig bleiben. Im Jahre 1925 waren hier nur etwa 30 Personen primär infiziert, die übrigen 4970 jedoch wiederholt.

Werden verläßliche epidemiologische Daten über Tuberkulosetodesfälle und Erkrankungsziffern über längere Zeiträume und für bestimmte Altersgruppen zu der für diese Jahrgänge jeweils zutreffenden Primär- oder Superinfektionsprävalenz in Beziehung gesetzt, so läßt sich aus dem relativen Ausmaß der einzelnen Bevölkerungsgruppen der jeweilige Anteil der Gruppen an der Tuberkuloseinzidenz abwägen. Es ist auf diese Weise möglich, das Erkrankungsrisiko als Folge einer Erstinfektion, einer endogenen Reaktivierung oder exogenen Superinfektion zu bestimmen.

Aus einer Studie von SUTHERLAND und SVANDOVA (1971, 1975) ist zu entnehmen, daß in den Niederlanden während der Jahre 1951–1967 der Anteil der durch Superinfektion hervorgerufenen Erkrankungen steil absank (s. Abb. 10).

Sowohl durch endogene Exazerbation als auch durch exogene Superinfektion können Neuerkrankungen entstehen: Die Superinfektion überwiegt, wenn ein hohes Infektionsrisiko, wie z.B. in unterentwickelten Ländern vorliegt; die endogene Exazerbation gewinnt an Bedeutung, wenn ein geringes Infektionsrisiko besteht, wie das heute in den meisten europäischen Ländern der Fall ist.

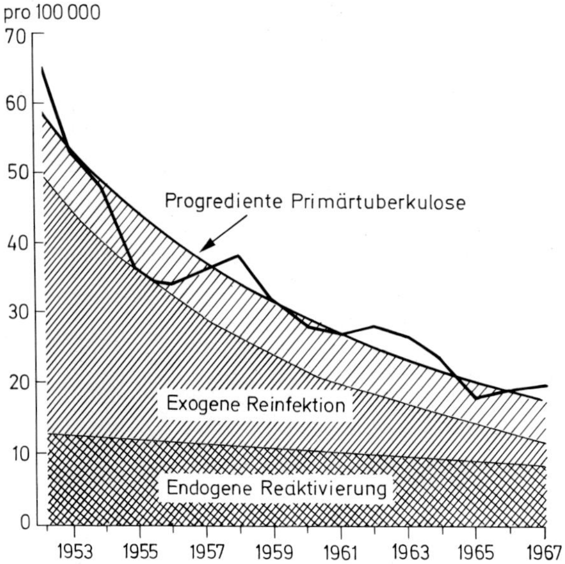

Abb. 10. Beteiligung der drei verschiedenen Infektionstypen an der Gesamtmorbidität an Lungentuberkulose, Altersgruppen 45 bis 49 Jahre, Niederlande, 1952–1967. (STYBLO 1975)

8. Rezidiv

Der Wechsel zwischen Phasen des Stillstandes vor oder nach erfolgter Regression und solchen erneuter Progression gehört zu den typischen Kennzeichen des unbeeinflußten Tuberkuloseverlaufs.

Wiedererkrankungen bei vorhandenen Altherden können bei bekannter, ehemals aktiver Tuberkulose oder auch in Fällen auftreten, bei denen die frühere aktive Phase nicht beobachtet wurde („gesunde Befundträger").

Der relative Anteil dieser Gruppen an der Gesamtmorbidität muß mit der Verringerung des Infektionsrisikos und der damit verbundenen Abnahme der primären und postprimären Neuerkrankungen immer größer werden. Beteiligt an dieser Entwicklung sind vorwiegend die höheren Altersgruppen.

Detaillierte Untersuchungen zum Problem der gesunden Befundträger liegen aus der DDR vor (TETZNER 1972; STEINBRÜCK 1971). Nur 0,7% der dortigen Bevölkerung sind Träger von Restherden. Der Anteil der „gesunden Befundträger" wird mit 3,8% der Gesamtbevölkerung angegeben. Aus diesem relativ kleinen Kollektiv stammen jedoch 42,7% aller Neuerkrankungen.

JUNKER (1973) gibt für Wien 1955 eine Reaktivierungsquote von 1,5% und 1972 eine solche von 0,31% an. Als Rezidiv werden nur solche Fälle bezeichnet, bei denen vorher mindestens zwei Jahre lang keine klinischen Aktivitätszeichen nachzuweisen waren.

In Stuttgart lag nach NEUMANN (1975) 1970–1973 der Anteil der Rückfälle an den Zugängen unter 20%. Die dortige epidemiologische Situation veränderte sich durch die Zuwanderung von Ausländern, die 1973 fast $^1/_6$ der Gesamtbevölkerung ausmachten. Das Tempo, mit dem sich die Raten für Rückfälle und Neuzugänge verkleinerten, verlief dadurch unterschiedlich und verschob sich zu Gunsten der Neuerkrankungen.

Aus den derzeitig bekannten Rückfallraten kann gefolgert werden, daß innerhalb von 15 Jahren 10% der Überwachten einen Rückfall erleben werden (ZAUMSEIL 1972).

Die Rezidivwahrscheinlichkeit ist abhängig von verschiedenen Faktoren (NEUMANN 1972c): Männer erleiden öfter einen Rückfall als Frauen. Während die Rezidivhäufigkeit bei Männern mit dem Lebensalter zunimmt, ist sie bei Frauen in der Altersgruppe 15–30 Jahre am größten.

Rückfälle sind bei Ausländern häufiger als bei Deutschen. Wesentlich ist die Abhängigkeit von der Krankheitsdauer. Das Risiko ist in den ersten fünf Jahren der Inaktivität am höchsten. Aber selbst nach mehr als 10jähriger Inaktivität liegt die Rückfallrate immer noch 5–10mal über der Neuerkrankungsrate.

In einer französischen Untersuchung (LALEVÉE et al. 1973) wird ein Anteil von 16% Rückfällen nach 10jähriger Inaktivität angegeben und auf die Bedeutung zusätzlicher Faktoren wie Alkoholismus, seelischer Störungen und weiterer Erkrankungen hingewiesen.

Die Rückfallrate kann duch Chemotherapie in der aktiven Phase oder durch präventive Anwendung antituberkulöser Mittel beträchtlich gesenkt werden.

Ausreichende medikamentöse Behandlung vermag den Rezidivanteil im Vergleich zum Anteil der Neuerkrankungen bis auf den Faktor 2–3 zu senken (NEUMANN 1971).

Seit 1969 wird auf Anregung der Internationalen Union zur Bekämpfung der Tuberkulose in sieben osteuropäischen Ländern (CSSR, DDR, Finnland, Jugoslawien, Polen, Rumänien und Ungarn) eine Studie über präventive Chemotherapie bei Personen mit „fibrotischen Läsionen" durchgeführt. Im Rahmen dieser Untersuchung wurden insgesamt 28594 „gesunde Befundträger" im Alter von 20–65 Jahren ausgewählt (KREBS 1974; FEREBEE-WOOPERT et al. 1973).

In einem Doppelblindversuch wurde INH über 12, 24 und 52 Wochen gegeben.

Während des ersten Beobachtungsjahres wurden in der Plazebogruppe 4,4‰, bei 12 Wochen INH 1,1‰, bei 24 und 52 Wochen 0,2‰ kulturell bestätigte Rückfälle bekannt. Dies bedeutet Schutzraten von 75 bzw. 96%.

Die Rückfallwahrscheinlichkeit wurde durch Lebensalter, Stärke des Ausfalls der Tuberkulinprobe und bekannte Krankheitsdauer nicht beeinflußt. Geschlechtsunterschiede waren statistisch nicht zu sichern. Wichtigstes Kriterium war die Ausdehnung des Restbefundes: Bis zu 2 mm^2 gab es 2,9‰, über 7 mm^2 18,2‰ Rückfälle.

Im derzeitigen epidemiologischen Stadium ist die Senkung der Rückfallrate von besonderer Bedeutung. Die Studie liefert gute Argumente, die für die Anwendung bewährter Chemotherapie vor allem bei ausgedehnten Restherden und bei erstmals festgestellten Befunden mit fraglicher Aktivität sprechen. Zu bedenken ist jedoch, daß annähernd 250 Personen behandelt werden müssen, um einen einzigen Rückfall zu verhindern (NEUMANN 1975, 1976).

Die seit langem durchgeführte wichtigste Maßnahme zur Ausschaltung potentieller Infektionsquellen ist die Überwachung ruhender Befunde. Wenn auch ihre Bedeutung mit dem allgemeinen Rückgang der Rezidivwahrscheinlichkeit abgenommen hat und ferner annähernd die Hälfte der Rückfälle durch Symptome und nicht durch Routinekontrolle erfaßt wird, so ist ihre Fortsetzung bei Personen mit tuberkulösen Restherden wegen des erhöhten Erkrankungsrisikos doch noch erforderlich. Sie ganz einzustellen, wie von einzelnen Autoren gefordert wird (BAILEY et al. 1973; EDSALL und COLLIUS 1973), wäre allein aufgrund der Tatsache verfrüht, daß auch ausreichende vorausgegangene Chemotherapie keine Sicherheit vor einem erneuten Rückfall bietet (NEUMANN 1973b).

Das Deutsche Zentralkomitee hat in seinen Empfehlungen zu den Aufgaben des öffentlichen Gesundheitsdienstes bei der Bekämpfung der Tuberkulose (5. Informationsbericht des DZK, 1975) Vorschläge zur Dauer und Durchführung von Überwachungsmaßnahmen gemacht.

9. Einfluß von Alter und Geschlecht

Die Tuberkulose im Kindesalter unterscheidet sich prinzipiell nicht von der bei Erwachsenen. Lediglich in den ersten Lebensmonaten und Jahren ist die individuell unterschiedliche, genetisch gebundene Widerstandskraft gegen Infektionen gering. Bei der Lungentuberkulose des älteren Kindes liegen dem Erwachsenen entsprechende Verhältnisse vor (Kleinschmidt 1966).

Die Neigung, die „Kindertuberkulose" als gesondertes Teilgebiet der Tuberkulose anzusehen, stammt aus einer Zeit, in der nur die Kinder noch nicht infiziert waren und demnach Primärformen der Erkrankung als „kinderspezifisch" angesehen wurden. Heute sind Primärtuberkulose und Frühgeneralisation auch im jungen Erwachsenenalter keine Seltenheit.

Die Letalität der Säuglingstuberkulose im ersten Trimenon betrug in den 20er Jahren noch 100% (Nassau und Zweig), sie verringerte sich bis 1936 auf 50% (Reuss) und bis 1959 auf 20%. (Deist und Krauss) (Zit. n. Mittendorfer 1970). Von den pro Jahr rd. 600000 Neugeborenen in der Bundesrepublik starben von 1972–1975 nur in den Jahren 1972 und 1974 je ein Kind im ersten Lebensjahr an Tuberkulose (8. Informationsbericht des DZK, 1977).

Für die Beurteilung der Kindertuberkulose ist es bedeutsam, wieviele Erkrankungen bei diesen Kindern im späteren Leben nachfolgen.

Ohne Einfluß der Chemotherapie starben von 749 Kindern, die von 1937–1939 in einem dänischen Sanatorium behandelt wurden, im Verlauf des stationären Aufenthaltes 11 und 14 während der Nachbeobachtungszeit bis zu 23 Jahren (Erling 1968). Neumann (1968) errechnete 1964 unter 100 Fällen innerhalb von 20 Jahren 2–10 Erkrankungen. Die Erkrankungen des Kindesalters werden vorwiegend durch direkte Weiterentwicklung nach erfolgter Infektion bedingt. Fast 60% erkranken innerhalb des ersten Jahres nach eingetretener Konversion (s. Abb. 11). Diese steht wiederum im direkten Zusammenhang mit der Infektionsgelegenheit. Das Infektionsrisiko ist für alle Jahrgänge etwa gleich hoch, wirkt sich aber bei nichtinfizierten Jugendlichen in verstärktem Maße auf die Morbidität aus.

In Abb. 12 wird die Zahl der Neuzugänge auf die Gesamtbevölkerung bezogen. Der Höhepunkt der Erkrankungen liegt im Erwachsenenalter. Legt man jedoch in Abb. 13 die Zahl der Tuberkulinreagenten jeder Altersgruppe zugrunde, so findet sich der Gipfel im jüngsten Kindesalter. Diese Kurven bestätigen die Auffassung, daß der Rückgang der Tuberkulose nur durch die Verringerung der Infektionsquellen bedingt wird (Trauger 1966).

In den Jahren 1961 bis 1966 wurde in vier europäischen Ländern (Frankreich, Polen, Schweiz, Jugoslawien) ein Arbeitsprogramm über die Epidemiologie der Tuberkulose und die Mängel der Tuberkulosekontrolle bei Kindern durchgeführt. Aus diesen Ländern wurden insgesamt zwei Mill. Einwohner erfaßt und die Daten von 232000 Schulkindern analysiert. Die Studie erstreckte sich in Frankreich und in der Schweiz über vier, in Jugoslawien über zwei Schuljahre und in Polen über ein Schuljahr. Die jährliche Infektionsrate lag in der Schweiz bei 0,4%, in Frankreich bei 0,6%, in Jugoslawien bei 1,15% und in Polen bei 1,5%. Die Inzidenz an Lungentuberkulosen betrug auf 100000 Kinder in

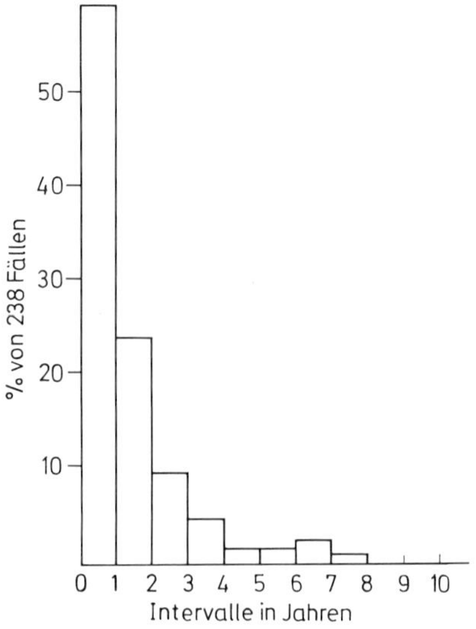

Abb. 11. Zeitspannen zwischen Tuberkulinkonversion und Beginn der Erkrankung (SUTHERLAND 1966)

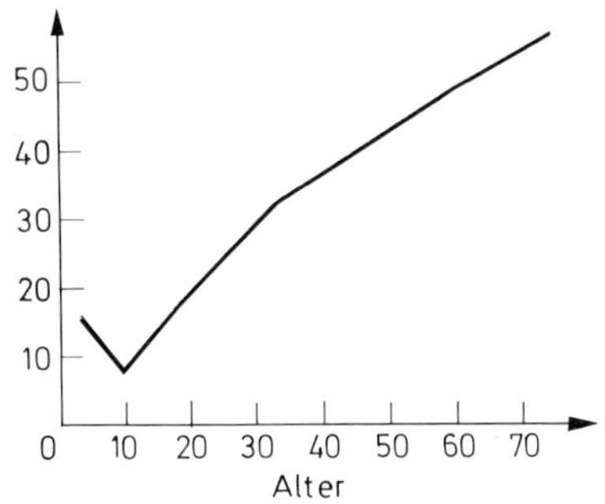

Abb. 12. Rate der Neuzugänge an aktiver Tuberkulose, USA 1962. (Nach TRAUGER 1966)

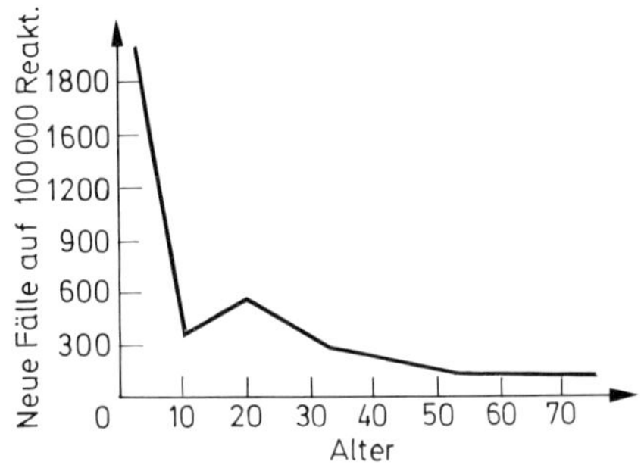

Abb. 13. Rate der Neuzugänge an aktiver Tuberkulose, bezogen auf Tuberkulinpositive (geschätzt) USA 1962. (Nach TRAUGER 1966; Zusammenstellung nach NEUMANN 1968)

dem jeweiligen Zeitraum in Jugoslawien 83, in Polen sowie der Schweiz 25 und in Frankreich 29. In $^2/_3$ der Fälle war die Infektionsquelle bereits vor Erkrankung des Kindes bekannt. Eine bakteriologische Kontrolle hatte bei 63% dieser Ansteckenden im Laufe des Jahres vor Erkrankung des Kindes nicht stattgefunden (LOTTE 1972; LOTTE et al. 1971).

Die Tuberkulosesituation der unter 15jährigen (s. Tabelle 17) ist in den Vergleichsstaaten recht unterschiedlich, soweit die Zugänge an allen Erkrankungsformen betrachtet werden. Dabei fallen die Bundesrepublik Deutschland und Österreich durch hohe Inzidenzen bei den unter 15jährigen aus dem Rahmen. So wurde für die Bundesrepublik Deutschland eine Zugangszahl von rd. 21 auf 100000 der Bevölkerung und für Österreich von rd. 18 auf 100000 der Bevölkerung ermittelt, während Länder wie Schweden oder die DDR nur Werte zwischen 1 bis 1,7 auf 100000 der Bevölkerung ausweisen. Bei Würdigung dieses Ergebnisses wird man davon ausgehen können, daß die Erfassungsmöglichkeit der Erkrankten durch die gesundheitliche Überwachung der Schulkinder in allen Vergleichsländern relativ gut und wahrscheinlich besser als die der Erwachsenen ist. Wie die Ausgliederung nach Erkrankungsform weiter zeigt, bestehen auch bei den unter 15jährigen bei extrapulmonaler Tuberkulose und Tuberkulose der Atmungsorgane *mit* Bakteriennachweis 1974 sehr viel geringere Unterschiede. Hier liegen die Inzidenzziffern Österreichs und noch mehr der Bundesrepublik Deutschland nur sehr unwesentlich über den Vergleichsziffern der DDR.

Tabelle 17. Zugänge der unter 15jährigen an aktiver Tuberkulose Erkrankten in der Bundesrepublik Deutschland (BRD) 1974, Dänemark 1974, in der Deutschen Demokratischen Republik (DDR) 1973 und 1974, Finnland 1974 und 1975, Österreich 1974 und Schweden 1973 und 1974

Land	Jahr	Zugänge der unter 15jährigen			Darunter			
		Absolut	Auf 100000 der unter 15jährigen Bevölkerung	Anteil der unter 15jährigen an allen Erkrankten in %	Tuberkulose der Atmungsorgane mit Bakteriennachweis		Extrapulmonale Tuberkulose	
					Absolut	Auf 100000 der unter 15jährigen Bevölkerung	Absolut	Auf 100000 der unter 15jährigen Bevölkerung
BRD	1974	2837	20,8	7,8	124	0,9	219	1,6
Dänemark	1974	40	3,5	6,8	15	1,3	2	0,2
DDR	1974	63	1,7	1,0	4	0,1	33	0,9
	1973	63	1,6	0,9	12	0,3	30	0,7
Finnland	1975	39	–	1,1	–	–	27	–
	1974	41	–	1,2	–	–	–	–
Österreich	1974	315	17,9	7,5	22	1,3	59	3,4
Schweden	1974	20	1,2	1,2	–	–	–	–
	1973	17	1,0	1,0	–	–	–	–

Quellen: Dänemark: Mitteilung des Landes. DDR: DDR Medizin, Report 3 (1974), Heft 11, S. 1024ff. Finnland: Jahrbuch der Finnish Anti-Tuberculosis Association, Mai 1976, Volume 5. Österreich: Mitteilung des Österreichischen Gesundheitsministeriums. Schweden: Publication from the Swedish National Association against Heart and Chest Diseases 1973 und 1974.

Auffallend ist vor allem, daß in Österreich rd. 74% und in der Bundesrepublik sogar 88% aller Zugänge an aktiver Tuberkulose von unter 15jährigen an Tuberkulose der Atmungsorgane *ohne* Bakteriennachweis erkrankt sind, während diese Erkrankungsform bei der gleichen Altersgruppe in der DDR nur ein Anteil von 41% erreicht.

Die aktive Tuberkulose der Kinder und Jugendlichen spielt in der Bundesrepublik Deutschland mit 7,8% und in Österreich mit 7,5% der Zugänge an Tuberkuloseerkrankungen aller Altersstufen eine weitaus größere Rolle als in anderen Ländern, wo der Anteil nur bei rd. 1% liegt.

In der vorchemotherapeutischen Ära wurde die Meningitis als typische Frühgeneralisationsform der Tuberkulose im Kindesalter angesehen. In den Niederlanden bewegte sich während der Jahre 1920–1939 die Mortalität infolge tuberkulöser Meningitis bei infizierten Kindern zwischen null und vier Jahren in gleicher Höhe wie das Infektionsrisiko zwischen 0,7 und 1,0% (Styblo 1971a). Ohne Einfluß der Chemotherapie konnten auf Grund der Meningitismortalität Rückschlüsse auf die Höhe des Infektionsrisikos gemacht werden.

Mit der Verschiebung des Primärinfektionsalters in die höheren Altersklassen, dem Absinken des Infektionsrisikos und den Heilerfolgen der Chemotherapie haben sich die Verhältnisse entscheidend gewandelt. Die Meningitis tuberculosa ist nicht mehr eine typische Erkrankung der Kleinkinder, sondern befällt bevorzugt die jüngeren Erwachsenenjahrgänge (s. Tabelle 18).

Tabelle 18. Sterbefälle an Tuberkulose der Hirnhaut und des Zentralnervensystems (ICD 1968 Nr. 013) 1970 bis 1974 und Neuerkrankungen der Meningen 1972 bis 1974 in der Bundesrepublik Deutschland (6. Informationsbericht des DZK, 1976)

Land	Sterbefälle (ICD 1968, Nr. 013)										Neuerkrankungen der Meningen					
	1970		1971		1972		1973		1974		1972		1973		1974	
	Insgesamt	Darunter unter 10 Jahre	Insgesamt	Darunter unter 10 Jahre	Insgesamt	Darunter unter 10 Jahre	Insgesamt	Darunter unter 10 Jahre	Insgesamt	Darunter unter 10 Jahre	Insgesamt	Darunter unter 10 Jahre	Insgesamt	Darunter unter 10 Jahre	Insgesamt	Darunter unter 10 Jahre
Schleswig-Holstein	1	–	2	–	1	–	1	–	–	–	–	–	3	1	2	–
Hamburg	1	–	1	–	1	–	1	–	1	–	–	–	–	–	–	–
Bremen	–	–	–	–	–	–	–	–	–	–	–	–	–	–	2	2
Niedersachsen	3	1	5	2	3	–	5	–	–	–	15	1	21	2	–	–
Nordrhein-Westfalen	12	1	10	6	6	1	3	–	2	–	33	9	31	5	28	7
Hessen	3	–	5	–	9	–	6	–	–	–	14	1	13	2	15	–
Rheinland-Pfalz	4	–	2	–	1	–	–	–	–	–	10	1	10	–	16	1
Baden-Württemberg	4	1	15	1	9	2	4	–	4	–	33	8	33	5	25	4
Bayern	10	2	9	3	7	3	15	3	11	1	36	13	34	7	36	8
Saarland	2	–	–	–	3	–	2	–	–	–	9	–	4	–	–	–
Berlin (West)	1	–	2	–	1	–	1	–	1	–	5	–	5	4	3	1

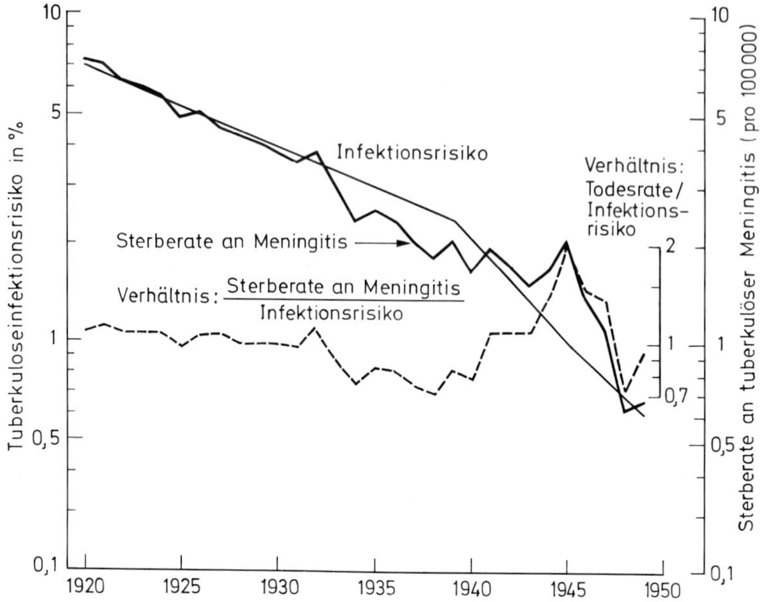

Abb. 14. Sterberate an tuberkulöser Meningitis bei Kindern im Alter von 0–4 Jahren, jährliches Tuberkuloseinfektionsrisiko und Verhältnis zwischen Sterberate an tuberkulöser Meningitis und Infektionsrisiko. Niederlande 1920–1949 (Styblo 1975)

Styblo hat für Holland berechnet, daß bei ca. 0,5% der infizierten bis vier Jahre alten Kinder mit einer tuberkulösen Meningitis zu rechnen sei. Bei einem Infektionsrisiko unter 1‰ handelt es sich also um ein extrem seltenes Ereignis (s. Abb. 14).

Bei der Bewertung der ungezielten BCG-Impfung der Neugeborenen als immunprophylaktische Bekämpfungsmaßnahme wird von Befürwortern dieser Methode auch heute noch die Verhütung der tuberkulösen Meningitis bei Kleinkindern angeführt.

Selbst bei der bisher unbewiesenen Annahme eines 80%igen Schutzeffektes über zehn oder mehr Jahre Dauer wird diese schwerste Tuberkulosekomplikation nicht gänzlich zu verhindern sein. Ein sehr seltenes Ereignis wird lediglich noch seltener werden.

Entscheidend für den generellen Einsatz der BCG-Impfung im Kindesalter ist die Frage, in welchem Ausmaß spätere Erwachsenentuberkulosen verhindert werden können, ein Ergebnis, das allenfalls langfristig von einer Impfung in der Kindheit profitiert. Bei einer Bilanzierung zwischen Nutzeffekt und Komplikationsrate ist demnach in erster Linie an die banale Erstinfektion zu denken.

Bei einer Infektionswahrscheinlichkeit von weniger als 0,1% pro Jahr, wie sie für die Bundesrepublik anzunehmen ist, werden im Laufe von 15 Jahren bei Verringerung des Infektionsrisikos um 10% pro Jahr von 100000 Personen 797 infiziert. Mit totaler Vakzination bei 80%igem Impfschutz über 15 Jahre können von den zu erwartenden 26 Erkrankungen bestenfalls 21 verhütet werden, (Neumann 1974; Styblo 1972) die mit heutigen therapeutischen Möglichkeiten gut heilbar sind.

Die BCG-Impfung steht im Ruf der guten Verträglichkeit. Durch den geringen Nutzeffekt bei niedrigem Infektionsrisiko erfordert aber auch eine niedrige Komplikationsrate Beachtung.

Tabelle 19. Komplikationsrate der BCG-Impfung. (Nach WAALER, H., ROUILLON, A., 1974)

Typ	Häufigkeit	Anzahl pro 100000 Geimpfter
Geschwür	?	?
Keloid	?	?
Langanhaltende Geschwürbildung	1%	1000
Ausgedehntes Geschwür	1%	1000
Lupoide Reaktion	0,1%	100
Adenitis	5–10%	5000
Eiternde Adenitis	0,1–2%	100
Lupus	0,0005%	0,5
Osteitis	<0,0001%	<0,1
Generalisierte BCG-itis	<0,0001%	<0,1

Nach einer weltweiten Dokumentation (NEUMANN, 1976) dürften von 1948–1973 in der ganzen Welt 1,385 Mrd., in Europa 465 Mill. und in Skandinavien 9,7 Mill. BCG-Impfungen erfolgt sein. Aus der ganzen Welt wurden 31 tödliche Impfzwischenfälle zusammengetragen, ferner 10 nichttödliche Generalisationen, 181 Fälle (davon 90 bakteriologisch einwandfrei gesichert) von Osteomyelitis und 72 Fälle von Lupus vulgaris. Von 294 Komplikationen entfielen auf Europa 276, auf Skandinavien allein 184. Für Skandinavien ergeben sich je 1000000 Impfungen folgende Komplikationsraten:

Tödliche generalisierte Erkrankung	0,6
Nichttödliche generalisierte Erkrankung	0,1
Osteomyelitis	15,4
Lupus	1,7
Summe	17,8

Dazu kommen aus Europa 318 Fälle mit subkutanem Abszeß, 175 davon aus Skandinavien. Dabei handelt es sich mit Sicherheit um Mindestwerte (LOTTE u. WASZ-HÖCKERT 1975) (s. Tabelle 19).

Nach STYBLO (persönliche Mitteilung, 1977) werden von 100000 jetzt geborenen Säuglingen mehr als 99% vor ihrem 15. Lebensjahr und wahrscheinlich auch während ihres ganzen Lebens nicht mehr mit Tuberkulosebakterien in Berührung kommen. Von den 1% der Infizierten erkrankt jeder zehnte an einer Tuberkulose.

Die Erkrankungsrate in den Niederlanden ohne BCG-Impfung betrug 1970 etwa 3,5 auf 100000 Kinder im Alter bis vier Jahre.

In Schweden mit genereller BCG-Impfung betrug die Rate für die gleiche Altersgruppe etwa 0,5 auf 100000. Es läßt sich errechnen, daß ohne BCG-Impfung etwa 2,5 Erkrankungen auf 100000 0–4jährige aufgetreten wären (s. Abb. 15).

Die Durchseuchungsrate der Jugendlichen ist heute Ausdruck der höheren Infektionswahrscheinlichkeit in der Kindheit bei weniger günstiger Tuberkulosesituation. Nach STYBLO (1971a) ereignen sich, unabhängig von der absoluten Höhe der Durchseuchung, 80% aller Infektionen, die bis zum 50. Lebensjahr eingetreten sind, bereits bis zum 15. Lebensjahr. Diese Zahlen gelten für die Niederlande.

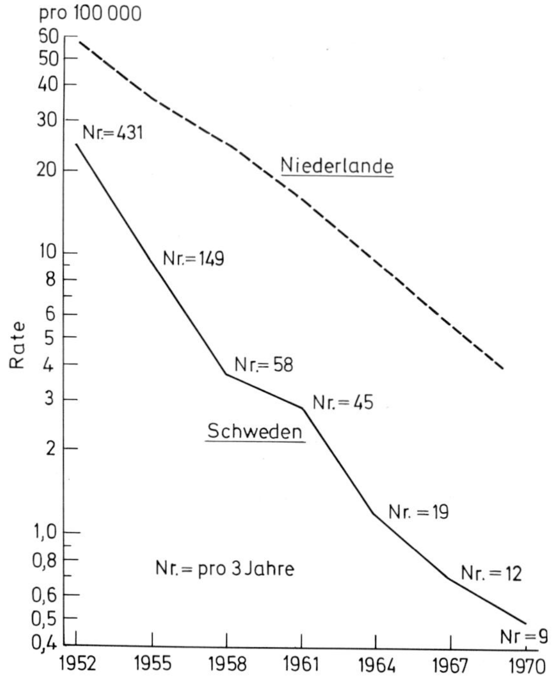

Abb. 15. Neuzugänge an aktiver Tuberkulose aller Formen bei Kindern von 0–4 Jahren in Schweden und den Niederlanden 1951–1971 (STYDLO 1976)

In Norwegen dagegen erhöht sich das Infektionsrisiko während der Schulzeit im Vergleich zum Schulalter und dann nochmals nach Beendigung der Schule (WAALER et al. 1975).

Als Grund für diesen Unterschied in beiden Ländern ist mit hoher Wahrscheinlichkeit die verschiedene Bevölkerungsdichte anzusehen. In der Bundesrepublik ähneln die Verhältnisse denen in Holland mit der Konsequenz, daß hier eine BCG-Impfung der Jugendlichen ebenso überflüssig wäre wie in den Niederlanden. Unter norwegischen Bedingungen, das heißt in Regionen mit geringer Wohndichte, wäre rein epidemiologisch eine Diskussion darüber zu erwägen.

Der Verlauf der Tuberkulosemorbidität in Ungarn von 1953 bis 1969 (LUGOSI 1971) ist im Hinblick auf die Tuberkulose im Kindesalter und den Effekt der ungezielten BCG-Impfung bemerkenswert. Es zeigt sich, daß zwar der Rückgang bei Kindern ausgeprägter ist als bei Erwachsenen, die Gesamtsituation aber eindeutig von der Erwachsenentuberkulose geprägt wird. Der stärkste Rückgang der Kindertuberkulose erfolgte im ersten Jahr der BCG-Großkampagne (s. Abb. 16). Es ist ausgeschlossen, daß sich die BCG-Impfung bereits zu diesem Zeitpunkt ausgewirkt hatte (NEUMANN 1973a). Die Verringerung der Infektionsquellen durch Intensivierung *aller* Bekämpfungsmaßnahmen und die gezielte propagandistische Beeinflussung der Bevölkerung dürften auch ihren Teil beigetragen haben.

Die Gesamtzahl der Neuzugänge an aktiver Tuberkulose verringerte sich in der Bundesrepublik in den letzten zehn Jahren um rd. 45%. Der Rückgang der Kindertuberkulose erfolgte noch schneller: sie reduzierte sich von 1970

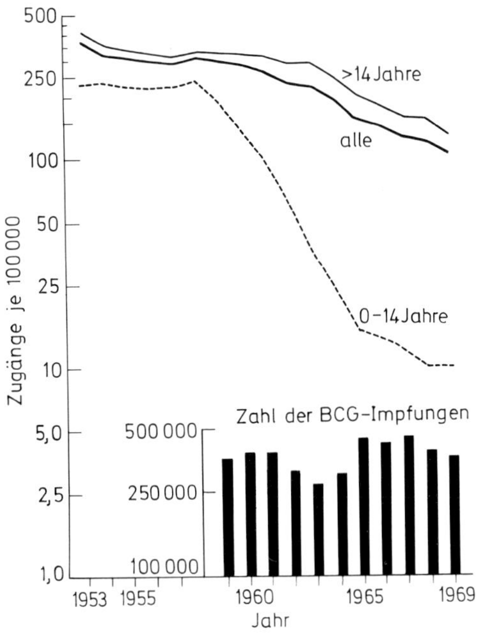

Abb. 16. Zugänge an aktiver Tuberkulose in Ungarn 1953–1969. Zahl der BCG-Impfungen seit 1959. Siehe Text. (Nach LUGOS, NEUMANN 1976)

Tabelle 20. Zugänge an aktiver Tuberkulose in der Bundesrepublik Deutschland (einschl. Berlin-West) 1958 bis 1976 in der Gesamtbevölkerung und bei den unter 15jährigen[a] (8. Informationsbericht des DZK, 1977)

Jahr	Gesamtbevölkerung jeden Alters		Bei unter 15jährigen	
	Anzahl	Auf 100000 der Bevölkerung jeden Alters	Anzahl	Auf 100000 unter 15jährige
1958[b]	–	175,0	–	165,0[b]
1959[b]	–	158,0	–	144,0[b]
1960[c]	–	142,0	–	115,0[b]
1966	60019	100,6	–	–
1967	54671	91,3	–	–
1968	51786	85,8	–	–
1969	49695	81,7	–	–
1970	48262	79,3	5160	36,7
1974	36551	58,9	2837	20,8
1975	34070	55,1	2629	19,8
1976	32857	53,4	2309	–

[a] Für die Jahre vor 1966 wurden in der bundeseinheitlichen Tuberkulosestatistik keine Altersgruppen ausgewiesen.
[b] Bevölkerung und Kultur, Reihe 7, Gesundheitswesen 1960, S. 10, Bundesgebiet ohne Berlin.
[c] Wie [b], aber ohne die kreisfreie Stadt Wuppertal.

Tabelle 21. Sterbefälle an Tuberkulose bei den unter 15jährigen in der Bundesrepublik Deutschland (einschl. Berlin-West) sowie Zahl der unter 15jährigen im Jahresdurchschnitt 1972 bis 1975 (8. Informationsbericht des DZK, 1977)

Jahr	Gesamtzahl der Kinder unter 15 Jahren im Jahresdurchschnitt	Davon gestorben an Tuberkulose der Atmungsorgane	Davon gestorben an Tuberkulose anderer Organe
1972	14041500	3	11
1973	13871200	2	4
1974	13623000	4	5
1975	13084000	6	3

Tabelle 22. Zugänge an Tuberkuloseerkrankungen bei 0–1jährigen in der Bundesrepublik Deutschland (einschl. Berlin-West) und Zahl der Neugeborenen 1972 bis 1976 (8. Informationsbericht des DZK, 1977)

Jahr	Tuberkulose der Atmungsorgane	Tuberkulose anderer Organe ohne periphere Lymphknoten	Periphere Lymphknoten	Zahl der Neugeborenen
1972[a]	60	4	4	701214
1973[a]	40	2	3	635633
1974	33	5	4	626373
1975	34	4	42	600512
1976	43	7	2	602851

[a] Erkrankungszahlen ohne Niedersachsen und Landkreis Schleswig. Quelle: Statistisches Bundesamt, Wiesbaden

bis 1976 um rd. 56%. Ihr Anteil an der Gesamttuberkulose, der im Jahre 1970 noch 11% betrug, ging auf 7% im Jahre 1976 zurück (s. Tabelle 20).

Von 100000 Einwohnern starben im Jahre 1975 5,5 an Tuberkulose. Bei rd. 13 Millionen unter 15 Jahren wurde in neun Fällen eine Tuberkulose als Todesursache registriert (s. Tabelle 21).

Zur Zeit erkranken in der Bundesrepublik von 100000 Neugeborenen etwa 7 im ersten Lebensjahr an Tuberkulose. Diese Zahl hat sich auch nach Aussetzen der ungezielten BCG-Impfung im Juni 1975 nicht geändert (s. Tabelle 22).

Bei Männern tritt nach einem anfänglichen Anstieg der Neuerkrankungen um das 20. Lebensjahr zunächst ein leichter Abfall ein. In der Folge nehmen jedoch die Zugänge ab 35. Lebensjahr laufend bis ins höhere Alter zu.

Bei den Frauen bleibt nach einem anfänglichen Gipfel um das 20. Lebensjahr die Zahl der Erkrankungen zunächst konstant und nimmt erst ab 70. Lebensjahr zu.

Von epidemiologischer Bedeutung ist der Anteil der ansteckungsfähig Erkrankten, der bei beiden Geschlechtern ab dem 60. Lebensjahr ansteigt (FORSCHBACH 1977).

Die Tuberkulose zieht sich im Stadium des Rückgangs in den älteren Bevölkerungsanteil zurück, der das Reservoir der Bakterienträger und damit potentiellen Infektionsquellen darstellt (s. Abb. 17).

Die durchschnittliche Lebenserwartung in der Bundesrepublik beträgt bei Männern z.Zt. 67,6 Jahre, bei Frauen 73,6 Jahre. Die voraussichtliche Lebens-

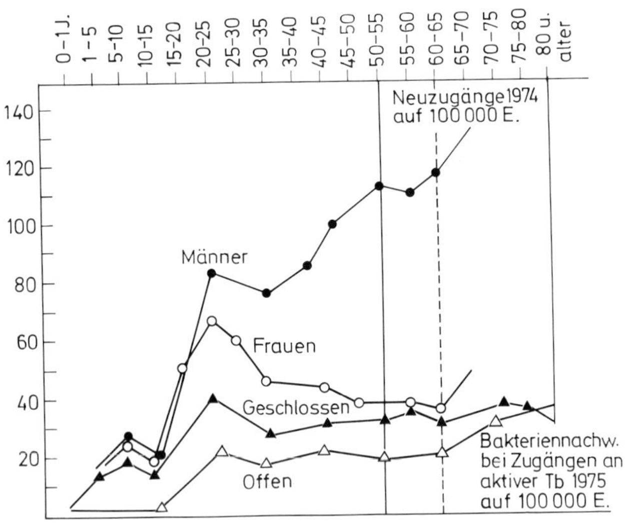

Abb. 17. Neuzugänge an Tuberkulose auf 100000 Einwohner in der Bundesrepublik Deutschland nach Alter und Geschlecht 1974 sowie Bakteriennachweis bei Zugängen an aktiver Tuberkulose 1975 auf 100000 Einwohner nach Alter und Geschlecht 1975. (Nach FORSCHBACH 1977)

dauer eines 50jährigen Mannes wird auf noch 23 Jahre, die einer 50jährigen Frau auf noch 27 Jahre berechnet. Der Anteil der über 65jährigen, der im Jahre 1910 noch 5% betrug, stieg bis 1958 auf 10,4% bis 1963 auf 11,1% an und wird 1980 15,1% ausmachen (FALCK 1977). Die Tuberkulose wird im Zuge dieser Entwicklung allmählich zum Altersleiden.

Weitere Gründe für die Altersverschiebung der Tuberkulose sind außer der gestiegenen Lebenserwartung
- der Rückgang der Infektionsmöglichkeit für Kinder und Jugendliche
- der Zeitpunkt der früheren Infektion ohne oder mit unzureichender Chemotherapie
- der hohe Anteil an gesunden Befundträgern als Folge stumm verlaufender Infektionen vor Jahren (CHIECO 1969).

Primärtuberkulosen sind im Alter äußerst selten. Von Interesse ist jedoch, daß biologisch ausgeheilte Tuberkulosen bei der Sektion mehrere zeitlich aufeinanderfolgende Primärherde als Ausdruck von Reinfektionen zeigen können. Die Zahl der in höherem Alter biologisch ausgeheilten Tuberkulosen scheint höher zu sein, als früher angenommen. Immerhin konnte KREBS in der DDR in seiner Studie über präventive Chemotherapie 2274 „gesunde Befundträger" ermitteln, die nicht auf Tuberkulin reagierten (KREBS 1974). Es besteht Grund zu der Annahme, daß Tuberkulinreversionen zunehmen werden, da das Bakterienangebot in der Gesamtbevölkerung und damit die Möglichkeit zu Reinfektionen im Laufe des Lebens sich verringert. Zu beachten ist allerdings die im Alter herabgesetzte Tuberkulinempfindlichkeit.

Eine Untersuchung (ROMEYN 1970) ergab, daß bei relativ hoher Tuberkulosemorbidität (Konvertorenzahlen von 5,5–80% pro Jahr) die Reinfektion bei der Reaktivierung „stiller" tuberkulöser Herde eine Rolle spielt. Bei niedriger Morbidität ist dies wahrscheinlich nicht der Fall.

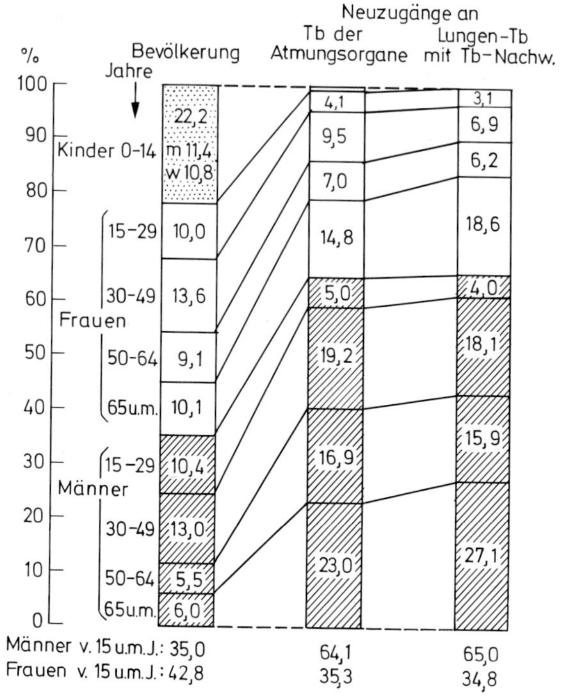

Abb. 18. Prozentualer Anteil der verschiedenen Alters- und Geschlechtsgruppen innerhalb der Gesamtzahl der Bevölkerung, der Neuzugänge an Tuberkulose der Atmungsorgane sowie der Neuzugänge an Lungen-Tb mit Tb-Nachweis in der DDR 1974. (Nach Steinbrück 1977)

Alterstuberkulosen können durch Superinfektion, Spätmanifestation früherer Infektionen vorwiegend im extrapulmonalen Bereich, Exazerbation schwelender Prozesse und vor allem durch Reaktivierung ruhender Herde entstehen.

Als endogene Gründe für eine Exazerbation im Alter werden die Alterung von Mesenchym, Kapillaren und Lymphsystem, das Nachlassen der muko-ziliaren Abwehr in den Bronchien, die veränderte Immunsituation, Störungen von Stoffwechsel und Endokrinium sowie zusätzliche Erkrankungen angesehen.

Als exogene Ursachen gelten unspezifische Infekte der Lunge und des Bronchialsystems, Vorschädigung der Lunge durch Stauberkrankungen sowie Alkoholismus (Forschbach 1977).

Die epidemiologische Bedeutung der Alterstuberkulose liegt vor allem darin, daß sie den Hauptanteil der Bakterienquellen stellt und daß diese häufig unerkannt bleiben.

Nach Steinbrück (1974) finden sich in der DDR 43% aller neuen Fälle von bazillärer Lungentuberkulose bei Männern im Alter von über 50 Jahren, die aber nur 11,5% der Gesamtbevölkerung ausmachen (s. Abb. 18).

In den Jahren 1964–1968 fanden sich in einem Obduktionsmaterial von 6468 Erwachsenensektionen 120 (1,85%) bis dahin unbekannte Tuberkulosen, wovon 75 als infektiös anzusehen waren. 21 dieser Erkrankten waren zu Hause verstorben (Justus et al. 1969). 4000 Autopsien in Berlin ergaben 232 Tuberkulosefälle, darunter 128 floride Formen. 88% der Verstorbenen waren über 50 Jahre alt. Rund 75% der entdeckten Tuberkulosen waren vorher nicht bekannt (Schenk 1972).

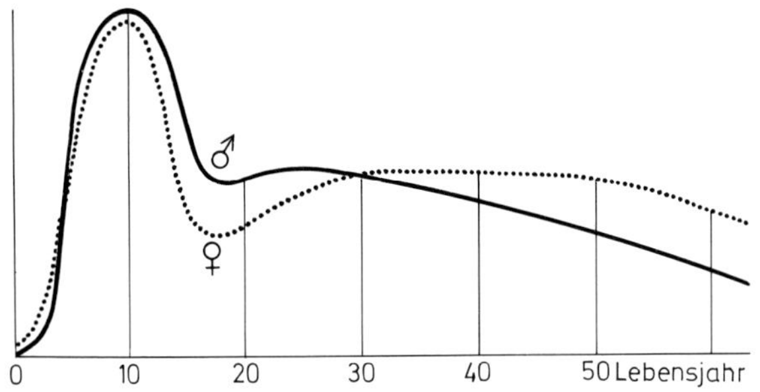

Abb. 19. Natürliche Resistenz, Geschlechts- und Altersabhängigkeit. Lebenskurve, wie sie sich als Reziproke der Morbidität, Letalität und Mortalität ergibt. (Nach SCHMIDT 1958)

In Ungarn konnte bei 52 von 953 älteren Patienten, die in einem Krankenhaus aus anderen Abteilungen verlegt wurden, eine Tuberkulose festgestellt werden, die bei 85% dieser Erkrankten während des vorhergehenden stationären Aufenthaltes nicht diagnostiziert worden war (BIRO u. CSERNOVSZKY 1972).

Die Alterstuberkulose ist heute therapierbar wie jede andere auch. Sie stellt vor ihrer Entdeckung eine hohe Infektionsgefahr für die Umgebung dar, die noch durch Symptomenarmut gesteigert wird. Ein Bekämpfungsprogramm muß gerade im Stadium des Rückgangs der Tuberkulose dieser epidemiologisch bedeutsamen Gruppe Rechnung tragen.

Der Unterschied in der Geschlechtsverteilung der Tuberkulose zugunsten der Frau wird auf eine bessere, hormonal bedingte Widerstandslage, die geringere Zahl der Infektionsgelegenheiten, die besseren Arbeitsbedingungen und den geringeren Alkohol- und Nikotinmißbrauch der Frauen zurückgeführt (CHIECO 1969).

Die in der vorchemotherapeutischen Ära erhöhte Tuberkulosesterblichkeit der Frauen in der Pubertätsperiode wurde „als Auswirkung einer gesetzmäßigen Beziehung zwischen Tuberkulose und den physiologischen Besonderheiten des weiblichen Geschlechtes in diesen Altersklassen" gedeutet (REDEKER 1958).

Es wurde angenommen, daß eine „natürliche Resistenz" vorhanden sei, deren Geschlechtsabhängigkeit in der Kindheit mäßig und später deutlich ausgeprägt sei. Tatsächlich zeigte es sich, daß die natürliche Resistenz vom Schulalter bis Mitte des dritten Lebensjahrzehnts beim männlichen, in den übrigen Lebensabschnitten beim weiblichen Geschlecht höher lag (SCHMID 1958) (s. Abb. 19).

Die in den Niederlanden während der Jahre 1962–1966 durchgeführte Bestimmung des Infektionsrisikos bei 12,5–18,5jährigen ergab, daß das Risiko bei männlichen Jugendlichen um 7,5% höher lag als bei weiblichen (SUTHERLAND u. SVANDOVA 1973). Ob diese Feststellung auch für andere Altersgruppen gilt, ist nicht bekannt. Unter der Annahme, daß die Infektionsgefährdung bei weiblichen und männlichen Mitgliedern der erfaßten Jahrgänge gleich war und daß es sich ferner um statistisch vergleichbare Kollektive handelte, scheint das Ergebnis dafür zu sprechen, daß männliche Jugendliche dieser Altersgruppe anfälliger gegen eine Tuberkuloseinfektion sind. Die Folge wäre, daß vermehrte Primärinfektionen in der Jugend in höherem Alter auch zu vermehrten manifesten Erkrankungen führen können.

Der vor allem im klinischen Bereich verwendete Begriff der „natürlichen Resistenz" ist im wissenschaftlichen Sinne ungeklärt. Es ist festzuhalten, daß es sich um eine hypothetische Annahme handelt, und daß das Vorhandensein geschlechtsgebundener Zusammenhänge zwar möglich aber nicht erwiesen ist.

Auf die zahlreichen endogenen und exogenen Faktoren, die den Ausbruch der Krankheit Tuberkulose begünstigen können, wurde bereits hingewiesen. Die Wahrscheinlichkeit, daß krankheitsfördernde Ursachen dieser Art beim Manne häufiger in Erscheinung treten als bei der Frau, ist gleich groß wie die Vermutung einer unterschiedlichen, konstitutionell bedingten Widerstandskraft gegen den Erreger.

II. Begriffe der analytischen Epidemiologie bei der Tuberkulose

Ziel der analytischen Epidemiologie ist es, mögliche Zusammenhänge zwischen bestimmten Noxen und Krankheiten festzustellen (Schäfer und Blohmke 1972). Diese Aufgabe erfordert systematische Untersuchung der Wirkungsweise der Noxen, der Reaktion des betroffenen Organismus auf ihre Einwirkung sowie die Klärung der sich daraus ergebenden wechselseitigen Beziehungen.

Für Erkrankungen, die durch Mykobakterien induziert sind, bedeutet dies demnach die Erforschung typischer Eigenschaften des Erregers, die Kenntnis biologischer Reaktionsformen des Wirtes bei parasitärem Verhalten des eingedrungenen Mikroorganismus und schließlich das Studium der sich aus dem Erreger-Wirt-Verhältnis ergebenden wechselseitigen Beeinflussung. Auf diese Weise wird es möglich, Rückschlüsse auf die eigentlichen Ursachen des als typisch geltenden Krankheitsverlaufes oder – bei seuchenhafter Ausbreitung – der „Eigengesetzlichkeit" einer Epidemie zu ziehen. Diese Eigengesetzlichkeit ist insbesondere bei der Tuberkulose ausgeprägt und hat dazu beigetragen, daß ihr eine Sonderstellung eingeräumt wurde.

Aus der großen Vielzahl der Forschungsergebnisse auf diesem Gebiet sollen im folgenden nur solche besprochen werden, die für das Verständnis bestimmter Verhaltensweisen der Tuberkulose von Belang sind.

1. Erreger

a) Pathogenität und Virulenz

Mykobakterien besitzen i.allg. die Fähigkeit, unter einem weiten Bereich von Lebensbedingungen zu überleben. Ihre Nährstoffansprüche sind so gering, daß sie frei außerhalb des Wirtes leben können. Das M. tuberculosis hingegen ist so hochspezialisiert, daß es streng auf Säugetiere angewiesen ist (Chapman 1971).

Für die Begriffe Pathogenität und Virulenz besteht kein allgemein verbindliches Kriterium. Ob ein Bakterium „krankmachend", also pathogen und in welchem Ausmaß es krankheitsverursachend, also virulent ist, hängt sowohl von ihm selbst, von der Zahl der eingedrungenen Keime insbesondere aber auch vom Wirt ab, dessen Reaktion als „Krankheit" imponiert.

Der BCG-Stamm ist pathogen, denn er würde sonst zur Vakzination ungeeignet sein. Seine Virulenz ist i.allg. gering, kann aber jedoch in bestimmten Fällen so groß sein, daß es zur Generalisation und zum Tode des Infizierten kommt.

Die Definition der Pathogenität als Ausdruck des jeweiligen Verhaltens von Virulenz des Erregers und Resistenz des Makroorganismus (Roloff 1949) drückt zwar aus was gemeint ist, reicht aber in wissenschaftlichem Sinne nicht aus, da für die Bezugsbegriffe Virulenz und Resistenz ebenfalls keine sicheren Definitionen vorliegen.

Die sog. Virulenzbestimmung wird experimentell beim Meerschweinchen vorgenommen. Das Ergebnis kann mit dem bei anderen Versuchstieren durchaus differieren. Wenn man den Virulenzbegriff in Beziehung zum Menschen setzen will, gelten qualitative Aussagen auch nur für den Menschen (FREERKSEN 1968).

Die Tatsache, daß in der Bundesrepublik ca. 30 Millionen Einwohner mit M. tuberculosis infiziert, aber nur rd. 90000 von diesen erkrankt sind oder waren, läßt den Schluß zu, daß die Virulenz des Erregers gering ist. Andererseits können aus dem gleichen Bakterienstamm extrem virulente Tuberkulosen entstehen.

Mykobakterien, die aus dem tierischen Bereich stammen (M. bovis, M. avium, M. kansasii, M. intracellulare, M. xenopei) sind in der Regel für den Menschen stärker pathogen als solche, die im Boden, Wasser oder anderen Medien leben und gelegentlich beim Menschen als Saprophyten auftreten (MEISSNER 1970).

Aber auch schwach virulente Stämme können unter entsprechenden Bedingungen erheblich pathogen sein: Bei hohem Keimangebot und Vorschädigung des Gewebes sind auch die sog. „atypischen" Mykobakterien in der Lage, tuberkuloseähnliche Krankheitsbilder zu erzeugen. Dabei dürfte die toxische Komponente dieser Stämme eine Rolle spielen.

Beim M. tuberculosis konnten bisher keine Toxine nachgewiesen werden. Es wird reaktionslos phagozytiert. Erst nach Sensibilisierung des Organismus und Abbau des Bakteriums kann es durch Eiweißbestandteile zu toxischen Reaktionen kommen, für deren Entstehen auch hier das Keimangebot von wesentlicher Bedeutung ist.

Zur Begriffsbestimmung kann festgehalten werden, daß die Virulenz des pathogenen M. tuberculosis alle Eigenschaften umfaßt, die es befähigen, in den Makroorganismus einzudringen, sich zu vermehren, zu generalisieren und eine progressive Tuberkulose hervorzurufen. Dabei ist einzuräumen, daß dieser Versuch einer Definition hypothetischen Charakter haben muß, weil die Eigenschaften des Bakteriums, auf die Bezug genommen wird, nur zum Teil bekannt sind und ihre Variabilität nicht berücksichtigt wird.

b) Infektiosität

Die als Attribut der Virulenz angesehene Fähigkeit einer Mikrobe zur Überwindung der durch Haut und Schleimhäute gebildeten natürlichen Barriere des Makroorganismus wird als Infektiosität bezeichnet (SCHLOSSBERGER und EKKART 1952). Eine infektiöse Krankheit ist dann kontagiös, wenn sie von Individuum zu Individuum übertragen werden kann.

Das M. tuberculosis ist infektiös und kontagiös. Die Tuberkulose ist nach Ausrottung der Rindertuberkulose praktisch nur noch von Mensch zu Mensch übertragbar. Je enger und häufiger der Kontakt, d.h. je größer das Keimangebot, um so stärker die Gefahr der Infektion.

Dem Mykobakterium stehen – abgesehen von parenteraler oder Kontaktinfektion bei Läsionen – nur drei natürliche Eintrittspforten in den Makroorganismus zur Verfügung: das Alveolarepithel, einige Partien des Nasen-Rachenraumes und bestimmte Darmabschnitte. Die Aufnahme erfolgt in der Regel über das Alveolarepithel. In die Alveolen können aber nur Tröpfchenkerne von 1–10 μm Größe gelangen, die aus wenigen Bakterien mit dünner Feuchtigkeitshülle bestehen und die sich aus der Verdunstung größerer Partikel gebildet

Tabelle 23. Vermehrung der Mykobakterien und Dauer der Hustenperioden vor Diagnosestellung. (Nach Rouillon et al. 1977; Styblo 1969)

Die Vermehrung der Bakterien (Dauer der Reduplikation 20 Stunden):		Dauer der Hustenperiode bei 430 im Direktabstrich positiven Patienten vor Diagnosestellung:		
nach 12 Teilungsperioden	4098 Bakterien	bis 1 Monat	30%	
nach 17 Teilungsperioden	131072 Bakterien	bis 3 Monate	60%	
nach 24 Teilungsperioden	16777216 Bakterien	bis 6 Monate	84%	Styblo (1969)
nach 30 Teilungsperioden	1073741824 Bakterien			

haben. Größere Teilchen werden von der mucociliaren Abwehr erfaßt und als Fremdkörper ausgeschieden.

Die erste Auseinandersetzung zwischen Mikro- und Makroorganismus beginnt mit der intrazellulären Aufnahme des Erregers durch Phagozytose. Das haftende Bakterium muß, wie jeder andere Fremdkörper auch, von der Speicherzelle aufgenommen werden. Schon dabei entscheidet sich das weitere Schicksal des Makroorganismus. Gelingt es seinen speichernden Zellen, die aufgenommenen Keime an der Vermehrung zu hemmen oder sogar intrazellulär abzubauen, kommt es nicht zur Herdbildung und tuberkulösen Erkrankung.

Die Zellen nehmen die eingedrungenen Mykobakterien unabhängig vom Virulenzgrad auf; die daran anschließende Vermehrung zeigt aber Unterschiede insofern, als sich hochvirulente Keime ungehemmt vermehren und die wenig resistente Zelle in wenigen Tagen sprengen und vernichten können. Damit kommt es zu einer Kettenreaktion der benachbarten Zellen, die von Freerksen und Rosenfeld (1957) als „zelluläre Mikroinfektion" bezeichnet wurde. Schwach virulente Keime, wie auch der BCG-Stamm, vermehren sich zwar intrazellulär, jedoch bildet sich bald ein Gleichgewicht heraus: Die Mikroben bleiben am Leben, destruieren aber nicht die Zelle.

Auf die Abwehrmechanismen im einzelnen wird bei der Besprechung der Immunität eingegangen.

Von nicht minderer Bedeutung für das Zustandekommen einer Neuinfektion sind die mechanischen Bedingungen des aerogenen Transportes.

Ein Patient mit Bakteriennachweis im Direktabstrich scheidet mindestens 5000 Bakterien pro Milliliter Sputum aus. Styblo stellt 1969 fest, daß mehr als $^3/_4$ der im Direktabstrich positiven Patienten bereits ein halbes Jahr vor Feststellung ihrer Erkrankung verstärkt husteten (nach Rouillon et al. 1977; Styblo, 1976). Bei ungehemmtem Wachstum in Kultur vervielfacht sich ein Mykobakterium nach 30 Teilungsperioden – also knapp nach 1 Monat – zu rd. 1 Milliarde Keimen (Tabelle 23). Selbst unter ungünstigeren In-vivo-Bedingungen kann angenommen werden, daß eine Unzahl von Mykobakterien in die Luft entlassen wird. Für den aerogenen Transport kommen jedoch nur solche in Betracht, die in Tröpfchenkernen eingeschlossen sind und sich infolge der geringen Größe dieser Partikel minuten- bis stundenlang schwebend in der Luft halten können. Ihre Zahl wird laufend reduziert durch Luftzug, Austrocknung und Lichteinwirkung. So werden z.B. durch indirekte UV-Bestrahlung in etwa $^1/_2$ h ca. 70% der Erreger vernichtet. Naturgemäß ist ihre Zahl dort am größten, wo Einflüsse dieser Art noch nicht wirksam waren, also in unmittelbarer Nähe der Infektionsquelle.

Tabelle 24. Infektionsprävalenz bei familiärem Kontakt von unter 14jährigen, jeweils nach dem bakteriolog. Status der Infektionsquelle. (Nach Rouillon et al. 1977)

Infektionsquelle	England 1954	Kanada 1954	Niederlande 1967–69	Indien 1967	Afrika 1964
Mikroskopisch positiv	65%	45%	50%	41%	39%
Nur kulturell positiv	27%	26%	5%		
Kulturell negativ	18%	26%	8%	19%	11%
Kontrollgruppe aus Familien ohne Exposition	22%	3%	1%	12%	7%

Tabelle 25. Infektionsprävalenz in einzelnen Altersgruppen, jeweils nach bakteriolog. Status der Infektionsquelle und Grad des Kontaktes (Kanada 1966–71). (Nach Rouillon et al. 1977)

Altersgruppen	Grad des Kontaktes	Mikroskopisch positiv	Nur kulturell positiv	Kulturell negativ	Gesamtbevölkerung
10–15	Wohnung	40%	14%	9%	2%
	Schule, Freund, Arbeitsplatz	16%	3%	6%	
20–30	Wohnung	52%	33%	43%	11%
	Arbeitsplatz, Freund	29%	19%	19%	
über 40	Wohnung	61%	50%	48%	39%
	Arbeitsplatz, Freund	53%	46%	43%	

Die Infektionsprävalenz ist in erster Linie abhängig vom Kontakt und der Zahl der angebotenen Mykobakterien, die naturgemäß bei Infektionsquellen mit bereits im Direktabstrich positiven Befund am höchsten ist.

In der engen Umgebung von Erkrankten mit nur kulturell möglichem Bakteriennachweis sind nicht wesentlich mehr Infizierte zu verzeichnen als in einer vergleichbaren nichtexponierten Kontrollgruppe (s. Tabelle 24).

Nicht nur die Zahl der Bakterien ist von Bedeutung, sondern auch Form und Häufigkeit des Kontaktes sowie das Alter der Kontaktpersonen. Am meisten gefährdet sind demnach Exponierte, die im familiären Bereich mit ansteckungsfähigen Tuberkulosekranken zusammenleben. Auch hier ist wiederum der bereits im Direktabstrich positive Bakterienstreuer die eigentliche Gefahrenquelle. Durch ihn werden bei jugendlichen Personen etwa 3mal soviel Kontaktpersonen angesteckt wie durch Erkrankte mit nur kulturellem Bakteriennachweis. Bei älteren Personen sind Kontakte im extrafamiliären Bereich von etwa gleicher Bedeutung wie solche innerhalb der Familie (s. Tabelle 25).

Nicht nur die Infektionsprävalenz, sondern auch die Zahl der tatsächlichen Erkrankungen steht im Zusammenhang mit Art und Form der Infektion. Enger Kontakt mit im Direktabstrich positiven Tuberkulosekranken erzeugt 5mal soviel Tuberkulosen wie bei Infektionsquellen mit nur kulturell positivem Befund.

Tabelle 26. Tuberkuloseerkrankungen bei infizierten Exponierten, jeweils nach bakteriolog. Status der Infektionsquelle und Grad des Kontaktes (Kanada 1966–71). (Nach Rouillon et al. 1977)

Grad des Kontaktes	Mikroskopisch positiv	Nur kulturell positiv	Kulturell negativ
Familiär	15% davon offen 6%	3% davon offen 1,5%	1% davon offen 0%
Arbeitsplatz, Freund	6% davon offen 3%	3% davon offen 1,3%	– –

Bei weniger direktem Kontakt, aber hohem Bakterienangebot verringert sich die Erkrankungszahl zwar auf etwa $^1/_3$ der Fälle, ist aber immer noch doppelt so groß, wie bei Kontakt unter gleichen Bedingungen mit nur kulturell Positiven (s. Tabelle 26).

Eigentlich gefährdet ist der Nichtinfizierte, der in engem und häufigem Kontakt mit Erkrankten steht, bei denen bereits im Direktabstrich Tuberkulosebakterien nachweisbar sind. Die Gefährdung durch Erkrankte mit nur kulturell nachweisbarer Bakterienausscheidung oder die bei nur gelegentlichem Kontakt ist nicht wesentlich höher als die der nichtexponierten Bevölkerung.

Die Ansichten über die Infektiosität der Tuberkulose differieren auch heute noch erheblich. Einen Hinweis auf die tatsächlichen Verhältnisse gibt folgende experimentelle Untersuchung (O'Crady und Riley 1963):

In einem amerikanischen Krankenhaus wurde zwei Jahre lang die Luft aus einer Tuberkulosestation durch ein Ventilationssystem in einen Raum geleitet, in dem sich 446 Meerschweinchen befanden, von den 71 infiziert wurden. Dazu waren pro Infektionsfall 4–600 m^3 Luft erforderlich. Das entspricht etwa der Menge, die ein Mensch pro Jahr ventiliert. Durch Sensibilitätsprüfungen konnte in 21 Fällen die Infektionsquelle nachgewiesen werden. 19 davon gingen auf zwei Kranke mit geringer Hustendisziplin zurück, während ein Kranker mit korrektem Verhalten höchstens zwei Tiere infizierte. In einem Parallelversuch wurde BK-haltiges Sputum versprüht. Alle 65 exponierten Meerschweinchen starben an Tuberkulose.

2. Wirt

Eine Infektion mit Mykobakterien mobilisiert die Abwehr des Makroorganismus. Die Phagozytose der eingedrungenen Erreger wird durch die neutrophilen Leukozyten und in den unteren Luftwegen durch die alveolären Makrophagen gewährleistet. Die ersteren sind weitgehend ohne Einschalten von Immunreaktionen tätig, die letzteren sind integrierte Bestandteile der zellulären Immunität (Soothill 1977).

Die Mykobakterienimmunologie umfaßt 3 Gebiete, die wiederum untereinander in Zusammenhang stehen (Freerksen 1970):

a) Protektion

Das Geschütztsein gegen neu hinzugekommene Infekte nach Vorinfektion wird im engeren Sinne als „Immunität" bezeichnet.

Bei der *zellulären* Immunität werden durch die Lymphoblasten Lymphokine produziert, welche unter anderem die phagozytierenden Makrophagen aktivieren, die Migration dieser Zellen hemmen und so zur Granulombildung beitragen.

Das Wesen der *humoralen* Immunität besteht in der Bildung von Antikörpern gegen die von der Plasmazelle sezernierten Immunglobuline (De Haller 1977).

b) Sensibilisierung

Sie umfaßt die Gesamtheit der Reaktionen, die morphologisch und biochemisch dann zustandekommen, wenn sich ein Makroorganismus mit Mykobakterien auseinandersetzt. Jener Teil dieser Erscheinungen, der auf irgendeine Weise äußerlich sichtbar gemacht werden kann oder krankhaft ist, wird im klinischen Bereich als Allergie bezeichnet.

Mit Tuberkulin, einer aus Kulturfiltraten von M. tuberculosis oder anderen Mykobakterien gewonnenen Suspension von Bestandteilen der Bakterienzelle ist es möglich, beim sensibilisierten Organismus eine allergische Reaktion vom verzögerten Typ zu erzeugen.

Parallel zu den immunologischen Vorgängen bilden sich spezifisch sensibilisierte „memorycells" aus, die von T-Lymphozyten abstammen und die allergische Reaktion vermitteln.

Die Allergie vom verzögerten Typ läß sich mit den T-Lymphozyten passiv von einem Individuum auf das andere übertragen (Trepel 1978).

c) Adjuvans-Effekt

Die adjuvierende Wirkung bestimmter Mykobakterienfraktionen rückt immer mehr in den Vordergrund des Interesses. Allergische Erscheinungen können durch Adjuvantien verstärkt werden. Das gleiche ist für protektive Vorgänge möglich. Auch Virulenz ist adjuvierbar: aus einer avirulenten BCG-Vakzination kann durch Einbringen eines Adjuvans eine virulente BCG-Infektion gemacht werden (Freerksen et al. 1969).

Untersuchungen zur Klärung der Beziehungen zwischen Allergie und Immunität bei der Tuberkulose (Takahashi 1969) führten zu folgenden Ergebnissen: 1. Die Allergie und die Immunität der Tuberkulose sind zwei verschiedenartige Phänomene mit von einander unabhängigen Mechanismen; die erstere wird durch Proteine induziert, die letztere durch Polysaccharide. 2. Die Allergie hat nichts oder wenig mit der Immunität zu tun. Die Möglichkeit, daß die Allergie bei der Bildung der Immunität eine Rolle spielt, ist allerdings nicht auszuschließen.

Man kann die Reaktionen des Makroorganismus, vor allem auch die morphologischen mit der dominierend lymphozytären Beteiligung, die nach Eindringen der Mykobakterien und während der Auseinandersetzung mit ihnen die Krankheit Tuberkulose bilden, biologisch als eine Art Abstoßungsreaktion bezeichnen, denn das Endergebnis all dieser Reaktionen besteht darin, daß der tuberkulöse Herd eliminiert, also „abgestoßen" wird, wonach sich dann der „Normalzustand" wieder herstellt (Freerksen 1970).

Bei der Tuberkulose kann eine Art Gleichgewicht zwischen Mikro- und Makroorganismus entstehen, das dadurch gekennzeichnet ist, daß die Erreger, obwohl sie als Antigen weiter wirken, vom Organismus toleriert werden.

Zahlreiche Tierexperimente (Diehl 1942; Luvie 1964) haben den Beweis erbracht, daß die Resistenz gegen tuberkulöse Infektionen genetisch fixiert ist. Sowohl die einzelnen Spezies als auch die Individuen innerhalb der gleichen

Spezies sind unterschiedlich empfindlich. Es ist daher beim Nutztier möglich, gegen den tuberkulösen Infekt resistente Sorten zu züchten.

Eine absolute Unempfänglichkeit ist bisher nicht beobachtet worden. Auch bei Tieren mit hoher natürlicher Widerstandskraft kann eine tuberkulöse Infektion durch sehr große Zahlen hoch virulenter Keime erzwungen werden (FREERKSEN u. ROSENFELD 1957).

Die Grundprobleme des Infektionsschutzes, der allergenen Wirksamkeit und der Adjuvans-Eigenschaften von Mykobakterien sind nicht nur von wissenschaftlichem Interesse, sondern haben auch eine eminente Bedeutung für die Praxis und für die Beurteilung epidemiologischer Phänomene.

3. Erreger-Wirt-Beziehung

Tuberkulosebakterien können sich nicht außerhalb des Wirtes vermehren, es sei denn, daß vergleichbare künstliche Bedingungen geschaffen wurden. Die hohe Differenziertheit der Tuberkulosebakterien und ihre Abhängigkeit vom Milieu des lebenden Säugetieres kennzeichnen den Infektionsmodus.

Sie haben im Gegensatz zu anderen Krankheitsserregern keine oder nur eine geringe primäre Toxizität gegenüber tierischem Gewebe. Ihre krankmachende Wirkung bildet sich erst allmählich als Folge gegenseitiger Erreger-Wirt-Aktionen und -Reaktionen heraus. Das Bakterium bleibt nicht am Ort seines Eindringens in den Organismus und ruft nicht, wie zum Beispiel die Diphtherie, durch Toxinabgabe in den Kreislauf Krankheitserscheinungen hervor. Tuberkulosebakterien verhalten sich invasiv. Sie besitzen die Fähigkeit, sich innerhalb des Wirtsorganismus zu verbreiten und zu vermehren.

Die Sensibilisierung des Wirtsorganismus durch Eiweißbestandteile der Bakterienzelle, nachweisbar durch eine Allergiereaktion vom verzögerten Typ, ist ein Indiz dafür, daß Tuberkulosebakterien vorhanden sind. Sie erlaubt nur bedingte Rückschlüsse auf eine gleichzeitige Protektion durch zelluläre Immunität. Humorale immunogene Faktoren sind nur von untergeordneter Bedeutung. Die Tuberkulinprobe, die bei rückgehender Tuberkulosedurchseuchung ein Diagnostikum von entscheidender Wichtigkeit ist, erfaßt nur einen Teilaspekt des mikrobiologischen Geschehens.

Die der Tuberkulose eigentümliche Erscheinung des Gleichgewichtes zwischen Mikro- und Makroorganismus, bei dem die Antigen-Antikörper-Reaktion zwar bestehen bleibt, der eingedrungene Erreger aber toleriert wird, erklärt die Neigung zur Latenz. Der nur kleine Anteil der klinisch erkrankten Tuberkulinreagenten unter der großen Anzahl von Infizierten findet in diesem Verhalten, dessen eigentliche Ursachen noch unbekannt sind, seine Erklärung.

Auch die Rezidivneigung durch Störung dieses Gleichgewichtes, die epidemiologische Bedeutung der Infiziertengruppe als Bakterienreservoir, die Ursachen des Zeitfaktors und weitere „Eigengesetzlichkeiten" der Tuberkulose werden verständlich.

Die protektive Wirkung einer Erstauseinandersetzung mit Mykobakterien gegenüber Folgeinfekten ist keineswegs absolut. Tierexperimentell ist nachgewiesen, daß dieser Effekt abhängig ist von Dosis und Applikationsform der Bakterien (FREERKSEN 1978) und daß er den Krankheitsverlauf von Folgeinfekten retardieren kann (FREERKSEN 1959).

Der Begriff „Immunität" sollte bei der Tuberkulose für diese Tatsache reserviert bleiben.

Der von ihr gewährte Schutz ist relativ und begrenzt. Epidemiologisch gesehen erklärt sein Vorhandensein die je nach Durchseuchungsstadium wechselnde

Bedeutung der Superinfektion. Darüber hinaus dürfte die protektive Wirkung des Erstinfektes neben anderen Faktoren auf längere Sicht auch beim Phänomen der Selbsteradikation eine Rolle spielen.

Die entstandene „Immunität" ist kaum zerstörbar und kann auch durch Kortison, Ganzkörperbestrahlung oder Thymektomie nicht beseitigt werden (FREERKSEN 1978).

Die BCG-Impfung versucht, aus dieser Erkenntnis praktischen Nutzen zu ziehen. Durch künstliche Infektion mit einem Mykobakterienstamm von geringer Virulenz kann ein bestimmter Grad von Protektion von bestimmter Dauer erzielt werden. Unabhängig davon kommt es, erkenntlich durch die Tuberkulinreaktion, zu Antigen-Antikörper-Reaktionen. Der Allergietest mit Tuberkulin nach erfolgter Impfung ist demnach kein Beweis dafür, ob eine Schutzwirkung tatsächlich entstanden ist oder ob sie noch besteht; er ist lediglich ein Indiz für ihr Vorhandensein.

Der Makroorganismus wird durch die Schutzimpfung mit einer Mindestkeimzahl auf ein bestimmtes Schutzniveau gebracht, das durch Vergrößerung der Keimzahl über eine bestimmte Grenze hinaus nicht erhöht werden kann (FREERKSEN 1970).

Dieses Schutzniveau ist hinsichtlich seines Ausmaßes und seiner Dauer individuell verschieden. Auch der Virulenzgrad der eingebrachten Keime wird als Erreger-Wirt-Relation vom Individium mitbestimmt. Gesichtspunkte dieser Art spielen bei der Beurteilung der Komplikationsrate eine Rolle.

C. Natürlicher Ablauf einer Tuberkuloseepidemie und seine Beeinflussung durch die Chemotherapie

I. Ablauf

Auf genetische Einflüsse beim Zustandekommen der „natürlichen" und der erworbenen Resistenz wurde bereits hingewiesen. Zu einer Zeit, in der die Lebenserwartung eines Tuberkulosekranken durchschnittlich fünf Jahre betrug und in der die Mehrzahl dieser Erkrankten sich im vorfortpflanzungsfähigen Alter befand (Europa vor 1939), waren Auslesevorgänge von wesentlichem Einfluß auf den Langzeitverlauf der Epidemie.

In einer Population mit hoher Sterberate der Anfälligen vor Weitergabe ihres Erbgutes muß der Bevölkerungsanteil der Widerstandsfähigeren zunehmend größer werden. Die Zahl der Erkrankten und damit das Keimangebot wird sich infolgedessen verringern. Hinzu kommen Einflüsse der „zivilisatorischen Gestaltung einer Kultur" (REDEKER 1953), durch die die Übertragbarkeit des Erregers auf den Wirt erschwert wird. Die protektive Wirkung der Vorinfektion wird bei steigendem Anteil von latent Infizierten aber nicht Erkrankten von wachsender Bedeutung.

Das Zusammenwirken aller Faktoren muß in längeren Zeiträumen dazu führen, daß die Durchseuchung der Population allmählich abnimmt und zwar von dem Bevölkerungsanteil ausgehend, der noch nicht infiziert ist, also den Neugeborenen. Die Tuberkulose zieht sich in die älteren Jahrgänge zurück. Die Epidemie wird letzten Endes zur Endemie mit sporadischem Auftreten einzelner Seuchenherde.

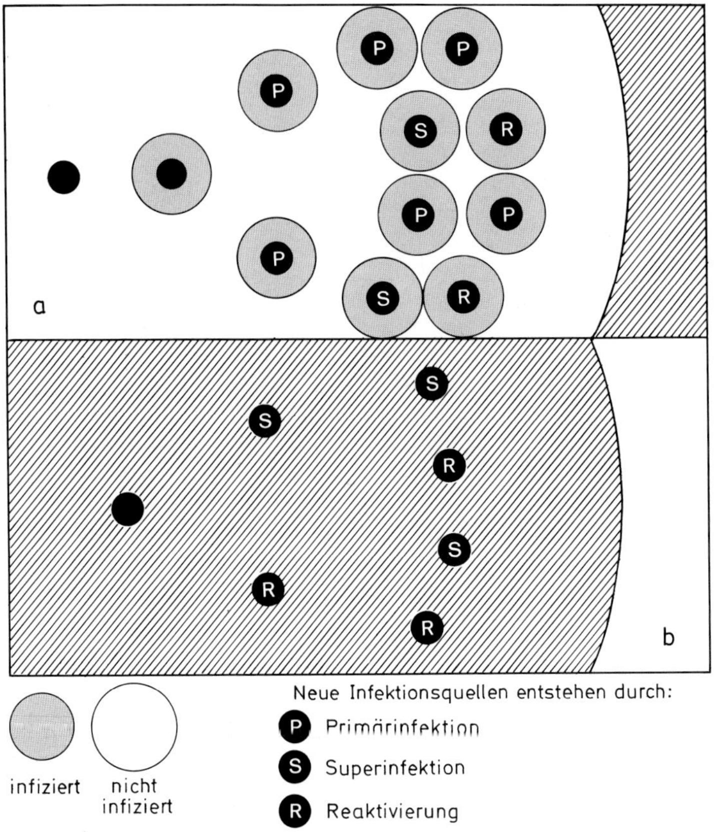

Abb. 20. **a** Schematische Darstellung der Ausbreitung der Tuberkulose in einer nichtinfizierten und in einer infizierten Population. **b** Nach Totaldurchseuchung Beginn der Selbsteradikation und allmählicher Übergang zum endemischen Stadium

Eine Tuberkuloseepidemie in einer umgrenzten Population verläuft im Prinzip in gleicher Weise wie bei jeder anderen Infektionskrankheit mit seuchenhafter Ausbreitung, unabhängig von der Größe des betroffenen Kollektivs (Abb. 20). Charakteristisch für die Tuberkulose ist der Zeitfaktor, der durch die relativ geringe Infektiosität des Erregers, die Neigung zur Latenz und die Beschränkung der Übertragbarkeit auf Individuum zu Individuum bedingt wird.

Die Choleraepidemie in Hamburg im Jahre 1892 kann als typisches Beispiel für den Verlauf einer Epidemie gelten. Im Zeitraum von 8 Wochen kam es zum kontinuierlichen Anstieg der Erkrankungs- und Sterbeziffer auf 1000 bzw. 600 Einwohner mit folgendem Abfall und Erlöschen der Seuche.

Die Sterblichkeitskurve der Tuberkulose in Deutschland entspricht im Prinzip diesem Bild, mit dem Unterschied, daß sich ihr Verlauf über 400 Jahre erstreckt (s. Abb. 21 a, b).

Beim Eindringen der Tuberkulose in eine vorher tuberkulosefreie Population wird zunächst die Altersgruppe der 20–40jährigen als aktivster Bevölkerungsteil befallen. Die Infektion erfolgt durch Kontakt mit anderen Populationen. Die Seuche breitet sich im eigenen Bereich zunächst in Form von Kleinepidemien aus, die zur Pandemie zusammenfließen. Es ist also durchaus nicht der Fall,

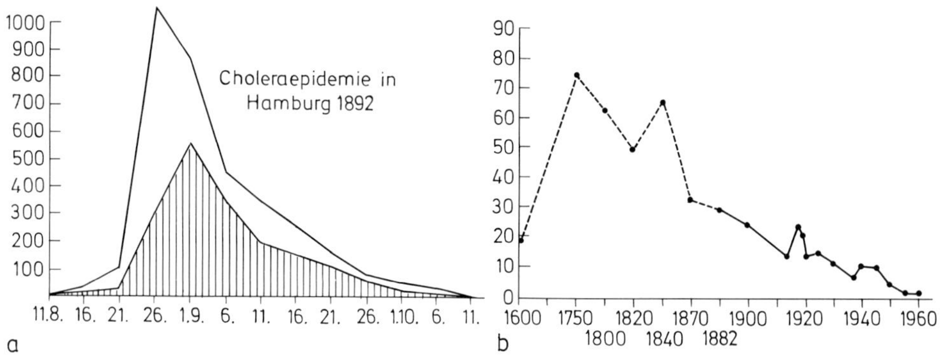

Abb. 21 a, b. Bei prinzipiell gleichem Kurvenverlauf benötigte die Choleraepidemie in Hamburg 1892 (**a**) 8 Wochen, die Tuberkuloseepidemie in Deutschland (**b**) rd. 350 Jahre bis zum Erlöschen der Seuche

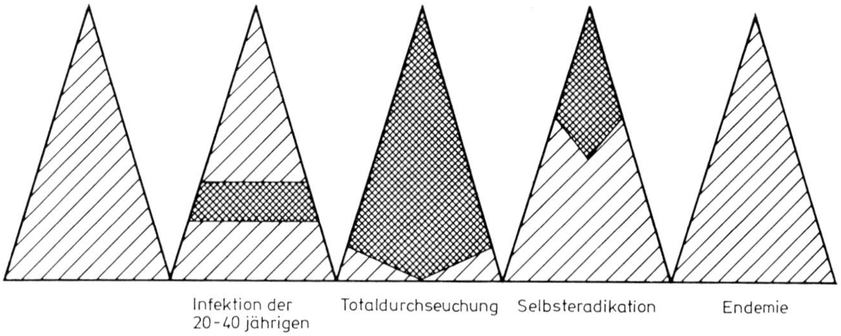

Abb. 22. Das Eindringen der Tuberkulose in eine nichtinfizierte Population, schematisch dargestellt als Bevölkerungspyramiden. Anteil der Infizierten in dunkler Farbe

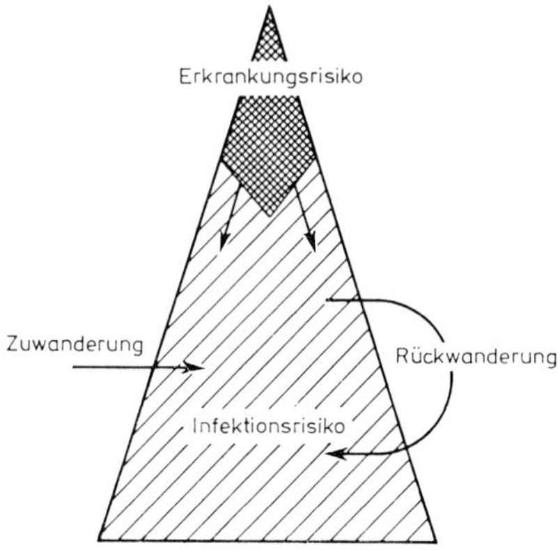

Abb. 23. Möglichkeiten einer „Rückkehr der Tuberkulose". Schematische Darstellung

daß Tuberkuloseepidemien vom Kindesalter ausgehen und sich dann in den älteren Jahrgängen erhalten.

Wenn die Seuche ihren Kulminationspunkt erreicht hat, setzt die Selbsteradikation ein, die naturgemäß bei den Nichtinfizierten, also den Neugeborenen beginnt. Durch die natürliche Absterberate entsteht wieder das Bild einer weitgehend tuberkulosefreien Bevölkerung, in der die Erkrankung nur noch in endemischer Form auftritt (Abb. 22). Der gleiche Ablauf kann aber jederzeit wieder in Gang gesetzt werden durch exogene Infektion (Zuwanderung oder Rückwanderung von Infizierten) oder Erhöhung des Erkrankungsrisikos im eigenen Bereich (Abb. 23).

1. Untersuchungen in Europa

In allen europäischen Ländern kam es während der ersten Jahrhunderthälfte zu einem Absinken der Tuberkulose-Mortalität. So sank z.B. in England die Zahl der gemeldeten Tuberkulosesterbefälle zwischen 1861–1865 und 1876–1880 regelmäßig um 0,9% jährlich (Styblo 1976). In den Niederlanden verminderte sich die Sterblichkeit an Tuberkulose zwischen 1920 und 1940 jährlich um 5,7% (Tsru 1967). Das Infektionsrisiko ging im gleichen Zeitraum von 6,7% auf 2,1% zurück, also jährlich um 5,4% (Styblo et al. 1969b).

In Wien sank das Infektionsrisiko von 7,5% im Jahre 1920 auf 2,9% im Jahre 1940 (Junker 1972). Die entsprechenden Zahlen für Prag lauten 8% und 3,5% (Sutherland et al. 1971).

Ähnliche Werte wurden auch in Frankreich festgestellt (Lotte u. Pedrizet 1974). Diese Entwicklung begann in den meisten Industrieländern bereits vor dem zweiten Weltkrieg, zu einem Zeitpunkt, als ungezielte Vakzination, Röntgenreihenuntersuchungen und Chemotherapie noch nicht bekannt waren oder nicht durchgeführt wurden.

Sicherlich haben die Verbesserung des Lebensstandards und Tuberkulosebekämpfungsmaßnahmen ihren Teil beigetragen. Sie haben den natürlichen Ablauf der Epidemie aber nicht bestimmend beeinflußt.

Nach Frost (1937) ist es für eine evtl. Ausrottung der Tuberkulose nicht erforderlich, daß Ansteckungen sofort und völlig verhindert werden. Die resultierende Anzahl der Infizierten muß lediglich dauernd niedriger sein als jene, die notwendig war, um die Ansteckungsquellen hervorzubringen. Wenn diese sich fortlaufend verringern, muß die Seuche auf längere Sicht erlöschen.

Bereits 1937 zog Frost den Schluß, daß „under present conditions of human resistance and environment the tubercle bacillus is losing ground, and the eventual eradication of tuberculosis requires only that the present balance against it be maintained."

Diese Entwicklung würde bei gleichbleibender Widerstandskraft der Bevölkerung und gleichem sozialökonomischem Niveau auf längere Sicht zur Ausrottung der Tuberkulose in Europa geführt haben. Das Infektionsrisiko hätte sich jeweils binnen 15–20 Jahren um die Hälfte vermindert (Styblo 1976).

Von Interesse sind Beobachtungen während des zweiten Weltkrieges über das weitere Absinken der Infektionsprävalenz trotz gleichzeitiger Zunahme der Morbidität und Mortalität in den Niederlanden (Heymius van den Berg 1946), Frankreich (Lotte u. Pedrizet 1974) und Norwegen (Waaler et al. 1975). Die im Vergleich zu den Vorkriegsjahren kürzere Lebensdauer der Erkrankten verringerte die Infektionsmöglichkeit trotz Zunahme der Infektionsquellen.

Es kann für Europa nicht festgestellt werden, wie groß der natürliche Rückgang der Tuberkulose an sich gewesen wäre, da der Einfluß der Bekämpfungsmaßnahmen nicht berechnet werden kann.

Als obere Grenze können 4–5% jährlich angenommen werden (Styblo 1976) (Abb. 24).

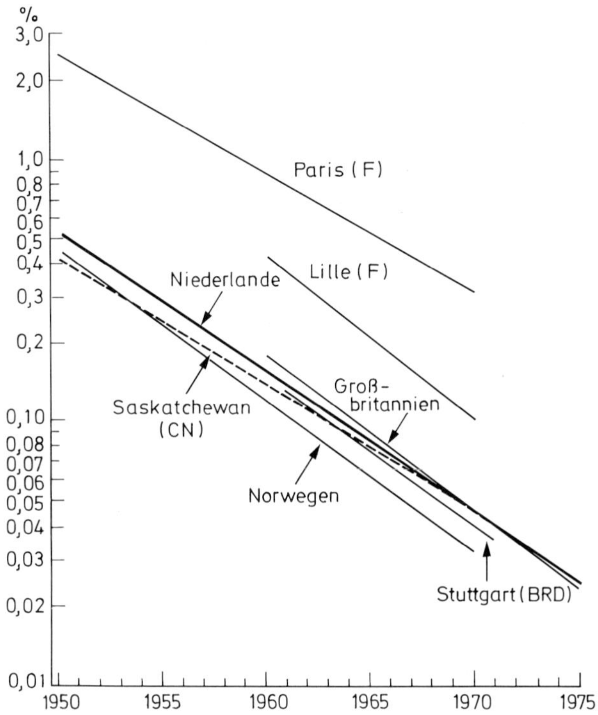

Abb. 24. Geschätztes jährliches Tuberkuloseinfektionsrisiko in Ländern mit niedriger Tuberkuloseprävalenz 1950–1975. (Nach STYBLO 1978)

2. Untersuchungen in Entwicklungsländern

Es ist ungleich schwieriger, Aussagen über den „natürlichen" Tuberkuloseablauf in unterentwickelten Ländern zu machen, da verläßliche Daten aus der ersten Hälfte des Jahrhunderts nicht vorhanden sind. Erst das Material, das in den Jahren von 1950–1960 in einzelnen Ländern durch Feldstudien der WHO gewonnen wurde (randomisierte Auswahl des Kollektivs, standardisierte Untersuchungsmethoden) ist für epidemiologische Betrachtungen verwertbar.

So betrug das Infektionsrisiko in Lesotho (Basutoland) im Jahre 1957 2,9%. Die von 1962–1965 durchgeführte Wiederholung ergab Werte in gleicher Höhe (WHO 1958; WHO 1969).

In Uganda blieb das Infektionsrisiko von 1950 (2,6%) (WHO 1959) bis 1970 (2,3%) ebenfalls in gleicher Höhe (STOTT et al. 1973) (Abb. 25).

Die niedrigste Infektionsprävalenz wurde mit 6,3% bei den 0–9jährigen auf Sansibar angetroffen (jährliches Infektionsrisiko 1%), die höchste fand sich bei Gleichaltrigen in Nigeria mit 25,6% (jährliches Infektionsrisiko von 5% (ROELSGAARD et al. 1964).

Das Infektionsrisiko in Südafrika wurde mit 7%, in Zaire mit 2,5% berechnet.

In einem Gebiet mit 200 Millionen Einwohnern zwischen Tunesien, Zypern, Syrien, Somaliland und Pakistan wurde bei Kindern zwischen 5 und 9 Jahren eine Infektionsprävalenz von 3–35% ermittelt. [Jährliches Infektionsrisiko

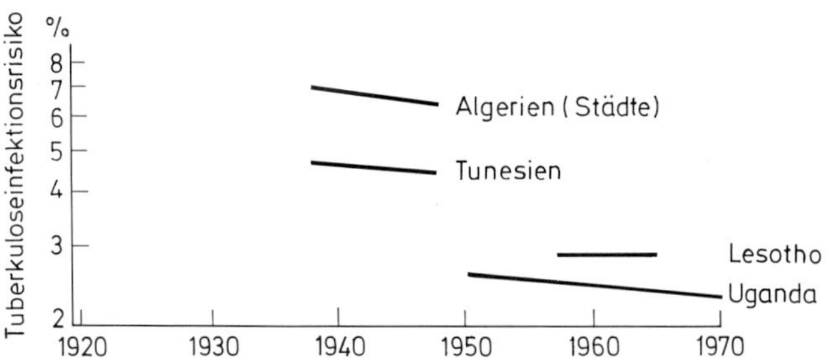

Abb. 25. Geschätztes jährliches Tuberkuloseinfektionsrisiko in Algerien (städt. Bevölkerung) 1938–1948, Lesotho 1957–1965, Tunesien 1938–1948 und Uganda 1950–1970

0,5–5% (Kaleta 1975)]. In Indien wurden in 119 Dörfern im Bereich von Bangalore in den Jahren 1961–1966 rd. 32000 Männer und Frauen mehrfach untersucht und überwacht. Von 126 ansteckenden Patienten waren 49,2% innerhalb von fünf Jahren gestorben, 18,3% blieben im Sputum positiv und 32,5% wurden als „geheilt" angesehen. Eine nennenswerte Therapie erfolgte nicht (Ntib 1974).

Nach Untersuchungen der WHO während der Jahre 1951–1970 (Tao 1972) war in einigen Ländern des westpazifischen Raumes das jährliche Infektionsrisiko in der ersten Hälfte der fünfziger Jahre sehr hoch. Es überstieg in Hongkong 10% und lag in Brunei, Kambodscha, Taiwan, Malaysia, Philippinen, Sarawak, Singapur, Vietnam zwischen 5 und 10%. In einigen anderen Ländern erwies sich das Infektionsrisiko als relativ niedrig. Es lag in Laos, den Neuen Hebriden, auf Tongo und in West-Samoa zwischen 0,5 und 2%.

In der Mehrzahl der süd- und mittelamerikanischen Staaten ist das Tuberkuloseinfektionsrisiko zur Zeit relativ gering. Es liegt zwischen 1 und 2%, in einigen von ihnen sogar unter 1% (Styblo 1976).

3. Rassen und Tuberkuloseresistenz

Es wurde wiederholt die Vermutung geäußert, daß es rassisch bedingte Unterschiede in der Tuberkuloseanfälligkeit gibt. Einzelne Rassen, z.B. Weiße sollen über eine relativ hohe, andere, z.B. Eskimos, Neger, Indianer, Kalmücken, über eine niedrigere „natürliche Resistenz" verfügen (Schmidt 1958). Das Vorhandensein rassisch dispositioneller Faktoren ist aber weder zu beweisen noch auszuschließen.

Aufgrund neuerer epidemiologischer Erkenntnisse ist es wahrscheinlich, daß es sich bei den hohen Erkrankungs- und Sterberaten dieser Rassen um den aufsteigenden Schenkel der epidemiologischen Kurve handelt. Der zeitliche Kontakt mit der Epidemie erfolgte hier wesentlich später als der bei weißen Populationen, sodaß Auslesevorgänge noch nicht ins Gewicht fallen.

Nach Kleeberg (1978) ist die höhere Morbidität der Bantus mit Erkrankungen des primären Formenkreises auch bei Erwachsenen gegenüber der weißen Bevölkerung in Südafrika darauf zurückzuführen, daß die Bantus erst um 1880 in Kontakt mit der Tuberkulose kamen. Die Epidemie erreichte ihren Höhepunkt um 1940. Im Gegensatz dazu handelt es sich bei den weißen Einwanderern um Angehörige einer bereits selektionierten Population.

Die bisher festgestellten schlechtesten Verhältnisse bestanden bei den Eskimos. Niedriger Lebensstandard, ungünstige Wohnungs- und Hygieneverhältnisse

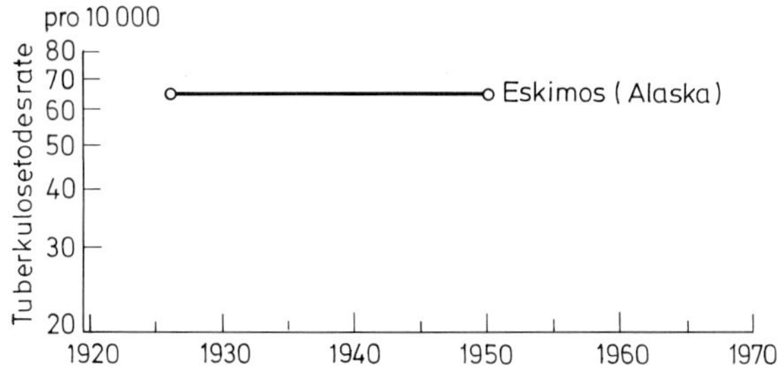

Abb. 26. Sterberaten an Tuberkulose (auf 10000) bei Eskimos in Alaska 1926–1950. (Nach STYBLO 1978)

bei negativen Umweltbedingungen provozierten den Einbruch der Tuberkulose in eine Bevölkerung, die vor der Jahrhundertwende noch weitgehend tuberkulosefrei war. Zu Beginn der fünfziger Jahre dieses Jahrhunderts betrug die Tuberkulosesterblichkeitsrate bei den Eskimos in Grönland, Alaska und im nördlichen Kanada etwa 700 auf 100000 Einwohner jährlich. Die hohe Sterbequote bestand bereits seit 1928 und betraf alle Lebensalter (Abb. 26). Am niedrigsten war sie bei 1–9jährigen mit 400 auf 100000, am höchsten bei Frauen zwischen 20 bis 29 Jahren mit 1200 auf 100000. Es war abzusehen, wann die Bevölkerung durch die Tuberkulose praktisch ausgerottet sein würde. Das Infektionsrisiko betrug Anfang der 50er Jahre 25% und ist damit das höchste bisher beobachtete (GRZYBOWSKI et al. 1976).

II. Bekämpfungsmethoden und ihre Auswirkungen

Tuberkulosebekämpfungsprogramme werden durchgeführt, um den „natürlichen" Ablauf der Epidemie zu beschleunigen. Nach der Definition von FROST (1937) ist dieses Ziel am wirksamsten durch Reduzierung der Infektionsquellen und Verminderung der Zahl der Infizierten zu erreichen. Damit sind 1. die Inzidenz der ansteckungsfähig Erkrankten, insbesondere derjenigen Kranken, bei denen bereits im Abstrich Tuberkulosebakterien nachzuweisen sind und 2. die Inzidenz der Infizierten, gekennzeichnet durch das Infektionsrisiko, grundlegende Maßstäbe für die Effektivität jedes epidemetrischen Modells.

In entwickelten Ländern wird die Inzidenz an ansteckungsfähigen Tuberkulosen von der Intensität der Fallfindung, darüber hinaus aber auch von der Altersverteilung beeinflußt. Infektiöse Erkrankungsfälle in der Jugend, die ohnehin nur vereinzelt zur Ansteckung der Umgebung führen, werden seltener. Hinzu kommt der Einfluß der BCG-Impfung, die bei ungezielter Anwendung die Relation Erkrankte mit Bakteriennachweis – Infektionsprävalenz verschiebt.

In unterentwickelten Ländern mit hohem Tuberkulosebefall stellt die Suche nach bereits im Direktabstrich positiven Bakterienquellen und ihre Ausschaltung die Methode der Wahl dar. Bereits in wenigen Jahren ist es dadurch möglich, die epidemiologische Situation eines Landes so zu ändern, daß auch die Infektionsprävalenz zurückgeht.

Die beiden wichtigsten Methoden der Tuberkulosebekämpfung in Industriestaaten und Entwicklungsländern sind die BCG-Impfung und die Fallfindung mit anschließender Chemotherapie. Es kann als gesichert angesehen werden, daß ein guter, adaequat angewandter BCG-Impfstoff Schutz gegen das Entstehen

Tabelle 27. Beziehungen zwischen verschiedenen epidemiologischen Parametern, die für die Bekämpfung der Tuberkulose in Ländern mit hoher Tuberkuloseprävalenz von Wichtigkeit sind. (Nach STYBLO und SUTHERLAND 1973)

Jährliches Infektionsrisiko in %	Zu erwartende jährliche Inzidenz auf 100000 Einwohner		Anteil der Infizierten in der Bevölkerung nach Altersgruppen in %	
	Meningitis-Tbc 0–4 Jahre	Ansteckungsfähig Erkrankte aller Altersgruppen	18 Jahre	30 Jahre
6	30	360	60	86
3	15	180	36	60
1,5	8	90	20	36

einer Primärtuberkulose für die Personen bietet, die nach der Schutzimpfung durch virulente Tuberkulosebakterien infiziert werden. Es ist nicht bewiesen, ob die Annahme eines 80%igen Schutzeffektes über zehn oder mehr Jahre für jeden Impfstoff unter Routinebedingungen und unabhängig vom Lebensalter bei der Impfung zutrifft. Epidemiologisch wirkt sich die Immunprophylaxe direkt durch Verringerung der Morbidität, indirekt durch Unterbrechung der Infektionskette und damit Schutz von Nichtvakzinierten aus.

Bei einem hohen Tuberkuloseinfektionsrisiko, wie dieses in einer Anzahl von Entwicklungsländern besteht, kommen vorwiegend Kinder in jüngerem Lebensalter für eine Vakzination in Betracht. Das bedeutet aber, daß lediglich in einer Teilpopulation das Erkrankungsrisiko um 80% gemindert wird, die ohnehin für die übrige Bevölkerung kaum infektiös ist. Der Einfluß auf die epidemiologische Gesamtsituation kann darum nur begrenzt sein (Tabelle 27).

In entwickelten Ländern mit über 90% Tuberkulinnegativen im Schulentlassungsalter ist die absolute Zahl der zu erwartenden offenen Primärtuberkulosen entsprechend gering.

Die optimale Grenze für eine wirksame BCG-Schutzimpfung aus epidemiologischer Sicht wäre bei einem nicht sinkenden Infektionsrisiko zwischen 3 und 6% anzunehmen (STYBLO 1976). In einem theoretischen Modell prüften STYBLO und MEIJER (1976) den direkten und indirekten Einfluß der BCG-Schutzimpfung auf die infektiöse Tuberkulose in Norwegen (1951-1968) und Dänemark (1961–1968) im Vergleich mit den Niederlanden (1951–1968), wo ungezielte Impfungen nicht durchgeführt wurden. Ein indirekter Einfluß auf den Tuberkulosetrend konnte weder in Norwegen noch in Dänemark bestätigt werden. Ein direkter Einfluß auf das Auftreten einer infektiösen Tuberkulose zeigte sich in Norwegen bei jungen Erwachsenen (Impfung bei Schulabgang) (Tabelle 28).

Epidemiologisch gesehen ist die Bedeutung der BCG-Impfung, auch wenn sie bei 14jährigen Kindern durchgeführt wurde, nur sehr beschränkt: Das Infektionsrisiko sinkt jährlich nur um 0,3–2% (STYBLO 1976).

Die ungezielte BCG-Impfung auf Massenbasis ist mit Sicherheit kein unverzichtbarer Bestandteil eines Tuberkulosebekämpfungsprogrammes. Keine Bekämpfungsmaßnahme kann isoliert gesehen werden. Sie kann bestenfalls nur soviel Erkrankungen verhindern, wie überhaupt auftreten können.

Das Deutsche Zentralkomitee zur Bekämpfung der Tuberkulose hat darum empfohlen, die ungezielte BCG-Impfung der Neugeborenen in der Bundesrepu-

Tabelle 28. Prozentualer jährlicher Rückgang der ansteckungsfähigen Lungentuberkulosen und des Tuberkuloseinfektionsrisikos in den Niederlanden und Norwegen 1951 bis 1968. Die Niederlande ohne, Norwegen mit BCG-Impfung. (Nach STYBLO und MEIJER 1976)

Altersgruppen	Niederlande		Norwegen	
	Jährlicher Rückgang in %		Jährlicher Rückgang in %	
	der Neuerkrankungen	des Infektionsrisikos	der Neuerkrankungen	des Infektionsrisikos
15–19	12,2	13,8	14,5	11,5
20–24	11,9		14,8	
25–29	12,7		14,6	

Tabelle 29. Krankheitsverlauf bei Bakterienausscheidern ohne Behandlung. (Nach ROUILLON et al. 1977)

	Beobachtungsdauer in Jahren	Gestorben in %	Chroniker in %	„Geheilt" in %
USA 1919	4	53	25	22
Europa vor 1939	3	27		
	5	47		
	10	60		
Skandinavien vor 1939	10	60		
Indien 1960	2	48	25	27

blik zu beenden, wenn das Infektionsrisiko nur noch 0,1% beträgt (3. Informationsbericht des DZK, 1973).

Die beste Waffe gegen die Tuberkulose ist die Verringerung der infektiösen Fälle durch Aufspüren der mikroskopisch positiven Erkrankten und ihre medikamentöse Behandlung.

Die Chemotherapie spielt neben ihrer hervorragenden kurativen Bedeutung auch epidemiologisch die wichtigste Rolle. Ihr ist es zu verdanken, daß der Rückgang der Tuberkulose in Europa mehr als doppelt so schnell als vor dem zweiten Weltkrieg erfolgt. Der „natürliche" Verlauf der Epidemie, der vor der Einführung der Chemotherapie Jahrhunderte benötigte, kann heute in Entwicklungsländern auf Jahrzehnte zusammengedrängt werden.

Aber auch das Schicksal des einzelnen Erkrankten hat sich grundlegend geändert. Die Tuberkulose verläuft ohne Chemotherapie bei etwa 50% der Erkrankten in einem Zeitraum zwischen 2 und 5 Jahren tödlich. Ein Viertel der Fälle wird zum chronisch Kranken und nur bei den restlichen 25% kommt es zur sogenannten Heilung. Bei ausreichender Medikation beträgt die Heilungsquote über 90% (Tabellen 29, 30).

Ein hervorragendes Beispiel für die Wirksamkeit moderner Tuberkulosebekämpfungsmaßnahmen, insbesondere durch konsequenten Einsatz der Chemotherapie, ist das Ergebnis der ab 1951 durchgeführten Aktion bei den Eskimos (GRZYBOWSKI 1976), deren desolate Tuberkulosesituation um 1950 bereits geschildert wurde.

Tabelle 30. Krankheitsverlauf bei Patienten mit Direktnachweis von Tuberkulosebakterien unter dem Einfluß der Chemotherapie. (Nach ROUILLON et al. 1977)

Chemotherapie	Land		Beobachtungsdauer in Jahren	Gestorben in %	Chroniker in %	„Geheilt" in %
Keine	USA	1919	4	53	25	22
	Indien	1960	2	48	25	27
Unzureichendes Programm	Taiwan	1962	2	13	26	62
	Korea	1968	2	11	26	63
Ausreichendes Programm	Singapore	1969	1	0,7	2,6	98
	Kanada	1968	2	8	1	91

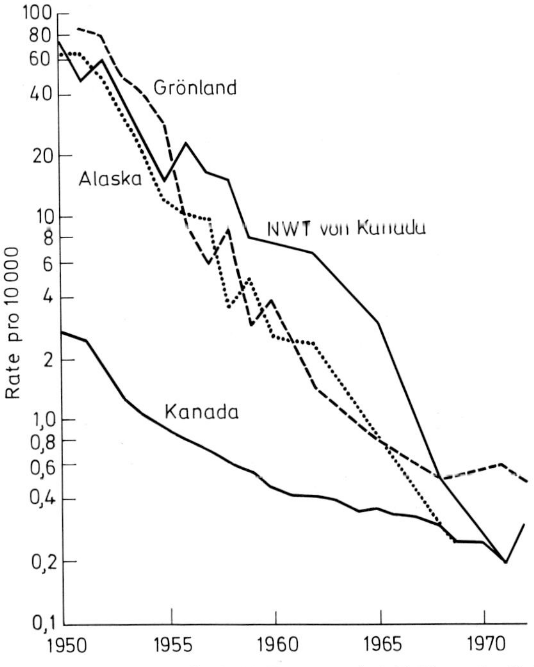

Abb. 27. Sterberaten an Tuberkulose auf 10000 Personen bei Eskimos in Grönland, Alaska und im Nordwestterritorium Kanadas sowie bei der Gesamtbevölkerung Kanadas 1950–1972. (Nach KAPLAN et al. 1972)

Durch die von den USA, Kanada und Dänemark unter erheblichem finanziellen und organisatorischen Aufwand veranlaßten Maßnahmen sank die Sterblichkeit von 1950–1970 von 80 auf 10000 Einwohner bis auf 0,3 auf 10000 und glich sich damit der der Gesamtbevölkerung an.

Die Zahl der Neuerkrankungen ging in gleichem Zeitraum von 250 auf 10000 zurück auf etwa 15 auf 10000.

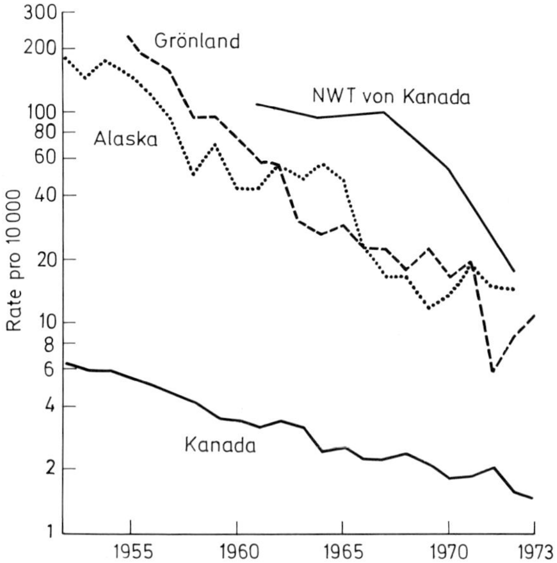

Abb. 28. Neuerkrankungen an Tuberkulose auf 10000 Personen bei Eskimos in Grönland, Alaska und im Nordwestterritorium Kanadas sowie bei der Gesamtbevölkerung Kanadas 1950–1972. (Nach Kaplan et al. 1972)

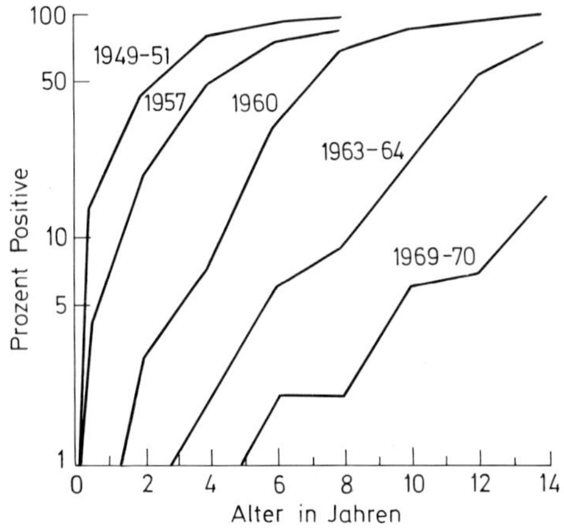

Abb. 29. Prozentualer Anteil an Tuberkulinreagenten bei Eskimokindern in verschiedenen Altersstufen, die in 5 aufeinanderfolgenden Durchgängen getestet wurden. Yukon, Kuskowim-Delta, Alaska 1949–1970. (Nach Kaplan et al. 1972)

Die Durchseuchung der Kinder, die 1950 bei den 4jährigen bereits 100% erreichte, betrug im Jahr 1970 bei den 14jährigen erst 15% (Grzybowski et al. 1976) (Abb. 27, 28, 29).

Da die von den drei Ländern getroffenen Bekämpfungsmaßnahmen methodisch differierten, sind Rückschlüsse auf ihre Effektivität möglich. Gemeinsam war allen die intensive Suche nach Infektionsquellen und ihre baldmöglichste

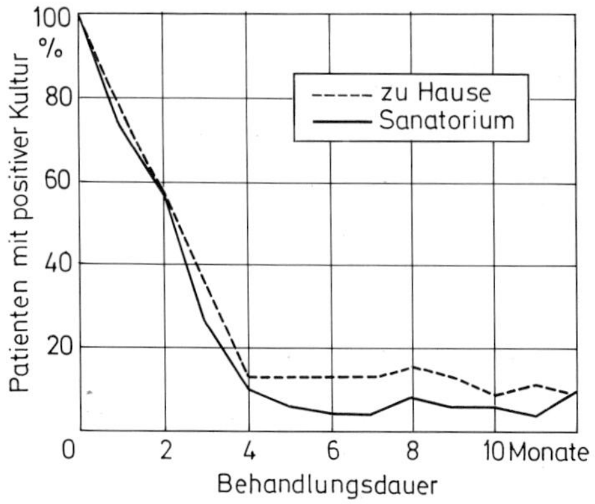

Abb. 30. Monatlicher prozentualer Anteil an Patienten mit kulturellem Bakteriennachweis während der Dauer der Chemotherapie, jeweils ambulant oder stationär. Madras-Studie. (Nach Tuberculosis Chemotherapy-Centre, Madras, 1959)

Ausschaltung durch Chemotherapie. Zur Fallfindung wurden in Grönland und Alaska Röntgenreihenuntersuchungen bevorzugt; in Kanada erfolgten vermehrt bakteriologische Untersuchungen. Mit dem Rückgang der Durchseuchung kam in allen drei Ländern dem Tuberkulintest zur Abgrenzung der Infizierten und als Hinweis auf evtl. Infektionsquellen verstärkte Bedeutung zu. In Grönland und Kanada wurde die BCG-Impfung, in Alaska die Chemoprophylaxe durchgeführt.

Das Ergebnis war trotz dieser methodischen Differenzen gleich, weil das Grundprinzip, die Ausschaltung des Erregers, die heute mit über 90%iger Sicherheit möglich ist, identisch war.

Die Rückfallrate war relativ hoch. 1962 handelte es sich bei den kanadischen Eskimos in 41,4%, im übrigen Kanada in 12,7% der Fälle um Primärtuberkulosen. Für 1972–1975 lauteten diese Quoten 10,4 und 8,9%.

Bemerkenswert ist der Mangel an Resistenz, der während der gesamten Aktion zu beobachten war. Die vermutlichen Ursachen, ähnlich wie bei den Bantus in Südafrika, wurden bereits besprochen.

Angesichts der hohen Kosten ist dieses Bekämpfungsprogramm nicht ohne weiteres auf andere Entwicklungsländer übertragbar. In diesem Zusammenhang verdient eine Studie aus Indien Beachtung, einem Land, in dem etwa 8–9 Millionen – etwa 1,8% der Bevölkerung – an ansteckender Tuberkulose leiden (Indisches Gesundheitsministerium, 1974) und in dem in 600 Tuberkulosekliniken 23000 (Tuberculosis Chemotherapy Centre, Madras, 1959) Betten zur Verfügung stehen.

Zwei randomisierte Gruppen von je etwa 100 Patienten wurden mit gleichen antituberkulösen Mitteln zwölf Monate lang ambulant zu Hause oder stationär in der Klinik behandelt. Die ambulanten Patienten verblieben zum Teil unter schlechten sozialen Verhältnissen ohne zusätzliche Aufbesserung der Lebensbedingungen. Bei den Klinikpatienten erfolgte stationäre Pflege. Der gleiche Behandlungserfolg bei beiden Gruppen läßt den Schluß zu, daß die Chemotherapie und nicht die Allgemeinerholung das entscheidende Agens ist und ferner, daß die Ideee der prinzipiellen Heilstättenbehandlung unter heutigen Bedingungen überlebt sein dürfte (Abb. 30).

Unter Einfluß der Chemotherapie sinkt in der Mehrzahl der europäischen Länder das Infektionsrisiko pro Jahr um 12–14% gegenüber nur 4–5% vor

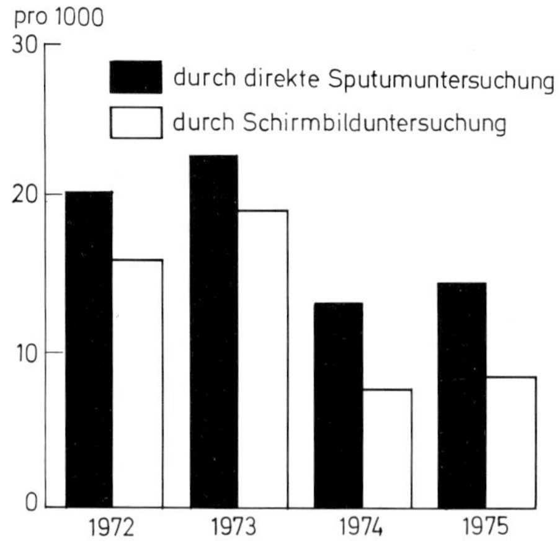

Abb. 31. Ergebnis der Fallsuche durch röntgenologische oder bakteriologische Methoden in Korea 1972–1975. (Nach TAO 1972)

dem zweiten Weltkrieg, unabhängig davon, ob Massenschutzimpfungen durchgeführt wurden oder nicht.

Verbessernd auf die Situation haben lediglich Methoden zur Früherfassung infektiöser Fälle hingewirkt, diese allerdings, wie Arbeiten aus Kanada, der Tschechoslowakei und Holland (MEIJER et al. 1971) an einem ausgedehnten Beobachtungsmaterial zeigen, auch nur in begrenztem Umfang. Schirmbilduntersuchungen der gesamten Bevölkerung, wie sie 1951–1969 und in der Koliner Studie von 1961–1969 durchgeführt wurden, zeigen, daß der Anteil dieser Maßnahme an der Beschleunigung der Tuberkuloseelimination nur gering ist, womit die Wichtigkeit der Früherkennung für den Einzelfall nicht in Frage gestellt werden soll. Demgegenüber wächst die Bedeutung bakteriologischer Suchverfahren. Wie das Beispiel Koreas zeigt, übersteigt dort die Zahl der auf diesem Wege ermittelten infektiösen Fälle die der röntgenologisch entdeckten (Abb. 31).

D. Tuberkulose in der Welt

Epidemiologie darf nie Selbstzweck sein. Sie muß die Unterlagen für sachgemäße rationelle Entscheidungen über die einzuschlagenden Wege liefern (NEUMANN 1973a). Routinemäßig gesammelte Daten erlauben nur mit Einschränkung verbindliche Schlüsse über spezielle Fragestellungen. Dazu sind gezielte Studien erforderlich. Als Beispiel seien die Untersuchungen von BJARTVEIT und WAALER (1965) über den Nutzen der BCG-Impfung in Abhängigkeit von der allgemeinen Tuberkuloselage angeführt.

Nicht nur Erkrankungen unterliegen einem Wandel, auch Bekämpfungsmaßnahmen müssen laufend der jeweiligen Tuberkulosesituation angepaßt werden. Unverändertes Prinzip der Tuberkulosebekämpfung wird aber auch in Zukunft die Feststellung des ansteckungsfähig Erkrankten und die Ausschaltung der Infektionsquelle durch Chemotherapie sein.

Die WHO stellt fest, daß die Tuberkulose nach wie vor eine in Entwicklungsländern und auch in einigen technisch fortgeschrittenen Ländern weit verbreitete

Krankheit sei. Sie verursache oft mehr Todesfälle als alle anderen gemeldeten Krankheiten zusammen. Es könne angenommen werden, daß es 15–20 Millionen ansteckungsfähige Tuberkulosekranke in der Welt gibt.

In einigen Ländern Afrikas, Asiens und Ozeaniens beträgt die Inzidenz an Lungentuberkulose auch heute noch 250–300 Fälle auf 100000 Einwohner.

Seit Mitte dieses Jahrhunderts werden in fast allen Ländern Anstrengungen zur Bekämpfung der Tuberkulose gemacht. Von der WHO in Verbindung mit der IUAT (International Union Against Tuberculosis), den jeweiligen Regierungen und nationalen Bekämpfungsorganisationen wurden realistische und effektive Kontrollprogramme aufgestellt. Dabei sind nicht nur die epidemiologischen Bedingungen zu berücksichtigen. Soziale, ökonomische und politische Faktoren sind zumindest von gleicher Bedeutung.

Eine Eradikation der Tuberkulose ist heute in den Bereich des Möglichen gerückt. Zu Beginn der dritten Dekade der chemotherapeutischen Ära stellt sich die Frage nach dem bisher Erreichten.

Seit 1960 ist praktisch in allen Ländern der Welt die Zahl der an Tuberkulose Erkrankten zurückgegangen. Diese Entwicklung hat sich allerdings in den letzten Jahren verlangsamt. Die Ursachen sind offenbar nicht methodischer Art, wenn auch mit dem Nachlassen anfänglich intensiver Bemühungen aus natürlichen Gründen zu rechnen ist.

Wichtiger erscheint die wachsende Bevölkerungsdichte, die zunehmende Urbanisation und die Steigerung des Verkehrs bei Verschlechterung der sozialen Bedingungen: Faktoren, die den Kontakt zwischen Infektor und Nichtinfizierten und damit die Ausbreitung jeder Seuche begünstigen.

Von dieser Entwicklung sind vor allem die Länder der sog. dritten Welt betroffen.

Die jährliche Zunahme der Weltbevölkerung beträgt zur Zeit 70 Millionen pro Jahr, das entspricht einer Zuwachsrate von 20%.

80% des Bevölkerungswachstums gehen zu Lasten der Entwicklungsländer in Asien, Lateinamerika und Afrika, während die Industrienationen eine weitaus gemäßigtere Zunahme erkennen lassen. Hier halten sich Geburts- und Sterberaten in etwa die Waage (Abb. 32).

Bei anhaltendem Trend wird die Weltbevölkerung 1995 6 Milliarden Menschen betragen (Abb. 33). 50% von ihnen wird in Städten wohnen, gegenüber derzeit 40%.

Im gleichen Zeitraum wird die Tuberkulose in der Welt, falls ihre Bekämpfung nicht intensiviert wird, von zur Zeit 1 Million Neuerkrankungen jährlich auf 2 Millionen zunehmen. Die Tuberkulosesterbefälle werden von 69000 auf 239000 jährlich steigen (U.S. Department of Health, Education and Welfare, 1976).

Die voraussichtliche Entwicklung der Tuberkuloseinzidenz und -sterberaten auf 100000 Einwohner bis zum Jahre 2000 ist in den folgenden Graphiken dargestellt (Abb. 34a–h), die einer Dokumentation des US-Ministeriums für Gesundheit, Erziehung und Wohlfahrt (1976) entnommen wurden:

Nationale Tuberkulosebekämpfungsprogramme sind Teil der allgemeinen Gesundheitsmaßnahmen des jeweiligen Landes. Sie setzen klare Kenntnis der epidemiologischen Situation voraus und haben bei ihrer Planung die technischen, operationellen, ökonomischen und sozialen Aspekte des Landes zu berücksichtigen.

Die vorwiegend betroffenen Entwicklungsländer umfassen $^2/_3$ der Weltbevölkerung. Ihr Anteil am jährlichen Weltsozialprodukt beläuft sich aber nur auf $^1/_{10}$.

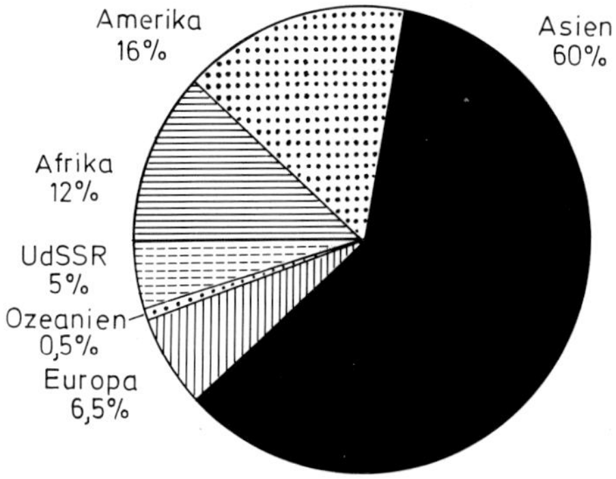

Abb. 32. Anteil der einzelnen Erdteile an der Bevölkerungszunahme der ganzen Welt 1960–1967. (Nach MALL-HAEFELI 1970)

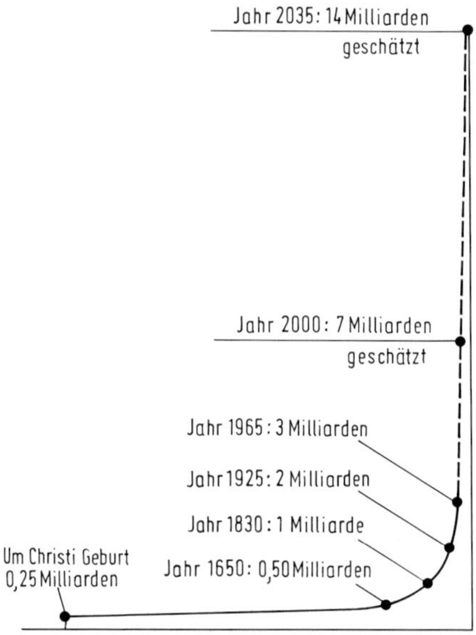

Abb. 33. Frequenzkurve der Menschheit seit dem Jahre 0. Seit der Mitte des 17. Jahrhunderts ist zwar bereits eine stärkere Zunahme zu verzeichnen, doch liegt der Knick, der die Kurve aus einer Waagrechten zu einer Senkrechten hat werden lassen, im 20. Jahrhundert. (Nach NACHTSHEIM 1971)

Eine Infrastruktur auf gesundheitlichem Gebiet ist selten vorhanden. Die einfachste und wirksamste Methode der Tuberkulosebekämpfung, die Verabreichung von antituberkulösen Medikamenten an ansteckend Erkrankte, stößt oft auf unüberwindliche Hindernisse finanzieller und personeller Art. An eine Bekämpfung mit den traditionellen europäischen Methoden der Fallfindung (Röntgenreihenuntersuchungen), der Behandlung (Heilstättenwesen), der Versorgung Erkrankter (Fürsorgewesen, soziale Betreuung) und der Prävention (Chemoprophylaxe) ist von vornherein nicht zu denken. Lediglich der BCG-Impfung kommt eine gewisse Bedeutung zu.

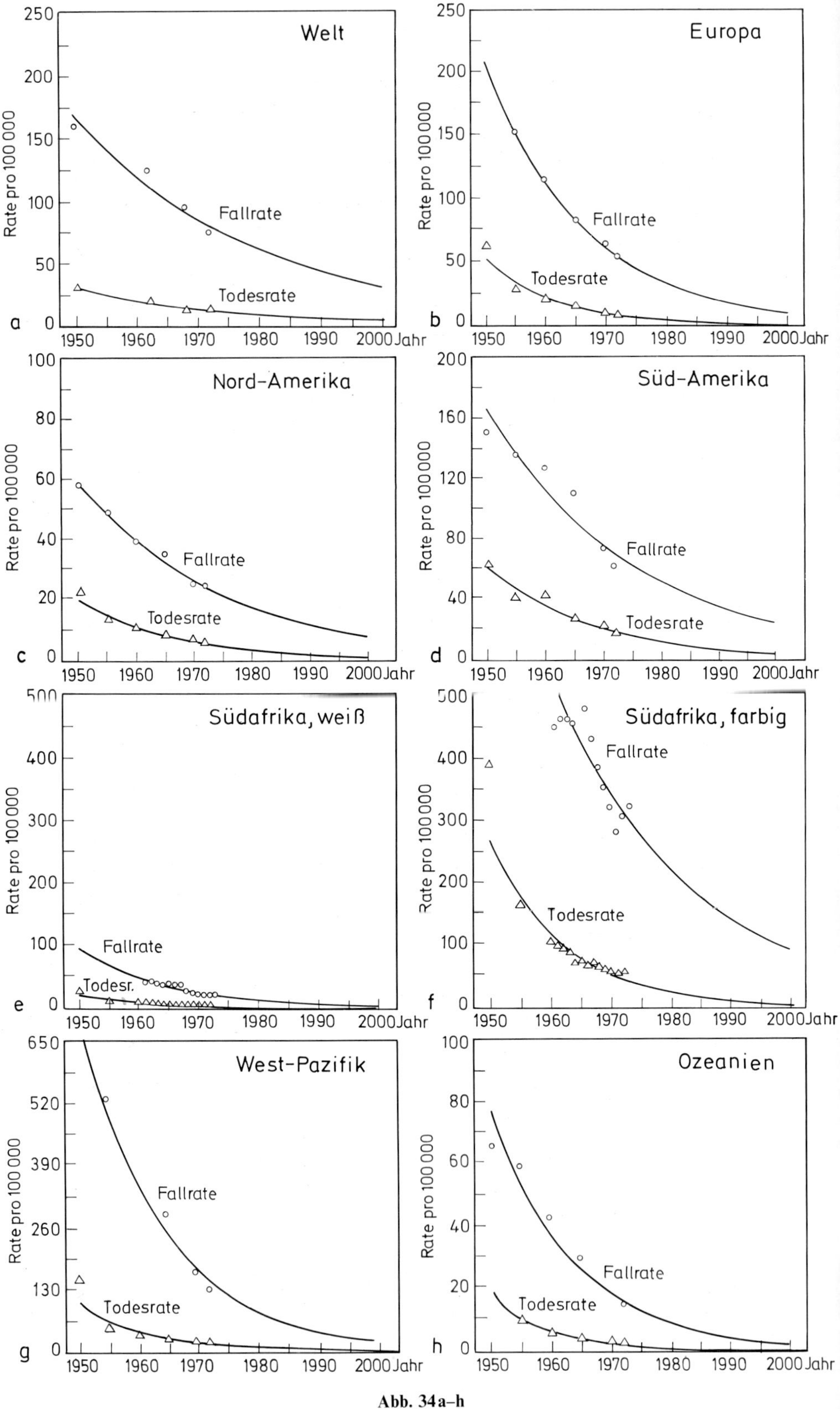
Welt
Europa
Nord-Amerika
Süd-Amerika
Südafrika, weiß
Südafrika, farbig
West-Pazifik
Ozeanien
Fallrate
Todesrate
Todesr.
Rate pro 100 000
Jahr
a
b
c
d
e
f
g
h

Abb. 34a–h

Das Tuberkulose-Expertenkomitee der WHO (1974) stellt folgende Anforderungen an ein wirksames nationales Tuberkulosebekämpfungsprogramm:
1. Die Aktion muß die Stadt- und Landbevölkerung umfassen.
2. Es muß auf längere Sicht (mehrere Dekaden) ausgerichtet sein.
3. Das Programm muß den Lebensverhältnissen der Bevölkerung angepaßt sein.
4. Es muß in den öffentlichen Gesundheitsdienst integriert sein.

Wichtigste Maßnahmen sind Fallfindung und Therapie. Als Infektionsquellen kommen fast ausschließlich Erkrankte mit bereits mikroskopisch nachweisbarer Bakterienausscheidung in Betracht. Nach FARGA (1978) werden in manchen unterentwickelten Ländern weniger als $^1/_3$ der Offentuberkulösen diagnostiziert. Mehr als die Hälfte der an Tuberkulose Gestorbenen waren Jahre vor ihrem Tod infektiös.

Von der Expertenkommission der WHO (1974) werden folgende Untersuchungsstellen zur bakteriologischen Diagnostik empfohlen:
1. Kleine, evtl. mobile Einheiten, 2–3 Personen umfassend, zur einfachen mikroskopischen Untersuchung des Sputums.
2. Zwischenlaboratorien mit Einrichtungen für Kulturverfahren und zum Nachweis von antituberkulösen Medikamenten im Urin.
3. Zentrallaboratorien mit Möglichkeit zur Sensibilitätsprüfung.

GRZYBOWSKI u. ENARSON (1978) berichten über die Behandlungsergebnisse in Entwicklungsländern unter Routinebedingungen. Danach zeigte sich, daß Chemotherapieprogramme in Taiwan, Korea, Südindien und Kenya bei 60–65% der Patienten zu einem Heilerfolg bei 1–2jähriger Nachbeobachtung führten.

Der Anteil an Tuberkulosesterbefällen betrug 10–16%, der der Chroniker um 25%. Als Ursache für diesen geringen Erfolg wird angenommen, daß ein Teil der Patienten die Chemotherapie vorzeitig beendet haben.

Die theoretisch mögliche fast 100%ige Wirksamkeit der medikamentösen Behandlung kann nur durch Überwachung und ausreichende Dauer der Medikation erzielt werden, die wiederum entsprechende Organisation und finanzielle Hilfen erfordert. Es wird eine Gemeinschaftsaufgabe der entwickelten Länder sein, diese mancherorts noch fast unlösbaren Schwierigkeiten zu überwinden.

Die generelle BCG-Vakzination ist nach den Richtlinien der WHO (1974) dann indiziert, wenn im Rahmen eines intensiven Bekämpfungsprogrammes ein Teil der Bevölkerung – meist sind es die bis zu 15- – oder 20jährigen – gegen Tuberkulose geschützt werden soll.

Die Immunisierung wird meist simultan in Verbindung mit anderen Impfungen durchgeführt. Dort, wo die Kindertuberkulose ein Problem ist, wird generelle Impfung der Neugeborenen mit evtl. späterer Revakzination empfohlen.

Im Hinblick auf die Kostenbelastung empfiehlt das WHO-Komitee erforderlichenfalls die direkte Vakzination ohne vorherige Tuberkulinprobe, die nur vor einer Revakzination für erforderlich gehalten wird.

Bei der Festlegung der Altersgrenze für Direktimpfungen sollen Infektionsprävalenz und -risiko der betreffenden Bevölkerung berücksichtigt werden.

Auch diese Maßnahme, die bei funktionierender Organisation des Gesundheitswesens keine Probleme hervorruft, stößt in der Mehrzahl der Entwicklungsländer auf unendliche sozialpolitische und organisatorische Schwierigkeiten. Die Regierungen dieser Länder sollten sich jedoch bewußt sein, daß sich von einer

Abb. 34a–h. Tuberkuloseerkrankungen und -sterberaten 1950 bis 2000. **a** Welt, **b** Europa, **c** Nordamerika, **d** Südamerika, **e** Südafrika, weiß, **f** Südafrika, farbig, **g** Westpazifik, **h** Ozeanien. (Nach U.S. Department of Health, Education and Welfare, 1976)

Schutzimpfung allein, ohne Erfassung und Behandlung der Tuberkulosefälle keine grundsätzliche Beeinflussung einer ungünstigen epidemiologischen Situation in ihren Ländern erwarten läßt (Styblo 1976).

Die Chemoprophylaxe ist in Entwicklungsländern nur von geringer Bedeutung. Sie kann in Einzelfällen dort angezeigt sein, wo ungeimpfte Kinder mit mikroskopisch positiven Ansteckungsquellen in engem Kontakt stehen.

E. Tuberkulose in Deutschland

Die abendländische Tuberkulosewelle der Neuzeit entstand aus der abgeklungenen antiken Tuberkulose des Mittelmeerraumes, die sich wie ein glimmender Funke über die Jahrhunderte erhielt. Seit dem 16. Jahrhundert, mit Zunahme der Bevölkerungsdichte, der Urbanisation und des Handelsverkehrs, flackerte sie erneut zur Epidemie auf. Sie erreichte mit dem Mittelpunkt London im ausgehenden 17. Jahrhundert ihren Höhepunkt und ergriff, von dort nach Osten ausstrahlend, auch die übrigen europäischen Länder. Die ersten Städte sind Amsterdam, dann die nordischen Hafenstädte und in Deutschland als erste Stadt Hamburg. Überall dort stieg die Tuberkulosesterblichkeit bis Ende des 18. Jahrhunderts auf etwa 100–150 je 10000 Lebende (Redeker 1953).

Eine Nebenströmung ging von Konstantinopel über Wien nach Breslau. Seit Anfang des 19. Jahrhunderts zeichnet sich ein beginnender Rückgang ab und zwar dort zuerst, wo die Tuberkulose am stärksten gewütet hatte: in England seit 1780, in Hamburg seit 1840, im Rheinland seit 1870 und im europäischen Osten seit 1920 (Redeker 1958). Redeker (1953) vertrat die Ansicht, daß diese beginnende Selbsteradikation der Tuberkulose das Ergebnis „eines Wettrennens zwischen Verkehrsintensivierung und Hygienisierung der Lebensform" sei, das zugunsten der zunehmenden Verbesserung der hygienischen Bedingungen entschieden wurde. Als weitere mögliche Gründe werden die Abnahme der Virulenz des Erregers, das Absterben der Anfälligen und die besondere Vorsicht der Bevölkerung nach Bekanntwerden des infektiösen Charakters der Erkrankung angeführt.

Ein natürlicher Rückgang der Seuche kann nur dann erfolgen, wenn sich die Wechselbeziehung zwischen Krankheitserreger und Bevölkerung so einstellt, daß 100 ansteckungsfähige Tuberkulosefälle weniger als 100 neue Infektionsquellen erzeugen.

Die eigentlichen Ursachen für eine solche Entwicklung, von der bereits Robert Koch (1912) annahm, daß sie in gesetzmäßiger Weise, wie bei anderen Seuchen, auch für die Tuberkulose zutreffe, sind sicherlich komplexer Art.

Der Begriff der „Selbsteradikation der Tuberkulose" wurde bereits besprochen.

Der organisierte Kampf gegen die Tuberkulose begann im europäischen Raum in der zweiten Hälfte des 20. Jahrhunderts, zu einem Zeitpunkt, als die Epidemie ihren Kulminationspunkt bereits überschritten hatte.

Von Deutschland, damals durch Koch und seine Schüler, später durch Röntgen, Brehmer und Dettweiler führend in der Tuberkulosebekämpfung, gingen auch internationale Impulse aus. Im Jahre 1899 wurde in Berlin das „Internationale Zentralbüro zur Bekämpfung der Tuberkulose" (Helm 1921) gegründet, Vorgänger der jetzigen Internationalen Union gegen die Tuberkulose, die 94 Mitgliedsländer zählt.

Tabelle 31. Tuberkulose bei Schlachttieren (in % der Gesamtschlachtungen) in der Bundesrepublik Deutschland (zusammengestellt nach STEIGER; Quelle: SCHLIESSER 1972)

Jahr	Rinder insgesamt	Kühe	Kälber	Pferde	Schweine	Schafe	Ziegen
1952	21,7	39,1	0,4	0,3	2,6	0,25	2,3
1962	0,2	0,4	0,01	0,1	0,3	0,01	0,2
1963	0,3	0,3	0,01	0,1	0,3	0,01	0,2
1964	0,18	0,26	0,01	0,1	0,3	0,01	0,2
1965	0,17	0,2	0,01	0,1	0,3	0,01	0,1
1966	0,16	0,2	0,005	0,1	0,3	0,01	0,1
1967	0,15	0,19	0,006	0,07	0,35	0,01	0,05
1968	0,13	0,14	0,008	0,03	0,38	0,01	0,14
1969	0,13	0,13	0,017	0,04	0,36	0,015	0,14
1970	0,08	0,09	0,011	0,01	0,35	0,007	0,09
1971	0,075	0,07	0,011	0,007	0,32	0,007	0,09

Die erste deutsche Heilstätte für Lungenkranke wurde 1854 in Görbersdorf eröffnet, die erste Fürsorgestelle für Lungenkranke 1899 in Halle. REDEKER forderte schon 1921 einen allgemeinen Volksröntgenkataster.

Die Beseitigung der Rindertuberkulose durch rigorose Ausschaltung infizierter Bestände Anfang der 50er Jahre war epidemiologisch insofern von Bedeutung, als dadurch das Bakterienreservoir ausschließlich auf den Menschen beschränkt wurde (Tabelle 31). Der wichtigste Erfolg bestand in der Verhinderung boviner Primärerkrankungen, vor allem bei Kindern.

Alle Bekämpfungsmaßnahmen der Fallfindung, der Therapie und der Vorsorge vermochten bis zum Beginn der chemotherapeutischen Ära in der zweiten Hälfte dieses Jahrhunderts den natürlichen Rückgang der Epidemie nicht wesentlich zu beschleunigen, so wertvoll die Anstrengungen auch in kurativem und individualmedizinischem Sinne waren. Selbst die beiden Weltkriege wirkten sich nur vorübergehend rückläufig aus und änderten nicht den abfallenden Trend der Kurve. Als Maßstab gilt das Infektionsrisiko, das in Deutschland 1910 10%, 1939 3,3% und 1949 6% betrug. Es beläuft sich heute auf weniger als 0,1%.

Sein jährlicher Rückgang zwischen 1920 und 1940 wird auf etwa 5% geschätzt. Er beschleunigte sich erst nach Einsatz der Chemotherapie auf jetzt etwa 10% jährlich (STYBLO 1976), reduziert sich also in fünf Jahren um die Hälfte.

Im Jahre 1949 erkrankten von 100000 Einwohnern 344 an aktiver Tuberkulose aller Formen. Bei den Lungentuberkulösen (298/100000), konnte in rd. 26% der Fälle eine BK-Ausscheidung nachgewiesen werden. Die Zahl der Neuerkrankungen hat sich bis 1975 auf 55/100000 Tuberkulosen aller Formen, darunter 46/100000 Lungentuberkulosen, von denen rd. 37% als ansteckend gelten, reduziert.

Die Zugänge, gemessen an der Bevölkerung, haben sich demnach in den vergangenen 26 Jahren um rd. 83% vermindert. Der Anteil der offenen Lungentuberkulose hat wahrscheinlich infolge intensiverer BK-Forschung relativ zugenommen. 1949 betrug der Bestand an aktiver Tuberkulose aller Formen 1181 Erkrankte auf 100000 Einwohner. Bei 1009 Fällen handelte es sich um Lungentuberkulosen, von denen rd. 30% offen waren. Nach 26 Jahren beläuft sich der Bestand auf 162 Erkrankte aller Formen auf 100000 Einwohner; 135 von ihnen sind Lungentuberkulöse, von denen 20% ansteckend sind.

Im Gegensatz zu den Zugängen hat sich demnach beim Bestand der relative Anteil der Bakterienausscheider erheblich verringert. Insgesamt ist seit 1949 eine Verminderung des Bestandes um rd. 90% zu verzeichnen. Es ist anzunehmen, daß hier die Auswirkungen der Chemotherapie besonders augenfällig sind.

Im damaligen Reichsgebiet starben 1905 von 100000 Einwohnern insgesamt 1982 Personen. Als Todesursache wurde bei rd. 10% der Gestorbenen Tuberkulose und bei rd. 4% bösartige Neubildungen verzeichnet.

Bei den 1212 Gestorbenen auf 100000 Einwohner des Jahres 1975 handelte es sich nur noch in rd. 0,5% der Fälle um Tuberkulose. Der Anteil der an bösartigen Neubildungen Verstorbenen stieg inzwischen auf rd. 20%. Seit 1949 hat sich die Tuberkulosesterblichkeit in der Bundesrepublik um 90% vermindert.

Die Tuberkulosebekämpfung in der Bundesrepublik Deutschland befindet sich z.Z. in einem Übergangsstadium, das in ähnlicher Form bei den meisten Ländern mit niedriger Tuberkuloseprävalenz zu beobachten ist.

Der traditionell bedingten und früher zweifellos berechtigten Qualifizierung als „Volksseuche" mit ihren Konsequenzen stehen die Resultate der modernen Epidemiologie gegenüber, deren sinnvolle Anwendung mit Sicherheit zu einer schnellen Überwindung des Problems führen können.

Die wichtigsten dieser neuen Erkenntnisse (Freerksen 1978) sind:

1. Die Tuberkulose ist eine unter mehreren Mykobakteriosen, allerdings unter hiesigen Verhältnissen die bedeutsamste. Sie hat ihre Sonderstellung verloren;
2. sie gehört zu den am besten behandelbaren Infektionskrankheiten. Die Therapie ist abhängig von der Beeinflußbarkeit des Erregers und nicht vom Ort der Manifestation. Sie ist keine „Lungenkrankheit" im engeren Sinne;
3. im Vordergrund der Diagnostik und der Therapie steht die Bakteriologie;
4. eine Eradikation der Tuberkulose durch Abkürzung ihres natürlichen Verlaufes ist in den Bereich des Möglichen gerückt.

Das Deutsche Zentralkomitee zur Bekämpfung der Tuberkulose hat versucht, in seinen „Vorschlägen zur Neuordnung der Tuberkulosebekämpfung in der Bundesrepublik Deutschland" (3. Informationsbericht des DZK, 1973) diesen neuen Gegebenheiten Rechnung zu tragen. Die wesentlichsten Punkte dieses Programmes beinhalten:

1. Wie bei jeder Infektionskrankheit ist die Tatsache der erfolgten Ansteckung das entscheidende Ereignis. Die Tuberkulindiagnostik nimmt darum eine zentrale Stellung in der Tuberkulosebekämpfung ein, da sie die epidemiologisch entscheidende Trennung zwischen Infizierten und Nichtinfizierten erlaubt.

Bei einem Infektionsrisiko von 1:1000 ist die ungezielte Anwendung der Tuberkulinprobe im Sinne eines Tuberkulinkatasters nicht mehr sinnvoll. Anstelle dessen wird empfohlen, von dieser diagnostischen Möglichkeit bei Allgemein- und Vorsorgeuntersuchungen in allen Lebensaltern verstärkt Gebrauch zu machen und damit der Entwicklung der Tuberkulose zur Individualerkrankung Rechnung zu tragen.

2. Zwischen einem Tuberkulinreagenten ohne und einem solchen mit nachweisbarem Befund besteht nur ein gradueller Unterschied. Entscheidend bei der Beurteilung sind Zeitpunkt und Intensität der Auseinandersetzung zwischen Erreger und Wirtsorganismus. Diese kann in fast allen Fällen durch Einsatz der Tuberkulostatika zugunsten des Patienten entschieden werden. Sofern die Medikation in wirksamer Form erfolgt, ist es dabei weniger bedeutend, ob die antituberkulösen Mittel stationär oder ambulant gegeben werden, es sei

denn, daß seuchenhygienische oder klinische Gründe eine Krankenhausbehandlung erfordern.

3. Der sicherste Schutz der Nichtinfizierten ist die Eliminierung der Infektionsquellen. Dabei kommt der Bakteriologie und nicht wie bisher der Röntgendiagnostik die entscheidende Aussage zu. Der Einsatz ungezielter Immuno- oder chemoprophylaktischer Maßnahmen bei größeren Bevölkerungsteilen ist epidemiologisch nicht mehr gerechtfertigt und zudem mit einer klaren Bekämpfungskonzeption nicht zu vereinbaren. Dem steht nicht entgegen, daß gezielte Maßnahmen dieser Art bei erhöhtem Risiko angezeigt sein können. Die große Mehrzahl der manifesten Erkrankungen entsteht durch Exazerbation alter Herde vorzugsweise bei Angehörigen der älteren Generation. Diese Tatsache sollte zur erhöhten Aufmerksamkeit Anlaß geben, rechtfertigt aber nicht eine fortlaufende Kontrolle dieses Bevölkerungsteils bis zu einem Zeitpunkt, an dem die Gefahr durch die natürliche Generationsfolge der Bevölkerung beseitigt ist.

4. Der Versuch, die Tuberkulose durch Perfektionierung und Intensivierung ungezielter Kontroll- und Präventivmaßnahmen auszurotten, kann keinen Erfolg haben. Methoden dieser Art setzen ein ausreichend hohes Bakterienangebot voraus, um effektiv zu sein. Erst wenn alle potentiellen Infektionsquellen durch die Absterberate aus der Bevölkerung geschwunden sind, kann die Umwandlung einer früheren Seuche in eine dann noch evtl. sporadisch auftretende Infektionskrankheit als abgeschlossen angesehen werden. Eine völlige Eliminierung der Tuberkulose in ähnlicher Form wie bei den Pocken ist auch auf längere Sicht kaum zu erwarten.

5. Der Staat ist nach dem Gesetz verpflichtet, seine Bürger vor ansteckenden Krankheiten zu schützen. Die von ihm zu diesem Zweck aufgebaute Organisation kann nicht mehr davon ausgehen, daß die Tuberkulose noch eine Volksseuche ist, die vorwiegend die sozial Schwachen befällt.

In einem zunehmend tuberkulosefreien Milieu kommt der gezielten Suche nach Infektionsquellen und ihrer Ausschaltung unbedingte Priorität zu. Das Ziel aller Maßnahmen ist die Verhütung der Erkrankung.

6. Entscheidende Kriterien für die Tuberkulosebekämpfung der Zukunft sind das Infektionsrisiko und sein weiterer Trend. Jedes Konzept muß sich auf längere Sicht an diesen Maßstäben orientieren. Stichprobenartige, repräsentative Tuberkulintestungen zur Kontrolle der jeweiligen epidemiologischen Situation sind dabei die Methode der Wahl. Selbst wenn es wieder durch äußere Umstände zu einem Aufflackern der Tuberkulose kommen sollte, würden sich die zu treffenden Maßnahmen grundsätzlich von früheren Bekämpfungsprogrammen dadurch unterscheiden, daß die Tuberkulose heute zu einer *heilbaren* Krankheit geworden ist. Hinweise auf die epidemiologische Vergangenheit mit wiederholtem Kommen und Gehen der Seuche sollten diese Tatsache berücksichtigen.

Die jüngsten Inzidenzzahlen der Bundesrepublik lassen erkennen, daß der kontinuierliche Rückgang der Erkrankungsziffern unverändert anhält. Der relative Anteil der Fälle mit Bakteriennachweis ist offenbar infolge einer intensiveren bakteriologischen Quellensuche angestiegen.

Die Tuberkulose der Gastarbeiter ist epidemiologisch ohne wesentlichen Einfluß.

Bei der extrapulmonalen Tuberkulose ist im Gegensatz zur pulmonalen Form der Anteil der Frauen höher als der der Männer.

Die Ausländer sind hier stärker beteiligt (Abb. 35–38).

Der Rückgang der Tuberkulose in der DDR und in der Bundesrepublik Deutschland wurde bei gleicher Ausgangslage auf verschiedenen Wegen erreicht.

männlich

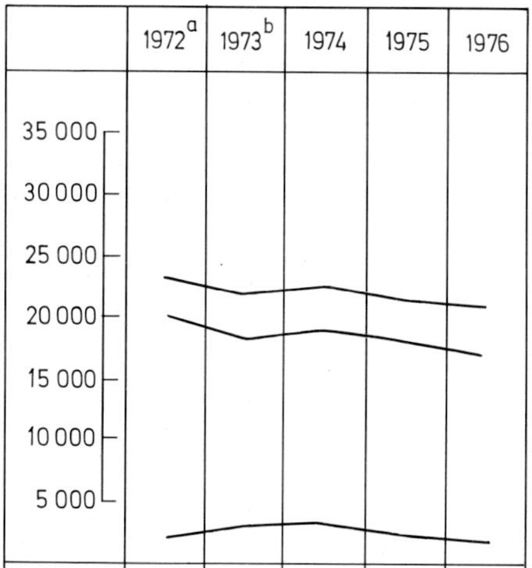

	1972[a]	1973[b]	1974	1975	1976
Fallzahl	22850	21792	22 879	21 243	20 649
Deutsche	19980	18590	19536	18326	17925
Ausländer	2870	3202	3 343	2917	2724

a

weiblich

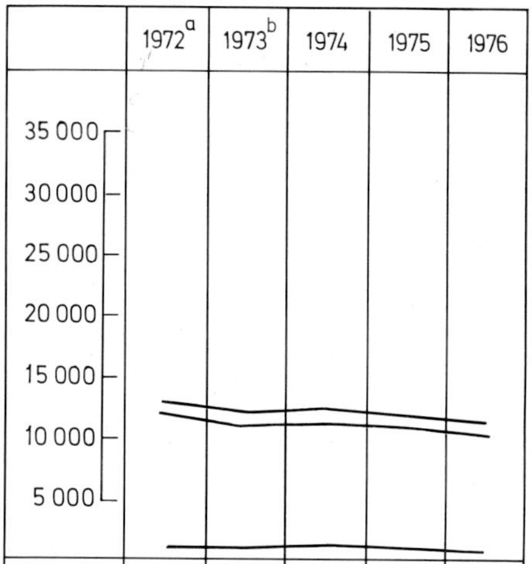

	1972[a]	1973[b]	1974	1975	1976
Fallzahl	13487	12679	13672	12827	12 208
Deutsche	12023	11098	11817	11169	10638
Ausländer	1464	1581	1855	1658	1570

b

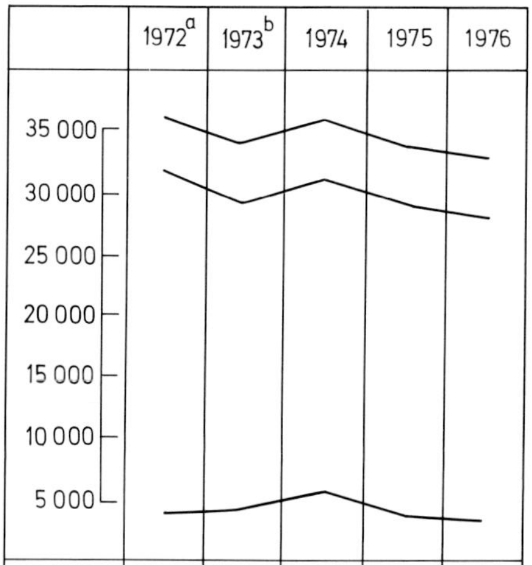

	1972[a]	1973[b]	1974	1975	1976
Fallzahl	36 337	34 471	36 551	34 070	32 857
Deutsche	32 003	29 688	31 353	29 495	28 563
Ausländer	4 334	4783	5198	4 575	4 294

c

beide Geschlechter

Abb. 35. Zugänge an aktiver Tuberkulose aller Formen nach Geschlecht und Ausländereigenschaft 1972 bis 1976 in der Bundesrepublik Deutschland einschl. Berlin (West). [a] Ohne Niedersachsen und Kreis Schleswig 1972 und 1973. [b] Ohne Kreis Schleswig aber einschl. Niedersachsen 1973

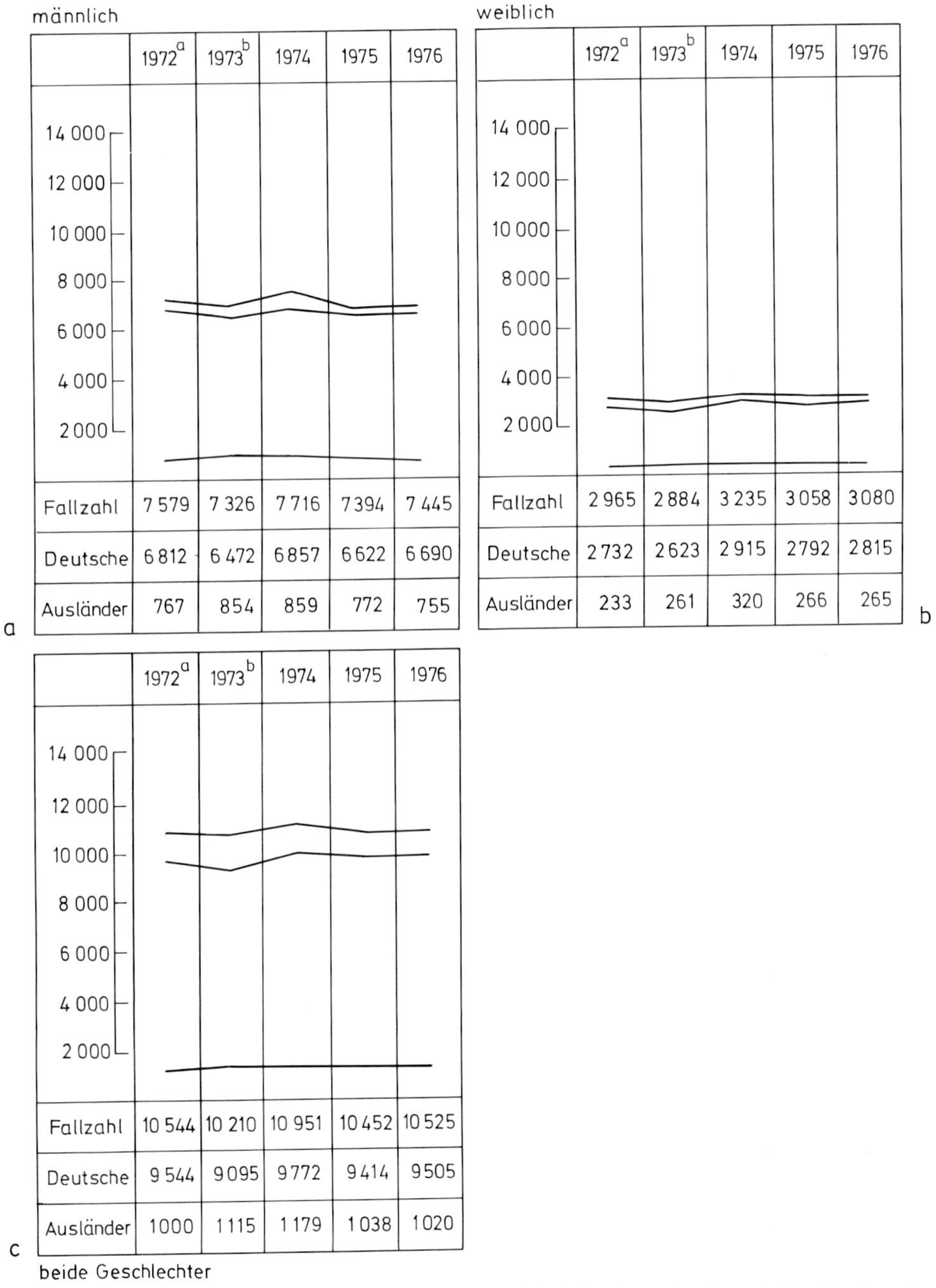

a – männlich

	1972[a]	1973[b]	1974	1975	1976
Fallzahl	7 579	7 326	7 716	7 394	7 445
Deutsche	6 812	6 472	6857	6622	6 690
Ausländer	767	854	859	772	755

b – weiblich

	1972[a]	1973[b]	1974	1975	1976
Fallzahl	2 965	2 884	3 235	3 058	3080
Deutsche	2 732	2623	2 915	2792	2 815
Ausländer	233	261	320	266	265

c – beide Geschlechter

	1972[a]	1973[b]	1974	1975	1976
Fallzahl	10 544	10 210	10 951	10 452	10 525
Deutsche	9 544	9095	9772	9 414	9505
Ausländer	1000	1 115	1 179	1 038	1020

Abb. 36. Zugänge an Tuberkulose der Atmungsorgane mit Bakteriennachweis nach Geschlecht und Ausländereigenschaft 1972 bis 1976 in der Bundesrepublik Deutschland einschl. Berlin (West). [a] Ohne Niedersachsen und Kreis Schleswig 1972 und 1973. [b] Ohne Kreis Schleswig, aber einschl. Niedersachsen 1973

männlich

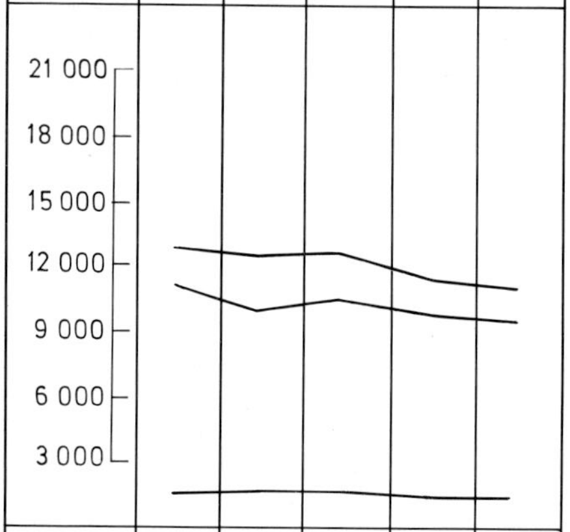

	1972[a]	1973[b]	1974	1975	1976
Fallzahl	12 801	12 203	12 691	11 423	11 204
Deutsche	11 192	10 349	10 785	9 815	9 615
Ausländer	1 609	1 854	1 906	1 608	1 589

a

weiblich

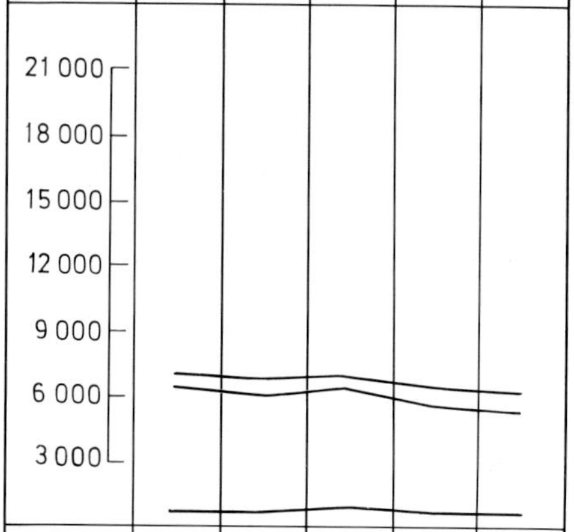

	1972[a]	1973[b]	1974	1975	1976
Fallzahl	7 591	7 123	7 426	6 816	6 548
Deutsche	6 768	6 246	6 420	5 924	5 701
Ausländer	823	877	1 006	892	847

b

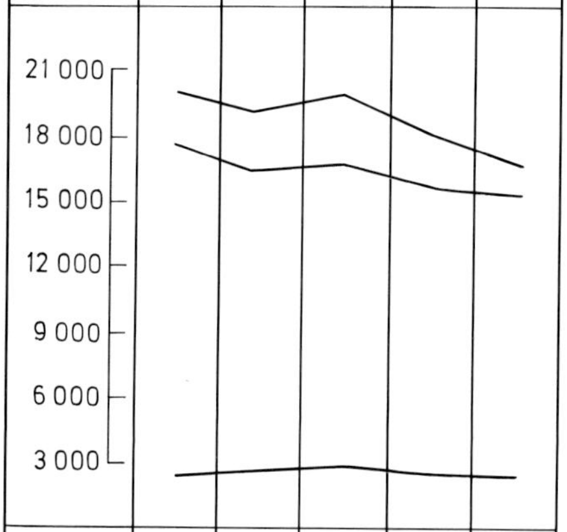

	1972[a]	1973[b]	1974	1975	1976
Fallzahl	20 392	19 326	20 117	18 239	17 752
Deutsche	17 960	16 595	17 205	15 739	15 316
Ausländer	2 432	2 731	2 912	2 500	2 436

c

beide Geschlechter

Abb. 37. Zugänge an Tuberkulose der Atmungsorgane ohne Bakteriennachweis nach Geschlecht und Ausländereigenschaft 1972 bis 1976 in der Bundesrepublik Deutschland einschl. Berlin (West). [a] Ohne Niedersachsen und Kreis Schleswig 1972 und 1973. [b] Ohne Kreis Schleswig, aber einschl. Niedersachsen 1973

männlich

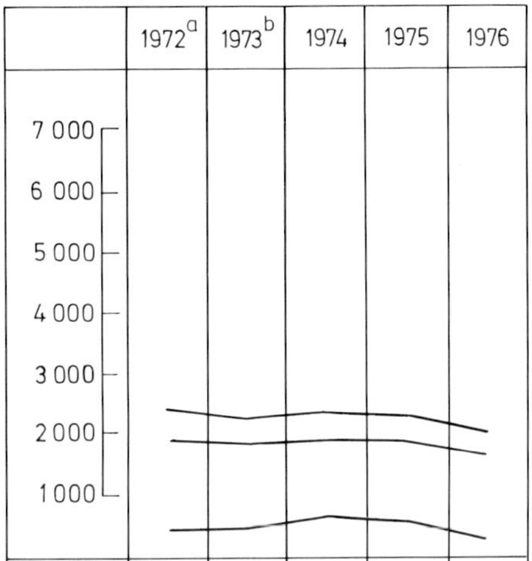

	1972[a]	1973[b]	1974	1975	1976
Fallzahl	2470	2263	2472	2426	2000
Deutsche	1976	1769	1894	1889	1620
Ausländer	494	494	578	537	380

a

weiblich

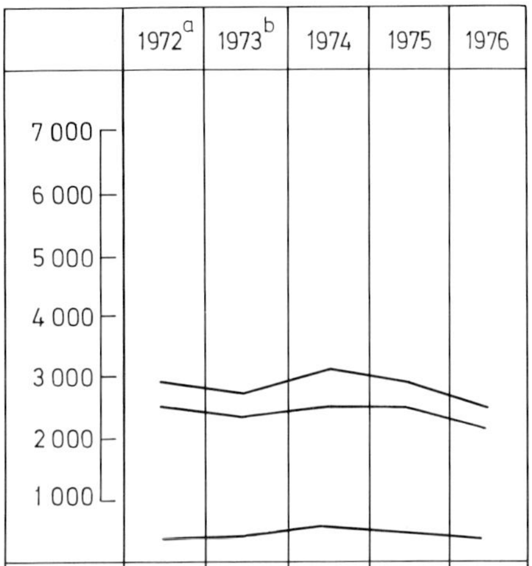

	1972[a]	1973[b]	1974	1975	1976
Fallzahl	2931	2672	3011	2953	2580
Deutsche	2523	2229	2482	2435	2122
Ausländer	408	443	529	500	458

b

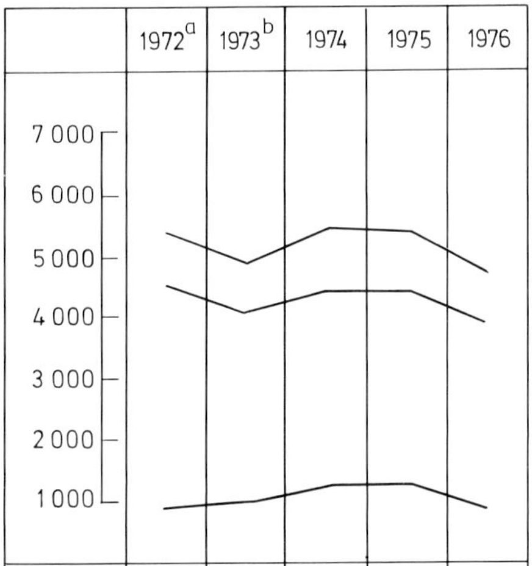

	1972[a]	1973[b]	1974	1975	1976
Fallzahl	5401	4935	5483	5379	4580
Deutsche	4499	3998	4376	4342	3742
Ausländer	902	937	1107	1037	838

c

beide Geschlechter

Abb. 38. Zugänge an extrapulmonaler Tuberkulose nach Geschlecht und Ausländereigenschaft 1972 bis 1976 in der Bundesrepublik Deutschland einschl. Berlin (West). [a] Ohne Niedersachsen und Kreis Schleswig 1972 und 1973. [b] Ohne Kreis Schleswig, aber einschl. Niedersachsen 1973

Das Infektionsrisiko betrug im Vorkriegsdeutschland im Jahre 1939 3,3%. Es verdoppelte sich in der DDR bis zum Jahre 1949 auf 6%. Mit hoher Wahrscheinlichkeit kann angenommen werden, daß es auch in der BR Deutschland auf den gleichen Wert anstieg.

In beiden Ländern ist die Infektionsrate seither kontinuierlich zurückgegangen. Sie beträgt in der DDR und in der BR Deutschland zur Zeit um 0,1% und bewegt sich damit in etwa gleicher Höhe wie in den übrigen westeuropäischen Ländern.

Da der gleichlaufende Rückgang der Tuberkulose in beiden Teilen Deutschlands auf verschiedenen Wegen erreicht wurde, ist eine rückschauende Betrachtung dieser Entwicklung – etwa im Sinne eines Großversuches bei gleicher Ausgangslage – darum von besonderem Interesse.

Im Vordergrund stand in der DDR die gesetzlich vorgeschriebene ungezielte BCG-Impfung. Sie wurde dort im Jahre 1951 zunächst bei Schulkindern eingeführt, in steigendem Maße auch auf die Neugeborenen ausgedehnt und erreichte 1956 bereits einen Durchimpfungsgrad von 70% und ab 1961 von 99% aller Neugeborenen.

Revakziniert wurde zunächst bei den 6-, 12- und 18jährigen. In Zukunft soll eine Revakzination nur bei den 16jährigen vorgenommen werden. Sie liegt auch im Interesse des Heeresdienstes.

Die Bundesrepublik hat keinen Impfzwang. Die ungezielte BCG-Impfung begann mit verschiedener Beteiligung der einzelnen Bundesländer etwa 10 Jahre später als in der DDR und erreichte bis 1975, bezogen auf die Gesamtzahl aller Neugeborenen, ebenfalls einen durchschnittlichen Durchimpfungsgrad von etwa 80% mit wechselndem Anteil der Bundesländer. Als wirksamste Erfassungsmethode gilt in der DDR die Volksröntgenreihenuntersuchung, die jährlich wiederholt wird. Im Jahre 1960 wurden durch 10 Millionen Schirmbilder 9000 aktive Tuberkulosen ermittelt, das sind 9 auf 10000; im Jahre 1970 waren es bei 9 Millionen Schirmbilder 3500, das entspricht 3,9 auf 10000.

In der BR Deutschland wurden im Jahre 1970 insgesamt 6,5 Millionen Schirmbilder bei Röntgenreihenuntersuchungen angefertigt. Die Ausbeute an aktiven Tuberkulosefällen schwankte in den einzelnen Bundesländern zwischen 4,6 und 9,6 auf 10000.

Zur Größenordnung ist zu bemerken, daß in England die Schirmbilduntersuchungen bei einem Aufkommen von etwa 4 behandlungsbedürftigen Tuberkulosen auf 10000 Untersuchte aufgegeben, in den USA, als nur noch 2 Fälle auf 10000 gefunden wurden.

In der DDR wird derzeit überprüft, inwieweit die Fortsetzung der Röntgenreihenuntersuchung durch die Erfassung anderer Lungenkrankheiten gerechtfertigt ist.

Vergleiche epidemiologischer Daten sind nur dann sinnvoll, wenn sie nach gleichen Kriterien aufgestellt werden.

Am ehesten erscheint ein Vergleich bei der bakteriologisch bestätigten Tuberkulose der Atmungsorgane möglich. Aber selbst hier können Faktoren wie Intensität der Untersuchungen, Einsatz des Kulturverfahrens und weitere das Resultat stark beeinflussen.

Die Bundesrepublik nahm vor Neueinführung der Statistikordnung am 1. Januar 1972 bei der statistischen Erfassung der aktiven geschlossenen Tuberkulosen eine Sonderstellung ein. Ihre Anzahl gegenüber den Nachbarländern war mit Abstand am höchsten. Erst seitdem das Schwergewicht auf die bakteriologisch bestätigten und gesicherten Fälle gelegt wird, ist auch die bundesdeutsche Statistik international vergleichbar.

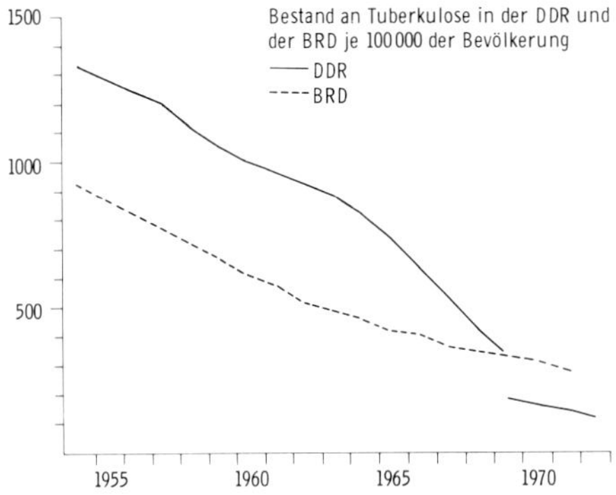

Abb. 39. In der DDR lagen die Bestandszahlen bis zum Jahre 1969 über denen der BRD. Während hier der Rückgang kontinuierlich erfolgte, ist in der DDR eine sprunghafte Verminderung des Bestandes ab 1965 festzustellen. Ein Vergleich ist nur bis zum Jahr 1969 möglich, da von diesem Zeitpunkt an in der DDR neue statistische Kriterien eingeführt wurden

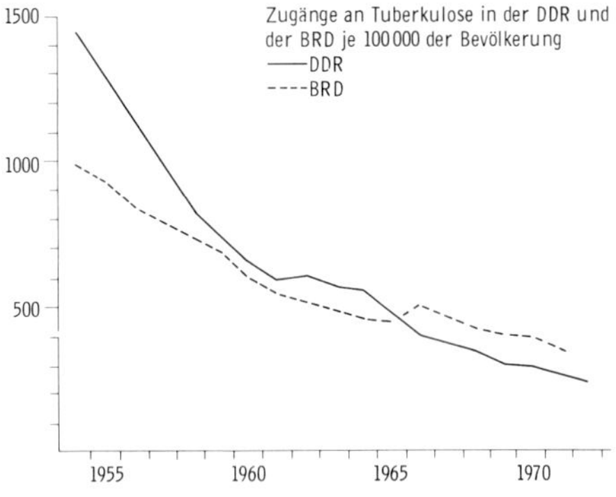

Abb. 40. Der Vergleich der Zugänge zeigt, daß sich diese in der DDR von 1954–1959 stärker verringerten als in der Bundesrepublik und daß seit 1966 die Zahl der Neuzugänge in der BRD höher ist als in der DDR

In der DDR wurde 1969 eine neue Nomenklatur eingeführt, durch die sich der Bestand erheblich reduzierte.

An die Stelle des Begriffes „aktive Tuberkulose" wurden die Begriffe „behandlungsbedürftige" und „überwachungsbedürftige Tuberkulose" eingeführt und die letztere wiederum in „Bewährungsgruppe" und „Überwachungsgruppe" unterteilt.

Danach werden drei Fallgruppen unterschieden: 1. Kranke = K-Fälle; 2. Bewährungsgruppe = B-Fälle und 3. Überwachungsgruppe = Ü-Fälle.

Von Beginn der Behandlung bis ein halbes Jahr nach Absetzen der Chemotherapie zählt man alle Patienten zur K-Gruppe. Danach werden sie in die Bewährungsgruppe eingeordnet, in der sie drei Jahre verbleiben. Falls einmal Bakterienausscheidung nachgewiesen wurde, verbleibt der Kranke weitere fünf Jahre in der Überwachungsgruppe. Bei stets negativem Bakterienbefund unterliegt er lediglich den jeweiligen Kontrollen durch die Röntgenreihenuntersuchung.

Unter diesen Umständen ist ein exakter Vergleich der Bestandsgruppen an geschlossenen aktiven Tuberkulosen beider Länder seit 1969 kaum möglich.

Über die ansteckungsfähige Tuberkulose seien folgende Zahlen als Anhaltspunkte genannt:

Im Jahre 1970 gab es nach Steinbrück (1974, 1977; DDR Med. Rep. 1974) in der DDR 6800 ansteckende Lungentuberkulosen, das sind 4 Fälle auf 10000. Die Vergleichszahl des gleichen Jahres für die Bundesrepublik beträgt 7 auf 10000, wobei jedoch zu berücksichtigen ist, daß 1970 noch nicht die strengen Maßstäbe der neuen Statistikordnung galten. Nach diesen gab es hier im Jahre 1972 ebenfalls rd. 4 auf 10000 ansteckende Tuberkulosekranke; in der DDR waren es 1972 2,8 Fälle mit Tb-Nachweis auf 10000 Einwohner.

Welche Folgerungen lassen sich rückschauend aus fast 20 Jahren Tuberkulosebekämpfung in beiden Ländern ziehen:

Zunächst der Vergleich des BCG-Effektes: er erlaubt Rückschlüsse auf Möglichkeiten und Grenzen der ungezielten Massenvakzination. Das zeitliche Zusammentreffen des sprunghaften Rückgangs der Kindertuberkulose mit dem Einsatz

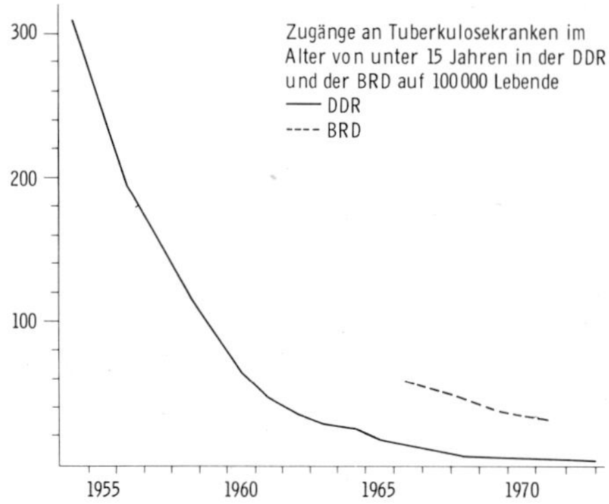

Abb. 41. Zugänge an Kindertuberkulose in der DDR und der BRD. Ein beträchtlicher Unterschied besteht bei der Kindertuberkulose. Bemerkenswert ist, daß in der DDR in den Jahren 1954–1958 ein sprunghafter Abfall der Erkrankungsziffern verzeichnet wurde und daß seither, in ähnlicher Weise wie in der Bundesrepublik, ein kontinuierlicher Rückgang erfolgt. Hier liegen Vergleichswerte der Jahre 1954–1965 nicht vor, da die Altersgliederung in der BRD erst ab 1966 statistisch ausgewertet wurde

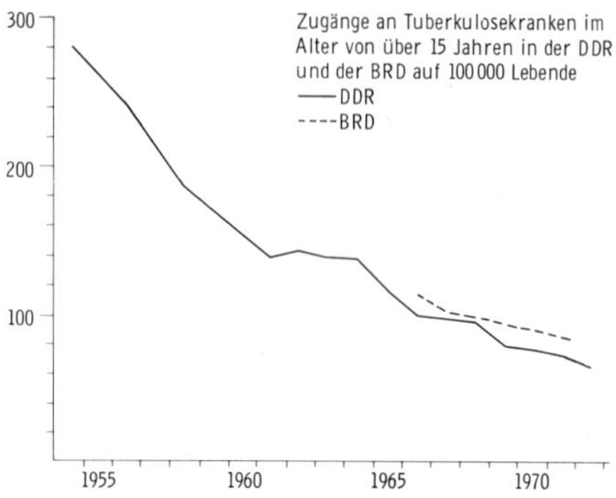

Abb. 42. Die Zugangsziffern der über 15jährigen differieren nur gering voneinander. Der absolute Anteil der Kindertuberkulose an der Gesamtzahl der Erkrankungen ist gering. Der schnellere Rückgang der Zugänge bei den unter 15jährigen in der DDR hat aus diesem Grund auf die Gesamtepidemiologie wenig Einfluß

der BCG-Impfung in der DDR zu Beginn der 50er Jahre ist auffallend. Es sei aber dahingestellt, ob dieser Rückgang ausschließlich auf die BCG-Impfung zu beziehen ist oder ob nicht die Intensivierung aller Bekämpfungsmaßnahmen mit sich gegenseitig potenzierendem Effekt auch zur Verminderung der Kindertuberkulose beitrug.

Zu beachten ist fernerhin, daß der Rückgang seither kontinuierlich erfolgt und sich in seinem Tempo nicht von dem unterscheidet, das in der Bundesrepublik während der gesamten Zeit bestand (Abb. 39–42).

F. Geschichte der Tuberkulose

Die Frage, wann sich eine der vielen Mykobakterienarten auf den Menschen spezialisiert hat, ist ungeklärt. Es ist ebenso unbekannt, ob die Tuberkulose schon vor dem Auftreten des Menschen die Tierwelt ergriffen hatte oder ob sie später vom Menschen auf die Tiere übergegangen ist. Spekulationen dieser Art sind zwar von theoretischem Interesse; sie sollten aber die Zeitmaßstäbe der Evolution berücksichtigen, denen gegenüber die historisch überschaubare Zeitspanne nur einen Augenblick darstellt.

Nachweisbar ist, daß die Tuberkulose sich in allen Kulturen dann ausbreitet, wenn soziologische Wohngemeinschaften entstehen, es zur Urbanisation kommt und Verkehr, Wirtschaft und Kriege zu einer engeren und vielgestaltigen Berührung der Bevölkerung zueinander führen. Allen begünstigenden Faktoren dieser Art ist gemeinsam, daß sie den Kontakt der Menschen untereinander fördern und damit die Übertragung des parasitären Erregers von Wirt zu Wirt ermöglichen.

Die Tuberkulose erhält nach VIRCHOW (1856) ihren sozialen Beiklang als „Attribut der Gesellschaft", weil ihre Infektiosität dort am größten ist, wo Mängel, die durch staatliche und gesellschaftliche Gestaltung erzeugt werden, vorzugsweise diejenigen Klassen treffen, welche die Vorteile dieser Kultur nicht mit genießen.

Man ist gewohnt, die Anfänge einer sozialorientierten Medizin und damit auch die Bekämpfung der „Volksseuche Tuberkulose" in Europa mit dem Zeitalter der Aufklärung, Ausgang des 18. Jahrhunderts in Zusammenhang zu bringen. Das trifft zu, wenn heute übliche, gesellschaftsbezogene Motive vorausgesetzt werden.

Eine Bekämpfung der Tuberkulose, wenn auch aus anderen Gründen, gibt es jedoch, solange menschliche Kulturen bestehen.

In der Antike mögen utilitaristische Gesichtspunkte im Vordergrund gestanden haben, das Christentum im Mittelalter versuchte durch die Caritasidee mit bewundernswerten Hospital- und Armenpflegeeinrichtungen der nicht behandelbaren Seuchen Herr zu werden: Gemeinsam war allen Bemühungen, daß Pest, Syphilis, Cholera und Pocken nicht ausgerottet werden konnten und die Bevölkerung immer wieder dezimierten.

Die Tuberkose spielte insofern eine Sonderrolle, als sie keine äußerlich erkennbaren Krankheitsmerkmale verursachte und nur praemoribund erkannt werden konnte. Charakteristika wie schleichend und heimtückisch sowie die Bezeichnung „weiße Pest" stammen aus der damaligen Zeit.

Die Lepra hingegen, ebenfalls eine Mykobakteriose, aber bereits im Frühstadium an äußerlichen Entstellungen erkennbar und mit dem Odium hoher Infektiosität behaftet, konnte bald unter Kontrolle gebracht werden. Allerdings wurde „ansteckend" als Bezeichnung für eine Gruppe aussatzähnlicher Erkrankungen wie Lepra, Influenza, Augen- und Hautkrankheiten weniger im medizinischen Sinne gebraucht, sondern galt als Ausdruck der Abwehr gegen sozial störendes, physisches Elend (SEIDLER 1975).

Die anderen großen Epidemien wie Pest, Cholera, Pocken, Syphilis nahmen ihrem foudroyanten Charakter entsprechend ihren „natürlichen", meist kurz dauernden Verlauf.

Auch die Tuberkulose folgte ihrer epidemiologischen Gesetzmäßigkeit. Ihr natürlicher Verlauf, in etwa dem der Lepra vergleichbar, benötigte allerdings mehrere Jahrhunderte, jedoch mit dem Unterschied, daß diese ihren Kulminationspunkt in Europa bereits im Mittelalter erreichte.

Es kann angenommen werden, daß es völlig tuberkulosefreie Populationen nur auf Inseln oder in entlegenen Wohnbereichen ohne oder mit nur geringem Kontakt zu anderen Bevölkerungen gab. Die oft unterschätzte Ausdehnung des interkontinentalen Wirtschaftsverkehrs bereits in vorgeschichtlicher Zeit läßt vermuten, daß es sich auch im epidemiologischen Sinne dabei um „Inseln" innerhalb weitgehend durchseuchter größerer Populationen handelte.

Von der Insel Thasos, in den Randbezirken der griechischen Expansion gelegen, stammt die Schilderung einer solchen stürmisch einbrechenden Tuberkuloseepidemie im 6. und 5. Jahrhundert v.Chr., die zur Ausrottung der gesamten Bevölkerung führte (Hippokratische Schriften, nach REDEKER 1958).

Die verheerende Tuberkuloseepidemie der Eskimos in Grönland, Kanada und Alaska zu Beginn des 20. Jahrhunderts entstand offenbar aus ähnlichen Ursachen. Die auch hier drohende Ausrottung konnte jedoch durch den Einsatz moderner Bekämpfungsmaßnahmen seit 1950 verhindert werden (Grzybowski et al. 1976).

Hat eine Population den Ausleseprozeß bis zum Kulminationspunkt der Seuche ohne selbst ausgerottet zu werden überstanden, so bildet sich im endemischen Stadium ein Gleichgewichtszustand heraus: Der Erreger ist zwar noch in einzelnen Individuen vorhanden, wird aber toleriert und führt in der Regel nicht zur erneuten Epidemie. Änderungen können dann entstehen, wenn dieses Toleranzstadium so lange währt, daß der Bevölkerungsanteil der weniger Widerstandsfähigen im Zuge des Generationswechsels sich erneut vergrößert hat und ein Einbruch infizierter Populationen von außen auf eine praktisch tuberkulosefreie Bevölkerung trifft.

Dazu ein Beispiel: In Süditalien, Sizilien und Spanien war die Tuberkulose seit der römischen Antike weitgehend ausgestorben.

Sie grassiert Mitte des 18. Jahrhunderts in England. Die reicheren Erkrankten suchen Heilung im Mittelmeerklima und schleppen dort in ein unberührtes Volk erneut die Tuberkulose ein. Das Ergebnis war ein explosionsartiges Aufflammen der Seuche, das zu schärfsten polizeilichen Gesundheitsmaßnahmen in Neapel, Sizilien und Spanien Anlaß gab, die in Spanien noch bis Mitte des 19. Jahrhunderts Gültigkeit hatten (Redeker 1953).

Die Tuberkulosebekämpfung im wissenschaftlichen Sinne ist rd. 200 Jahre alt. Man benötigte etwa 100 Jahre um den vermuteten infektiösen Charakter dieser Erkrankung sicher nachzuweisen. Weitere 50 Jahre waren erforderlich, um wirksame Medikamente gegen den Erreger zu finden.

Im dritten Dezennium der chemotherapeutischen Ära stößt es immer noch auf fast unüberwindliche Schwierigkeiten, weltweit die Infektionskette Erreger – Wirt durch die theoretisch mögliche fast 100%ige Ausschaltung des Erregers zu unterbrechen.

Im Altertum und im Mittelalter schützte sich die Gesellschaft durch Ausstoßung oder Vernichten des Kranken.

Später wurde versucht, die Kranken zu heilen, damit sie ihre Krankheit nicht weitergeben konnten.

Heute sind der konstruktive Schutz der Gesunden gegen die Krankheit und die Schaffung einer gesunden Gesellschaft zum erreichbaren Ziel geworden (Gilderdale und Holland 1977). Dieses gilt insbesondere für die Eradikation der Tuberkulose.

Ihre Geschichte lehrt, daß es sich um ein Problem der Weltbevölkerung und nicht um die Summe national begrenzter „Volksseuchen“ handelt. Die Aufgabe der Tuberkuloseeradikation wird um so zwingender, je steiler die Bevölkerungskurve ansteigt. Dies gilt vor allem für unterentwickelte Länder, denen die Mindestvoraussetzungen für eine wirksame Tuberkulosebekämpfung, Organisation und finanzielle Mittel, nicht zur Verfügung stehen.

Nicht nur aus altruistischen Motiven, sondern auch aus Gründen des Selbstschutzes ist es verpflichtende Aufgabe der entwickelten Länder, helfend einzugreifen.

Die folgende synoptische Darstellung der Geschichte der Tuberkulose erhebt weder Anspruch auf historische Genauigkeit noch auf umfassende Berücksichtigung aller bekannten Tatsachen. Es soll in übersichtlicher, stichwortartiger Form versucht werden, durch Gegenüberstellung der jeweiligen sozialen Verhältnisse, der zeitgenössischen Medizin und dem Vorkommen an Tuberkulose dem besonderen Charakter dieser Seuche als „Attribut der Gesellschaft“ Rechnung zu tragen.

Tabelle 32. Geschichte der Tuberkulose

Zeit	Soziales Leben	Medizin	Tuberkulose
5000 v. Chr. (Jungsteinzeit in Europa)	Steigerung der Siedlungsdichten durch Beginn von Ackerbau und Viehzucht. Stadtartige Siedlungen. Handel.	Künstliche Schädelöffnungen.	Wirbelkaries an einem bei Heidelberg gefundenen Skelett eines Menschen.
3000 v. Chr.	Blüte der sumerischen Kultur. Stadtstaaten. Beginn der kretisch-minoischen Kultur.	Anfänge der altbabylonischen Medizin. Götter, Dämonen, Gestirne und das Blut verursachen Krankheiten. Ärzte.	
3000–2263 v. Chr.	Altes Reich in Ägypten. Autokratisch regierter Doppelstaat mit 42 Gauen und entwickeltem Beamtenwesen. Schrift, Bronze, Hochkultur, Handel, Städtebau.	Entwickelte Chirurgie. Allgemeinmedizin stützt sich als Priestergeheimlehre auf Überlieferung.	Zahlreiche Mumien mit Wirbelkaries, z.T. mit Senkungsabszeß. Keine Lungentuberkulose gefunden.
2255 v. Chr.	Volkszählung in China: 39 Mill. Einwohner. Handel, Seidenraupenzucht. Europa von einem Netz von Handelsstraßen durchzogen.		
1700 v. Chr.	Beamtenstaat in Babylonien.	Gebührenordnung für Ärzte.	Beschwörungsgebet gegen die Tuberkulose (aus der Bibliothek des Assurbanipal, 7. Jahrhundert v. Chr.)
1500 v. Chr.	Indus-Kultur Alharva-Veda Eindringen der Indoiraner.		Beschwörungsformel gegen Tuberkulose und Aussatz. In einem Ehegesetz wird die Tuberkulose als Erbleiden bezeichnet.
2100–1700 v. Chr.	Mittleres Reich in Ägypten. Kulturelle Blütezeit. Ausgedehnte Handelsbeziehungen.	Rationale Medizin (Diagnostik, 700 Medikamente bekannt). Relativ große chirurgische Kenntnisse.	
1500–1000 v. Chr.	Neues Reich in Ägypten. Koloniale Großmacht.	Geheimlehre in Tempelschulen „Drecksapotheke". Pockenepidemien in Indien und China.	Anfänge einer Atemlehre.

Tabelle 32 (Fortsetzung)

Zeit	Soziales Leben	Medizin	Tuberkulose
1000–330 v. Chr.	Ausbreitung der Germanen über größere Teile Europas. – Bronzezeit. Spätzeit in Ägypten.		
800 v. Chr.	Griechische Kolonisation. Stadtstaaten.	Kriegschirurgie (Homer) Priesterärzte in Epidauros.	Votivtafeln danken für Heilung vom Bluthusten.
790 v. Chr.	Indien Vielzahl kleiner Fürstentümer.	Ärzte trennen sich vom Priesterstand. Medizinischer Unterricht, Übungen am Phantom.	
700 v. Chr.	China	Medizinbuch Huang Di Nee Djing.	Erstmalige Beschreibung der Tuberkulose: Auszehrungskrankheit, Abmagerung, Druckgefühl in der Brust, Kurzatmigkeit, Fieber.
550 v. Chr.	Griechische Kolonisation im westlichen Mittelmeer.	Alkmaion: Anatomische Untersuchungen. Krankheitsbegriff.	Ausrottung der Bevölkerung der Insel Thasos durch Tuberkulose.
	Indien	Operation des Grauen Stars und des Leistenbruches (Susrata).	
450 v. Chr.	Athen – Sparta (Perikles) Bevölkerung Griechenlands beträgt ca. 3 Millionen, davon ca. 1 Mill. Sklaven.	Hippokrates von Kos 460–377. Begründer der griechischen Heilkunde. Säftelehre, natürliche Heilkraft des Körpers. Isokrates (436–338) und Mitarbeiter: Herausgeber der ca. 60 Hippokratischen Schriften.	Schwindsuchtslehre. Chronische Form (Ptoe) Akute Formen. Seuchenhaftes Auftreten durch Ansteckung, aber auch erblich. Lungenknoten (Phymata). Ansteckende Erkrankung. Individuelle Behandlung (konservative Kuren). Keine Seuchenbekämpfung. Knochentuberkulose.
300 v. Chr.	Ca. 4–5 Millionen Griechen im Mutterland, etwa die gleiche Zahl außerhalb Griechenlands.	Diokles von Karystos, Schüler des Aristoteles, veröffentlicht Gesundheitslehre und medizinische Kräuterkunde.	
290 v. Chr.	Rom beherrscht Mittelitalien. Ca. 300000 wehrfähige Bürger, ca. 450000 Bundesgenossen.	Tempelmedizin (Kult des Asklepios). Jede Krankheit hatte ihre besondere Gottheit. Symptomatisch-empirische Medikation. Diät, Klimawechsel. Später griechische Sklavenärzte.	Behandlung der „Phthise“ durch Ruhekuren, Diät (Asklepiades).

200 v. Chr.	Einwohnerzahl Italiens ca. 4 Mill., davon ca. 1 Mill. Sklaven (Preis eines Sklaven 400 DM).		
300 v. Chr. bis 400 n. Chr.	Hellenistisch-römische Spätzeit in Ägypten.		
100 v. Chr. bis 1 n. Chr.	Ausgedehnte Handelsbeziehungen des Mittelmeerraumes mit China, Indien, Afrika und Nordeuropa auf dem See- und Landweg (Seidenstraße) Einwohnerzahl Italiens: ca. 7 Mill. In Rom Germanengefahr. Gajus Julius Caesar. In spanischen Silbergruben arbeiten ca. 40000 Arbeiter. Einwohnerzahl Galliens ca. 6–7 Mill.	Lucretius Carus (98–55): "De rerum natura". „Kleine Gebilde in der Luft".	Aulus Cornelius Celsus (25 v. Chr. bis 63 n. Chr.): Enzyklopädie, davon 8 Bücher über Medizin. Das „Phyma" des Hippokrates wird mit „Tuberculum" übersetzt. Bezeichnet jede entzündliche Knötchenbildung. Therapieempfehlungen.
29 v. Chr.	4 Mill. römische Bürger unter Augustus. Heeresstärke ca. 300000 Soldaten.		
Nach Christi Geburt:			
50	Das römische Weltreich umfaßt insgesamt 54 Mill. Einwohner. Einwohnerzahl Roms: 800000.		Aretaios von Kappadokien: Klassische Schilderung der Phthisis und des Habitus phthisicus.
100–200	Wiederaufbau Roms mit 2–3stöckigen Wohnhäusern. Kolosseum mit 50000 Sitzplätzen. In Germanien Sippenverfassung unter Gaufürsten. Allmähliche Staatenbildung.	Galenos von Pergamon (129–201) „Über die Leben des Hippokrates und Platon". Anatomie. Mittlere Lebenserwartung der Germanen ca. 18–20 Jahre.	Ausführliche, z.T. modern anmutende Therapieanweisungen für die Phthise Langdauernde konservative Behandlung der chronischen Phthise in Kurorten. Ansteckende Erkrankung.
100	Zunehmende Beeinflussung der Germanen durch römische Kultur und Sprache. In Rom ca. 200000 „Sozialempfänger" (Plebejer) bei 1–2 Mill. Einwohnern. Ausgedehnte Verkehrsbeziehungen. Länge des Straßennetzes im römischen Reich ca. 80000 km. Etwa 4,5 Mill. Juden.	Pedanios: „De materia medica". Beschreibung von 600 Arzneipflanzen. Antyllos: Chirurgische Tracheotomie, Gefäßoperationen. Archigeus: Brustkrebsoperation.	

Tabelle 32 (Fortsetzung)

Zeit	Soziales Leben	Medizin	Tuberkulose
164–180	Wasserleitungsnetz in Rom, ca. 400 km Länge.	Große Pestseuche im römischen Reich.	Soranos: über akute und chronische Krankheiten, Geburtshilfe.
300	Indien	Sushouta: Beschreibung von 1100 Krankheiten und 760 Heilmitteln. Diagnostik.	Oribarius (Alexandrien) Collecta medicinalia. 70 Bücher.
	China	Dschou Yau Dj Fang	Beschreibung der Tuberkulose: Vielfältige Formen, meistens mit Fieber und Nachtschweiß. Verlauf nach Jahr und Tag tödlich. Nach dem Tode Übertragung auf gesunde Menschen. Dadurch Ausrottung ganzer Familien.
300	In Rom 28 öffentliche Bibliotheken, 144 öffentliche Bedürfnisanstalten, 46 Bordelle. 12 Großstädte im römischen Reich.	Ein heilkundiger griechischer Sklave kostet in Rom 50 Goldstücke.	Aetius aus Amida (Byzanz): Beschreibung der Phthisis nach Galen. Alexander von Tralles (Lydien): Therapie der Phthisis.
500–1000	Züge der Germanen und Slawen. Hunnen. Stadtgründungen. Karolinger. Einwohnerzahl Galliens: 7 Millionen. In Germanien Großgrundbesitz. In China Millionenstädte. Rasches Anwachsen der Bevölkerung.	Pockenepidemie in Südeuropa. Pestepidemie des Abendlandes. Tsuee Dsche Di (419 n. Chr.), Uä Tä Mi Yau (752 n. Chr.)	Athalarich an „Auszehrung", Attila an Blutsturz, Karl der Einfältige an Schwindsucht gestorben. Beteiligung der Lymphknoten. Die Auszehrungskrankheit wird als „infektiöse Leiche" bezeichnet. Besondere Gefährdung der Kinder. Schleichender Verlauf mit Nachtschweiß, Mattigkeit, Appetitlosigkeit, Knötchen in der Hinterhauptgegend. Gelegentlich Tumor im Bauch.
800–1000	Beginnende Städtebildung im nördlichen Europa. Handwerksberufe, im deutschen Sprachgebiet 10000 Burgen. Nachlassen des Wirtschaftsverkehrs. Verringerung der Bevölkerung.	Arabische Medizin, Abu Bekr, Avicenna. Übernahme des antiken Wissens aus Alexandria. Medizinische Schulen: Salerno, Paris und Montpellier, Bologna. Baden von der Kirche wieder erlaubt. Öffentliches Badewesen.	3 Stadien der Schwindsucht. Ansteckungsfähigkeit der Tuberkulose.

800–1000		Klosterschulen. Araber und Juden als Leibärzte in Deutschland. Volksärzte: Schäfer, Schmiede, Mönche.	Beschreibung der Phthisis bei Hildegardis von Bingen. Leipziger Codex. Albich aus Lübeck.
	China	Enzyklopädie 1000 Bücher.	Erstmalige Infektionsprophylaxe: Bei Kontakt mit infektiösen Leichen sollte zur Vorbeugung ein Karmesinbeutel mit dem Pulver Da Djin Ja Sän bei sich getragen werden.
700	Nord- und Mittelamerika (Navajos, Inkas, Azteken).		Bluthusten beschrieben. Darstellung des Pottschen Gibbus auf Höhlenmalerei und bei Keramiken und Bronzen. Mumienfunde mit Nachweis tuberkulöser Knochenveränderungen. Orthopädische Versorgung.
1100	Beginn der Kreuzzüge.	Heilmittelverkäufer. Eingeschleppte Epidemien (Pest, Lepra). Erste Grippeepidemie. Malaria, Pocken, Tuberkulose, Syphilis.	
1200	Paris über 100000 Einwohner, 20000 Studenten. Beginn der Gotik. Mehrstöckige Steinwohnhäuser in west- und süddeutschen Städten.	Erste Apotheken. Islam verbietet chirurgische Eingriffe.	
1300	Blütezeit der norditalienischen Städte. Granada 200000 Einwohner. Beginn der Hanse. Aufstrebender Großhandel und Verkehr. Frühkapitalismus. Ständische Gesellschaftsordnung.	Große Pestepidemie in Europa, ca. 25 Mill. Tote (25% der Bevölkerung). Villanovanus (Sizilien): Alchimie und Medizin.	Basel: Berufsverbot und Ausweisung bei Tuberkulose, Skrofulose.

Tabelle 32 (Fortsetzung)

Zeit	Soziales Leben	Medizin	Tuberkulose
1400–1600	Fugger. Zunftwesen. Einwohnerzahl: Ulm, Augsburg, Nürnberg 20000 Venedig 190000 Palermo 100000 Brüssel, Antwerpen 50000 Florenz 40000. 2 Mill. Indianer in Südamerika starben an eingeschlepptem Fleckfieber.	Van Helmont Serveto, Harvey, Malpighi: Blutkreislauf. Eustachi: Anatomische Tafeln. Pockenepidemien in Europa. Diphtherieepidemien, Kindersterblichkeit.	Phthise: lokale Lungenerkrankung.
1600	Einwohnerzahlen: Paris 300000 London 180000 Köln 35000 Geldwirtschaft setzt sich infolge des Kolonialhandels durch. In Deutschland 25 Einwohner pro qkm.	Mittlere Lebenserwartung in Deutschland: 25 Jahre.	Fernel (Amiens): Adenopathia bronchialis Sylvius (Leiden) „De Phthisi". Erstmals Tuberkel beschrieben. Sydenham (England) Boerhaave (Wien) Seuchenbekämpfungsmaßnahmen bei der Tuberkulose, polizeiliche Methoden.
1600–1700	Erdbevölkerung ca. 500 Mill. Spanische Bevölkerung: 4 Mill. (seit 1500 halbiert). Bevölkerung Deutschlands durch 30jährigen Krieg von 17 Mill. auf 8 Mill. reduziert. Aufblühender Welthandel in London. Freies Unternehmertum. 400000 Einwohner. Paris: 540000 Einwohner	Letzte europäische Pestepidemie. In London 1665 ca. 70000 Todesfälle an Pest.	Reims: Erstes Spital für Skrofulöse. Seuchenhaftes Auftreten der Tuberkulose in London. Morten (London) „Phthisilogia" 14 Formen der Tuberkulose.
1700–1800	Merkantilistische Nationalökonomie, Handelskonkurrenz England-Niederlande. Manufakturen, gelegentlich mit über 1000 Arbeitern (Frauen, Kinder). Rückgang der niederländischen und französischen Wirtschaft	v. Auenbrugger: Perkussion. v. Leeuwenhoek Begründer der mikroskopischen Biologie. Boorhave: Begründer der med. Chemie. Pockenepidemie in Berlin ca. 15% der Bevölkerung stirbt	Von London (Sterblichkeit 200/10000) ausgehend Ausbreitung der Tuberkulose über die Handelswege: Epidemien in Amsterdam, Antwerpen, Rotterdam, Oslo, Stockholm, Helsingfors, Hamburg

	Jährliche Kohleproduktion in England ca. 10 Mill. Tonnen. Von England ausgehend „industrielle Revolution“. Technisches Zeitalter. Weltbevölkerung etwa 1 Mrd. (Verdoppelung zwischen 1650 und 1850).	v. Haller: Physiologie. Französische Enzyklopädie: 35 Bände. Morgagni: Begründer der pathol. Anatomie. Lavoisier: Begründer der modernen Chemie. Gesetzliche Pokenschutzimpfung in der Schweiz. Laënnec: Auskultation.	Sterblichkeit 100–150 auf 10000. Von Konstantinopel ausgehend Ausbreitung über Wien und Breslau. Tuberkulose – Gesetze in Spanien und Italien. Weitere in Hannover und Berlin.
	Paris 550000 Einwohner, New York 60000 Einwohner.		Zahlreiche, meist klinische Monographien über die Tuberkulose. Kontagiosität fraglich (neoplastisch-infektiös)
1800–1900	Deutschland: 29 Mill. Einwohner. Erste Arbeiterbewegungen in England. Soziale Ausnutzung der Technik. Zerstörung des Handwerks in den Kolonien durch eingeführte Industrieprodukte. Eisenbahnen.	Mittlere Lebenserwartung in Deutschland: 1900, 46 Jahre. Darwin. Virchow: Zellularpathologie. Koch: Begründer der modernen Bakteriologie. 1817–1923 6 große Cholerapandemien in der Welt. 1871–1873 über 100000 Todesfälle durch Pocken in Deutschland. Impfgesetz Grippepandemien in der Welt. Diphtherieepidemie in Rußland.	Dualitätslehre der Tuberkuloseentstehung. 1882 Entdeckung des Tuberkulosebakteriums durch Robert Koch. Tuberkulin. Desinfektionsverfahren. Etwa $^{1}/_{7}$ aller Menschen stirbt an Tuberkulose.
	Jährliche Kohleproduktion in England: 34 Mill. Tonnen, in Frankreich: 5 Mill. Tonnen, Einwohnerzahl Deutschlands: 41 Millionen. Geburten 34,5, Sterbefälle 29,4 auf 1000. Seit 1800 hat sich die Industrieproduktion in Deutschland versechsfacht. Beginn der Arbeiterbewegung. Industrielle Massenproduktion beginnt. Marx: Sozialistische Nationalökonomie. Sozialgesetzgebung in Deutschland. Welthandel steigt in 50 Jahren von 1 Mrd. auf 6,6 Mrd. Beginn der Elektrifizierung.	Cholera-Pandemie in Europa. Pockenimpfung Pasteur Vitamine Diphtherieserum. Adrenalin Örtl. Betäubung. Hormone.	Seit 1780 allmählicher Rückgang der Tuberkulose in England, seit 1830 in Hamburg, seit 1870 in der Rheinprovinz, seit etwa 1900 in den östlichen Teilen Deutschlands. In Osteuropa, in Italien und Ungarn z.T. erst seit 1920. v. Behring: Immunitätslehre. Brehmer, Dettweiler: Freiluftliegekur. Fürsorgewesen Heilstätten. Ranke: Stadienlehre. Mendel, Mantoux, v. Pirquet, Moro Hamburger: Tuberkulinprobe.

Tabelle 32 (Fortsetzung)

Zeit	Soziales Leben	Medizin	Tuberkulose
1900–1950	1. Weltkrieg. Mobilisierte Soldaten: Mittelmächte 24,3 Mill. (Verluste 3,2 Mill.) Entente 43 Mill. (Verluste 5,5 Mill.) Gesamte Kriegskosten: ca. 730 Mrd. direkte und ca. 610 Mrd. indirekte. Ernteerträge der Landwirtschaft seit 1880 durch Kunstdünger verdoppelt. 2. Weltkrieg. Verluste ca. 25 Mill. getöteter Soldaten und 25 Mill. getöteter Zivilisten. Direkte Kosten: 1 Bill., indirekte Kosten: 2 Bill. insgesamt heimatentwurzelte Europäer 19,75 Mill.	Pestseuche in Indien. Viele hunderttausend Opfer. Mittlere Lebenserwartung in Deutschland 50 Jahre. Weltweite Grippeepidemie. Bis 1920 20 Mill. Tote. Genetik Antibiotika	Röntgen: X-Strahlen. Calmette: BCG-Impfung. Gründung der Internationalen Union zur Bekämpfung der Tuberkulose. Kolapstherapie.
Seit 1950	Weltzählung der Bevölkerung: etwa 2,33 Mrd. (Verdoppelung zwischen 1650 und 1850 und zwischen 1850 und 1950) Maximal mögliche Zahl auf ca. 8 Mrd. geschätzt. 89 Millionenstädte in der Welt (1914:16). Mittlere Lebenserwartung in Deutschland 1957: 67 Jahre	Virusforschung „Molekulare Biologie“	Chemotherapie der Tuberkulose. Erstmals kausale Behandlungsmöglichkeit. Ergebnis: *ohne* Chemotherapie: 50% der Erkrankten stirbt nach 2–5 Jahren. 25% Chroniker, 25% Heilung *mit* Chemotherapie: 8% gestorben, 1% Chroniker, 91% Heilung. Rückgang der Tuberkulose, auf 100000 der Weltbevölkerung 1950–1975: Erkrankungen um 55% Sterbefälle um 27% In Deutschland starben 1875 323/100000 Menschen an Tuberkulose, 1975 5/100000
	30% der Weltbevölkerung verfügen über 81% des Industriepotentials. Weltluftverkehr. Zunehmende Verschiebung des Bruttosozialproduktes der Welt zu Ungunsten der Entwicklungsländer: Nord-Südgefälle. $^{2}/_{3}$ der Weltbevölkerung steht nur $^{1}/_{10}$ des Einkommens zur Verfügung. Weltbevölkerung 1975 ca. 4 Mrd. Bis 1985 5 Mrd., bis 1995 6 Mrd. Zunehmende Verstädterung. 1975 40% Stadt- und 60% Landbevölkerung, 1995 50% Stadt- und 50% Landbevölkerung. In den Entwicklungsländern verhungern jährlich ca. 15 Millionen Kinder	Rückgang der Säuglingssterblichkeit in der Bundesrepublik (1920: 127 ‰; 1954: 43 ‰) Ausrottung der Pocken, Kampf gegen Malaria und andere Seuchen. Probleme des Umweltschutzes und der Geburtenbeschränkung. Kindersterblichkeit in Indien 1901: 232 ‰; 1961: 98 ‰. Verdoppelung des Wissens von 1960–1969; vorher Verdoppelung von 1800–1900; 1900–1950; 1950–1960	

Eine „Weltgeschichte aus der Perspektive der Tuberkulose“ ist nicht nur kulturhistorisch von Interesse. Sie läßt vor allem erkennen, daß biologische Lebensgemeinschaften – hier parasitärer Erreger mit Wirtsorganismus – in ihrer Bedeutung leicht unterschätzt werden und welchem Einfluß vor allem die erfolgreiche Bekämpfung aller großen Seuchen auf die Gesamtentwicklung der Menschheit gehabt hat.

Der STEINsche „Kulturfahrplan“ (1977) sowie die Übersichten von BOCHALLI (1947/48) über die Geschichte der Tuberkulose, die in ähnlicher Form tabellarisch gestaltet sind, dienten als Vorlage. Weitere Hinweise gaben die Arbeiten von LÖFFLER (1958) und REDEKER (1958). Die Angaben über die Tuberkulose in China wurden freundlicherweise von Herrn Dr. HSU-YU, Shanghai, zur Verfügung gestellt. Als Quellen wurden von ihm benannt:

1. Siau Schu Hüan: Geschichtlicher Verlauf der Tuberkulose in der chinesischen Medizin. Chin. J. Med. History, Vol. 3, No. 1 (1951) 25–33;
2. Medizinbuch Huang Di Nee Djing: Abschnitt Su Ven Yü Dji Dschen Dsang Piän (722–221 v. Chr.) ferner Abschnitt Ling Tschu Yü Bän Piän;
3. Go Hung: Dschou Hou Yau Dji Fang (341 n. Chr.)
4. Tsuee Dsche Di (419 n. Chr.)
5. Uang Tau: Uä Tä Mi Yau (752 n. Chr.)
6. Suin Se Miau: Tsiän Djin I Fang (682 n. Chr.)

Die Arbeiten von WEBB (1936) und ALLISON et al. (1973) geben Hinweise auf das Vorkommen an Tuberkulose im praekolumbianischen Amerika.

Literatur

Allison, MJ, Mendoza, D., Pezzia, A.: Documentation of a case of tuberculosis in Pre-Columbian America. Am. Rev. Respir. Dis. **107**, 985 (1973)

D'Arcy-Hart, P., Sutherland, I.: Die Rolle von BCG und Vole-Bazillus-Vakzine für die Verhütung der Tuberkulose in der Jugend und im frühen Erwachsenenalter. Br. Med. J. **II**, 293 (1977)

Bailey, W.C., Thompson, D.H., Jacobs, X., Ziskind, M., Greenberg, H.B.: Evaluation of the need for periodical recall and re-examination of patients with inactive pulmonary tuberculosis. Am. Rev. Respir. Dis. **107**, 854–857 (1973)

Barnett, G.D., Styblo, K.: Bacteriological and x-ray status of tuberculosis following primary infection acquired during adolescence or later. Bull. Int. Union Tuberc. **52**, 5–16 (1977)

Biro, I., Csernovszky, M.: Angaben über Tuberkuloseerkrankungen im höheren Alter. Tuberculozis **25**, 278–282 (1972)

Bjartveit, K., Waaler, H.: Some evidence of the efficacy of mass BCG-vaccination. Bull. WHO **33**, 289–319 (1965)

Bleiker, M.A., Fayers, P.M., Neumann, G.: Die Tuberkulose-Infektionsrate in Stuttgart in den Jahren 1961–1971. Dtsch. Med. Wochenschr. **98**, 1066, 1069–1070 (1973)

Bochalli, R.: Die Geschichte der Schwindsucht und der Lungentuberkulose von Hippokrates bis zur Gegenwart. Tuberkulosearzt **1/2**, 527–533, 587–592, 641–646 (1947–48)

Braeuning, H.: Der Beginn der Lungentuberkulose beim Erwachsenen. Leipzig: Thieme 1938

Breu, K.: Tuberkulinkataster bei den 14- bis 18jährigen in der Stadt Ludwigsburg im Rahmen des 5. Durchgangs der Röntgenreihenuntersuchung. Prax. Pneumol. **26**, 105–114 (1972)

British Medical Research Council: BCG and Vole bacillus vaccines in the prevention of tuberculosis in adolescents. First report: Br. Med. J. 413 (1956). Sec. report: Br. Med. J. 379 (1959). Third report: Br. Med. J. 973 (1963) Fourth report: Bull. WHO **48**, No. 3 (1972)

Chapman, J.S.: The ecology of the atypical mycobacteria. Arch. Environ. Health **22**, 41–46 (1971)

Chieco, A.: La tuberculosis delle classi anziane. Gac. Clin. Med. **50**, 720 (1969)

Christie, P.N., Sutherland, I.: A national tuberculin survey in Great-Britain 1971–73. Int. Tuberc. Conf. Mexico, 1975. Bull. Int. Union Tuberc. **51**, 185–190 (1976)

DDR-Med. Rep. 11.: Tuberkulosebekämpfung in der DDR von 1949–1973. Berlin: VEB Verlag Volk und Gesundheit 1977

Deutsches Zentralkomitee zur Bekämpfung der Tuberkulose: 3. Inf. Bericht, 1973
Deutsches Zentralkomitee zur Bekämpfung der Tuberkulose: Repräsentative Tuberkulintestungen. 4. Inf. Bericht, 1974
Deutsches Zentralkomitee zur Bekämpfung der Tuberkulose: 5. Inf. Bericht, 1975
Deutsches Zentralkomitee zur Bekämpfung der Tuberkulose: 6. Inf. Bericht, 1976
Deutsches Zentralkomitee zur Bekämpfung der Tuberkulose: Tuberkulosebekämpfung in der Bundeswehr 1974/75. 7. Inf. Bericht, 1977a
Deutsches Zentralkomitee zur Bekämpfung der Tuberkulose: 8. Inf. Bericht, 1977b
Diagnostic standards and classification of tuberculosis and other mycobacterial diseases; herausgegeben von der American Lung Association New York 1974. Ins Deutsche übertragen vom Deutschen Zentralkomitee zur Bekämpfung der Tuberkulose, 1977
Diehl, K.: Tierexperimentelle Erbforschung bei der Tuberkulose. Beitr. Klin. Tbk. **97**, 333 (1942)
Edsall, I., Collius, G.: Routine follow-up of inactive tuberculosis, a practice to be abandoned. Am. Rev. Respir. Dis. **107**, 851–853 (1973)
Erling, I.: Reexamination of 749 cases of childhood tuberculosis with special reference to prognosis. Acta Tuberc. Scand. **40**, 297–312 (1961)
Falck, I.: Infektionskrankheiten in der Geriatrie. Hahnenklee-Symposium 1977. Hoffmann-La Roche AG (Hrsg.), S. 23–27. Basel: Editiones Roche 1977
Farga, V.: The avenues of the Union. Bull. Int. Union Tuberc. **53**, 3–4 (1978)
Fayers, P.H., Barnett, G.D.: The risk of tuberculous infection in Saskatchewan. TSRU report. No. 3. Bull. Int. Union Tuberc. **50**, 62–69 (1975)
Ferebee-Woopert, S., Dankova, D., Krebs, A., Vadasz, I.: International study on isoniazid prophylaxis in persons with fibrotic lesions of the lung. Int. Tuberc. Conf. Tokyo, 1973. Bull. Int. Union Tuberc. **49**, 281–306 (1974)
Forschbach, G.: Alterstuberkulose. Hahnenklee-Symposium 1977. Hoffmann-La Roche AG (Hrsg.), S. 171-190. Basel: Editiones Roche 1977
Freerksen, E.: Der Superinfektionsschutz bei der Tuberkulose. Dtsch. Med. Wochenschr. **84**, 1533, 1617 (1959)
Freerksen, E.: Die sogenannten atypischen Mykobakterien. Klin. Wochenschr. **38**, 297–309 (1960)
Freerksen, E.: Diskussionsbeitrag. Die Tuberkulose des Kindes. Int. Kolloqium Borstel 1966, S. 135. Berlin, Heidelberg, New York: Springer 1968
Freerksen, E.: Neuere Befunde auf dem Gebiete der Mykobakterien-Immunologie. Pneumonologie **143**, 233–239 (1970)
Freerksen, E.: Tuberkulose im Wandel. Internist **19**, 156–160 (1978)
Freerksen, E., Rosenfeld, H.: Die Beziehung zwischen Resistenz, Allergie und Immunität bei der Tuberkulose. Jahresbericht Borstel 1956/57, S. 207–241. Berlin, Göttingen, Heidelberg: Springer 1957
Freerksen, E., Fetting, R., Thumim, J.H.: Immunologisch bedeutsame Mycobakterien-Fraktionen. S. 66. Stuttgart: Fischer 1969
Frost, W.H.: How much control of tuberculosis? Am. J. Public. Health. **27**, 759–766 (1937)
Gärtner, H., Grabener, I.: Zur Epidemiologie der Tuberkulose. Oeff. Gesundheitswes. **39**, 96–104 (1977)
Giese, W.: Die Atmungsorgane. In: Lehrbuch d. Spez. Pathol. Anat. 11. und 12. Auflage, Bd. II, 3. Teil. Berlin: de Gruyter 1960
Gilderdale, S., Holland, W.W.: Die Entwicklung der Präventivmedizin in der westlichen Welt. In: Handbuch der Sozialmedizin 2. Bd., Stuttgart: Enke 1977
Grzybowski, S., Enarson, D.A.: The fate of cases of pulmonary tuberculosis under various treatment programmes. Bull. Int. Union Tub. 1978. Zit. n. Styblo, K.: Recent advances in epidemiological research in tuberculosis. TSR Progress Report **1**, 1978
Grzybowski, S., Styblo, K., Dorken, E.: Tuberculosis in Eskimos. Tubercle **57**, Suppl. 4 (1976)
Haller, R. de: Zum Problem der Pathogenität. Prax. Pneumol. **31**, 539–545 (1977)
Hamburger. Zit. n. Junker, E.: Die Zukunft der Tuberkulosefürsorge aus der Sicht Österreichs. Wien. Med. Wochenschr. **122**, 798–801 (1972)
Helm, F.: Fünfundzwanzig Jahre Deutsches Zentralkomitee zur Bekämpfung der Tuberkulose. Z. Tuberk. **34**, 161 (1921)
Heymius van den Berg, J.: Bull. Int. Union Tuberc. **18**, 64–88 (1946)
Hippokratische Schriften. Nach Redeker, F.: Epidemiologie der Tuberkulose. In: Handbuch der

Tuberkulose, Hein, J., Kleinschmidt, H., Uehlinger, E. (Hrsg.), Bd. 1, S. 407–498. Stuttgart: Thieme 1958

Hoefer, W.: Stand der Tuberkulindiagnostik. Oeff. Gesundheitswes. **39**, 118–121 (1977)

Horwitz, O., Wilbek, E., Erikson, P.A.: Epidemiological basis of tuberculosis eradication. Bull. WHO **41**, 95–113 (1969)

Indisches Gesundheitsministerium. Angabe lt. dpa 6. XII. 1974

Jancik, E.H., Styblo, K.: Die Problematik der postprimären mykobakteriellen Superinfektion. Versuch einer Verdeutlichung aus epidemiologisch-klinischer Sicht. Fortbildung in Thoraxkrankheiten. Brecke, F. (Hrsg.). Stuttgart: Hippokrates 1976

Jungbluth, H., Fink, H., Reusch, F.: Tuberkulose-Erkrankungen durch Mycobakterium africanum bei Schwarzafrikanern in der Bundesrepublik. Praxis Pneumol. **32**, 306–309 (1978)

Junker, E.: Die jährlichen Tuberkuloseinfektionsraten in Wien in den Jahren 1902–1958. Praxis Pneumol. **26**, 115–121 (1972)

Junker, E.: Das Rezidiv bei Tuberkulose aus epidemiologischer Sicht. Monatsschr. Lungenkrankh. Tbk. Bekämpfung **16**, 300 (1973)

Justus, I., Schuh, D., Herrmann, W.R.: Zur Häufigkeit und epidemiologischen Bedeutung klinisch nicht bekannter Tuberkulosen. Betrachtungen anhand eines größeren Obduktionsgutes. Dtsch. Gesundheitswes. **24**, 2314–2318 (1969)

Kaleta, J.: Tuberculosis control in the eastern Mediterranean Region. WHO EM/Sem. Tuberc. 4. 1. (1975)

Kaplan, G.J., Fraser, R.I., Comstock, G.W.: Tuberculosis in Alaska, 1970. Am. Rev. Respir. Dis. **105**, 920 (1972)

Kayser-Petersen, I.E., Grenzer, K.H.: Fürsorgerische Betrachtungen über die Anfänge der Lungentuberkulose der Erwachsenen. Z. Tuberk. Beihefte 70 (1939)

Kleeberg, H.H.: (Tuberculosis Research Institut Pretoria) Persönliche Mitteilung 1978

Kleinschmidt, H.: Tuberkulose. In: Lehrbuch der Kinderheilkunde. Joppich, G. (Hrsg.), S. 766–802. Stuttgart: Fischer 1966

Koch, R.: Epidemiologie der Tuberkulose. Gesammelte Werke, Bd. 1, S. 640. Leipzig: Thieme 1912

Kranig, B., Styblo, K.: Praktische Anwendung der Studie der Tuberculosis Surveillance and Research Unit in Bayern: Bericht über Ergebnisse von Tuberkulinprüfungen und Bericht über die Erfassung von offener Tuberkulose in Bayern. Praxis Pneumol. **31**, 285–287 (1977)

Krebs, A.: Der Beitrag der DDR zur Studie der Internationalen Union gegen die Tuberkulose über präventive Chemotherapie bei gesunden Befundträgern. Z. Erkr. Atmungsorgane **141**, 221–228 (1977)

Kreuser, F., Keutzer, A.: Über die Mortalität und Morbidität an Tuberkulose nach Sektionsstatistiken. Dtsch. Med. Wochenschr. **88**, 1522–1527 (1963)

Krivinka, R., Drapela, I., Kubik, A., Dankova, D., Krivanek, I., Ruzka, I., Mikova, Z., Heydova, E.: Epidemiological and clinical study of tuberculosis in the district of Kolin. Czechoslovakia. Bull. WHO **51**, 59–69 (1974)

Kuha, S.J.: A psychosomatic approach to pulmonary tuberculosis. Oulu University (Finland) 1973

Lalevée, G., Lalevée, P., Estrader, F.: Les rechutes de tuberculose pulmonaire: quelques facteurs déterminants. Rev. Fr. Mal Respir. **1**, 129–137 (1973)

Lameyer, K.A., Seifert, G.: Untersuchungen zur Häufigkeit pulmonaler und enteraler tuberkulöser Kalkherde. Verhandlungsbericht der Deutschen Tuberkulose-Tagung 1970, Berlin, S. 19–26. Berlin, Heidelberg, New York: Springer 1971

Liebknecht, W.L.: Zur Prognose von Tuberkulin-Konvertoren. Erfahrungen aus der Tuberkulosefürsorgestelle Augsburg. Pneumonologie **145**, 53–57 (1971)

Liebknecht, W.L., Müller, M.H., Sirch, J.: Untersuchungen bei 3737 Berufsschülern mit Tine-Test und Schirmbild. Praxis Pneumol. **27**, 653–662 (1973)

Löffler, W.: Geschichte der Tuberkulose. In: Handbuch der Tuberkulose, Hein, J., Kleinschmidt, H., Uehlinger, E. (Hrsg.), Bd. 1, S. 1. Stuttgart: Thieme 1958

Lotte, A.: Tuberculosis in children: A cooperative study in Europe. WHO Chronicle **26**, 550–554 (1972)

Lotte, A., Pedrizet, S.: Calculation of the risk of infection and fore casts based on the results of standard tuberculin tests in France. Bull. Int. Union Tuberc. **49**, 1, 136–144 (1974)

Lotte, A., Wasz-Höckert, O.: Study on complications induced by BCG-Vaccination. Progress report

IUAT. Committee on Prophylaxis, Mexico Meeting 1975. Int. Union against Tuberc. (Hrsg.), Paris

Lotte, A., Pedrizet, S., D'Allest, A.M., Brun, M., Choquet, M., Lert, F., Maujol, L.: Morbidité par tuberculose en France et dans d'autres pays européens. Bull. Inst. Nat. Santé **26**, 601–742 (1971a)

Lotte, A., Pedrizet, S., Hatton, F.: Epidémiologie de la tuberculose et défaillances de la lutte antituberculeuse chez l'enfant. Bull. WHO **44**, 1–229 (1971b)

Lugosi, L.: Vaccinations BCG en Hongrie 1959 à 1969, incidence de la tuberculose chez les enfants et les adultes. In: Symp. Ser. Immunbiol. Stand., Vol. 17, p. 67–74. Basel: Karger 1971

Luvie, M.B.: Resistance to tuberculosis: Experimental studies in native and acquired defensive mechanismes. Cambridge/Mass.: Harvard University Press 1964

Madsen, Th., Holm, I., Jensen, K.A.: Studies on the epidemiology of tuberculosis in Denmark. Kopenhagen: Munksgaard 1942

Mall-Haefeli: Z. Gynaekol. Geburtshilfe **1**, 289–306 (1970)

Medical Research Council, Great Britain (1972): BCG and vole bacillus vaccines in the prevention of tuberculosis in adolescence and early adult life: Fourth report to the Medical Research Council by its Tuberculosis vaccines Clinical Trials Committee. Bull. WHO **46**, 371 (1972)

Meijer, J., Barnett, G.D., Kubik, A., Styblo, K.: Identification of sources of infection. TSRU Report Nr. 2. Bull. Int. Union Tuberc. **45**, 5–50 (1971)

Meissner, G.: Klinische Probleme der mycobakteriellen Variabilität. Pneumonologie **142**, 300–308 (1970)

Zit. nach Mittendorfer, A.: Der Gestaltswandel der Tuberkulose. Spezielle Gesichtspunkte im Kindesalter. Pneumonologie **143**, 252–257 (1970)

Nachtsheim: Naturw. Rundschau **2**, 64–73 (1971)

Nat. Tuberc. Inst., Bangalore: Tuberculosis in a population in South India: A five-year epidemiological study. Bull. WHO **51**, 473–488 (1974)

Neumann, G.: Zur Epidemiologie der Tuberkulose bei Kindern und Jugendlichen. Internat. Kolloquium im Forschungsinstitut Borstel. Die Tuberkulose des Kindes. Berlin, Heidelberg, New York: Springer 1968

Neumann, G.: Rückfall und Chemotherapie. Pneumonologie **145**, 338–347 (1971)

Neumann, G.: Neuordnung der Tuberkulosestatistik. Oeff. Gesundheitswes. **1**, 29 (1972a)

Neumann, G.: Die Tuberkulosedurchseuchung bei Stuttgarter Schulkindern. Eine Untersuchung mit dem WHO-Tuberkulin-Standardtest. Bundesgesundheitsblatt **15**, 1–7 (1972b)

Neumann, G.: Dauer der Nachkontrolle von Tuberkulosekranken nach Abschluß der Behandlung. Wien. Med. Wochenschr. **122**, 764–768 (1972c)

Neumann, G.: Tuberkulose-Aspekte der modernen Epidemiologie. Pneumonologie **148**, 233–244 (1973a)

Neumann, G.: Relapse rate and previous chemotherapy. Pneumonologie **149**, 245–250 (1973b)

Neumann, G.: Bewertung von Maßnahmen der Tuberkulosebekämpfung. Oeff. Gesundheitswes. **35**, 544–555 (1974)

Neumann, G.: Das Rezidiv bei Tuberkulose. Praxis Pneumol. **29**, 150–155 (1975)

Neumann, G.: Tuberkulose heute – Epidemiologie und Prävention. Hippokrates **47**, 331–342 (1976)

O'Grady, F., Riley, R.C.: Experimental airborn tuberculosis. Adv. Tuberc. Research **12**, 150–190 (1963)

Peretti, E.: Wert des Tuberkulinkatasters bei Klein- und Schulkindern. Oeff. Gesundheitsdienst **7B**, 289 (1941)

Pflanz, M.: Allgemeine Epidemiologie. Stuttgart: Thieme 1973

Pohl, U.: Epidemiologische Aspekte der Tuberkulosestatistik in einigen europäischen Ländern. Bundesgesundheitsblatt **13**, 367–374 (1970)

Ranft, K., Hennemann, H., Beck, T.: Die Bedeutung der Tuberkulinreaktion aus heutiger Sicht. Dtsch. Med. Wochenschr. **101**, 1330–1332 (1976)

Redeker, F.: Die Großepidemie der Tuberkulose. Beitr. Klinik Tuberk. **108**, 3–14 (1953)

Redeker, F.: Epidemiologie und Statistik der Tuberkulose. In: Handbuch der Tuberkulose, Bd. I, S. 407–498. Stuttgart: Thieme 1958

Roelsgaard, E., Iversen, E., Blocker, C.: Tuberculosis in tropical Africa. An epidemiological study. Bull. WHO **30**, 459–518 (1964)

Roloff, W.: Tuberkulose-Lexikon. Stuttgart: Thieme 1949

Romeyn, J.A.: Exogene Reinfektion bei Tuberkulose. Am. Rev. Respir. Dis. **101**, 923–927 (1970)
Rouillon, A., Pedrizet, S., Parrot, R.: The transmission of tuberclebacillus. The effect of tuberculotics. Int. Union against Tuberculosis, Paris, 1977
Schäfer, H., Blohmke, M.: Sozialmedizin. Stuttgart: Thieme 1972
Schär, M.: Epidemiologische Methoden. In: Handbuch der Sozialmedizin. Blohmke, M., v. Ferber, C., Kisker, K.P., Schäfer, H. (Hrsg.), Bd. I. Grundlagen und Methoden der Sozialmedizin. S. 438ff., Stuttgart: Enke 1975
Schenk, K.E.: Alterstuberkulose bleibt häufig unerkannt. 18. Intern. Konf. Zivilisationskrh. Berlin 1972. Ref. Praxis-Kurier **44**, 44 (1972)
Schliesser, Th.: Stand und Bedeutung der Tuberkulose der Haustiere 10 Jahre nach Abschluß der Sanierung. Berl. Münch. Wochenschr. **10** (85. Jhrg.), 191–195 (1972)
Schlossberger, H., Eckart, I.: Allgemeine Epidemiologie. In: Handbuch der Inneren Medizin, Bd. I/1, S. 10. Berlin, Göttingen, Heidelberg: Springer 1952
Schmidt, F.: Immunbiologie. In: Handbuch der Tuberkulose. Hein, J., Kleinschmidt, H., Uehlinger, E. (Hrsg.), Bd. I. S. 291–350. Stuttgart: Thieme 1958
Seidler, E.: Probleme der Tradition. In: Handbuch der Sozialmedizin, Bd. 1, S. 47–77. Stuttgart: Enke 1975
Soothhill, J.F.: Immunity deficiency states. Zit. nach de Haller, R.: Zum Problem der Pathogenität. Praxis Pneumol. **31**, 539–545 (1977)
Stein, W.: Kulturfahrplan. München, Berlin, Wien: Herbig, Verlagsbuchhandlung 1977
Steinbrück, P.: Die Quellen der tuberkulösen Infektion und ihre Entdeckung. XXI. Int. Tuberc. Conf. Moskau, 1971
Steinbrück, P.: Die Bilanzierung der Tuberkuloseentwicklung. Eine Analyse des Tuberkulosebestandes in der DDR. Z. Erkr. Atmungsorgane **141**, 196–290 (1974)
Steinbrück, P.: Neue Aspekte der Tuberkulose in der DDR. Z. Erkr. Atmungsorgane **147**, 3–17 (1977)
Stott, H., Patel, A., Sutherland, J., Thorup, J., Smith, P.G., Kent, P.W., Rykushin, Y.P.: The risk of tuberculous infection in Uganda, derived from the findings of national tuberculin surveys in 1958 and 1970. Tubercle **54**, 1–22 (1973)
Styblo, K.: Das Risiko der Ansteckung mit Tuberkulosebakterien. Dtsch. Med. J. **22**, 38–42 (1971a)
Styblo, K.: Infektions- und Erkrankungsrisiko bei der derzeitigen epidemiologischen Tuberkulosesituation. Verhandlungsbericht der Deutschen Tuberkulose-Tagung 1970, Berlin, S. 14–19. Berlin, Heidelberg, New York: Springer 1971b
Styblo, K.: BCG-Vaccination in a country with a rapidly decreasing risk of tuberculous infection. Ann. Conf. Br. Thoracic Tuberc. Assoc., Cambridge 1972
Styblo, K.: Die Tuberkulose in Entwicklungsländern im Vergleich zu Europa. Münch. Med. Wochenschr. **118**, Nr. 35, 1103–1109 (1976)
Styblo, K., Meijer, J.: Impact of BCG-Vaccination programmes in children and young adults on the tuberculosis problem. Tubercle **57**, 1 (1976)
Styblo, K., Sutherland, I.: The transmission of Tubercle Bacilli. The Royal Netherlands Tuberculosis Association (ed.), Den Haag: Selectes Papers, Vol. 3. 1971
Styblo, K., Meijer, I., Sutherland, I.: The transmission of tubercle bacilli. Tuberculosis Surveillance Research Unit Report No. 1. Bull. Int. Union Tub. **42**, 5–104 (März 1969), französische Fassung: La transmission du bacille tuberculeux. Bull. Org. Mond. Santé **41**, 137–178 (1969a)
Styblo, K., Sutherland, J.: Epidemiological indices for planning, surveillance and evaluation of tuberculosis programmes. Bull. Int. Union Tuberc. **49**, 66–73 (1974)
Styblo, K., Meijer, J., Sutherland, I.: The transmission of tubercle bacilli. Its trend in a human population. Bull. Int. Union Tuberc. **42**, 5–104 (1969b)
Styblo, K.: Recent advances in epidemiological research in tuberculosis. TSRU Progress Report **1** (1978)
Sutherland, I.: The ten-year incidence of clinical tuberculosis following "conversion" in 2550 individuals aged 14 to 19 years. TSRU Progress Report, 1968
Sutherland, I.: The evolution of clinical tuberculosis in adolescents. Cambridge: BTA 1966
Sutherland, I., Styblo, K., Sampalik, M., Bleiker, M.A.: Annual risk of tuberculous infection in 14 countries, derived from the results of tuberculin surveys in 1948–1952. Bull. Int. Union Tuberc. **45**, 75–118 (1971)
Sutherland, I., Svandova, E.: The development of tuberculous disease following infection with

tubercle bacilli. XXI. Int. Tuberc. Conf. Moskau, 1971, XXIII. Int. Tuberc. Conference Mexico, 1975. Prog. Report TSRU, IUAT., Vol. 2, pp. 1–7 (1973)

25. Tagung der Deutschen Gesellschaft für Lungenkrankheiten und Tuberkulose. Tagungsbericht, Hamburg, 20.–23. 9. 1972. Praxis Pneumol. **27**, 675 (1973)

Takahashi, Y.: Antigenic substances of the tubercle bacillus. In: Immunologisch bedeutsame Mycobakterien-Fraktionen, S. 10–36. Stuttgart: Fischer 1969

Tao, J.C.: Tuberculosis control in the Western Pacific. WHO Regional Office for the Western Pacific, 1972

Tetzner, W.: Die epidemiologische Bedeutung von Personen mit scheinbar ruhenden, bisher nicht behandelten tuberkulösen Lungenherden. Wien. Med. Wochenschr. **122**, 768–773 (1972)

Trauger, V.A.: Am. J. Public. Health **56**, 428–433 (1966)

Trepel, B.: Kinetik lymphatischer Zahlen. Zit. n. Matthiessen, W.: Der Tuberkulintest zur Diagnose und Differentialdiagnose der Tuberkulose. Kassenarzt **18**, 3926–3932 (1978)

TSRU Progress Report, Vol. 2, 1967

Tuberculosis Chemotherapy Centre, Madras: A concurrent comparison of home and sanatorium treatment of pulmonary tuberculosis in South India. Bull. WHO **21**, 51–144 (1959)

Tuberculosis in the world US Department of Health, Education and Welfare Atlanta, Georgia: 1976

Uehlinger, E.: Die pathologische Anatomie der tuberkulösen Späterstinfektion. In: Ergebn. ges. Tuberk. u. Lungenforschung, Vol. 11/1 (1953)

Virchow, R.: Gesammelte Abhandlungen zur wissenschaftlichen Medizin. Frankfurt: 1958

Waaler, H., Rouillon, A.: BCG-Vaccination policies according to the epidemiological situation. Bull. IUAT **49**, 166–189 (1974)

Waaler, H., Galtung, O., Mordal, K.: The risk of tuberculous infection in Norway. Bull. Int. Union Tuberc. **50**, 1, 5–61 (1975)

Webb, G.B.: Tuberculosis, Clio Medica. New York: Hoeher 1936

Weicksel, P.: Über Tuberkulinprüfungen in der Praxis. Prax. Pneumol. **31**, 301–302 (1977)

WHO: Tuberculosis survey in Basutoland, Bechuanaland, Swaziland. Copenhagen, 1958

WHO: Tuberculosis survey in Uganda. Copenhagen, 1959

WHO, Bull. **37**, 819–874 (1967)

WHO-assisted tuberculosis control programme in Lesotho. Epidemiological findings and an evaluation of two different case-finding programmes (WHO, Nairobi 1969)

WHO Bull. **51**, 59–69 (1974)

WHO Expert Committee on Tuberculosis. 9. Report WHO Genf, 1974

Zaumseil, I.: 5–10-Jahresergebnisse bei im Forschungsinstitut für Lungenkrankheiten und Tuberkulose wegen Lungentuberkulose behandelten Patienten. Monatsschr. Lungenkr.-Tbk. Bekämpfung **15**, 322–329 (1972)

Serologische Methoden zur Aktivitätsbestimmung bei der Tuberkulose

L. Popp

Mit 6 Abbildungen und 24 Tabellen

A. Einleitung

Die Aktivitätsbestimmung bei der Tuberkulose (Tb) mit Hilfe serologischer Methoden beruht auf der fundamentalen Erkenntnis, daß das Geschehen bei der Tb von immunbiologischen Phänomenen begleitet wird, die sich im Erscheinen verschiedener Antikörperqualitäten in der Zirkulation ausdrücken. Wie umfangreiche Untersuchungen (Popp 1977) ergeben haben, sind Frequenz und Menge der verschiedenen in der Zirkulation erscheinenden Antikörper (Ak) ganz bestimmten Gesetzmäßigkeiten unterworfen. Die bisher vorliegenden Erkenntnisse über diese Gesetzmäßigkeiten erlauben es aus dem jeweiligen Ak-Spektrum Informationen zu gewinnen, die für die klinische Beurteilung des Krankheitsprozesses von Wert sein können. Es gelingt jedenfalls, sich auf diesem Wege Einblick in immunbiologische Vorgänge bei der Tb zu eröffnen, die mit konventionellen diagnostischen Methoden nicht möglich sind. Die bisher allgemein vertretene Auffassung, daß die Serologie bei Tb keinen direkten oder diskutablen Zusammenhang mit der Pathomorphologie, dem Infektionsschutz oder der Allergie habe (Lind 1961) läßt sich nicht länger aufrechthalten. Es steht außer Frage, daß bestimmte serologisch erfaßbare Ak Gestaltungsfaktoren reflektieren, die für den Ablauf eines tuberkulösen Geschehens von ausschlaggebender Bedeutung sind.

B. Das Antikörperspektrum

I. Zusammensetzung

Um Aussagen über den Aktivitätsgrad eines tuberkulösen Prozesses machen zu können, sind die nachfolgenden vier Ak-Qualitäten geeignet:

1. HA-Ak, nachgewiesen mit der Hämagglutinationsreaktion (Middlebrook u. Dubos 1948);
2. Ink-Ak, nachgewiesen mit dem Tb-Coombs-Test (Popp 1959);
3. HL-Ak, nachgewiesen mit der Hämolysereaktion (Middlebrook 1950);
4. Lip-Ak, nachgewiesen mit der Tb-Komplementbindungsreaktion unter Verwendung des Antigens „Essen“ der Behringwerke (Herrmann 1956).

Es sei angemerkt, daß die Aufstellung eines Ak-Spektrums voraussetzt, daß die Ak immer qualitativ und quantitativ bestimmt werden. Die Nachweisreaktionen müssen so eingestellt werden, daß die quantitativen Ak-Bestimmungen nicht nur ad hoc reproduzierbar, sondern auch über Jahre vergleichbar sind. Nur unter dieser Voraussetzung ist es möglich, ein Krankheitsgeschehen über längere Zeit hinweg fortlaufend serologisch zu kontrollieren und große Patientenkollektive, deren Untersuchung sich über Jahre erstreckt, vergleichend zu beurteilen (Methodische Einzelheiten in Abschnitt J).

II. Befundmitteilung

Im Untersuchungsbefund werden 1. die Ak-Mengenwerte in Antikörpereinheiten (AE) je ml angegeben und zwar stellen die AE die reziproken Werte des jeweiligen Endtiters dar. Aus Gründen besserer Anschaulichkeiten erfolgt auch eine graphische Darstellung der Ak-Mengenwerte in einem semilogarithmischen Raster. Dabei werden die HA-Ak *grün*, die Ink-Ak *blau*, die HL-Ak *rot* und die Lip-Ak *gelb* gekennzeichnet. 2. Der jeweilige Befund wird auch verbal interpretiert und zwar sind derzeit neun Aussagen üblich (s. Abschnitt F.). Unter diesen neun Interpretationsmustern der Ak-Spektren fehlt die Aussage: „Tb Prozeß auszuschließen". Statt dessen heißt es nur: „Es fanden sich keine Hinweise auf das Bestehen eines immunbiologisch aktiven tuberkulösen Prozesses". Damit sei prinzipiell klar gestellt, daß das Erscheinen von Ak in der Zirkulation vom jeweiligen Grad der Aktivität abhängt, und daß das Fehlen von zirkulierenden Ak durchaus nicht immer als ein Hinweis auf das Nichtbestehen eines tuberkulösen Prozesses aufgefaßt werden kann. Die statistischen Wahrscheinlichkeiten, mit denen erwartet werden darf, daß erstens die verschiedenen Interpretationsmuster der Ak-Spektren den klinischen Befund richtig anzeigen und zweitens, bei welchen klinischen Befunden man bestimmte Interpretationsmuster antrifft, werden in Abschnitt F. vorgelegt.

III. Interpretation

Eine Aussage über die pathognomonische Bedeutung eines Ak-Spektrums setzt voraus, daß ausreichende Informationen über die Gesetzmäßigkeiten vorliegen, die für Frequenz und Menge, mit der die verschiedenen Ak-Qualitäten in der Zirkulation erscheinen, maßgebend sind. Um solche Informationen zu gewinnen, kann man sich auf die Untersuchungsergebnisse ausreichend großer Patientenkollektive stützen, von denen Angaben über Form und Aktivitätsgrad des jeweiligen tuberkulösen Prozesses vorliegen, und Langzeituntersuchungen bei bestimmten Patienten auswerten.

1. Daten- und Materialbeschaffung

Angaben über Form und Aktivität der tuberkulösen Prozesse bei Patienten, von denen uns Blutproben eingeschickt worden sind, haben wir uns dadurch beschafft, daß wir allen Befundmitteilungen eine Fragekarte beifügten, mit welcher der einsendende Arzt gebeten wurde, uns diese Angaben zu machen. Für die Einschätzung des Aktivitätsgrades waren folgende Kategorien vorgesehen:

1a=aktiv, 1b=wenig aktiv, 1c=inaktiv, 1d=ausgeheilt. Bestätigte sich der Tb-Verdacht bei einem Patienten nicht, so war die Kategorie 4=tuberkulöser Prozeß mit an Sicherheit grenzender Wahrscheinlichkeit auszuschließen zu wählen. (Es sei angemerkt, daß sich diese Chiffren nicht mit den Chiffren Ia, Ib, Ic, usw. der offiziellen Tuberkulosestatistik decken.) Im Falle der Nierentuberkulose bei Patienten, die sich in stationärer Behandlung der Krankenanstalt Dr. May in Kreuth befanden, konnten wir uns auf umfassende klinische Angaben stützen[1].

Auf diesem Wege haben wir die Möglichkeit gehabt, ausreichend große Kollektive von allen überhaupt nur denkbaren Manifestationen der Tuberkulose zu untersuchen. Ausreichend groß heißt, daß solche Kollektive Hunderte von Patienten umfassen müssen, damit man hinter der ungeheuren Vielgestaltigkeit der Tuberkulose bestimmte Grundtendenzen erkennen und statistisch absichern kann. Die negative Einschätzung serologischer Untersuchungsmethoden bei der Tb beruht nicht zuletzt darauf, daß man einerseits zu kleine und andererseits ganz undifferenzierte Kollektive von tuberkulösen Patienten untersucht und sich auf *qualitative* Ak-Bestimmungen *beschränkt* hat.

Langzeituntersuchungen konnten wir bei Patienten verschiedener Lungenheilstätten, bei Patienten der Tb-Fürsorge Braunschweig und bei Patienten der Krankenanstalt Dr. May in Kreuth durchführen. Aus der quantitativen Fluktuation der verschiedenen Ak-Qualitäten während langdauernder klinischer Beobachtung lassen sich Rückschlüsse ziehen, die bei einer einmaligen Untersuchung nicht so erschöpfend möglich sind.

2. Auswertung

Für die Auswertung unserer Untersuchungsergebnisse bei großen Patientenkollektiven haben wir folgende Parameter herangezogen: a) die Ak-Menge (AE/ml), b) die Nachweisfrequenz (%) und c) die Ak-Menge von 100 untersuchten Patienten (AE/100).

a) Antikörpermenge

Eine Ak-Einheit (AE) läßt sich nach früheren Untersuchungen (Popp 1955b) als diejenige Ak-Menge definieren, die durch 0,2 T.E. Standardtuberkulin neutralisiert wird. (Das gilt allerdings nur für die HA-Ak.) Die größten Ak-Mengenwerte werden von den Ink-Ak erreicht, die mit der empfindlichsten Nachweismethode, dem Tb-Coombs-Test, erfaßt werden. Dieser spielt deshalb die Rolle einer „Pilotreaktion", weil es damit möglich ist Ink-Ak auch dann noch nachzuweisen, wenn die Ak-Mengen der HA-Ak oder der HL-Ak bereits unter die Schwelle der Nachweisbarkeit abgesunken sind (Abb. 1). Nach den Ink-Ak erreichen die HL-Ak die nächstgrößten Ak-Mengenwerte. Verglichen mit den Ak-Mengenwerten der HL-Ak sind die der HA-Ak etwa um den Faktor 2 kleiner. Diese Einschätzung ergibt sich aus einer Gegenüberstellung der in umfangreichen Untersuchungen gefundenen Maximalwerte. Die Zahl der Ig-Moleküle, die optimal in der Zirkulation erscheinen, ist demnach bei den Ink-Ak am größten, bei den HL-Ak um den Faktor 1,5 kleiner als bei den Ink-Ak und um den

---

1 Herrn Chefarzt Dr. May und Frau Oberärztin Dr. Ingrid Strauss sei an dieser Stelle unser besonderer Dank ausgesprochen. Wir möchten aber nicht versäumen allen Kollegen zu danken, die uns in den letzten 15–20 Jahren Tausende von Fragekarten beantwortet haben

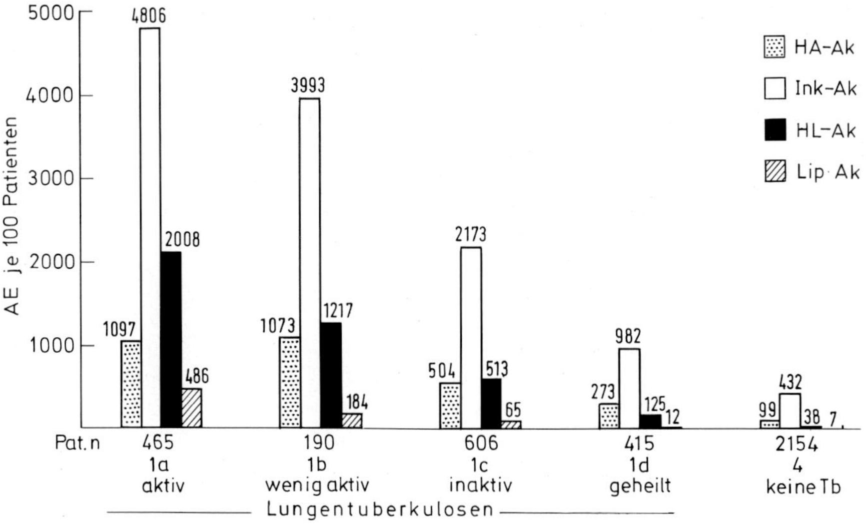

Abb. 1. Durchschnittsbilder der Ak-Spektren von 1676 Patienten (1064 ♂, 612 ♀) *mit* Lungentuberkulosen verschiedener Aktivitätsgrade und 2154 Patienten (1180 ♂, 974 ♀) *ohne* Tb (Untersuchungen aus der Zeit von 1970–1976). Parameter AE/100, d.h. Ak-Menge je 100 Patienten. (Pleuritis exsudativa und Primärtb bei Kindern und Jugendlichen sind nicht berücksichtigt)

Faktor 2 bis 2,5 größer als bei den HA-Ak. Die Schwelle der Nachweisbarkeit von mindestens 10^{11} Ig-Molekülen je ml Plasma (JERNE 1962) wird somit am ehesten von den HA-Ak und zuletzt von den Ink-Ak unterschritten. In der Praxis liegt die Schwelle der Nachweisbarkeit bei 8 AE/ml, d.h. kleinere Ak-Mengen können mit den derzeit zur Verfügung stehenden Methoden nicht erfaßt werden. Um den Durchschnittswert der Ak-Menge bei einem Kollektiv zu berechnen, werden nur die Befunde jener Patienten herangezogen, bei denen die betreffende Ak-Qualität nachgewiesen werden konnte. Dabei gehen wir von der Vorstellung aus, daß man Ak-Mengenverhältnisse nur bei Patienten beurteilen kann, die nachweislich Ak in ihrem Serum enthalten.

b) Nachweisfrequenz

Die Frequenz der verschiedenen Ak-Qualitäten errechnet sich aus der Zahl der Patienten mit zirkulierenden Ak bezogen auf die Gesamtzahl der Patienten des betreffenden Kollektivs und zwar in Prozent.

c) Antikörpermenge pro 100 Patienten

Sie errechnet sich als das Produkt aus Ak-Frequenz in Prozent mal Durchschnittswert der Ak-Menge, ausgedrückt in AE/ml der Ak-positiven Patienten. Der Parameter AE/100 drückt zugleich Ak-Frequenz und Ak-Menge aus und ist somit eine Größe zur Abschätzung der absoluten Ak-Mengen, die an die Zirkulation abgegeben werden. Es sei hier schon angemerkt, daß sich die einzelnen Tb-Formen hinsichtlich der absoluten Ak-Mengen, die in der Zirkulation erscheinen, deutlich voneinander unterscheiden.

C. Gesetzmäßigkeiten im Erscheinen der Antikörper in der Zirkulation

Stellt man größere Kollektive von Patienten mit Lungentuberkulosen unterschiedlicher Aktivität und von Patienten ohne Tb einander gegenüber (Abb. 1), so erkennt man, daß die absoluten Ak-Mengen, gemessen am Parameter AE/100, ganz eindeutig mit dem Aktivitätsgrad korreliert sind. In dem Maße, in dem die Aktivität rückläufig ist, sind auch die absoluten Ak-Mengen rückläufig, doch verhalten sich die absoluten Ak-Mengen bei den HA-Ak nicht synchron mit den absoluten Ak-Mengen der HL-Ak, Ink-Ak und Lip-Ak. Die Tatsache, daß mit dem Erlöschen der Aktivität, d.h. mit Eintritt der Heilung, sämtliche Ak aus der Zirkulation verschwinden, läßt darauf schließen, daß Produktion und Freisetzung der Ak vom Geschehen im tuberkulösen Herd abhängen.

I. Abhängigkeit der Antikörperproduktion vom Herdgeschehen

1. Bei Heilung

Aus dem Erlöschen der Ak-Produktion bei Eintritt der Heilung kann man schließen, daß immunogene Stimuli wegfallen, wenn das pathogenetische Geschehen im Herd völlig zum Stillstand gekommen ist. Wir vermuten, daß immunogene Stimuli nur solange von einem tuberkulösen Prozeß ausgehen, als im Herd eine Desintegration von Tuberkelbakterien (Tbb) stattfindet. Wir stellen uns vor, daß bei diesem Abbau Lipoide der Tbb (Wachs D) freigesetzt werden, die analog dem kompletten Freund'schen Adjuvans den immunogenen Effekt der eigentlichen, tuberkulospezifischen Antigene verstärken. Hören die Desintegrationsprozesse im tuberkulösen Herd auf, weil der tuberkulöse Prozeß zum Stillstand kommt und ausheilt oder weil der Herd exstirpiert wird, so muß zwangsläufig die Ak-Produktion erlöschen. Das ist zum Zeitpunkt der klinischen Heilung keineswegs immer der Fall, und so erklärt es sich, daß bei einem gewissen Prozentsatz der Patienten, deren tuberkulöse Prozesse klinisch als ausgeheilt imponieren, noch zirkulierende Ak nachgewiesen werden können. Es handelt sich dabei jedoch nicht um persistierende Ak im strengen Sinne des Wortes, wie man sie bei vielen anderen Infektionskrankheiten kennt und oft viele Jahre lang nachweisen kann. Bei der Tb kommt die Produktion von Ak offensichtlich absolut zum Stillstand, wenn aus den tuberkulösen Herden keine adjuvantisch wirkenden Tbb-Lipoide mehr zu den immunokompetenten Zellsystemen gelangen. Da von intakten Tbb keine immunogenen Stimuli ausgehen (Sell 1977), muß die Ak-Produktion zwangsläufig zum Stillstand kommen, wenn der tuberkulöse Herd ausgeheilt ist, d.h. wenn alle Desintegrationsprodukte eliminiert sind. Wir kennen nur einen Fall, in dem es ohne Existenz von immunogenen Stimuli zu einer Reproduktion von HA-Ak, gelegentlich auch von HL-Ak kommt, das ist das Erscheinen von tuberkulosespezifischen Ak *während der Schwangerschaft* (s. D.III.2).

2. Fokale Antikörper

Das Verschwinden der Ak bei Eintritt der „biologischen" Heilung des tuberkulösen Herdes erklärt sich ferner auch noch daher, daß es auch im Herd selbst zu einer Produktion und einer Freisetzung von Ak kommt. Neben den „systemischen" Ak, die in herdfernen Zellsystemen produziert werden, spielen offenbar auch „fokale" Ak eine Rolle. Diese Vermutung leiten wir aus Beobachtungen von Einzelfällen her, in denen dann, wenn ein solitärer tuberkulöser Herd operativ entfernt wurde, z.B. bei Lymphknoten-Tb, die Ak mitunter auffallend rasch aus der Zirkulation verschwanden.

Es sei hier eine Beobachtung erwähnt, die einen überzeugenden Beweis für die Richtigkeit der Vermutung darstellt, daß in tuberkulösen Herden „fokale" Ak gebildet und freigesetzt werden. Bei der Untersuchung von Viertelsgemelken eutertuberkulöser Kühe fanden sich in der Milch des tuberkulösen Euterviertels entschieden größere Ak-Mengen als in der Milch aus den noch nicht befallenen Eutervierteln. In einem Falle betrugen die Ak-Mengen im Milchserum des tuberkulösen Euterviertels bei den HA-Ak 64 AE/ml und bei den HL-Ak 128 AE/ml. Die Sammelmilch der gesunden Euterviertel wies nur HA-Ak in der Menge von 8 AE/ml auf. Ähnliche Beobachtungen haben auch Berlik (1956) und Hartwigk und Funk (1955) gemacht. Ferner ist es Sindo (1960) gelungen in Lymphknotenextrakten von tuberkulösen Meerschweinchen HL-Ak in relativ hohen Titern (bis 256 AE/ml) nachzuweisen. HA-Ak hingegen traten in den Lymphknotenextrakten nicht auf. Man wird annehmen dürfen, daß die HA-Ak überwiegend „systemische", die HL-Ak überwiegend „fokale" Ak sind. Die Freisetzung von HL-Ak im Herd hätte man zugleich als die Ursache, wie auch als die Folge von lytischen Prozessen aufzufassen, die aus dem Zusammenwirken von HL-Ak mit Tuberkulin und Komplement resultieren.

3. Natur und Herkunft der Antikörper

Die HA-Ak, die HL-Ak und die Ink-Ak gehören verschiedenen Klassen von Immunglobulinen an. Untersuchungen, über die an anderer Stelle schon berichtet worden ist (Popp 1977), ergaben, daß die HA-Ak zu 90%, die Ink-Ak und die HL-Ak nur zu rund 60% aus Ig-M-Globulinen bestehen. Wie es scheint, hat man die HA-Ak zu den systemischen Ak zu rechnen, die überwiegend herdfernen Zellsystemen entstammen. Dafür spricht einmal, daß Ig-M-Globuline nur aus intakten B-Lymphozyten sezerniert werden und zum andern die Tatsache, daß die HA-Ak weder die Blutliquorschranke noch die Plazentarschranke passieren können.

a) Antikörper im Liquor

Untersuchungen des Liquors bei Meningitis tuberculosa ergaben folgendes:

Tabelle 1. Antikörper im Serum und im Liquor bei tuberkulöser Meningitis (16 J., ♀)

	Serum 13.11.57	Liquor 18.11.57	Liquor 27.11.57	Liquor 29.11.57
HA-AK AE/ml	256	0	0	0
Ink-Ak AE/ml	512	8	8	8
HL-Ak AE/ml	512	64	64	64
Lip-Ak	nicht untersucht			

Wie aus der Tabelle 1 zu entnehmen ist, haben nur Ink-Ak und HL-Ak den Liquor erreicht, beide in deutlich kleinerer Konzentration als sie im Blutserum angetroffen wurden.

b) Antikörper bei Mutter und Neugeborenem

Bei der Untersuchung der Blutproben von 68 Frauen und der Nabelschnurblutproben ihrer Neugeborenen ergab sich: Bei 40% der Mütter fanden sich zirkulierende HA-Ak, bei keinem einzigen Neugeborenen waren HA-Ak nachzuweisen. Sechs Neugeborene wiesen im Nabelschnurblut Ink-Ak auf, und bei den zugehörigen Müttern waren ebenfalls zirkulierende Ink-Ak nachzuweisen. Bei zwei Neugeborenen fanden sich HL-Ak bei Mutter und Kind. Die Relation der HA-Ak zu den HL-Ak betrug bei den Müttern 34:4, bei den Neugeborenen 0:2.

II. Zeitablauf im Erscheinen von Antikörpern in der Zirkulation

1. Ersterscheinen

Mit dem *erstmaligen Erscheinen* von Ak in der Zirkulation nach Beginn eines tuberkulösen Prozesses kann wohl erst dann gerechnet werden, wenn die initiale Infektion zu einer Umstimmung des Organismus geführt hat. Wenige Beobachtungen bei Primärtuberkulosen von Kindern, deren Anamnese einigermaßen zuverlässige Angaben über den Krankheitsbeginn enthielt, haben gezeigt, daß man zirkulierende Ak nicht früher als 8–10 Wochen nach Krankheitsbeginn erwarten darf. Das Ersterscheinen von zirkulierenden Ak dürfte zeitlich in etwa mit dem Positivwerden der Tuberkulinhautreaktion zusammenfallen. Bei Meerschweinchenversuchen (Popp 1955a) mit BCG waren zirkulierende Ak erst nach Eintritt derTuberkulinüberempfindlichkeit in der achten Woche erstmalig nachweisbar. Die relativ große Verzögerung, mit der es nach vollzogener Erstinfektion zu einer Ak-Produktion kommt, die mengenmäßig ausreicht, um mit den recht empfindlichen Nachweismethoden erfaßt zu werden, läßt darauf schließen, daß die Infektion mit Tbb als solche nur einen ungenügenden immunogenen Stimulus auslöst. Erst nach dem Ingangkommen von Desintegrationsprozessen im Herd setzt die Ak-Produktion in vollem Umfange ein.

2. Umstimmung

Nach *vollzogener Umstimmung* scheint der Organismus in der Lage zu sein schon innerhalb kurzer Zeit eine ausreichende Ak-Produktion in Gang zu setzen. Als Beispiel seien Untersuchungen bei einem Patienten angeführt, bei dem aus therapeutischen Gründen eine Serie von BCG-Injektionen vorgenommen worden ist. Vor Beginn der Behandlung reagierte der Patient im Intrakutantest positiv gegen 10^{-6} Tuberkulin und wies ein „vakantes" Ak-Spektrum auf, d.h. es waren keinerlei zirkulierende Ak festzustellen. Wie aus der Tabelle 2 zu ersehen ist, waren bereits am achten Tag nach der ersten BCG-Injektion zirkulierende Ak nachzuweisen. Die nachfolgenden BCG-Injektionen lösten keinen Boostereffekt aus und das Ak-Spektrum änderte sich im Verlaufe der nächsten 24 Tage nur geringfügig. Völlig konstant blieben die Titer der HA-Ak und der Ink-Ak. Ein gewisser Anstieg fand sich nur bei den HL-Ak und den Lip-Ak. (Auf die interessante, in vielen Hunderten von Reihenuntersuchungen bestätigte Erscheinung des Konstantbleibens der Ak-Spektren bei unveränderter pathogenetischer Situation wird unten noch eingegangen (s. C.III.9.b)).

Durch die Umstimmung werden die Immunmechanismen, die zur Produktion und Freisetzung von humoralen Ak führen, offenbar sehr rasch aktivierbar.

Tabelle 2. Therapeutische BCG-Behandlung (48 J., ♂). Tuberkulin-Hautreaktion vor Beginn der Behandlung: 10^{-6} positiv[a]

Datum	HA-Ak	Ink-Ak	HL-Ak	Lip-Ak	BCG-Injektion
24.9.	0	0	0	0	1. Dosis
2.10.	16	64	16	8	3. Dosis
14.10.	16	64	32	8	6. Dosis
26.10.	16	64	32	24	8. Dosis

[a] Für die Übermittlung der klinischen Daten sei Herrn Professor Dr. Remy von der Dermatologischen Klinik der Technischen Universität München bestens gedankt

Tabelle 3. Aktive und aktiv abklingende exsudative Nierentuberkulosen ohne und mit tuberkulösen Vormanifestationen (471 Patienten in stationärer Behandlung der Krankenanstalt Dr. May in Kreuth)

		Ohne tuberkulöse Vormanifestationen	Mit tuberkulösen Vormanifestationen
Patienten	*n*	229	242
HA-Ak	*n*	97	140
Frequenz in %		42	58
AE/100		1123	1794
Ink-Ak	*n*	198	223
Frequenz in %		87	92
AE/100		7248	8592
HL-Ak	*n*	129	177
Frequenz in %		56	73
AE/100		3096	5226
Lip-Ak	*n*	44	63
Frequenz in %		19	26
AE/100		323	431
Männer	*n*	129	191
Frauen	*n*	100	51

Vergleich Frequenz in % HA-Ak 58:42; $\chi^2 = 11{,}3$, $P < 0{,}001$
HL-Ak 73:56; $\chi^2 = 14{,}6$, $P < 0{,}001$

So erklärt sich wohl, daß bei sekundären Tb-Prozessen Frequenz und Menge der Ak signifikant größere Werte erreichen, als dies bei primären Tb-Prozessen der Fall ist. Wir stützen uns hier auf Untersuchungen bei Patienten mit Nierentuberkulosen, die sich in stationärer Behandlung befanden und von denen uns eingehende klinische Daten zur Verfügung gestellt worden sind. In Tabelle 3 sind die Ergebnisse von 471 Patienten mit exsudativ disseminierten Nierentuberkulosen, aufgeteilt nach Patienten *ohne* und Patienten *mit* tuberkulösen Vormanifestationen, einander gegenüber gestellt. Es zeigt sich, daß alle Ak-Qualitäten der Gruppe „Mit" vorausgegangenen tuberkulösen Prozessen signifikant höhere Werte aufweisen als die der Gruppe „Ohne". Die Unterschiede in den Frequenzen sind hochsignifikant. Es sei angemerkt, daß bei Frauen Nierentuberkulosen ohne tuberkulöse Vormanifestationen etwa doppelt so häufig sind wie bei Männern: Von 1010 Männern mit Nierentuberkulosen aller Aktivitätsgrade hatten

241 = 24%, von 386 Frauen mit Nierentuberkulosen aller Aktivitätsgrade 184 = 48% keine tuberkulösen Vormanifestationen ($\chi^2 = 72{,}9$, $P < 0{,}001$). Hier zeichnet sich eine der Geschlechtsdifferenzen ab, die weiter unten noch behandelt werden. Für die Interpretation von Ak-Spektren ist die Feststellung, daß die Tb-Anamnese Nachweisfrequenz und Ak-Menge beeinflußt, recht wesentlich: Bei primären tuberkulösen Prozessen hat man eher damit zu rechnen, daß HA-Ak und HL-Ak *noch nicht* in der Zirkulation nachweisbar sind, als bei sekundären Prozessen.

III. Fehlen von zirkulierenden Antikörpern

1. Aussage über die Aktivität eines Prozesses

Lassen sich zirkulierende Ak nicht nachweisen, obwohl ein tuberkulöser Prozeß klinisch vermutet wird oder verifiziert worden ist, so ist eine Aussage über die Aktivität dieses Prozesses selbstverständlich nicht möglich. Das heißt freilich nicht, daß einem solchen „vakanten" Ak-Spektrum jegliche pathognomische Bedeutung abzusprechen sei.

2. Bei Inaktivierungsvorgängen

Die Entscheidung, wodurch das Fehlen von Ak bei einem tuberkulösen Prozeß bedingt sein könnte, ist bei einer einmaligen Untersuchung kaum zu treffen. Zu denken wäre immer an die nächstliegende Erklärung, d.h. an das Einsetzen von Inaktivierungsvorgängen, im Zuge derer die Ak-Konzentrationen im Plasma unter die Nachweisschwelle absinken.

3. Bei nicht nachweisbaren Antikörpermengen

Die Unmöglichkeit, humorale Ak bei Bestehen eines aktiven tuberkulösen Prozesses in jedem Einzelfalle nachzuweisen, wird nicht selten darauf zurückzuführen sein, daß die von den immunokompetenten Zellen freigesetzten fokalen und systemischen Ak in der Menge zu gering sind, um mit den derzeitigen Nachweisreaktionen erfaßt zu werden. Ob sich diese Methoden empfindlicher gestalten lassen, bleibt abzuwarten.

4. Bei abgegrenzten Herden

Das Fehlen von zirkulierenden Ak kann unter Umständen auch dadurch verursacht sein z.B., daß ein noch Tbb enthaltender käsiger Lungenherd durch einen im Innern gefäßlosen Demarkationswall abgegrenzt (KUNTZ 1964) und somit weitgehend aus der Zirkulation ausgeschaltet ist. Es können dann weder immunogene Stimuli noch Ak an den Kreislauf abgegeben werden. Dabei kann ein solcher Herd eine freie Verbindung zu den Luftwegen haben und wegen des positiven Tbb-Befundes im Sputum als klinisch aktiv eingestuft werden. Gerade unsere Ergebnisse bei den Tuberkulosen der Niere, die ja ein besonders intensiv durchblutetes Organ ist, haben gezeigt, daß Ak in der Zirkulation umso eher zu erwarten sind, je enger der tuberkulöse Herd mit dem Blutkreislauf in Kontakt steht. So erklärt es sich auch, daß bei alten vernarbten tuberkulösen Kittnieren zirkulierende Ak zumeist fehlen (STRAUSS 1973, 1974a).

5. Bei Mischinfektionen

Beobachtungen bei Frauen mit Nierentuberkulosen haben gezeigt, daß es bei schweren Mischinfektionen der ableitenden Harnwege zu einer langdauernden Blockade aller jener immunokompetenten Zellsysteme kommen kann, die für Produktion und Freisetzung der tuberkulospezfischen Ak maßgebend sind (Strauss 1974, 1979a). Diese Blockade hat zur Folge, daß es nicht gelingt Ak in der Zirkulation nachzuweisen, auch wenn man in größeren Zeitabständen mehrfach untersucht. Wir fanden ein solches konsequentes Fehlen von Ak bei rund $^{1}/_{5}$ der Frauen, die bei der ersten Untersuchung ein vakantes Ak-Spektrum aufwiesen. Bei Männern sind Mischinfektionen der ableitenden Harnwege mit nachfolgendem Stillstand der Ak-Freisetzung relativ selten. Vakante Ak-Spektren bei der ersten Untersuchung haben wir bei 532 männlichen Patienten mit aktiven Nierentuberkulosen in 12% und bei 233 Frauen mit aktiven Nierentuberkulosen in 15% beobachtet. Der Unterschied ist nicht signifikant.

6. Bei intravasaler Antikörperneutralisation

Das Verschwinden aller oder bestimmter Ak aus der Zirkulation kann z.B. darauf zurückzuführen sein, daß aus einem aktiven Herd Desintegrationsprodukte der Tbb von Tuberkulincharakter freigesetzt werden, die eine intravasale Neutralisation von zirkulierenden Ak hervorrufen. Im Kaninchenversuch haben wir gesehen, daß zirkulierende HA-Ak und HL-Ak durch die i.v. Injektion von Tbb-Polysaccharid (Präparat So 238 von Sorkin, Kopenhagen) in kurzer Frist nicht mehr nachweisbar werden (Popp 1957). Etwa nach einer Woche treten sie dann wieder auf (Popp 1958). Wir haben ferner gesehen, daß zirkulierende HA-Ak bei Kaninchen, die mit M. tuberculosis erstinfiziert waren nach der Zweitinfektion mit M. bovis für mehrere Wochen aus der Zirkulation verschwanden. In dieser intravasalen Ak-Neutralisation hat man ganz ohne Frage ein Phänomen vor sich, das als Begleitsymptom eines höchst aktiven Herdgeschehens zu deuten ist.

7. Prüfung auf Neutralisationsprozesse

Unsere Prüfung auf das Vorkommen solcher Ak-neutralisierender Substanzen im Serum Ak-freier Patienten mit dem Ak-Neutralisationstest (Popp 1958) führte zu folgendem Ergebnis:

Positive Ak-Neutralisationsteste ergaben sich bei 16 von 386 Patienten mit aktiven (4,1%), bei 9 von 216 Patienten mit wenig aktiven (4,2%), bei 2 von 176 Patienten mit inaktiven (1,1%) und bei keinem von 49 Patienten mit geheilten tuberkulösen Prozessen. Vergleicht man aktiv/wenig aktiv mit inaktiv/geheilt so ergibt sich: 4,1% : 0,9% ($\chi^2 = 5{,}52$, $0{,}02 > P > 0{,}01$). Der Unterschied ist somit signifikant knapp auf dem 1%-Niveau. Da es sich bei den hier untersuchten Patienten um ganz unterschiedliche Tb-Formen gehandelt hat, lassen sich weitergehende Schlüsse aus diesen Ergebnissen nicht ziehen. Es sei aber angemerkt, daß Seibert et al. schon 1956 die Vermutung ausgesprochen haben, daß das Erscheinen von freien Tbb-Polysacchariden im Organismus von nachteiliger (detrimental) Wirkung sei. Es ist ihnen auch gelungen freies Tbb-Polysaccharid in tuberkulösem Lungengewebe nachzuweisen.

8. Pathogenetisches Geschehen und Antikörperproduktion

Die Frage, ob es Menschen gibt, deren Immunsystem nicht in der Lage ist tuberkulospezifische Ak hervorzubringen, läßt sich nicht eindeutig beantworten. Bei genuinen Störungen des Immunsystems mag das der Fall sein, doch ist nicht bekannt, ob es bei solchen Individuen zu schweren tuberkulösen Prozessen zu kommen pflegt. Unsere Beobachtungen bei Patienten mit weit fortgeschrittenen (far advanced) Lungentuberkulosen (sog. Asylfälle) haben jedenfalls keinen Hinweis dafür erbracht, daß es bei diesen zu einem Stillstand der Ak-Produktion kommen könne. Im Gegenteil! Die Nachweisfrequenz der HL-Ak liegt bei solchen Patienten nahezu bei 100% (Tabelle 4) und ist signifikant größer als bei Patienten mit wenig fortgeschrittenen (moderately advanced) Lungenprozessen (94%:43%). Die Nachweisfrequenz bei den HA-Ak erreicht nicht so hohe Werte, wie die der HL-Ak, doch findet sich auch hier ein signifikanter Unterschied zwischen Patienten mit weit und solchen mit wenig fortgeschrittenen Lungenprozessen (72%:42%). Vergleicht man die Ak-Mengen, gemessen am Parameter AE/ml (d.h. Ak-Menge je Patient), so zeichnet sich bei den HL-Ak ein großer (82:64), bei den HA-Ak hingegen kein erkennbarer Unterschied (31:29) zwischen weit und wenig fortgeschrittenen Prozessen ab. Die absoluten Ak-Mengen, gemessen am Parameter AE/100 (Ak-Menge je 100 Patienten), zeigen folgende Relationen zwischen weit und wenig fortgeschrittenen Prozessen: bei den HL-Ak 2,8:1, bei den HA-Ak hingegen nur 1,8:1. Daraus ist zu schließen, daß die absolute Ak-Menge, zumal bei den HL-Ak, kausal mit dem pathogenetischen Geschehen in den tuberkulösen Herden verknüpft ist. Je ausgedehnter und je aktiver ein solcher Prozeß ist, desto mehr HL-Ak erscheinen in der Zirkulation. Die HA-Ak verhalten sich zwar im Prinzip ähnlich, doch ist das nur darauf zurückzuführen, daß die Bereitschaft, HA-Ak zu produzieren (gemessen an der Nachweisfrequenz), mit zunehmender Schwere der Prozesse zunimmt. Die Ak-Menge je Patient erfährt jedoch keine Zunahme. Dieses unterschiedliche Verhalten der HA-Ak und der HL-Ak stellt ein Phänomen dar, das Immunmechanismen reflektiert, die für den Ablauf eines Tb-Prozesses offenbar von Bedeutung sind.

Tabelle 4. HA-Ak und HL-Ak bei weit und wenig fortgeschrittenen tuberkulösen Prozessen (245 Heilstättenpatienten). *AE/ml* Ak-Menge je positiver Patient, *AE/100* Ak-Menge von 100 Patienten. Vergleich der Ak-Frequenzen 94%:43%, $\chi^2 = 53{,}9$, $P < 0{,}001$; 72%:42%, $\chi^2 = 18{,}3$, $P < 0{,}001$

	Weit fortgeschritten	Wenig fortgeschritten
Patienten *n*	69	176
HA-Ak Frequenz in %	72	42
AE/ml	31	29
AE/100	2232	1218
HL-Ak Frequenz in %	94	43
AE/ml	82	64
AE/100	7708	2752

9. Fluktuationen von Antikörpermengen und -nachweisfrequenz

Bei Langzeituntersuchungen von Heilstättenpatienten mit Lungentuberkulosen haben wir festgestellt, daß Nachweisfrequenz und Ak-Mengen bei manchen Patienten erhebliche, bei andern nur geringe Fluktuationen zeigen. Erhebliche Fluktuationen treten bei Patienten auf, bei denen das Krankheitsgeschehen durch frische Schübe oder Streuungen kompliziert ist (NAGORNY 1953). Geringe Fluktuationen sind dagegen zu sehen, solange der Krankheitsverlauf durch gleichbleibende Aktivität des Prozesses charakterisiert ist (Abb. 2 u. 3).

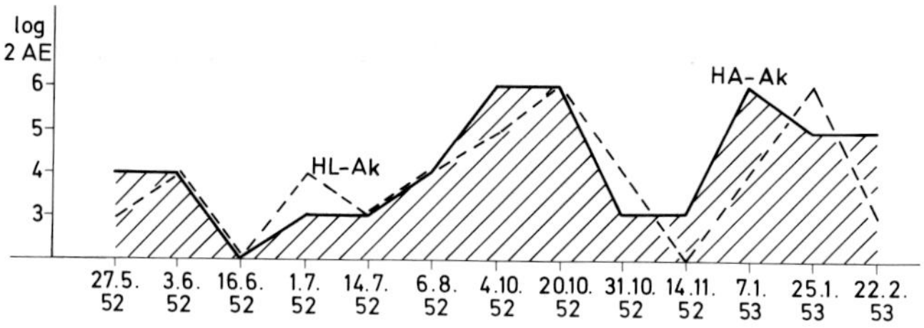

Abb. 2. Patient (49 J.) mit produktiver, zunächst aktiver Lungen-Tb; konservative Heilung (Heilstätte Wolfsklippen, Chefarzt Dr. Dabrunz)

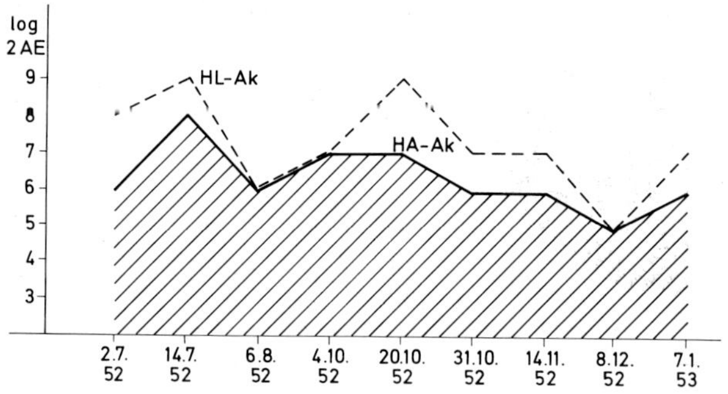

Abb. 3. Patientin (33 J.) mit schwerer, doppelseitiger, mehrfach kavernisierter Lungen-Tb (Heilstätte Wolfsklippen, Chefarzt Dr. Dabrunz)

a) Antikörpermengen

Fluktuationen im Auftreten der Ak können soweit gehen, daß alle oder nur bestimmte Ak aus der Zirkulation verschwinden. Im ersten Fall ist daran zu denken, daß der totale Ak-Schwund auf intravasaler Neutralisation der Ak beruht (s. C.III.6.). In einem solchen Fall erbringt die Untersuchung ein „vakantes" Ak-Spektrum, dem gleichwohl eine wesentliche pathognomonische Aussage zu entnehmen ist; die Aussage nämlich, daß ein schwerer tuberkulöser Prozeß vorliegt. Eine solche Aussage wäre freilich an die Voraussetzung geknüpft, daß nicht nur eine einmalige Untersuchung angestellt worden ist. Ein Verschwinden nur bestimmter Ak aus der Zirkulation läßt sich im Zuge eines länger dauernden Krankheitsgeschehens relativ häufig beobachten, und zwar sind es so gut wie ausschließlich die HA-Ak, die davon betroffen werden (Abb. 4 u. 5). Starke Fluktuationen der HA-Ak, zumal wenn es dabei zu einem Verschwinden der

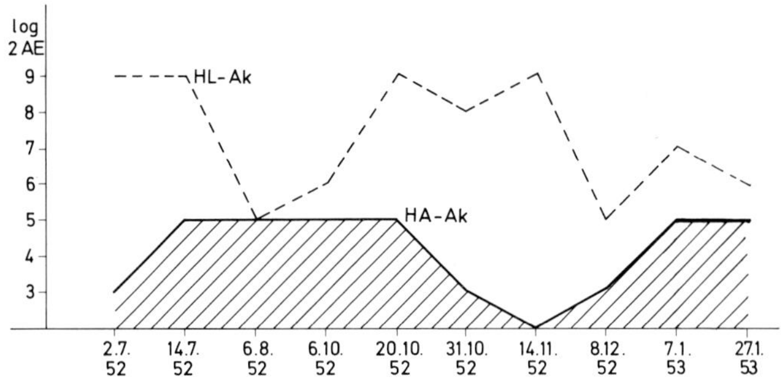

Abb. 4. Patientin mit doppelseitiger, mehrfach kavernisierter exsudativer Lungen-Tb (Asylfall) (Heilstätte Wolfsklippen, Chefarzt Dr. Dabrunz)

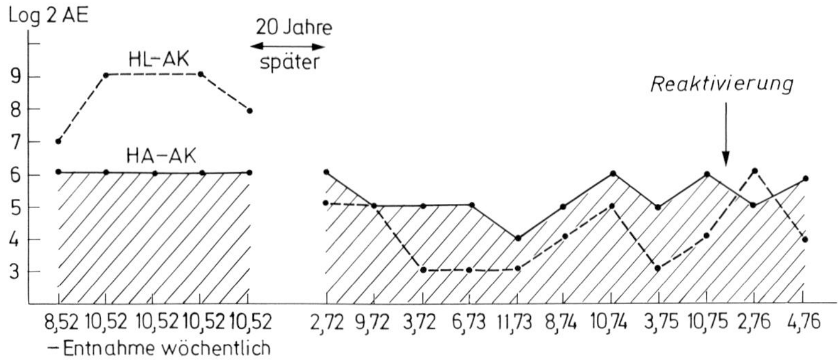

Abb. 5. Langzeituntersuchung über 25 Jahre! Patientin (geb. 1933) war 1952/53 in stationärer Behandlung der Heilstätte Wolfsklippen (Chefarzt Dr. Dabrunz). Damalige Diagnose: Aktive, vorwiegend produktive Lungen-Tb mit guter Heilungstendenz nach chirurgischen Eingriffen. (Rückschauend beurteilt, war die Heilungstendenz nicht gut, da Übergewicht der HL-Ak.) 1968: Produktiv zirrhotische Oberlappen-Tb beiderseits, jetzt Reaktivierung, Sputum Tbb positiv. 1972: Prozeß jetzt wenig aktiv. Winter 1976 erneut Reaktivierung. (Für die klinischen Angaben danke ich Herrn Kollegen Jauch, Facharzt für innere Medizin in Schöppenstedt)

HA-Ak aus der Zirkulation kommt, sind immer dann Symptome eines im ganzen ungünstigen Krankheitsverlaufes, wenn gleichzeitig die HL-Ak in großer Menge in der Zirkulation erscheinen. Ausdruck einer ungünstigen Abwehrlage ist also bei den HA-Ak eine Abschwächung, bei den HL-Ak hingegen eine Verstärkung der quantitativen Ak-Produktion. Zu solchen ungünstigen Veränderungen des immunologischen Bildes kommt es nach STRAUSS (1979a) regelmäßig durch den Operationsstreß. Verstärkt sich dagegen die Produktion der HA-Ak und verringert sich die Produktion der HL-Ak, so deutet das auf eine günstige Abwehrlage hin[2].

b) Individualität der Antikörperspektren

Kontrolliert man das Ak-Spektrum eines Tb-Patienten über längere Zeit, so zeigt sich, daß die Mengenwerte der verschiedenen Ak-Qualitäten solange

2 In einem solchen Fall ist nach STRAUSS (1971, 1979a) eine immunosuppressive Therapie kontraindiziert. Diese hingegen empfiehlt sich bei einem Überwiegen der HL-Ak

konstant bleiben, wie sich der Aktivitätsgrad des tuberkulösen Prozesses nicht wesentlich ändert (POPP 1952; NAGORNY 1953; MEISSNER u. ORLOWSKI 1954). Diese Konstanz der Ak-Spektren geht soweit, daß man bei fortlaufenden Untersuchungen bestimmter Krankenkollektive die einzelnen Patienten nach ihren Ak-Spektren unterscheiden kann. Da wir das Konstantbleiben bei unveränderter Aktivität und die individuelle Prägung der Ak-Spektren in Tausenden von Untersuchungen immer wieder bestätigt gefunden haben, vertreten wir die Auffassung, daß man es hier mit immunbiologischen Phänomenen zu tun hat, die einer Steuerung durch übergeordnete Gestaltungsfaktoren unterliegen. Zu denken wäre hier vor allem an die natürliche Resistenz, deren Wirkungssystem sich in der Bereitschaft des Organismus realisiert, HA-Ak zu produzieren.

c) Interpretation der Antikörperspektren

Für die Interpretation von Ak-Spektren ist die Feststellung wichtig, daß Ak-Spektren individuell geprägt sind. Das bedeutet, daß man bei klinisch gleich einzustufender Aktivität keineswegs gleiche Ak-Spektren erwarten darf. Es liegen uns einige Beobachtungen vor, aus denen hervorgeht, daß selbst bei Geschwistern keineswegs ein gleiches Ak-Spektrum zu erwarten ist, vor allem dann nicht, wenn sie verschiedenen Geschlechtes sind (Tabelle 5).

Tabelle 5. Primärtuberkulosen der Lunge bei 10 Geschwistern (Erkrankungsbeginn Sept./Okt. 1971, serologische Untersuchungen Januar 1972, gesunde Eltern). Die Kinder 1–9 waren in stationärer Behandlung im DRK-Kinderkrankenhaus Dohlenweg in Oldenburg. (Herrn Chefarzt Dr. med. habil. SIMON sei an dieser Stelle für seine Hilfe bestens gedankt). Das Kind Nr. 10, ein $17^1/_2$jähriger Junge dürfte der Infektionsherd gewesen sein. Er ist bereits Mitte 1971 erkrankt und wurde Ende Oktober 1971 in die Fachklinik Wildeshausen (Chefarzt Dr. SLOTTY) aufgenommen. Die Aufnahmediagnose lautete: „Offene, maximal ausgedehnte, exsudativ-kavernöse Oberlappen-Tb rechts mit erheblicher Streuung auch im rechten Mittelfeld sowie einer geringfügigen Streuung auch im linken Oberfeld.“ Die Entlassung erfolgte am 13.7.1972. Die endgültige Diagnose war: „Gut zurückgebildete und produktiv-indurative bzw. zirrhotische und gering bronchiektatisch umgewandelte Oberlappen-Tb rechts. Gute Rückbildung der Streuherde im rechten Mittelfeld und linken Oberfeld. Hiluskalk links.“ (Der Fachklinik Wildeshausen sei für die Übermittlung der Befunde ausdrücklich gedankt.)

	1 ♂	2 ♀	3 ♂	4 ♂	5 ♀	6 ♀	7 ♀	8 ♀	9 ♀	10 ♂
Alter (Jahre)	1,7	3,5	7,5	8,7	10,5	11,5	13,7	15	16,5	17,7
HA-Ak	0	16	16	8	32	256	64	8	16	16
Ink-Ak	0	128	64	16	16	64	32	64	64	128
HL-Ak	0	256	16	0	256	256	16	32	0	256
Lip-Ak	0	0	0	0	0	0	0	0	0	60
BCG	ja	nein	nein	nein	nein	nein	nein	nein	nein	nein
Tuberkulin	10^{-5}+	10^{-5}+	10^{-5}+	10^{-5}+	10^{-5}+	10^{-5}+	10^{-5}+	10^{-5}+	10^{-5}+	
Tbb	0	++	0	0	++	0	++	++	+	++

IV. Die Balance zwischen HA-Antikörpern und HL-Antikörpern

1. Dynamik

Die unterschiedliche Dynamik von HA-Ak und HL-Ak soll nun noch an einem Kollektiv von Patienten präzisiert werden, bei denen Nierentuberkulosen bestanden, deren klinisch-anatomische Zustandsbilder unter absolut einheitlichen diagnostischen Gesichtspunkten ermittelt wurden (1374 Patienten der Krankenanstalt Dr. May in Kreuth) (Abb. 6). Als Parameter wurde die Nachweisfrequenz herangezogen. Wie aus der Abb. 6 zu entnehmen ist, zeigt die Frequenz der HA-Ak und der HL-Ak eine nicht zu übersehende Gegenläufigkeit, die am deutlichsten in der Relation HA-Ak:HL-Ak zum Ausdruck kommt: Beim Übergang von as zu ba (exsudativ aktiv zu exsudativ, abklingend aktiv) verändert sich die Relation von 1:1,5 nach 1:1,1, d.h. das Übergewicht der HL-Ak wird beim Abklingen der Aktivität geringer. Beim Vergleich von as mit bp (exsudativ aktiv mit primär produktiv) verändert sich die Relation von 1:1,5 zu 1,5:1, was bedeutet, daß produktive Prozesse durch ein Übergewicht der HA-Ak charakterisiert sind. Mit weiter abklingender Aktivität (cw) verschiebt sich die Relation auf 2,3:1, und bei erloschener Aktivität (cs) erreicht das Übergewicht der HA-Ak mit einer Relation von 7:1 über die HL-Ak seinen Höhepunkt. Die Ink-Ak zeigen im Prinzip eine ähnliche Dynamik wie die HA-Ak, und das gleiche gilt für die Lip-Ak, die bei abklingender Aktivität von exsudativen Prozessen (ba) den höchsten Wert erreichen.

Die Konkordanz der HL-Ak mit dem exsudativen Geschehen drückt sich nun nicht allein in der Frequenz, sondern auch in den absoluten Ak-Mengenwerten aus, die bei den as-Patienten den höchsten Wert erreichen. Man gewinnt den Eindruck, daß Produktion und Freisetzung der HL-Ak nicht nur Begleiterscheinung, sondern auch Ursache von exsudativen Prozessen sind. Dabei hätte

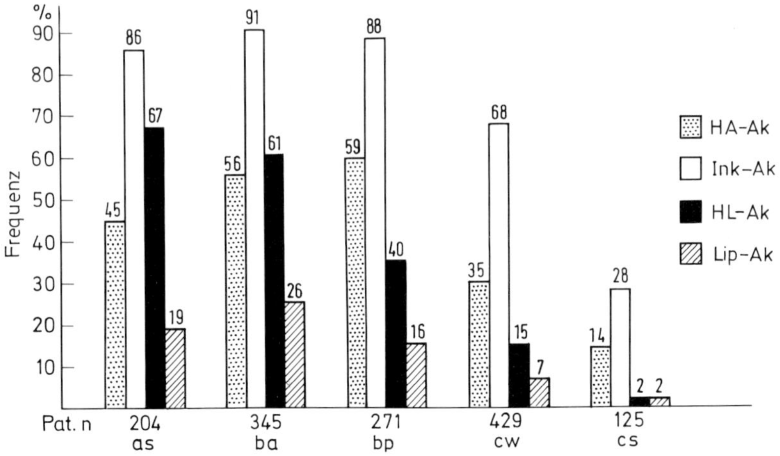

Abb. 6. 1374 Patienten der Krankenanstalt Kreuth mit Nierentuberkulosen verschiedener Aktivitätsgrade: *as* Disseminierte Verlaufsform im exsudativen Ausbreitungsstadium; *ba* Disseminierte Verlaufsform im Abgrenzungs- und beginnendem Vernarbungsstadium; *bp* Herförmige, produktive Verlaufsform; *cw* Vernarbungsstadium ohne sicheren Anhalt für ein Fortschreiten des Prozesses; *cs* Beruhigter Nierenprozeß, stationär

man sich zu denken, daß die HL-Ak das lytische Prinzip darstellen, das den Zelluntergang und die nachfolgende Verkäsung hervorruft und zwar dadurch, daß die HL-Ak mit Tuberkulin und Komplement in Reaktion treten. Die HA-Ak, als ein die exsudativen Vorgänge dämpfendes Prinzip, würden dadurch wirken, daß sie Tuberkulin binden und damit neutralisieren. In diesem Zusammenhang ist die Feststellung interessant, daß die Bindungsfähigkeit der HA-Ak für Tuberkulin in Gegenwart von PAS und auch anderen Tuberkulostatika in vitro signifikant verstärkt wird (POPP 1955, KRÖNERT 1958). Unter solchen Aspekten betrachtet, reflektieren die HA-Ak ein „protektives", die HL-Ak hingegen ein „deletäres" Prinzip. Indem wir die „Balance" zwischen HA-Ak und HL-Ak mit serologischen Methoden messen, verschaffen wir uns Einblicke in das Zusammenspiel der Gestaltungsfaktoren, die den Ablauf einer Tb bestimmen. Gestützt darauf, können wir ein Ak-Spektrum interpretieren. Die *Kenntnis von der Balance zwischen HA-Ak und HL-Ak stellt somit den Schlüssel für die Interpretation der Ak-Spektren dar.* Diese schon von SEIBERT et al. (1956) als Arbeitshypothese konzipierte Theorie von der „delicate balance of antibodies" haben wir bei vielen Tausenden von Untersuchungen immer wieder bestätigt gefunden.

2. Konsequenzen für die Klinik

Aus dem Balancezustand zwischen HA-Ak und HL-Ak lassen sich Schlüsse ziehen, die in mancher Hinsicht für die Klinik von Nutzen sind. Gestützt auf große Erfahrungen bei der Nierentuberkulose betont STRAUSS (1973), daß eine Kortikoidtherapie nur dann angezeigt sei, wenn das Ak-Spektrum durch ein deutliches Übergewicht der HL-Ak über die HA-Ak charakterisiert ist. Überwiegen hingegen die HA-Ak, so sollte eine Behandlung mit Kortikoiden unterbleiben, weil dadurch die Bildung der „protektiven" HA-Ak ungünstig beeinflußt werden würde. Auch für die Beurteilung des Zeitpunktes operativer Eingriffe sei das Ak-Spektrum von Wichtigkeit: Solange das Ak-Spektrum für das Vorherrschen exsudativer Prozesse spricht, also bei einem Übergewicht der HL-Ak über die HA-Ak, sollte von einer Nephrektomie abgesehen werden. Nach Ansicht der genannten Autorin seien die schlechten Ergebnisse nach Frühnephrektomien (nach SCHULTE 1966 dabei in 60% Restnierentuberkulosen) vermeidbar, wenn die Nephrektomie erst dann vorgenommen wird, wenn das Ak-Spektrum ein Übergewicht der HA-Ak über die HL-Ak anzeigt[3].

D. Übergeordnete Gestaltungsfaktoren, die das Erscheinen von Antikörpern in der Zirkulation beeinflussen

Die Prägung eines Ak-Spektrums erfolgt zwar unmittelbar durch das Herdgeschehen, wird aber mittelbar auch durch alle Gestaltungsfaktoren beeinflußt, die für das Geschehen im Herd maßgebend sind. Von besonderer Wichtigkeit dürften dabei jene Gestaltungsfaktoren sein, die das Wirkungssystem der Resistenz steuern. Unter Resistenz soll die Widerstandskraft verstanden sein, die ein Mensch gegenüber der Tuberkulose entwickelt. Diese Resistenz setzt sich

3 Detaillierte Hinweise auf die Bewertung serologischer Befunde für die Operationsindikation finden sich bei STRAUSS und MAY (1979b)

aus wenigstens vier Komponenten zusammen, nämlich 1. der angeborenen Resistenz, 2. der vom Lebensalter bestimmten Resistenz, 3. der geschlechtsbezogenen Resistenz und 4. der erworbenen Resistenz.

I. Angeborene Resistenz

Die angeborene Resistenz gegen Tb ist beim Menschen konkret nur schwer meßbar. Daß der Mensch über eine angeborene Widerstandskraft gegen Tb verfügt, darf seit den Untersuchungen von DIEHL (1959) und VERSCHUER (1937) als Axiom gelten. Für die angeborene Resistenz spricht ferner unsere Feststellung, daß die Ak-Spektren eine ausgesprochen individuelle Prägung aufweisen. Geht man von der Voraussetzung aus, daß sich in der Relation zwischen den Ak-Mengen der HA-Ak und der HL-Ak die jeweilige Resistenz immunologisch ausdrückt, so können individuelle Unterschiede in den Ak-Spektren nur auf angeborenen Verhaltensweisen des Immunsystems beruhen. Diese Annahme wird noch durch die weitere Feststellung gestützt, daß sich individuell geprägte Ak-Spektren nicht grundsätzlich ändern, wenn man die Untersuchung über einen längeren Zeitraum ausdehnt, in dem der Aktivitätsgrad des tuberkulösen Prozesses im wesentlichen unverändert bleibt (Abb. 3).

II. Resistenz und Lebensalter

Nach dem Schema von OTT (1952) findet sich eine große Anfälligkeit gegenüber der Tb in den ersten beiden Lebensjahren (0–2) und während Pubertät und Nachpubertät (12–24). Im frühen Erwachsenenalter 25–34 ist die Empfänglichkeit mittelgroß. Im Kindesalter 3–15 ist die Anfälligkeit gering („Die goldenen Jahre").

1. Bei Kindern bis zum zweiten Lebensjahr

Die hochgradige Empfänglichkeit bei Neugeborenen ist sicherlich mit darauf zurückzuführen, daß protektive HA-Ak der Kindesmütter die Plazentarschranke nicht passieren können (s. C.I.2.b). Unsere Untersuchung bei Kindern mit Primärtuberkulosen in den ersten beiden Lebensjahren ergaben folgendes (Tabelle 6):

Tabelle 6. Untersuchungen bei Kindern im Alter von 0–2 Jahren

Gesamtzahl	38 davon 7 = 18% mit zirkulierenden Ak		
HA-Ak	5	HL-Ak	5
Frequenz in %	13	Frequenz	13
AE/ml	260	AE/ml	59

Die Ergebnisse zeigen einmal, daß in diesem Lebensalter offensichtlich nur eine ganz geringe Bereitschaft zur Produktion von Ak besteht. Auffällig ist, daß bei den Kindern, bei denen zirkulierende Ak nachgewiesen werden konnten, die Ak-Mengen der HA-Ak einen ganz ungewöhnlich hohen Wert erreichten. Es zeigt sich auch hier schon eine Einstellung der Balance zwischen HA-Ak und HL-Ak zugunsten der HA-Ak, wie sie für das Kindesalter überhaupt typisch ist (siehe unten). Da wir gesehen haben, daß durch die BCG-Impfung bevorzugt die Produktion von HA-Ak angeregt wird (Popp 1977), vertreten wir die Auffassung, daß der Schutzeffekt der BCG-Impfung beim Neugeborenen darauf beruht, daß der Organismus frühzeitig mit der Herstellung von Ig-M-Globulinen vertraut gemacht wird und schon während der Zeit der allgemeinen Resistenzlosigkeit auf eine Tbb-Infektion mit der Produktion von „protektiven" HA-Ak rasch antworten kann.

2. Bei Kindern und Jugendlichen vom 3.–15. Lebensjahr

Anders als die Kleinkinder in den ersten beiden Lebensjahren zeigen Kinder (über 2 Jahre) und Jugendliche, die an Primärtuberkulosen der Lunge erkranken eine ausgesprochen lebhafte Ak-Produktion, insbesondere der HA-Ak. Die Nachweisfrequenz der HL-Ak liegt auch bei Kindern mit klinisch aktiven Prozessen weit unter der Nachweisfrequenz der HA-Ak (Tabelle 7). Beim Übergang in das Stadium der abklingenden Aktivität nimmt die Nachweisfrequenz der HA-Ak weiter zu, die Nachweisfrequenz der HL-Ak sinkt auf ganz geringe Werte ab. Was die Ak-Mengen angeht, die bei den Kindern mit aktiven Primärtuberkulosen freigesetzt werden, so liegen sie bei den HA-Ak ungewöhnlich hoch und in einer Größenordnung, die wir bei Erwachsenen niemals angetroffen haben. Die Ak-Mengen der HL-Ak sind bei manchen Kindern in der Phase der Aktivität ebenfalls sehr hoch, doch werden zu gleicher Zeit sehr große Mengen von HA-Ak freigesetzt, so daß sich am Übergewicht der HA-Ak über die HL-Ak nichts ändert. Dieses Übergewicht der HA-Ak dürfte eine Erklärung dafür sein, daß Kinder auch ausgedehnte Primärtuberkulosen der Lunge in oft außerordentlich kurzer Zeit überwinden. Die hohe Resistenz der Altersklassen zwischen 3 und 15 Jahren drückt sich also in der besonders hohen Bereitschaft aus, HA-Ak zu produzieren. Die relativ große Menge an HL-Ak, die bei solchen Kindern gefunden wird, dürfte kausal durch den oft bedeutenden Umfang der tuberkulösen Herde zu erklären sein.

Tabelle 7. HA-Ak und HL-Ak bei Kindern mit Primärtuberkulosen und Erwachsenen mit Lungentuberkulosen

	Primärtuberkulosen Kinder (1951–1976)						Lungentuberkulosen Erwachsene (1951–1954)					
Aktivität	aktiv		wenig aktiv		inaktiv		aktiv		wenig aktiv		inaktiv	
Zahl der Patienten *n*	132		75		66		468		233		459	
	HA	HL	HA	HL	HA	HL	HA	HL	HA	HL	HA	HL
Nachweisfrequenz in %	58	30	67	13	29	8	48	47	36	24	17	10
Ak-Menge je Patient AE/ml	98	116	34	17	40	38	37	85	21	40	14	29
Ak-Menge je 100 Patienten AE/100	5684	3480	2278	221	1160	304	1776	3995	756	960	238	290
Relation HA:HL (%)	1,9:1		5,2:1		3,6:1		1:1		1,5:1		1,7:1	
AE/100	1,6:1		10,3:1		3,82:1		1:2,3		1:1,3		1:1,2	

3. Ab dem 16. Lebensjahr

Nach der Geschlechtsreife kommt es zu wesentlichen Veränderungen in der Produktion der HA-Ak und der HL-Ak, und zugleich hört auch das für das Kindesalter typische Übergewicht der HA-Ak über die HL-Ak hinsichtlich Frequenz und Ak-Menge auf. Wie aus der Tabelle 8 zu entnehmen ist, erreichen in der Altersklasse von 16–30 Jahren die Ak-Mengen bei den HL-Ak den höchsten Wert überhaupt. Das ist mutmaßlich darauf zurückzuführen, daß in Kindheit und Jugend das zur Freisetzung von fokalen HL-Ak führende Herdgeschehen, wenn es überhaupt dazu kommt, eine besondere Neigung zu käsiger Einschmelzung, d.h. zu exsudativer Entzündung zeigt (CATEL 1954). Im ganzen gesehen weist die Altersklasse von 16–30 Jahren aber noch gewisse prinzipielle Ähnlichkeiten mit der Altersklasse von 3–15 Jahren auf. Von den höheren Altersklassen ist die Altersklasse von 51–60 Jahren durch eine relativ geringe Frequenz und relativ geringe Ak-Mengen (AE/100) der HA-Ak charakterisiert. Der Unterschied der Altersklasse von 51–60 Jahren zur Altersklasse 16–30 ist hinsichtlich der Frequenz signifikant (64%:47%, $\chi^2=6{,}8$, $P<0{,}01$). Auch hat sich die Balance HA-Ak:HL-Ak von 1,23:1 zu 1:1,19 verschoben. Unter dem Vorbehalt der relativ kleinen Zahlen wird man es als hinreichend zuverlässig erwiesen ansehen dürfen, daß nach dem 50. Lebensjahr die Resistenz einen gewissen Rückgang erfährt, der sich in einer Abschwächung der Bereitschaft zur Produktion von HA-Ak manifestiert. Es darf allerdings nicht übersehen werden, daß der Einfluß des Lebensalters auf Änderungen in der Ak-Produktion allein nicht ausschlaggebend ist, da auch noch andere Komponenten, wie das Geschlecht und vorausgegangene tuberkulöse Manifestationen eine Rolle spielen.

Tabelle 8. Lebensalter und Produktion von HA-Ak und HL-Ak. Spalte 1: Primärtuberkulosen der Lunge; Spalte 2–6: aktive Tuberkulosen der Niere (as, ba und bp; s. Abb. 6)

	1	2	3	4	5	6
Alter	3–15	16–30	31–40	41–50	51–60	über 61
Patienten *n*	132	110	138	248	148	59
HA-Ak						
Frequenz in %	58	64	57	58	47	61
AE/100	5684	1984	1368	1508	893	1220
HL-Ak						
Frequenz in %	30	52	55	60	56	61
AE/100	3480	4680	2200	3120	2576	3538
Relation HA:HL (Frequenz)	1,93:1	1,23:1	1,03:1	1:1,03	1:1,19	1:1
AE/100	1,63:1	1:2,36	1:1,61	1:2,07	1:2,89	1:2,90

III. Resistenz und Geschlecht

Nach der Geschlechtsreife offenbart sich ein Phänomen, dem eine ganz wesentliche Bedeutung zukommt: Es tritt eine Differenzierung in der Resistenz gegenüber Tb bei Männern und Frauen ein. Das weibliche Geschlecht ist nach der Geschlechtsreife signifikant resistenter als das männliche Geschlecht, und diese höhere Resistenz der Frauen drückt sich in einer signifikant geringeren Morbidität und Mortalität an Tb gegenüber den Männern aus (POPP 1977).

1. HA-Antikörperproduktion

Immunologisch gesehen ist diese Geschlechtsdifferenz ganz eindeutig charakterisiert und zwar dadurch, daß das weibliche Geschlecht über eine signifikant höhere Bereitschaft zur Produktion von HA-Ak verfügt als das männliche (POPP 1971). Die höhere Resistenz der Frau gegenüber der Tb ist somit ganz offensichtlich in dieser besonderen höheren Bereitschaft zur Produktion von HA-Ak begründet. Von Wichtigkeit ist, daß sich diese geschlechtsbezogene Differenzierung in der Ak-Produktion *vor* der Geschlechtsreife noch nicht nachweisen läßt. Man kann daraus schließen, daß die höhere Bereitschaft zur Produktion von HA-Ak hormonell gesteuert wird. Dank der hormonellen Stimulation vermag der weibliche Organismus die *genetisch fixierte individuelle natürliche Resistenz besser zu realisieren als der männliche Organismus.*

2. Antikörperproduktion während der Schwangerschaft

Beobachtungen bei Frauen während der Gravidität haben zu dem interessanten Ergebnis geführt, daß es bei etwa einem Drittel der Schwangeren zu einem Erscheinen von tuberkulospezifischen Ak in der Zirkulation kommt, ohne daß irgendwelche klinische Zeichen für das Bestehen eines aktiven oder inaktiven tuberkulösen Prozesses nachzuweisen sind. Von 144 Schwangeren wiesen 30% HA-Ak und 8% HL-Ak auf, und zwar wurden HL-Ak nur bei Frauen gefunden in deren Anamnese eine Tb verzeichnet war. Da wir bei 1524 klinisch tuberkulosefreien Frauen HA-Ak nur in 4,4% und HL-Ak nur in 2% feststellen konnten, muß das relativ häufige Erscheinen vor allem der HA-Ak während der Gravidität als ein überzufälliges Ereignis gedeutet werden. Man gewinnt den Eindruck, als habe man es hier mit einem immunbiologischen Schutzmechanismus zu tun, der die Schwangere gegen das Aufflackern eines tuberkulösen Geschehens abschirmt. Bei der Interpretation von Ak-Spektren muß selbstverständlich berücksichtigt werden, daß es während einer Schwangerschaft gelegentlich zu einer Reproduktion von tuberkulospezifischen Ak kommt.

Wie STRAUSS (1973) mitteilte, konnte sie bei drei graviden Frauen mit Nierentuberkulosen und einer günstigen Konstellation der Balance zwischen HA-Ak und HL-Ak einen komplikationslosen Verlauf der Schwangerschaft und eine Besserung des tuberkulösen Nierenprozesses beobachten. Die Autorin ist der Meinung, daß ein Anstieg von HL-Ak während der Gravidität ungünstig zu bewerten, und eventuell ausschlaggebend für therapeutische Konsequenzen bis zur abruptio, sei.

3. Bei Krankheitsverläufen

Geschlechtsdifferenzen lassen sich auch bei den Krankheitsverläufen nachweisen. Als Modell seien Ergebnisse der Untersuchungen von Nierentuberkulosen herangezogen, die sich in stationärer Behandlung befanden und unter ganz einheitlichen diagnostischen Gesichtspunkten klinisch beurteilt wurden.

a) Geschlechtsdifferenzen hinsichtlich der vorausgegangenen tuberkulösen Manifestationen

Die Ergebnisse aus Tabelle 3 sind hier in Tabelle 9 nach Geschlechtern getrennt aufgezeichnet.

Die Gegenüberstellung zeigt einmal, daß das Zahlenverhältnis zwischen Männern und Frauen etwa 2:1 beträgt. Da die von uns untersuchten Patienten die Morbidität in etwa widerspiegeln, ergibt sich, daß das weibliche Geschlecht halb so häufig wie das männliche Geschlecht an exsudativen Nierenprozessen erkrankt. Zum andern ergibt sich, daß bei Frauen tuberkulöse Vormanifestationen signifikant seltener sind als bei Männern. Berücksichtigt man, daß solche Vormanifestationen die Produktion von Ak anregen, so ist das weibliche Geschlecht, bei dem bei rund zwei Drittel der Patientinnen keine tuberkulösen Vormanifestationen in der Vorgeschichte verzeichnet sind, gegenüber dem männlichen Geschlecht benachteiligt. Dieser Nachteil wird bei Frauen dadurch ausgeglichen, daß sie unter günstigeren immunbiologischen Voraussetzungen erkranken. Das zeichnet sich ab, wenn man die Relationen in der Frequenz bei den HA-Ak und den HL-Ak bei Männern und Frauen vergleicht (Tabelle 9), die keine tuberkulösen Manifestationen in ihrer Vorgeschichte aufweisen: bei Männern 37%:65% (1:1,8) und Frauen 49%:45% (1,1:1).

Tabelle 9. Patienten mit exsudativen Nierentuberkulosen mit und ohne tuberkulöse Vormanifestationen. Vergleich Männer:Frauen 40%:66%, $\chi^2 = 28$, $P < 0{,}001$

	Männer $n=320$	Frequenz in %		Frauen $n=151$	Frequenz in %	
		HA-AK	HL-Ak		HA-Ak	HL-Ak
Tuberkulöse Vormanifestationen						
Ohne	129=40%	37	65	100=66%	49	45
Mit	191=60%	57	74	51=34%	63	69

b) Bei Nierentuberkulose

Die Feststellung, daß bei Frauen etwa doppelt so häufig Nierenprozesse vorliegen wie bei Männern, denen anscheinend keine tuberkulösen Krankheiten vorausgegangen sind (Männer 24%, Frauen 48%; von 1010 Männern hatten 241, von 386 Frauen hatten 184 keine tuberkulöse Erkrankung in der Anamnese) zeigt an, daß bei Männern tuberkulöse Vorerkrankungen signifikant häufiger *nicht* zur endgültigen Ausheilung kommen als bei Frauen. Diese überwinden Infektionen rascher und vollständiger als Männer und es kommt bei ihnen infolgedessen seltener als bei Männern zu einer sekundären Nieren-Tb. Auch hierin bestätigt sich, daß Frauen die angeborene Resistenz besser realisieren als die Männer, weil diesen die besonders hohe Bereitschaft zur Produktion von HA-Ak der Frauen nicht zu eigen ist. Es sei angemerkt, daß die besondere Widerstandskraft der Frau gegen Tb sich auch in der Reaktivität der Haut gegen Tuberkulin ausdrückt. Umfassende Untersuchungen von GRZYBOWSKI et al. (1968) haben ergeben, daß Frauen 1,4mal seltener als Männer eine positive Tuberkulinreaktion aufweisen. Dabei gibt es keinen vernünftigen Grund anzunehmen, daß sich Frauen seltener infizieren als Männer. Wie noch gezeigt wird, gibt es Tuberkuloseformen, deren Morbidität keine Geschlechtsdifferenzen erkennen läßt (s. E. II.).

IV. Erworbene Resistenz

Analysiert man die Nierentuberkulosen hinsichtlich der jeweiligen Vorgeschichte in bezug auf vorausgegangene tuberkulöse Prozesse und hinsichtlich der Ak-Produktion, so stellt man fest (Tabelle 10), daß das Überstehen eines tuberkulösen Prozesses eine signifikante Erhöhung der Ak-Frequenz und auch der Ak-Mengen zur Folge hat. Das gilt gleichermaßen für Männer und Frauen, und zwar vor allem hinsichtlich der HA-Ak. Daraus kann generell der Schluß gezogen werden, daß das Überstehen von tuberkulösen Prozessen die Widerstandskraft, ausgedrückt durch die erhöhte Bereitschaft zur Produktion von HA-Ak, vergrößert. Obwohl hier zweifellos immunbiologische Vorgänge bestimmend sind, so möchten wir die verstärkte Resistenz nicht als Immunität im strengen Sinne des Begriffes deuten. Es kommt ja offensichtlich nicht zu einer Ausschaltung des Erregers, sondern lediglich zu einer Umschaltung des entzündlichen Geschehens von exsudativ zu produktiv.

Tabelle 10. HA-Ak und HL-Ak bei disseminierten exsudativen und bei herdförmigen produktiven Verlaufsformen der Nierentuberkulose (508 Patienten der Krankenanstalt Kreuth). *AE/ml* = Ak-Menge je positiver Patient

		Exsudative Formen	Produktive Formen
Patienten *n*		214	294
Tb-Vormanifestationen in %		99 – 46	266 – 91
HA-Ak	Frequenz in %	45	62
	AE/ml	34	21
	AE/100	1516	1300
HL-Ak	Frequenz in %	67	44
	AE/ml	73	43
	AE/100	4905	1858
Relation der HA:HL-Ak-Frequenz		1:1,5	1,4:1
AE/100		1:3,2	1:1,4

1. Häufigkeit und Folgen

Betrachtet man allein Nierentuberkulosen mit herdförmigen produktiven Verlaufsformen, so findet man, daß fast alle Patienten, sowohl Frauen wie Männer, tuberkulöse Vormanifestationen in ihrer Anamnese verzeichnet haben. Von insgesamt 294 Patienten mit dieser Verlaufsform hatten nur 9,5% keine tuberkulösen Vorerkrankungen und zwar bei den Männern 15 von 212 Patienten = 7,1%, bei den Frauen 13 von 83 Patienten = 15,9%. Auch hier überwiegen die Frauen bei den tuberkulosefreien Anamnesen. (Der Unterschied ist signifikant auf dem 3%-Niveau. $\chi^2 = 5{,}3$, $P < 0{,}05$.) Die Ak-Spektren sind bei den Patienten mit herdförmigen produktiven Verlaufsformen dadurch charakterisiert, daß bei sämtlichen Patienten die Balance zwischen HA-Ak und HL-Ak ganz eindeutig zugunsten der HA-Ak verschoben ist (Tabelle 10). Die tuberkulösen Vorerkrankungen, die von rund 90% der Patienten absolviert worden sind, haben somit eine grundlegende Änderung im immunbiologischen Reaktionssystem hervorgerufen. Dank der Verschiebung der Balance zugunsten der HA-Ak haben sich bei den Patienten die benignen produktiven und nicht die malignen exsudativen Verlaufsformen der Nierentuberkulose entwickelt.

2. BCG-Impfung und Folgen

Wie an anderer Stelle (Popp 1977) ausführlicher dargelegt, sprechen unsere Untersuchungen zur Frage der Schutzwirkung der BCG-Impfung bei Neugeborenen dafür, daß es dabei zu einer Aktivierung der Ig-M-Produktion und damit der HA-Ak-Produktion kommt. Dank der Impfung kann der kindliche Organismus die ihm eigene natürliche Resistenz besonders frühzeitig realisieren. Der Immunmechanismus, der dieser Schutzwirkung zugrunde liegt, ähnelt ohne Frage dem Immunmechanismus der erworbenen Resistenz, genauer gesagt, der erworbenen Verstärkung der angeborenen Resistenz. Daß Frauen über eine höhere Resistenz verfügen als Männer ist ein Faktum, das man berücksichtigen muß, wenn man den Effekt der BCG-Impfung bei Erwachsenen richtig beurteilen will: Aus Ergebnissen bei Frauen kann man nicht ohne weiteres Rückschlüsse auf den Effekt der BCG-Impfung bei Männern ziehen. Die Beobachtung, daß es nach einer BCG-Impfung zu einem Erlöschen der Tuberkulinhautreaktivität kommen kann (Grumbach 1958), ohne daß die Immunität verloren geht, ist nach unserer Auffassung darauf zurückzuführen, daß die durch die Impfung angeregte Produktion von HA-Ak das eingebrachte Tuberkulin neutralisiert.

E. Immunologische Differenzen verschiedener Tuberkuloseformen

Für die Interpretation von Ak-Spektren ist es wichtig zu wissen, daß sich die verschiedenen Tb-Formen immunologisch unterschiedlich ausdrücken. Im Vordergrund des Interesses steht auch hier die Balance zwischen HA-Ak und HL-Ak. Bei einem Vergleich der Relation HA-Ak:HL-Ak schälen sich zwei Gruppen heraus, nämlich Tb-Formen mit einem Überwiegen der HL-Ak und Tb-Formen mit einem Überwiegen der HA-Ak (Popp 1971). Wie aus der Tabelle 11 zu entnehmen ist, sind die beiden Gruppen (ausgenommen die Primärtuberkulosen bei Kindern, Zeile 9) noch dadurch unterschieden, daß die Morbidität der Tb-Formen bei beiden Geschlechtern unterschiedlich groß ist. Bei der Gruppe mit dem Übergewicht der HL-Ak sind Männer rund doppelt so häufig betroffen wie Frauen, bei der Gruppe mit dem Übergewicht der HA-Ak weisen Frauen eine höhere Morbidität auf als Männer. Wir gehen davon aus, daß sich in unseren Untersuchungszahlen die Morbidität der verschiedenen Tb-Formen recht genau widerspiegelt. Es ist z.B. hinreichend bekannt, daß bei der Tb der Lungen und der Nieren die Männer, bei der Tb der peripheren Lymphknoten die Frauen eine höhere Morbidität haben. Ein weiterer Unterschied zwischen den beiden Gruppen besteht ferner bei der Tuberkulinempfindlichkeit. Während bei der Gruppe mit dem Übergewicht der HL-Ak die Tuberkulinreaktion in sozusagen regelrechter Häufigkeit positiv ausfällt, findet sich bei den Tb-Formen der Gruppe mit einem Übergewicht der HA-Ak, daß der Tuberkulinhauttest deutlich seltener als erwartet eine positive Reaktion zeigt (Miliar-Tb:

Tabelle 11. HA-Ak und HL-Ak bei verschiedenen Tb-Formen. Ausschließlich aktive (1a-)Prozesse

Tb-Form	Männer				Frauen			
	n	HA	HL	Relation HA:HL	*n*	HA	HL	Relation HA:HL
1. Lungen-Tb	1245	43%	45%	1:1,05	604	56%	54%	1,04:1
AE/100		1254	2832	1:2,3		2364	3911	1:1,7
2. Nieren-Tb	501	50%	64%	1:1,28	239	52%	52%	1:1
AE/100		1450	3776	1:2,6		1092	2600	1:2,4
3. Knochen- und Gelenk-Tb	397	42%	42%	1:1	279	44%	32%	1,38:1
AE/100		815	1367	1:1,7		825	1092	1:1,3
4. Halslymphknoten-Tb	103	38%	25%	1,52:1	197	45%	29%	1,55:1
AE/100		570	475	1,2:1		900	1190	1:1,3
5. Pleuritis exsudativa	203	24%	11%	2,18:1	205	29%	14%	2,1:1
AE/100		1200	374	3,2:1		1160	882	1,3:1
6. Peritoneal-Tb	20	45%	45%	1:1	44	50%	32%	1,6:1
AE/100		2560	1260	2,0:1		1050	454	2,3:1
7. Miliar-Tb	25	56%	28%	2:1	38	47%	11%	4,3:1
AE/100		1480	1247	1,2:1		1511	1606	1:1,1
8. Genital-Tb	128	36%	45%	1:1,3	163	45%	29%	1,6:1
AE/100		576	1170			1035	1537	1:1,5
9. Primär-Tb der Lungen bei	130	51%	17%	3:1	127	54%	18%	3:1
Kindern AE/100		4080	816	5:1		3078	1800	1,7:1

Prüfung auf Signifikanz der Frequenzdifferenzen:
Querspalte 4: Männer $\chi^2 = 7{,}96$, $P < 0{,}01$ (K); Frauen $\chi^2 = 9{,}8$, $P < 0{,}01$
Querspalte 5: Männer $\chi^2 = 11{,}67$, $P < 0{,}001$; Frauen $\chi^2 = 14{,}0$, $P < 0{,}001$

Deist 1959, Pleuritis exsudativa: Kuntz 1964). Das Zusammentreffen des Übergewichts der HA-Ak über die HL-Ak mit dem relativ häufigen Fehlen der positiven Tuberkulinhautreaktion ist kein Zufall, sondern Ausdruck einer Gesetzmäßigkeit. Dieselbe Gesetzmäßigkeit ist auch maßgebend dafür, daß Frauen bei Massenuntersuchungen häufiger eine negative Tuberkulinreaktion zeigen als Männer (s. D.III.3.b).

I. Tuberkuloseformen, bei denen die HL-Antikörper die HA-Antikörper überwiegen

Die Tatsache, daß die Tb der Lungen häufiger Männer als Frauen betrifft, läßt sich nur daraus erklären, daß Frauen über eine höhere Resistenz verfügen als Männer. In den hier vorgelegten Zahlen kommt das verständlicherweise nicht sehr deutlich zum Ausdruck, da die erkrankten Frauen eine negative Auslese darstellen, die dadurch charakterisiert ist, daß sie einen Resistenzstatus aufweisen, der dem der Männer in etwa entspricht. Die hier aufgeführten Tb-Formen sind pathogenetisch insofern ähnlich, als es sich um Prozesse handelt, bei denen es zu einem mehr oder weniger ausgedehnten Gewebsuntergang kommt, der durch lytische Effekte der HL-Ak ausgelöst zu denken ist.

II. Tuberkuloseformen, bei denen die HA-Antikörper die HL-Antikörper überwiegen

Bei den hier in Betracht kommenden TB-Formen findet man, abgesehen vielleicht von der Pleuritis exsudativa, eine höhere Morbidität beim weiblichen Geschlecht. Daraus ist einmal zu schließen, daß sich Frauen keineswegs seltener als Männer mit Tbb infizieren. Welche TB-Formen sich entwickeln, wird anscheinend durch das Resistenzniveau bestimmt und offenbar sind die Tb der serösen Häute, die Halslymphknoten-Tb, die Miliar-Tb und die Genital-Tb der Frau das pathogenetische Äquivalent einer immunologischen Ausgangslage, die durch eine auffallend geringe Produktion von HL-Ak gekennzeichnet ist. Daß die Produktion der HL-Ak über einen gewissen Grenzwert nicht hinausgeht, hat man sich als eine Folge des Schutzeffektes der HA-Ak vorzustellen, die dämpfend auf die Zytolyse wirken und zwar dadurch, daß sie die Tuberkuline binden und neutralisieren. Die Hemmung lytischer Vorgänge hat zur Folge, daß aus dem Herd weniger HL-Ak freigesetzt werden und daß es nicht zu ausgedehnten Verkäsungen kommt. Wie LETTERER (1959) ausgeführt hat, lassen sich z.B. bei der Miliartuberkulose, vor allem bei der chronischen Form histologisch nicht verkäsende Epitheloidzelltuberkel nachweisen, die man als den Ausdruck einer „relativen Immunität" auffassen könne. Im ganzen gesehen wird man die hier in Frage kommenden Tb-Formen vielleicht als Krankheitsprozesse von partiell resistenten Individuen definieren dürfen. Die höhere Morbidität der Frauen erklärt sich dann daraus, daß sie häufiger als Männer diese Resistenzlage aufweisen.

Im Gegensatz zur Genital-Tb der Frauen findet man bei der der Männer kein Überwiegen der HA-Ak, sondern ein Übergewicht der HL-Ak. (Frequenzen bei Männern 36%:45%, $\chi^2=1{,}97$, P ca. 0,20, d.h. keine Signifikanz; bei den Frauen 45%:29%, $\chi^2=8{,}2$, $P<0{,}01$, Unterschiede signifikant.) Die Differenzen erklären sich daraus, daß es bei den Männern signifikant häufiger als bei den Frauen nach einer vorausgegangenen Genital-Tb zur Entwicklung einer Nieren-Tb kommt: Von 1010 Männern mit Nierentuberkulose hatten 173 = 17,1% und von 386 Frauen mit Nierentuberkulose hatten 14 = 3,6% zuvor eine Genitaltuberkulose. (Der Unterschied ist hochsignifikant! $\chi^2=43{,}9$.) Diese auffallende Geschlechtsdifferenz ist darauf zurückzuführen, daß Genitaltuberkulosen bei Frauen dank deren Resistenz eher zum Stillstand kommen als bei Männern. Die Feststellung, daß die Morbidität der Männer geringer ist, genauer gesagt geringer erscheint als die Morbidität der Frauen, erklärt sich daraus, daß sich bei Männern viel seltener als bei Frauen *isolierte* Genitaltuberkulosen entwickeln.

III. Sonderformen der Tuberkulose

Bei unseren Gegenüberstellungen in Tabelle 11 haben wir ausschließlich Patienten berücksichtigt, bei denen klinisch als aktiv beurteilte TB-Prozesse bestanden haben, denn nur bei aktiven Prozessen kann erwartet werden, daß eine für die jeweilige Tb-Form optimale Ak-Produktion gegeben ist. Nun gibt es Tb-Formen, bei denen die klinische Festlegung des Aktivitätsgrades auf Schwierigkeiten stößt, weil allein schon die diagnostische Absicherung der Tb-Ätiologie nicht ohne weiteres möglich ist. Zu diesen Krankheitsbildern rechnet man die Tb der Augen und die Sarkoidose.

1. Augen

Bei 350 Patienten mit Verdacht auf Tb der Augen (46% ♂, 54% ♀) fanden wir HA-Ak bei 19% und HL-Ak bei 14%. Prinzipielle Feststellungen lassen sich aus diesen Zahlen nicht ableiten, da nur in Einzelfällen konkret zu entscheiden war, ob eine tuberkulöse Erkrankung allein der Augen bestand.

2. Sarkoidose

Bei 359 Patienten mit Sarkoidose und Sarkoidoseverdacht ergab sich Folgendes (Tabelle 12):

Tabelle 12. Sarkoidose und Sarkoidoseverdacht

	Männer	Frauen
n	184	175
HA-Ak in %	16	22
AE/100	226	483
HL-Ak in %	13	11
AE/100	251	514
Relation HA:HL-Ak-Frequenz	1,2:1	2:1

Bei Patienten mit Sarkoidose und Sarkoidoseverdacht findet sich ein Überwiegen der HA-Ak über die HL-Ak. Diejenigen Patienten, bei denen eine Tb-Ätiologie zu vermuten ist, scheinen somit zur Kategorie der partiell resistenten Individuen zu gehören. Unsere Ergebnisse sprechen ganz eindeutig dafür, daß die Sarkoidose in einem nicht näher zu bestimmenden, aber doch wohl bei 30–40% liegenden Anteil als eine Sonderform der Tb aufzufassen ist (Popp 1972).

F. Verbale Interpretation der Antikörperspektren und ihre Aussage für die Klinik

Wie in Abschnitt B.II. ausgeführt, werden die serologischen Untersuchungsbefunde nicht nur zahlenmäßig mitgeteilt, sondern zugleich auch immer verbal interpretiert. Auf Grund der bisher vorliegenden Erkenntnisse über die Signifikanz des Erscheinens und Nichterscheinens der verschiedenen Ak-Qualitäten in der Zirkulation, sind zunächst 9 verbale Interpretationsmuster verwendet worden:

0 = Es fanden sich keine Hinweise auf das Bestehen eines immunbiologisch aktiven tuberkulösen Prozesses („Vakantes Ak-Spektrum“).
1 = Der serologische Befund (D.s.B.) ist als *Verdachtsmoment* für das Bestehen eines immunbiologisch aktiven tuberkulösen Prozesses zu bewerten.
2 = D.s.B. ist als ein *erhebliches* Verdachtsmoment ... zu bewerten.

3 = D.s.B. zeigt an, daß ein immunbiologisch aktiver tuberkulöser Prozeß besteht, der *auch klinisch* aktiv sein *könnte.*

4 = D.s.B. zeigt an, daß ein immunbiologisch aktiver tuberkulöser Prozeß besteht, der *auch klinisch* aktiv sein *dürfte.*

5 = D.s.B. spricht für das Bestehen eines immunbiologisch aktiven tuberkulösen Prozesses, der *klinisch* aber wohl *stationär* sein dürfte.

6 = D.s.B. zeigt an, daß ein immunbiologisch aktiver tuberkulöser Prozeß besteht, der *auch klinisch aktiv* ist.

7 = D.s.B. zeigt an ... der *klinisch hochaktiv* sein dürfte.

8 = D.s.B. zeigt an ... der klinisch *eher wenig* als hochaktiv sein dürfte.

Die Formulierung dieser Interpretationsmuster beruht auf der Überlegung, daß ein serologischer Befund zunächst einmal nur eine Aussage über ein immunbiologisches Faktum, nämlich die immunbiologische Aktivität, erlaubt. Die weitergehende Aussage über die klinische Aktivität des Prozesses setzt genaugenommen voraus, daß eine Übereinkunft zwischen Serologen und Kliniker besteht, welche Schlußfolgerungen aus einem immunbiologischen Zustandsbild hinsichtlich des nur vom Kliniker zu beurteilenden, effektiven Krankheitsbildes möglich sind, oder einfacher ausgedrückt, welche pathognomonische Bedeutung einem Ak-Spektrum zukommt. Ist man sich der Tatsache bewußt, wie unterschiedlich die immunologischen Bilder der verschiedenen Tb-Formen sind und welche Wandlung sie im Zuge des langwierigen Krankheitsgeschehens erfahren, so ist es verständlich, daß die Deutung eines Ak-Spektrums dem Serologen Zurückhaltung auferlegt. Umgekehrt wird der Kliniker, wenn er sich erst einmal damit vertraut gemacht hat, welchen Gesetzmäßigkeiten das Erscheinen und Verschwinden der zirkulierenden Ak bei der Tb folgt, die Vorstellung ad acta legen, daß es dabei ein „Positiv-negativ-Urteil" „Tuberkulose – keine Tuberkulose" geben könne.

Zur Prägung der Ak-Spektren, die für die Zuordnung der Interpretationsmuster maßgebend sind, ist zu sagen, daß sich die Muster 1–4 ausschließlich auf Ak-Spektren beziehen, bei denen nur Ink-Ak vorliegen. Infolgedessen können hier keine weiteren Aussagen über die denkbare klinische Aktivität gemacht werden. Die Muster 5–8 werden Ak-Spektren zugeordnet, bei denen sich etwas über die Balance zwischen HA-Ak und HL-Ak aussagen läßt. Finden sich auch Lip-Ak in der Zirkulation, so können sie im allgemeinen als ein immunologisches Äquivalent produktiver Vorgänge eingeschätzt werden.

I. Aktivitätsgrad eines tuberkulösen Prozesses und Antikörperspektrum

Um etwas darüber aussagen zu können, mit welcher Sicherheit der behandelnde Arzt erwarten darf, daß ein Ak-Spektrum den Aktivitätsgrad eines tuberkulösen Prozesses richtig anzeigt, sind wir wie folgt vorgegangen: Gestützt auf 9285 Untersuchungen (ausgeführt nach 1971) bei Patienten mit unterschiedlichen Tb-Formen und bei Patienten ohne klinische Zeichen einer Tb, haben wir ermittelt, in welcher Häufigkeit die von uns mitgeteilten verbalen Interpretationsmuster auf die klinischen Diagnose-Kategorien 1a = aktiv, 1b = wenig aktiv, 1c = inaktiv, 1d = geheilt und 4 = keine Tb entfielen. Entsprechend dem Axiom von Kolmogoroff, das besagt, daß man die relative Häufigkeit eines Ereignisses, die in langen Wiederholungsreihen festgestellt worden ist, der Wahrscheinlichkeit gleichsetzen kann, mit der dieses Ereignis erwartet werden kann, haben wir

Tabelle 13. Absolute Häufigkeiten der Ak-Spektren. Zusammensetzung: Lungen-Tb (ohne Pleuritis exsudativa und Primär-Tb bei Kindern) 1676 (1064 ♂, 612 ♀); Nieren-Tb (nur Krankenanstalt Kreuth 2888 (2062 ♂, 826 ♀); Nieren-Tb (allgemeine Einsendungen) 629 (370 ♂, 259 ♀); Knochen- und Gelenks-Tb 1089 (619 ♂, 470 ♀); Genital-Tb 387 (190 ♂, 197 ♀); Halslymphknoten-Tb 316 (99 ♂, 217 ♀); klin. keine Tb 2300 (1229 ♂, 1071 ♀). (Die Zahlen betreffen Patienten!)

Antikörper-Spektrum	Männer Aktivitätsgrad (klin.)					Keine Tb	Frauen Aktivitätsgrad (klin.)					Keine Tb
	1a	1b	1c	1d	Gesamt	4	1a	1b	1c	1d	Gesamt	4
0 = Keine Antikörper	252	147	449	311	1159	1040	166	107	279	282	834	905
1 = Verdacht	91	79	180	63	413	43	39	34	97	33	203	32
2 = Starker Verdacht	90	78	134	30	332	40	50	32	72	14	168	32
3 = Tb wahrscheinlich	43	27	58	11	139	8	21	17	16	4	58	3
4 = Tb sehr wahrscheinlich	92	46	58	14	210	18	45	27	30	7	109	11
6 = Tuberkulöser Prozeß erwiesen	383	86	48	5	522	4	137	50	22	5	214	3
7 = Hochaktiver tuberkulöser Prozeß	69	8	1	1	79	0	20	6	0	1	27	0
8 = Wenig aktiver tuberkulöser Prozeß	413	271	217	24	925	22	222	144	92	20	478	21
5 = Stationärer tuberkulöser Prozeß	135	180	252	58	625	54	111	143	198	38	490	64
insgesamt	1568	922	1397	517	4404	1229	811	560	806	404	2581	1071

zunächst die absoluten Häufigkeitszahlen ermittelt (Tabelle 13). Wie aus der Zusammenstellung zu ersehen ist, sind die Kollektive 1a, 1b, 1c und 1d zusammengenommen stärker besetzt als das Kollektiv „4“ (klinisch keine TB). Um von einer Grundgesamtheit ausgehen zu können, in welcher Patienten „mit“ Tb und Patienten „ohne“ Tb jeweils mit 50% vertreten sind, wurden die Häufigkeitszahlen des Kollektivs „4“ entsprechend angeglichen. Aus den relativen Häufigkeiten der Tabelle 14 ist folgendes zu entnehmen:

1. Vakante Antikörperspektren

Sie wurden in Kategorie 1a = aktiv bei 5,2% der Untersuchungen von Männern und bei 5,5% der Untersuchungen von Frauen angetroffen. Auf die klinische Kategorie 1b = wenig aktiv entfielen bei den Untersuchungen von Männern in 3,0% und von Frauen in 3,5% vakante Ak-Spektren. Ein vakantes Ak-Spektrum d.h. das *Fehlen von zirkulierenden Ak schließt also in rund 5% der Untersuchungen einen aktiven (1a-)Prozeß und in rund 3% einen wenig aktiven (1b-) nicht aus*. Der auffallende Unterschied zwischen 1a und 1b ist bei den Männern und bei den Frauen hochsignifikant (Männer 5,2%:3%, $\chi^2=28$, $P<0{,}001$; Frauen 5,5%:3,5%, $\chi^2=12$, $P<0{,}001$). In diesem Befund spiegelt sich

Tabelle 14. Relative Häufigkeiten der klinischen Befunde bezogen auf die einzelnen Klassen der Antikörperspektren. (Besetzung der Grundgesamtheit: 50% Patienten ohne und 50% Patienten mit tuberkulösen Prozessen insgesamt 8808 Männer und 5162 Frauen)

Antikörperspektren	*n* %	Männer Klinischer Befund in %					Frauen Klinischer Befund in %				
		1a 1568	1b 922	1c 1397	1d 517	4 4404	1a 811	1b 560	1c 806	1d 404	4 2581
0 = Keine Antikörper	100	5,2	3,0	9,2	6,4	76,3	5,5	3,5	9,3	9,4	72,3
1 = Verdacht	100	16	13,9	31,7	11,1	27,2	13,9	12,1	34,6	11,8	27,5
2 = Starker Verdacht	100	18,9	16,4	28,2	6,3	30,3	20,4	13,1	29,4	5,7	31,4
3 = Tb wahrscheinlich	100	25,6	16,1	34,5	6,5	17,3	32,3	26,2	24,6	6,2	10,8
4 = Tb sehr wahrscheinlich	100	33,6	16,8	21,2	5,1	23,4	33,1	19,9	22,1	5,1	19,9
6 = Tuberkulöser Prozeß erwiesen	100	71,5	16,0	9,0	0,9	2,6	62,0	22,6	10,0	2,3	3,2
7 = Hochaktiver tuberkulöser Prozeß	100	87,3	10,1	1,3	1,3	0	74,1	22,2	0	3,7	0
8 = Wenig aktiver tuberkulöser Prozeß	100	41,1	27,0	21,6	2,4	7,9	42,0	27,2	17,4	3,8	9,6
5 = Stationärer tuberkulöser Prozeß	100	16,5	22,0	30.8	7,1	23,7	17,2	22,2	30,7	5,9	23,9

die Gesetzmäßigkeit wider, daß bei primären tuberkulösen Prozessen weniger Ak zu erwarten sind als bei sekundären. In der Tat handelt es sich bei den wenig aktiven (1b-) tuberkulösen Prozessen seltener um primäre, als bei den aktiven (1a-) tuberkulösen Prozessen. Ein Beispiel: Bei aktiver Tb der Nieren findet man tuberkulöse Vorerkrankungen bei Männern in 44%, bei Frauen in 24%. Bei wenig aktiver Tb der Nieren werden bei Männern in 79% und bei Frauen in 63% tuberkulöse Vorerkrankungen in den Anamnesen verzeichnet. Die Unterschiede bei Männern (44%:79%, $\chi^2 = 28$, $P < 0{,}001$) und Frauen (24%:63%, $\chi^2 = 29$, $P < 0{,}001$) sind hochsignifikant. Vakante Ak-Spektren sind bei der Untersuchung von Patienten der Kategorie „4" (klinisch keine Tb) in 76% bei Männern und in 72% bei Frauen anzutreffen. Auch hier erweist es sich, daß Frauen mehr Ak produzieren als Männer. In rund 25% aller Untersuchungen, bei denen ein vakantes Ak-Spektrum festgestellt worden war, handelte es sich um Untersuchungen von Patienten, bei denen als klinische Diagnose „Tb" angegeben wurde. Von diesen 25% entfielen bei den Männern rund 16% und bei den Frauen 19% auf Patienten der klinischen Kategorien 1c (inaktiv) und 1d (geheilt). Die Wahrscheinlichkeit, daß man ein vakantes Ak-Spektrum bei Patienten mit 1a (aktiven) und 1b (wenig aktiven tuberkulösen Prozessen) antrifft, liegt also deutlich unter 10%

2. Antikörperspektren nach Muster 6 und 7

Liegen Ak-Spektren vor, die in der Sicht des Serologen für einen klinisch aktiven (Muster 6) oder hochaktiven (Muster 7) Prozeß sprechen, so beträgt die Wahrscheinlichkeit, daß die klinische Diagnose „4“ (keine Tb) lauten werde, nur 2,6 bzw. 0%. Die Wahrscheinlichkeit, daß das Interpretationsmuster 6 einen klinisch aktiven (1a-)Prozeß anzeigt, liegt bei rund 72% (Frauen 62%) und die Wahrscheinlichkeit, daß ein klinisch aktiver (1a-) oder ein klinisch wenig aktiver (1b-)Prozeß richtig angezeigt werden beträgt immerhin 88% bei Männern und 89% bei Frauen.

3. Antikörperspektren nach Muster 5

Interpretationsmuster mit der Chiffre „5“ (serologisch stationärer tuberkulöser Prozeß) betreffen mit einer Wahrscheinlichkeit von 31% (Frauen 31%) Patienten der klinischen Kategorie 1c (inaktiv), mit einer Wahrscheinlichkeit von 22% (Frauen 22%) Patienten der klinischen Kategorie 1b (wenig aktiv) und mit einer Wahrscheinlichkeit von 17% (Frauen 17%) die klinische Kategorie 1a (aktiv).

4. Antikörperspektren nach Muster 8

Ak-Spektren des Musters „8“ (serologisch wenig aktiver Prozeß) betreffen mit den Wahrscheinlichkeiten 41% (Frauen 42%), 27% (Frauen 27%) und 22% (Frauen 17%) die klinischen Kategorien 1a, 1b und 1c.

II. Klinische Diagnose und Antikörperspektrum

Welche Wahrscheinlichkeit besteht, daß bei einem Patienten, dessen klinische Diagnose bereits festliegt, ein bestimmtes Ak-Spektrum erwartet werden kann? Um hierzu etwas aussagen zu können, wurden die klinisch-diagnostischen Kollektive 1a, 1b, 1c, 1d und 4 jeweils gleich groß angenommen und die relativen Häufigkeiten in Prozent berechnet. Wie aus der Tabelle 15 zu ersehen ist, zeigen die relativen Häufigkeiten, in denen bestimmte Ak-Spektren bei den verschiedenen klinischen Aktivitätsgraden angetroffen werden, z.T. signifikante Unterschiede.

1. Klinische Kategorie 1a

In der klinischen Kategorie 1a (aktiv) finden sich vakante Ak-Spektren (Chiffre 0) mit einer Wahrscheinlichkeit von 16% bei den Männern und 21% bei den Frauen. Der Unterschied ist signifikant (16%:21%, $\chi^2=7$, $P<0{,}01$). Das Übergewicht bei den Frauen ist dadurch bedingt, daß bei Frauen – vor allem bei der Tb der Niere – primäre Tb-Prozesse häufiger sind als bei den Männern (s.F.I.1.). Die Ak-Spektren 6, 7, 8 und 5 sind bei 1a-Patienten mit den Wahrscheinlichkeiten 24% (17%), 4% (4%), 26% (27%) und 9% (14%) (in Klammern die Werte für Frauen) zu erwarten. Die Feststellung, daß bei Frauen die serologische Diagnose „Stationärer“ (5-)Prozeß bei Patienten mit klinisch aktiven (1a-)Prozessen häufiger angetroffen wird als bei Männern, läßt vermuten, daß tuberkulöse Prozesse bei Frauen hinsichtlich der Aktivität optimistischer eingeschätzt werden als bei Männern (9%:14%, $\chi^2=15$, $P<0{,}001$).

Tabelle 15. Relative Häufigkeiten der Antikörperspektren bezogen auf die einzelnen Klassen der klinischen Befunde (Besetzung der Grundgesamtheit 50% Patienten ohne und 50% Patienten mit tuberkulösen Prozessen)

Antikörperspektren	Männer Klinischer Befund in %					Frauen Klinischer Befund in %				
	1a 1568	1b 922	1c 1397	1d 517	4 4404	1a 811	1b 560	1c 806	1d 404	4 2581
0 = Keine Antikörper	16,1	15,9	32,1	60,2	84,6	20,5	19,1	34,6	69,8	84,5
1 = Verdacht	5,8	8,6	12,9	12,2	3,5	4,8	6,1	12,0	8,2	3,0
2 = Starker Verdacht	5,7	8,5	9,6	5,8	3,3	6,2	5,7	8,9	3,5	3,0
3 = Tb wahrscheinlich	2,7	2,9	4,2	2,1	0,7	2,6	3,0	2,0	1,0	0,3
4 = Tb sehr wahrscheinlich	5,9	5,0	4,2	2,7	1,5	5,5	4,8	3,7	1,7	1,0
6 = Tuberkulöser Prozeß erwiesen	24,4	9,3	3,4	1,0	0,3	16.9	8,9	2,7	1,2	0,3
7 = Hochaktiver tuberkulöser Prozeß	4,4	0,9	0,1	0,2	0	2.5	1,1	0	0,2	0
8 = Wenig aktiver tuberkulöser Prozeß	26,3	29,4	15,5	4,6	1,8	27,4	25,7	11,4	5,0	2,0
5 = Stationärer tuberkulöser Prozeß	8,6	19,5	18,0	11,2	4,4	13,7	25,5	24,6	9,4	5,9
Summe	100	100	100	100	100	100	100	100	100	100

2. Klinische Kategorie 1d

In der klinischen Kategorie 1d (geheilt) beträgt die Wahrscheinlichkeit, daß das Ak-Spektrum „0" vorliegt bei Männern 60%, bei Frauen 70%. Das Übergewicht der Frauen spricht dafür, daß die tuberkulösen Prozesse beim weiblichen Geschlecht regelmäßiger „biologisch" ausheilen als beim männlichen. (Der Unterschied ist hochsignifikant: 60%:70%, $\chi^2 = 9$, $P < 0{,}01$.) Die Wahrscheinlichkeit, daß bei einem Patienten der klinischen Kategorie 1d (geheilt) ein Ak-Spektrum der Chiffre 6 (tuberkulöser Prozeß erwiesen) zu erwarten ist, beträgt nur 1% (1,2%), die Erwartungswahrscheinlichkeit für ein Ak-Spektrum der Chiffre 7 (hochaktiver Prozeß) beträgt nur 0,2% (0,2%).

3. Klinische Kategorie 4

In der klinischen Kategorie 4 (keine Tb) liegt die Wahrscheinlichkeit, daß ein vakantes Ak-Spektrum (Chiffre 0) angetroffen wird bei 85% (85%). Nur in 0,3% der Untersuchungen wird hier das Ak-Spektrum 6 (Tb erwiesen) zu erwarten sein. Wir haben mehrfach beobachten können, daß bei Patienten, bei denen seitens der Klinik „das Bestehen eines tuberkulösen Prozesses mit an Sicherheit grenzender Wahrscheinlichkeit ausgeschlossen" worden war, ein

Ak-Spektrum „6“ vorlag. In vielen dieser Fälle sind später tuberkulöse Prozesse klinisch bestätigt worden.

III. Verschiedene Tuberkuloseformen und Antikörperspektren

Zwischen den verschiedenen Tb-Formen bestehen gewisse Unterschiede hinsichtlich der Wahrscheinlichkeiten, mit denen bestimmte Ak-Spektren zu erwarten sind. Um dies aufzuzeigen wurden die Wahrscheinlichkeiten, mit denen die Ak-Spektren 5, 6, 7 oder 8 bei aktiven (1 a-)Prozessen festgestellt worden sind, tabellarisch erfaßt (Tabelle 16). Man erkennt, daß bei den Lungentuberkulosen eine größere relative Häufigkeit im Erscheinen der genannten Ak-Spektren bei Frauen besteht. (Der Unterschied Männer: Frauen 55% : 66% ist signifikant; $\chi^2 = 10$, $P < 0{,}01$, Korrektur durch Mengenausgleich.) Dieser Befund ist daraus zu erklären, daß Frauen häufiger Ak produzieren als Männer (s.D.III.1). Bei der Tb der Nieren liegt das Übergewicht in der Häufigkeit der hier in Frage stehenden Ak-Spektren bei den Männern. Die Ak-Produktion bei aktiver Nieren-Tb ist bei Frauen geringer als bei Männern, weil bei Frauen häufiger Prozesse der Niere als Erstmanifestation der Tb vorkommen als bei Männern (s.D.III.3.b). Überdies sind bei Frauen Mischinfektionen der ableitenden Harnwege mit einer totalen Blockade der Immunmechanismen relativ häufig. Bei den übrigen Tb-Formen sind statistische Vergleiche nur begrenzt möglich, da die einzelnen Stichproben zu schwach besetzt sind. Man hat aber den Eindruck, als ob bei der Tb der Knochen und Gelenke die Ak-Spektren 5, 6, 7 und 8 seltener zu erwarten seien als bei der Tb der Lungen und der Nieren. Das könnte darauf beruhen, daß die tuberkulösen Herde bei der Knochen-Tb im ganzen gesehen räumlich kleiner und weniger intensiv durchblutet sind als bei der Tb der Lunge und der Niere.

Tabelle 16. Verschiedene Tb-Formen und die Häufigkeit mit der die Ak-Spektren 5, 6, 7 oder 8 bei Patienten mit aktiven (1 a-)Prozessen gefunden wurden. Ak-Spektren: 5 = stationärer Prozeß, 6 = aktiver Prozeß, 7 = hochaktiver Prozeß, 8 = wenig aktiver Prozeß

Tb-Form	Untersuchungen			
	Männer		Frauen	
	n	Ak-Spektrum 5, 6, 7 oder 8	*n*	Ak-Spektrum 5, 6, 7 oder 8
Lunge (ohne Pleuritis exs. und Primär-Tb)	334	182 = 55%	131	87 = 66%
Nieren (nur Patienten aus Kreuth)	292	206 = 71%	122	76 = 62%
Nieren (diverse Einsender)	127	77 = 61%	64	39 = 61%
Knochen und Gelenke	184	93 = 51%	127	67 = 53%
Genitale	52	24 = 46%	48	20 = 42%
Lymphknoten	62	30 = 48%	93	47 = 51%

G. Tuberkulinreaktion und Antikörperspektren

Für die Klinik ist gelegentlich die Frage von Interesse, ob und in welchem Grade die Resultate der Tuberkulintestung mit den Ak-Spektren korreliert sind.

Wie andernorts (Popp 1977) ausführlicher diskutiert, vertreten wir die Theorie, daß mit Hilfe des Tuberkulinhauttests die Resistenzsituation des menschlichen Organismus abgeschätzt werden könne. Wie Grumbach (1958) mitteilte, hat sich bei dem Großversuch des Medical Research Council 1956 ergeben, daß die Tb Morbidität bei Kindern die schon auf 3 TE positiv reagierten, signifikant größer war als bei Kindern, die eine positive Reaktion erst bei 100 TE zeigten. Comstock et al. (1974) kamen zu dem Ergebnis, daß das Risiko an einer aktiven Tb zu erkranken bei Kindern, die schon auf 1 TE positiv reagieren, 5mal größer ist als bei Kindern, die bei 10 TE nur eine schwach positive Reaktion zeigten. Die Resistenzschwelle, die überschritten werden muß damit eine positive Reaktion eintritt, erfordert somit bei den resistenteren Kindern eine um das Vielfache größere Tuberkulindosis als bei den weniger resistenten Kindern. Unter diesem Aspekt betrachtet wird man zirkulierende Ak vor allem dann erwarten können, wenn eine positive Tuberkulinreaktion schon durch eine relativ geringe Tuberkulindosis ausgelöst worden ist. Tritt keine positive Tuberkulinreaktion ein, so war die Tuberkulindosis zu klein, um die Resistenzschwelle zu überwinden. Die Resistenzschwelle wird in ihrer Höhe letztlich durch die HA-Ak-Produktion bestimmt. Da diese bei Frauen größer ist als bei Männern, findet man bei Massenuntersuchungen mit strikter Einhaltung einer bestimmten Tuberkulindosis bei Frauen seltener positive Reaktionen als bei Männern (s.D.III.3.b). Werden Frauen tuberkulinpositiv, so spricht das dafür, daß ihnen ein geringerer Grad von Resistenz zu eigen ist, als Frauen die nach stattgehabter Infektion mit Tbb nicht konvertieren. Theoretisch gesehen müßte es bei Frauen häufiger zu einer Reversion kommen, als bei Männern. Wie schon Keller und Schomerus (1951) berichtet haben, waren Erkrankungen an Tb bei tuberkulinpositiven Schwesternschülerinnen häufiger als bei tuberkulinnegativen und Revertoren unter Kindern trotz „fehlender Allergie“ immun. Eine negative Tuberkulinreaktion schließt, falls nicht übergroße Tuberkulindosen angewendet werden, eine vorausgegangene Tbb-Infektion keineswegs aus. Man hat sich vorzustellen, daß es sich um einen Probanden mit hoher Resistenz handelt, bei dem es infolgedessen nicht zur Entwicklung eines aktiven Herdgeschehens gekommen ist. Aber auch dann, wenn zirkulierende Ak nachgewiesen werden können, braucht die Tuberkulinreaktion nicht immer positiv auszufallen. Es ist vorstellbar, daß in einem solchen Fall die Produktion der HA-Ak so intensiv ist, daß das Tuberkulin neutralisiert und unwirksam wird. Dazu ein Beispiel:

Ein 26jähriger Mann erkrankt im Juli 1974 an einer schweren, offenen Hiluslymphknoten- und Oberlappentuberkulose links. Er wird von Juli bis Oktober insgesamt 7mal mit Tuberkulin getestet, und zwar 4mal mit dem Tine-Test und 2mal mit Mendel-Mantoux 1:1000 und 1mal mit 1:100. Die Ergebnisse der serologischen Untersuchungen sind aus Tabelle 17 zu entnehmen.

Tabelle 17. Serologische Untersuchungen eines an Hiluslymphknoten- und offener Oberlappentuberkulose erkrankten, tuberkulinnegativen Patienten (26 J., ♂)

Datum	HA-Ak AE	Ink-Ak AE	HL-Ak AE	Lip-Ak AE	Verbale Interpretation
28.10.1974	1024	1024	8192	24	hochaktiv (7)
11.11.1974	256	512	256		wenig aktiv (8)
16.12.1974	128	512	256	384	wenig aktiv (8)
27.01.1975	128	256	128	384	wenig aktiv (8)

Die serologischen Befunde sind durch extrem hohe Ak-Werte charakterisiert. Die großen Mengen an HA-Ak sprechen für eine günstige Abwehrlage, wie sie für Primärtuberkulosen der Lungen bei Kindern und Jugendlichen typisch ist. Der Patient konnte bereits am 7.2.1975 aus dem Krankenhaus entlassen werden. Die Entlassungsdiagnose lautete: Geringfügige Tuberkuloseherde im linken Oberlappen. Der Prozeß war bereits seit August bakteriologisch geschlossen. (Für die klinischen Angaben sei den Kollegen Dr. NIEMSCH und Dr. SITT von der Städtischen Hardterwald-Klinik in Mönchengladbach ergebenst gedankt.)

Zusammenfassend kann gesagt werden, daß eine Korrelation zwischen dem Ausfall der Tuberkulinhautreaktion und den Resultaten der Ak-Nachweisreaktionen nur insofern besteht, als beide Reaktionen Aufschluß über die Abwehrlage des Organismus zu geben vermögen. Weitere Erkenntnisse über das Zusammenspiel der bei diesen diagnostischen Verfahren maßgebenden Immunmechanismen werden sich wohl erst dann gewinnen lassen, wenn man dazu kommt die Tuberkulintestung hinsichtlich der in die Haut eingebrachten Tuberkulindosen zu präzisieren und festzulegen, bei welcher Dosis von einer positiven Reaktion gesprochen werden kann. Dazu wären unterschiedliche Grenzwerte bei Kindern, Männern und Frauen festzulegen. Für eine zusätzliche Deutung von Ak-Spektren spielt der Ausfall von Tuberkulinreaktionen derzeit jedenfalls noch keine Rolle.

H. Schlußwort

Die hier vorgelegten Ergebnisse sind in rund 25 Jahren erarbeitet worden. Die Erkenntnisse, die wir in den Jahren von 1951–1970 gewannen, konnten in den Jahren von 1971–1976 bei einer wesentlichen Intensivierung der Untersuchungen vollauf bestätigt werden. Unsere Ergebnisse rechtfertigen die These, daß Produktion und Freisetzung bestimmter Antikörperqualitäten bestimmten Gesetzmäßigkeiten folgen. Gestützt auf die Kenntnisse solcher Gesetzmäßigkeiten haben wir den Weg eröffnet mit Hilfe serologischer Methoden zu einer Aussage über die Aktivität eines tuberkulösen Prozesses zu kommen. Nach den bisher vorliegenden klinischen Erfahrungen sollen die serologischen Befunde durchaus von Wert für Diagnostik, Verlaufsbeurteilung und Therapie der Tb sein.

J. Antikörpernachweisreaktionen

I. Spezifität und Reproduzierbarkeit

Spezifität und Reproduzierbarkeit der *Reaktionen in quantitativer Hinsicht* sind, soweit es den Nachweis der HA-Ak, der HL-Ak und der Ink-Ak angeht an bestimmte Voraussetzungen gebunden, die unbedingt eingehalten werden müssen.

1. Antigen

Geeignete Antigene gewinnt man aus Tbb-Kulturfiltraten mit Tuberkulincharakter, die angelagert an Antigenträger in die Reaktion eingebracht werden. Als Antigenträger kommen ausschließlich

Schafblutzellen in Betracht, da nur damit die HL-Ak nachgewiesen werden können. Ungeeignet sind menschliche Blutzellen der Blutgruppe 0, denn menschliche Blutzellen werden nicht hämolysiert. Das Antigen muß zwei wesentliche Eigenschaften aufweisen: a) Der Gehalt an Tbb-Polysacchariden, denen die Funktion der determinanten Gruppen zukommt, muß ausreichend groß sein. Das läßt sich im Neutralisationsversuch nachprüfen (POPP 1955b). b) das Antigen muß sich optimal an die Oberfläche der Blutzellen anlagern. Hier sei bemerkt, daß ein aus dem weltweit benutzten Tbb-Stamm $H_{37}Rv$ hergestelltes Antigen zwar einen ausreichenden Gehalt an Tbb-Polysacchariden aufweist, sich aber nur ungenügend an die Blutzellen koppeln läßt. Das ist einer der Gründe dafür, daß sich die Hämagglutionationsreaktion von MIDDLEBROOK und DUBOS (1948), die zumeist mit Antigenen aus dem Stamm $H_{37}Rv$ angestellt wurde, endgültig nicht hat durchsetzen können. Für die Koppelung des Antigens an die Blutzellenoberfläche ist vermutlich ein Lipoidanteil maßgebend, der eine Affinität zu den hydrophoben Phospholipoiden der Erythrozytenmembran besitzt (BOYDEN u. SORKIN 1956). Der Lipoidanteil ist wahrscheinlich an ein Restprotein gebunden. Proteinfreie Antigene sind unwirksam (MIYANO 1958). Die Spezifität wird deutlich gesteigert, wenn petrolätherlösliche Lipoidsubstanzen aus den Tbb-Kulturfiltraten eliminiert werden (s. Vorschrift in J. II.1.)

2. Methodik

Die Reproduzierbarkeit in quantitativer Hinsicht setzt voraus, daß die von MIDDLEBROOK und DUBOS (1948) angegebene Originalvorschrift in einem Punkte *unbedingt modifiziert* wird! Die Vorschrift, daß die Reaktionsansätze zur Bestimmung der HA-Ak nach der Inkubation von 2 h bei 37° C noch einer *Nachinkubation von ca. 20 h bei Zimmertemperatur* ausgesetzt werden, *muß getilgt werden.* Durch die Nachinkubation werden völlig unkontrollierbare Hämagglutinationen ausgelöst. Der Wegfall der Nachinkubation bewirkt, daß nur eindeutig spezifische Reaktionen eintreten.

3. Spezifität

An der Spezifität der Reaktionsausfälle ist nach unseren Erfahrungen in Zehntausenden von Untersuchungen nicht zu zweifeln. Durch Mitführung der Cardiolipinflockungsreaktion bei jeder Untersuchung haben wir uns davon überzeugen können, daß z.B. eine Kreuzreaktion mit Lues nicht vorkommt. Zu beachten ist, daß es während der Schwangerschaft zu einem Wiedererscheinen der HA-Ak und auch der HL-Ak kommen kann, wenn die Schwangere in früherer Zeit einen tuberkulösen Prozeß überstanden hat (s. D. III.2).

4. Verschiedene Antigenkomponenten

Bei der Züchtung der Tbb erscheinen die für die Reaktion mit den HA-Ak maßgebenden Antigenkomponenten in den Kulturfiltraten früher als die für die HL-Ak maßgeblichen Antigenkomponenten. Eine präparative Trennung beider Komponenten ist uns nicht gelungen. Es sei darauf hingewiesen, daß nur solche Antigene sowohl für die Bestimmung der HA-Ak als auch für die Bestimmung der HL-Ak geeignet sind, die beide Antigenkomponenten in ausreichender Menge enthalten. Ausreichend heißt, daß das Antigen im Neutralisationsversuch gegen HA-Ak und HL-Ak die gleichen Hemmtiter zeigt und damit den gleichen Polysaccharidgehalt aufweist wie Standardtuberkulin.

II. Vorschriften für die Zubereitung der Reagentien

1. *Gewinnung des Tbb-Polysaccharidantigens für die Sensibilisierung* (Beladung) *der Schafblutzellen:* Ein geeigneter Tbb-Stamm wird auf Sauton-Nährlösung mit vermindertem Glyzerinzusatz (1,5%) 7–8 Monate bei 37° C gezüchtet und zwar mindestens so lange, bis alles Glyzerin veratmet ist. Nach Sterilisierung im Autoklaven bei 1 atü und für 1 h wird die abgekühlte Kulturflüssigkeit samt Bakterien mit gleicher Menge Petroläther versetzt und 48 h lang unter mehrfachem Umschütteln bei Zimmertemperatur belassen. Anschließend wird die Bakterienmasse abfiltriert und der Petrol-

äther vom wäßrigen Rückstand abgetrennt. Die wäßrige Phase wird mit 0,5% Phenol versetzt und ist dann gebrauchsfertig. Wir verwenden seit zwei Jahrzehnten ein Präparat, das wir aus Kulturfiltraten eines unter vielen Tbb-Stämmen ausgewählten Tbb-Stammes (Nr. 8860) regelmäßig herstellen (A_{28}-Braunschweig).

2. *Antigen Essen:* Das Antigen für die Tb-Komplementbindungsreaktion wird von den Behringwerken Marburg hergestellt. Es trägt die Bezeichnung „Antigen Essen". Die Herstellungsvorschrift ist uns nicht bekannt. Für die Koppelung an biogene Antigenträger ist es ungeeignet.

3. *Hammelblut:* Defibriniertes Hammelblut 3mal waschen, Waschflüssigkeit (0,85% Kochsalzlösung) jeweils sorgfältig vom Bodensatz absaugen. Man erhält so gewaschene sedimentierte Hammelblutzellen.

4. *Sensibilisiertes Hammelblut:* 0,15 ml gewaschene, sedimentierte Hammelblutzellen in 3,0 ml Spezial-Kochsalz aufnehmen, 1 ml Tb-Antigen (A 28 Braunschweig) zufügen, vorsichtig schütteln und 2 h in Wasserbad von 37° C einstellen. Alle 20 min erneut durchschütteln. Dann zentrifugieren, Überstand absaugen und Blutzellen noch 2mal mit 0,85% Na Cl waschen. Zum Schluß Überstand scharf absaugen, ergibt „antigenisierte, sedimentierte Hammelblutzellen". Davon jeweils 0,04 ml in 4,5 ml 0,85% NaCl aufnehmen, ergibt „Habl-A_{28}".

5. *Antigenkochsalzlösung:* 0,1 ml Tb-Antigen (A_{28}-Braunschweig) mit 9,9 ml Spezialkochsalz aufnehmen und durchschütteln.

6. *Positives Kaninchenserum:* 0,75 ml Serum inaktivieren, dann durch Zusatz von 2,25 ml Spezialkochsalz (11) auf die Verdünnung 1:4 bringen. Dazu 0,15 ml gewaschene, sedimentierte Hammelblutzellen geben. Zunächst 5 min stehen lassen, dann zentrifugieren, nicht absaugen! Dann erneut 0,15 ml gewaschene, sedimentierte Hammelblutzellen (3) zufügen, 10 min stehen lassen, dann zentrifugieren und Überstand aufnehmen: Das ist das absorbierte positive Kaninchenserum.

7. *Patientenserum:* 0,75 ml Serum inaktivieren, dann durch Zusatz von 2,25 ml Spezialkochsalz (11) auf die Verdünnung 1:4 bringen. Dazu 0,15 ml gewaschene, sedimentierte Hammelblutzellen (3) geben, zunächst 5 min stehen lassen, dann zentrifugieren und nicht absaugen! Erneut 0,15 ml gewaschene sedimentierte Hammelblutzellen zufügen, 10 min stehen lassen, dann zentrifugieren und Überstand aufnehmen: Dies ist das absorbierte Patientenserum in der Verdünnung 1:4.

8. *Komplement für die HLR:* 5 ml Komplement mit 2,5 ml Spezialkochsalz mischen. Dazu 0,5 ml gewaschene sedimentierte Hammelblutzellen (3) geben und 10 min stehenlassen. Dann scharf abzentrifugieren und nicht absaugen. Erneut 0,5 ml gewaschene sedimentierte Hammelblutzellen (3) zufügen, schütteln und 10 min stehenlassen. Dann scharf abzentrifugieren und Überstand aufnehmen: Dies ist das absorbierte Komplement in der Gebrauchsverdünnung für die HLR. Davon werden jeweils 0,03 ml je Röhrchen zugesetzt.

9. *Komplement für die Tb-KBR:* Wird nicht absorbiert. Gebrauchsverdünnung 1:8 bis 1:15 (Titer im Komplementvorversuch ermitteln).

10. *Hammelblutzellen für den Hammelblutkontrolltest (Hbl-KT):* 0,12 ml gewaschene, sedimentierte Hammelblutzellen in 19,5 ml Spezialkochsalz aufnehmen.

11. *Spezialkochsalzlösung:* 9,8 g NaCl, 0,15 g $CaCl_2$ und 0,1 g $NaHCO_3$ in 1000 ml Aqua dest. lösen.

12. *Antihumanglobulinserum:* („Coombs-Serum") unverdünnt (käuflich).

III. Untersuchungsprogramm

Das Untersuchungsprogramm schließt immer den Ansatz der *positiven Kontrollen* ein, unter Verwendung von a) positiven Patientenseren, die alle vier Antikörperqualitäten enthalten, b) Seren immunisierter Kaninchen mit einem ausreichenden Gehalt an HA- und HL-Antikörpern. Eine Prüfung der Kaninchenseren im Tb-Coombs-Test erfolgt nicht, da diese Tiere keine imkompletten Antikörper produzieren, die nur im Coombs-Test erfaßbar sind. Im Gegensatz zum Menschen werden beim Kaninchen immer hämagglutinierende und hämolysierende Antikörper gleichzeitig gebildet.

Tabelle 18 zeigt die *1. Versuchsreihe.*

Die Röhrchen 2 h bei 37° C ins Wasserbad stellen, dann ablesen. Jetzt folgt b) HLR: Nach dem Ablesen der HAR wird in jedes Röhrchen 0,03 ml absorbiertes Komplement eingefüllt. Einstellen in das Wasserbad von 37° C und dort unter häufigem Umschütteln 30–60 min lang halten. Ist die Hämolyse eingetreten, so wird der HLR-Ansatz mit dem Patientenserum (Versuchsreihe

Tabelle 18. Kontrollreihe für die Hämagglutinations-(HAR) und die Hämolysereaktion (HLR) mit den positiven Kontrollsera

HAR: Röhrchen	1	2	3	4	5	6	7	8
Spezial-NaCl	0,3	0,3	0,3	0,3	0,3	0,3	0,3	0,3 ml
Absorbiertes Kaninchenserum (1:4)	0,3 in Röhrchen 1 mischen und 0,3 ml überpipettieren							
Habl.-A_{28}	0,3	0,3	0,3	0,3	0,3	0,3	0,3	0,3 ml
Serumverdünnung	1:16	1:32	1:64	1:128	1:256	1:512	1:1024	1:2048

Tabelle 19. Hämagglutinations-(HAR) und Hämolysereaktion (HLR) mit dem Patientenserum

HAR: Röhrchen	1	2	3	4	5	6
Spezial-NaCl	–	0,3	0,3	0,3	0,3	0,3 ml vorlegen
Absorbiertes Patientenserum	0,3	0,3 vom 2. Röhrchen an 0,3 ml überpipettieren				
Habl-A_{28}	0,3	0,3	0,3	0,3	0,3	0,3 ml zufügen
Serumverdünnung	1:8	1:16	1:32	1:64	1:128	1:256

Tabelle 20. Tb-Coombs-Test (TbCT)

Röhrchen	1	2	3	4	5	6
Spezial-NaCl	–	0,3	0,3	0,3	0,3	0,3 ml vorlegen
Absorbiertes Patientenserum	0,3	0,3 vom 2. Röhrchen an 0,3 ml überpipettieren				
Habl-A_{28}	0,3	0,3	0,3	0,3	0,3	0,3
Serumverdünnung	1:8	1:16	1:32	1:64	1:128	1:256

2.) abgelesen. Die Antikörpertiter in der HAR und in der HLR werden notiert; sie dienen als Grundlage für den Gebrauchstiter des positiven Kaninchenserums für die Ak-Neutralisationsreaktion (s. 6. Versuchsreihe). Gebrauchstiter = 2 Titerstufen unter dem Endtiter.

Tabelle 19 zeigt die *2. Versuchsreihe.*

Die Röhrchen 2 h bei 37° C im Wasserbad halten, dann ablesen. Jetzt folgt die HLR:

In jedes Röhrchen 0,03 ml absorbiertes Komplement einfüllen und gut durchschütteln. Einstellen der Röhrchen in das Wasserbad von 37° C und unter häufigem Umschütteln dort 30–60 min halten. Ablesen, wenn die *positive* Kontrollreihe (1. Versuchsreihe) Hämolyse zeigt.

Tabelle 20 zeigt die *3. Versuchsreihe.*

Die Röhrchen 2 h bei 37° C im Wasserbad halten, dann ablesen. (Bis hierher völlig gleiches Vorgehen, wie bei der 2. Versuchsreihe. Die Röhrchen des 3. Ansatzes, in denen sich keine Agglutination zeigt, werden nun mit jeweils 5 ml Spezial-NaCl beschickt, geschüttelt und dreimal gewaschen. Am Schluß Überstand sorgfältig absaugen und in jedes Röhrchen 0,05 ml (1 Tropfen) Antihumanglobulinserum geben, schütteln, und bei 1000 Umdrehungen je min 1 min lang zentrifugieren und dann ablesen. Im positiven Fall sind die Blutzellen deutlich verklumpt (Analogie zum direkten Coombs-Test bei Erythroblastose).

Tabelle 21 zeigt die *4. Versuchsreihe.*

Die Röhrchen 2 h bei 37° C im Wasserbad halten und dann ablesen. Hier darf es zu keiner Agglutination kommen und zwar selbst dann nicht, wenn das Patientenserum Antikörper (2. Versuchsreihe) enthält. Durch das Antigen in der Antigenkochsalzlösung werden spezifische Antikörper neutralisiert. Tritt doch eine Agglutination ein, so deutet das auf einen unspezifischen Antikörper

Tabelle 21. Spezifitätskontrolle mit dem Patientenserum

Röhrchen	1	2
Antigen-Kochsalzlösung	0,3	0,3 ml vorlegen
Absorbiertes Patientenserum	0,3 ml mischen und	0,3 ml überpipettieren
Habl-A_{28}	0,3	0,3
Serumverdünnung	1:16	1:32

Tabelle 22. „Negativkontrolle" zur Prüfung, ob das Patientenserum trotz Absorption noch Antikörper gegen Hammelblutzellen enthält

Röhrchen	1
Absorbiertes Patientenserum	0,3 ml
Hammelblutzellen nicht antigenisiert	0,3 ml

Tabelle 23. Antikörper-Neutralisationsreaktion (ANR). Nur bei Patientenseren, die keine HAR zeigen

Röhrchen	1	2	3	4	5	6
Spezial-NaCl	0,15	0,15	0,15	0,15	0,15	0,15 ml vorlegen
Absorbiertes Patientenserum	0,15	0,15 vom 2. Röhrchen an 0,15 ml überpipettieren				
Positives Kaninchenserum	0,15	0,15	0,15	0,15	0,15	0,15 ml zufügen
20 min bei 37° binden lassen						
Habl-A_{28}	0,3	0,3	0,3	0,3	0,3	0,3 ml zufügen
Serumverdünnung bezogen auf das Patientenserum	1:16	1:32	1:64	1:128	1:256	1:512

hin. Solche Antikörper werden aber zumeist auch in der negativen Kontrolle (5. Versuchsreihe) erfaßt.

Tabelle 22 zeigt die *5. Versuchsreihe.*

Die Röhrchen 2 h im Wasserbad von 37° C halten und dann ablesen. [Tritt hier eine Agglutination auf, so spricht das meist für eine infektiöse Mononukleose (Pfeiffersches Drüsenfieber) und sollte Anlaß geben, die Paul-Bunnell-Reaktion anzuschließen.]. Danach 0,03 ml absorbiertes Komplement zufügen und 30 min ins Wasserbad stellen. Es darf keine Hämolyse eintreten. Dann 3mal waschen und Coombs-Test (s. 3. Versuchsreihe) = Habl-Coombs-Kontrolle.

Tabelle 23 zeigt die *6. Versuchsreihe.*

Vor der Zugabe von Habl-A_{28} 20 min binden lassen. Nach der Zugabe die Röhrchen 2 h im Wasserbad von 37° C halten und dann ablesen. Zeigt sich eine Hemmung der Agglutination, so spricht das für das Vorhandensein von freiem humoralen Tbb-Antigen im Serum des Patienten. Nach der Ablesung der Agglutination wird in jedes Röhrchen 0,03 ml absorbiertes Komplement gegeben. Dann weiter wie bei der 2. Versuchsreihe (HLR). Kommt es zu einer Hemmung der Hämolyse, so spricht das ebenfalls für das Vorhandensein von freiem humoralem Tbb-Antigen im Serum des Patienten. Es kommt vor, daß nur eine von beiden Antikörperqualitäten gehemmt wird.

Tabelle 24 zeigt die *7. Versuchsreihe.*

Die Röhrchen 45 min in Kühlschrank stellen, dann 45 min bei 37° C binden lassen und anschließend mit je 0,5 ml 2% hämolytischem System auffüllen. Als Antigenkontrolle wird von jedem Serum eine Reihe mitgeführt, in der das Antigen „Essen" durch 96% Alkohol (in der üblichen

Tabelle 24. Tb-Komplementbindungsreaktion (Tb-KBR)

Röhrchen	1	2	3	4	5
Kochsalz 0,85%	0,1	0,15	0,4	0,25	0,25 ml vorlegen
Patientenserum unverdünnt	0,15	0,1	0,1 vom 3. Röhrchen ab		0,25 überpipettieren
Tb-Antigen „Essen"	0,25	0,25	0,25	0,25	0,25 ml zufügen
Komplement	0,25	0,25	0,25	0,25	0,25 ml zufügen
Serumverdünnung	1:5	1:7,5	1:15	1:30	1:60

Antigenverdünnung z.B. 1:3) ersetzt wird. Zur Kontrolle wird bei dem Versuchsansatz auch ein negatives Serum mitgeführt. Ablesen der KBR nach kompletter Hämolyse der Kontrollen.

Anmerkung. Die Versuchsreihen 1, 2, 4, 5, 6 und 7 können mit der Mikrotitermethode ausgeführt werden. Die Versuchsmengen sind dann entsprechend kleiner.

Literatur

Berlik, E.M.: Vergleichende Untersuchungen von Blut- und Milchsera mittels der kombinierten Hämagglutinations-Hämolyse-Reaktion nach Middlebrook und Dubos im Hinblick auf eine schnellere Erkennung eutertuberkulöser Kühe. Monatshefte Tierheilkd., 8. Sonderteil „Die Rindertuberkulose", Heft **3**, 78–96 (1956)

Boyden, S.V., Sorkin, E.: Antigens of mycobacterium tuberculosis. Fortschr. Tbk. Forsch. **7**, 17–51 (1956)

Catel, W.: Lehrbuch der Tuberkulose des Kindes und des Jugendlichen. 2. Aufl. Stuttgart: Thieme 1954

Comstock, W.G., Livesay, V.T., Woolpert, S.F.: The prognosis of a positive tuberculin reaction in childhood and adolescence. Am. J. Epidemiol. **99**, 131–138 (1974)

Deist, H.: Die Tuberkulose. Deist, H., Krauss, H. (Hrsg.). Stuttgart: Enke 1959

Diehl, K.: Zit. nach Stickl, O., Knapp, W.: Bakteriologie und Immunologie der Tuberkulose. In: Die Tuberkulose. Deist, H., Krauss, H. (Hrsg.), S. 64–150. Stuttgart: Enke 1959

Grumbach, A.: Die Tuberkulose. In: Die Infektionskrankheiten und ihre Erreger. Grumbach, A., Kikuth, W. (Hrsg.), S. 723–825. Stuttgart: Thieme 1958

Grzybowski, S., Kincade, G.F., McLean, C.C., Rowe, J.F.: Size of tuberculin reactions in various age groups. Am. Rev. Respir. Dis. **98**, 303–305 (1968)

Hartwigk, H., Funk, G.: Vergleichende Untersuchungen über die Hämagglutinations- und Hämolyse-Reaktion mit Magermilch und Milchserum. Zentralbl. Veterinaermed. **II**, 459–467 (1955)

Herrmann, W.: Die Serodiagnose der Meningitis tuberculosa mit Hilfe der Komplementbindungsreaktion. Zentralbl. Bakteriol. [I. Orig.] **165**, 445–449 (1956)

Jerne, N.K.: Selektive Theorien der Antikörperbildung. Arbeiten aus dem Paul-Ehrlich-Institut, Frankfurt a.M., Heft **57**, 1–14 (1962)

Keller, W., Schomerus, E.: Zur Frage der biologischen Heilung der Tuberkulose. Z. Tbk. **97**, 163–171 (1951)

Krönert, W.: Synthesen einiger 7-Aminocumarine und Diphenylglycinderivate zur Überprüfung ihrer tuberculostatischen Wirksamkeit, sowie Untersuchungen an Dubos-Middlebrookaktiven Tuberkelbakterienextrakten. Inaug. Dissertation, Naturwiss.-Philosoph. Fakultät TU Braunschweig, 1958

Kuntz, E.: Die klinische Aktivitäts-Beurteilung der Lungentuberkulose. Stuttgart: Thieme 1964

Letterer, E.: Allgemeine Pathologie der Tuberkulose. In: Die Tuberkulose. 2. Aufl. Deist, H., Krauss, H. (Hrsg.), S. 1–63. Stuttgart: Enke 1959

Lind, A.: Die Allergie bei der Tuberkulose (Serologische Aspekte). Allergie u. Asthma **7**, 85–94 (1961)

Meissner, G., Orlowski, E.H.: Klinische Erfahrungen mit der Hämagglutination und der Hämolyse nach Middlebrook-Dubos. Beitr. Klin. Tbk. **111**, 607–615 (1954)

Middlebrook, G.: A hemolytic modification of the hemagglutination test for antibodies against tuberclebacillusantigen. J. Clin. Invest. **29**, 1480–1485 (1950)
Middlebrook, G., Dubos, R.J.: Specific serum agglutination of erythrocytes sensitized with extracts of tubercle bacilli. J. Exp. Med. **88**, 521–528 (1948)
Miyano, T.: Antigenic activity of the polysaccharide fraction in the hemagglutination and in precipitation. Ann. Tbc. **9**, 27–33 (1958)
Nagorny, H.: Über die Bewertung der Hämagglutinations-Hämolysereaktion von Dubos-Middlebrook auf Grund fortlaufender Untersuchungen an Tuberkulosekranken. Beitr. Klin. Tbk. **109**, 283–289 (1953)
Ott, A.: Zit. nach Grumbach, A.: Die Tuberkulose. In: Die Infektionskrankheiten des Menschen und ihre Erreger. Grumbach, A., Kikuth, W. (Hrsg.). Stuttgart: Thieme 1958
Popp, L.: Über die Hämagglutinations-Hämolyse-Reaktion in der Diagnostik der Tuberkulose. Klin. Wochenschr. **30**, 773–779 (1952)
Popp, L.: Tierexperimentelle Untersuchungen über das Wesen der Hämagglutinations-Hämolyse-Reaktion (Middlebrook, Dubos). Z. Hygiene **141**, 161–179 (1955a)
Popp, L.: Über eine serologische Methode zum Nachweis von Haptensubstanzen der Tuberkelbakterien. Zentralbl. Bakteriol. [I. Orig.] **164**, 113–120 (1955b)
Popp, L.: Über den Nachweis von TB-Antigen bzw. TB-Hapten im Serum Tuberkulöser. Zentralbl. Bakteriol. [I. Orig.] **170**, 98–100 (1957)
Popp, L.: Über die Neutralisation von TB-Antikörpern in vivo. Z. Immunitaetsforsch. **115**, 56–72 (1958)
Popp, L.: Der Tb-Coombstest. Z. Immunitaetsforsch. **117**, 419–449 (1959)
Popp, L.: Immunologische Geschlechtsdifferenzen bei der Tuberkulose. Z. Immunitaetsforsch. **142**, 317–332 (1971a)
Popp, L.: Significance of Middlebrook-Dubos and Middlebrook Antibodies in Tuberculosis. Am. Rev. Respir. Dis. **104**, 267–271 (1971b)
Popp, L.: Das immunologische Bild der Sarkoidose. IV. Wissenschaftl. Sitzung des Bremischen Landesverbandes zur Bekämpfung der Tuberkulose, 6. März 1971. Bremen: Schünemann Universitätsverlag 1972
Popp, L.: Humorale Antikörper bei Tuberkulose. In: Mykobakterien und mykobakteriellen Krankheiten. Meissner, G., Schmiedel, A., Nelles, A., Pfaffenberg, R. (Hrsg.), Bd.4, Teil V. Jena: Fischer 1977
Popp, L., Strauss, I.: Das immunologische Bild der Nierentuberkulose. Z. gesamte Exp. Med. **155**, 145–157 (1971)
Schulte, K.: Über Nephrektomie wegen Nierentuberkulose. Inaug. Dissertation. Medizinische Fakultät, Universität München 1966
Seibert, F.B., Miller, E.E., Buseman, U., Seibert, M.V., Soto-Figueroa, E., Fry, L.: The significance of antibodies to tuberculoprotein and polysaccharide in resistance to tuberculosis. Am. Rev. Tbc. **73**, 547–562 (1956)
Sell, S.: Immunologie, Immunpathologie und Immunität. Weinheim, New York: Chemie 1977
Sindo, T.: Antigen-Antibody Reaction in System of M. tuberculosis. Jpn. J. Tbc. **8**, 81–105 (1960)
Strauss, I.: Die Immunologie der Nierentuberkulose und ihre Bedeutung für die Therapie. La Clinica Terapeutica **59**, 195–205 (1971)
Strauss, I.: Die Immunologie der Nierentuberkulose und ihre klinische Bedeutung. Urol. Int. **28**, 21–31 (1973)
Strauss, I.: Urogenitaltuberkulose – modern state. V. Congreso Chileno de Urologia, Santiago de Chile 24.–28. Nov. 1974a
Strauss, I.: Nierentuberkulose. In: Praktische Nephrologie im Erwachsenen- und Kindesalter. Franz, H.E., Schärer, K. (Hrsg.), S. 292–303. Stuttgart: Enke 1974b
Strauss, I.: Nachweis spezifischer Antikörper bei Nierentuberkulose und ihre klinische Bedeutung. XIVnd International Tuberculosis Conference Bruxelles, Brüssel, 5–9 September 1978. Bull. Internat. Union Against Tuberculosis, Vol. **54**, Nr. 2, 173–174 (1979a)
Strauss, I., May, P.: Zur Indikation operativer Behandlung der Urotuberkulose. Urologe [A] **18**, 14–18 (1979b)
Strauss, I., Popp, L.: Immunologie der Nierentuberkulose und ihre Bedeutung für die Klinik. Dtsch. Med. Wochenschr. **97**, 403–409 (1972)
Verschuer, O. v.: Erbpathologie. Med. Praxis, Vol. **18**, 2. Aufl., S. 122 (1937)

Klinik der Primärtuberkulose

K. SIMON

Mit 77 Abbildungen und 5 Tabellen

A. Bemerkungen zur Geschichte und Stadieneinteilung

Die Entdeckung des Tuberkelbakterium 1892 durch Robert KOCH ermöglichte erstmals die Tuberkulose beim lebenden Menschen zu beweisen, wenn auch COHNHEIM (zit. nach SCHRÖDER u. BLUMENFELD 1904) überzeugend die Lehre VILLEMINS von der Übertragbarkeit der Tuberkulose aus dem Jahre 1865 auf eine nicht mehr zu erschütternde Grundlage gestellt hatte. Mitteilungen über die Tuberkulosefrequenz in den zurückliegenden Jahrhunderten können nicht exakt gewertet werden, da eine Trennung der großen Seuchen des Mittelalters – Pest, Diphtherie, Tuberkulose – nicht sicher möglich ist. Die Antwort des Infizierten auf eine Infektion hat sich in den letzten Jahrhunderten und insbesondere Jahrzehnten gewandelt. Es ist schwer zu beantworten, ob sich in dieser Zeit die Virulenz der Erreger geändert hat. Der Tuberkuloseablauf heute ist nicht mehr der wie zu Zeiten der Entdeckung Robert KOCHS. Die gebräuchliche Stadieneinteilung, die von RANKE geschaffen wurde, ist daher heute nur noch bedingt für eine Einteilung der verschiedenen Krankheitsbilder zu verwerten. RANKE stellte mit breiter Kenntnis der Klinik seine grundlegenden Arbeiten über die Einteilung in Primäraffekt, sekundäre und tertiäre Stadien der Lungentuberkulose zusammen. Als er seine Arbeiten schrieb, lagen die Forschungsergebnisse von Robert KOCH bereits vor. Auch das Tuberkulin war bekannt, das große diagnostische, jedoch enttäuschende therapeutische Bedeutung errang. Nachdem aufgrund der Kochschen Entdeckung die Diagnose einer Tuberkulose beweisbar geworden war, versuchte RANKE, entsprechend der Reaktion des Organismus auf eine Infektion, verschiedene Krankheitsformen einander gegenüberzustellen. Er betonte die Bedeutung der Hiluslymphknoten, auf die schon CORNETT (1907) hingewiesen hatte. Krankheitsbilder, wie sie im Handbuch von SCHRÖDER u. BLUMENFELD (1904) beschrieben wurden, konnten koordiniert werden. Klinische Erfahrungen aus der Arbeitszeit in Arosa halfen RANKE hierbei. Die Bedeutung der Reaktion des gesamten menschlichen Körpers für den Ablauf der Tuberkulose wurde ausschlaggebend. Klinisch konnte so der typische Verlauf des Inkubationsstadiums der Generalisation mit einer Steigerung der Immunantwort des Körpers von der Periode einer mehr bleibenden Immunität abgegrenzt werden.

PETRUSCHKY (zit. nach GÄHWYLER 1928) beschrieb 1897 bei seinen Studien über die Tuberkulintherapie eine andere Einteilung: als erstes Stadium das der Lymphknotenerkrankung; es folgt die tuberkulöse Herdbildung im Gewebe und die Ulzeration mit Gewebszerfall und Mischinfektion. RANKE umfaßt mit dem ersten Stadium die Inkubation und Prodromalsymptome. Klinisch gesehen würde dieses Stadium mit der Bildung von Primärherd und Primärkomplex enden. Erst im zweiten zeigt sich die beginnende Immunantwort mit Beteiligung des ganzen Organismus und die Generalisation mit Formen, bedingt durch eine oft überschießende Immunreaktion. Sie äußert sich bei der subprimären Tuberkulose mit mehr oder weniger massiver Lymphknotenreaktion im Hilusbereich oder auch weiter in der Lungenperipherie mit mehr oder minder ausgeprägten Verschattungen der Lunge. Sie geht bis zur hämatogenen Ausstreuung hin mit Miliartuberkulose, Meningitis oder anderen Manifestationen einer hämatogenen Frühgeneralisation. Bei einem gewissen Gleichgewicht zwischen Erreger und Immunantwort des Körpers klingt die Reaktion des Organismus auf die Infektion ab; es kommt zu einer Einschränkung auf lokalisierte Restherde mit relativer Immunität, Krankheitsbilder, die RANKE dem dritten Stadium zuordnete.

Schon KOCH sah im Tuberkuloseproblem die Wechselwirkung zwischen Erreger und Organismus. So fand er, daß das erstinfizierte Tier anders auf die Tuberkulose reagierte als solche mit bereits spezifischem Krankheitsherd; eine Beobachtung, die uns heute noch als Kochscher Grundversuch bekannt ist. Auf diese Erfahrungen baute v. PIRQUET (zit. nach MOMMSEN 1936) seine Versuche auf. Er schuf den Begriff der Allergie. Seine Hauttestmethoden wurden später bahnbrechend für die Diagnostik in der Allergie. – Nach MOMMSEN (1936) waren unter dem Begriff der „primären Tuberkulose" alle diejenigen Erscheinungen zu Beginn einer Infektion einzuordnen, die bei Personen zur Beobachtung gelangten, die bisher mit einer Tuberkulose noch nicht in Kontakt gekommen waren, Krankheitserscheinungen, die den Lungen-, Lymphknoten- und den pneumonischen wie auch verkäsenden Herd mit seinen späteren Kalkeinlagerungen umfaßten. Die sekundäre Periode wurde durch eine Auseinandersetzung des Organismus mit überlebenden Tuberkelbakterien bestimmt.

So finden wir bei MOMMSEN wiederum eine andere Stadieneinteilung, bei der er die perifokale Entzündung dem sekundären Stadium zurechnet, Veränderungen, die heute als Aspirationstuberkulose nach lymphadenogener Reinfektion zum primären Stadium gerechnet werden. In das primäre Stadium ordnete er lediglich Primärherde, Lymphwegverbindungen vom Primärherd zum lokalen Lymphknoten und den erkrankten Lymphknoten ein. Schon die hämatogene Generalisation wurde dem sekundären Stadium zugerechnet. Selbst der zerfallende Primärherd wird der Sekundärperiode zugeteilt. Das tertiäre Stadium gibt nach seiner Ansicht aufgrund der relativen Giftfestigkeit, wie dies auch RANKE beschreibt, den Boden für die Entstehung der kavernösen Lungenphthise durch Kontakt, Wachstum und intrakanalikuläre Streuung ab, dem Primärstadium nach mehr oder weniger langer, bis zu mehrjähriger Latenz folgend. Charakteristisch für die hochallergische Reaktion des „primosekundären" Stadiums sind die uns heute nicht mehr sehr geläufigen Krankheitsbilder wie die Skrofulose, die Phlyktäne oder das durch die Tuberkulose bedingte Erythema nodosum.

Auch DUKEN (1931), der Parallelen zwischen dem Krankheitsablauf von Tuberkulose und Lues sieht, baut seine Krankheitseinteilung bei der Tuberkulose weitgehend auf die Angaben von RANKE auf. Erst REDEKER (1926) führte den Begriff des Schubes ein, der jedoch durchaus mit der geläufigen Stadienlehre in Verbindung gesetzt werden kann.

Die Röntgenologie gestattete erstmals die Beurteilung des Tuberkuloseablaufes in der Lunge und ermöglichte hiermit auch eine Einteilung unterschiedlicher Formen bereits zu Lebzeiten des Infizierten. Die Bronchoskopie und insbesondere Erfahrungen, die bei Resektionen vermittelt wurden, gaben wertvolle Erkenntnisse; dies in einer Zeit vor der heute optimalen Chemotherapie, da man bei ihr Formen zu Gesicht bekam, die heute wieder Domäne der Chemotherapie geworden sind. In den letzten Jahren führte die moderne antibiotische und Chemotherapie zu einer anderen Reaktion des Infizierten und des Erregers. In Verbindung mit einer Änderung der Widerstandskraft gegen Infekte ganz allgemein durch den heute bestehenden Wohlstand und Gesundheit ist es zu einem Wandel der Krankheitserscheinungsformen gekommen. Tuberkuloseempfindliche Bevölkerungsgruppen sind ausgestorben, die Selektion hat die widerstandsfähigen Sippen überleben lassen. Krankheitsbilder, die auf der sogenannten „exsudativen Diathese" beruhen, wie z.B. die Skrofulose sind bei deutschen Kindern verschwunden, bei Ausländern können sie noch vorkommen. So erkranken deutsche und ausländische Kinder in unseren Breiten auch unterschiedlich: letztere schwerer mit massiveren Lymphknotenreaktionen und „exsudativer", früher und trotz gleicher Therapie mit langsamerer Rückbildungstendenz. Nicht das Bakterium ist schuld, sondern die Bereitschaft des Individuums zu erkranken, und dies auch in unterschiedlicher Form.

Zum *primären Stadium* gehören die Inkubation, die Bildung des Primärherdes, des Primärkomplexes, Vorgänge, die zu ihrer Entwicklung zumeist drei bis sechs Monate benötigen. Hinzu kommt die lokale Progredienz im Bereich des Primärherdes und der hilären Lymphknoten durch fortgeleitete Infektionen in das Parenchym oder die Pleuren und die lymphadenogene Reinfektion mit mehr oder weniger ausgedehnten Verschattungen innerhalb des Lungenparenchyms wie auch die frühe hämatogene Ausstreuung. Lokale Progredienz, hämatogene und bronchogene Ausstreuung können auch gleichzeitig auftreten. Zu diesem subprimären Stadium, das sich an die Bildung des Primärkomplexes anhängt, gehören aber auch extrapulmonale Formen, so hämatogene Ausstreuung in die Meningen, in innere Organe wie Milz und Nieren.

Im Bereich der Haut kann sich ein Primärkomplex finden wie auch Absiedlungen in Form von Tuberkuliden oder in der Konjunktiva als Phlyktäne, wenn man diese Form nicht in den allergischen Formenkreis einordnen will. Knochentuberkulosen, die schon völlig isoliert auftreten, können in das Stadium der primären Tuberkulose gehören, wenn auch extrapulmonale Streuungen bis zu ihrer Erfaßbarkeit je nach Lokalisation eine längere Zeit benötigen können als intrapulmonale Aussaaten. Die Einteilung in frühe, spätere oder Spätstadien der Tuberkulose ist oft recht subjektiv, auch die Berücksichtigung der allergischen Faktoren, die SCHWARTZ (1935) für subprimäre Erscheinungsformen zur Erklärung besonders herausgestellt hat, unterliegen subjektivem Empfinden, da die pathologisch-anatomische Abklärung nur selten möglich ist.

Mit der Verschiebung der Primärtuberkulose in das Jugendlichen- und frühe Erwachsenenalter hat sich jetzt wiederum die Erscheinungsform gewandelt. Der ältere Primärinfizierte reagiert weniger stürmisch auf die Primärinfektion und mit geringer Reaktion der Lymphknoten. Kommt es zu einer Tuberkulinkonversion, so erkrankt er nach BARNETT u. STYBLO (1977) in 9%, eine Frequenz, die auch in etwa in der älteren Literatur angegeben war, in ca. 25% entwickelt sich ein bakteriologisch positiver Befund. Diese Zahlen dürften jedoch in unterschiedlichen Bevölkerungsgruppen different sein.

An die primäre und subprimäre Tuberkulose schließt sich die *postprimäre* mit ihren Spätformen an. Primärherd und die frühe lympho- und hämatogene Ausstreuung sind zur Ruhe gekommen. Von dem Ausmaß der Tuberkulosefrühform nicht einmal abhängig, kommt es von den im Körper liegenden Restherden zu einer Exazerbation besonders im Alter. Der Grund ist hierbei schwer zu definieren und wahrscheinlich in einem Nachlassen der Abwehrkraft durch exogene und endogene Umstände zu suchen. Nur so kann das häufige Rezidiv im Alter geklärt werden. Superinfektionen sind in ihrer Bedeutung zweifelhaft, wenn sie sicherlich, wie dies auch im Tierexperiment zu beweisen ist, möglich sind. Die spätere Exazerbation kann jedoch aus jedem Restherd mit noch virulenten Bakterien aus der Zeit der Primärtuberkulose ihren Ausgang nehmen, wobei Spitzen- und Lymphknotenherde relativ häufig beteiligt sind. Auch bei diesen Spätformen kann es wiederum zu bronchogenen und hämatogenen Ausbreitungen mit mehr oder weniger gleicher Frequenz kommen, wie dies im Ablauf der Primärtuberkulose der Fall war. Dies betrifft auch Meningitiden und Miliartuberkulosen. Gleichermaßen können sich diesem Stadium wiederum isolierte Organtuberkulosen anschließen, wie sie im Ablauf der Primärtuberkulose genannt wurden.

Will man die Tuberkulose heute noch in Stadien einteilen, so ist es zu empfehlen lediglich die primäre mit ihren subprimären Tuberkuloseformen von der postprimären zu unterscheiden. In den nun folgenden Kapiteln über die Primärtuberkulose wird diese Auffassung der Leitfaden sein.

B. Anatomische Vorbemerkungen

Frühe anatomische Studien und Handskizzen von Lunge, Brustkorb und Zwerchfell liegen von Leonardo da Vinci (BRAUNFELS u. ESCHE 1961) vor. Es folgte ein Werk von Vesalius 1543 in Basel. Skizzen des Lungenaufbaus sind uns aus den letzten Jahrhunderten bekannt. Eine Zusammenstellung bringt ZSEBÖK (1958). ESSER (1951) zeigt eine tabellarische Übersicht von Autoren, die sich mit der Lungentopographie befassen. Die geschichtliche Entwicklung der Bronchialanatomie teilte er in drei Abschnitte ein, deren erster hauptsächlich von der Anatomie der Bronchien ausgeht, der zweite in den 20er Jahren von einer systematischen Untersuchung von Bronchien und Gefäßen, angeregt durch röntgenologische Diagnostik und chirurgisches Vorgehen und deren dritter sich schließlich in der Mitte der 30er Jahre mit einer Intensivierung von Bronchologie, Thoraxchirurgie, Röntgenologie, Broncho- und Angiographie abzeichnete.

Die Entwicklung der Lunge ist Abb. 1 für einen Embryo am Ende des ersten Monats und Abb. 2 entsprechend der Größe des Embryos zu entnehmen. Die Entwicklung der Lunge erfolgt aus dem inneren Keimblatt; das mittlere liefert mit dem Mesoderm die Pleura pulmonalis, mit dem Mesenchym die Blut- und Lymphgefäße, die Lymphknoten sowie Stütz- und Füllgewebe. Die Anlagen der Rippen entstehen unabhängig von den Wirbelanlagen. Zwei Brustbeinleisten nähern sich der Mittellinie, um dort zu verschmelzen. Ende des zweiten Monats beginnen die Rippen zu verknöchern, Ende des vierten erreichen Rippenknochen und -knorpel ihr endgültiges Verhältnis. Die Verknöcherung des Brustbeines geht von mehreren Kernen aus. Die Lungenrinne bildet sich unmittelbar hinter der vierten Schlundtasche, das vordere Ende der Lungenrinne führt zusammen mit dem dritten und fünften Kiemenbogen zum Aufbau des Kehlkopfes. Diesem schließt sich das verhältnismäßig dicke Epithelrohr der späteren Luftröhre an, an deren umgebendem Mesenchym schon am Ende des ersten Monats die Vorknorpel der Trachealknorpelringe erscheinen. Die ersten Muskelzellen des späteren Pars membranacea treten in der fünften Woche auf. Die weitere Entwicklung der Lunge ist einmal bedingt durch genetische Kräfte, zum anderen durch die drüsenähnliche Organfunktion der Lungen zu erklären. Ihr dürfte eine Resorptionsaufgabe zur Ernährung des Embryos zukommen (BAUTZMANN 1956). Während des sechsten Monats bilden sich zahlreiche Alveolarsäckchen, Alveoli und schon jetzt ändert sich das Epithel der Alveolen. Dünne Kapillaren sind nur noch mit einem dünnsten Film vom Alveolarinnenraum getrennt; das Blut kommt in engen Kontakt mit Alveoleninhalt. Respiratorische Bewegungen werden bereits vom älteren Feten innerhalb des Uterus ausgeführt.

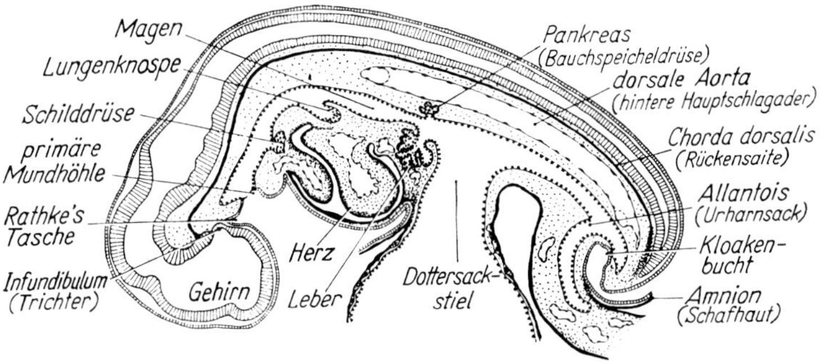

Abb. 1. Embryo, Ende des ersten Monats. (Nach PATTEN 1953)

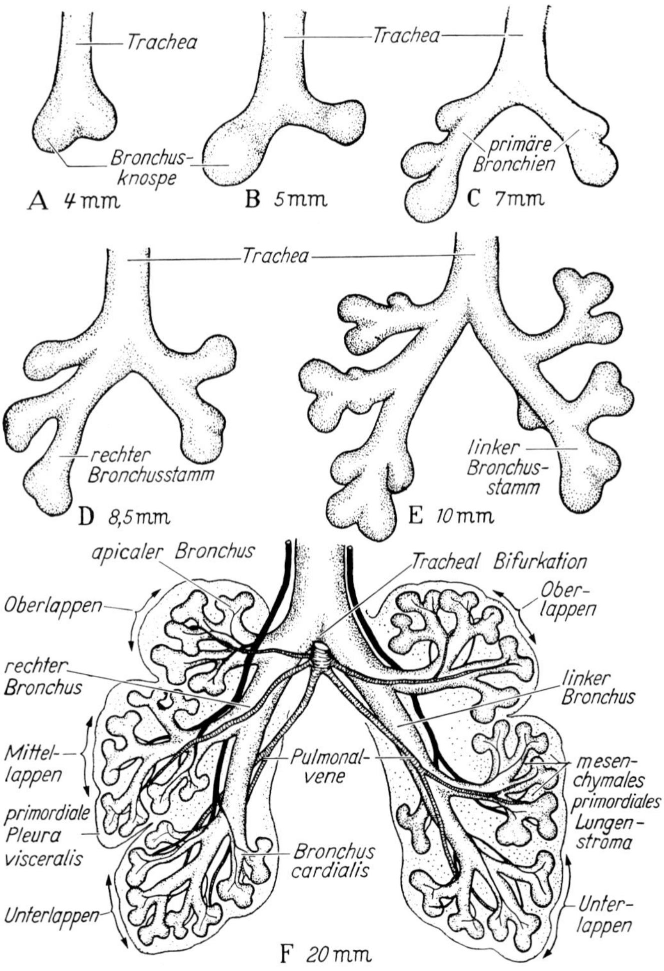

Abb. 2 A–F. Entwicklung von Trachea und Bronchien in Abhängigkeit von der Größe des Embryo. (Nach PATTEN 1953)

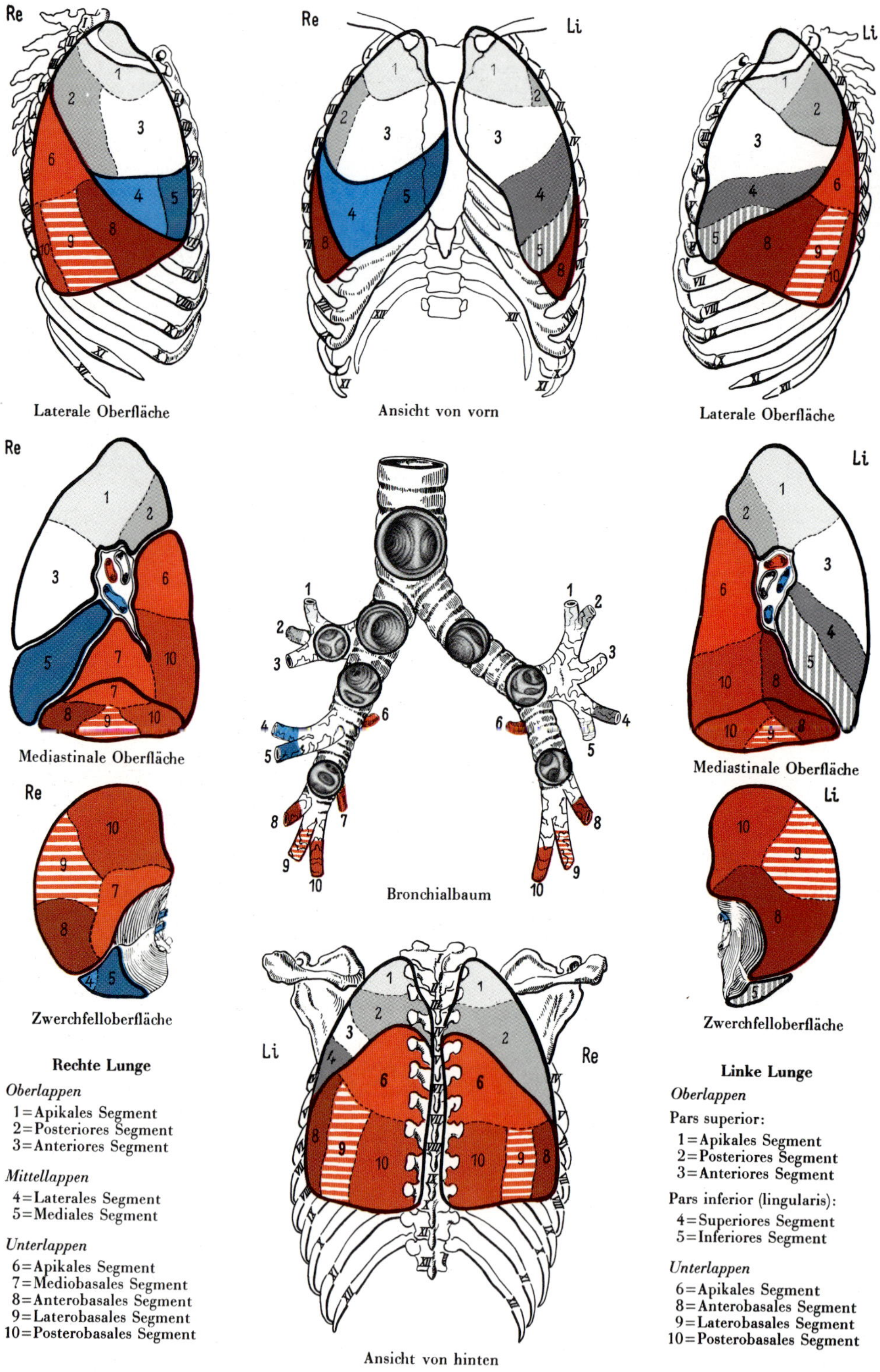

Abb. 3. Schematische Darstellung der Lungensegmente (nach injizierten Präparaten). Projektion der Segmentgrenzen auf die Thoraxoberfläche. Internationale Nomenklatur der Lungensegmente (London 1949). Die bei der Bronchoskopie sichtbaren Abhänge der Lappen- und Segmentbronchien sind auf dem Bronchialbaum eingezeichnet. (Aus ZENKER u. Mitarb. 1954)

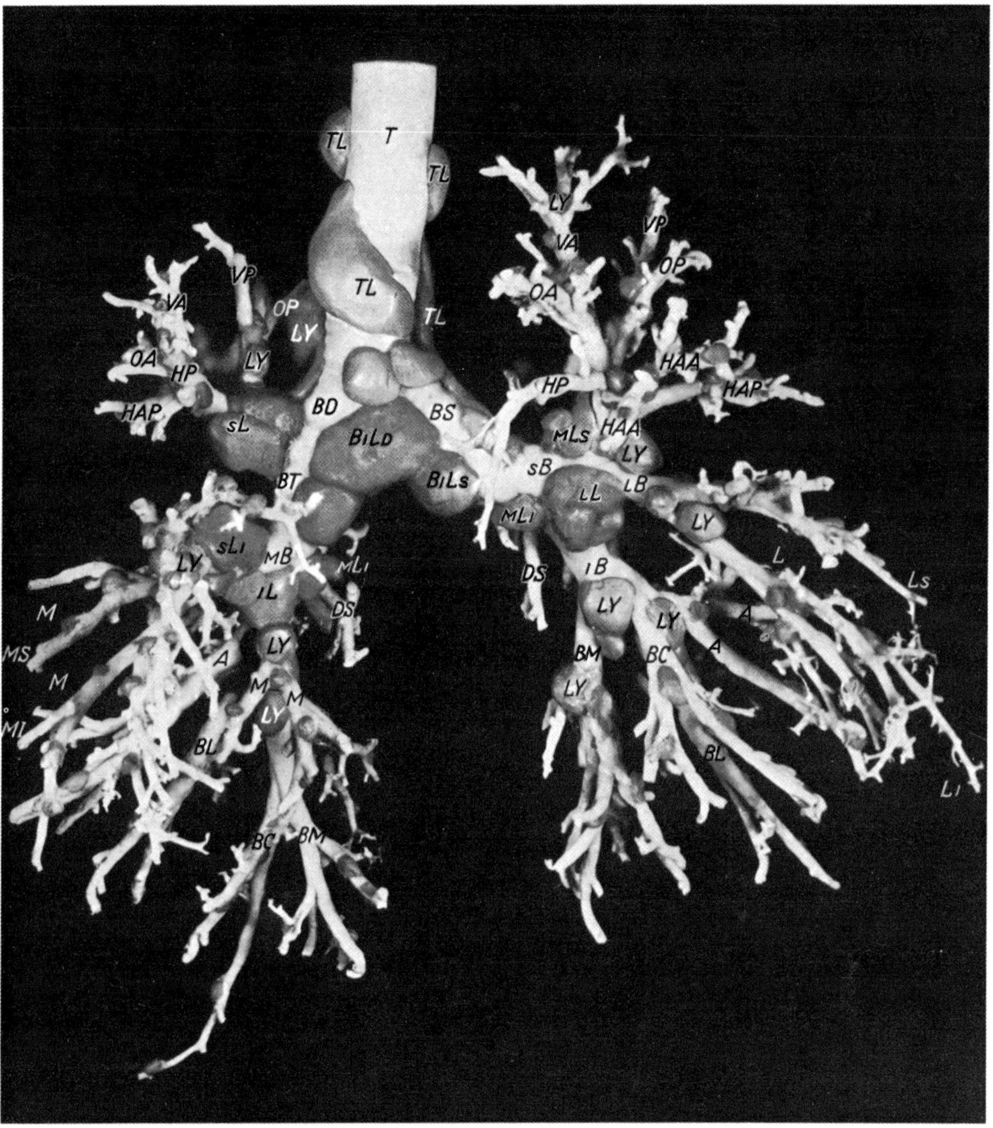

Abb. 4. Modell: Tracheo-Bronchialausguß mit Lymphknoten. Ansicht von vorne. *M* Mittellappen; *L* Lingula; *BD* rechter Hauptbronchus; *BS* linker Hauptbronchus; *BT* rechter Stammbronchus; *sB* linker Hauptbronchus; *iB* Unterlappenhauptbronchien; *MB* Mittellappenbronchus rechts; *lB* Lingula-Bronchus. *Segmentbronchien: VA* 1. Segmentbronchus, apikaler; *OA* vorderer subapikaler Ast des 1. Segmentes; *VP* Spitzenast des 2. Segmentes; *OP* hinterer subapikaler Ast des 2. Segmentes; *HP* pectoraler Ast des 3. Segmentbronchus; *HAA* axillarer Ast des 3. Segmentbronchus; *MS* 4. Segmentbronchus des Mittellappens; *MI* 5. Segmentbronchus des Mittellappens; *Ls* 4. Segmentbronchus der Lingula; *Li* 5. Segmentbronchus der Lingula; *DS* 6. Segmentbronchus; *M* 7. Segmentbronchus des rechten Unterlappens; *A* axillarer Ast des 8. Segmentbronchus; *BL* basaler Ast des 8. Segmentbronchus; *BC* 9. Segmentbronchus; *BM* 10. Segment. *Lymphknoten: Tl* Paratracheallymphknoten; *BiLd* Bifurkationslymphknoten rechts; *BiLs* Bifurkationslymphknoten links; *mLs* supraarterieller Lymphknoten des mediodorsalen Interlobiums links; *mLi* infraarterieller Lymphknoten des mediodorsalen Interlobiums links; *sLi* infraarterieller Lymphknoten des oberen lateralen Interlobiums rechts; *iL* Lymphknoten des unteren lateralen Interlobiums rechts; *lL* Lymphknoten des seitlichen Interlobiums links; *LY* intrapulmonale, parabronchiale und interbronchiale Lymphknoten. (Aus SCHWARTZ u. WOLFE 1961)

Die mesodermale Anlage bildet zuerst eine Hülle und das Aufhängeband der Lunge. Mit fortschreitender Aufteilung des Bronchialbaumes leitet sie die Ausbildung der Furchen ein, die die Lunge in Lappen zerlegen. Angaben über das weitere Lungenwachstum finden wir bei ENGEL (1950a) Größenverhältnisse der Bronchien beschreibt HIERONYMI (1961).

Mit zunehmendem Alter wird die Alveoleneinteilung gröber, die Lungenalveolen werden größer und die respiratorische Oberfläche nimmt ab. Sie begünstigt somit Säuglinge und Kleinkinder gegenüber den Erwachsenen und gleicht die schlechtere Atemmechanik in diesem Alter durch eine größere Oberfläche aus. Alveolendurchmesser und -zahl steigen bis zum ersten Lebensjahr. Der Alveolendurchmesser nimmt weiterhin zu. Die Alveolenzahl bleibt bis zur Pubertät konstant und nimmt alsdann ab. Vom ersten Lebenstag bis zum ersten Lebensjahr beträgt die Durchschnittszahl der Alveolen 88 bis 110 Millionen; sie sinkt später auf 88 bis 62 Millionen. Nach CLARA (1940) bilden sich auch nach der Geburt noch Bronchialzweige, Alveolargänge und -säckchen. Auch ENGEL (1950a) nimmt an, daß post partum noch neue Acini gebildet werden könnten. Gegen Ende des schulpflichtigen Alters tritt eine auffallende Änderung im histologischen Bau der Lunge mit beträchtlicher Größenzunahme der Acini ein. Die höchste Leistungsfähigkeit zeigt die Lunge entsprechend den Untersuchungen der Lungenfunktion im frühen Erwachsenenalter (HÖTTER u. SIMON 1977), um späterhin abzunehmen. Physiologische, histologische und anatomische Einzelheiten sind entsprechend ausgerichteten Zusammenstellungen wie der von HAYEK (1970) zu entnehmen.

Um eine Zuordnung vom röntgenologischen Lungenbefund topographisch-anatomisch zu erleichtern, bringt Abb. 3 die Segmenteinteilung der Lunge. Ohne Kenntnis der Lungenanatomie ist der Tuberkuloseablauf nur schwer verständlich. In ihm spielen die Lungenlymphknoten eine besondere Rolle. Diese liegen nicht nur im Bereich des Hilus, sondern auch weit in der Peripherie, praktisch im Bereich jeder Bronchialgabelung bis in den Bronchiolenbereich. Sie bilden sich im Laufe der ersten Lebensjahre. Abbildung 4 wurde einer Zusammenstellung von SCHWARTZ entnommen.

C. Prophylaxe der Tuberkulose

1. Präventorien

Von der Möglichkeit einer Unterbringung gefährdeter Personengruppen in Präventorien wurde dann Gebrauch gemacht, wenn eine Isolierung von Infektionsquellen nicht möglich war und der tuberkulinnegative Nichtinfizierte innerhalb des infektiösen Milieus wohnte. Auch konnten in Präventorien tuberkulinnegative Kinder aus Familien untergebracht werden, deren Eltern stationär behandelt wurden und deren häusliche Versorgung nicht sichergestellt war. Präventorien sind somit kinderheimähnliche Einrichtungen für Nichtinfizierte, die aus einer Exposition herausgenommen werden müssen. Heute kommen sie noch dort in Frage, wo eine hohe Exposition gegeben ist. Bei der Tuberkulosebekämpfung in Deutschland spielen sie keine Rolle.

2. BCG-Impfung

Die BCG-Impfung will aufgrund einer harmlosen Form vorweggenommener Primärtuberkulose eine relative Immunität oder Verstärkung der Abwehrkraft des Organismus gegen die virulente Superinfektion erreichen. Sie gehört zu den Methoden in der Prophylaxe der Tuberkulose, deren Erfolge und Wirksamkeit als gesichert angesehen werden müssen. Man spricht im Schnitt von einem 80%igen Schutz des Geimpften gegen eine Infektion (SPIESS 1966a). Die Resistenz gegen die Tuberkulose ist jedoch eine labile; ihre Sicherheit schwankt. Dies gilt sowohl für massive Superinfektionen mit Tuberkelbakterien als auch bei einer Belastung des Organismus durch Zweitfaktoren. Über Voraussetzungen dieser relativen Immunität können wir heute trotz umfangreicher Forschungen auf diesem Gebiet noch nichts Endgültiges sagen. Zellgebundene Antikörper dürften gegenüber humoralen an Bedeutung erheblich überwiegen. Die relative Immunität bleibt, solange Tuberkelbakterien oder Keime der BCG-Impfung im Körper vorhanden sind. Der Schutz durch die BCG-Impfung stellt keine Immunität dar, sondern lediglich einen begrenzten Superinfektionsschutz. Eine Immunität geht nicht immer parallel mit einer positiven Tuberkulinreaktion. Diese macht jedoch einen relativen Superinfektionsschutz wahrscheinlich. Die BCG-Impfung ist bei einem positiven Ausfall der Tuberkulinreaktion nicht angebracht. Sie schützt einen bereits Infizierten nicht vor einer Superinfektion. Seltener kann nach einer BCG-Impfung die Tuberkulinprobe auch negativ bleiben. Die Stärke der Tuberkulinreaktion erlaubt keinen sicheren Rückschluß auf die Zeit, die seit der Impfung vergangen ist, wenn auch mit zunehmendem Abstand die Reaktionen schwächer werden und bei einer Superinfektion wieder an Stärke zunehmen.

Trotz stattgehabter BCG-Impfung können sämtliche Formen einer Tuberkulose auftreten, sowohl primäre wie auch postprimäre, Meningitiden und Miliartuberkulosen, deren Abläufe sich in keiner Weise von dem Ablauf nicht vakzinierter unterscheiden müssen (Simon 1973). Dies ist grundsätzlich bei Umgebungsuntersuchungen einzukalkulieren. Es ist nicht möglich bei Umgebungsuntersuchungen den BCG-Geimpften, sei es mit oder ohne positive Tuberkulinreaktion, aus Umgebungskontrollen auszuschalten. Mit zunehmendem zeitlichen Abstand von der Impfung nimmt die Frequenz beobachteter virulenter Superinfektionen zu. Dies kann mit einem Nachlassen des Infektionsschutzes, aber auch einer vermehrten Möglichkeit zur virulenten Superinfektion in Verbindung gebracht werden. Zu einer konsequent durchgeführten BCG-Impfung sollte daher die Tuberkulinnachkontrolle und bei negativem Tuberkulinergebnis die Wiederholung der BCG-Impfung zur Verbesserung eines Impfeffektes gehören. Trotz Impfung und Wiederimpfung kann der Organismus jedoch weiterhin tuberkulinnegativ reagieren. Eine Wiederholungsimpfung auch bei einem noch tuberkulinpositiv reagierenden Organismus ist ungefährlich; sie gleicht dem BCG-Test, der mit der Tuberkulinkontrolle in Parallele zu setzen ist. Wieweit die Massivität einer Superinfektion ausschlaggebend für eine Tuberkulose trotz durchgeführter BCG-Impfung ist, ist schwer zu entscheiden. Bekannte Infektionsquellen sind jedoch in der Umgebung von Impfversagern häufig nachweisbar. Verschiedene BCG-Stämme haben eine unterschiedliche immunisierende Wirkung zur Folge. Die mit geringerer Wirksamkeit machen eine häufige Wiederholung notwendig (Debrée 1967).

Schäden, die durch die BCG-Impfung verursacht werden, sind relativ harmlos. Ihre Frequenz liegt unterschiedlich; sie richtet sich nach dem Stamm, der zur Impfung genommen wurde. Diese werden nach Angaben der WHO dosiert. Eine Primärherdreaktion am Orte der Inokulation mit Ulkusbildung ist möglich; sie kann auf einer unerwünschten subkutanen Injektion des Impfstoffes beruhen, die intrakutane zeigt diese Komplikation in geringerer Rate. Als Therapie ist eine Umspritzung mit INH (Tebesium-Ampullen) oder Streptomycinlösung zu empfehlen. Eine begleitende Lymphknotenreaktion, wie bei einem Primärkomplex der Lunge, kann in Form von indurierenden tastbaren Lymphknoten harmlos sein. Sie können sich spontan zurückbilden, aber auch abszedieren und perforieren. Eine Rückbildung harmloser Veränderungen ist unter einer INH-(Neoteben) Therapie von 5–8 mg/kg zu beobachten. Diese Therapie sollte bis zur Rückbildung durchgeführt werden. Bei zusätzlicher Abszedierung empfiehlt

Tabelle 1. BCG-Impfung in Europa. (Nach NEUMANN 1977)

Land	Erste Impfung	Wiederholte Impfung
AU	Neugeborene (Wien)	nicht systematisch ausgeführt
B	Schüler (nicht voll erfaßt)	nicht systematisch ausgeführt
BG	Neugeborene	7, 14, 18 Jahre
CS	Neugeborene	6/7; (10/11); 13/14; (25/30) Jahre
DK	Schulanfänger (7 Jahre)	nicht systematisch ausgeführt
D	Neugeborene	nicht systematisch ausgeführt
SP	Neugeborene	nicht systematisch ausgeführt
F	6 Jahre	16 Jahre
DDR	Neugeborene	16 Jahre
H	Neugeborene	6, 11, 14, 17, 20 Jahre
J	Spezielle Gruppen	nicht systematisch ausgeführt
NL	nicht durchgeführt	nicht durchgeführt
N	15 Jahre	nicht durchgeführt
P	nicht gezwungen, empfohlen: Neugeborene, Schulanfänger, Rekruten	nicht durchgeführt
R	Neugeborene	6/7; 13/14; 17/18 Jahre
S	13–14jährige (empfohlen)	nicht durchgeführt
CH	Neugeborene, Schulentlassene	nicht durchgeführt
T	Neugeborene	7–20 Jahre
SU	Neugeborene	7, 15 Jahre
GB	1) 13jährige 2) nicht infizierte Kontakte 3) Schwestern, Ärzte	nicht durchgeführt

sich die Lymphknotenexzision. Inzisionen können zu länger dauernder Fistelbildung führen, die sich jedoch ebenfalls unter INH rückläufig entwickelt. Hämatogene Ausstreuungen können sich an diese „Primärkomplexbildung“ mit Abszedierung im Knochensystem anschließen, die eine chirurgische Herdausräumung erforderlich machen. Selten ist eine BCG-Mykobakteriose mit Sepsis, die bei Immundefekten zum Tode führen kann. Diese Krankheitsbilder können akut oder chronisch verlaufen; sie sind beschrieben, jedoch selten.

Bei diesen Impfschäden handelt es sich nicht um eine Tuberkulose, sondern um eine „Bécégéite“. Sie unterliegen nicht der Meldepflicht der Tuberkulose. Das Bundesversorgungsgesetz ist entsprechend anzuwenden.

Üblich war in Deutschland die Durchführung der BCG-Impfung in den ersten Tagen nach der Geburt ohne vorhergehende Tuberkulinreaktion. Eine Wiederholung kann nach Negativierung der Tuberkulinreaktion oder im Jugendlichenalter erfolgen. Dieses Impfvorgehen ist dann gegeben, wenn eine noch erhebliche Exposition innerhalb der Bevölkerung gegeben ist. Bei einer rückläufigen Zahl Infizierender verliert die BCG-Impfung mehr und mehr an Wert. Die Empfehlungen der WHO gehen dahin, von einer ungezielten Impfung bei Erreichen einer bestimmten Prozentzahl von Tuberkulinkonvertoren mit Infektionsquoten von 14% abzusehen. In Deutschland wurde zwischenzeitlich der Stand erreicht, in der bei der Tuberkulosebekämpfung auf eine ungezielte Impfung verzichtet werden kann. Zu empfehlen bleibt, Kinder, die in infizierendes Milieu hereingeboren werden, wie auch junge Menschen, die beruflich engen Kontakt mit Infektionsträgern oder infiziertem Material haben, weiterhin zu impfen, letztere selbstverständlich nur dann, wenn sie tuberkulinnegativ reagieren (SIMON 1977a). Zur Zeit kann die BCG-Impfung noch nicht durch Synthetika oder Extrakte ersetzt werden. Entsprechende Forschungen tendieren jedoch in diese Richtung (MIDDLEBROOK 1967). Tabelle 1 gibt einen Überblick über die derzeitige BCG-Anwendung in Europa (NEUMANN 1977).

3. Chemoprophylaxe

Die Chemoprophylaxe soll nichtinfizierte Tuberkulinnegative in einer Exposition vor einer Infektion schützen. Man versteht also unter Chemoprophylaxe grundsätzlich nur die Gabe von Chemotherapeutika oder Tuberkulostatika an Nichtinfizierte. Das Vorgehen der Chemoprophylaxe basiert auf Tierversuchen (BARTMANN 1962). Verglichen mit den Zahlenangaben in der Literatur scheint diese Prophylaxe etwa der BCG-Impfung gleichrangig zu sein. Sie ist jedoch auf die Dauer nicht durchzuführen, da einmal eine konsequente Einnahme der Medikamente kaum zu überprüfen ist und zum anderen Nebenerscheinungen wie bei jeder Chemotherapie auftreten können. Eine Kombination von BCG-Impfung und Chemoprophylaxe wurde versucht; bei gleichzeitiger Durchführung bedarf es INH-resistenter BCG-Keime. Abschließende Urteile sind jedoch noch nicht bekanntgeworden.

Die Chemotherapie der Frau während der Schwangerschaft ist gleichzeitig eine Chemoprophylaxe für den Embryo. Wenn die Zahlen von konnataler Tuberkulose auch sehr gering sind, so bietet die Behandlung der Mutter gleichzeitig dem Kind Schutz, ohne bei Verwendung von INH ein Risiko hinsichtlich einer Beeinflussung der Entwicklung des Embryos zu geben. Post partum kann bei gegebener Exposition der Säugling isoliert und BCG geimpft werden, (INH-Dosierung 5–8 mg/kg). Rifampicin ist in der Schwangerschaft nach STEEN u. STANTON-ELLIS (1977) kontraindiziert und sollte zumindest mit Zurückhaltung verabreicht werden (s. Beitrag DUNDALEK und JENTGENS, S. 545ff.).

4. Präventive Chemotherapie

Die präventive Chemotherapie soll den Tuberkuloseinfizierten vor einer Ausbreitung seiner Tuberkulose vom Inokulationsort her schützen. Sie ist somit die Behandlung der inapparenten Primärtuberkulose, die lediglich durch den Umschlag der Tuberkulinreaktion vom Negativen ins Positive faßbar wird. Dieses Vorgehen hat inzwischen eine anerkannte Stellung in der Prophylaxe der Tuberkulose gefunden. Der Begriff des Frischinfizierten ist jedoch unterschiedlich auslegbar. Er sollte immer bei Kindern mit positiver Tuberkulinreaktion ohne klinisch faßbare Erscheinungen in den ersten beiden Lebensjahren Anwendung finden. Seine Verwendung auch im dritten Lebensjahr ist zu vertreten, darüber hinaus jedoch nur bei den Personen, die nachweislich innerhalb des letzten Lebensjahres vom Tuberkulinnegativen zum Tuberkulinpositiven wechselten. Bei diesem Wechsel von negativer zu positiver Reaktion kann eine präventive Chemotherapie unabhängig vom Alter durchgeführt werden. Hierbei sind besonders Personen zu berücksichtigen, die durch Zweiterkrankungen in ihrer Abwehrkraft geschädigt sind, z.B. Träger von Immundefekten, Träger eines Diabetes, Bestehen anderer Infektionskrankheiten, Erkrankungen in schlechtem sozialen Milieu aber auch Silikotiker, deren Neigung zur Entwicklung einer Siliko-Tuberkulose bekannt ist. Die Verabreichung von Kortikoiden an positive Reagenten ohne Hinweise auf das Vorliegen einer durchgemachten Tuberkulose verlangt keine präventive Chemotherapie. Sollten sich jedoch Hinweise für eine ausgedehntere durchgemachte Tuberkulose finden, so empfiehlt es sich, eine Exazerbationsprophylaxe durchzuführen. Andere Stoffwechselkrankheiten, die nachweislich das Angehen einer Tuberkulose begünstigen, erfordern individuell eine präventive Chemotherapie. Das Mittel der Wahl ist ebenfalls INH. Die Dosierung variiert von 5–8 mg/kg und die Zeitdauer von ca. 3 bis maximal 6 Monaten, abhängig vom klinischen Bild. Im Einzelfall kann auch bei Unverträglichkeit auf andere Tuberkulostatika ausgewichen werden.

Die heute übliche gemeinsame Unterbringung von Tuberkulosekranken in pneumologischen Kliniken zusammen mit Pneumopathien anderer Genese, so unspezifischen Infektionen, Allergien und Tumoren wird auch im Kindesalter bei der Stellung der Differentialdiagnose erfolgen. Bei einer Unterbringung von Bakterienausscheidern im gleichen Zimmer mit unspezifisch Erkrankten ist die Chemoprophylaxe der negativen Tuberkulinreagenten erforderlich. Bei Kindern mit positiver Tuberkulinreaktion ist eine Chemoprävention aus diesen Gründen nicht erforderlich, es sei, es liegen die oben geschilderten Voraussetzungen vor. Tunlichst ist jedoch eine konsequente Einhaltung einer räumlichen Trennung zu beachten. Einer gemeinsamen Unterbringung auf einer Station steht nichts im Wege, wenn Kontakte untereinander gemieden werden und die kurative Chemotherapie der Tuberkulose aufgenommen worden ist.

Im Erwachsenenalter ist nach Stellung der Differentialdiagnose ebenfalls auf eine räumliche Trennung zu achten. Die tuberkulinnegative Kontaktperson mit einem nachgewiesenen Tuberkelbakterienausscheider sollte ebenfalls einer Chemoprophylaxe unterzogen werden. Der positive Tuberkulinreagent bedarf der Prävention nicht. – Eine Ausnahme von dieser Regel empfiehlt sich bei massivem Kontakt, so einer Mund-zu-Mund-Beatmung im Notfall trotz zwischengelegten Tuches bei einem Patienten, der Tuberkelbakterien ausscheidet. –

Die Unterbringung Tuberkulosekranker auf einer Station mit Lungenerkrankungen anderer Genese ist nicht problematisch, da mit einer Sputumkonversion unter Chemotherapie heute nach oft schon 2 Wochen (Rouillon u.Mitarb. 1976) zu rechnen ist. Die Infektiosität ist hierbei selbstverständlich auch abhängig von der Befundmassivität (Loudon u. Spohn 1969). Bedeutsam ist nach Gunnels u.Mitarb. (1974) die Aufnahme der Chemotherapie, die die Infektiosität der an Tuberkulose Erkrankten schnell reduziert. Diese Beobachtungen entbinden jedoch nicht von der „Desinfektion am Krankenbett“.

5. Weitere Methoden zur Verhütung einer Tuberkuloseinfektion

Die Tuberkulinreihenuntersuchung führt zur Erfassung der Tuberkulinkonvertoren; sie weist auf mögliche Streuquellen hin und gibt den Hinweis zur Durchführung einer Röntgenuntersuchung. Die Tuberkulinreihenprüfungen werden ergänzt durch die *Röntgenreihenuntersuchungen,* deren Durchführungen sich nur bei tuberkulinpositiven Personen empfiehlt, jedenfalls was die Früherfassung einer Tuberkulose anbetrifft. Sinn der Röntgenreihenuntersuchung ist es, unbekannte Infektionsquellen zu erfassen, durch die durchschnittlich 50% der Primärinfektionen ausgelöst werden. Weitere 50% sind durch Infektionen innerhalb der Familie, also durch bekannte Infektionsquellen zu erwarten. Je jünger das Individuum, um so häufiger familiäre Infektionen. Mit zunehmendem Alter und zunehmendem Umweltkontakt verlagern sich die Infektionsquellen aus der Familie heraus und werden daher zunehmend schwieriger erfaßbar. Die Effizienz einer Röntgenreihenuntersuchung ist von der jeweiligen Durchseuchung der Bevölkerung abhängig.

Die Therapie des Tuberkulosebakterienausscheiders ist ebenfalls eine Methode zur Prophylaxe der Primärinfektion. Ihre Durchführung dürfte heute selbstverständlich sein. Besonders infektionsgefährdend sind Träger von offenen Lungentuberkulosen, wohingegen extrapulmonale Tuberkuloseformen mit Fisteln, Urotuberkulosen und Darmtuberkulosen kaum als Infektionsquelle bekannt, jedoch bei Vorliegen unglücklicher Umstände nicht auszuschließen sind.

Die Prophylaxe der Tuberkulose unterscheidet sich in hochentwickelten Industriestaaten grundsätzlich vom Vorgehen in den Staaten, in denen Tuberkulosemorbidität und -mortalität noch ein erhebliches Problem darstellen. In letzteren wird man von den Möglichkeiten Gebrauch machen müssen, die technisch durchführbar sind, und dies ist grundsätzlich die BCG-Impfung wie auch die Chemotherapie von Bakterienstreuern, und sei es als Monotherapie mit INH, die aus Kostenersparnisgründen dann auch ohne Röntgenkontrolle durchgeführt wird. In hochentwickelten Industriestaaten muß die Therapie wesentlich gezielter durchgeführt werden.

D. Allgemeine Diagnostik

1. Anamnese

Der Anamnese kommt bei Infektionskrankheiten besondere Bedeutung zu, da sie Rückschlüsse auf die Infektionsquellen und mögliche Verbreitung gibt. Sie erlaubt jedoch auch Rückschlüsse auf den Termin der Infektion. Zu achten ist auf die Angabe von Erkrankungen innerhalb der Familie, bei Kindern in der Schule, beim Erwachsenen im Bereich des Arbeitsplatzes und des privaten Umganges. Der größte Teil der Infektion dürfte nach wie vor aus diesem Milieu stammen. Die Bedeutung von Auslandsreisen und bei einer Tätigkeit im Ausland, so als Entwicklungshelfer, mit Kontakt in Ländern mit noch wesentlich höherer Tuberkulosemorbiditätsziffer dürfte weniger von Bedeutung sein, da die Individualkontakte dort weniger eng sind. Anamnestisch angegebene Beschwerden bei der Tuberkulose sind von der Art und Massivität der Erkrankung abhängig.

2. Symptome

Die Primärinfektion geht mit völlig uncharakteristischen Zeichen in Form einer Minderung des Allgemeinbefindens oder einer Konzentrationsschwäche einher. Nachtschweiß weist weniger auf eine Tuberkulose als auf einen Blutdruckabfall hin, der bei jedem anderen Infekt ebenfalls auftreten kann. Das *Initialfieber* kann bei aufmerksamer Kontrolle beobachtet werden. Es ist begleitet von uncharakteristischen Gelenkbeschwerden, gastrointestinalen Erscheinungen, Gewichtsabnahme, allgemeinen Herz-Kreislaufstörungen, die mit EKG-Veränderungen einhergehen können. Letztere finden sich sowohl bei toxischer Spättuberkulose als auch bei der Primärtuberkulose und dem frischen Schub. Das *Erythema nodosum* kann einen allergischen Umschwung im Körper begleiten und somit auch im Ablauf der Primärtuberkulose auftreten. Etwa 50% dieser Hautveränderungen sind heute noch auf eine Tuberkulose zurückzuführen, sonst sind andere allergische Reaktionen als auslösend anzusehen. Die Veränderungen sind zumeist an den Streckseiten der unteren Extremitäten lokalisiert und bilden blau-rote, erhabene, relativ harte Knoten, die schmerzhaft sein können (Abb. 5). Grundsätzlich sollte man bei einem Erythema nodosum eine Tuberkulinkontrolle und bei deren positivem Ausfall eine Röntgenaufnahme vornehmen. Die Tuberkulide sind selten geworden. Flohstichgroße, blau-rote Veränderungen waren zumeist an der Planta pedis lokalisiert; sie können jedoch in anderen Hautregionen auftreten. Ob es sich hierbei, wie dies auch für die Phlyktäne diskutiert wurde, um bakterielle Mikroembolien oder um allergische Erscheinungen handelt, ist nicht abgeklärt, wahrscheinlich aber zu bejahen (G. 6, S. 404). Die Phlyktäne ist nicht nur Begleiter der frühen Infektion; sie kann auch in jedem späteren Stadium gesehen werden und ist somit nicht charakteristisch für eine Primärtuberkulose. KLEINSCHMIDT (1927) faßt sie als Effekt einer bakteriellen Infektion

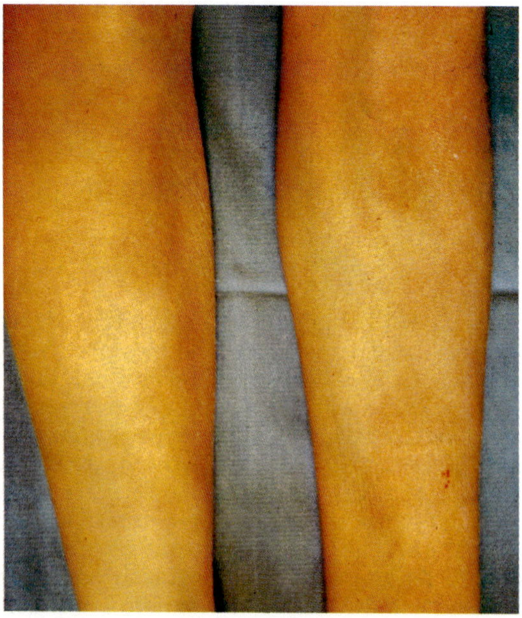

Abb. 5. Erythema nodosum an der Streckseite der Unterschenkel

auf, eine Meinung, die auch RIEHM (1956) vertritt. Den schleichenden Beginn betont MÜLLER (1967).

Die Zeit von der Infektion bis zu einem Beginn der ersten klinischen Erscheinungen kann länger als ein halbes Jahr und erheblich darüber hinaus dauern. Im Durchschnitt dürfte bis zu einem Jahr bis zur Ausbildung einer geschlossenen und zwei Jahre bis zur Ausbildung einer offenen Tuberkulose vergehen. Sogar bei ausgedehnten Erkrankungen können die Erscheinungen so wenig ausgeprägt sein, daß sie völlig übersehen werden. Somit kann bei Patienten, die völlig uncharakteristische oder keine Beschwerden haben, die Tuberkulose lediglich durch die Tuberkulinprobe oder das Röntgenbild oder den Nachweis der Mykobakterien diagnostiziert werden. Besteht über längere Zeit ein Fieber ungeklärter Ursache, so kann dies der einzige Hinweis auf eine Tuberkulose sein. Es empfiehlt sich eine gezielte, sowohl klinische als auch röntgenologische Diagnostik einzusetzen, eventuell mit Wiederholungen von Röntgenaufnahmen im Abstand von vier bis acht Wochen.

Schmerzen können bei der beginnenden Pleuritis, besonders bei der Pleuritis sicca oder bei pleuranahen intrapulmonal gelegenen Herden vorkommen. Ausstrahlungen führen zu Schmerzen in der Thoraxmuskulatur. Der Husten ist lediglich der Hinweis auf eine Beteiligung von Bronchien und somit wesentlich häufiger bei Bronchitiden, also unspezifischen Lungenerkrankungen als bei einer Tuberkulose zu sehen. Tritt er bei letzterer auf, so weist er auf eine Kompression durch spezifisch erkrankte Lymphknoten, auf eine Perforation, auf eine spezifische Bronchitis oder eine Entleerung von Gewebsnekrosen hin. Bei peripher gelegenen, röntgenologisch gut faßbaren Veränderungen kann er minimal sein, jedoch bei massiven Kompressionen im Bereich der Hauptbronchien oder gar der Trachea bedrohlich werden und zu massivem Stridor überführen. Die Hämoptoe kann eine Tuberkulose begleiten. In etwa 50% wird man bei ihrem Auftreten eine Tuberkulose nachweisen können. Im übrigen sind auslösendes Moment gutartige oder bösartige Tumoren, Bronchiektasen, Anomalien, Erkrankungen des Herzens, besonders häufig jedoch massive Raucherbronchitiden. Um den Ausgangspunkt der Blutung nachzuweisen, bedarf es röntgenologischer oder bronchoskopischer Untersuchungen. Die massive Hämoptoe weist eher auf Tuberkulose oder Karzinom, die geringen Blutungen auf Bronchiektasen oder Bronchitiden hin; letztere können sich häufig wiederholen, ohne als lebensbedrohlich angesehen werden zu müssen.

Das Ergebnis physikalischer Untersuchung ist unterschiedlich ergiebig. Ein in der Peripherie abgeschlossener Prozess braucht keinerlei auskultatorisch und perkutorisch faßbare Phänomene abzugeben. Die Befundausdehnung ist für die Perkussion und Auskultation mit Exsudatbildung, Kompression oder Obstruktion maßgeblich.

Die Blutsenkungsprobe wird häufig als Kriterium herangezogen; sie ist jedoch nicht zuverlässig. SIMON u. SIMON (1959) fanden bei ein- und zweijährigen Kindern mit einem aktiven tuberkulösen Lungenbefund Senkungswerte bis zu 10 mm Stundenwert in 50%, bis zu 20 mm in 23% und über 22 mm in 27%. Meist sind Anstiege der Senkungswerte durch nichttuberkulöse Zweitinfekte oder andere Krankheiten zu erklären. Ein Kriterium zur Beurteilung der Aktivität einer Primärtuberkulose ist die Blutsenkung nicht. Das Blutbild hat ebenfalls einen geringen Aussagewert und weist eher auf Begleiterkrankungen hin. Toxische Granulierungen gibt es jedoch bei schweren Formen. Serologische Untersuchungen haben sich weder qualitativ noch quantitativ in ihrer Aussage für die Diagnose durchgesetzt. Laboruntersuchungen verschiedenster Form sind jedoch durch die Chemo- und antibiotische Therapie erforderlich geworden, um unerwünschte Nebenwirkungen möglichst frühzeitig zu erfassen. Auch empfiehlt es sich bei schweren Tuberkuloseformen nach konnatalen Defekten der Immunabwehr zu fahnden.

3. Tuberkulindiagnostik

Sie ist ein einfaches und zuverlässiges Mittel, um mit Sicherheit eine irgendwann erfolgte Tuberkuloseinfektion anzuzeigen. Ihr Einsatz gehört nicht nur in das Kindesalter, sondern gleichermaßen zur Diagnostik des Erwachsenen. Ohne Kenntnis des Ausfalls einer Tuberkulinreaktion sollte man nicht die Diagnose „Tuberkulose“ stellen (vgl. Tuberkulinproben, Deutsches Zentralkomitee zur Bekämpfung der Tuberkulose, Mai 1975).

Beim Tubergentest findet gereinigtes Tuberkulin Verwendung. Ein Kunststofftestkörper trägt vier Spitzen, die mit je ca. 2,5 Einheiten gereinigtem Tuberkulin versehen sind. Bei dem Tine-Test sind auf vier kleine Metallzacken, die auf einer Platte angebracht sind, je 12 Alttuberkulineinheiten aufgebracht (US-Standard). Bei einer Einstichtiefe in die Haut von etwa 1 mm haften ca. 10%, somit etwa 5 Einheiten Alttuberkulin. Das Stempelchen wird auf die Haut aufgedrückt, so daß die Metallzinken in die vorher abgeätherte Haut intrakutan eindringen. Mit dieser Methode dürfte man beim Tuberkuloseinfizierten in etwa 95% mit einer positiven Tuberkulinreaktion rechnen. Nach den Angaben von DINKLOH u. GRUSCHKA (1964) entspricht dies auch etwa dem Ausfall der Mendel-Mantoux-Reaktion bei einer intrakutanen Injektion mit der Tuberkulinspritze von 10 Tuberkulineinheiten. Bei negativer Tine- oder Tubergenreaktion und bleibendem Verdacht auf eine Tuberkulose empfiehlt sich zusätzlich eine Mendel-Mantoux-Reaktion mit gereinigtem Tuberkulin in einer Dosis von 0,1 cm^2 1:100 und 1:10 durchzuführen. Bei einer negativen Reaktion auf eine Tuberkulinkonzentration von 1:10 bei einer zu injizierenden Flüssigkeitsmenge von 0,1 cm^2 ist eine Tuberkulose praktisch auszuschließen. Nur in etwa 2‰ der Untersuchten kann trotz erfolgter Tuberkuloseinfektion eine negative Tuberkulinreaktion angenommen werden. Ein Zurückgreifen auf größere Verdünnungen von etwa 1:10000 oder 1:100000 bei der Mendel-Mantoux-Reaktion ist bei vorheriger Verwendung des Tine- oder Tubergentestes nicht erforderlich.

Die Massivität der Hautreaktion auf Tuberkulin läßt nur einen begrenzten Rückschluß auf die Aktivität der Tuberkulose zu. Eine sehr starke Tuberkulinreaktion spricht für ein hochallergisches Geschehen und somit für eine frische Tuberkulose. Aber auch diese und schwere andere Tuberkuloseformen können nur mit geringfügiger positiver Tuberkulinreaktion einhergehen. Die Tuberkulinreaktion ist dann als positiv anzusehen, wenn im Bereich der Injektionsstelle nach 48 h ein Knötchen zu tasten ist und dieses sichtbar eine blau-rote Verfärbung aufweist. Ein bestimmter Durchschnitt in Millimeter-Größen ist hierbei nicht erforderlich.

Der WHO-Standardtest bringt eine etwas geringere Ausbeute als der Tine-Test (NEUMANN 1967). Er beruht auf einer Injektion von ein bis zwei Tuberkulineinheiten in einer standardisierten Lösung aus RT 23, Tween-Zusatz und Phosphatpuffern intrakutan. Injektionen von Alttuberkulin sollte man stärker verdünnen, da Ballaststoffe reaktionsverstärkend wirken.

Die Tuberkulinreaktion führt auch bei Verabreichung eines Trägers einer aktiven Tuberkulose nicht zu einer Herdreaktion und somit nicht zu einer Exazerbation der Erkrankung. Eine Nachtestung oder ein Vergleich mit aviärem oder von anderen Mykobakterien stammendem Tuberkulin kann weitere Aufschlüsse hinsichtlich einer Infektion oder Erkrankung durch atypische Mykobakterien geben.

Die früher gebräuchliste Methode war die von Moro angegebene mit einem Tuberkulin-Lanolin-Salbengemisch, das auf die Haut über dem Sternum einmassiert wurde oder die nach Hamburger mit eingedicktem Alttuberkulin oder verstärkter Tuberkulin-S-Salbe. An der vorher mit Äther gereinigten Einreibungsstelle bildeten sich nach 48 Stunden kleine bläulich-rötliche, aus der Haut hervorragende Stippchen, die, wie auch die Tuberkulinreaktionen, am dritten Tag noch erhalten blieb. Gleiches gilt für die Tuberkulinpflasterprobe. Mit einem positiven Ausfall ist hier jedoch nur in etwa 70–80% beim Tuberkuloseinfizierten zu rechnen. Einen wesentlich besseren Aussagewert hat dann die Pirquet-Probe, die auf einer kleinen Inzision, zumeist auf der Beugeseite des Unterarms mit dem Impfmesser intrakutan durch einen Tropfen aufgebrachten Alttuberkulins in einer Länge von etwa 2 mm beruht. Eine positive Reaktion besteht nach Bildung eines Knötchens mit Rötung, die serös-borkig belegt sein kann.

Wichtig ist, daß die Tuberkulinreaktion grundsätzlich erst nach 48 h abgelesen wird, da nach 24 h irreführende pseudopositive Frühreaktionen auftreten können, die keinerlei diagnostische Aussage haben. Die positive Tuberkulinreaktion bleibt über den zweiten Tag hinaus meist noch einige Tage ablesbar bestehen. Überschießende Reaktionen mit ausgedehnterer Infiltration der Haut sind ebenfalls harmlos und bilden sich unter Umschlägen mit verdünnter Äthylalkohollösung zurück.

Ob es sich bei der Tuberkulinreaktion um ein allergisches Phänomen handelt (KLEINSCHMIDT 1930) oder nicht (FREERKSEN 1960), ist noch nicht endgültig beantwortet. Das Alttuberkulin wurde noch von Robert KOCH (1890), das gereinigte Tuberkulin (PPT) von Florence SEIBERT (MÜLLER 1961) entwickelt.

Nach einer frischen Ansteckung wird die Tuberkulinprobe erst allmählich positiv. Intrakutan wurde sie frühestens am 11. Tag, bei der Pirquet-Probe am 17. Tag und bei der Moro-Probe am 23. Tag positiv. Im allgemeinen dauert der Umschlag der Tuberkulinreaktion vier bis zehn Wochen. Auch der röntgenologische Befund kann der Tuberkulinreaktion vorauseilen, so daß bereits ausgebildete Primärtuberkulosen der Lungen, die röntgenologisch faßbar sind, mit einer noch negativen Tuberkulinreaktion einhergehen. Diese schlägt erst im weiteren Verlauf der Erkrankung um. Der Umschlag einer Tuberkulinreaktion erst 7,5 Monate nach exakt beobachteter Infektion (PÜSCHEL 1944) ist sicherlich eine Besonderheit, er kann jedoch noch später erfolgen.

Rapid verlaufende Tuberkulosen können negativ bleiben. Kachektische Formen, so die Landouzy-Sepsis, Miliar- oder Meningitistuberkulosen können relativ schwach auf Tuberkulin reagieren. Interkurrente Infektionen, hier besonders Masern, können die Tuberkulinreaktion ebenfalls reduzieren oder vorübergehend löschen. Gleiches gilt auch für eine Masernschutzimpfung. Im Laufe des Lebens kann die Tuberkulinempfindlichkeit schwanken, ohne daß man hierfür einen Grund nachweisen könnte. Im Alter pflegt sie aufgrund einer geringen Reaktion der Haut abzunehmen. Sie kann negativ werden, wenn eine Tuberkulose echt ausheilt, d.h. sämtliche Tuberkelbakterien aus dem Organismus eliminiert sind. Die derzeitigen Konversionsraten in Nordrhein-Westfalen sind Tabelle 2 (BARTMANN 1975) zu entnehmen.

Die BCG-Impfung führt ebenfalls zu einer positiven Tuberkulinreaktion, wenn sie als Impfung „angegangen“ ist. Nach ihr sind die Tuberkulinreaktionen unterschiedlich stark positiv, so daß es schwer fällt, aus dem Grad der Reaktion auf eine Superinfektion nach vorheriger BCG-Impfung zu schließen. Da auch bei einem BCG-Geimpften eine behandlungsbedürftige Tuberkulose auftreten kann, entbindet die positive Tuberkulinreaktion nach BCG-Impfung keineswegs von einer Röntgenkontrolle der Lunge.

Tabelle 2. Tuberkulinkonversionsraten in Nordrhein-Westfalen. (Nach BARTMANN 1977)

Informationsquelle	Ort	Jahr der Testung	Testmethode	Getestete Gruppen	Prozent Reagenten (abgerundet)
HEYER	Schwelm	1973	Moro-S-Salbe	Schulanfänger nicht geimpft	27[a]
BUSCHHAUS	Solingen	1972	Tine-Test	Schulanfänger nicht geimpft	10
				Schulanfänger nicht geimpft	19,5
			Mantoux, 50 T.E.G.T.	Schulanfänger nicht geimpft	10
				Schulabgänger nicht geimpft	30
v. HOEGEN	Mönchengladbach	1972/73	Tubergen	Schulanfänger nicht geimpft	4.5
				4. Schuljahr nicht geimpft	12
				Schulabgänger nicht geimpft	14
				Schulanfänger geimpft	19
				4. Schuljahr geimpft	29,5
				Schulabgänger geimpft	43
BÄSSE	Kleve	1970	Mantoux	Schulanfänger nicht geimpft	2,5
				Schulabgänger nicht geimpft	13
ARENS	Düsseldorf	1973	Moro-S-Salbe	Schulanfänger nicht geimpft	5.5

[a] Etwa 70% der Kinder sind Ausländer

4. Bakteriennachweis

Er erfolgt durch Untersuchung von Sputum, mittels Magensaftschlauch entnommenem Magensaft oder des Kehlkopfabstriches. Die mikroskopische Untersuchung ist zu ergänzen durch die Kultur, nur bei Besonderheiten durch den Tierversuch. Röntgenologisch kavernöse Tuberkulosen zeigen häufiger einen positiven Nachweis als Primärtuberkulosen im Stadium der Primärherd-, Primärkomplexbildung oder der Formen mit segmentalen oder lobären Verschattungen. Bei letzteren entleeren sich die Bakterien aus perforierenden Lymphknoten, so daß bei einer Primärtuberkulose ohne Kavernisierung lediglich mit Nachweisquoten von 20–40% zu rechnen ist. Aber auch unauffällige Röntgenbefunde können mit positivem Bakterienbefund einhergehen. Die Bronchoskopie läßt alsdann zumeist perforierende Lymphknoten als Ursache erkennen. Auch Miliartuberkulosen sind als infektiös zu betrachten; sie gehen zum Teil mit Entleerung von Bakterien aus perforierenden Lymphknoten oder kleinen Kavernen einher. Frische unbehandelte Prozesse zeigen größere Ausscheidungsmengen als ältere und therapeutisch vorbehandelte; diese sind häufiger bakteriennegativ. Vorübergehendes Absetzen der Chemotherapie einige Tage vor der bakteriologischen Kontrolle soll einen Nachweis verbessern können. Auch der Bakteriennachweis in Exsudaten, Punktaten und Gewebsentnahmen zur histologischen Untersuchung kann in der Diagnostik weiterhelfen. Jede erstmals positive Bakterienkultur sollte auf ihre Resistenz gegen gebräuchliche Tuberkulostatika untersucht werden (MEISSNER 1970).

5. Histologie und Zytologie

Aufgrund histologischer Untersuchungen, besonders von extirpierten Lymphknoten, zeigt sich oft unerwartet das Bild einer Tuberkulose. Seltener bieten heute operativ entfernte Bauchlymphknoten Zeichen einer spezifischen Erkrankung. Bringen Radiologie und Tuberkulinproben nicht weiter, so können Probeexzisionen und Histologie bei der Stellung der Differentialdiagnostik weiterhelfen. Dies betrifft besonders Knochen- und leicht erreichbare Hautveränderungen. Die Daniel'sche Biopsie mit einer Untersuchung von Lymphknoten im Skalenusbereich dient der Abgrenzung von Lungenbefunden gegenüber malignen Tumoren; sie ist technisch unkompliziert.

Die Lungenbiopsie erfolgt beim liegenden Patienten unter Bildwandlersicht. Die Punktion kann in Narkose oder Lokalanästhesie erfolgen; mehrere Entnahmenadeln sind bekannt, so die von SILVERMANN, von MENGHINI oder die Einmalnadel der Firma Travenol. Welche Nadel man braucht, ist von eigener Erfahrung, aber auch von der Konsistenz des Lungengewebes abhängig. Ist beim ersten Versuch nicht genug Gewebe zu erhalten, so kann in einer Sitzung die Punktion mehrmals wiederholt werden. Komplikationen sind Pneumothorax oder geringere Hämoptoen, zu befürchten ist die Luftembolie.

Die Katheterbiopsie ermöglicht die gezielte Gewebsgewinnung durch das Bronchoskop auch aus peripheren Bronchien. Die Methoden der offenen Lungenbiopsie stehen zur Verfügung wie auch die Gewinnung von Material durch Anspülen mit Kochsalz oder Aspiration für die zytologische Kontrolle. Die Mediastinoskopie gestattet unter direkter Sicht die Entfernung peribronchialer Lymphknoten und mediastinalen Gewebes. Entsprechend früherem Vorgehen bei der Kaustik besteht die Möglichkeit einer Gewebsentnahme aus pleuralem Lungenbereich nach künstlichem Pneumothorax mit Thorakoskopie und Probeexzision.

E. Primärtuberkulose

1. Inapparente Primärtuberkulose

Unter ihr versteht man die Erkrankung, die lediglich durch einen Umschlag der Tuberkulinreaktion faßbar wird. Der bisher negativ Reagierende wird zum positiven Reagenten. Dieser Umschlag kann in jedem Lebensalter vor sich gehen und verschob sich in den letzten Jahren zunehmend vom frühen Kindes- in das Jugendlichen- und das frühe Erwachsenenalter. Mit diesem Umschlag wird die Durchseuchung faßbar, die sich aufgrund des sozialen Fortschrittes, des Ausbaues von Präventivmaßnahmen und der Expositionsprophylaxe (HAEFLIGER 1956) erheblich verändert hat.

LOCK (1977) berechnet die Todesursache für das Jahr 1905 mit 10%, für das Jahr 1975 jedoch schon mit weniger als 0,5%. In Ländern mit hoher Tuberkuloseprävalenz liegt das Infektionsrisiko höher. Die Zahl der Neuerkrankungen variiert in der Weltbevölkerung von 469 auf 100000 Einwohner in Makao bis zu 11 auf 100000 Einwohner in Atigua. Sie liegt im europäischen Bereich zwischen 100 und 13 auf 100000. Demzufolge wird man mit einer ganz erheblichen Differenz inapparenter Primärtuberkulosen in den verschiedenen Ländern zu rechnen haben.

Bis zur Einführung der präventiven Chemotherapie war der Umschlag der Tuberkulinreaktion lediglich ein Warnsignal. Eine Röntgenaufnahme wird erforderlich, eine Wiederholung dieser Untersuchungen nach drei und nach zwölf Monaten ist geraten, da die weitere Entwicklung einer Primärtuberkulose keineswegs abzusehen ist. Außerdem besagt die Diagnose „inapparente Tuberkulose“ nur, daß eine Tuberkulose klinisch nicht faßbar ist, ohne jedoch zu beweisen, daß eine Herdbildung nicht existent ist. Die dem Primärherd folgende Lymphknotenreaktion braucht nicht unbedingt nur im Hilus sichtbar zu werden, sie kann auch lediglich das Mediastinum betreffen, wie dies auch bei der postprimären Tuberkulose sein kann. Auch kann ein extrapulmonaler, so ein enteraler Primärherd klinisch unerfaßt ablaufen. Seit Einführung der präventiven Chemotherapie gibt der Umschlag der Tuberkulinreaktion das Signal zum Beginn der präventiven Chemotherapie. Unverändert sind jedoch röntgenologische Kontrollen nach drei und zwölf Monaten empfehlenswert. Mit der Ausscheidung von Bakterien braucht man bei der inapparenten Primärtuberkulose nicht zu rechnen. Sie ist jedoch durch perforierende Lymphknoten möglich, die sich röntgenologisch der Nachweisbarkeit aufgrund ihrer geringen Ausdehnung entziehen, als Infektionsquelle für andere jedoch keine Rolle spielen. Der Tuberkulinkonvertor kann auch unter präventiver Chemotherapie als kindergarten-, schul- respektive arbeitsfähig angesehen werden. Eine bronchologische Untersuchung ist lediglich bei entsprechender klinischer Symptomatik mit Hustenreiz, der auf eine Bronchuserkrankung hinweist, erforderlich. Zur Behandlung des Konvertors reicht die INH-Monotherapie bis zu sechs Monaten, jedoch abhängig von der individuellen Resistenzlage.

2. Konnatale Tuberkulose

Die angeborene Tuberkulose ist von der unmittelbar post partum entstandenen Erkrankung, sei es durch aerogene, alimentäre Infektion oder durch Aspiration infektiösen Materials, abzugrenzen. BEITZKE (1935) fordert zur Anerkennung einer konnatalen Tuberkulose bestimmte Voraussetzungen: tuberkulöse Veränderungen im Bereich der Plazenta, Nachweis eines Primärkomplexes an der Leberpforte oder einer anderen tuberkulösen Organerkrankung und Ausschluß einer extrauterinen Infektion. JENTGENS (1963) zeigt an Hand von Literaturangaben, daß tuberkulöse Veränderungen der Plazenta für eine fetal erworbene Tuberkulose nicht beweisend sind, daß es Tuberkulosen von Plazenten gibt, ohne daß Kinder an einer Tuberkulose erkrankten, andererseits aber konnatale Tuberkulosen mit einem negativen Plazentarbefund auftreten können. Verkalkungen im Bereich der Lymphknoten der Leberpforte können jedoch auch bei Aussaaten nicht konnatal erfolgter Infektionen gesehen werden; schließlich ist auch die Möglichkeit einer extrauterinen Ansteckung oft nur schwer auszuschließen. Die konnatale Erkrankung ist durch eine diaplazentare Bakterienwanderung als Folge einer hämatogenen Aussaat zu erklären, die häufig im Rahmen einer Primärtuberkulose erfolgen dürfte. Man vermutet die weitere Infektion durch Aspiration infizierten Fruchtwassers oder durch Einschwemmung von Bakterien durch den Ductus arantii. JENTGENS (1963) schätzt die Zahl der beschriebenen konnatalen Tuberkulosen bis 1962 auf etwa 250, DAVIS u. Mitarb. (1960) sprechen von 157.

Die Zahl wird durch die mögliche und indizierte tuberkulostatische Therapie während der Schwangerschaft sicherlich weiter zurückgehen. Die Therapie der konnatalen Tuberkulose entspricht der einer postnatalen Infektion des Säuglingsalters. Die Prognose hängt von dem Augenblick der intrauterinen Infektion und der Ausdehnung der Tuberkulose ab.

Die Erkrankung der Mutter gibt einen Hinweis auf die tuberkulöse Erkrankung des Kindes. Im übrigen sind die Symptome der konnatalen Tuberkulose wie auch die der postnatalen uncharakteristisch und vielfältig. Die Tuberkulinreaktion kann in den ersten Tagen noch negativ ausfallen, jedoch in den ersten Tagen nach der Geburt bereits angelegt werden. Die Frage einer passiven Über-

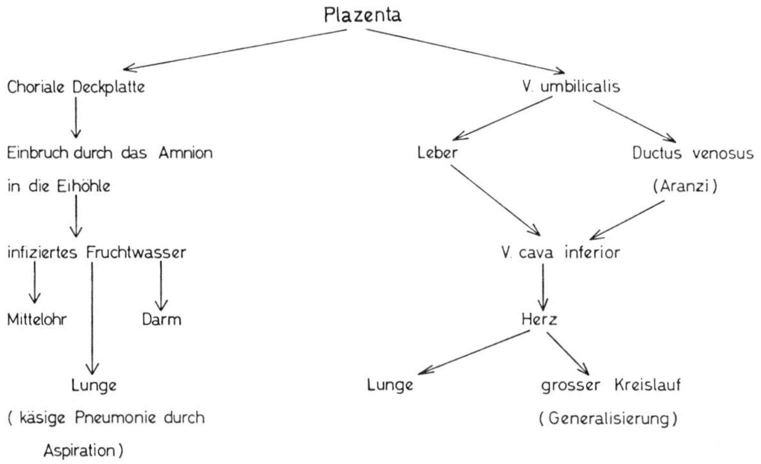

Abb. 6. Infektionswege der konnatalen Tuberkulose. (Nach JENTGENS 1963)

tragung der Tuberkulinüberempfindlichkeit wird von JENTGENS als noch nicht entschieden angesehen. Es gibt Beobachtungen, die hierfür sprechen können. Die Überempfindlichkeit kann jedoch passager sein und in den ersten Monaten nach der Geburt wieder verschwinden. Der Verdacht auf eine konnatale Tuberkulose spricht nicht gegen die Durchführung einer Neugeborenen-BCG-Impfung. Der Infektionsgang (Abb. 6) ist der Zusammenstellung von JENTGENS (1963) entnommen (s. Beitrag DUNDALEK und JENTGENS, S. 545 ff.)

3. Primärherd und Primärkomplex

Der Primärherd kann überall dort sitzen, wo Tuberkelbakterien erstmals mit dem Organismus in Kontakt kommen. Er ist am besten zu beobachten, wenn er mit regionaler Lymphknotenbeteiligung auf der äußeren Haut abläuft, ein Vorgang, der u.a. als Zirkumzisionstuberkulose (WOLFF 1921; FISCHL 1930) beobachtet und beschrieben wurde, nach künstlicher Infektsetzung bei der BCG-Impfung beobachtet werden kann und nicht so selten auch nach Verletzungen der Haut zu sehen ist (Abb. 7). Der Primärherd kann sich innerhalb von 10–14 Tagen entwickeln; zuerst als tastbares Knötchen, schließlich als kleines Ulkus, das schnell abheilen kann und wie auf der gezeigten Abbildung als kleine Narbe imponiert, während der Lymphknoten Zeichen einer akuten Infektion aufweist. Diese morphologische Inkubationszeit (MÜLLER 1952), die Zeit zwischen Infektionstermin bis zu faßbaren pathologisch-anatomischen Zeichen, ist unterschiedlich lang und hängt von der Infektionsmassivität ab. Je größer die Menge eingebrachter Bakterien, desto früher finden sich makroskopisch nachweisbare Veränderungen. Die Massivität der Infektion spiegelt sich epidemiologisch auch in den Morbiditätsziffern der Kontaktgruppen wieder. Die Haupteintrittspforte der Primärinfektion ist die Lunge. Nach MOMMSEN (1936) erfolgten 90% aller Infektionen aerogen, lediglich der Rest oral oder im Bereich des Integumentum commune. Inzwischen hat sich die Zahl weiterhin zugunsten der aerogenen Infektion verschoben. Nach Ansicht von LANGE (1933) ist für eine Infektion jedoch schon die Zahl von ein oder zwei Bakterien ausreichend. Die bekannte Lehre der Tröpfcheninfektion geht auf GHON (1912) und LANGE

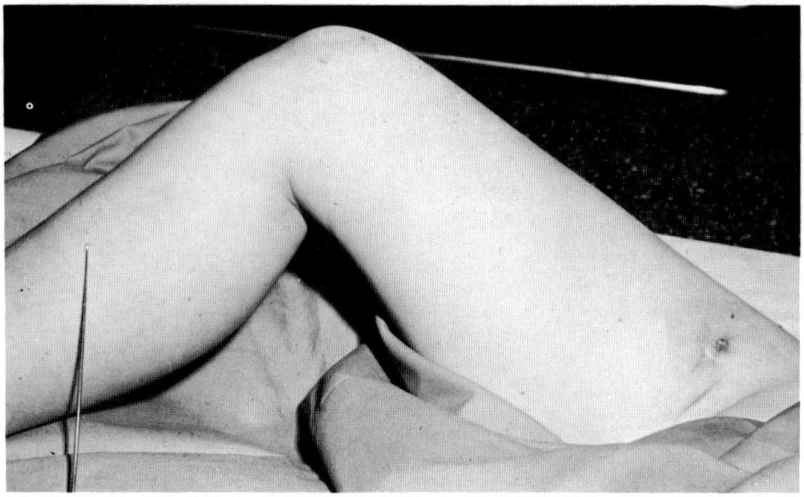

Abb. 7. Primärkomplexbildung am rechten Unterschenkel und in der rechten Leiste nach Schneeballverletzung bei einem Jungen

(1930) zurück. Der Zeitpunkt zwischen durch Tuberkulinreaktion nachweisbarer Infektion und dem Augenblick der Exposition, die biologische Inkubationszeit, streut außerordentlich; sie dauert etwa zwei bis zehn Wochen (PÜSCHEL 1944; HAMBURGER 1910), selten sechs bis zu elf Monaten (LANGE 1933; EPSTEIN, zit. nach ENGEL u. PIRQUET 1930, s. 304 (s. D. 3).

Sind die Bakterien durch Haut, Schleimhaut oder im Bereich der Alveolen in das Lungenparenchym eingedrungen, kommt es zuerst zur Bildung einer Entzündung mit anatomisch faßbarer Veränderung. Der primäre Lungenherd gleicht einer kleinen käsigen Pneumonie (HUEBSCHMANN 1924). Eigentliches tuberkulöses Gewebe kann fehlen. Es folgen alsdann die Bildung von Langhansschen Riesenzellen, Zelltod oder Nekrose (JESSEN 1928) und schließlich wird das abgestorbene Gewebe abgestoßen. Aber es gibt auch tuberkulöse Entzündungen ohne typische Tuberkel und Riesenzellen. Wie HUEBSCHMANN (1924) sagt, beginnt die Tuberkulose wie jede andere Entzündung und kann auch wie jede andere Entzündung abheilen.

Im Vordergrund der Primärherdlokalisation steht die Lunge, so daß sich die meisten Arbeiten mit dem primären Lungenherd befassen. Aus Sicht des pathologischen Anatomen beschreibt KUSS (1898) in seiner grundlegenden Arbeit die primären Lungenherde bei 145 Beobachtungen nach Zahl, Größe, Aussehen und Beziehungen zu Lymphknoten. Die Frage multipler Primärherde wird immer wieder diskutiert. Nach KUSS stellen multiple gleichzeitig auftretende Primärherde Ausnahmen dar. Als Vergleichsgrößen werden Stecknadelkopf und Haselnuß angegeben. In einer fibrösen Hülle können nach Nekrotisierung trockene und weich-käsige Massen als Inhalt auftreten. Gewöhnlich liegt der Primärherd subpleural, seltener inmitten des Parenchyms; Pleuraadhäsionen können ihn begleiten. Auch ALBRECHT (1909) und ENGEL (1923) beschreiben einen Durchmesser von 2 mm bis zu 5,5 × 2,5 cm. Der Frage der Multiplizität der Primärherde steht der Kliniker skeptischer gegenüber. In Übereinstimmung auch mit den Ansichten der Pathologen neigt man heute dazu, multiple Primärherde bereits für Ausstreuungsformen zu halten und sie entweder als hämatogen entstanden oder als Etappenherde zu charakterisieren. Noch GHON (zit. nach HUEBSCHMANN 1924) beschreibt in 16,5% zwei und mehr Herde, LANGE (1923) in 7%. Über die Lokalisation wurde seitens der Pathologen des häufigeren berichtet. Nach GHON ist der Oberlappen in 53,5%, der Mittellappen in 7% und der Unterlappen in 39,5% befallen. LANGE sieht den Oberlappen in 49,4%, den Mittellappen in 6,5% und in 44,1% den Unterlappen als Sitz des Primärherdes an. Gut beatmete Lungenteile werden zumeist betroffen.

GÖRGENYI-GÖTTCHE (1962) untersuchte anhand von 200 Röntgenaufnahmen in zwei Ebenen die Lokalisation der Primärherde. In Übereinstimmung mit den Ergebnissen von MEDLAR (1948) und WURM (1943) sieht er eine Bevorzugung des rechten axillaren Subsegmentes mit 12,5% und des 3. Segmentes mit 11% rechts; dann folgen das linke 3. Segment mit 8,5%, das linke axillare Subsegment mit 7,5%, während im rechten 8. Segment 8% der Primärherde vorkamen. Die Segmente 4 und 5 rechts, der Mittellappen waren mit 7% beteiligt, das Segment 4 der Lingula links mit 5% und das Segment 5 der Lingula mit 1,5%. Das 6. Segment des rechten Unterlappen war mit 5,5% der Fälle Ausgangspunkt der Infektion. In den übrigen Lungensegmenten sind Primärherde selten, insbesondere in den dorso-basalen Segmenten 9 und 10 links. Die Lungenspitzen sind somit selten Sitz des Primärherdes. Auffallend ist, daß schwere Formen meist mit größeren Herden beginnen, ein Grund, der einmal in der Massivität der Infektion und zum anderen in der Resistenz des Infizierten liegen dürfte. Der Primärherd im allerersten Anfangsstadium ist schwer zu beurteilen, da zumeist pathologisch-anatomisches Material fehlt. Die Entzündung ist exsudativ und nicht produktiv und somit völlig rückbildungsfähig. Bei Verkäsung bleiben (HÖTTER 1977) persistierende Veränderungen. Hierbei bleibt zu berücksichtigen, daß nur bei einem kleinen Teil der Infizierten der Primärherd in der Lunge röntgenologisch sichtbar wird; die Quote wird von NÜSSEL (1928) auf 9% geschätzt.

GHON u.Mitarb. (1926) vertraten die Auffassung: „Es kann heute niemand mit Sicherheit sagen, daß die Lehre des Primärkomplexes in ihrer heutigen Fassung ewig bestehen bleiben wird. Noch besteht das Parrotsche Gesetz, das sagt: ‚kein Lymphknotenherd ohne Lungenherd, kein Lungenherd ohne Lymphknotenherd'." KUSS (1898) bestätigte diese Beziehung. Ausnahmen von der Parrotschen Regel führt GHON zwar auf, hält sie jedoch für extrem selten. SCHWARTZ (1959) wendete sich in seinen Veröffentlichungen gegen die Auffassung, Primärherde könnten multipel vorkommen, wie GHON u.Mitarb. (1926) dies meinten, eine Auffassung, die auch von PAGEL (1933) in der präallergischen Phase für möglich gehalten wurde. Die Auffassung von SCHWARTZ hat allgemeine Anerkennung gefunden. Der Beginn der Tuberkulose umfaßt den Primärkomplex, bestehend aus Primärherd und begleitendem Lymphknoten. Andere spezifische Veränderungen sind Aspirationsherde und verkalkende Etappenherde, die Primärherde vortäuschen dürften.

Seine größte Ausdehnung dürfte der Primärherd etwa zwei Monate nach der Infektion erreicht haben. Das käsige Kerngebilde kann von einer perifokalen Verdichtung umgeben sein, Resorptionstuberkel, die nach HUEBSCHMANN (1924) lymphogen entstehen. Der Käseherd kann verkalken, schrumpfen, in den Jahren nach der Primärinfektion verschwinden, als kleine anthrakotische Narben erhalten bleiben, da der Kohlestaub, der hier abgelagert ist, nicht resorbiert wird. Der verkalkte Primärherd kann jahrelang virulente Bakterien beherbergen, die im späteren Lebensalter verschwinden oder auch zu neuerlichen Exazerbationen und Aussaaten führen können. Auch die Verknöcherung eines Primärherdes ist möglich. Bei einer Progredienz der Tuberkulose kann er in einem später folgenden Aspirationsinfiltrat untergehen. Einige typische Röntgenaufnahmen klären Befunde, die als Primärherde angesprochen werden müssen. Abbildung

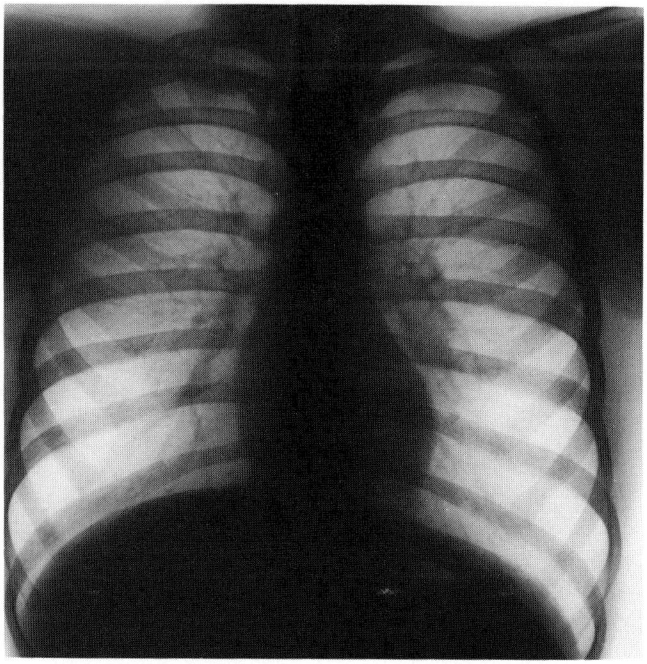

Abb. 8. 16 Jahre. Infiziert vom Nachbarn während der Lehre (Aufnahme v. 18. 7. 77). Primärherd links Mitte mit tumoriger Bronchiallymphknoten-Tb links

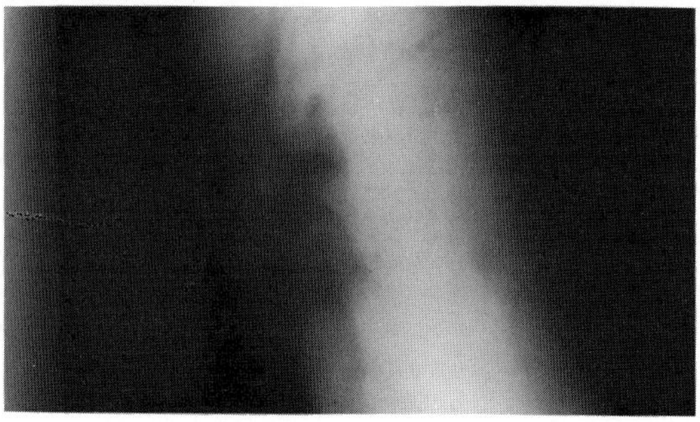

Abb. 9. Die Schichtaufnahme (v. 21. 7. 77) zeigt den gleichen Patienten wie Abb. 8. Lymphknotenvergrößerungen und einen angedeuteten Primärherd links Mitte

8 läßt, wie dies meist der Fall ist, die Lymphknotenreaktion wesentlich besser erkennen als den Primärherd selbst, der sich am unteren Rand zur Hälfte im Schatten der 7. Rippe zeigt. Die Schichtaufnahme (Abb. 9) bringt ihn in Höhe des linken Hilus, lateral gelegen, deutlicher. Gut sichtbar zeigen Abb. 10 und 11 den Ablauf im Röntgenbild. Der anfangs weiche Primärherd verkalkt und wird so sichtbar bleiben. Bei einem weiter peripher liegenden Primärherd könnte ein kollateraler Lymphknoten im Bereich der Abflußbahn ein gleiches Bild zeigen. Bei der Umgebungsuntersuchung seines Bruders zeigte der 4jährige Junge (Abb. 12) bei einem positiven Moro im 3. ICR rechts einen kleinen Fleckschatten mit nur geringfügig begleitender Hilusreaktion. Unter der Chemotherapie wan-

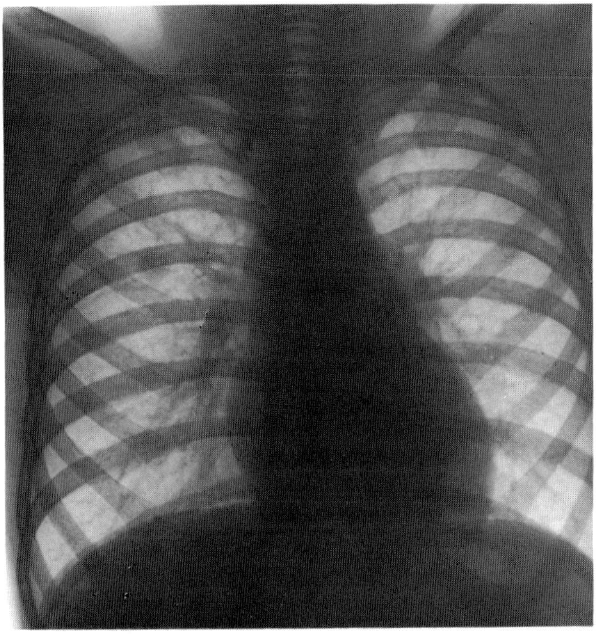

Abb. 10. 7jähriges Mädchen. Aufnahme v. 8. 7. 74; weicher Herd im 2. ICR rechts

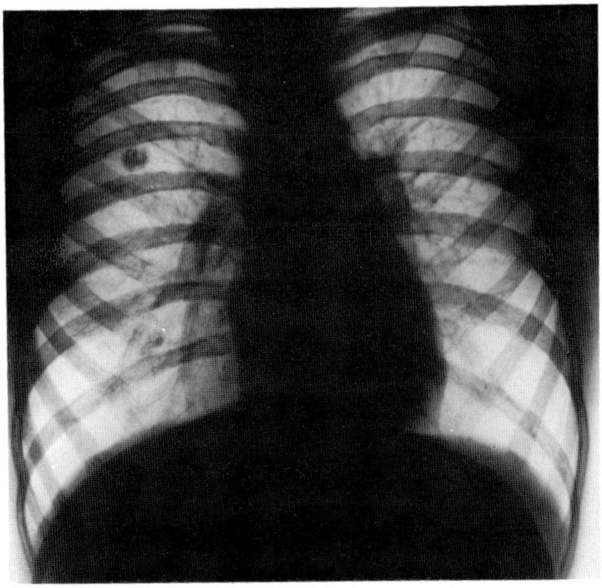

Abb. 11. Dieselbe Patientin wie Abb. 10. Aufnahme v. 1. 3. 77; erbsgroßer verkalkter Herd ebenda

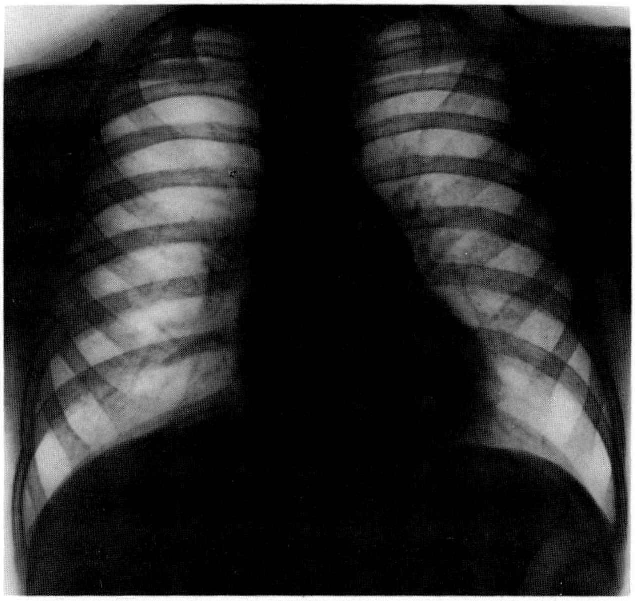

Abb. 12. P., 4jähriger Junge. Bei Umgebungsuntersuchung Moro pos. Aufnahme v. 25. 2. 77: Im 3. ICR und Deckung mit der 7. Rippe rechts erbsgroßer flauer Fleckschatten mit geringer begleitender Hilusreaktion. Kombinierte Chemotherapie

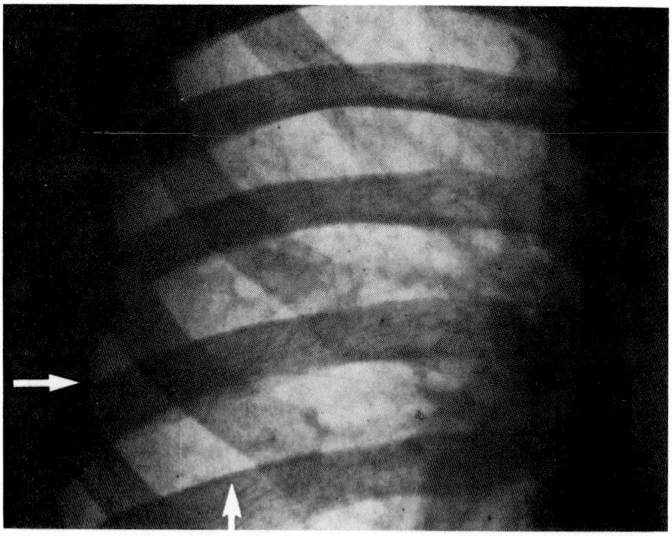

Abb. 13. Aufnahme v. 13. 5. 77: In Deckung mit der 3. Rippe rechts stecknadelkopfgroße strahlige Narbe und Interlobärlinie zum rechten Hilus

delte sich der Primärherd in eine stecknadelkopfgroße, strahlige Narbe (Abb. 13). Um einen verkalkten Primärherd kann sich aufgrund verbleibender virulenter Bakterien auch eine Kavernisierung entwickeln, die sich durch den Fremdkörperreiz auch unter Chemotherapeutika nicht schließt, so daß dies eine der seltenen

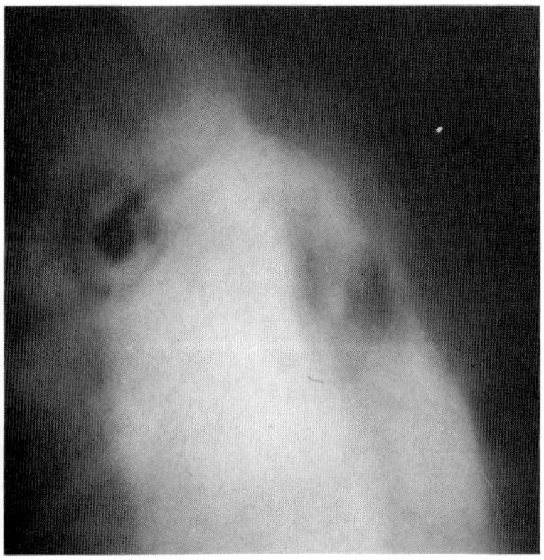

Abb. 14

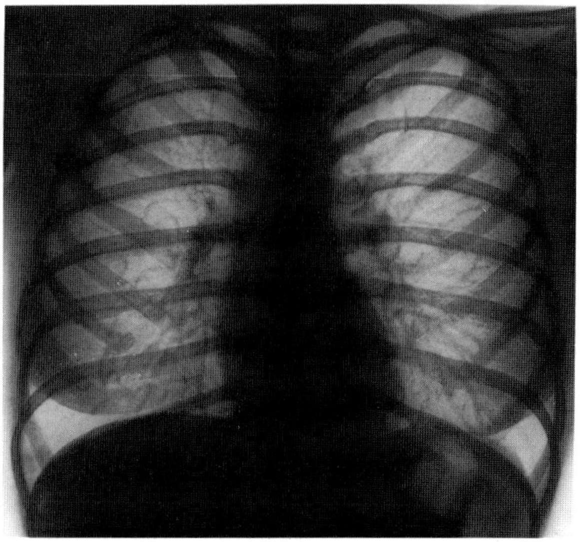

Abb. 15

Abb. 14. 15jähriges Mädchen. Schichtaufnahme v. 1. 6. 54: Als Rest einer Primär-Tb liegt innerhalb einer Kaverne links ein Kalkkonkrement. Unter entsprechender Chemotherapie veränderte sich der Befund nicht; da aus mechanischen Gründen ein Kavernenschluß nicht zu erreichen war, erfolgte die Segmentresektion der Lingula. Das Operationspräparat bestätigte den in einer Nekrose gelegenen Kalkherd

Abb. 15. 20jährige Patientin. Aufnahme v. 8. 8. 77: Kleinr weicher Fleckschatten rechts Mitte. Der Parenchymherd kann minimal sein

Indikationen im Ablauf der Primärtuberkulose zu einer Resektion sein kann. Abbildung 14 gibt ein derartiges Beispiel. Röntgenologisch ist es oft schwer zu entscheiden, ob es sich um einen Primärherd, der in eine kleine Kaverne übergeht, um eine Lymphknotenkaverne oder eine Kavernisierung des Aspirationsinfiltrates handelt. Abbildung 15 läßt kaum einen kleinen weichen Fleckschatten rechts Mitte erkennen. Bei der Bildwandlerkontrolle, die oft in der Suche nach Primärherden weiter hilft als eine Röntgenaufnahme in zwei Ebenen, fand sich jedoch ein flauer Fleckschatten, der auf Schichtaufnahmen (Abb. 16) sogar eine kleine zentrale Einschmelzung erkennen ließ. Bakteriologisch ließen sich Tb nachweisen. Bereits nach wenigen Wochen kombinierter Chemotherapie war dieser Befund nicht mehr zu sehen. Einen ähnlichen Verlauf zeigt auch eine Patientin, deren Röntgenaufnahmen Abb. 17 und 18 wiedergeben. Die subpleurale Lage weist auf eine Primärtuberkulose hin, desgleichen die prompte Rückwandlung zu einem kleinen Herdchen, ohne jedoch massivere Hilusbeteiligung aufzuweisen. Die Frau war z.Z. des Befundes im 38. Lebensjahr; der Verlauf bestätigte die Feststellung: je jünger der infizierte Organismus, um so massiver die Mitreaktion der Lymphknoten im Ablauf der Primärtuberkulose, je älter, um so geringer die Reaktion, je jünger, um so früher auch die Kalkeinlagerungen in verkäsende tuberkulöse Veränderungen, je älter, um so länger der Zeitraum zwischen Infektion, Verkäsung und späterer Kalkeinlagerung.

Die Möglichkeit, einen Primärherd noch röntgenologisch nachzuweisen, ist abhängig von seiner Konsistenz, Größe – die Mindestgröße liegt bei 5 mm –,

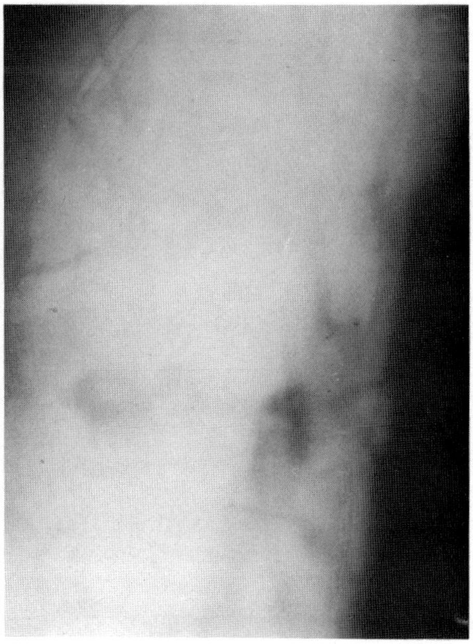

Abb. 16. Die gleiche Patientin wie Abb. 15. Schichtaufnahme v. 8. 8. 77: In 8 cm Tiefe flaue Trübung mit angedeuteter Aufhellung. Bakteriologischer Befund: TB-positiv. Der Befund ist nach wenigen Wochen kombinierter Chemotherapie röntgenologisch nicht mehr faßbar

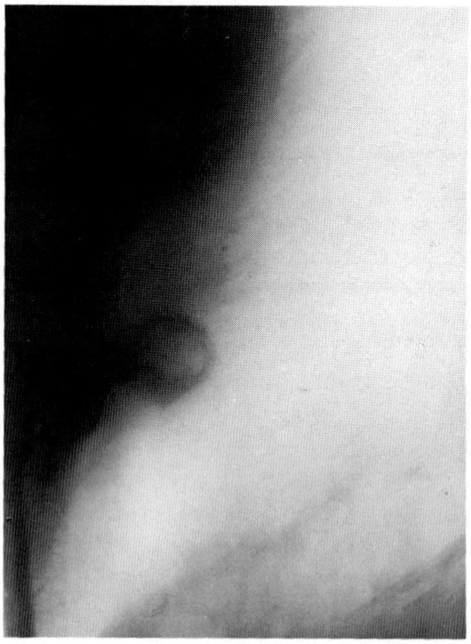

Abb. 17

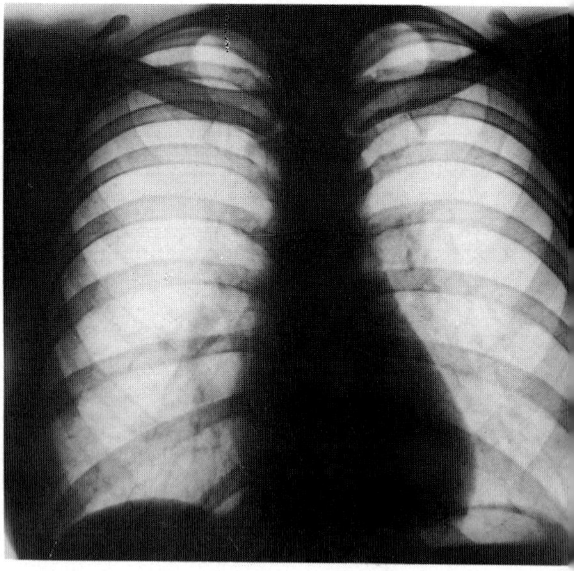

Abb. 18

Abb. 17. 38jährige Frau. Anläßlich einer „Rippenfellentzündung" geröntgt. Schichtaufnahme v. 26. 11. 76: Zentral zerfallender, haselnußgroßer subpleuraler Primärherd rechts unten

Abb. 18. Dieselbe Patientin wie Abb. 17. Aufnahme v. 15. 2. 77: Kleiner Rundherd als Rest des Primärherdes ohne Hilusbeteiligung, der im Verlauf der weiteren Monate völlig verschwand (kombinierte Chemotherapie)

Tabelle 3. Formen, Lokalisation und Ablauf der Primärtuberkulose der Lunge. Das Stadium der Primärtuberkulose schließt mit der frühen bronchogenen oder hämatogenen Ausstreuung ab

Infektablauf	Form	Name	Lokalisation	Progredienz oder Heilung
Primärherd	Rundherd, selten kavernös	Primärkomplex	Ventrale Segmente bevorzugt	Lokale und hämatogene Ausbreitung möglich oder Übergang von entzündlichem zum narbigen Stadium
Etappenherd	Lymphknotenerkrankung im Subsegmentbereich	Startkomplex	Subsegmentbereich	Bronchogene und hämatogene Ausbreitung möglich oder Heilung
Bronchiallymphknoten-Tb	Lymphknotenerkrankung im Hilusbereich		Hilus	
Lymphknotenschwellung mit Bronchuskompression	Überblähung peripherer Lungenabschnitte	Ventilstenose	Subsegment, Segment, Lappen und mehrere Lungenlappen (ventrale Segmente bevorzugt)	Lymphknotenperforation in Bronchus oder Gefäß, lokale Ausbreitung, Rückbildung und Abheilung möglich
	Resorption der Luft aus peripheren Lungenabschnitten	Atelektase, Segmentverschattung		
Entleerung des Lymphknoteninhaltes in Bronchus oder Gefäß	Tuberkulöse Bronchusfistel und Lymphknotenkaverne (TB+) Lymphknoten-Gefäßfistel	Lymphknotenfistel	V. azygos bevorzugt, Einbruch in jedes benachbarte Gefäß möglich	Progredienz und Abheilung möglich
kanalikuläre Ausbreitung	Aspirations-Tb	Segmentverschattung	Lappen, Segmente oder Subsegmente	
Hämatogene Ausbreitung	Hämatogene Herdbildung	Miliar- und isolierte Organ-Tb		
Parenchymnekrose der Lunge	Parenchymkaverne (TB+)	Kavernöse Segmentverschattung	Ein oder mehrere Segmente	
Spitzentuberkulose	Broncho- oder hämatogene Streuung	Spitzenherde	Lungenspitzen bds.	können inaktiv werden oder bleiben oder auch Ausgangspunkt der postprimären Tb sein

dem Sitz und der Reaktion des umgebenden Gewebes. Kalkinkrustationen gestalten die Erfassung leichter. Zu berücksichtigen bleibt, daß die Detailerkennbarkeit bei der Röntgenaufnahme mit zunehmendem Lebensalter und somit mit dem Thoraxwachstum abnimmt. Die Streustrahlung wird trotz moderner Technik intensiver, so daß der Erstherdnachweis beim Erwachsenen seltener gelingt als beim Kind. Beim frischen Primärherd besteht oft röntgenologisch eine streifige Verbindung zwischen Herd und Hilus, durch eine reaktive Verdichtung der abführenden Lymphbahnen oder einer Hyperämie der begleitenden Gefäße bedingt; sie bilden das „bipolare Stadium" der Tuberkulose und verschwinden im Laufe der Infektion. Etappenherde, erkrankte Lymphknoten zwischen Primärherd und Hilus, können bestehen bleiben, verkalken, ausgehustet werden und ebenfalls völlig verschwinden. Mit der Bildung des Primärkomplexes kann das erste Stadium der Primärtuberkulose beendet sein. Der Primärherd heilt ab, die Lymphknotenentzündung bildet sich zurück. Letztere kann jedoch auch nunmehr selbst maßgebend an dem weiteren Ablauf der Tuberkulose beteiligt sein. Einen Überblick über Formen, Lokalisationen und den weiteren Ablauf der Primärtuberkulose gibt Tabelle 3.

4. Bronchiallymphknotentuberkulose

Sie ist letztlich nur eine Primärtuberkulose, bei der ein Primärherd innerhalb des Lungenparenchyms röntgenologisch nicht oder nicht mehr nachweisbar ist. Sie ist die Lymphknotenkomponente des Primärkomplexes. Die Beobachtung erheblich massiverer Reaktionen der Lymphknoten bei jungen Patienten, verglichen mit denen bei Erstinfektionen von Erwachsenen wurde bereits im vorhergehenden Kapitel erwähnt.

MÜLLER (1941) faßt die verschiedenen Faktoren, die für die Ausdehnung der Lymphknotentuberkulose ausschlaggebend sind, zusammen und spricht von einer spezifischen Immunität, ererbter Widerstandskraft, Umweltfaktoren, Virulenz und Typ des Erregers.

Bei der röntgenologischen Hilusdiagnostik muß besonders das Alter des Erkrankten berücksichtigt werden. Der *Thorax des Säuglings* ist walzen- oder tonnenförmig mit relativ großem Tiefendurchmesser. Die Rippen verlaufen mehr horizontal, die Zwischenräume sind recht weit, das Herz ist groß, das Zwerchfell steht relativ hoch, so daß das Mediastinum breit erscheint. Säugling und Kleinkind achten nicht auf die Aufforderung tiefer Einatmung bei der Röntgenaufnahme, so daß Aufnahmen in allen In- oder Exspirationsstellungen vorkommen können, wenn nicht die Röntgenassistentin geschult ist, auf die In- und Exspiration des Kindes zu achten. Das stark wasserhaltige Gewebe zeigt nur geringe Kontrastunterschiede zwischen Lungenparenchym, Bronchien, Gefäßen und Lymphknoten, so daß im Säuglingsalter der Hilus fast verschwinden kann. Erst mit zunehmendem Alter, sich streckendem Thorax und schmaler werdendem Mittelschatten treten die Hili stärker hervor. Kaum ein Organsystem hat so zahlreiche Varianten wie das Hilusgebiet und in keiner Lungenregion wird man auf so häufige röntgenologische Fehlinterpretierungen stoßen wie gerade im Bereich des Hilus.

Orthograd getroffene Gefäße täuschen kalkharte Hiluslymphknotenveränderungen vor und bilden die häufigste Ursache für Fehldiagnosen im Hilusbereich. Sie sind häufig daran zu erkennen, daß sich in ihrer Nachbarschaft ein ebenfalls orthograd getroffener Bronchus mit einer feinen Ringstruktur befindet.

Bei der Primärtuberkulose kommt es zu einer Schwellung innerhalb der Hiluslymphknoten, die dem Betrachter der Röntgenaufnahme bei einem Vergleich beider Hiluskonturen auffällt. Zu berücksichtigen bleibt, daß der Hilus links bei der a.-p.-Aufnahme zum Teil hinter dem Herzgefäßschatten verschwinden kann. Sicherlich ist die Bronchiallymphknotentuberkulose röntgenologisch als Zeichen einer erfolgten tuberkulösen Infektion eher nachgewiesen als der Primärherd. Ihre

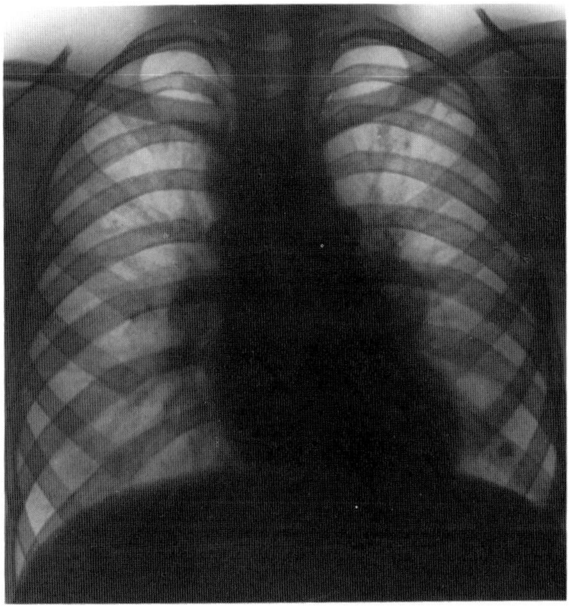

Abb. 19. 11jähriges Mädchen. Aufnahme v. 19. 7. 77: Verkalkter Primärherd links unten, verkalkte Bronchiallymphknoten-Tb links und davon ausgehend auch rechts fast parallel ausgebildet mit paratrachealer Lymphknotenschwellung rechts

Erkennung kann jedoch auch bei relativ geringen Lymphknotenschwellungen Schwierigkeiten bereiten. Im Bereich des Hilus als der Eintrittspforte der Lunge kreuzen drei Röhrensysteme; das Bronchialsystem, zwei Blutsysteme, das der Arteria pulmonalis und der Vena pulmonalis. Hinzu kommen die A. bronchiales, die das Lungengewebe mit arterialisiertem Blut versorgen, jedoch nur kleines Kaliber haben. Lymphgefäße finden sich im Hilus, lockeres Bindegewebe und schließlich Duplikaturen der Pleura. Beim *Kind* hat der Hilus mehr eine Dreiecksform mit einer Spitze, die in das Lungengewebe hereinreicht, der *Erwachsene* bietet mehr das Bild eines fingerförmigen Hilus. Der linke liegt etwas weiter nach kranial projiziert, Paratracheallymphknoten gibt es beiderseits der Trachea; sie erkranken jedoch häufiger rechts als links. Dies hängt mit dem von SCHWARTZ als „Einbahnstraße" bezeichneten Lymphabfluß der Lunge zusammen, der auch bei den Karzinomstudien von MAASSEN (1967) zum Ausdruck kommt. Diese Befunde sind jedoch nur relativ mit Absiedlungen bei der Tuberkulose zu vergleichen, da letztere in geringerem Maße zu einer Absiedlung neigen.

Einseitige Hilusveränderungen sprechen eher für eine Tuberkulose (Abb. 8), doppelseitige für eine Systemerkrankung; unspezifische Infekte führen ebenfalls meist zu doppelseitigen Veränderungen. Tritt trotzdem bei einer Primärtuberkulose eine doppelseitige Hilusbeteiligung auf, so ist der Primärherd zumeist links. Die Reste eines derartig typischen Ablaufes zeigt Abb. 19. Links unten sieht man einen verkalkten Primärherd von Erbsgröße, die Lymphknoten im linken Hilus sind massiv vergrößert und zeigen Kalkeinlagerungen, die fast an die Schalenform von Kalkinkrustationen bei der Silikose erinnern. In geringerem Maße sieht man rechts verkalkende Lymphknoten sowie eine Schwellung paratracheal rechts. Alle im Bereich der Abflußbahn liegenden Lymphknoten haben sich an der Primärtuberkulose beteiligt.

Wie der Primärherd, so können auch Infektionen im Bereich der Lymphknoten auf das angrenzende Lungenparenchym perforierend übergreifen und zu

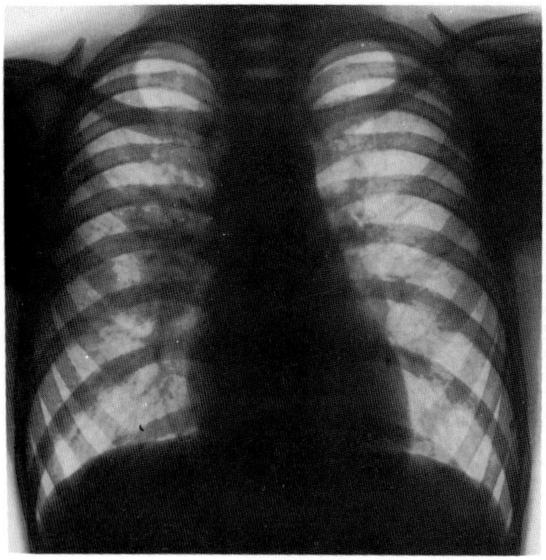

Abb. 20

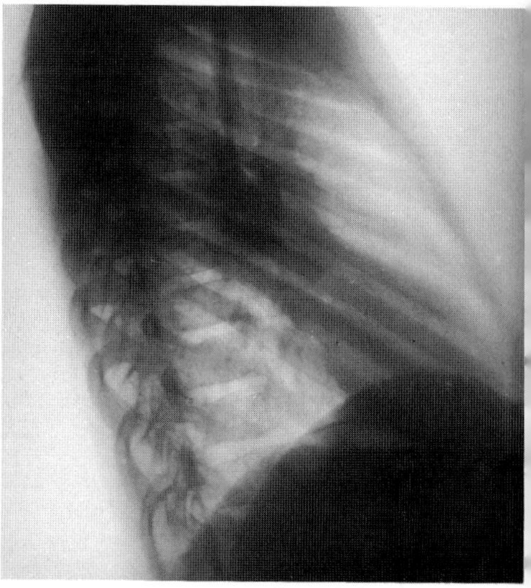

Abb. 21

Abb. 20. 8 Jahre alter Junge. Aufnahme v. 2. 5. 61: Primär-Tb, Hiluslymphknoten-Tb rechts mit perihilärer entzündlicher Reaktion

Abb. 21. Derselbe Patient wie Abb. 20. Queraufnahme v. 3. 5. 61: Die Verschattung projiziert sich nur in den Hilusbereich, nicht in periphere Segmente

entzündlichen Veränderungen führen, oft perihilär gelegen, im Röntgenbild fast ähnlich einer massiven Bronchitis (Abb. 20 u. 21). Diese Veränderungen sind, verglichen mit anderen Folgezuständen der hilären Bronchiallymphknoteninfektion, relativ selten, ihr Vorkommen hat sich jedoch auch bei operativen Eingriffen bestätigt (HOFMANN 1978).

Je massiver die Hilusschwellungen, je weicher der Bronchus und je kleiner das Bronchuskaliber, um so schneller besteht die Möglichkeit einer Atelektase durch Kompression eines Segmentlappen oder Hauptbronchus oder sogar der Trachea (Abb. 22), die zu akuten Erstickungsanfällen führen kann, mit massivem Stridor einhergeht, sich jedoch unter Kortikoiden und kombinierter Chemotherapie bald rückläufig entwickelt.

Atelektasen als Folgen von Bronchuskompressionen mit nachfolgender Resorption der Luft aus dem verschlossenen Lungenabschnitt beschreibt MÜLLER (1938) und bringt sie in Verbindung mit den benignen Verschattungen von KLEINSCHMIDT (1927). Aufgrund dieser Atelektasen kann es zu den verschiedenartigsten röntgenologisch faßbaren Veränderungen unterschiedlicher Lage und Größe kommen, die aufgrund der Segmentanatomie (Abb. 4) einleuchtend erklärt werden können (BRÜGGER 1950). Bronchologisch sind derartige Kompressionen des Lumens gut zu beobachten bei recht eindrucksvollen Bildern (Abb. 23). Unter der kombinierten Chemotherapie können sich diese Formen zurückbilden, ohne daß ein aktives Vorgehen erforderlich ist. Es kommt zu einer Restitutio ad integrum; die poststenotische Atelektase kann sich ohne Residuen wiederum völlig lösen. Auch eine Ventilstenose kann zu einer vorübergehenden Fixierung des betroffenen Lungenabschnittes in einer maximalen Einatemstellung führen (s.S. 361).

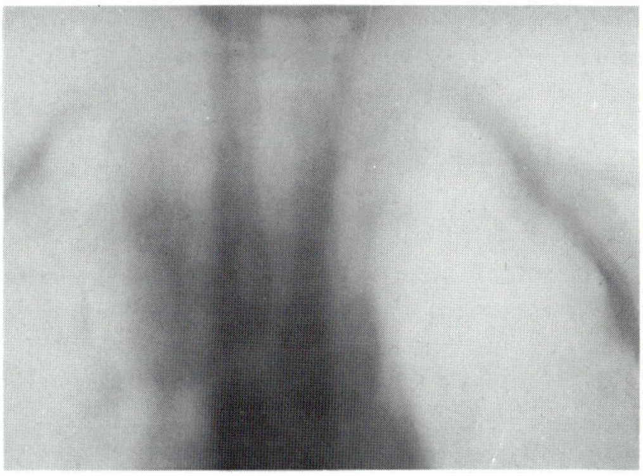

Abb. 22

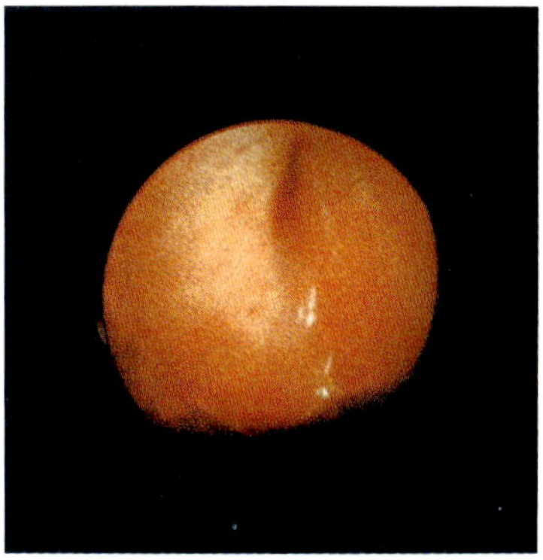

Abb. 23

Abb. 22. Säugling (1 Jahr, ♂). Schichtaufnahme v. 23. 2. 50 in 7 cm Tiefe: Durch die Schwellung der Paratracheallymphknoten bds. ist es zu einer erheblichen Trachealkompression gekommen. Klinisch: Massiver Stridor. Rückbildung unter Chemotherapie

Abb. 23. Kompression des linken Oberlappen-Bronchus durch tuberkulöse Lymphknoten mit Atelektase des linken Oberlappen (OL) im Ablauf einer Primärtuberkulose. (Bronchoskopische Aufnahme)

Unterschiedlich große Kalkeinlagerungen bleiben bis in das späte Lebensalter ein Hinweis auf eine abgelaufene Primärtuberkulose mit Hiluserkrankung. Sieht man einen derartigen Befund, so liegt es nahe, nach einem Primärherd im Lungenparenchym zu suchen. Sein Nachweis ist jedoch keineswegs obligatorisch. In diesen verkalkten Hiluslymphknoten können über Jahrzehnte vermehrungsfähige Bakterien verbleiben und in den späteren Jahren Ausgangspunkt einer postprimären Streuungstuberkulose werden.

5. Lymphadenogene endobronchiale Reinfektion

Wie dies im Lymphknotenbereich beim Ablauf eines Primärkomplexes der Haut oder des Halses zu beobachten ist (Abb. 7), so kann es nach zentraler Erweichung von Lymphknoten, die den Bronchien anliegen, zu einer Perforation der Bronchuswand und einer submukösen Abszedierung kommen (Abb. 24).

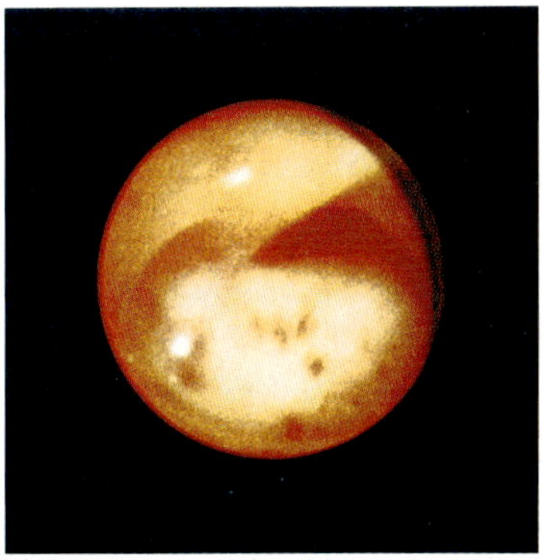

Abb. 24. Submuköse Abszedierung kurz vor der Perforation eines Hiluslymphknotens im Ablauf einer Primärtuberkulose. (Bronchoskopische Aufnahme)

Ihr folgt schließlich eine Perforation mit Entleerung mehr oder weniger stark infizierten Lymphknoteninhalts, der zur Peripherie hin aspiriert werden kann. Röntgenologisch faßbare Verschattungen entstehen aufgrund von Teilatelektasen und Entzündungen, bedingt durch die Aspiration infizierten Materials.

Diese Veränderungen sind immer wieder beschrieben worden und haben die verschiedensten Namen erhalten: Epituberkulose, Frühinfiltrat, intrapulmonaler Schub. Trotzdem beruhen sie lediglich auf dem Vorgang, den man bei einem Ablauf der Primärtuberkulose im Bereich der äußeren Haut immer wieder beobachten kann, auf einer Perforation regionaler Lymphknoten, nur daß in der Lunge Atelektasen und Aspirationen hinzukommen. Diese Beobachtung ist keineswegs neu. KUSS (1898) beschreibt durchgebrochene und erweichte Lymphknoten. Auch wurde bereits damals die auffallend gute Rückbildungsfähigkeit dieser Verschattungen aufgrund der zitierten atelektatischen Genese diskutiert. NÜSSEL (1927) sah typische Bilder mit Lymphknotenperforationen. MÜLLER (1943) beobachtete Aspirationen, die so massiv waren, daß sie von schockähnlichen Bildern begleitet wurden und vergleicht sie mit der Darstellung von GHON. Diese Aspirationsinfiltrate sind die epituberkulösen und gelatinösen Infiltrationen von ELIASBERG u. NEULAND (1921), die epituberkulösen Infiltrationen von EPSTEIN (1922) und das Frühinfiltrat von ASSMANN (1925).

Diesen Schluß erlaubten erst die Erfahrungen bei Resektionen und Bronchoskopien mit einem Vergleich pathologisch-anatomischer Befunde und von Röntgenbildern zur Zeit eines noch nicht lebensbedrohenden Krankheitsbildes. HUGUENIN schreibt 1910 zur Frage der Bronchiallymphknotentuberkulose und Lungenerkrankung: „Die Krankheit kann viele Jahre dauern; sie ist eine Lymphgefäßtuberkulose..., sie schreitet von den bronchialen Drüsen durch den Hilus in die Lunge hinein, und zwar mit wechselnder Intensität.“ Er beschreibt somit genau das, was später bronchologisch immer wieder bestätigt werden konnte. Diese Einbrüche können so massiv sein, daß Lymphknoteninhalt mit ausgehustet wird, sich subglottisch einklemmt und zu einem Glottisspasmus führen kann.

REDEKER (1926) dachte mehr an eine exogene Superinfektion bei der Genese der subprimären Lungenverschattungen. Er betonte die Bedeutung der Allergie, die für die Ausdehnung der folgenden Verschattungen mit ausschlaggebend war, wie SCHWARTZ (1935) dies später ausführlich zeigte. Mancher Befund, der früher als Primärherd angesehen wurde, wird von ihm in das Stadium der subprimären Tuberkulose eingestuft. Der Primärherd wird nach seiner Auffassung höchstens bohnen-, röntgenologisch bis zu kirschgroß. „Die Individualität des Primärherdes wird vom Aspirationsinfiltrat verwischt; er kann zusammen mit den zerbröckelten und aufgelösten Massen des Aspirationsinfiltrates ausgehustet werden.“ In seinen Arbeiten gibt er zahlreiche Hinweise auf die Genese der Segmentverschattungen mit instruktiven Abbildungen, deren eine Abb. 25 (SCHWARTZ 1950) zeigt. Diese Beobachtungen wurden klinischerseits bestätigt (BRÜGGER 1950; GÖRGENYI-GÖTTCHE 1962; BEHRENDT 1951; DUFOURT u. DEPIERE 1954; SIMON 1951; SIMON 1962b). Pathologen schlossen sich der Auffassung an (UEHLINGER 1952; KÖNN u. BÜCHNER 1965; BRECKLINGHAUS 1955; RÖSSLE 1941). RÖSSLE unterscheidet die reine Atelektase lediglich infolge einer Kompression der Bronchien durch Lymphknoten von der unreinen Atelektase bei gleichzeitiger Kompression und Aspiration perforierten Materials. Nicht nur die spezifische Infektion hinter der Bronchusokklusion oder der Lymphknotenperforation kann zu einer Infektion des peripher gelegenen Segmentanteiles führen. Auch unspezifische Infektionen siedeln sich im weiteren Verlauf dort ab und führen wie die tuberkulöse Infektion zu Bronchusschädigungen, deren Folge Bronchiektasen, Bronchopneumonien und erst später verbleibende Restde-

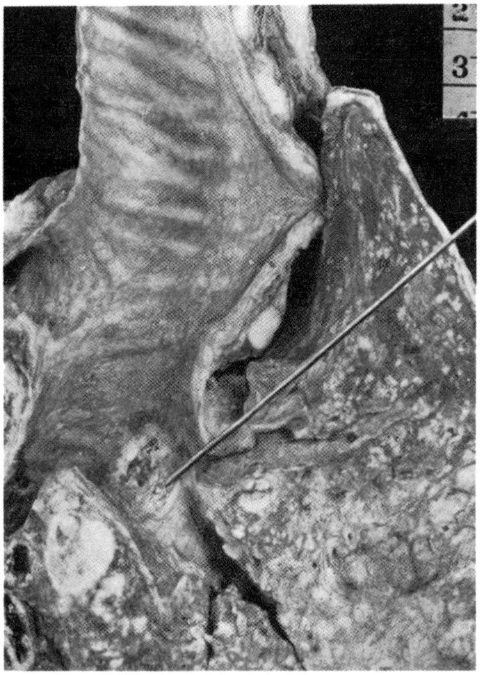

Abb. 25. 21 Jahre alter Mann. Sektionspräparat: großer frischer Einbruch eines nekrotischen Lymphknotens in den Hauptbronchus des rechten Oberlappens. Als Folge des Lymphknoteneinbruchs ist in der Subapikalgegend des Oberlappens ein umfangreiches, massives Reinfektionsinfiltrat entstanden. (Nach SCHWARTZ 1950)

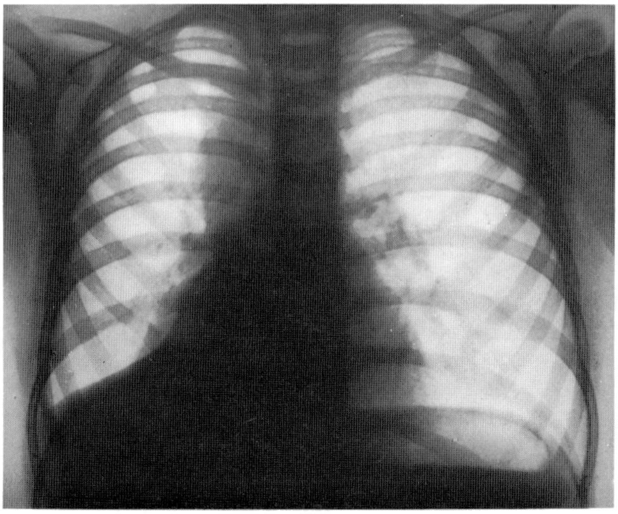

Abb. 26. 5jähriges Mädchen. Aufnahme v. 4. 11. 60: Atelektase des rechten Unter- und Mittellappens. Tumorige Bronchial- und Paratracheallymphknoten-Tb. Bronchoskopisch: Kompression des Lumens im Bereich des rechten Unterlappens. Aus dem Restlumen entleert sich gelber Eiter

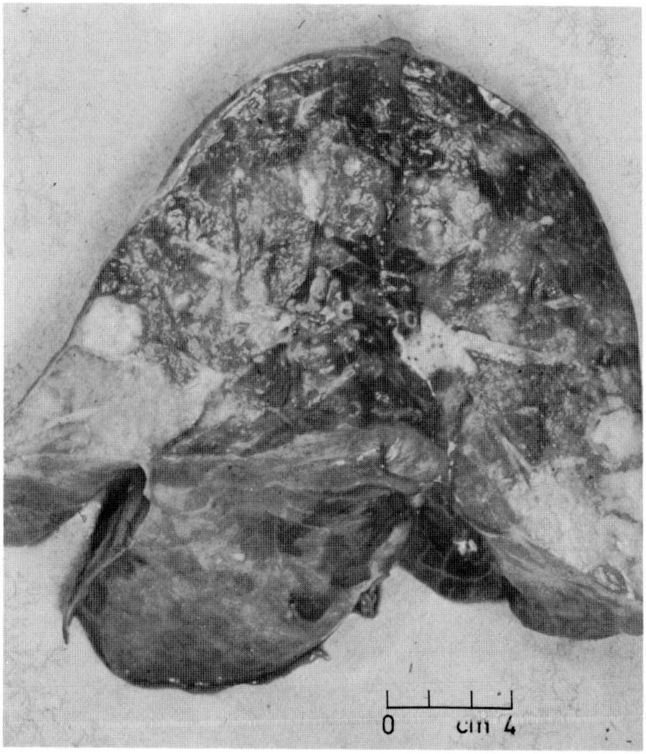

Abb. 27. 11jähriges Mädchen. TB-positiv. Primär-Tb. Reaktionspräparat des rechten Unterlappens aus dem Jahre 1956. Verkäster „tuberkulomähnlicher Primärherd, umgebende Herdchen, spezifische Bronchitis mit Pleurainfektion". Darunter: eine „segmentale Verschattung"

fekte in Form von Indurationsfeldern sind. Abbildung 26 zeigt eine Unter- und Mittellappenatelektase rechts mit bronchoskopisch bestätigter retrostenotischer Infektion und tumoriger paratrachealer Lymphknotentuberkulose rechts.

Die Aspiration des Lymphknoteninhaltes braucht nicht in das gleiche Segment hinein zu erfolgen, in dem der Primärherd sitzt. Auch benachbarte Segmentbronchien können betroffen werden, so daß die Verschattung einmal aequisegmental im Bereich des Primärherdes oder alterosegmental in anderen Segmenten zu finden ist. Diese typisch segmentalen Einordnungen haben operative Eingriffe bestätigt. Abbildung 27 zeigt einen Primärherd und darunter die segmentale Verschattung an einem Resektionspräparat aus dem Jahre 1956. Heute würde man aufgrund der möglichen kombinierten Chemotherapie derartige Befunde nicht mehr resezieren. Die durch eine Aspiration entstehenden Streuherdchen sind ebenfalls weitgehend segmental gebunden oder konfluieren zu keilförmigen Herdbildungen, die SCHWARTZ aufgrund seiner pathologisch-anatomischen Studien „Radiergummiinfiltrate" nennt. Im Bereich der Aspirationsinfiltrate findet man Ansammlungen von Alveolarhistiozyten. Nekrosen treten auf, die zu einer Kavernisierung überleiten können. Verkäsungen sind recht häufig. Die Gewebe sind jedoch erregerarm. Je höher die Entzündungsbereitschaft des Organismus, um so massiver die Reaktion des Lungengewebes und um so hochgradiger die Ausdehnung der Verschattung.

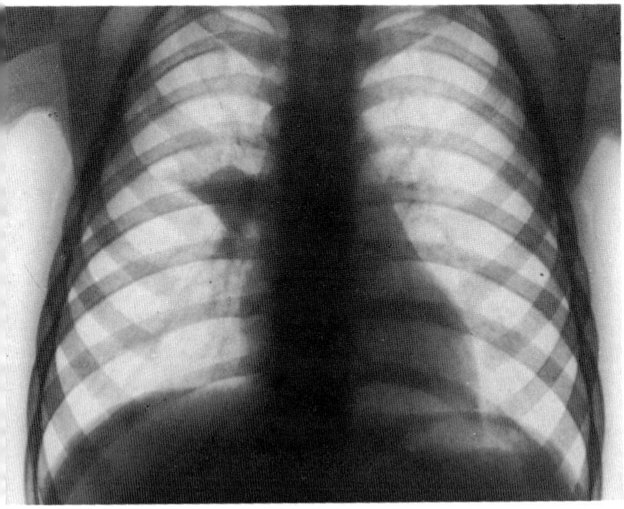

Abb. 28

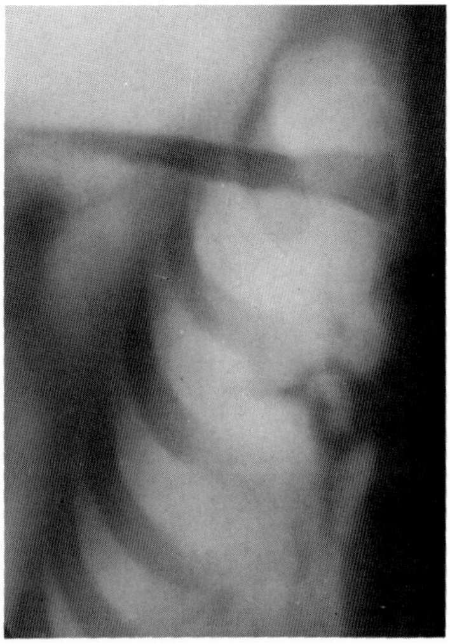

Abb. 29

Abb. 28. 6 Jahre altes Mädchen. Aufnahme v. 23. 3. 57: Verkalkter Primärkomplex rechts oben, tumorige Bronchial- und Paratracheallymphknoten-Tb

Abb. 29. Dieselbe Patientin wie Abb. 28. Schichtaufnahme v. 23. 7. 57: Lymphknotenkaverne im rechten Hilus nach Perforation. Aspiration in das 3. Segment. Spätere Induration ohne Bronchiektasenbildung. Im Verlauf der Beobachtung kam es wechselnd zu einer Füllung und wiederum zu einer Entleerung des Lymphknotens mit entsprechend wechselnder Kavernenbildung

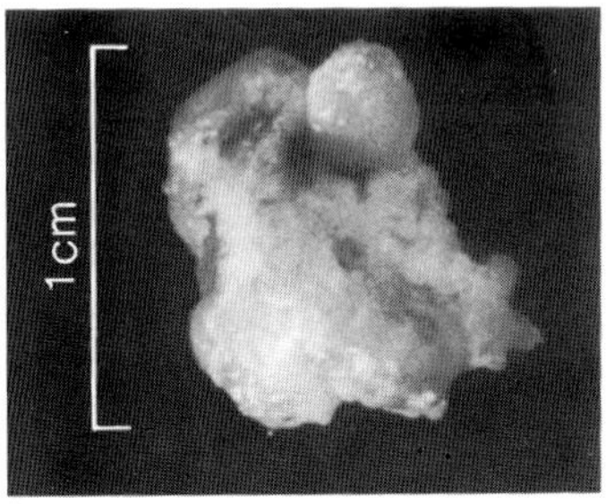

Abb. 30

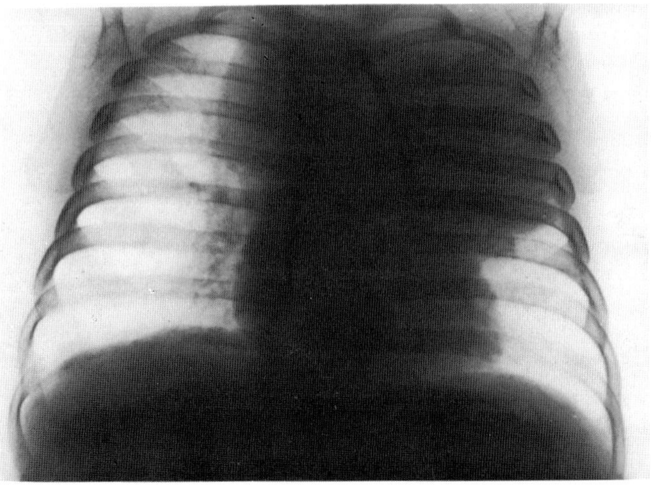

Abb. 31

Abb. 30. Käsig-kalkige Nekrose aus einem Lymphknoten eines 1,5 Jahre alten Jungen. Sie entleerte sich während einer Bronchoskopie wegen einer Unter- und Mittellappenatelektase rechts

Abb. 31. 8 Monate altes Mädchen. Uncharakteristische Anamnese. Infektionsquelle unbekannt. Aufnahme v. 25. 6. 76: Massive Oberlappen-Atelektase links mit Lymphknotenreaktion in beiden Hili und paratracheal rechts

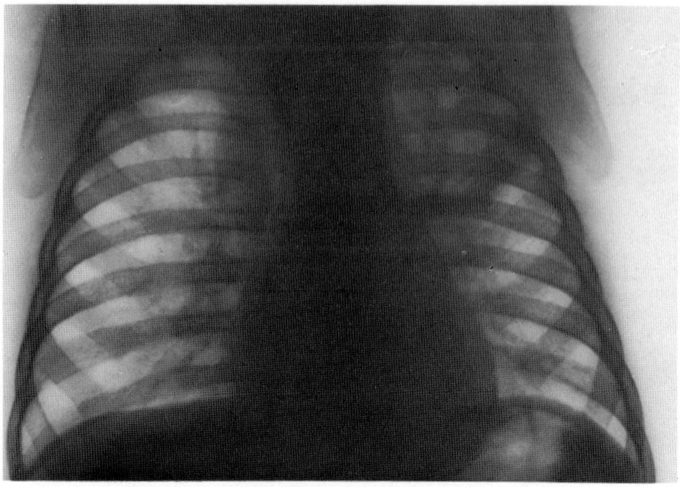

Abb. 32. Dieselbe Patientin wie Abb. 31. Aufnahme v. 18. 9. 76: Unter kombinierter Chemotherapie weitgehende Befundrückläufigkeit

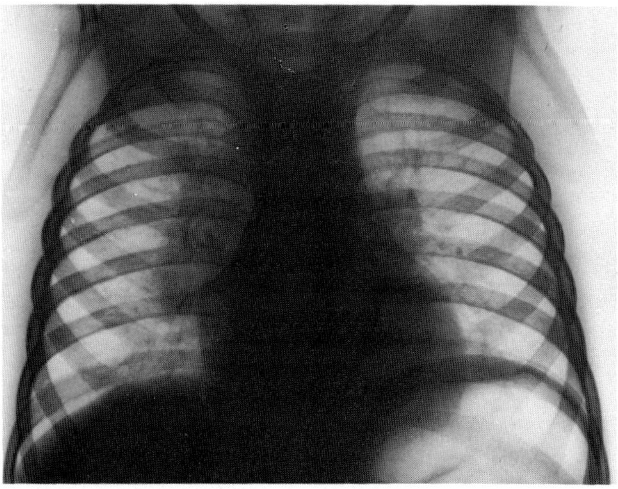

Abb. 33. $2^1/_2$jähriger Junge; Mutter offene Tb. In der Anamnese Temperaturen, Gewichtsabnahme. Aufnahme v. 25. 3. 77: Tumoriger Hilus rechts mit beginnender Trübung rechts oben durch Unterbelüftung

Abbildung 28 zeigt als Beispiel eine Hiluslymphknotentuberkulose rechts mit einer kleinen begleitenden Atelektase im 3. Segment. Die Schichtaufnahmen (Abb. 29) zeigen deutlich die Kavernisierung des Lymphknotens aufgrund von Perforation und Entleerung des Inhaltes durch die Bronchien, wobei es nur zu einer kleinen Aspiration im Bereich des 3. Segmentes gekommen ist. Bei einer Bronchoskopie kann der Inhalt infizierter Lymphknoten in toto ausgehustet werden und sich in Form von flüssig-eitrigen oder mehr käsig-bröckeligen Substanzen entleeren (Abb. 30).

Die röntgenologisch faßbaren Veränderungen in der Lungenperipherie sind recht typisch. Abbildung 31 zeigt das Bild einer massiven Primärtuberkulose mit tumorigen Lymphknotenveränderungen links bis in den paratrachealen Bereich rechts bei einem acht Monate alten Mädchen. Im linken Oberlappen

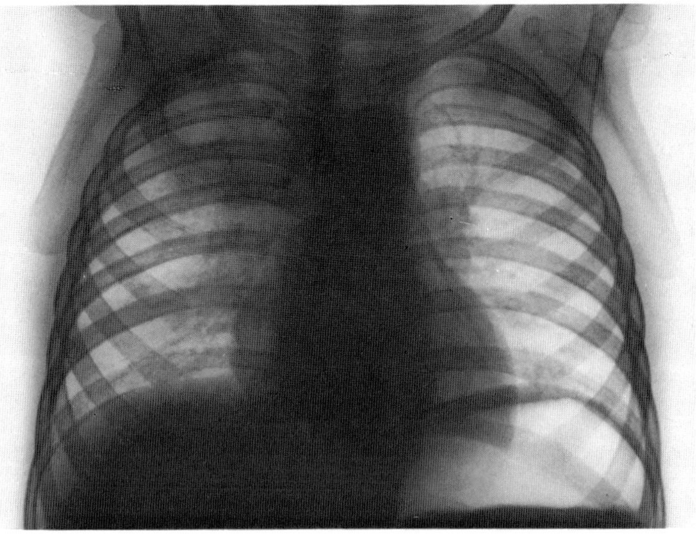

Abb. 34. Derselbe Patient von Abb. 33. Aufnahme v. 5. 5. 77: Zustand nach Entleerung der Lymphknoten mit Aspiration. Sichtbare Verkleinerung des Hilus

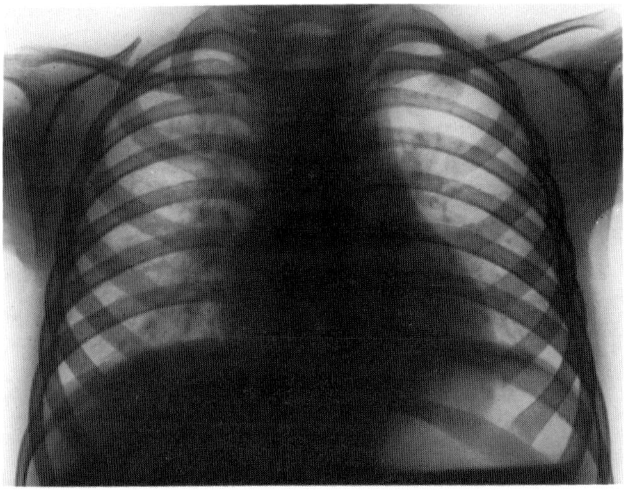

Abb. 35. Derselbe Patient von Abb. 33. Aufnahme v. 1. 7. 77: Unter kombinierter Chemotherapie langsame Rückbildung der Trübung bis auf geringe Aspirationsreste, die unter weiterer Chemotherapie verschwinden

ist es zu einer Atelektase mit Aspiration von Lymphknoteninhalt gekommen; denn auch nach Lösung der Atelektase (Abb. 32) bleibt bei unverändertem Befund paratracheal rechts eine Trübung links oben zurück. Die Röntgenaufnahme eines $2^1/_2$jährigen Jungen zeigt Abb. 33. Ein tumoriger rechter Hilus aufgrund massiver Lymphknotenschwellungen wird nach Lymphknotenperforation mit Entleerung kleiner. Der Aspiration in den rechten Oberlappen folgt eine Trübung im gleichen Lungenabschnitt (Abb. 34), die sich unter einer Poly-

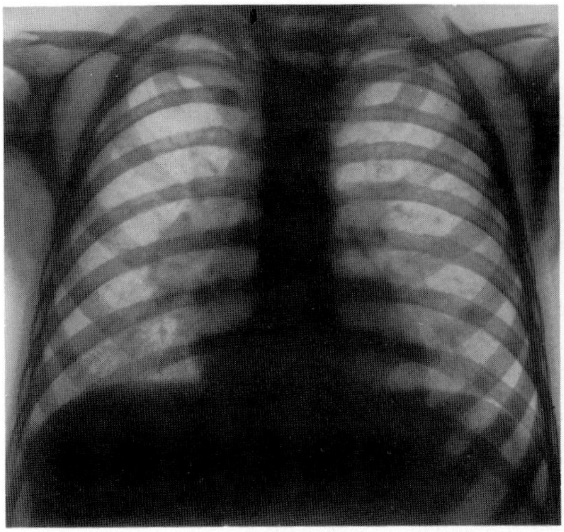

Abb. 36

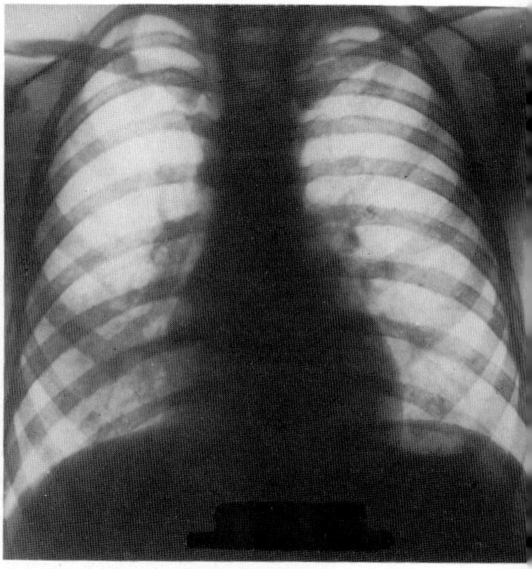

Abb. 37.

Abb. 36. 4 Jahre altes Mädchen. Tuberkulin: positiv. Aufnahme v. 4. 3. 63: Tumorige Bronchiallymphknoten-Tb rechts

Abb. 37. Dieselbe Patientin wie Abb. 36. Aufnahme v. 20. 11. 63: Nach Lymphknotendurchbruch und Entleerung des Inhaltes ist es zu einer Aspiration in den Mittellappen mit einer Entstehung eines Aspirationsinfiltrates gekommen

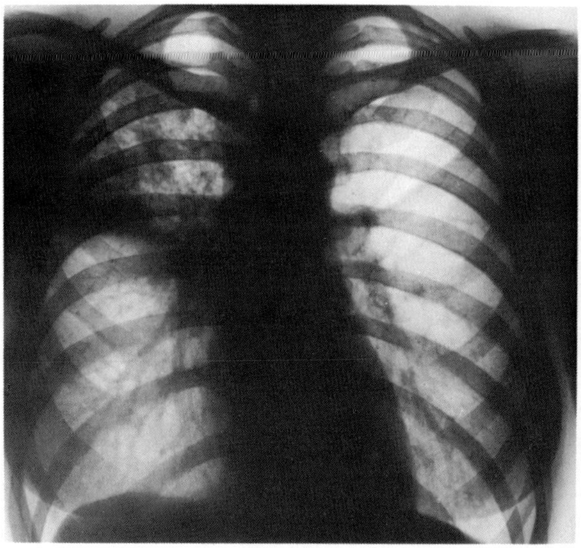

Abb. 38

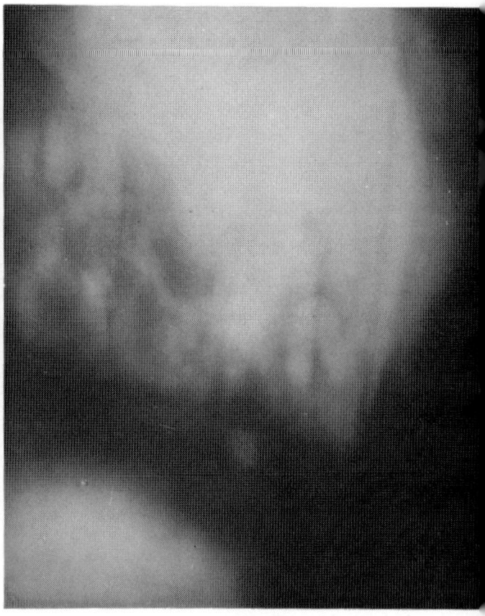

Abb. 39

Abb. 38. 28jährige Frau. Mit 19 Jahren wurde eine Tuberkulose mit geringgradiger Pleuritis links festgestellt. Aufnahme v. 19. 4. 67: Segmentverschattung rechts Mitte mit darüberliegender feinfleckiger Ausstreuung. Betroffen sind die Segmente 2 und 3

Abb. 39. Dieselbe Patientin wie Abb. 38. Schichtaufnahme v. 19. 4. 67: Aufhellung im Hilusbereich in Erbsgröße (Lymphknotenkaverne). Bei der Bronchoskopie findet sich ein ödematös verschwollener rechter Oberlappen mit Ulkusbildung im kranialen Teil. Eine Eiterstraße läuft aus dem 2. Segment. Bakteriologisch massiv TB-pos. Als Zeichen des toxischen Allgemeinschadens im EKG gesenktes ST mit Funktionsänderung des Myokards. Gute Rückbildung unter kombinierter Chemotherapie

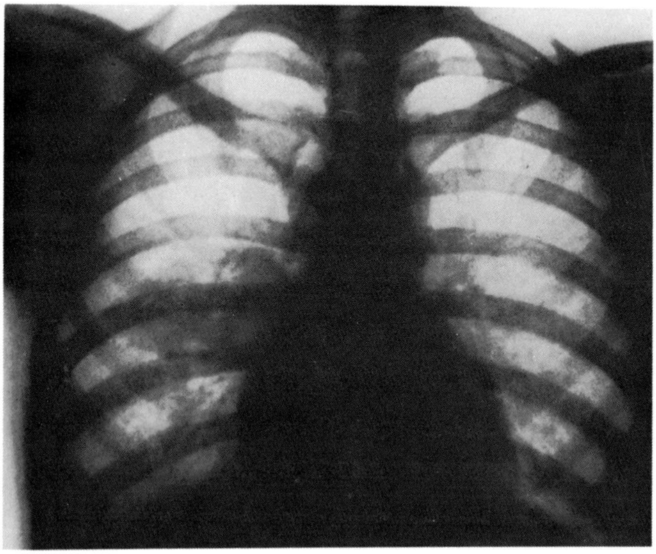

Abb. 40. 14 Jahre altes Mädchen. Aufnahme v. 8. 7. 63: Kavernös zerfallenes Aspirationsinfiltrat. Unter einer kombinierten Chemotherapie nach 6 Monaten vollständige Rückbildung. Befallen ist das 6. Segment. Eine feinherdige Aspiration sieht man auch im Unterfeld

chemotherapie weitgehend rückläufig entwickelt (Abb. 35). Besonders bevorzugt als Lokalisation ist der Mittellappen (Abb. 36 u. 37). Beim älteren Patienten sind die Lymphknotenperforationen nur selten in ihrem Ablauf so massiv, wie dies Abb. 38 und 39 zeigen. Bis zur bronchogenen Aussaat verlief eine Latenzzeit nach Beginn der Primärtuberkulose von etwa neun Jahren. Auch kavernöse Einschmelzungen im Parenchym sind möglich (Abb. 40) und tomographisch nachweisbar. Sie sind jedoch relativ selten und bilden sich ebenfalls nach kombinierter Chemotherapie gut zurück.

6. Komplikationen der intrathorakalen Primärtuberkulose

Sie werden ausgelöst, wenn die Entzündung auf Nachbarorgane übergreift oder allein schon durch eine Kompression, wie sie bei der Atelektasenbildung beschrieben wurde. Ist der Verschluß unvollständig, so kommt es zu einer Ausbildung einer *Ventilstenose* (Abb. 41), die zu einer einseitigen Überblähung der Lunge mit einer Verdrängung des Mittelfelles zur Gegenseite führt, deren Erkrankung vorgetäuscht werden kann. Die Bildwandlerkontrolle läßt bei Beobachtung der Funktion und Atmung die richtige Diagnose stellen.

Gleichermaßen können jedoch auch die Gefäße zusammengedrückt werden, wie dies bei szintigraphischen Bildern gesehen werden kann (Simon 1963). Abbildungen 42 u. 43 zeigen einen weitgehenden Ausfall der *Durchblutung* der gesamten linken Seite aufgrund der Hiluslymphknotentuberkulose links mit Perforation in das 6. Segment.

Es kann zu einer irreversiblen Stenose eines ganzen Lappens kommen mit *retrostenotischer spezifischer und unspezifischer Infektion,* die sowohl im bronchoskopischen wie auch im bronchographischen Bild erkennbar ist (Abb. 44).

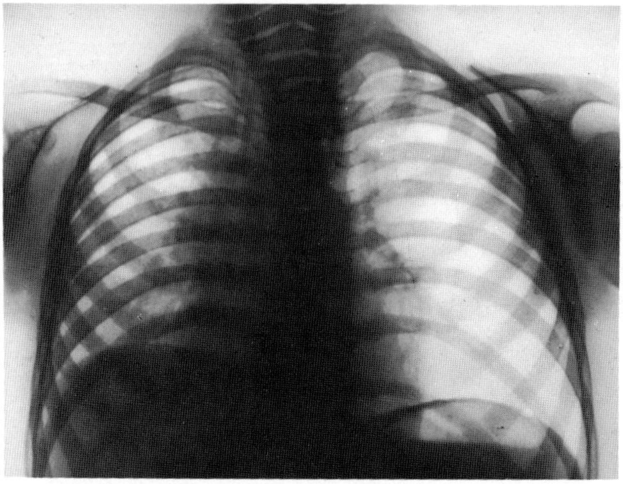

Abb. 41. 2 Jahre alter Junge. Aufnahme v. 29.11.63: Im Anschluß an eine Primär-Tb mit einer Lingulaverschattung links bildet sich eine Ventilstenose des linken Hauptbronchus. Die gesamte linke Lunge wurde überbläht, das Mediastinum nach rechts verschoben und die rechte Lunge erheblich komprimiert, so daß eine Erkrankung der rechten Lunge vorgetäuscht wurde. Rückbildung nach Bronchialtoilette

Bei derart massiven Lappenzerstörungen bleibt lediglich die Resektion zu empfehlen.

Massive verkalkte Lymphknoten der Primärtuberkulose können bis an die Aorta heranreichen. Nach einer Perforation in den rechten Oberlappen kam es zu einer ausgedehnten Aspiration, nach Rückbildung zu einer Induration mit Bronchiektasen und verkalkenden kreidigen Einlagerungen innerhalb des Parenchyms, über die Lymphbahnen zu einer Infektion der paratrachealen bis zu den paraaortalen Lymphknoten. Abbildung 45 zeigt das Resektionspräparat.

Als Restzustände können *Tuberkulome* bleiben (Abb. 46), die röntgenologisch als Rundherde imponieren und oft differentialdiagnostisch bei der Beurteilung von Primärtumoren oder Tumormetastasen in Erwägung gezogen werden müssen. Mancher resezierte Rundherd wird erst histologisch als „Tuberkulom" erkannt. Am besten wäre es, von tuberkulösen Rundherden zu sprechen. Diese spezifischen Rundherde können durch Zufall entdeckt werden (Abb. 47 u. 48). Oft ist schwer zu unterscheiden, ob es sich um vergrößerte oder infizierte Lymphknoten, um Parenchymherde, vielleicht sogar um Primär- oder abgekapselte Aspirationsherde handelt.

Vorübergehende *Phrenikusparesen* (MÜLLER 1937) können auf beiden Seiten vorkommen; sie bilden sich zumeist mit dem tuberkulösen Befund zurück; sie können durch direkten Druck oder ein Übergreifen der Entzündung aus der Nachbarschaft entstehen. Eine Folge der tuberkulösen Lymphknotenerkrankung der Primärperiode können *Oesophagusdivertikel* sein, die lange symptomlos bleiben können. Die Beschwerden treten oft erst 50 oder 60 Jahre später auf. Eine eigene Beobachtung zeigte bei einem Jungen eine tuberkulöse Fistel, die von der linken Halsseite über die Paratrachealregion bis in den Oesophagus reichte, so daß sich nach Injektion von Kontrastmittel in die Fistel der Magen darstellte. Ausgangspunkt war eine Primärtuberkulose der linken mittleren Lunge. Allein unter Polychemotherapie heilen diese Befunde aus. Eine Arrosion

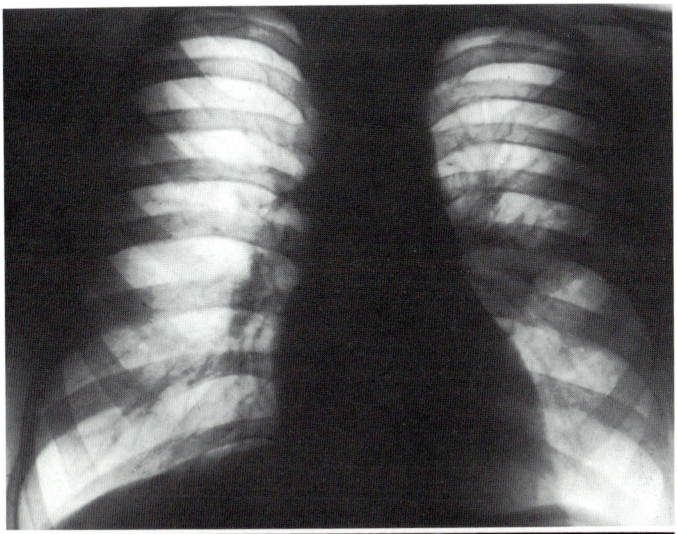

Abb. 42

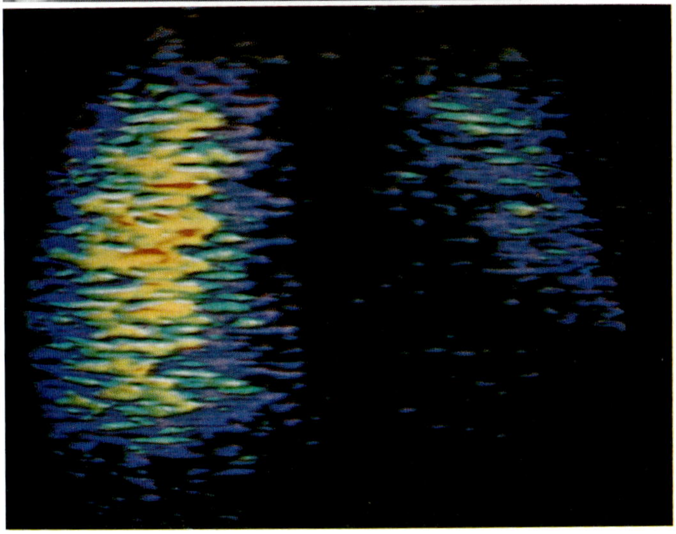

Abb. 43

Abb. 42. 12jähriger Junge. Aufnahme v. 6. 6. 79: Primärtuberkulose mit Perforation in das 6. Segment links bei tumorigem linken Hilus

Abb. 43. Derselbe Patient wie Abb. 42. Szintigramm v. 6. 6. 69: Weitgehender Durchblutungsausfall der gesamten linken Lunge

des Ductus thoracicus kann zu einem *Chylothorax* führen, wie dies LEUTKE u. SENDEL (1966) beschreiben.

Bleibende Narbenbildung innerhalb der Bronchien als Reste der Perforationsstellen aus dem Stadium der Primärtuberkulose sind jedem, der sich mit der Bronchoskopie befaßt, auch als Zufallsbefund bekannt (Abb. 49). Diese Narben können reaktionslos verbleiben oder auch Grund eines *Narbenkarzinoms* der Lunge im späteren Leben werden (FASKE u. WINDHEIM 1965; SCHWARTZ 1950; POHL 1965), während KOHUT (1977) einen Zusammenhang als lediglich fraglich

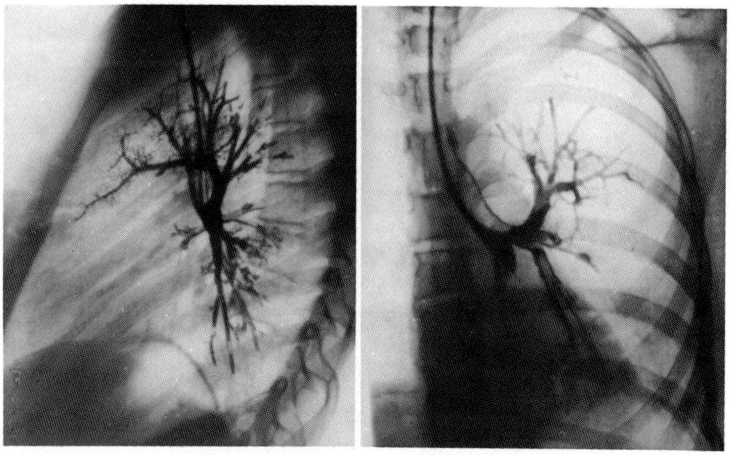

Abb. 44. 15 Jahre altes Mädchen. Erkrankung etwa 10 Monate vorher. Bronchographie v. 26. 11. 63: Mehrmalige Bronchoskopien bestätigen die Kompression des linken Unterlappenbronchus mit Perforation und Aspiration, einer Verstopfung und Infektion der Segmentbronchien. Eine Behandlung war lediglich durch Resektion möglich

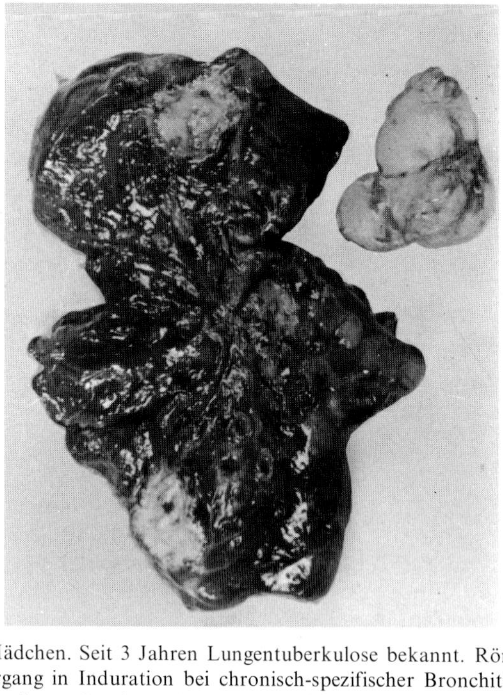

Abb. 45. 16jähriges Mädchen. Seit 3 Jahren Lungentuberkulose bekannt. Röntgenologisch Primärtuberkulose mit Übergang in Induration bei chronisch-spezifischer Bronchitis (bronchoskopischer Befund) mit persistierenden und verkäsenden sowie verkalkenden Lymphknoten. Oberlappen-Resektion am 5. 2. 56: Der Befund bestätigt die röntgenologische Diagnose. Der isoliert liegende Lymphknoten rechts oben wurde aus der paraaortalen Region entfernt

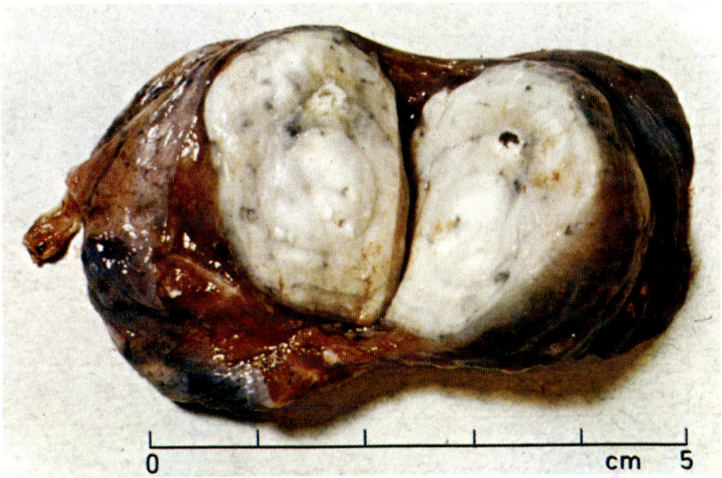

Abb. 46. 15 Jahre, ♀. Operation am 8. 11. 58. Schnitt durch ein Tuberkulom nach Enukleation mit typischer Schichtung

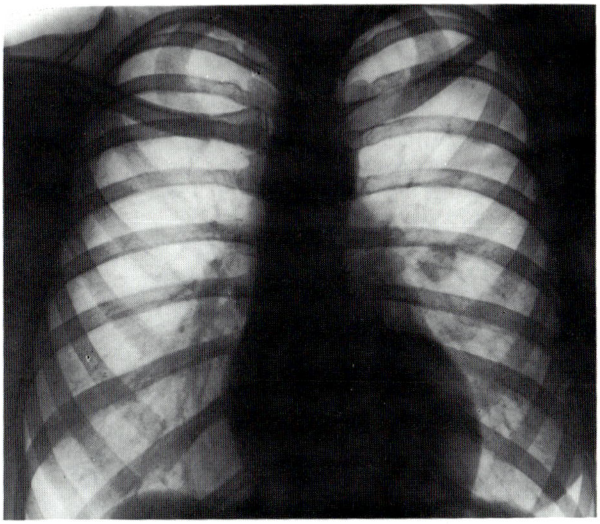

Abb. 47. 18jähriges Mädchen. Anamnestisch lediglich Rückenschmerzen. Aufnahme v. 27. 10. 76: Zehnpfennigstückgroßer Rundherd parahilär links mit Hilusreaktion

ansieht. Auf Gesichtspunkte hinsichtlich der Begutachtung des Narbenkarzinoms wies HARTUNG (1977a) hin. Örtliche Zusammenhänge zwischen Tuberkulose und Karzinom sowie der Zusammenhang mit Lymphknotenprozessen und alten nachweisbaren Lymphknoteneinbrüchen sind Voraussetzung. Alle Formen eines Neoplasmas werden gefunden, jedoch scheint der Anteil an Adenokarzinomen erhöht zu sein. Andererseits glaubt jedoch auch HARTUNG, daß die Bedeutung der Karzinogenese der Tuberkulose nicht überschätzt werden dürfe.

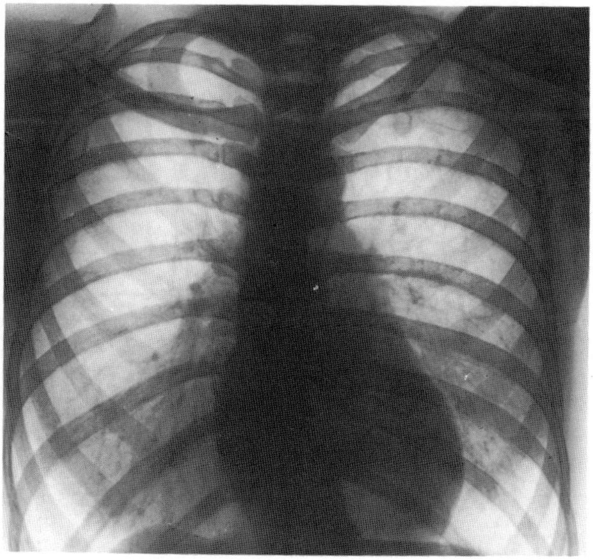

Abb. 48. Dieselbe Patientin von Abb. 47. Aufnahme v. 29. 8. 77: Der Rundherd ist völlig verschwunden, er wurde ausgehustet; aufgrund der Hilusnähe handelte es sich wahrscheinlich um einen verkäsenden Lymphknoten, der in das Bronchialsystem perforierte und so eliminiert wurde

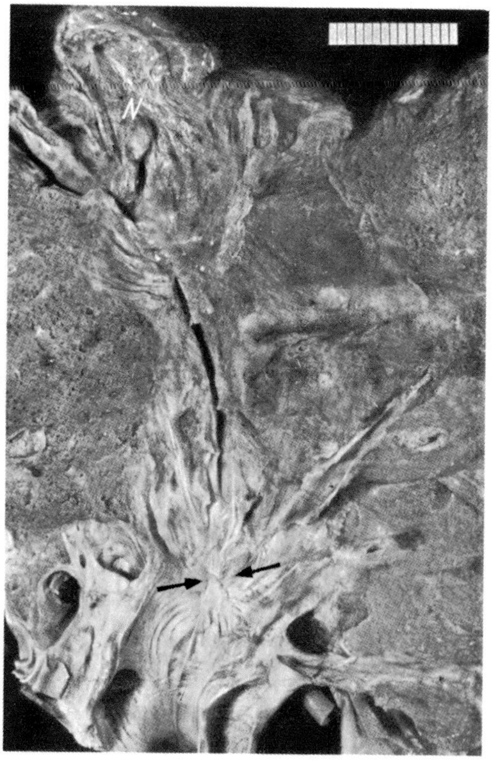

Abb. 49. 50 Jahre alter Mann, gestorben an eitriger Peritonitis. Sektionspräparat: Alte Spitzen-Tb links, verursacht durch Lymphknoteneinbruch mit alter Perforationsnarbe. Die Pfeile zeigen die große, sternförmige Perforationsnarbe. *N* Spitzennarbe. (Nach SCHWARTZ 1953a)

Auch andere pulmonale Restzustände können nach einer Primärtuberkulose zurückbleiben. Außer Indurationsfeldern und Bronchiektasen diskutieren BUSILLA-CORABJANU u. THEODORESKU (1970) auch die Möglichkeit von *Lungenfibrosen.*

7. Tuberkulose der Lungenspitzen

Primäre Herdbildung im Bereich der Lungenspitzen sind in Übereinstimmung mit klinischen und pathologisch-anatomischen Erfahrungen (GHON 1926; HUEBSCHMANN 1924, 1939; LANGE 1934, 1935; GÖRGENYI-GÖTTCHE 1962) selten. Die Aussaat erfolgt zumeist auf dem bronchogenen Weg oder bleibt als Rest nach einer hämatogenen Ausstreuung, oft nach einer Miliartuberkulose der Lungen zurück. Einseitigkeit spricht für eine bronchogene, Doppelseitigkeit eher für eine hämatogene Genese. SIMON (1925) wies auf die besondere Stellung der Spitzenherde hin, die Rest der primären Tuberkulose sein können und den Übergang zur postprimären Tuberkulose einzuleiten vermögen. SIMON betonte jedoch schon 1927, daß die Spitzentuberkulosen auch lymphadenogen entstehen können. Das röntgenologische Erscheinungsbild der Spitzentuberkulose variiert stark; es hängt vom Zeitpunkt der Aufdeckung der Herde ab, ob sie im frischen oder älteren Stadium gefunden werden und wechselt mit der Massivität der hämatogen oder lymphadenogenen Streuung. Die Zahl der verschiedenen Herde kann recht unterschiedlich sein. Streuungen, die durch mehrere aufeinanderfolgende Schübe ausgelöst werden, können anders aussehen als Reste eines einmaligen Schubes. Die Zeit ihrer Entstehung fiel früher in das ältere Schul-, Kindes- und Jugendlichenalter. Vereinzelt sah man die Spitzenherde schon im Kleinkindesalter. Je jünger der Mensch, um so häufiger die

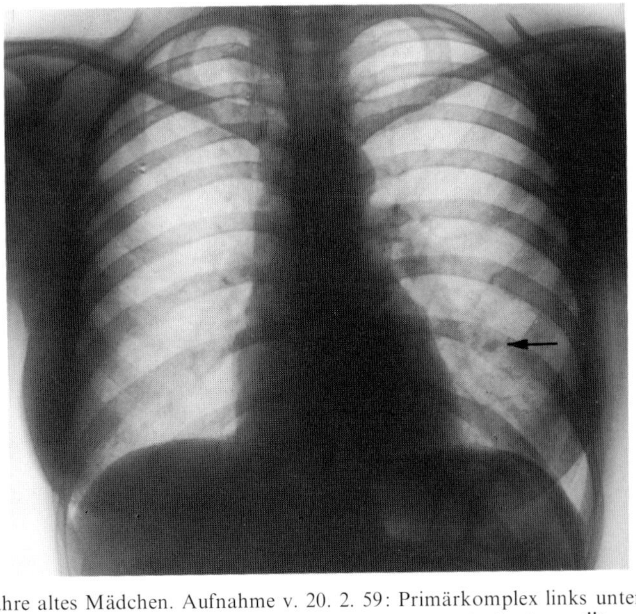

Abb. 50. 19 Jahre altes Mädchen. Aufnahme v. 20. 2. 59: Primärkomplex links unten, Hiluslymphknoten links mit beginnender Verkalkung. Durch lymphogene Ausbreitung Übergreifen auf den rechten Hilus und von dort Aspiration in das 1. Segment rechts. Es resultiert ein frischer, bronchogen entstandener Spitzenherd

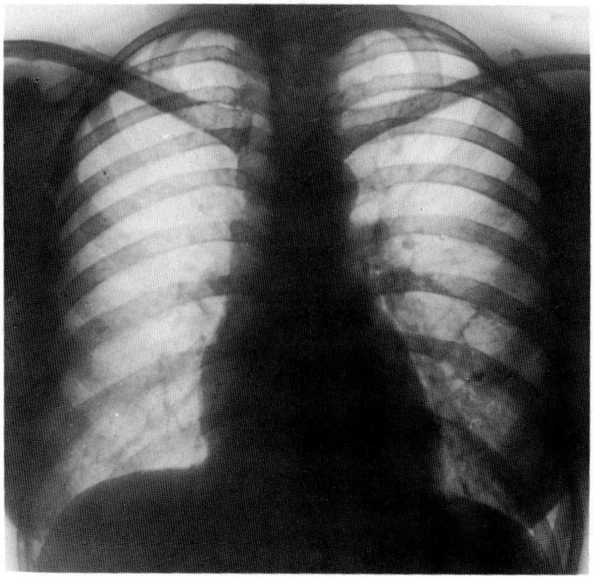

Abb. 51. Dieselbe Patientin wie Abb. 50 3,5 Jahre später. Aufnahme v. 5. 11. 62: Als Rest der frischen Aspiration im 1. Segment rechts oben sieht man an gleicher Stelle mehrere kleine verkalkte Spitzenherdchen. Links unten der Primärherd, kalkhart abgesetzt

endobronchiale Form, je später, um so häufiger die hämatogene. Die erstere Form ist prognostisch günstiger, die zweite kann oft von anderen hämatogenen Absiedlungen begleitet werden. Je mehr sich die Primärtuberkulose in das spätere Lebensalter hineinverschiebt, um so häufiger wird man die Spitzentuberkulose erst beim jungen Erwachsenen entstehen sehen.

Abbildung 50 zeigt nach einem Primärherd links unten, einer Hiluslymphknotentuberkulose links mit beginnender Verkalkung, eine Infektion der Lymphknoten rechts und von dort ausgehend eine Aspiration in das erste Segment rechts. Abbildung 51 zeigt als Rest dieser Aspiration $3^1/_2$ Jahre später die typischen Zeichen einer Spitzentuberkulose mit mehreren kleinen verkalkten Herdchen darin. Die Aspirationen in die Lungenspitzen können mit kavernösen Befunden einhergehen (SIMON 1960); dies betrifft sowohl hämatogene als auch lymphadenogene Formen.

RANKE (1916, 1919) hielt die Spitzentuberkulose für bösartig. SIMON und REDEKER (1926), BRÄUNING und REDEKER (1931) hielten sie für gutartiger. Liegt ein apikaler Primärherd vor, so dürfte die Prognose sich kaum von den Herdchen anderer Lokalisationen unterscheiden. Bei der Entstehung besonders massiver Spitzenherde spielten die mangelnde Abwehrkraft des Organismus und alle Faktoren, die den Ablauf einer Tuberkulose beeinflussen, eine ausschlaggebende Rolle. Die Manifestation der Tuberkulose in den Lungenspitzen ist in der Differentialdiagnostik ein Kriterium zur Abgrenzung gegenüber Lungenprozessen nichttuberkulöser Genese. Der Grund, der die Tuberkulose sich besonders in den Spitzen und Oberlappen der Lunge manifestieren läßt, ist nicht sicher bekannt. Belüftungen der Lunge und Blutdurchströmungsfragen spielen eine Rolle.

8. Extrapulmonale Primärtuberkulose

Die *Hauttuberkulose* verdient an erster Stelle genannt zu werden. Das Beispiel eines typischen Primärkomplexes im Bereich der rechten unteren Extremität zeigt Abb. 7. Der tuberkulöse Primärkomplex entsteht als Erstinfektion durch direkten Kontakt bakterienhaltigen Materials mit einer verletzten Hautstelle. Es bildet sich zuerst ein kleines knotiges Infiltrat, das verkäsen und auch im Hautbereich später verkalken kann oder in ein Ulcus überführt, um mit einer kleinen Narbe abzuheilen. Die regionalen Lymphknoten sind mitbeteiligt. Oft aufgeführt wurde die bereits genannte Zirkumzisionstuberkulose und Verletzungen mit infizierten Instrumenten (SIMON 1962a). Sicherlich eine seltene Beobachtung gelang bei einem Jungen, der mit der Spuckflasche seiner Großmutter spielte, hinfiel und sich mit dem Gesäß in die Scherben der Flasche setzte, um nun dort einen typischen Primärherd zu entwickeln. – Nach DUFOURT und VIALLIER (1938) war der Typus bovinus damals mit 15% an kutanen Primärkomplexen beteiligt mit einer Häufung bei beruflich entsprechend Exponierten wie Melkern und Metzgern. Die Zahl dürfte heute wesentlich geringer sein, da die bovine Tubelkulose aus unseren Rinderbeständen weitgehend verschwunden ist.

Ein besonderes Bild bieten die Superinfektionen als Tuberculosis cutis verucosa durch direkten Kontakt mit bakterienhaltigem Material, wie sie früher bei Pathologen zu beobachten waren und die Tuberculosis ulcerosa cutis seú mucosae, die ebenfalls als Autoinokkulation aufgefaßt wird. Die Tuberculosis cutis colliquativa breitet sich in der Umgebung eingeschmolzener Lymphknoten aus oder folgt anderen hautnahen extrapulmonalen Tuberkulosen. Früher war sie im Rahmen des Primärkomplexes im Kindesalter häufig, heute gehört sie zu den Raritäten; sie kann fisteln und kontagiös sein.

Über die Tuberkulose im Bereich des *Nasen-Rachen-Raumes* berichtete SEIFERT (1908). Primärherde im Bereich der Nase sind selten. Doch konnten wir kürzlich noch eine Primärtuberkulose im Bereich einer Nasenmuschel beobachten. Eine Schleimhauttuberkulose der Kieferhöhle bei einer Krankenschwester dürfte ebenfalls in das primäre Stadium zu rechnen sein. Eine hämatogene Genese ist jedoch auch möglich; so grenzte GHON (1926) Primärtuberkulosen im Mittelohrbereich von hämatogenen Tuberkulosen daselbst ab. BEITZKE (1935) stellte 20 Fälle im Schrifttum zusammen.

Kariöse Zähne können eine Eintrittspforte für Tuberkelbakterien bieten. Eine eigene letzte Beobachtung stammt aus dem Jahre 1976. Die Wunde, die nach Extraktion eines Zahnes nicht heilen wollte, legte den Gedanken einer histologischen Kontrolle nahe; sie bestätigte den Befund einer Zahnbett-Tuberkulose. Primärtuberkulosen können gleichermaßen wie am Zahnfleisch auch an der Schleimhaut von Mund und Rachen sitzen (BURCKHARDT u. BAHL 1934; LIND 1961).

Eine wichtige Eintrittspforte stellen die *Tonsillen* des Rachens dar. Auch hier bietet die Abgrenzung einer primären Tuberkulose zu einer sekundären hämatogenen Ausstreuung Schwierigkeiten. Die primäre Tuberkulose führt wie auch auf der Haut zu einem Ulkus, das eine Verhärtung, blaurote Verfärbung und Vergrößerung der Tonsille zur Folge hat. Im Bereich der lymphatischen Gewebe von Gaumen und Rachen kann ebenfalls eine Primärtuberkulose ablaufen. Oft wird sie in dieser Gegend erst dann erkannt, wenn die kollateralen Lymphknoten infiziert sind, schwellen, einschmelzen, perforieren und so Anlaß geben nach dem dazugehörigen Primärherd zu suchen. Die pathologisch-anatomisch vorgegebene Abflußrichtung der Lymphbahnen gibt den besten Hinweis zum Auffinden des Primärherdes. Die Lokalisation der Primärtuberkulose im Bereich der *Halslymphknoten* ist die häufigste von allen extrapulmonalen Lymphadenitiden.

Landschaftliche Unterschiede sind hier zu berücksichtigen. CANTRELL u.Mitarb. (1975) berichten aus Kalifornien von 133 Patienten mit einer Primärtuberkulose, von denen 16,7% extrapulmonale

Lymphknotenerkrankungen aufwiesen; von letzteren waren 68,7% in der Halsregion lokalisiert. Eine höhere Inzidenz fand sich bei Farbigen.

Die Einseitigkeit der Lymphknotenerkrankungen des Halses spricht für eine Primärtuberkulose, doppelseitige Infektionen für eine hämatogene Aussaat. Beide Formen können verkalken, unerkannt ablaufen und später als Zufallsbefund gesehen werden.

Primärkomplexe der Augen werden von Haefliger (1956) zitiert. Sie sind sehr selten. Der Primärherd ist im Bereich der Konjunktiven oder der Tränensäcke zu finden; er ist ulzerös oder tumorös und geht mit periaurikulären Lymphknotenschwellungen einher (Sorsby 1972; Duke-Elder 1965). Präparotische und submaxiläre Lymphknoten werden mit infiziert. Die Infektionen entstehen bei Kindern und Jugendlichen zumeist durch Anhusten (Heydenreich 1975).

Schon Wagner (1903) unterschied zwischen primären und sekundären *Darmtuberkulosen*. Im Kieler Material fand er damals in 17,1% orale Infektionen. Zur primären Darmtuberkulose gehört die Lymphknotenmitbeteiligung. Eine eigene Beobachtung betrifft eine hämatogene Ausbreitung nach primärer Darm- mit feinkörniger Miliartuberkulose. Nach der hämatogenen Aussaat kam es zu einer Perforation des Primärherdes im Bereich des Ileum mit folgender unspezifischer Peritonitis. Die Perforationsstelle wurde übernäht, die Infektion beherrscht, die Tuberkulose konnte völlig ausgeheilt werden. Derartige Beobachtungen sind jedoch selten. Die Abdominaltuberkulose tritt als Primärtuberkulose zumeist erst in Erscheinung, wenn durch Zufall ein verkalkter Mesenteriallymphknoten bei Röntgenaufnahmen des Bauchraumes gesehen oder unter der Annahme einer Appendizitis laparotomiert und eine Vergrößerung der Mesenteriallymphknoten gefunden wird. Von hier aus kann es zu Peritonealtuberkulosen kommen, die wiederum unter dem Bild des akuten Bauches eine Laparotomie erforderlich erscheinen lassen.

Primäre Tuberkulosen in *Magen- und Speiseröhre* sind ebenfalls Raritäten. Als sekundäre Absiedlungen kommen sie häufiger vor, wie auch die *Analfistel* als Folge einer hämatogenen Aussaat anzusehen ist. Sie muß immer daran erinnern, unbedingt nach einem Ausgangsherd zu suchen und eine röntgenologische Kontrolle der Lunge zu machen.

Primäre *Genitaltuberkulosen* wurden als Beschneidungstuberkulosen aufgeführt. Einen tuberkulösen Primärkomplex des Penis beschreibt Kalkoff (1971) bei einem 28jährigen Gastarbeiter. Auch bei Frauen können im Genitalbereich Primärtuberkulosen beobachtet werden. Wie bei allen extrapulomonalen Formen ist es lediglich wichtig an ihr Vorkommen zu denken und im Zweifelsfall eine bakteriologische oder histologische Untersuchung einzuleiten, um die entsprechende Chemotherapie durchzuführen. In ihrem weiteren Verlauf können sie als prognostisch günstig angesehen werden.

F. Tuberkulöse Pleuritis

1. Entstehung und Lokalisation

Die tuberkulöse Pleuritis und die Peritonitis sind die Tuberkuloseformen der serösen Häute gewesen, die den Kliniker am häufigsten beschäftigten. Sie zeigten eine gewisse Zusammengehörigkeit, die Mayerhofer (1930) auf die Tatsache zurückführte, daß beide mesenchymaler Abstammung seien. Die tuberkulöse Peritonitis hat, bedingt durch die Reduzierung der bovinen und somit der oralen Infektionen, an Bedeutung verloren. Ihre Genese als Begleiterscheinung einer Primärtuberkulose ist jedoch auch heute noch möglich durch die, wenn auch selten zu beobachtenden Primärtuberkulosen des Bauchraumes (s. E. 8, S. 368). Die Verschiebung der Primärtuberkulosen einseitig zu Gunsten pulmonaler Infektionen hat die Pleuritis tuberculosa weitaus in den Vordergrund geschoben. Nach wie vor können jedoch, wie NOBÉCOURT (1924) schreibt, beide Erkrankungen der serösen Höhlen nacheinander auftreten. Die Pericarditis tuberculosa entsteht nach LÜTGERATH (1941) per continuitatem, auf dem Lymph- oder hämatogenen Weg. Auch sie kann somit Begleiter einer Primärtuberkulose werden.

Das Endothel der Pleura überzieht die gesamte Oberfläche der Lunge. Sie bekommt im Bereich des Hilus Kontakt mit Bronchien, Gefäßen und peribronchial liegenden Lymphknoten. In den interlobären Spalten kann sie ebenfalls bis an das Hilusgebiet heranziehen und dort wiederum Lymphknoten anliegen. Variationen sind hier häufig, da die Einstülpungen der Pleura, die sich zu den Interlobärräumen ausbilden, embryologisch sekundär sind. Die Pleura überkleidet weiter das Mediastinum und als Pleura parietalis den Innenraum des Thorax. Sie hat somit mit den verschiedensten Organen und Organgeweben Kontakt und ist mannigfaltigen Beeinträchtigungen ausgesetzt. Durch ihren Kontakt zum Lungengewebe oder auch zu den Lymphknoten ist ihre tuberkulöse Infektion möglich, die keineswegs klinisch erkennbar oder nachweisbar zu verlaufen braucht. Auch subjektiv braucht der Patient durch die ablaufende Pleuritis tuberculosa keine Beeinträchtigung zu verspüren. Gelegentliche Pneumothoraxversuche zur Endoskopie des Pleuraraumes, die Thorakotomie, Lungen- und Pleurapunktionen oder Obduktionen zeigen, daß die Zahl unerkannter Pleuritiden groß ist. Die tuberkulöse Pleuritis ist keineswegs nur eine Begleiterscheinung der Primärtuberkulose im Sinne der Initialpleuritis; sie kann jede tuberkulöse Erkrankung, jede Art und jedes Stadium begleiten. Die Relation spezifischer zu unspezifischer Pleuritis hat sich jedoch in den letzten Jahren durch die Abnahme der Tuberkulosefrequenz zugunsten unspezifischer Krankheitsformen verschoben. Nach MYCZKOWSKA-WILSKA (1968) kann man bei Exsudaten im Jugendlichenalter noch in 90% mit einer Tuberkulose rechnen, bei älteren Menschen nur noch in 50%. Pleuritiden ohne Lungenveränderungen sind nach FRASER und PARÉ (1970) zumeist tuberkulöse. 1930 sprach GSELL bei serofibrinösen Pleuritiden noch in 80–90% von einer spezifischen Genese.

Bei Pleuritiden des jüngeren Kindesalters stand auch früher die nichttuberkulöse Erkrankungsform des Empyems an erster Stelle. Beim älteren Menschen wird man zuerst an ein Neoplasma denken.

2. Verlauf und Formen

Bei Obduktionen wird die tuberkulöse Pleuritis nur noch selten im akuten Stadium angetroffen (GIESE 1957). Ihr Ablauf innerhalb des Gesamtverlaufes der Tuberkulose ist somit zeitlich meist auf wenige Monate begrenzt. Ihre günstige Prognose und therapeutische Beeinflußbarkeit täuscht jedoch über das pathologisch-anatomische Bild und die wirkliche Dauer hinweg. Die trockene Pleuritis kann von der feuchten Form abgegrenzt werden. Die *trockene Pleuritis* beruht pathologisch-anatomisch auf einer produktiven Entzündung. Es entwickeln sich Knötchen, die intrapleural liegen. Selten sind sie über die ganze Pleura ausgebreitet wie bei einer Miliartuberkulose, zumeist sind sie auf kleine Bezirke beschränkt, in der Nähe eines pleuranahen pulmonalen oder auch extrapulmonalen Krankheitsherdes, der Ausgangspunkt einer lymphogenen Ausbreitung ist. Die der Pleura naheliegenden Herde können durch die Pleura durchbrechen und eine Kontaktinfektion des anliegenden anderen Pleurablattes bewirken. Es kommt zu Verklebungen mit fibrinöser Exsudation. Das Fibrin kann organisiert werden; es kommt zu einer Verwachsung der Pleurablätter, die später flächig oder mehr strangförmig bestehen bleibt, besonders dort, wo die Verschiebung der Lunge am geringsten ist, d.h. in den Spitzen oder an der Basis, die dem Zwerchfell aufliegt. Alle pleuranahen Herde können Ausgangspunkt einer Pleuratuberkulose sein, zumeist ist es jedoch der subpleural liegende Primärherd oder die bronchogene oder hämatogene Streuung in die Lungenspitzen. Die Verwachsung bei letzteren sind meist multipel, da es sich bei der Spitzentuberkulose häufig um Herdgruppen handelt. Diese Krankheitsbilder werden unter dem Begriff der *Kontaktpleuritis* zusammengefaßt. Subpleural gelegene Tuberkel müssen jedoch nicht zu einer Infektion der Pleurablätter führen. Selbst subpleural gelegene spezifische Lymphangitiden, die bei der Thorakoskopie durch ihr spinnennetzähnliches Aussehen einer Karzinomausbreitung ähneln können, brauchen weder die Bildung eines Exsudates noch einer Verklebung zur Folge zu haben.

Unter der *idiopathischen reaktiven tuberkulösen Pleuritis* versteht man die Reaktion der Pleuren ohne erkennbaren räumlichen Zusammenhang mit einem tuberkulösen Herd. Man faßt sie als mehr oder weniger selbständige Erkrankung auf, die gleichzeitig mit einer Reaktion auch der übrigen serösen Häute parallel gehen kann. Sie wird als toxische Fernwirkung interpretiert; man sollte die Diagnose jedoch sehr zurückhaltend stellen.

Die *Pleuritis serofibrinosa oder fibrinosa* ist charakteristisch für die Primärtuberkulose und führt zu einer hauchartigen Trübung der Pleura mit leichten fibrinösen Belägen und fast spinnengewebsähnlichen Verwachsungen zwischen Pleura pulmonalis und parietalis. Die Fibrinniederschläge innerhalb des Pleurasackes können organisiert werden. Neues Gewebe ist stark vaskularisiert; innerhalb des Granulationsgewebes entstehen Epitheloidzellentuberkel. Die Veränderungen können im Bereich der parietalen Pleura wesentlich tiefer in die Schichten der Brustwand eintreten, als sie dies im Bereich der elastischen Grenzmembran der Lunge tun. GIESE (1957) faßt die Knötchen als Resorptionstuberkel auf, bedingt durch Resorption der Ergußflüssigkeit mit einer Abfilterung der Tuberkelbakterien. Das Fibrin kann später wieder verschwinden, Fibrinklumpen und -rollen in den Sinus absinken, flächenhafte, mehr oder weniger ausgedehnte Verwachsungen können Dauerfolge bleiben. Bei operativen Eingriffen sind im frischen Stadium diese Veränderungen noch leicht lösbar, später sind sie zunehmend solide.

Bei der *Pleuritis sicca,* deren Diagnose lediglich klinisch, röntgenologisch jedoch kaum zu stellen ist, stehen Schmerzen und Pleurareiben im Vordergrund. Man hört bei der Auskultation das lederartige Knirschen. Eine Ergußbildung bleibt aus. Besonders durch tiefe In- und Exspiration lassen sich die Schmerzen im Bereich der Thoraxwand auslösen. Sie sind für die Tuberkulose nicht typisch, sondern können auch bei anderen Mitreaktionen der Pleura auftreten.

Im Verlauf der *Pleuritis exsudativa* steht das Exsudat der Pleura im Vordergrund der Erkrankung. Nach seiner Zusammensetzung unterscheidet man zwischen einer Pleuritis exsudativa serosa oder serofibrinosa. Im Gegensatz zu Transsudaten besteht ein hoher Eiweiß- oder Fibringehalt. Der Zellgehalt ist gering. Es können bis zu 70% Lymphozyten sein. Segmentkernige und neutro-

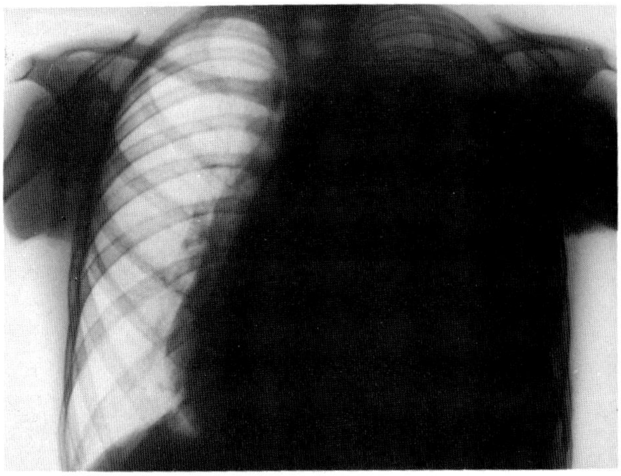

Abb. 52. 12jähriger Junge. Aufnahme v. 14.11.66: Massive Pleuritis exsudativa links mit Verdrängung des Mediastinums nach rechts. Sechs Wochen später normaler Befund, lediglich positive Tuberkulinreaktion. Bronchoskopie: o.B.

phile Leukozyten sind selten höher als mit 50% vertreten. Leukozyten im Exsudat sprechen gegen eine Tuberkulose. Eosinophile können vermehrt sein. Der Glukosegehalt liegt abhängig vom Blutzuckerspiegel unter 25 mg% (FERLINZ 1974; FRASER u. PARÉ 1970). Beweisend ist der Nachweis von Tuberkelbakterien; die Angaben in der Literatur schwanken. So spricht FERLINZ (1974) von 30%, POPPIUS und KOKKOLA (1968) von 34%, GSELL (1930) von 50%. TOMITA (1938) erreicht die hohen Prozentzahlen von 72–88%, Zahlen, die selbst bei Pleurabiopsien nicht beobachtet wurden. Die klinische Beeinträchtigung des Patienten ist abhängig von der Massivität des Ergusses, der in geringen Mengen kaum, bei massiver Ausprägung zu einer erheblichen Beeinträchtigung des Allgemeinbefindens mit Kompression einer gesamten Lungenseite und Verschiebung des Mediastinums nach kontralateral führen kann (Abb. 52). Schwerste dyspnoische Zustände können entstehen, die eine sofortige Punktion des Pleuraraumes erforderlich machen. Der klinische Aspekt weist bereits auf die Massivität der Erkrankung hin. Ein kleiner Erguß kann oft kaum durch Perkussion oder Auskultation diagnostiziert werden. Man ist auf die Hilfe des Röntgenbildes angewiesen. Einen massiveren Erguß mit typischer Anamnese zeigen Abb. 53, 54 u. 55.

In der Klinik kann der Pleuritis ein ausgeprägtes Prodromalstadium vorausgehen (FREDRICKSEN 1934); die Symptome entsprechen denen einer frischen Tuberkulose, wie Müdigkeit, Gewichtsverlust, Nachtschweiß, Husten, lokale Schmerzen oder auch Zeichen einer allergischen Umstellung mit Erythema nodosum oder die Phlyktäne. Allgemeinsymptome mit Erbrechen, Diarrhoe und Abdominalschmerzen müssen als Mitreaktion seröser Häute des Körpers aufgefaßt werden und fordern die Abgrenzung zu Symptomen eines akuten Abdomens. Temperaturen verschiedener Höhe können das Krankheitsbild begleiten; sie sind abhängig von der Massivität der Pleuritis (SIMON 1930). Die Atmung der erkrankten Seite schleppt nach, der Stimmfremitus ist bei zunehmendem Erguß abgeschwächt. Perkutorisch zeigt sich eine Dämpfung. Krepitation und Pleurareiben, wie sie anfangs bestanden haben können, verschwinden. Sekundär kommt es zu einer Beeinträchtigung von Herz und Kreislauf.

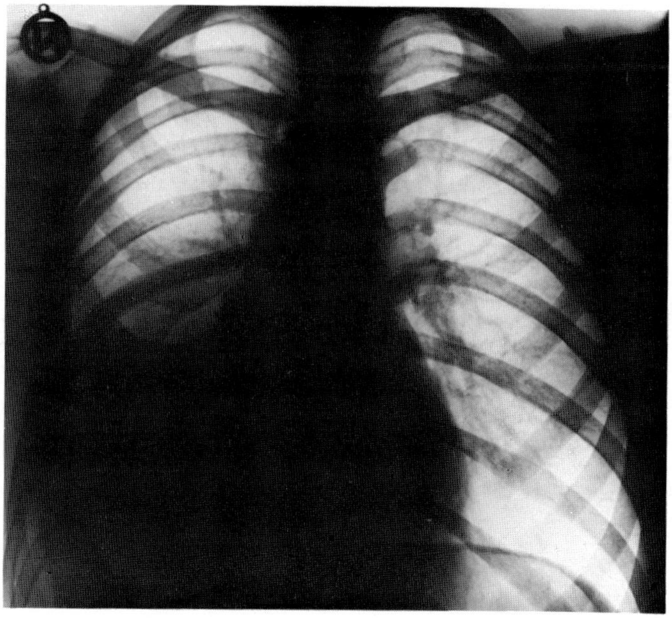

Abb. 53. 16jähriger Schüler, seit 1 Jahr Kontakt mit einem jetzt bakterienpos. Patienten. Leistungssport. Seit 8 Wochen Schmerzen im Bereich des rechten unteren Thorax und seit 3 Wochen Fieber, Tachykardie, Atembeschwerden, Erbrechen. Aufnahme v. 20. 9. 77: Erguß im rechten Pleuraraum

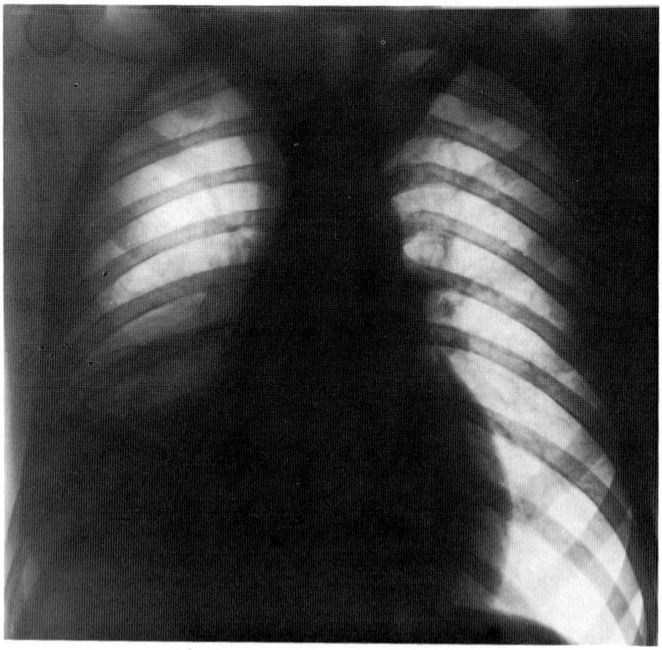

Abb. 54. Derselbe Patient wie Abb. 53. Aufnahme v. 20. 9. 77 im Liegen: Der Erguß verteilt sich im gesamten Thoraxraum, das Unterfeld hellt auf. Paramediastinale Verschattung rechts oben. Trübung der Spitze wie auch der lateralen Lungenfelder. Eine Interlobärlinie wird zwischen Ober- und Mittellappen sichtbar. „Die Lunge schwimmt auf dem Pleuraerguß“

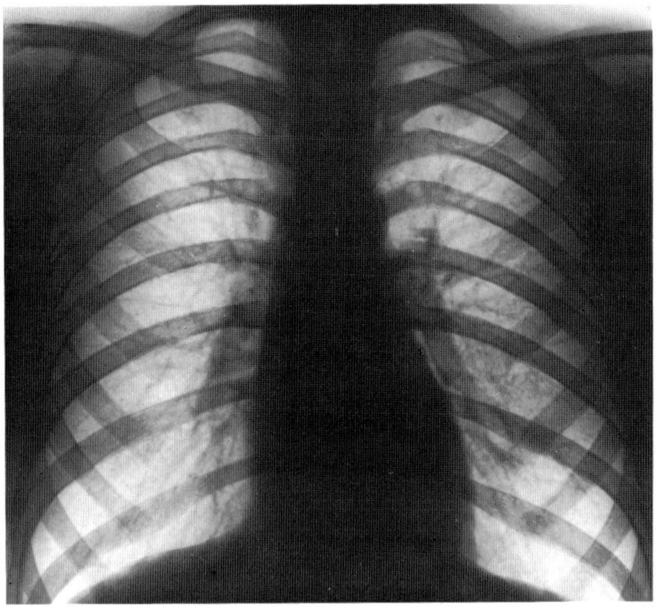

Abb. 55. Derselbe Patient wie Abb. 53. Aufnahme v. 26. 10. 77: Noch 1 mm dicke Thoraxwandbegleitlinie rechts Mitte. Kein sicherer Hinweis für einen Primärherd

Pathologisch-anatomisch beginnt die Pleuritis exsudativa in der Umgebung des streuenden oder kontaktierenden Herdes. Ein trockenes Vorstadium kann Tage bis Monate exsudativem Erkrankungsbeginn vorangehen; erst dann bildet sich mehr oder minder rasch der Erguß. Die feuchte Pleuritis wird somit zu einer selbständigen Erkrankung, unabhängig von ihrem Ausgangsherd. Fibrinarme seröse Ergüsse können von fibrinreichen abgetrennt werden; letztere führen zu käsigen Nekrosen und können den Übergang zu einer Pleuritis serofibrinosa oder einer Pleuritis calcarea bilden. Aufgrund der Möglichkeit ihrer hämatogenen Entstehung können sich auch anderenortes tuberkulöse Herde bilden, die wiederum zu einer Perikarditis oder Peritonitis Anlaß geben.

Der thorakoskopische Befund besteht bei einer frischen Pleuritis in einer erheblichen Hyperämie der Pleuren. Im phreniko-kostalen Winkel sammelt sich ein mehr oder weniger trübes Exsudat, pleurale oder subpleurale Ausgangsherde können sichtbar werden. Ob sich aus der Pleuritis ein Empyem entwickelt, ist von der Massivität der pleuralen Infektion abhängig, die von einem fast sterilen Exsudat bis zu massiven Infektionen nach Lymphknoten- oder Kavernenperforationen in den Pleuraraum reichen kann.

Bei der *Pleuritis calcarea* wird die Hauptmasse käsiger Nekrosen von Fibrin gebildet, das sich an der Wand der Pleura niedergeschlagen hat. Das sich bildende spezifische Granulationsgewebe kann wiederum nekrotisch werden. Die Erkrankung kann bis zur Fascia endothoracica oder auch auf tiefere Gewebsschichten der Thoraxwand übergreifen. Mit der Rückbildung des Ergusses können sich die Wände wieder aneinanderlegen und flächenhaft verwachsen. Es kann jedoch ein verkäsender Anteil zurückbleiben. Diese Reste könnten durch Granulationsgewebe wiederum resorbiert und ersetzt werden. Eine Pleuritis calcarea mit mehr oder minder massiver Einlagerung von Kalk und Kalkplatten kann resultieren. Verschwindet der Erguß, so ist die Tuberkulose jedoch nicht beendet. Über viele Monate hinaus können virulente Bakterien im Gewebe eingelagert bleiben. Nach GIESE (1957) bedarf die narbige Umwandlung eines Zeitraumes von einem halben bis zu einem Jahr. Auch darüberhinaus können lebensfähige Tuberkelbakterien erhalten bleiben und zu späteren Streuquellen führen (UEHLINGER 1953b). Differentialdiagnostisch ist zu beachten, daß es verkalkende Pleuraschwarten auch nach Blutungen, Traumen, Instillationen von Talkum oder Asbesteinlagerungen gibt (KENDALL u. CAPLIN 1967).

Zu einer Häufung des Krankheitsbildes kann es zu den Zeitpunkten kommen, in denen mit Schüben einer Tuberkulose gerechnet werden muß; dies war früher besonders zu Frühlings- und Herbstzeiten der Fall oder dann, wenn die körperliche Widerstandsfähigkeit geschwächt wurde und mit einer Exazerbation der Tuberkulose zu rechnen war, z.B. in Zeiten der Pubertät oder im Alter.

Auch in der Genese der Pleuritis spielen allergische Reaktionen des Körpers eine bedeutsame Rolle. Der Erguß bildet sich erst dann, wenn der Primärkomplex voll entwickelt ist (GIESE 1957). Eine progressive Entwicklungstendenz des Primärkomplexes ist eine Voraussetzung für die Entwicklung des pleuritischen Ergusses, so treten auch verkäsende paratracheale Lymphknoten in engen Kontakt mit der Pleura und können zu einer lokalen Kontaktpleuritis führen. Pleuritis und hämatogene Generalisation können sehr oft gemeinsam vorkommen. Vor dem Zeitalter der Chemotherapie schlossen sich Miliartuberkulosen und Meningitiden an und bildeten die häufigsten Todesursachen. Andere hämatogene Tuberkuloseformen können später folgen, so die hämatogenen Herde in den Lungenspitzen, aber auch extrapulmonale isolierte Herde in den Knochen.

Späte Primärinfekte verlaufen wesentlich häufiger mit einer exsudativen Form der Pleuritis. Bei frühkindlichen Infektionen ist sie seltener. PRESS (1947, zit. nach SIMON 1970a) und WIESLER und JACCARD (1949, zit. nach SIMON 1970a) betonen eine Häufung der Pleuritiden bei Primärtuberkulosen im Erwachsenenalter und sehen sie seltener bei Kindern. Warum es bei dem einen Krankheitsbild zu einem Erguß kommt, bei dem anderen jedoch nicht, ist schwer zu erklären. Es dürfte sich um ein Mißverhältnis zwischen Einstrom und Resorption der Pleuraflüssigkeit handeln. Stoffwechselprodukte führen zu einem vermehrten Einstrom; sie werden von GIESE (1957) als Ergebnis einer Antigen-Antikörper-Reaktion innerhalb des Pleuraraumes gesehen. Histaminähnliche Stoffe führen zu einer Erweiterung der Endstrombahn, zu einer vermehrten Durchblutung und einer Erhöhung der Durchlässigkeit. MENKIN (1950) führt zu einer Erklärung eine zusätzliche Resorptionshemmung durch Verlegung der Lymphgefäße auf. Die Resorption des Ergusses kann auch dann noch erfolgen, wenn der Pleuraraum Tuberkelbakterien beinhaltet. Die Pleuritis bildet somit ein selbständiges Symptom im Rahmen der gesamten Tuberkuloseerkrankung, deren Entstehungsgrund gleichermaßen wie seine Rückbildung nur schwer erklärbar ist. Gleiches gilt für die *Polyserositis*, der Kombination von Pleuritis gleichzeitig mit Peritonitis oder Perikarditis. Sie ist außerordentlich selten geworden. Man muß sie jedoch z.B. bei rheumatischen Erkrankungen differentialdiagnostisch bedenken.

Die *Röntgendiagnostik* gestattet die Abgrenzung verschiedener Lokalisationen; so wird die Pleuritis costalis von der Pleuritis diaphragmatica, Pleuritis interlobaris, der Pleuritis mediastinalis und der Pleuritis apicis unterschieden. Grundsätzlich muß jedoch herausgestellt werden, daß das Exsudat innerhalb des Pleuraraumes nach unten absinkt und die freie Lunge auf dem Exsudat schwimmt. Da üblicherweise die Röntgenaufnahmen des Brustkorbes im Stehen angefertigt werden, fällt der bogenförmige basale Schatten (Abb. 53) als erstes auf. Er entspricht dem klinisch bekannten Symptom des Rauchfuss-Dämpfungs-

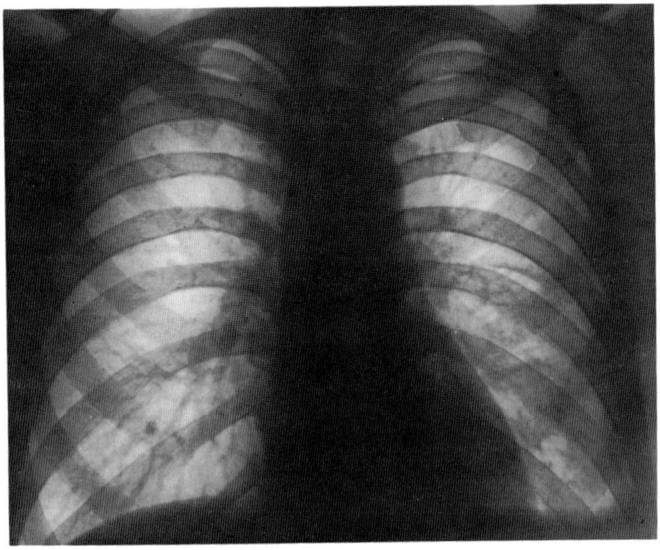

Abb. 56. 21jähriger Mann. Vor 1 Jahr Aufnahme angeblich o.B. Tine-Test pos. Aufnahme v. 20. 6. 77: Primärherd rechts unten, Pleuritis exsudativa links, die hämatogen entstanden sein dürfte

dreieckes. Bestehen noch keine intrapleuralen Verwachsungen und wird eine weitere Röntgenaufnahme im Liegen angefertigt, so zeigt diese ein völlig anderes Bild (Abb. 54). Die gesamte Thoraxseite erscheint weniger strahlendurchlässig und entsprechend der Tiefe der basalen Partien bleibt die stärkste Verschattung in den basalen Partien bestehen; diese reicht jedoch abnehmend, dem Durchmesser des Thorax entsprechend, hinauf bis zur Spitze. In Kopftieflage sammelt sich hier der Erguß. Bei einer Verklebung der Pleuraspalten bleibt der Erguß lokalisiert. Durch langsame Resorption kann die Verschattung kleiner und kleiner werden und im günstigen Fall völlig verschwinden (Abb. 55). Über die Pleuritis mediastinalis wurde viel geschrieben. Sie kann lediglich dann entstehen, wenn es zu derartigen lokalen Pleuraverklebungen gekommen ist, die ein Absakken des Exsudates verhindern. Sieht man paramediastinale Verschattung im oberen wie auch im Bereich des unteren Mediastinums, so sind alle die Prozesse, die auch durch Erkrankungen anderer anliegender Gewebe möglich sind, auszuschließen. Die Diagnose Pleuritis mediastinalis sollte man sehr zurückhaltend stellen.

Bei dem Beispiel in Abb. 53 war ein sicherer Ausgangsherd röntgenologisch wie auch klinisch nicht auszumachen. In diesem Lebensalter dürfte dies der häufigste Verlauf sein. Es ist anzunehmen, daß ein nicht röntgenologisch sichtbarer subpleural gelegener Primärherd Ausgangspunkt der Infektion gewesen ist. In der Primärherdperiode kann jedoch auch ein kontralateral gelegener Primärherd auf hämatogenem Wege zu einer Pleuritis der Gegenseite führen, wie dies Abb. 56 im ersten Beginn der Erkrankung zeigt. Die Seitenlokalisation der Pleuritis braucht keineswegs mit der des Primärherdes übereinzustimmen.

Die interlobäre Lokalisation abgekapselter Ergüsse entspricht der Lage der Interlobien rechts mit der Möglichkeit einer Lokalisation zwischen Oberlappen und 6. Segment des Unterlappen sowie Oberlappen und Mittellappen wie auch Mittellappen und Unterlappen, Veränderungen, die, wenn sie gemeinsam auftre-

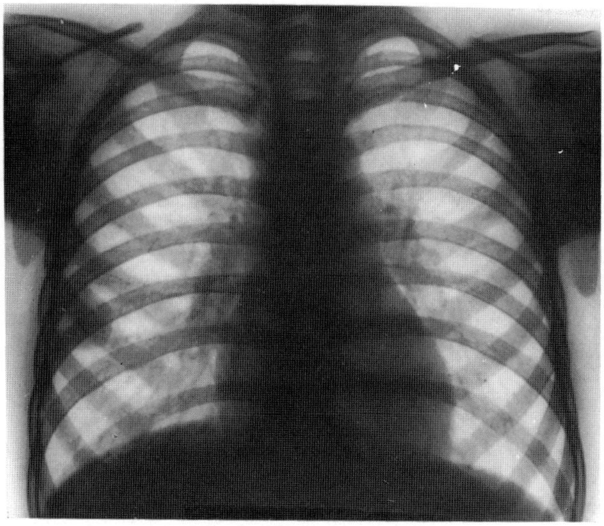

Abb. 57. 8jähriger Junge. Im Anschluß an eine Primärtuberkulose rechts entwickelte sich eine massive Pleuritis exsudativa rechts. Aufnahme v. 14. 4. 55: Nach ihrer Rückbildung blieb als Rest ein „Rundherd", ein Kugelexsudat zurück

ten, einem auf den Kopf gestellten Y gleichen. Links besteht lediglich die Möglichkeit der Ergußbildung zwischen Ober- und Unterlappen. Die interlobären Ergüsse links bieten ein weniger mannigfaltiges Bild als rechts. Bildet sich der Erguß zurück, so kann er sich lokalisieren, abkapseln und als Kugelexsudat (Abb. 57) bestehen bleiben. Trotz Punktionsbehandlung, die in jedem Fall erforderlich ist, um das Fibrin zu entfernen und somit einer Schwartenbildung mit späterer Lungenfesselung vorzubeugen, können mehr oder weniger stark ausgebildete Pleuraschwarten bestehen bleiben und selbst bei relativ geringer Ausdehnung sowohl zu einer Minderung der Lungenventilation als auch, wie dies im Szintigramm erkenntlich ist, zu einem Rückgang der Durchblutung führen (Abb. 58 u. 59). Selbst massive Ergüsse können sich in kurzer Zeit unter einer kombinierten Chemotherapie und Punktionsbehandlung zurückbilden (Abb. 52–55). Cortisoninjektionen sind lediglich bei schlechter Rückbildung indiziert. Bleiben jedoch Pleurasäcke bestehen, die zu einer erheblichen Behinderung der Atmung und reflektorisch auch der Durchblutung führen, so ist eine Dekortikation nicht zu umgehen. Innerhalb eines entfernten Pleuraschwartensackes (Abb. 60) sieht man rechts oben einen erbsgroßen verkäsenden Herd, wahrscheinlich den Primärherd als Ausgangsherd der Pleuritis. Unabhängig von der Pleuritis kann sich die Primärtuberkulose innerhalb der Lunge weiterentwickeln. Es kommt zu Lymphknoteneinbrüchen (DOESEL 1965; BURGAEVA 1965; zit. nach SIMON 1970a) und segmentalen Verschattungen.

Das *Pleuraempyem,* die Pleuritis purulenta, bietet die schwerste Form der tuberkulösen Pleuraerkrankung. In Ausstrichen kann man Reinkulturen von Tuberkelbakterien erkennen. Eine massive Infektion ist im allgemeinen Voraussetzung, so durch Perforation von Lymphknoten oder Kavernen in den Pleuraraum hinein. Lediglich die Punktion mit Entnahme der interpleuralen Flüssigkeit läßt die Entscheidung zu. Die Kavernenperforation kann zu einer inneren Fistel, die Perforation nach außen zu einer äußeren oder einem Empyema necessitatis

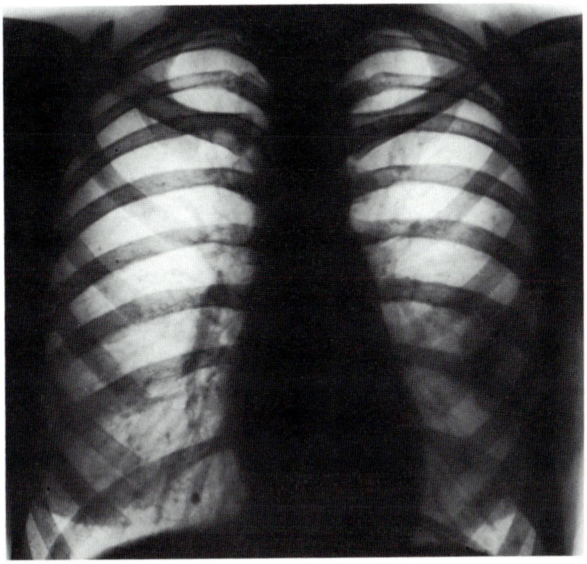

Abb. 58

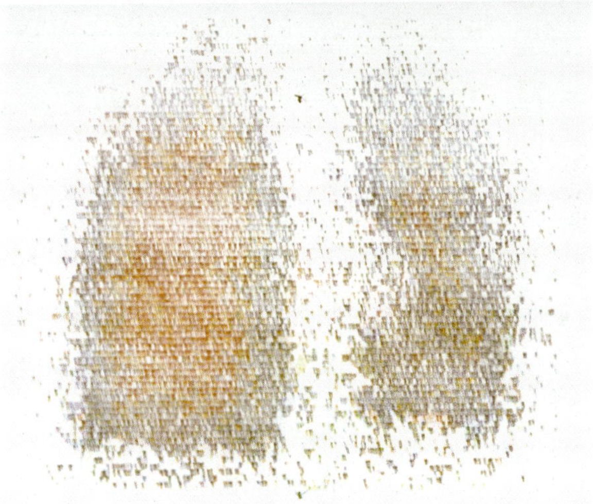

Abb. 59

Abb. 58. 17jähriges Mädchen. Abgelaufene Pleuritis links mit einer kleinen Restschwarte im Bereich des oberen Mammaschatten

Abb. 59. Dieselbe Patientin wie Abb. 58. Szintigraphie: Minderung der Lungendurchblutung links, bedingt durch die Lungenfesselung mit reflektorischer Beeinträchtigung der Lungendurchblutung

führen. Beide Formen sind bei der Primärtuberkulose selten. Warum die Pleuritis sich einmal schnell zurückbildet, zum anderen zu Rezidiven neigt, in die verschiedenen Formen übergehen kann, um schließlich in einem Empyem zu enden, ist nicht zu sagen. Fragen der Allergie, der Immunabwehr, der zellulären Abwehr wie auch der individuellen Resistenz spielen eine Rolle, ohne daß es bisher möglich ist, diese Faktoren im einzelnen abzugrenzen.

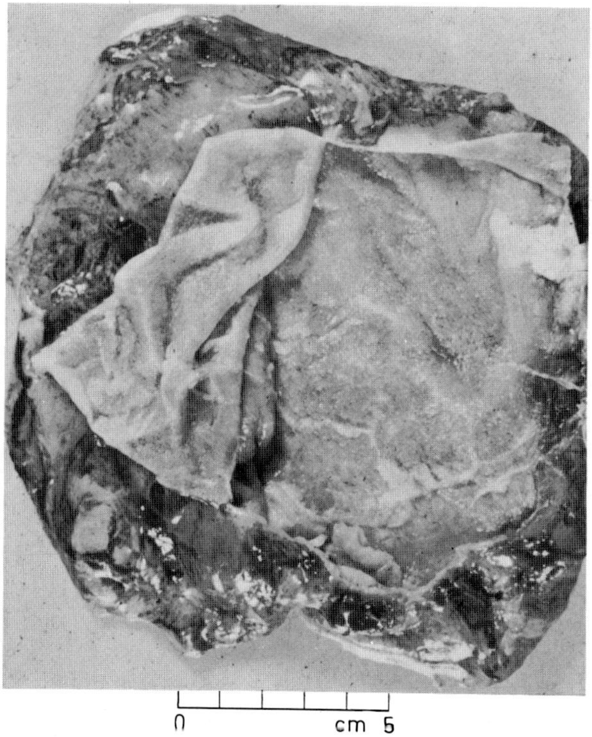

Abb. 60. Entfernter Pleuraschwartensack eines 13jährigen Jungen. Rest einer Pleuritis exsudativa nach nicht ausreichender Punktionsbehandlung. Vor der Operation schlechte Funktion durch Fesselung der Lunge und Fixierung des Zwerchfelles. Postoperativ gute Funktion. Rechts oben ist der wahrscheinliche Ausgangsherd in Form eines subpleural gelegenen Primärherdes zu sehen

G. Hämatogene Ausstreuungen im Rahmen der Primärtuberkulose

1. Bakteriämie

Eine Bakteriämie kann zu jeder Zeit im Ablauf einer Tuberkulose vorkommen. Dies trifft für die Primärtuberkulose genauso zu wie für Organphthisen, von denen man früher glaubte, daß hier eine Bakteriämie nicht vorkäme, ausgenommen die Miliartuberkulose. LIEBERMEISTER (1930) arbeitete seit 1906 an diesem Thema. Er betont, daß schon VILLEMIN (zit. nach BRÄUNING u. REDEKER 1931) in den 60er Jahren des vorigen Jahrhunderts feststellen konnte, daß mit dem Blut von Phthisikern Kaninchen zu infizieren seien. Diese Untersuchungen wurden von mehreren Autoren später wiederholt und zum Teil bestätigt. Er selbst führte Überimpfungen von Blut auf Meerschweinchen aus Leichenorganen durch. Auch Leichenorgane ohne histologisch tuberkulöse Veränderungen konnten bei Organphthisen an anderem Ort Tuberkelbakterien enthalten. Der Tierversuch war um so häufiger positiv, je kürzer vor dem Tode dem Kranken das Blut entnommen wurde. Besserte sich die Tuberkulose, so wurden positive Befunde seltener. Die Befunde waren jedoch relativ unregelmäßig und von der

Empfindlichkeit des infizierten Tieres abhängig. Auffallend war, daß selbst bei einem Übergang auf leichte Erkrankungen Bakteriämien nachweisbar blieben. Auffallend war an den Versuchen von LIEBERMEISTER, daß auch akute Miliartuberkulosen und andere hämatogene Ausstreuungsformen nicht wesentlich häufiger eine Bakteriämie zeigten als sonstige lokalisierte Tuberkulosen auch. Diese Einbrüche von Bakterien in die Blutgefäße stammten zumeist aus verkästem Gewebe. Die Erscheinungen sind keineswegs nur agonal, sondern können im Ablauf der Erkrankung jederzeit vorkommen. Frisch verkäste Primäraffekte enthielten wechselnd Bakterien; es gelang auch hier der Nachweis von Bakterieneinbrüchen in Blutgefäße. Auch können Bakterien aus verkästen Lymphknoten des Primärkomplexes in die abführenden Lymphbahnen und damit in die Blutbahn gelangen. Diese Bakteriämie braucht nicht direkt wiederum zu Erkrankungsherden zu führen; es ist dies von dem Grad der Empfindlichkeit der Gewebe abhängig. Überempfindlichkeiten in Organen, die besonders gerne Absiedlungsorte bilden, sind nicht erklärbar. Diese Untersuchungen zeigen, daß die Tuberkulose grundsätzlich als Allgemeininfektion aufgefaßt werden muß, da sie jederzeit von einer hämatogenen Ausstreuung begleitet werden kann. HUEBSCHMANN (1939) unterscheidet die Frühgeneralisationsform, die in unmittelbarem Zusammenhang mit dem aktiven Primärkomplex steht, von der Spätgeneralisation nach Ablauf des Primärkomplexes. Klinisch dürfte es jedoch schwerfallen, zeitlich die Aktivität des Primärkomplexes abgrenzen zu können. Man wird mit WURM (1943) mit bis zu 50% pulmonaler Frühstreuungen rechnen müssen, die sich an den Erstinfekt anschließen. Wer einmal einen hämatogenen Schub hat, der neigt zu einem zweiten (LÖSCHKE 1937). Dieser kann einmal die Lunge, das andere Mal die Hirnhaut zum Ziel haben. Jahre können zwischen den verschiedenen Schüben liegen. Hohe Dosen von Bakterien dürften hierbei notwendig sein und eine Ausschüttung von Giftstoffen, die zu einer Schädigung der Kapillarwand führt, so daß Erreger in das Gewebe verschleppt werden können. Ein hoher Grad an Leberbeteiligung ist bei diesen hämatogenen Aussaaten festzustellen, so daß BRUNNER und HEMMERLI (1964) zur Erfassung der Ausstreuung zu einer Leberbiopsie raten, da die Leber ein ausgezeichneter Filter für die Tuberkelbakterien sei. Febrile Temperaturen und Erhöhung des Serumbilirubins sprechen für eine Manifestation innerhalb der Leber, die sich bei Miliartuberkulosen bis auf $^3/_4$ der Erkrankten belaufen kann.

Diese hämatogenen Ausstreuungen können in verschiedener Form und Stärke ablaufen. Die diskrete Streuung (HAEFLIGER 1956) hat als Hauptsymptom die Symptomlosigkeit. Er grenzt sie ab von der subakuten Aussaat, der großen hämatogenen Aussaat und schließlich der Sepsis tuberculosa acutissima oder Thyphobazillose Landouzy und der akuten Miliartuberkulose, die mehr typhös, mehr pulmonal oder meningial durch ihre verschiedenen Symptome charakterisiert sein kann. Gutartige Formen gehen auch spontan in Heilung über; sonst kann es zu einer chronischen Weiterentwicklung mit schließlich letalem Ausgang kommen. Es wurde von Ausschlußverhältnissen zwischen pulmonaler und extrapulmonaler Tuberkulose bei späten Streuungen gesprochen. Bei Spättuberkulosen wurde dies von ALEXANDER und BAER (1951) angegeben. Dies trifft jedoch für primäre Formen der Tuberkulose nicht zu. UEHLINGER (1964) unterscheidet die afebrile kalte Streuung von der afebrilen kalten Aussaat und der hochfebrilen septischen Bakteriämie. Folgen der diskreten Aussaat wird man klinisch mehr durch Zufall erfassen. Die hochfebrile septische Bakteriämie ist heute selten geworden. Eine Landouzysepsis im Anschluß an eine Primärtuberkulose wird heute kaum noch beobachtet werden können. Sehr selten tritt sie noch bei einer Alterstuberkulose auf.

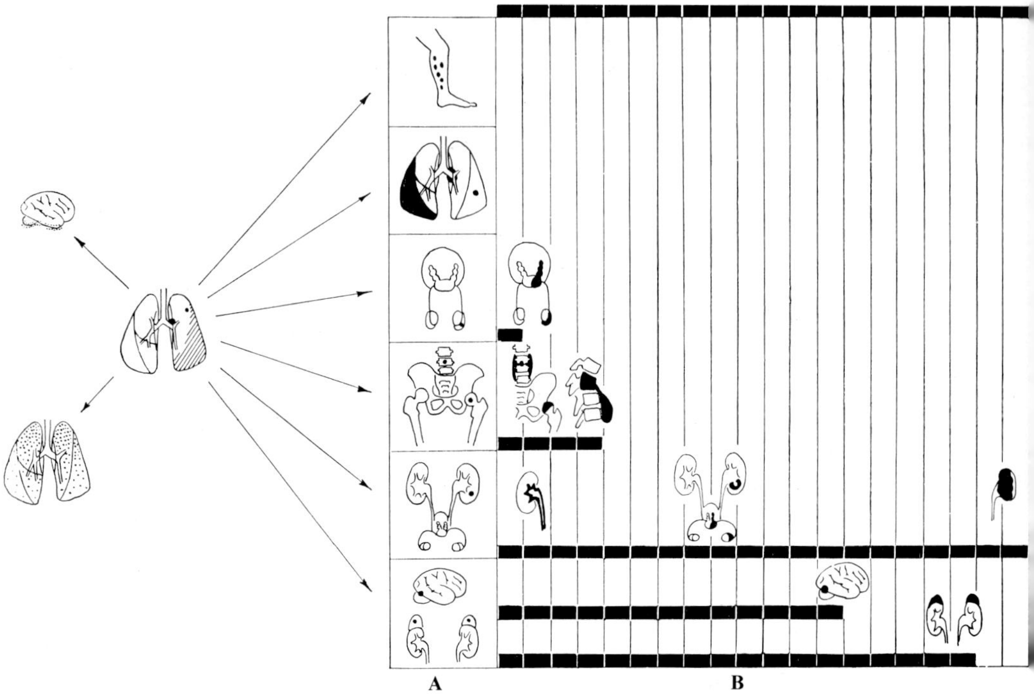

Abb. 61 A, B. Latenzzeiten der hämatogen entstandenen extrapulmonalen Organtuberkulosen. Primärkomplex mit Begleitpleuritis: nach links miliare hämatogene Streuung (Meningitis tuberculosa, Miliartuberkulose): nach rechts lokale hämatogene Streuung mit Organherdbildung. **A** Frühmanifestation ohne Latenz (Erythema nodosum, Primärpleuritis, Konglomerattuberkulosen in Nebenhoden, Knochen, Nieren, Gehirn, Nebennieren). **B** Organtuberkulosen nach Latenzzeit von ein und mehr Jahren (Nebenhoden- und Samenblasentuberkulose, Spondylitis und Coxitis tuberculosa. Pyelitis caseosa, nodöskavernöse Urogenitaltuberkulose, tuberkulöse Kittniere, verkalkter Konglomerattuberkel im Gehirn, fibrokaseöse Nebennierentuberkulose mit Morbus Addison). (Nach UEHLINGER 1964b)

In der Klinik kann die frische akute Ausstreuung mit klinischer Symptomatologie im Anschluß an eine Primärtuberkulose von der protrahiert chronischen Ausstreuung bei geringer Frühsymptomatologie unterschieden, der einmalige Schub von mehrmaligen Schüben abgegrenzt werden. Die kürzeste Zeitdauer zwischen pulmonaler Primärinfektion und Tod durch hämatogene Ausstreuung betrug nach UEHLINGER (1964) zwei Monate. Diese Kenntnisse stammen von zwei Suizidfällen, die im einzelnen geschildert werden. Abbildung 61 gibt die Latenzzeiten der hämatogen entstandenen Organtuberkulosen nach UEHLINGER (1964) wieder. Auch vor Einführung der modernen Chemotherapie vernarbte eine Großzahl der Streuungen; so wurde die Heilung selbst von Miliartuberkulosen von SIMON (1940) mit 10% angegeben. Ein chronischer Verlauf bildete sich in etwa 30% aus. Oft ist der Rest der hämatogenen Lungenstreuung lediglich noch in Form der Spitzenresiduen oder von späteren Verkalkungen sichtbar. Mit Spitzenherden muß man fast in einem Drittel als Residuen rechnen.

Hauptmetastasenorte der Primärtuberkulose sind neben der miliaren Lungentuberkulose, bei der pro cm^2 Lungenfläche 10–20 Milliarden Tuberkel gezählt werden können, die Meningen, Gelenke, kurze und platte Knochen, Nieren,

Gehirn und die Haut. Bei bilateral symmetrischen Organen erfolgt die hämatogene Metastasierung oft symmetrisch, so bei Lunge oder Niere, jedoch nicht bei der Skelettuberkulose, bei Gelenken und Schleimbeuteln sowie dem zentralen Nervensystem.

2. Miliartuberkulose

Die Primärinfektion der Lunge steht als Ausgangsherd der frühen hämatogenen Ausstreuung im Vordergrund. WEIGERT (1897) betont die Bedeutung des Bakterieneinbruches, einer Meinung, der sich mehr oder weniger auch PAGEL (1933) anschließt, wohingegen HUEBSCHMANN (1939) eher spezifische und unspezifische dispositionelle Faktoren als wichtig ansieht. Eine bakteriämische Ausstreuung braucht in den betroffenen Geweben keine Herdsetzung als Folge zu haben, so daß ein dispositioneller Faktor, wie HUEBSCHMANN ihn fordert, sicherlich notwendig ist. Ob bei der Miliartuberkulose der Lunge der Ausgangspunkt der Streuung mehr im Bereich des Primärherdes oder des Lymphknotens gesucht werden muß, ist lange Diskussionspunkt gewesen. UEHLINGER (1964b) hält den Lymphknoten für ausschlaggebend und mißt dem Primärherd geringere Bedeutung zu. Dieses trifft auch für die Beobachtung in der Klinik zu. Abbildung 62 zeigt das typische Bild einer Paratracheallymphknotentuberkulose rechts, die sich der Hiluslymphknotentuberkulose der gleichen Seite angeschlossen hat, ohne daß der Primärherd jedoch in Erscheinung getreten ist.

Durch Einbruch in die Vena anonyma ist es zu einer massiven hämatogenen Ausstreuung gekommen, die zur typischen kleinfleckigen Veränderung der Lunge beiderseits, der Miliartuberkulose, führte. Diese Schwellung im Bereich der paratrachealen Lymphknoten ist differentialdiagnostisch auf eine tuberkulöse Ausstreuung im Bereich der Lungen hinweisend und hilft gegen andere kleinfleckige Veränderungen, wie der Sarkoidose oder den Pneumokoniosen abzugrenzen. Extrapulmonale Primärherde sind als Ausgangspunkte der Miliartuberkulose relativ selten, jedoch möglich. Die *röntgenologische Erscheinungsform* kann recht unterschiedlich sein; feinfleckige Herde (Abb. 62) stehen gröberen Aussaaten

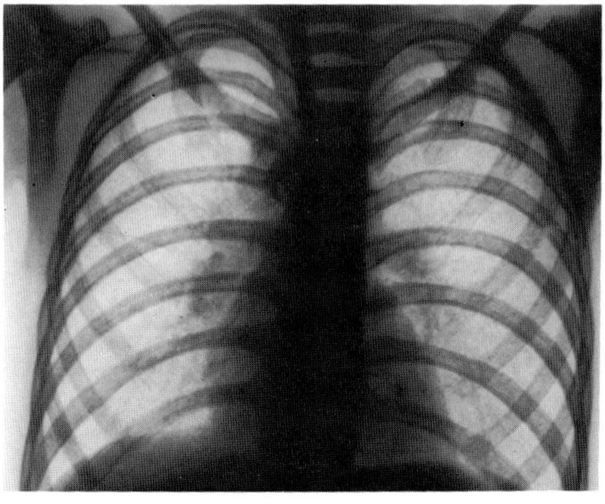

Abb. 62. 5jähriges Mädchen. Aufnahme v. 5.6.59: Im rechten Hilus tumorige Lymphknoten, paratracheal rechts setzen sich ebenfalls zwei Lymphknoten im Bereich der V. anonyma ab. Interlobärpleuritis rechts durch Kontakt, Miliartuberkulose beiderseits. Ausstreuung über den sogenannten Ghonschen Weg. Rückbildung unter Chemotherapie

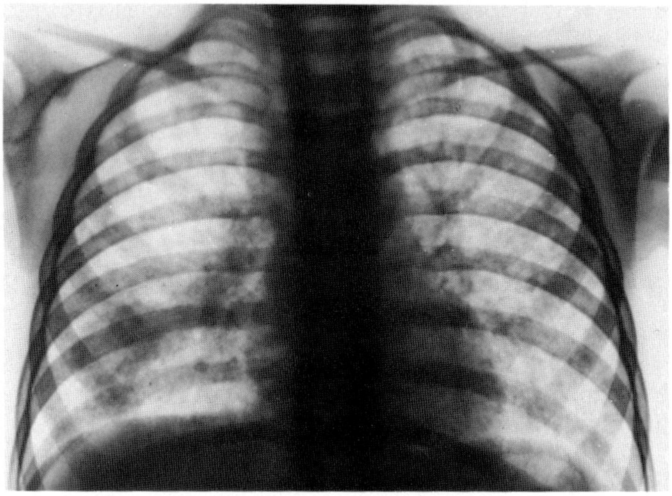

Abb. 63. 5jähriges Mädchen. Aufnahme v. 30. 7. 59: Relativ grobknotige miliare Aussaat mit Segmentverschattung im Mittellappen, ausgehend von einer Bronchial- und Paratracheallymphknotentuberkulose rechts

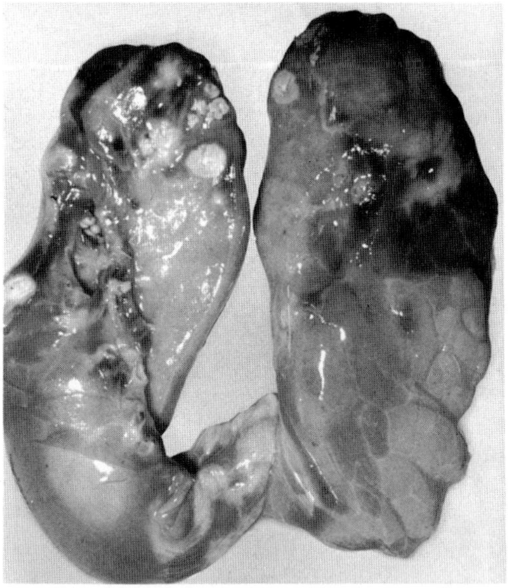

Abb. 64. 16jähriges Mädchen. Resektionspräparat vom 11. 11. 59: Hämatogen entstandene Streuherde im rechten Lungenoberlappen, gegen die Umgebung scharf abgesetzt. Die Bronchien sind reizlos. Grobknotige hämatogene Streuung

(Abb. 63) gegenüber. Grobknotige Formen einer hämatogenen Streuung können auch lokalisiert vorkommen (Abb. 64), wie dies auch bei feinkörnigen Aussaaten der Fall sein kann (Abb. 65). So können nur die Oberlappen oder auch nur ein einzelner Lappen befallen sein.

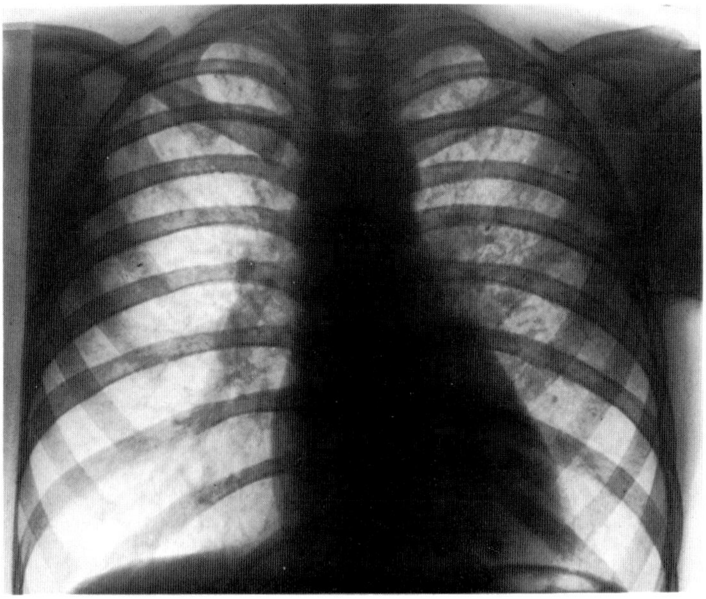

Abb. 65. 11jähriges Mädchen. Aufnahme v. 9. 2. 1962: Feinherdige Miliartuberkulose, die weitgehend die Unterfelder, besonders rechts freiläßt und sich auffallend im Bereich der Spitzenfelder massiviert

Diese röntgenologisch unterschiedlichen Formen können auch klinisch in unterschiedlichen Erscheinungsbildern auftreten. Die Sepsis tuberculosa acutissima als hoch akut verlaufendes Krankheitsbild hat als pathologisch-anatomisches Charakteristikum Nekrosen, kleine Verkäsungen, massenhaft Bakterien, auch ohne typisches tuberkulöses Granulationsgewebe. Toxische Allgemeinstörungen gehen mit Fieber, Unruhe und benommenem Sensorium einher. Die letzte tödlich verlaufende hochakute Ausstreuung im eigenen Beobachtungsgut stammt aus dem Jahre 1954 (Abb. 66). Wohl durch Masern und Keuchhusten war die Resistenz geschwächt. Autoptisch konnten neben der Miliartuberkulose auch Lymphknotenperforationen und die Kavernisierung nachgewiesen werden. Aber auch kleinkavernöse Prozesse sind bei einer Miliartuberkulose nicht selten. Im Ablauf einer Miliartuberkulose muß stets mit Bakterienausscheidung gerechnet werden.

Die beginnende Miliartuberkulose kann röntgenologisch lediglich durch eine Hyperämie der Lungen auffallen. Die Zeichnung ist nur gering streifig vermehrt. Klinische Erscheinungen, die der Symptomatik der allgemeinen Primärtuberkulose gleichen, weisen auf eine mögliche tuberkulöse Infektion hin. Erst eine abermalige Röntgenkontrolle läßt die Diagnose stellen.

Die Miliartuberkulose zeigt die Reaktionsform jedes anderen tuberkulösen Herdes; so kann die Krankheit im weiteren Verlauf progredient werden, die Herde können konfluieren, sie können sich aber auch rückläufig entwickeln, in feine Narben übergehen und röntgenologisch wie funktionell völlig verschwinden. In die verkäsenden Bezirke kann sich Kalk einlagern, so daß es zu einer diffusen verkalkten Miliartuberkulose kommt (Abb. 67 u. 68). Funktionell können recht bedrohliche Endzustände bestehen bleiben, die nicht röntgenologisch, sondern lediglich spirographisch und bei einer Blutgasanalyse erfaßbar sind. Rein exsudative Herde können spontan durch Resorption ohne Folgen ausheilen

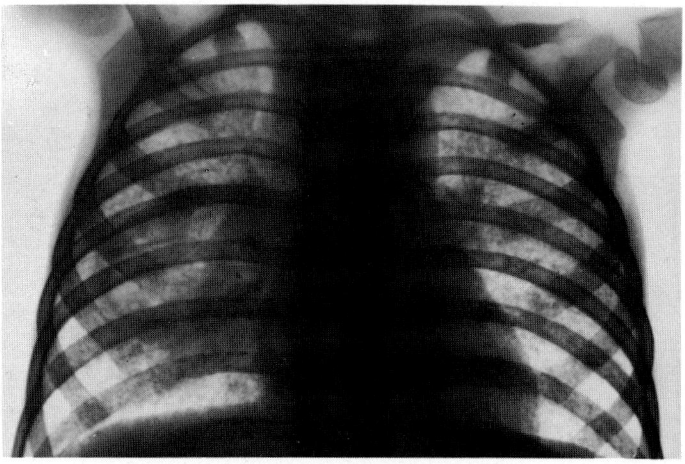

Abb. 66. 1,4 Jahre altes Mädchen, typhös verlaufende Miliar-Tb ohne meningiale Beteiligung. Aufnahme v. 4. 5. 54: Feinfleckige Miliartuberkulose, dichte Hili – mediastinale und paratracheale Lymphknotenschwellung; große Primärkaverne rechts Mitte nach Lymphknotenperforation. 19 Tage später Exitus. Autoptisch bestätigter Befund einer Miliartuberkulose und eines fast generalisierten Befalles der Lungenlymphknoten mit Perforationen in die Bronchien im Bereich der Aufgabelung der Subsegmente. Große Primärkaverne mit stark bakterienhaltigen, schmierig-eitrigen Belägen

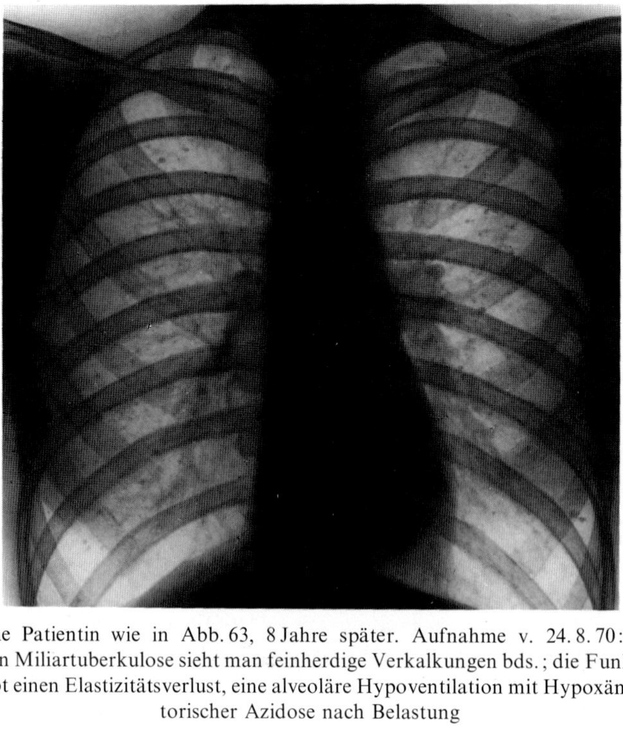

Abb. 67. Gleiche Patientin wie in Abb. 63, 8 Jahre später. Aufnahme v. 24. 8. 70: Als Rest der durchgemachten Miliartuberkulose sieht man feinherdige Verkalkungen bds.; die Funktionskontrolle der Lunge ergibt einen Elastizitätsverlust, eine alveoläre Hypoventilation mit Hypoxämie und respiratorischer Azidose nach Belastung

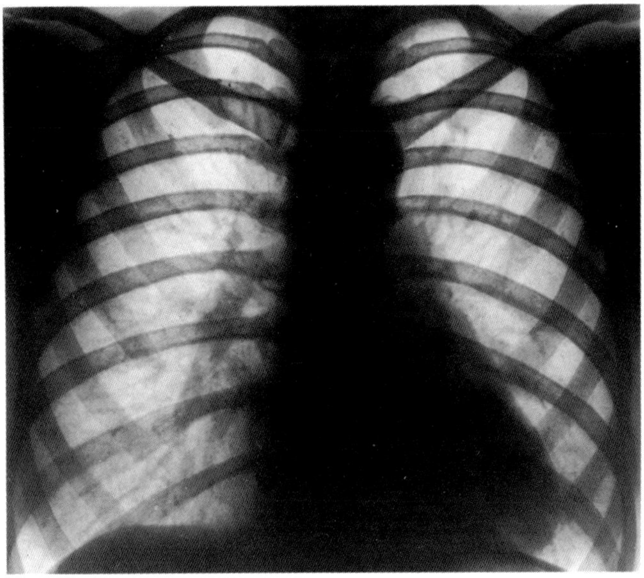

Abb. 68. Gleiche Patientin wie Abb. 65. Aufnahme 18. 9. 1970: Als Rest der durchgemachten Miliartuberkulose sieht man kalkharte Fleckelungen in den Spitzenoberfeldern, besonders rechts. Die Lungenfunktionskontrolle zeigt eine alveoläre Hypoventilation mit Hypoxämie vor allem unter Belastung bei einem Cor pulmonale in Ruhe

(NÜSSEL 1928). Histologisch produktive Herde verhalten sich unterschiedlich (UEHLINGER 1964); es kann zu feinen Narben bis zu massiven Verkalkungen innerhalb der Alveolarsepten oder zu perinodulärem Narbenemphysem kommen. Bei chronischen Verläufen werden fibröse Indurationen mit perivaskulären und peribronchialen Bindegewebsreaktionen bei verbleibenden narbigen Einzel- oder Gruppenherden wie auch Bronchiektasien beobachtet, Veränderungen, die erst nach Einführung der Chemotherapie beim überlebenden Patienten registriert wurden (BERBLINGER 1949; LÜCHTRATH 1954).

Vor Einführung der tuberkulostatischen Therapie gibt es nur wenig Arbeiten, die sich mit der *Lungenfunktion* bei der Miliartuberkulose befassen. Sie betreffen einzelne Beobachtungen, JANSEN u.Mitarb. (1932), ROSSIER und WIESINGER (1949), ihnen folgten Arbeiten von AUSTRIAN u.Mitarb. (1951) und ANDERSON u.Mitarb. (1954), die von einer Einschränkung der Lungenfunktion berichten. Von einer Sauerstoffdiffusionsstörung sprechen BIRATH (1959), ULMER u.Mitarb. (1970), MCCLEMENT u.Mitarb. (1951), VALENTIN (1965) und sehen eine herabgesetzte Diffusionskapazität aufgrund eines alveolokapillären Blocks. GAIDA und GALLO (1964) weisen auf Spätschädigungen hin mit der beträchtlichen Gefahr einer Entwicklung obstruktiver Emphyseme, Spätschäden, die auch von UEHLINGER (1968) betont werden. KOSLOWSKI (1975) untersuchte 18 Patienten 6–14 Jahre nach Abheilung ihrer Miliartuberkulose: Neun Patienten zeigten einen Funktionsausfall mit Einschränkung der Elastizität, restriktiver Ventilationsstörung, alveolärer Hypoventilation, Hypoxämie, Hyperkapnie, respiratorischer Azidose und schließlich einem Cor pulmonale. Feinfleckige Miliartuberkulosen hatten hierbei durchschnittlich schlechtere Spätfunktionsergebnisse als ursprünglich grobknotige Formen. Der anfängliche und restliche röntgenologische Befund kann, braucht jedoch nicht mit der Schwere dieser Ausfälle parallel zu gehen.

Die *chronische Miliartuberkulose* kann aufgrund ihres sich lange hinziehenden Verlaufes von der akuten Form abgetrennt werden. Trotz Chemotherapie verbleibt die Herdbildung über Monate und Jahre. Diese Verlaufsform ist jedoch, verglichen mit der akuten, relativ selten. Wenn auch eine Zuordnung zum Formenkreis der primären oder postprimären Tuberkulose oft schwierig ist, so hat man klinisch den Eindruck, daß sie häufiger in späterem Lebensalter auftritt. Der Verlauf ist blande, es brauchen nur wenig subjektive Beschwerden zu bestehen, so daß sie als Zufallsbefund entdeckt werden kann. Gleichzeitige kavernöse Prozesse mit Bakterienausscheidung sind möglich. Funktionelle Störungen führen zu einem erheblichen Leistungsausfall. Die Übergänge von der akuten zur chronischen Form sind fließend, wie auch die Größe der Herdbildung unterschiedlich und ineinander übergehend sein kann.

Die Miliartuberkulose der Lunge kann von anderen extrapulmonalen hämatogenen Streuherden begleitet werden, die sich in allen Regionen des Körpers manifestieren können. Die Kehlkopftuberkulose als Abseuchungstuberkulose ist selten geworden. Tritt sie heute auf, so ist sie als hämatogene Streuung, die im Rahmen der Primärtuberkulose entstehen kann, aufzufassen.

3. Meningoencephalitis tuberculosa

Sie war früher im Kleinkindesalter so häufig, daß man sie mit als Hauptursache der hohen Tuberkulosemortalität dieser Lebensperiode bezeichnen konnte. Vor Einführung der Tuberkulostatika betraf sie etwa 80% der tödlichen Infektionen und lag somit wesentlich höher als die Miliartuberkulose, die nur in 15% Todesursache war. Heute ist die Meningitis tuberculosa selten geworden, jedoch noch keineswegs verschwunden. Auch die Annahme, sie sei durch eine BCG-Impfung vermeidbar, hat sich nicht bestätigt. Der 6. Informationsbericht des Deutschen Zentralkomitees zur Bekämpfung der Tuberkulose brachte die Frequenz der Neuerkrankungen an Tuberkulose der Meningen von 1972–1974. In diesen Jahren zeigte sich ein geringer Abfall von 155 Beobachtungen im Jahre 1972 auf 127 im Jahre 1974. Die Zahl der Todesfälle sank von 1972 mit 41 Beobachtungen auf 19 im Jahre 1974. Wie die Tabelle 4 zeigt, konnten in den Jahren 1965–1975 von Simon (1977c) 44 Patienten mit Meningitis tuberculosa beobachtet werden; sie stehen 57 Miliartuberkulosen in dem gleichen Zeitraum gegenüber. Dieser Tabelle ist zu entnehmen, daß die Meningitis tuberculosa nicht mehr die typische Erkrankung des 1. und 2. Lebensjahres ist, wie dies noch vor zwei Jahrzehnten zu beobachten war. Die Morbiditätskurve fiel damals im 3. und 4. Lebensjahr ab. Nunmehr steigt sie gerade im Schulalter an, um im Nachschulalter wieder abzunehmen. Die Erklärung für die Kurvenverschiebung liegt in der späteren Durchseuchung mit der Möglichkeit der Primärtuberkulose und der sich daran anschließenden hämatogenen Aussaat im Jugendlichen- und frühen Erwachsenenalter. Bei einem Vergleich mit der Miliartuberkulose sieht man diese in späteren, die Meningitis in früheren Lebensjahren auftreten. Auch die Meningitis tuberculosa trifft nicht selten mit massiven Lymphknotenreaktionen, besonders im Bereich der paratrachealen Region rechts mit Einwanderung von Erregern via V. anonyma zusammen (Engel 1950b; Redeker 1930). Selten erfolgt die Infektion per continuitatem, von infizierten Schädelknochen ausgehend (Wilke 1910). Sie kann von Wirbelherden fortschreiten (Simon 1939; El Mechaal 1977), wobei Traumen ein begünstigendes Moment abgeben können. Eine Entstehung durch lymphogene Fortleitung metastatischer Gehirnherde wurde beobachtet (Simon 1939). Wilke (1910), diskutiert die Fortleitung

Tabelle 4. Häufigkeit der Erkrankungen an Meningitis tuberculosa und Miliartuberkulose von 1965–1975 getrennt nach Geschlecht und Lebensalter. (Nach SIMON 1977c)

	Meningitis tuberculosa Häufigkeit, Geschlecht und Lebensjahr (L.J.)							Miliartuberkulose Häufigkeit, Geschlecht und Lebensjahr (L.J.)						
Jahr	Gesamtzahl	♂	♀	1.–2.	3.–6.	7.–14.	15. L.J.	Gesamtzahl	♂	♀	1.–2.	3.–6.	7.–14.	15. L.J.
1965	11	4	7	2	–	7	2	10	3	7	1	1	2	6
1966	4	1	3	–	–	3	1	7	1	6	–	1	–	6
1967	2	1	1	–	1	1	–	4	3	1	–	–	1	3
1968	5	3	2	–	1	1	3	1	–	1	1	–	–	–
1969	2	1	1	–	1	1	–	5	1	4	1	–	1	3
1970	2	2	–	–	1	1	–	7	3	4	–	–	–	7
1971	7	2	5	2	1	4	–	3	1	2	1	–	–	2
1972	1 Rezidiv							1	–	1	–	–	–	1
1973	2	2	–	–	1	1	–	5	3	2	–	2	1	2
1974	5	4	1	–	2	–	3	8	3	5	1	1	–	6
1975	4	1	3	1	–	2	1	6	2	2	–	–	1	5
	44	21	23	5	8	21	10 3 älter als 50 Jahre	57	20	35	5	5	6	41 21 älter als 50 Jahre

von der Nasenschleimhaut her; dies entspricht Beobachtungen von Meningitiden nach Eingriffen im Nasen-Rachen-Raum.

Jedoch auch andere Faktoren können die Entstehung der Meningitis begünstigen, genannt werden Geburt, Fehlgeburt, Vitaminmangel, Erkältungskrankheiten, Sonnen- oder Höhensonneneinstrahlungen, vegetative Labilität, Reizklima, Masern, seltener Keuchhusten oder auch Impfungen. Bei den Meningitiden konnte in 3,7% ein Primärkomplex, in 20,6% eine primäre Lungentuberkulose, in 14,7% eine Bronchial- und Paratracheallymphknotentuberkulose, in 4,4% örtliche lokalisierte hämatogene Streuungen der Lungen, in 5,6% typische Miliartuberkulosen gesehen werden. Kein Röntgenbefund fand sich in 4,4%. Knochen- und Gelenktuberkulosen begleiteten das Bild ebenfalls in 4,4%, Bauchtuberkulosen in 2,2%.

Die Inkubationszeit bis zum Beginn einer Meningitis konnte nach intravenöser Injektion bei einem Suizidversuch eines Kollegen mit 6 Tagen, nach einer Adenotomie mit 8 Tagen beobachtet werden. Die Inkubationszeit im Kindesalter dürfte zumindest 8 Tage, im mittleren Bereich bei 16–18 Tagen betragen und sich zum Erwachsenenalter hin auf 3 Monate ausdehnen. Sowohl der Typus humanus als auch der bovinus lösen nach LANGE (1939) eine Meningitis aus.

Während der initialen Phase können sich bereits Prodromalerscheinungen zeigen. Sie sind zeitlich nicht genau festzulegen. Unbestimmte Kopfschmerzen, Wesensänderungen, Überempfindlichkeiten gegen Gesichts-, Geruchs- und Berührungsreize können auftreten. Eine Impulsminderung, vermehrtes Schlafbedürfnis, subfebrile Temperaturen und andere uncharakteristische Symptome, die auch sonstige Infektionskrankheiten begleiten, werden beobachtet. Diese leiten bereits zu den Frühsymptomen mit gehäufter Obstipation, unregelmäßiger, irregularer und inäqualer Atmung über. Das Prodromalstadium kann bis zu drei Wochen dauern. An die Frühsymptome schließen sich alsdann Erbrechen, Kopfschmerz, Unfähigkeit zu Sprechen, unverständliches Reden, unkoordinierte Augenbewegungen, Schlafsucht, Bewußtlosigkeit, motorische Unruhe, schließlich Nackensteifigkeit, die Kernig- und Brudzinski-Zeichen, im fortgeschrittenen Stadium Krämpfe, Atemstörung und Lähmungen an. Ohne Behandlung – und dies ist aus der vorchemotherapeutischen Ära noch bekannt – dauern diese Zeichen über drei bis vier Wochen.

Die Nackensteifigkeit kann im Frühstadium besonders bei Säuglingen fehlen. Wenn sie fehlt, sollte man bei Verdacht nicht auf eine Liquorkontrolle verzichten. Wechselnde Kontraktionen und Dilatation der Hautgefäße mit unterschiedlichen Rötungen und Abblassungen sind als meningozerebrale Reizerscheinungen anzusprechen. Ein Vaguspuls kann beobachtet werden. Teils flüchtige Lähmungserscheinungen, auch im Bereich der motorischen Hirnnerven, weisen auf eine Beteiligung der Hirnbasis und der spinalen Meningen hin. Durch den bevorzugten Sitz der Meningitis tuberculosa im Bereich der Schädelbasis werden schon frühzeitig der N. opticus, der N. oculomotorius, der N. trochlearis und N. abduzens, die Funktion des N. trigeminus und N. facialis in Mitleidenschaft gezogen. Durch Störung des Sympatikus treten Pupillendifferenzen auf. Die Irritation des Glossopharyngeus führt zu Schlucklähmungen, die des Vagus zu Bradykardie, Erbrechen und Atemunregelmäßigkeit. Bei der Inspektion des Augenhintergrundes können eine Stauungspapille und Tuberkel im Bereich der Chorioidea gesehen werden.

Durch die Chemotherapie kam es plötzlich zu einer Änderung des Krankheitsbildes, die bei alleinigem Streptomycineinsatz zuerst zu chronischerem Verlauf (WECHSELBERG u. WEIDENBUSCH 1950) wie auch zu Heilungen führte. Wesentlich gebessert wurde die Prognose nach Einführung des Isonikotinsäurehydrazids, das liquorgängig ist, des Rifampicins und des Ethambutols mit jedoch relativ geringer Liquorgängigkeit. Durch den chronischen Verlauf kam es zusätzlich zu Enzephalopathien mit spezifischen perivasalen Veränderungen und bleibenden Schädigungen. Die chronischen Verlaufsformen waren begleitet von Abmagerung, Kahnbauch, Störungen von Blasen-Darm-Funktionen und der typischen Jagdhundschlafstellung.

Differentialdiagnostisch sind Hirnhautentzündungen unspezifischer Genese, die Enzephalitis, die Poliomyelitis, typhöse oder grippale Infekte, Typhus und Paratyphus abzugrenzen. Das für die Diagnostik so bewährte Zeichen der Tuberkulinprobe kann bei der Meningitis versagen; je schwerer das Krankheitsbild, um so häufiger ihr negativer Ausfall. Die Intrakutanprobe 1:1000 war nach den Angaben von SIMON (1939) in 84% positiv, in der Konzentration von 1:100 steigt die Sicherheit auf 95%. Unumgänglich ist die Liquorkontrolle. Der Druck kann erhöht sein, beim Säugling ist die Fontanelle gespannt. Der Liquor ist relativ klar, Eiweiß ist vermehrt, der Pandy positiv, die Normo-Mastix-Kurve weist die Zeichen einer Meningitis auf mit einem Ausfallmaximum im 5. und 6. Röhrchen. Das oft genannte Spinngewebsgerinnsel setzt sich im stehenden Liquor nach einigen Stunden ab. Wenn überhaupt nachweisbar, finden sich in ihm Tuberkulosebakterien. Die Zellzahl ist früh erhöht, jedoch wiederum nicht so hoch wie bei den unspezifischen Entzündungen. Werte von 30–60/3 Zellen können schon hinweisend sein. Im Durchschnitt liegen sie bei 300–400/3 Zellen, können jedoch auch wesentlich zahlreicher sein. Klarer Liquor mit Pleozytose weisen auf eine spezifische Meningitis hin, jedoch können auch die Virusmeningitiden die gleiche Symptomatik haben. Oft ähnelt der Verlauf einer Poliomyelitis. Charakteristisch ist die Minderung des Glukosegehaltes des Liquors; seine Bewertung ist jedoch nur im Vergleich zum Blutzucker möglich und liegt erniedrigt auf etwa $^2/_3$ letzteren Wertes, also relativ tief. Auch der Chlorgehalt sinkt im Liquor ab. Die Nachweisbarkeit der Tuberkelbakterien liegt nach alten Literaturangaben zum Beispiel von PÉHU und DUFOURT (1927) bei 27%. Bei jeder Meningitis unklarer Genese sollte jedoch immer die Tuberkulose in Betracht gezogen und vorsorglich eine kombinierte antituberkulöse Chemotherapie eingeleitet werden.

Die *Prognose* ist heute bei zeitig gestellter Diagnose gut. Neurologische Restbefunde können jedoch bestehen bleiben, so im Bereich des Optikus, der durch Fibrin eingemauert atrophisch werden kann. Neurochirurgische Eingriffe sind hierbei zu überlegen. Durch die Hirngefäßerkrankung kann es zu Krämpfen kommen. EEG-Symptome sind faßbar, eine Psycholabilität kann bestehen bleiben. Restzustände der basalen Meningitis können auch in Form von verkalkenden Prozessen faßbar werden (Abb. 69). Retinanarben als Reste der spezifischen

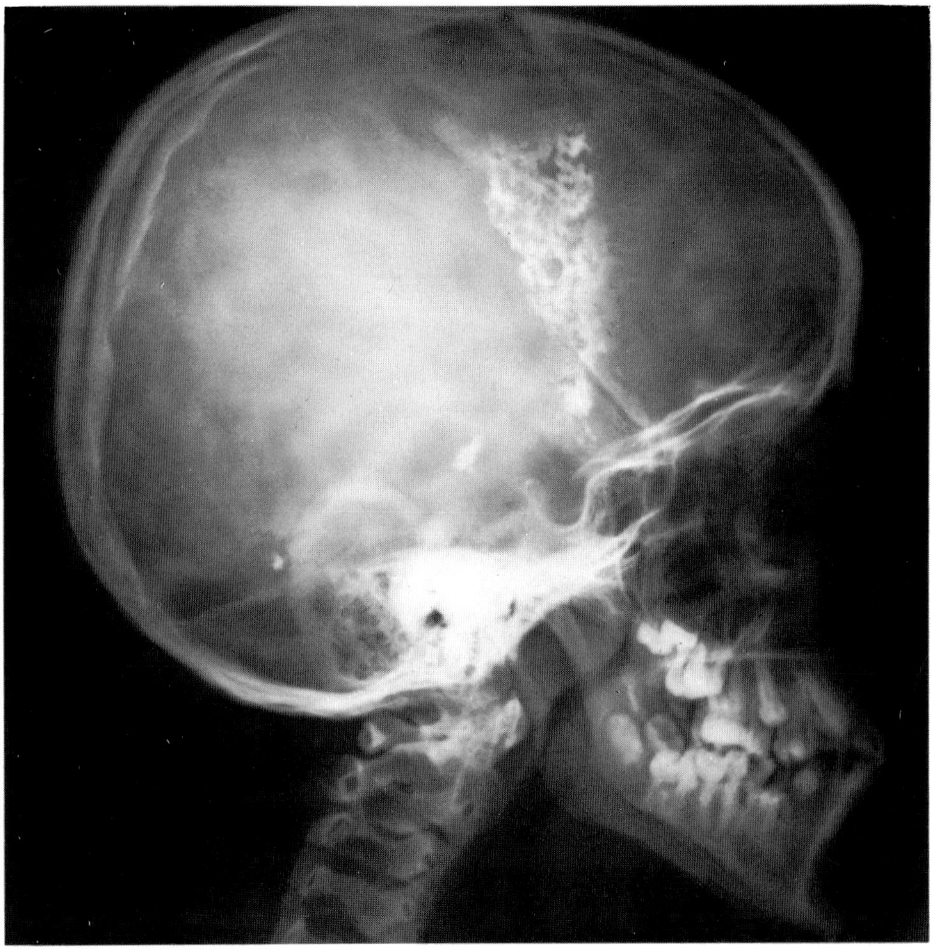

Abb. 69. 11jähriges Mädchen. Einweisung wegen eines Rezidivs bei Meningitis tuberculosa. Ersterkrankung 1953/54 mit Restdefekt in Form von Sehstörungen, Lähmungen und zerebralem Anfallsleiden. Unter kombinierter Chemotherapie wiederum Rückbildung der akut entzündlichen Erscheinungen. Geblieben sind ein Hydrozephalus internus, eine deutliche geistige und körperliche Retardierung, eine partielle Optikusatrophie und zerebrale Krampfanfälle. Aufnahme v. 18. 8. 62: Kalkharte Einlagerungen im Bereich der Schädelbasis sowie im parietalen Schädelbereich. Klaffende Lambdanähte, auffallend strahlendurchlässige Schädeldecke mit den Zeichen eines doppelseitigen Hydrozephalus

Tabelle 5. Angaben zur kindlichen Meningitis (Nach SCHWABE 1933)

Autor Berichtsraum	Anzahl	Wiederhergestellt, gebessert	Defektheilungen	Exitus
ROSSI (1946)	46	20	8	26
DEGENHARDT (1948/54)	?	23–71%	?	77,7–25%
TÜMAY (1947/52)	306	39	113	153
GAGEL (1948/63)	101	60	51	39
SAMPAOLO (1948/64)	192	135	47	57
ZUCHNIEWICZ (1951/64)	2804	?	?	495
MIRCEA (1951/67)	33	9	17 schwer 16 leicht	–
WEISS (1952/61)	102	?	?	56–31%
SUDA (1952/65)	301	–	21,9	7
TÜMAY (1953/63)	336	135	20	148
BARBU	66	30	19	19
SMITH (1954/62)	43	19	17	7
VETTORI (1955/67)	50	50	–	–
GROPINEANU (1956/65)	361	235	32	94
BUMBĂCESCU (1960/70)	368			40–28,1%
RAIĆ (1960/65)	59	?	?	?
STEINER (1965/70)	25	?	?	2
ZUCHNIEWICZ (1965)	189	?	?	35
MIRCEA (1967/1971)	38	14	15	9
MUCHAMEDALIEV (1968)	370	? ?	43/34% 20/14% 16/9%	18% 14% 9%
RAMACHANDRAN	288	215	47	87
MARTISCHNIG	187	?	?	34/2

Embolie können später an die abgelaufene Meningitis erinnern (MÖSCHLIN u. BUSER 1964), vegetative und hypothalamische Störungen bleiben. Der Diabetes insipidus wurde als Folge beschrieben, Osteoporosen beobachtet. Bei ERICHSON (1959) lag die Zahl der Defektheilungen bei 20%. SCHWABE (1977) bringt eine Literaturübersicht (Tabelle 5) über die Frequenz von Defektheilungen und Todesfällen. Aufgrund der vorgelegten Literaturübersicht scheinen Meningitishäufigkeit und Restdefekte durch eine vorangegangene BCG-Impfung reduziert zu werden. Im Vordergrund steht auch in der Zusammenstellung von SCHWABE die Notwendigkeit der frühen Diagnosestellung; denn je später die Diagnose gestellt, je schwerer sind bereits die Symptome, je höher die Letalität und eine mögliche Restdefektbildung. Die Fortführung der Therapie ist bei sogenannten Defektheilungen erforderlich, da auch hier noch eine Reversibilität gegeben sein kann.

Eine seltene Form der hämatogenen Erkrankung im Bereich des Zentralnervensystems sind die *Konglomerattuberkel* oder *-Tuberkulome,* die isoliert oder multipel auftreten können und einen charakteristischen Bau haben. Wie auch im Bereich der Lungen können sie zentral verkäst sein und zeigen einen zwiebelschalenförmigen Aufbau. Zur Zeit des aktiven Wachstums findet man histologisch Epitheloid- und Riesenzellen, die später kollagenfaserigem Bindegewebe und schließlich kalkharten Einlagerungen Platz machen. Regelrechte tuberkulöse

Abszesse gibt es wesentlich seltener als die genannten Tuberkulome mit ihrem charakteristischen Aufbau (WEBER 1964). Diese isolierten hämatogenen Streuungstuberkulosen innerhalb des Hirns, Kleinhirns und der Medulla können in jedem Stadium einer Tuberkulose auftreten. Gehäuft finden sie sich jedoch zu den Zeiten hämatogener Schübe, d.h. sie begleiten häufig die kindliche Primärtuberkulose oder verschieben sich mit einer Verlagerung der Durchseuchung in das Jugendlichenalter. Die Frequenz ist abhängig von einer Disposition der Bevölkerung und geht der Anfälligkeit gegenüber der Tuberkulose überhaupt parallel. In den Industriestaaten ist schon vor Einführung der Chemotherapie eine Rückläufigkeit zu verzeichnen gewesen, die nachher noch auffallender wurde (s. Beitrag LOCK, S.189ff.).

Parallel mit einer stärkeren Tuberkulosefrequenz bei Männern liegt bei ihnen die Zahl der Tuberkulome höher. Die Verteilung in die verschiedenen Bereiche des zentralen Nervensystems dürfte von der Durchblutung abhängig sein. Im Bereich des Rückenmarkes sind sie selten.

Klinisch faßbar sind je nach Lokalisation nur ein Teil der Tuberkulome. In der vorantibiotischen Ära starben die Patienten an ihrer Aussaat in die übrigen Körperabschnitte. Durch die antituberkulöse Chemotherapie kommt es jetzt zu Abkapselungen und Verkalkungen, die zu röntgenologischen Zufallsbefunden führen oder durch andere Nebenwirkungen im Bereich des Zentralnervensystems verschiedener Symptomatik, zumeist unter dem Verdacht eines Tumors eine operative Intervention erforderlich machen (GSELL u. UEHLINGER 1936). In der Symptomatik und ihrer Diagnostik ähneln sie Tumoren des Zentralnervensystems. Hinweisend auf die Diagnose sind tuberkulöse Herde im Rahmen der Primärtuberkulose oder begleitende miliare Streuungen. Diese extrazerebralen Manifestationen sind jedoch nicht Voraussetzung. Als Inkubationszeit nennt WEBER (1964) eine Minimalzeit von 4–6 Monaten zwischen tuberkulöser Streuung und dem Auftreten erster klinischer Symptome. Sie kann jedoch auch mehrere Monate und Jahre betragen. Seit Einführung der tuberkulostatischen Therapie ist die Meningitis als Komplikation seltener geworden. Tuberkulome können sich heute abkapseln und auch ohne chirurgische Intervention zur Ruhe kommen. Die Gefahr der postoperativen tuberkulösen Streuung ist durch die folgende antituberkulöse Therapie wesentlich geringer geworden und hat zu einer Senkung der postoperativen Sterblichkeit geführt.

4. Knochen- und Gelenktuberkulose

In den letzten 20 Jahren sind parallel mit der Abnahme der Tuberkuloseinfektionen auch die extrapulmonalen spezifischen Erkrankungen des Bewegungsapparates zurückgegangen. Wesentlich anders ist die Situation in den noch zu entwickelnden Ländern, in denen die Tuberkulose auch heute noch grassiert. Bei extrapulmonalen Manifestationen der Tuberkulose dominiert die Knochentuberkulose, speziell die Wirbeltuberkulose neben der männlichen Urogenital- und der Lymphknotentuberkulose (HARTUNG 1977b). Mit der Verschiebung der Primärinfektion in das frühe Erwachsenenalter ist sie in den ersten drei Lebensjahrzehnten rückläufig, nimmt jedoch in höheren Altersklassen zu.

Die Herdsetzung erfolgt in Form arterieller Embolien, die, wie dies Abb. 70 zeigt, an vielen Stellen erfolgen können. Faßbar werden jedoch zumeist lediglich ein, manchmal aber auch mehrere Schwerpunkte der Absiedlung. Der miliare Knochenherd beginnt mit einem exsudativen Stadium, das, wie auch der Lungenherd, später in ein produktives übergeht.

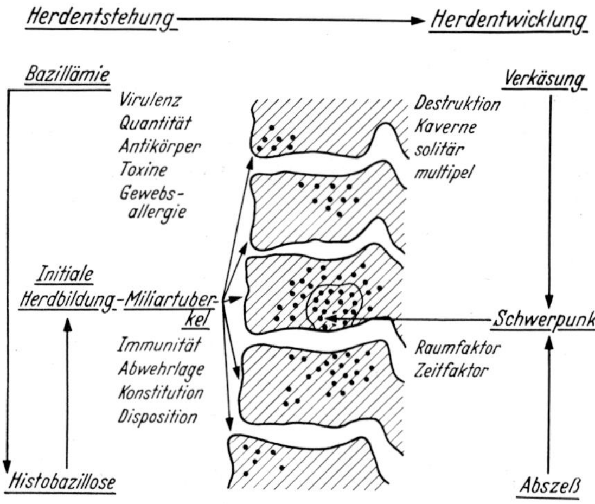

Abb. 70. Schematische Darstellung der Entwicklung einer Spondylitis tuberculosa: Miliare Metastasierung in eine Wirbelgruppe, Weiterentwicklung der miliaren Metastasen in einem einzigen Wirbelkörper (Schwerpunkt), Rückbildung und Vernarbung der miliaren Metastasen in den übrigen Wirbeln. (Aus KASTERT 1957)

KASTERT (1974) unterscheidet:

1. den Initialherd mit toxisch bedingter Kalkstoffwechselstörung und Kalkarmut der Spongiosabälkchen. Der Vorgang kann im Tomogramm als Destruktion imponieren, ohne dies jedoch zu sein;
2. den langsamen Abbau und die Zerstörung von Spongiosabälkchen durch entzündliche Exsudate mit Destruktionsbereichen, die röntgenologisch-tomographisch zur Darstellung kommen;
3. die primäre Verkäsung mit längerem Erhalt der Spongiosabälkchen. Röntgenologisch imponieren statt Atrophie und Destruktion sklerotische Bezirke;
4. die sekundäre Verkäsung im Bereich primär entzündlich veränderter Gebiete.

Kompaktadefekte entstehen im Anschluß an die Spongiosazerstörung, wie dies gut im Bereich der Boden- und Deckplatten von Wirbeln zu beobachten ist. Dies führt zum Einbruch der Zwischenwirbelscheiben, sowohl des Nucleus pulposus als auch des Anulus fibrosus in die angrenzenden Wirbelkörper, so daß es zu einer Verschmälerung des Zwischenwirbelraumes kommt. Die röntgenologisch faßbare Verschmälerung ist somit sekundär, primär liegt der Herd im Spongiosabereich. Die primäre Erkrankung der Zwischenwirbelscheiben läßt sich nach KASTERT in Übereinstimmung mit anderen Autoren nicht nachweisen, da dort die Vaskularisation lediglich im Kindes- und Jugendlichenalter vorhanden ist, später jedoch fehlt. Die Bandscheibenreste können bei der Ausheilung der Tuberkulose hinderlich sein, da sie die knöcherne Blockwirbelbildung stören.

Die Latenzzeit zwischen Primärherd und hämatogener Knochentuberkulose beträgt nach KASTERT im Minimum sechs Wochen. Ein gutes Beispiel der möglichen Latenzzeit zwischen Primärinfektion und klinisch wie auch röntgenologisch nachweisbarem Knochenherd zeigen die Bécégéitebeobachtungen mit Knochenabszessen nach durchgeführter BCG-Impfung. Sie liegen im allgemeinen im zweiten Jahr nach der Vakzination. Bei einer Infektion mit virulenter Tuberkulose können Primärtuberkulosen der Lunge und Wirbeltuberkulose gleichzeitig bestehen (Abb. 71 u. 72) oder dem Primärherd nach Jahren folgen (Abb. 73 u. 74). Im Herdbereich kann es zu einer Abszeßbildung kommen mit Perforation

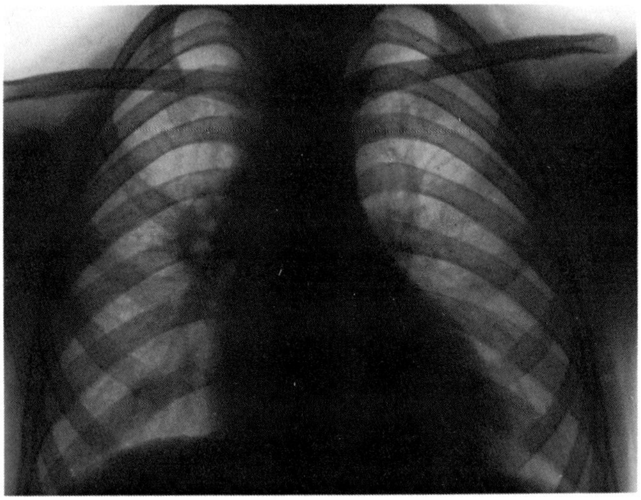

Abb. 71. $6^1/_2$jähriges Mädchen. Aufnahme v. 27. 5. 77: Lymphknotenkaverne im rechten Hilus bei Primär-Tb mit umgebender Reaktion der Lunge

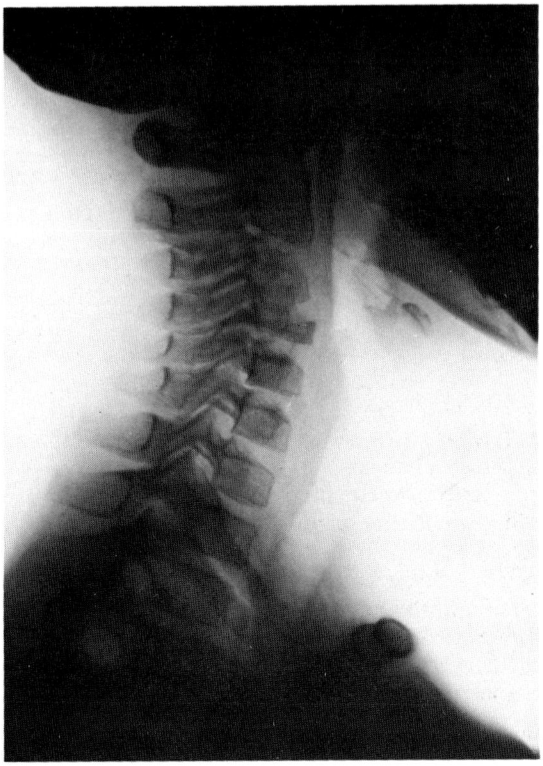

Abb. 72. Aufnahme v. 22. 7. 77: Dieselbe Patientin wie Abb. 71. Defektbildung im Bereich der oberen Deckplatte von C4 als Ausdruck einer hämatogenen Streuung in einen Wirbel. Klinisch auffallend war lediglich die Schmerzhaftigkeit der Halswirbelsäule, geringer Appetit und Gewichtsabnahme. Der röntgenologische Befund trat erst später in Erscheinung

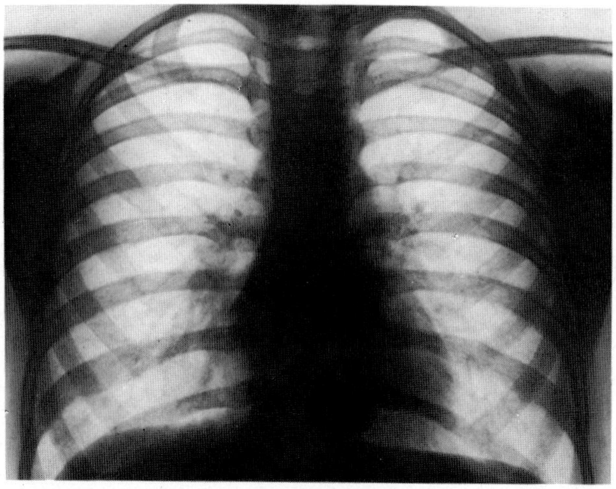

Abb. 73. 8jähriges Mädchen. Aufnahme v. 12. 9. 60: Frischer Primärherd im rechten Sinus

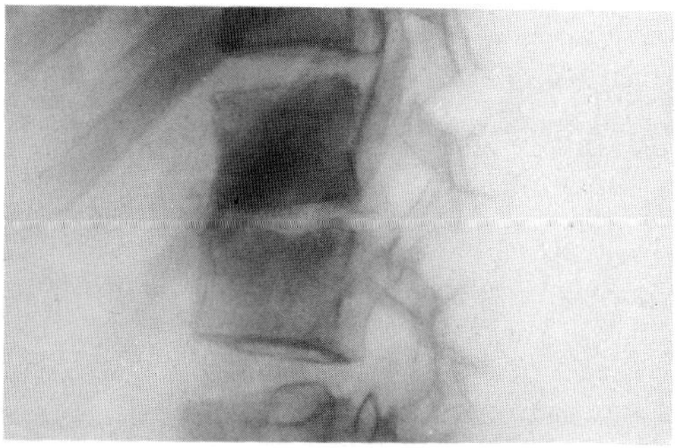

Abb. 74. Dieselbe Patientin wie Abb. 73, 6 Jahre später. Aufnahme v. 4. 2. 66: Nach einer 5jährigen Latenzzeit röntgenologische Manifestation einer Tb des 1. und 2. Lendenwirbels

durch die Kompakta bis zu einer Kompression des Rückenmarks oder zu abszedierenden Weichteiltuberkulosen mit Granulationen und späterer Verkreidung oder Verkalkung. Perforationen in benachbarte Körperhöhlen oder durch die Haut sind möglich, primäre oder sekundäre Mischinfektionen führen zu Komplikationen. Wirbelsäulenveränderungen mit bizarren Fehlbildungen und mehr oder weniger ausgeprägter Gibbusbildung besonders im thorakalen Bereich sind möglich und unter dem Namen des Pottschen Buckels bekannt.

Im Vordergrund der diagnostischen Möglichkeiten steht die *Röntgenologie* mit Übersicht und Schichtaufnahmen in zwei Strahlengängen, wobei eine Unterscheidung von unspezifischen Veränderungen nicht mit absoluter Sicherheit möglich ist. Auch gestattet die röntgenologische Diagnostik weder die Beurteilung eines paravertebralen Abszesses noch eine Aussage über Größe, Ausdehnung oder Aktivität und Vernarbung mit Sicherheit. Liegt eine Fistelbildung nach außen vor, so bringt eine Kontrastdarstellung von Fistelgang und Abszeß einen guten Überblick über die Lokalisation. Auch durch Anpunktieren ist eine Abszessographie möglich.

Als Frühsymptome in der klinischen Symptomatologie der Spondylitis tuberculosa werden Schmerzen am häufigsten angegeben. Symptomlos verlaufende Spondylitiden sind selten. Der Beginn kann schleichend, jedoch auch plötzlich sein, kontinuierlich oder intermittierend und unterschiedlich je nach Körperlage und Lokalisation im Bereich der Wirbelsäule. Allgemeinsymptome können diese Beschwerden begleiten. Myalgien treten auf, Klopf- und Bewegungsschmerzen werden angegeben. Blutbild und Blutsenkungswerte brauchen nicht, können jedoch, je nach Intensität einer Mischinfektion pathologisch verändert sein. Auch sonst faßbare Veränderungen entsprechen denen bei tuberkulöser Manifestation in anderen Organen. In der *Differentialdiagnose* sind neben Wachstums-, degenerativen oder tumorösen Veränderungen entzündliche Prozesse serologisch abzugrenzen. Oft gelingt die endgültige Diagnose erst durch die Vertebrotomie mit bakteriologisch und histologischer Gewebskontrolle. Sie hat gleichzeitig den Zweck nach Ausräumung der entzündlich tuberkulösen Veränderungen, die Verblockung der Wirbel zu beschleunigen; bei Jugendlichen sieht man als seltene Variante eine fibrotische Vernarbung (KASTERT, persönliche Mitteilung 1975). Auch kommt ein überschießendes Größenwachstum benachbarter Wirbel im Kindesalter zur Beobachtung.

Neben der Spondylitis anterior oder posterior innerhalb des Wirbelkörpers, dem Malum suboccipitale als Spondylitis des ersten Halswirbels, unterscheidet man die Spondylitis superficialis, die mit Entzündungen und Abszedierung im Periost beginnt. Die Spondylitis superficialis kann sekundär entstehen, fortgeleitet aus der Nachbarschaft primärer Knochendestruktionen. Charakteristisch für die hämatogene Aussaat bei der Primärtuberkulose ist die disseminierte, kleinherdige Spondylitis mit einer Manifestation an mehreren Stellen. Selten ist die Lokalisation im Bereich der Quer- oder Dornfortsätze sowie der Wirbelbögen.

Als neurologische Komplikation ist die Querschnittslähmung gefürchtet. Ihre Frequenz liegt etwa bei 4–10% in den europäischen Regionen, in Entwicklungsländern jedoch beträchtlich höher. Die operative Herdausräumung in Verbindung mit der kombinierten Chemotherapie hat die Prognose entschieden gebessert (HÖTTER 1977). Zumeist kommt es postoperativ wieder zu einer völligen Rückbildung. Die Wirbeltuberkulose kann von lokalisierten Leptomeningitiden begleitet sein, aber auch zu generalisierten Meningitiden überführen.

Nach den Angaben von MAY und MAY (1959) folgen in der Häufigkeit der Knochentuberkulosen Rippen und Sternum, die Spina ventosa, Erkrankungen des Beckens, der Röhrenknochen, von Schädel, Clavikula und an anderen Orten. Bei Gelenktuberkulosen liegt die Hüftgelenkserkrankung gleich in der Frequenz hinter der Wirbelsäuleninfektion. Es folgen Kniegelenk, Sprunggelenk, Fußwurzel, Schulter-, Ellenbogen- und Sakroiliakalgelenke. Ausgangspunkte sind, wie bei der Wirbeltuberkulose schon geschildert, hämatogene Tuberkel im Bereich des Periosts oder des Knochenmarkes wie auch der Gelenkhaut.

Die Knochenerkrankungen können hochentzündlich und blande verlaufen, mit käsigen Knochenherden und Sequestern einhergehen. Kommt es zum Gewebszerfall, werden röntgenologisch Knochenkavernen sichtbar. Um den Herd bilden sich Bindegewebskapseln; es kommt zu einer Demarkationszone, weiter in der Peripherie zu einem osteosklerotischen Randwall. In der Umgebung des Knochenherdes kann es zu einer Osteoporose kommen, die nicht nur auf Entkalkung, sondern auch Abbau von Knochenbälkchen und Spongiosa wie Korticalis beruht. Kommt es zu einer Perforation in die Weichteile, so können wiederum Abszeß- und Fistelbildung die Folge sein. Amyloidosen, die früher Folge chronischer Eiterungen waren, sieht man heute bei einer fachgerechten Behandlung, die je nach Ausdehnung des Prozesses in Form einer kombinierten Chemotherapie oder in einem operativen Eingriff bestehen muß, kaum noch. Sequester, Abszeß- und Fistelbildungen fordern eine operative Intervention.

Gelenktuberkulosen nehmen ihren Ausgang von den Streuungen in die Gelenkkapsel oder von nahegelegenen Skelettabschnitten (KARSTERT u. UEHLINGER

1964). Man unterscheidet die serösen, fungösen und eitrigen Formen. Die primäre synoviale Gelenktuberkulose verläuft schleichend und strukturschonend, so daß Gelenkknorpel und -knochen lange erhalten bleiben. Die ossären Formen beginnen stürmischer und führen in kurzer Zeit zu umfangreichen Gelenkzerstörungen.

Einer Hyperämie mit seröser Durchtränkung folgt ein fibrinöser Belag der Synovia; retikuläre Tuberkel mit lymphozytärem Randwall treten auf. Tuberkel können verschmelzen, sie sind besonders im Rezessus oder an den ossären Insertionsstellen der Gelenkkapseln zu finden. Der weitere Verlauf ist wechselnd; es kann zu einer Kapselschrumpfung mit Gelenkfixierung kommen. Der Gelenkknorpel wird zerstört. Der primär ossären Gelenktuberkulose folgen Spongiosaabbau mit Kontakt zwischen Knorpel und Markgewebe. Knorpelfragmente werden abgestoßen. Spezifisches und unspezifisches Granulationsgewebe breitet sich in der Gelenkkapsel aus, es kommt zum Pannus. Bei der mehr exsudativen Variante folgen Vernichtung und Dissektion des Gelenkknorpels. Die freiliegende Spongiosa wird durch Gelenkbewegung zerstört; Gelenkdestruktionen treten auf, denen später eine Heilung in Form einer Syndesmose oder Synostose folgen kann.

Richtungsweisend für die Diagnose „Gelenktuberkulose" ist die Tuberkulinreaktion, die Punktion mit anschließender bakteriologischer Untersuchung oder die Probeexzision aus der Gelenkkapsel. Die Prognose hat sich seit der Einführung der kombinierten Chemotherapie erheblich gebessert. Herdausräumungen und Synovektomie müssen gezielt eingesetzt werden, letztere wirkt funktionserhaltend bei Gelenktuberkulosen (KASTERT 1969). Seit Einführung der antituberkulösen Therapie sind multiple Knochentuberkulosen, die für die Primärtuberkulose typisch sind, seltener geworden.

Als *Spina ventosa* bezeichnet man spezifische Prozesse an den kleinen Röhrenknochen der Hände und Füße. Sie gehört heute zu den Seltenheiten. Sie war für die Primärtuberkulose charakteristischer als die anderen genannten Formen der Knochentuberkulose.

Bevorzugte Absiedlungsstätte der Tuberkulose sind auch Schleimbeutel. Es kommt zu einer *Bursitis* mit mehr oder wenig stark bakterienhaltigen Exsudatbildungen. Die Punktion erleichtert die Diagnose. Die Rückbildung erfolgt unter oraler kombinierter Chemotherapie, durch Instillation oder operativen Eingriff.

5. Hämatogene Formen der Lymphknotentuberkulose

Die zentrale Bedeutung der Lymphknoteninfektion für den Ablauf der Primärtuberkulose wurde bereits betont. Die Infektion erfolgt über die Lymphbahnen. Hiervon abzugrenzen sind hämatogene Ausstreuungen, Ergebnis von Bazillämien, wie sie bei generalisierten Tuberkulosen auftreten in Begleitung von schwersten Formen der hämatogenen Aussaat, der Sepsis tuberculosa gravissima. Im Ablauf der Primärtuberkulose sind sie außerordentlich selten geworden und treten lediglich als Komplikation der Alterstuberkulose mit Nachlassen der Abwehrkraft einmal auf. Eine besondere Form der Aussaat auf dem Blutwege ist die generalisierte Lymphknotenerkrankung, die als Frühstreuung zu beobachten ist und nur ganz gezielt Lymphknoten befällt, so, wie dies auch von spezifischen Bursitiden bekannt ist, ohne einen anderen manifesten Organbefall. BRÜGGER (1964) unterscheidet die selektive Streuung in das lymphatische Gewebe oder die Ausstreuung im Rahmen des Befalles des retikuloendothelialen Systems mit Lymphknoten, Leber, Milz und Knochenmark.

Die Lymphknotentuberkulose beginnt ebenfalls mit einer umschriebenen Gewebsnekrose, der Primärverkäsung nach HUEBSCHMANN (1956), die mit Epitheloidzellen umschlossen wird und durch Riesenzellbildung gekennzeichnet ist.

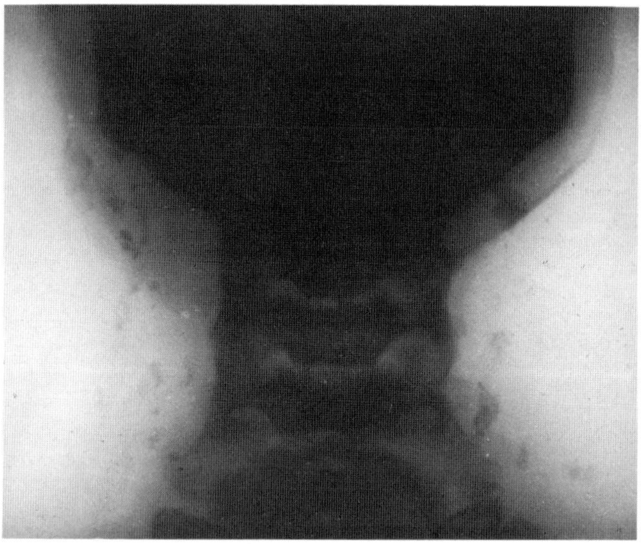

Abb. 75. 17jähriges Mädchen. Mit 11 Jahren Halslymphknotentuberkulose, mit 15 Jahren Achsel- und Leistenbeugenlymphknoten. Aufnahme v. 2. 7. 53: Zustand nach Verkalkung der hämatogen infizierten Lymphknotengruppen des Halses beiderseits

Die Ausdehnung ist mehr oder weniger massiv. Es kann zu einer Nekrose der Lymphknoten kommen, die in einer inneren oder spezifischen Kapsel sitzt und von einer äußeren mit echter Narbenbildung umgeben ist. Bei der tuberkulösen Sepsis fehlen hingegen die Epitheloidzellen. Es kann zu einer lokalen Progredienz oder auch zu einer Rückbildung mit Granulations- und Narbengewebe kommen. Klinisch tritt die Lymphknotentuberkulose recht unterschiedlich in Erscheinung. Massive, hochentzündliche tennisballgroße Konglomerate treten auf, so im Bereich des Halses, in der Achselhöhle, der Leistenbeuge und innerhalb des Thorax und des Mesenteriums. In ihrem Inneren sind die Lymphknoten verkäst; sie können später verkalken oder von einem zähflüssigen spezifischen Eiter ausgefüllt sein. Auch hier dürfte der Satz gelten: „Je jünger das erkrankte Individuum, um so schneller und massiver die Verkalkung". Diese Lymphknoteninfektionen erfolgen schubweise, wie dies Abb. 75–77 wiedergeben. Der entzündlich-nekrotische Verlauf bestand lediglich im frühen Stadium, später wich er einem protrahierten, der durch Einlagerungen von Kalk faßbar wurde.

Bakteriologisch steht als Erreger heute das Mycobacterium tuberculosis variatio hominis im Vordergrund, die variatio bovis ist sehr selten geworden (EHRING u. Mitarb. 1977). Operativ beschränkt man sich bei diesen hämatogenen Aussaaten lediglich auf Ausräumung von Abszessen, da generalisierte Lymphknotenerkrankungen operativ nicht angehbar sind und sich überdies chemotherapeutisch gut beeinflussen lassen.

Als Sonderformen stellt BRÜGGER (1964) die Siliko-Tuberkulose und die Karzino-Tuberkulose heraus. Auch die Bécégéite kann unter dem Gesicht einer generalisierten Lymphknotentuberkulose auftreten, dann zumeist bei gleichzeitigem Vorliegen einer Immunschwäche.

Die Abgrenzung von nicht spezifischen Lymphadenitiden bereitet oft Schwierigkeiten. Abgesehen von der Möglichkeit der Probeexzision mit histologischer Untersuchung spricht die relativ scharfe Abgrenzung des Lymphknotens gegen

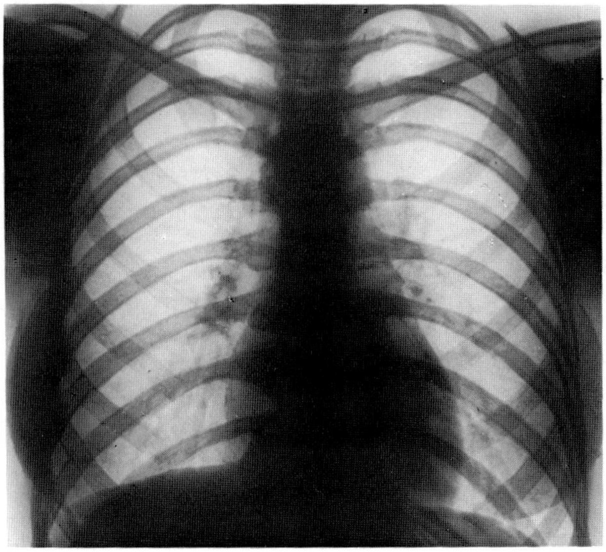

Abb. 76. Dieselbe Patientin wie Abb. 75. Aufnahme v. 30. 6. 53: Verkalkte Hiluslymphknoten. In die Lungenspitzen projizieren sich die verkalkten Halslymphknoten (Verwechselungsmöglichkeit mit Spitzenherden!)

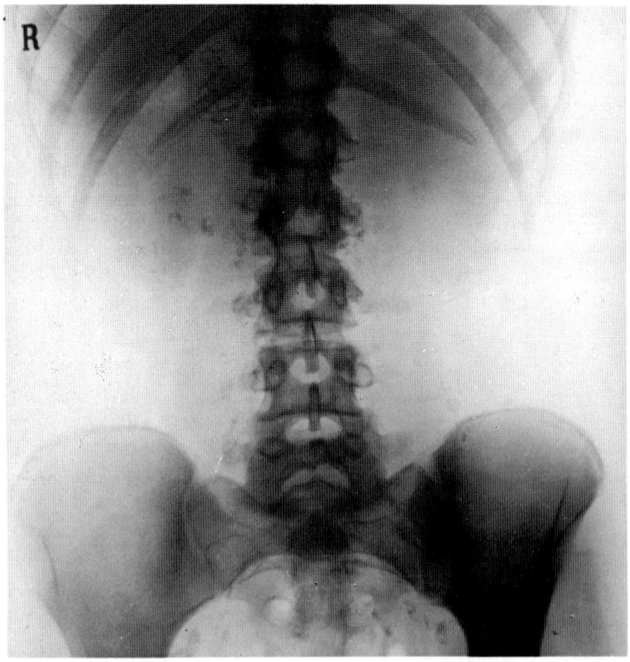

Abb. 77. Dieselbe Patientin wie Abb. 75. Aufnahme des Abdomen v. 15. 7. 53: Generalisierte, verkalkte Lymphknotentuberkulose

die Peripherie für eine Tuberkulose, besonders bei blandem Verlauf der Ausstreuung, so daß der Lymphknoten unter der Haut und im Gewebe verschoben werden kann. Er fühlt sich alsdann hart an, härter als der unspezifisch infizierte Lymphknoten und seine Bildung erfolgt protrahierter, langsam über Wochen, wie auch seine Rückbildung nur langsam abläuft. Hochakute Bilder sind selten geworden; da es hier zu Perforationen und Fistelbildung kommt, gelingt die Diagnose durch Bakteriologie und Histologie schneller. Auffallend bevorzugt wird die Halsregion, nicht nur bei der Fütterungstuberkulose, auch bei der hämatogenen Aussaat.

6. Weitere Organmanifestationen im Rahmen der hämatogenen Frühstreuung

Manifestationen an anderen Organen treten an Bedeutung, verglichen mit einer Aussaat im Bereich des Knochen- und Gelenksystems wie auch der Lymphknoten zurück. Eine Ausnahme bildet die *Nierentuberkulose*. Mit 38% Beteiligung an der Zahl der extrapulmonalen Tuberkulosen steht sie noch vor der Lymphknotenerkrankung mit 31%; an dritter Stelle rangieren die Knochen- und Gelenktuberkulosen (LOCK 1977). Bei Frauen liegt die Frequenz der Lymphknotenerkrankungen mit 37% über der Urogenitaltuberkulose mit 33%. Vergleichenderweise belaufen sich die Zahlen bei Männern auf 23 und 44%. Sie begleitet in einem Viertel aller Fälle die Knochen- und Gelenkerkrankung.

Nach den Angaben von WILDBOLZ (1939, zit. nach MAY u. MAY 1959) lag sie noch hinter Krankheitsformen der Lunge, Knochen und Haut an vierter Stelle. Nach RODEK (1976) war sie mit 35% die häufigste extrapulmonale Form. Sie gehört in die Gruppe der hämatogenen Aussaaten und tritt sowohl bei Frühgeneralisationen als auch bei späteren Ausstreuungsformen auf. Die Nierentuberkulose ist beim Kind und Jugendlichen auch heute noch nicht so selten geworden (SUDA 1970). Voraus gehen Primärkomplex, teils verkalkte Primärkomplexe, Bronchial-, Paratracheal- und paraaortale Lymphknotentuberkulosen. Nach WILDBOLZ (1958) sieht man eine Verschiebung in ältere Jahrgänge, die auch durch eine Verlagerung der Primärinfektion in das höhere Lebensalter zu erklären sein dürfte. Die Latenzzeit bis zum Auftreten der Urogenitaltuberkulose wird von ZABOR (1969) bei einer Durchsicht von 402 Beobachtungen auf fünf bis zu 28 Jahren angegeben, in 123 Beobachtungen wurde eine Primärtuberkulose als Ursache angesehen, bei 72 lag eine Pleuritis und bei 47 Beobachtungen eine Skelettuberkulose vor. Die hämatogene Genitaltuberkulose im Kindesalter ist hingegen außerordentlich selten und wird von STRANSKY und ARNICELLA (1965) nur zweimal in der Weltliteratur gefunden. Die Frequenz weiblicher Genitaltuberkulosen im jungen Erwachsenenalter liegt hoch; so beobachteten KASKARELIS und PREVEDOURAKIS (1968) 180 weibliche Genitaltuberkulosen, die in 58,3% zwischen dem 26. und 35. Lebensjahr lagen. 3% wurden als echte Primärtuberkulose eingestuft, in etwa 60% konnte eine Latenzzeit von 5–14 Jahren angenommen werden.

Harnleiter und Blase erkranken im Rahmen der hämatogenen Ausstreuung sehr selten. Ihre Infektion ist kanalikulär möglich (GLOOR u. MAY 1964). Gleiches gilt für die Prostata. Da es sich bei der Nierentuberkulose immer um Folgen hämatogener Aussaaten handeln muß, ist davon auszugehen, daß es sich grundsätzlich auch um bilaterale Affektionen handelt. Im Verlauf kann jedoch eine Seite inaktivieren und vernarben, die andere progredient sein. Zumeist ist die Tuberkulose als Rindentuberkel in der Niere lokalisiert, seltener im Markbereich. Eine Kavernisierung kann sich jedoch im gesamten Nierenbereich entwickeln. Die Manifestationszeit betrug im Züricher Krankengut (GLOOR u. MAY 1964) 1–13, bei einer Vergleichsstatistik 0,5–8, bei RODEK (1976) im Schnitt 15 Jahre. In der weiteren Entwicklung trennt man die miliare Form von der chronisch verlaufenden Nierentuberkulose ab, die sich daran anschließen kann. Letztere führt über zur Pyelitis caseosa bis zur Kittniere. Die sogenannte tuberkulöse Nephritis soll ohne histologische Zeichen einer Tuberkulose wie Epitheloid und Riesenzellen interstitiell verlaufen. Ihre Genese ist als Vorstufe oder als toxische Reaktion aufzufassen. Die Bakteriurie ohne nachweisliche Erkrankung und Herdbildung innerhalb der Niere ist umstritten, jedoch möglich.

Das sicherste Zeichen für eine Nierentuberkulose ist eine rare Symptomatologie. Hinweisend sind persistierende Pyurien, Mikrohämaturien, schließlich Tuberkulosen anderer Organe, positive Tuberkulinteste; bestätigend sind röntgenologische Zeichen und Urinkulturen. Trotz klinischer Beschwerden und hinweisender Symptome glaubt jedoch BETHGE (1977), daß die Diagnose nur in etwa 50% in den ersten sechs Monaten gestellt wird. Bei der bakteriologischen Untersuchung des Urins sollte auf Kultur und Tierversuch im Sediment des Ganztagesurins zurückgegriffen werden. Die Szintigraphie der Niere kann weitere Hinweise über die Ausdehnung der Befunde geben. Die Angiographie wird lediglich besonderen Beurteilungen vor Operationen vorbehalten bleiben. Eine Infektiosität für die Umgebung ist – wenn auch selten – gegeben, jedoch kann bei der derzeitig schnell wirkenden Chemotherapie mit einer Urinkonversion in etwa acht Wochen gerechnet werden. Auch die subjektiven Beschwerden bilden sich unter der Behandlung schnell zurück.

Das Vorkommen der *Genitaltuberkulose* vor der Geschlechtsreife ist selten. Lediglich im Erwachsenenalter sind 80% der Harnwegstuberkulosen beim Mann mit Genitalkomplikationen, bei der Frau in $^1/_6$ mit Salpingitiden kombiniert. Die im späteren Verlauf der Tuberkulose häufig in Erscheinung tretende Nebenhodenerkankung dürfte nur selten zum frühen hämatogenen Stadium zu rechnen sein, sie entsteht kanalikulär. Absiedlungen von Tuberkulosen über die Lymphbahnen treten gegenüber einer hämatogenen Infektion weitaus in den Hintergrund.

Die *Peritonealtuberkulose* (s. F, S. 370) wird nur selten bei Eingriffen am Abdomen gesehen (KÖHLE 1969). Eine Dünndarm- und eine Lebertuberkulose bei 9124 abdominellen Eingriffen standen fünf Peritonealtuberkulosen, einmal vergesellschaftet mit einer Cholecystitis und einmal mit einer Appendicitis tuberculosa gegenüber. Sie kann die Miliartuberkulose begleiten, kann jedoch auch Ausdruck der fortgeleiteten Primärtuberkulose im Darmbereich sein. Sie ist heute zumeist Zufallsbefund bei einer Indikation zur Laparotomie unter der Diagnose „akuter Bauch" und begleitet die Genitaltuberkulose (KELLER 1977). Bei der Peritonealtuberkulose hat sich die Frequenz vom Kindesalter ganz erheblich zum Erwachsenenalter hin verschoben. Nach KELLER (1977) liegt der Gipfel zur Zeit in der Altersgruppe der 20- bis 29jährigen. Die gleiche Tendenz beschreibt KRÄUBIG (1969) bei der Genitaltuberkulose der Frau.

Der Befall der *Milz* im Rahmen der hämatogenen Aussaat liegt besonders bei Kleinkindern hoch. Der Nachweis zu Lebzeiten gelingt jedoch nur selten. Oft ist die Schwellung der Milz mit ein Zeichen, das für die frühe hämatogene Aussaat hinweisend ist. Sie bildet einen Filter (WETZEL 1964). Das Organ kann von teils kleinknotigen, teils grobknotigen miliaren Knötchen und bis zu kirschgroßen zentralkäsigen Nekrosen übersät sein, die ihrerseits wieder als Streuquelle auftreten. Perisplenitiden können den Befund begleiten und alle Zeichen einer akuten hämatogenen Ausstreuung beobachtet werden. Entsprechend der Funktion des Organes finden sich Veränderungen im peripheren Blutbild und im Knochenmarkpunktat recht verschiedener Form und Manifestation (WETZEL 1964). Die Diagnose ist schwer zu stellen, eine Bestätigung gibt die Biopsie. Die Rückbildung erfolgt unter Chemotherapie, so daß Milzextirpationen nur noch in den seltensten Fällen erforderlich werden dürften.

Die *Lebertuberkulosen* gehören mit Ausnahme der konnatalen Primärinfektion ebenfalls mit in das Bild der hämatogenen Streuung mit fein- oder grobknotigen Aussaaten. Sie dürften zumeist übersehen werden, da es charakteristische Symptome (PATRASSI 1970) nicht gibt und sie sich mit der Therapie, die der vorausgehenden Lungentuberkulose zugedacht ist, zurückbildet. Sekundär kann es alsdann über den kanalikulären Weg zu Gallengangstuberkulosen und zu einem Übergreifen auf die Lebervenen kommen (HUEBSCHMANN 1956). Der Nachweis erfolgt durch die Biopsie. Die tuberkulöse Pseudoleberzirrhose bei Kindern als massivste Form eines tuberkulösen Befalles ist extrem selten; sie wird von WETZEL (1964) erwähnt. Die Diagnose „Lebertuberkulose" dürfte zumeist anläßlich einer Laparotomie mehr als Zufallsbefund gestellt werden. Hinweisend kann die Organvergrößerung, ein Druckschmerz, Subikterus, subfebrile Temperaturen, die auch einmal septisch oder intermittierend sein können, Transaminasenveränderungen, Erhöhung von Urobilinogen und Bilirubin sein. Röntgenologisch können als Rest später Kalkeinlagerungen, dies in massiverer Form bei Lebertuberkulomen wie auch in der Milz nachgewiesen werden.

Die bekannteste Form einer *hämatogenen Manifestation im Bereich der Haut* bei einer Primärtuberkulose sind die *Tuberkulide*. Von DARIER (1923) beschrieben, wurden sie lange sowohl als bazillär wie auch als tuberkulotoxisch angesehen; die erstere Meinung dürfte sich jedoch durchgesetzt haben. Im Kindesalter sah man sie hauptsächlich im Bereich der Planta pedis. Sie kann jedoch auch an jeder anderen Hautstelle lokalisiert sein. Als Lupus miliaris disseminatus entwickeln sich Herdchen, bevorzugt im Bereich des Gesichtes; das papulonekrotische Tuberkulid ist am Stamm und an den Streckseiten von Armen und Beinen lokalisiert, der Lichen scrophulosorum (Tuberculosis cutis lichenoides) findet sich vornehmlich an den seitlichen Rumpfpartien und im Bereich des Thorax. Die zuletzt genannten Formen finden sich im Ablauf der Primärtuberkulose. Das papulonekrotische Tuberkulid begleitet ebenfalls die Lungentuberkulose, jedoch mehr im Erwachsenenalter. Der Lupus vulgaris (Tuberculosis cutis luposa) zeichnet sich nach GEHRELS und KALKHOFF (1964) durch eminent chronischen Verlauf mit Neigung zu Progredienz und Gewebszerstörung aus. Er gehört nicht zu dem Bild der Primärtuberkulose, sondern hat eine bereits erfolgte allergische Umstimmung des Organismus zur Voraussetzung.

Anders das *Erythema induratum Bazin* (Tuberculosis cutanea et subcutanea indurativa); diese Form findet sich vornehmlich an den Unterschenkeln weiblicher Patienten mit Akrozyanose oder Erythrocyanosis crurorum puellarum. Bevorzugt sind Außen- und Beugeseiten der Unterschenkel im unteren Drittel, selten Oberschenkel, Glutealreaktion oder die oberen Extremitäten, ausnahmsweise das Gesicht. Die Erkrankung beginnt in der Subcutis mit einer kleinen Gewebsverdichtung, die später an Umfang zunimmt und zu einer bläulich-roten Verfärbung führt. Diese ist vorgewölbt, gespannt und bei Druck schmerzhaft. Ulzerationen können auftreten. Abzugrenzen ist das Erythema nodosum bei akuterem Beginn und flüchtigerem Verlauf. Seine Lokalisation ist im Bereich der Streckseite der Unterschenkel.

Die *Miliartuberkulose der Haut* (Tuberculosis cutis miliaris acuta generalisata) als direkte Beteiligung im Rahmen einer allgemeinen Miliartuberkulose ist selten. Sie wurde fast nur im Säuglingsalter beobachtet (GEHRELS u. KALKOFF 1964) und dürfte in unseren Breiten heute kaum noch zu erwarten sein (GOTTRON 1959). Die Hauttuberkulose ist besonders im Jugendlichenalter rückläufig (ORFANOS u. ZINGSHEIM 1970).

Nasen- und Schleimhauttuberkulosen im Bereich der Nasennebenhöhlen können primäre Erkrankungen oder Zeichen hämatogener Ausstreuung sein. Die Zunge und die Zungenmuskulatur können im Rahmen der Primärinfektion oder einer hämatogenen Ausstreuung befallen werden. KHATRI und JHALIA (1971) sehen sie in 1% aller oralen Tuberkulosen. Bei *chronischen Mittelohrinfektionen* muß man an die Möglichkeit einer tuberkulösen Genese denken. Die Erkrankung des *Kehlkopfes,* früher als Abseuchungstuberkulose angesehen, ist heute häufiger als hämatogene Begleiterscheinung im Rahmen der Primärtuberkulose möglich (s. G. 2, S. 380). Im Bereich des *Auges* sind Phlyktänen seltener geworden (DODEN 1967). Gleiches gilt für Hornhaut-, Bindehaut-, Lidhaut-, Tränendrüsen-, Sehnerven- und Iristuberkulosen wie für die Uveitis, Chorioiditis und Periphlebitis retinae. Phlyktänen können auch bei tuberkulinnegativen Reagenten beobachtet werden (SORSBY 1972). Die Conjunctivitis tuberculosa geht im Rahmen einer Primärinfektion wie einer hämatogenen Ausstreuung mit nodulären und ulzerösen Reaktionen einher; subkonjunktivale Formen sind Streuherde.

Die spezifische Dakryozystitis ist selten, wenigstens bei Kindern und Jugendlichen. Charakteristisch für die Tuberkulose ist die harte Schwellung der Lymphknoten im Bereich der abführenden Bahnen. WOODS (1967) unterteilt allergische Formen und echte Infektionen. Auch die Iristuberkulose kann allergisch oder infektiös-miliar sein. Die Retinatuberkulose entwickelt sich sekundär aus der Chorioideainfektion. Die Erkrankung des Nervus opticus begleitet die Meningitis. Chemotherapieeffekte sieht man am Auge bereits 12–18 Tage nach Therapiebeginn.

Miliartuberkulosen im Bereich der Skelettmuskulatur sind außerordentlich selten.

Die *Mastitis tuberculosa* (BOONTJE 1967) kann sowohl im Rahmen der hämatogenen Aussaat als auch per continuitatem bei einer Rippenerkrankung entstehen. Ihre Diagnose gelingt histologisch zumeist als Zufallsbefund.

Die *Speicheldrüsen* können hämatogen erkranken (AMELI 1966), ebenso die Drüsen mit innerer Sekretion. Hierzu gehört die *Nebennierentuberkulose,* die unter dem klinischen Bild des Morbus Addison verlaufen kann. Sie ist als symmetrische Erkrankung doppelseitig und tritt sowohl bei der frühen wie auch bei späteren hämatogenen Aussaaten auf. Die *Schilddrüsenerkrankung* (REICHMANN u. WOHLGEMUTH 1966), Erkrankungen der *Epithelkörperchen,* des *Thymus,* der *Hypophyse* wie auch der *Epiphyse* (DEIST u. KRAUS 1959) sind bekannt, führen zu entsprechenden hormonellen Ausfällen und verlangen ggf. eine Substitution.

Perikarditiden sind häufiger als *Endo- und Myokardtuberkulosen.* Im Endokardbereich haben die Tuberkelbakterien eine zu schlechte Haft- und Lebensmöglichkeit (UEHLINGER 1964). Begünstigend wirken rheumatische Endo- und Myokardveränderungen. Die Myokardtuberkulose wird von HUEBSCHMANN (1956) unterteilt in die miliare, die großknotige oder konglomerattuberkulöse Form und die diffuse Myocarditis tuberculosa. Die Myokardtuberkulome sind zumeist Teilerscheinungen einer hämatogen ausstreuenden progressiven Primärinfektion bei einer in Schüben verlaufenden Frühgeneralisation, die sich an mehreren Organen absiedeln kann und zu Abszeßbildungen führt. Zu Herzrhythmusstörungen führen sie dann, wenn sie im Bereich des Reizleitungssystemes liegen. Bei der Myocarditis tuberculosa zeigt sich ein bakterienarmes Granulationsgewebe, symptomatisch besteht eine progrediente Myokardinsuffizienz im Vordergrund. Die Pericarditis tuberculosa ist die häufigste Form der Herzbeteiligung. HUEBSCHMANN (1956) sah sie noch in einem Prozent bei Obduktionen. Die Frequenz dürfte abnehmen. Ihr Auftreten ist typisch für die Frühgeneralisation, kann jedoch auch per continuitatem von anliegenden Lymphknoten oder dem Herzmuskel aus geschehen. Der Erguß erfordert neben der Chemotherapie die Punktion. Das Panzerherz mit mehr oder weniger ausgeprägter Verkalkung ist ein Spätzustand, der die Dekortikation erfordert.

Wie im Bereich des Endokards kann es auch zu *miliaren Gefäßintimatuberkeln* kommen; sie sitzen ihr auf oder können als Wandtuberkulose zu Perforationen und Ulzerationen führen (UEHLINGER 1964). Im Bereich der Venen können gleiche Veränderungen bis zu spezifischen Thrombophlebitiden auftreten.

H. Beeinflussung der Primärtuberkulose durch Zweitfaktoren

1. Disposition

Eine „Disposition" ist außerordentlich schwer zu fassen und zu erklären. Ausdrücke wie Disposition oder Resistenz sind komplex aufzufassen. Sie beinhalten eine Reihe von Faktoren, die das Angehen einer Tuberkulose begünstigen, abschwächen oder verhindern können (S. 1ff.).

2. Traumen

Sie können zu einer frischen Tuberkulose führen, wenn mit ihnen Tuberkelbakterien in die Kutis eingeimpft werden und zu einem Primärkomplex führen (Abb. 7). Leichentuberkel und Superinfektionen waren in der letzten Pathologengeneration, die ohne Handschuhe arbeitete, keine Seltenheit. An extrapulmonale Primärherde können sich, wie auch an eine BCG-Impfung, lymphogene und hämatogene Ausbreitungen anschließen. Örtlich begrenzte Traumen können das Angehen einer hämatogenen Aussaat begünstigen oder vielleicht sogar durch eine Herabsetzung der allgemeinen Widerstandskraft auslösen (s. Beitrag WANDELT-FREERKSEN, S. 699ff.). MÖSCHLIN und BUSER (1964) halten, wenn innerhalb eines Monats nach einem Trauma eine Miliartuberkulose oder eine Meningitis tuberculosa auftritt, einen Kausalzusammenhang für möglich, vorausgesetzt, daß das Trauma bedeutend war und eine nachweisbare Gewebsschädigung zur Folge hatte. Die Aussaat in die Meningen wurde nach Adenotomien und Tonsillektomien diskutiert. Sie ist nur dann anzunehmen, wenn in dem entfernten Gewebe eine floride Tuberkulose nachweisbar war. Sie bedarf zumindest einer prophylaktischen Therapie mit Isonikotinsäurehydrazid. Trauma und Genitaltuberkulose werden von GLOOR und MAY (1964) in Zusammenhang gebracht, wenn erhebliche lokale Verletzungen im Verlauf von sechs bis acht Wochen in Hoden oder Nebenhoden eine Tuberkulose zur Folge haben. Es dürfte sich meist um mobilisierende Traumen handeln, die bereits bestehende, bisher nicht nachgewiesene Ausstreuungen zum Aufflackern brachten. Skelettraumen und Tuberkulose als Unfallfolge werden von DIETHELM und KASTERT (1974) diskutiert. Nach UEHLINGER (1964) ist mit einer posttraumatischen hämatogenen extrapulmonalen Tuberkulose grundsätzlich nur bei denjenigen Patienten zu rechnen, die zu einer hämatogenen Tuberkulose auch disponiert sind. Dann kann ein lokales Trauma Ursache einer Tuberkulose sein, wenn das Skeletteil bisher tuberkulosefrei war und zwischen Unfall und klinischer Manifestation der Tuberkulose eine Zeitspanne abläuft, die als Latenzzeit in Betracht kommt. Jedoch gibt es auch bei der Skelettuberkulose eine traumatische Verschlimmerung; zudem muß die Massivität des Traumas adäquat sein, um als Ursache anerkannt zu werden. Ein Locus minoris resistentiae kann auch als Voraussetzung zu einer Absiedlung von Tuberkelbakterien angesehen werden, so zitieren DIETHELM und KASTERT (1974) die Beobachtung einer Wirbelsäulensplitterverletzung, die die Voraussetzung für die Entstehung einer hämatogenen Metastase bot. Auftreten von Tuberkulosen nach einer Latenzzeit von 12 Monaten kommen nach UEHLINGER (1964b) nicht mehr als Traumenfolge infrage.

3. Impfungen

Sie können die Tuberkulose recht unterschiedlich beeinflussen. So können Schutzimpfungen gegen Diphtherie, Keuchhusten, Scharlach und Tetanus ohne Bedenken auch bei einer gleichzeitig aktiven Tuberkulose durchgeführt werden; Typhus, Paratyphus und Fleckfieber können eine Tuberkulose aktivieren, zumindest sprechen Beobachtungen aus den Jahren 1945/46 mit einer häufigen Anwendung der Impfung nach dem zweiten Weltkrieg für die Möglichkeit der Aktivierung. Die Beobachtungen betreffen 113 Patienten mit sicher geschlossener und stationärer Lungentuberkulose ohne Aktivitätserscheinungen, die gegen Typhus, Paratyphus, Cholera und Fleckfieber geimpft wurden; bei 14 kam es zu einer Aktivierung mit kavernösen Tuberkuloseformen, zwei wiesen eine fragliche Verschlechterung auf (DEIST u. KRAUS 1959). Jugendliche zeigen bevorzugt pleuritische Schübe. Auch von Pockenimpfungen sollte bei einer aktiven Tuberkulose abgesehen werden. Impfungen gegen Poliomyelitis können bedenkenlos durchgeführt werden. Dies trifft sowohl für Impfungen mit Totimpfstoff als auch für die Schluckimpfung mit allen drei Typen zu (SIMON 1963b). Masernschutzimpfungen mit Totimpfstoff sind ebenfalls ohne Auswirkung; Lebendimpfstoff von Masern bei einer Tuberkulose zu spritzen ist risikoärmer als eine virulente Infektion ablaufen zu lassen. Empfehlenswert ist jedoch ihre Durchführung nach Rückbildung der Primärtuberkulose unter Chemotherapie. Eine mögliche Auswirkung von Lebendimpfstoff zur Rötelnprophylaxe ist bisher noch nicht bekannt geworden, dürfte aber unwahrscheinlich sein, da auch Röteln den Tuberkuloseablauf nicht beeinflussen.

Eine Aktivierung der Tuberkulose durch eine irrtümlich vorgenommene BCG-Schutzimpfung ist nicht gegeben. Es kommt zu lokalen Hautreaktionen, gleich dem BCG-Test. Eine Aktivierung der Tuberkulose ist nach BCG-Impfung genauso wenig anzunehmen wie durch eine Tuberkulinprobe, gleich in welcher Stärke. Hierbei bleibt zu bedenken, daß früher die Ponndorfimpfungen mit großen Tuberkulinmengen sogar zur Therapie der Tuberkulose versucht wurden, eine Methode, die jedoch lange wieder verlassen ist.

4. Infektionskrankheiten

Infektionskrankheiten, die neben einer Tuberkulose ablaufen, können letzterer in gleichem Maße Vorschub leisten, wie sie die Resistenz des Körpers mindern. Eine besondere Beeinflussung der Primärtuberkulose zeigen Masernerkrankungen. Schon in den ersten Tagen kommt es bei einer Maserninfektion zu einer röntgenologisch manchmal sichtbaren Schwellung der Hiluslymphknoten. Bei gleichzeitiger tuberkulöser Infektion der Lymphknoten leistet sie einer Perforation Vorschub mit den Folgen von Atelektase und Aspiration. Die gleichzeitige tuberkulostatische Therapie ändert die Frequenz von Schüben nach Masern auffallend wenig. Die Frequenz von Schüben nach Masern wechselt von Infektionskette zu Infektionskette. Die Quoten mit massiveren Verschlimmerungen aktiver Primärtuberkulosen lagen bei eigenen Beobachtungen einmal bis zu 40 oder 50%, bei anderen Infektionsdurchgängen waren sie wesentlich geringer. Die Maserninfektion reduziert vorübergehend die allgemeine Resistenz gegen die Tuberkulose, wie dies auch in einer vorübergehenden Negativierung der Tuberkulinreaktion innerhalb der ersten sechs Wochen nach der Erkrankung sichtbar wird; gleiches gilt für die Masernschutzimpfung; auch durch sie ist nach etwa 14 Tagen bis drei Wochen mit einer Abschwächung der Tuberkulinreaktion zu rechnen; sie ist wie bei der Masernerkrankung vorübergehender Natur. Desgleichen können auch Virusgrippen zu einer Exazerbation der Tuberkulose führen. Interferenzen zwischen Tuberkulose und Zweiterkrankungen mit schützendem Effekt gibt es. Grippeepidemien nach dem ersten Weltkrieg haben Heilstätten und Tuberkuloseorganisationen umgangen, Virusinfekte gehen schlechter an; Varizellen, Erysipele, Septikämien, Typhus, Paratyphus und andere bakterielle und virale Erkrankungen brauchen den Ablauf der Tuberkulose nicht direkt zu beeinflussen, mindern aber die Widerstandsfähigkeit des Körpers, wie dies auch bei der frischen Lues der Fall ist und verschlechtern somit den Ablauf. Aspergilleninfektionen sind prognostisch schlecht für den Ablauf der Tuberkulose; es kann zu septischen Krankheitsbildern kommen. Die gleichzeitige Mykose kann das Angehen von Tuberkelbakterien in der Kultur verhindern. Andere Mykosen entwickeln sich auf dem Boden schwerer Tuberkulosen.

Bei bestehenden massiven Restherden im Ablauf einer Primärtuberkulose kann bei Masern, Pertussis und Scharlach wie auch anderen schweren Infektionskrankheiten eine INH-Exazerbationsprophylaxe durchgeführt werden. Eine absolute Forderung ist jedoch hierbei nicht gegeben, insbesondere dann nicht, wenn lediglich eine Tuberkulinkonversion ohne klinisch oder röntgenologisch nachweisbare Herdbildung vorliegt.

5. Schwangerschaft

Die Schwangerschaft kann den Ablauf der Tuberkulose beeinflussen. Zumeist handelt es sich jedoch dann um postprimäre Tuberkuloseformen. Liegt eine Primärtuberkulose einschließlich einer hämatogenen Aussaat vor, so sollte man konsequent die kombinierte Chemotherapie durchführen, wobei im Vordergrund der Behandlung INH und Ethambutol stehen. Mit Rifampicin soll man aufgrund von Tierversuchen in den ersten vier Monaten zurückhaltend sein (Steen u. Stanton-Ellis 1977). Jentgens (1973, 1975) und Reimers (1971) beobachteten jedoch keine Embryopathie trotz Rifampicingabe in der Frühschwangerschaft. Keine Bedenken bestehen in der zweiten Schwangerschaftshälfte. Streptomycin ist wegen der Schädigung des Nervus vestibulocochlearis des Embryos mit Zurückhaltung zu geben. Auf die Möglichkeit der Übertragung der Tuberkulose auf das Kind wurde unter dem Kapitel der konnatalen Tuberkulose eingegangen (S. 340). Mit der Chemotherapie hat sich die Prognose der Tuberkulose während einer Schwangerschaft völlig gewandelt. Mit einer Exazerbation wurde vor der Chemotherapie nach den Angaben von Seegers (1952) in 17,4% der Befunde gerechnet, 4,9% der Erkrankten starben, die Zahl der Verschlechterungen sank auf 3,7%, die der Letalität bis 1953 auf 1,4%. 1964 sah man lediglich noch in 1% eine Verschlechterung; die Sterblichkeitszahlen waren auf 0,2% gesunken.

JENTGENS (1975) betont die Bedeutung des gleichzeitigen Heilverfahrens der schwangeren tuberkulösen Frau. Der Schwangerschaftsabbruch – und dies gilt besonders für die Primärtuberkulose – bessert die Prognose nicht. Auf das Kapitel „Tuberkulose und Schwangerschaft“ (S. 545) sei hingewiesen, in dem Einzelheiten nachzulesen sind. Die Indikation zum Schwangerschaftsabbruch stellt sich praktisch kaum noch aus medizinischen Gründen. Exazerbationen unter der Schwangerschaft sieht man entweder in den ersten drei Monaten der Schwangerschaft oder im letzten sowie nach ihrer Beendigung. Eine BCG-Impfung des Neugeborenen bei mütterlicher Erkrankung ist zu empfehlen. Ovulationshemmer beeinflussen die Tuberkulose nicht. Rifampicin kann ihre Wirkung jedoch beeinträchtigen.

6. Stoffwechselkrankheiten

Bei Stoffwechselkrankheiten und Primärtuberkulosen spielt der Diabetes mellitus die Hauptrolle. Die frische Tuberkulose kann mit einer Tendenz zur Hyperglykämie vergesellschaftet sein. Im chronischen Verlauf sieht man eher Hypoglykämien.

Das Zusammentreffen von Tuberkulose und Diabetes mit 1,3% (HOPPE, zit. nach SIMON 1970a) liegt etwas über der Frequenz gleichzeitiger Nierenleiden auf nichttuberkulöser Grundlage mit 0,6%, unter Leberleiden mit 1,46% und der Silikose mit 2,2%. Tumoren verschiedener Art lagen bei 3,45% und Magen-Darm-Erkrankungen bei 4,1%. Sekundäre Lungenerkrankungen aller Art außer Tuberkulosen waren in 13,94% zu beobachten. Sie geben die höchste Komplikationsrate mit Begleiterkrankungen bei der Tuberkulose ab, jedoch bleibt zu berücksichtigen, daß alle Altersgruppen und Tuberkuloseformen in dieser Statistik Berücksichtigung fanden.

Der Diabetes begünstigt eine Progredienz einer Tuberkulose. Das erste Gebot ist, ihn medikamentös – dies bedeutet in der Jugend zumeist mit Insulin und diätetisch – einzustellen. Meist geht die Stoffwechselkrankheit der Infektion voraus. Je schwerer die Stoffwechselentgleisung, um so schwerer ist die Tuberkulose. Die Stoffwechselprodukte begünstigen das Angehen der Tuberkulose. BERTRAM (1953) schuldigt die Azidose an. Die Therapie der Tuberkulose beim Diabetiker unterscheidet sich in ihrer Art nicht von der Behandlung bei anderen Tuberkuloseerkrankungen. In gleicher Weise variiert die Therapie des Diabetes bei gleichzeitiger Tuberkulose nicht von der des tuberkulosefreien Diabetikers. Zu berücksichtigen ist, daß tuberkulöse Diabetiker leicht zu Hyperglykämien neigen; einem Koma können Schübe folgen. Die Prognose bei einem Zusammentreffen von Diabetes und Tuberkulose liegt beim kindlichen Organismus ungünstiger (RENOVANZ 1959) als beim Erwachsenen. Nach Einstellung der Stoffwechselstörung ist jedoch die Tuberkulose medikamentös gut zu beherrschen. Auch operative Behandlungsmethoden können Anwendung finden.

Eine Beeinflussung der Tuberkulose durch andere Stoffwechselerkrankungen, wie durch Gicht, erfolgt nicht.

7. Nieren- und Lebererkrankungen

Sie machen eine vorsichtige Dosierung der Medikamente erforderlich. Ausscheidungsstörungen der Niere können zu erhöhter Retention und Kumulation im Körper führen. Die Dosierung sollte bei Isonicotinsäurehydrazid und Rifampicin nicht, jedoch bei Ethambutol reduziert werden (JUNGBLUTH 1973). Der Kreatinserumspiegel wie auch die Kreatinclearence sind hinweisgebend. Nichttuberkulöse Lebererkrankungen, deren gleichzeitige Behandlung unabhängig von der Tuberkulose erfolgen muß, beeinflussen ebenfalls Dosierung und Auswahl der Chemotherapie. Die gleichzeitige Verwendung von INH und Rifampicin ist nicht empfehlenswert. Man sollte entweder auf INH oder Rifampicin verzichten. Streptomycin, Ethambutol und auch PAS beeinträchtigen die Leberfunktion nicht wesentlich. Bei gleichzeitigem Auftreten einer Hepatitis epidemica kann die tuberkulostatische Therapie weitergegeben werden, jedoch ist auch hier die gleichzeitige Verabreichung von INH und Rifampicin zu meiden.

8. Magen- und Darmerkrankungen

Sie sind oft durch die Tuberkulose oder ihre Therapie selbst bedingt. Im Ablauf einer Primärtuberkulose sind sie verglichen mit postprimären Verläufen jedoch selten. Statistiken, die auf eine Ulkushäufigkeit bei Lungentuberkulosen hinweisen, beziehen sich auf postprimäre Formen.

9. Innere Sekretion

Die Störungen der inneren Sekretion können ebenfalls eine Beeinflussung des Tuberkuloseablaufes zur Folge haben. Hyperthyreotikern wird ein gewisser Schutz vor der Tuberkulose zugesprochen. Hypothyreosen scheinen eine Lungentuberkulose zu begünstigen. Aktivierungen einer Tuberkulose nach operativer Resektionsbehandlung von Kropfträgern wurden beschrieben. Das Parathormon spielt in der Therapie keine Rolle. Durch seine Verabreichung eine schnellere Verkalkung und Ausheilung erreichen zu wollen, ist nicht diskutabel. Verbindungen zwischen Thymus und Tuberkulose sind nicht bekannt, es sei, in Form der Immundefekte. Eine Verbindung zwischen Sexualhormonproduktion und Tuberkuloseempfindlichkeit scheint zu bestehen, wenn auch die früher so häufige Pubertätsphthise in den letzten Jahren seltener geworden ist. Einen Hinweis auf einen Zusammenhang gibt jedoch auch die Exazerbation während der Gravidität. Gleichzeitiges Auftreten von Menstruationsblutung und Hämoptoe kann beobachtet werden. Bei einer Hämoptoe empfiehlt es sich, die anstehende Menstruation hormonell zu verschieben. Die oft zitierte gesteigerte Sexualität des Tuberkulosekranken ist nach Raboch u.Mitarb. (1967) nicht zu beweisen. Ein Grund könnte der länger dauernden Isolierung des Erkrankten von seiner Familie zuzuschreiben sein.

Die Behandlung mit Kortikoiden von bestimmten Tuberkuloseformen macht eine enge Beziehung zwischen Tuberkulose und Nebenniere offensichtlich. Die Glukokortikoide zeigen mehr eine antiphlogistische Tendenz, die Mineralokortikoide durch eine stärkere Beeinflussung des Mineralstoffwechsels eine den Entzündungsprozeß eher fördernde Wirkung. Bei hochentzündlichen Erscheinungen empfiehlt sich die Verwendung von Glukokortikoiden. Zu beachten bleibt, daß hohe Dosen die Resistenz des Körpers gegen die Tuberkulose wiederum herabsetzen, wenn nicht gleichzeitig eine optimale Dosierung kombinierter Tuberkulostatika gegeben wird. Eine Unterdrückung der Tuberkulinreaktion durch Kortison kann beobachtet werden. Auf einen Zusammenhang zwischen Tuberkulose und Hypophyse weist Oberdrisse (1952) hin. Die Unterfunktion scheint die Tuberkuloseentwicklung zu hemmen, eine Überfunktion, wie sie nach Hypophysenimplantation auch von Parade (1964) beobachtet werden konnte, kann zu einer foudroyant verlaufenden Lungentuberkulose führen. Parathormon kann initial entzündungssteigernd wirken. SCHÄFER und KOCH (1950) konnten im Meerschweinchenversuch zeigen, daß später Rückbildungstendenzen überwiegen. Als Therapie kommen Nebenschilddrüsenhormone bei der Tuberkulose nicht in Frage. Die inzwischen wieder verlassene Vitamin-D-Behandlung könnte hier Parallelen ergeben (PARADE 1964).

10. Weitere Faktoren

Das *vegetative Nervensystem* reagiert sekundär auf die Tuberkulose. Auf der Seite eines frischen Befundes können begleitende vegetative Veränderungen mit einer Alteration des Gefäßtonus und blauroter Verfärbung der Wangen oder eine Anisokorie beobachtet werden. Head-Zonen können vorkommen.

Periphere *Neuritiden* können tuberkulotoxisch sein; sie sind jedoch meist das Ergebnis einer medikamentösen Schädigung. Hier steht das INH an erster Stelle.

Den *Geisteskranken* wurde oft eine vermehrte Empfindlichkeit gegenüber der Tuberkulose zugeschrieben. Sie ist jedoch nicht zu beweisen. Ihre relativ hohe Erkrankungsquote dürfte auf den engen Kontakt, die äußeren Umstände oder auch mangelnde Sauberkeit zurückzuführen sein.

Das *Down-Syndrom* als Chromosomenaberration bewirkt eine mangelnde Widerstandskraft gegenüber Infektionen; dies betrifft bei mongoloiden Kindern auch die Tuberkulose. Sie verläuft oft hochakut mit hämatogenen Ausstreuungen, die progredient sind. Die Therapie unterscheidet sich nicht von der bei anderen Tuberkuloseformen.

Konnatale Herzfehler, sowohl zyanotische wie nicht zyanotische, ändern die Prognose der Tuberkulose nicht (RENOVANZ 1958). Ein milderer Verlauf ist auch bei einer Blutstauung innerhalb der Lunge nicht zu beweisen. Vor der operativen Behandlung ist die Tuberkulose mit üblicher Therapie weitgehend zur Ausheilung zu bringen. Sie führen häufig zur Fehldiagnose bei der Bronchiallymphknotentuberkulose aufgrund ihrer Hilusveränderungen, die irrtümlich als spezifisch angesehen werden.

Die *Insolation* aktiviert dann, wenn sie zu einer Hautverbrennung führt durch eine Minderung der unspezifischen Resistenz des Körpers. Sowohl hämatogene wie bronchogene Aussaaten im Rahmen der Primärtuberkulose und lokale Aktivierungen können durch sie begünstigt werden. Ein *Drogen*konsum wirkt resistenzmindernd und somit fördernd bei der Ausbildung spezifischer und unspezifischer Infekte, so daß eine entsprechende Kontrolle des *Drogen*abhängigen notwendig ist.

Von *nichttuberkulösen Lungenerkrankungen* rangiert beim jungen Menschen die Sinubronchitis an erster Stelle. Ihre Auswirkung darf nicht als Folge der Tuberkulose gedeutet werden; man muß an ihr gleichzeitiges Vorliegen denken und eine entsprechende Behandlung durchführen, um so eine Chronizität des unspezifischen Krankheitsbildes zu vermeiden, das auf die Dauer auch die Tuberkuloseausbreitung begünstigen kann.

Das *Asthma bronchiale* scheint einen langsameren und entzündungsärmeren Ablauf der Tuberkulose als Folge zu haben. Offene und progrediente Formen sind hierbei selten. Seine Behandlung erfolgt unabhängig von der Tuberkulose.

Pneumokoniosen komplizieren das Bild der postprimären Erkrankungsformen. Sie spielen im Rahmen der primären Tuberkulose bisher keine besondere Rolle (vgl. S. 473).

Literatur

Alexander, H., Baer, G.: Praktisches Lehrbuch der Tuberkulose. 2. Aufl. Leipzig: Barth 1951

Ameli, M.: Über Tuberkulose der Parotis und der parotischen Lymphknoten. Minerva otorinolaring (Torino) **16**, 139 (1966)

Anderson, L., Bell, J.G., Blount, S.G., Jr.: An evaluation of factors affecting the alveolar-arterial oxygen tension gradient in chronic pulmonary disease. Am. Rev. Tuberc. **69**, 71–77 (1954)

Assmann, H.: Über eine typische Form isolierter tuberkulöser Lungenherde im klinischen Beginn der Erkrankung. Beitr. Klin. Tbk. **60**, 527 (1925)

Austrian, R., McClement, J.H., Renzetti, A.D., Jr., Donald, K.W., Riley, R.L., Cournand, A.: Clinical and physiological features of some types of pulmonary diseases with impairment of alveolar-capillary diffusion. Am. J. Med. **11**, 667–685 (1951)

Barnett, G.D., Styblo, K.: Bacteriological and X-ray status of tuberculosis following primary infection acquired during adolescence or later. Bull. IUAT **52**, 5 (1977)

Bartmann, K.: Formen und Indikationen der Chemoprophylaxe der Tuberkulose mit Isoniazid. Tbk. Arzt **16**, 136 (1962)

Bartmann, K.: Gegenwärtiger Stand und künftige Aufgabe der Tuberkulosebekämpfung in der Bundesrepublik. Oeff. Gesundheitswes. **37**, 89 (1975)

Bautzmann, H.: Fruchthüllenmotorik und Embryokinese; ihre Natur und ihre Bedeutung für eine physiologische Embryonalentwicklung bei Tier und Mensch. Arch. Gynaekol. **187**, 519 (1956)

Behrendt, H.: Der „frische Schub" bei der Primärtuberkulose des Kindes. Z. Tbk. **98**, 258 (1951)

Beitzke, H.: Über die angeborene Tuberkuloseinfektion. Ges. Tbk. Forsch. **7**, 1 (1935)

Berblinger, W.: Das morphologische Bild der chronischen miliaren Lungentuberkulose und der Tuberkulose der Meningen nach Streptomycintherapie. Beitr. Klin. Tbk. **101**, 611–636 (1949)

Bertram, F.: Die Zuckerkrankheit. Stuttgart: Thieme 1953

Bethge, H.: Diagnostik und konservative Therapie der Urogenitaltuberkulose. Prax. Pneumol. **31**, 743 (1977)

Birath, G.: Results of examination of lung function in tuberculosis. Exc. Med. Chest Dis. **12**, 267–268 (1959)

Boontje, A.H.: Tuberculous-Mastitis. Ned. Tijdschr. Geneeskd. **110**, 2285 (1967)

Bräuning, H., Redeker, F.: Die hämatogene Lungentuberkulose des Erwachsenen. Tuberkulosebibliothek. Leipzig: Barth 1931

Braunfels, S., Esche, S.: Leonardo da Vinci: „Das anatomische Werk" Stuttgart: Schattauer 1961

Brecklinghaus, A.: Häufigkeit und Bedeutung von Einbrüchen tuberkulöser Lymphknoten in das Bronchialsystem. Beitr. Klin. Tbk. **114**, 357 (1955)

Brügger, H.: Die anatomischen Grundlagen der großen gutartigen Lungenverschattungen bei der kindlichen Primärtuberkulose. Beitr. Klin. Tbk. **103**, 153 (1950)

Brügger, H.: Tuberkulose der peripheren Lymphknoten. In: Handbuch der Tuberkulose. Stuttgart: Thieme IV, 57 (1964)

Brunner, K., Hemmerli, P.: Die blinde Leberbiopsie als zuverlässiges Mittel zur Frühdiagnose der Miliartuberkulose. Dtsch. Med. Wochenschr. **89**, 657 (1964)

Burckardt, J.L., Bahl, E.: Über die Häufigkeit der Mundschleimhauttuberkulose bei offenen Halsdrüsen. Schweiz. Med. Wochenschr. **I**, 167 (1934)

Busilla-Corabjanu, E., Theodoresku, L.: Unspezifische bronchopulmonale Spätfolgen schwerer Säuglingstuberkulose. Pediatria **19**, 65 (1970)

Cantrell, R.W., Jensen, J.H., Reid, D.: Diagnosis and management of tuberculous cervical adenitis. Arch. Otolaryngol. **101**, 53 (1975)

Clara, M.: Entwicklungsgeschichte des Menschen. Leipzig: Quelle & Meyer 1940

Cornett: Handbuch der Tuberkulose, 2. Aufl. Stuttgart: Thieme 1907

Darier, J.: Les tuberkulides devraient être appellés „Tuberkuloides". Bull. Soc. Fr. Derm. Syph. **30**, 112 (1923)

Davis, S.F., Finley, S.C., Hare, W.K.: Congenital tuberculosis. J. Pediatr. **57**, 221 (1960)

Debrée, R.: Abhandlungen auf der X. Internationalen Tuberkulosekonferenz, Amsterdam 1967 (Kongreßbericht der IUAT)

Deist, H., Kraus, H.: Die Tuberkulose. Stuttgart: Enke 1959

Diethelm, L., Kastert, J.: Die entzündlichen Erkrankungen der Wirbelsäule. In: Handbuch der medizinischen Radiologie Bd. VI/2, Berlin, Heidelberg, New York: Springer 1974, S. 254

Dinkloh, K., Gruschka, G.: Über eine Prüfung des Disk-Tine-Test in der Bundeswehr. Prax. Pneumol. **18**, 3 (1964)

Doden, W.: Über die Tuberkulose des Auges und seiner Adnexe. Wien. Klin. Wochenschr. **79**, 569 (1967)

Dufourt, A., Depiere, A.: Klinik des Tracheobronchialdrüsendurchbruchs. Ergeb. Tbk. Forsch. **12**, 47 (1954)

Dufourt, A., Viallier, E.J.: La primoinfection tuberculeuse par la peau et par les muqueuses. Rév. Méd. **55**, 1 (1938)

Duke-Elder, S.: System of ophthamology. London: Kimpton 1965

Duken, J.: Die klinischen Verlaufsformen der postprimären Lungentuberkulose im Kindesalter. Ergeb. Inn. Med. **39**, 348 (1931)

Ehring, F., Biess, B., Schröder, K.H.: Haut- und Lymphknotentuberkulose – heute. Prax. Pneumol. **31**, 717 (1977)

Eliasberg, A., Neuland, W.: Zur Klinik der epituberkulösen und gellatinösen Infiltration der kindlichen Lunge. Jahrb. Kinderheilkd. **44**, 102 (1921)

El Mechaal, H.: Tuberkulostatisch-chirurgische Behandlung der Spondylitis tuberculosa mit einer kombinierten Chemotherapie von INH, Ethambutol und Rifampicin. Dissertation, Düsseldorf, 1977

Engel, St.: Die okkulte Tuberkulose im Kindesalter. Tuberkulosebibliothek. Z. Tbk. **12**, Suppl., (1923)

Engel, St.: Die Lunge des Kindes. Stuttgart: Thieme 1950a

Engel, St.: Bemerkungen zur Meningitis tuberculosa im Kindesalter. Dtsch. Med. Wochenschr. **75**, 599 (1950b)

Engel, St., Pirquet, C.L. (Hrsg.): Handbuch der Kindertuberkulose, Bd. I. Stuttgart: Thieme 1930

Epstein, P.: Zur Kenntnis der epituberkulösen Infiltration der kindlichen Lunge. Jahrb. Kinderheilkd. **49**, 59 (1922)

Erichson, K.: 10 Jahre Therapie der Meningitis tuberculosa im Kindesalter. Ärztl. Verein. Hamburg, 1959

Esser, C.: Topographische Ausdeutung der Bronchien im Röntgenbild. Stuttgart: Thieme 1951

Faske, E., v. Windheim, K.: Das Narbenkarzinom der Lunge. Dtsch. Med. Wochenschr. **90**, 1819 (1965)

Ferlinz, R.: Lungen- und Bronchialerkrankungen. Stuttgart: Thieme 1974

Fischl, R.: Die exogene Tuberkulose der Haut im Kindesalter. In: Handbuch der Kindertuberkulose, Engel, St., Pirquet, C.L. (Hrsg.), Bd. 1, S. 438. Leipzig: Thieme 1930

Fraser, G., Paré, J.A.P.: Diagnosis of diseasis of the chest. Philadelphia, London, Toronto: Saunders 1970

Fredricksen, J.A.: Ergebnisse der gesamten Tuberkuloseforschung, S. 619. Leipzig: Thieme 1934

Freerksen, E.: Die Tuberkulin-Reaktion. Dtsch. Med. Wochenschr. **85**, 1926 (1960)

Gähwyler, M.: Zum Gedächtnis K.F. Rankes. Schweiz. Med. Wochenschr. **58**, 40 (1928)

Gaida, A., Gallo, C.: Gli esiti funzionali a distanza della tuberculosi miliare del polmone. Minerva Med. **55**, 62–66 (1964)

Gehrels, P.E., Kalkoff, K.W.: Hauttuberkulose. In: Handbuch der Tuberkulose, Stuttgart: Thieme 1964

Ghon, A.: Der primäre Lungenherd bei der Tuberkulose der Kinder. Berlin, Wien, Urban & Schwarzenberg 1912

Ghon, A.: Zur primären Tuberkulose des Mittelohres. Z. HNO-Heilkd. **14**, 77 (1926)

Ghon, A.: Die Eintrittspforten der Infektion vom Standpunkt der pathologischen Anatomie. In: Handbuch der Kindertuberkulose, Engel, St., Pirquet, C.L. (Hrsg.), Bd. I., S. Leipzig: Thieme 20, 1930

Ghon, A., Kudlich, H., Schmiedl, St.: Die Veränderung der Lymphknoten in den Venenwinkeln bei Tuberkulose und ihre Bedeutung. Z. Tbk. **46**, 1 (1926)

Giese, W.: Pathologische Anatomie und Pathogenese der Pleuritis exsudativa. Wien. Klin. Wochenschr. **107**, 999 (1957)

Gloor, H.U., May, F.: Tuberkulose des Urogenitalapparates. In: Handbuch der Tuberkulose, Stuttgart: Thieme 333, 1964

Görgenyi-Göttche, O.: Die Tuberkulose der endothorakalen Lymphknoten im Kindesalter. Stuttgart: Thieme 1962

Gottron, H.A.: Hauttuberkulose. In: Die Tuberkulose. Deist, H., Kraus, H. (Hrsg.), Stuttgart: Enke 1959
Gsell, O.: Zur Klinik der Pleuritis exsudativa. Beitr. Klin. Tbk. **75**, 701 (1930)
Gsell, O., Uehlinger, E.: Gehirntuberkulose und ihre Stellung im Ablauf der hämatogenen Tuberkulose. Beitr. Klin. Tbk. **87**, 169 (1936)
Gunnels, J.J., Bates, J.H,. Swindoll, H.: Infectivity of sputum-positive tuberculous patients on chemotherapy. Am. Rev. of Resp. Dis. **109**, 323 (1974)
Haefliger, E.: Die Primo-sekundär-Tuberkulose. In: Handbuch der Inneren Medizin, Bd. IV/3, 4. Aufl. Berlin, Göttingen, Heidelberg: Springer 1956
Hamburger, A.: Über die Entwicklung der Tuberkulinempfindlichkeit beim Kind. Beitr. Klin. Tbk. **17**, 231 (1910)
Hartung, W.: Gesichtspunkte für die Begutachtung des Narbenkarzinoms der Lunge. Prax. Pneumol. **31**, 702 (1977a)
Hartung, W.: Die Pathologie und Pathogenese der intrapulmonalen Tuberkulose. Prax. Pneumol. **31**, 702 (1977b)
Hayek, H. v.: Die menschliche Lunge, 2. Aufl. Berlin, Heidelberg, New-York: Springer 1970
Heydenreich, A.: Krankheiten der Augenlider In: Der Augenarzt III. Velhagen, K. (Hrsg.) 1975 Leipzig: VEB Thieme 135
Hieronymi, G.: Über den durch das Alter bedingten Formenwandel der menschlichen Lunge. In: Ergebnisse der allgemeinen Pathologie und pathologischen Anatomie, Bd. 41, S. 1. Berlin, Göttingen, Heidelberg: Springer 1961
Hötter, G.-J.: Querschnittslähmungen bei tuberkulösen Wirbelsäulenerkrankungen. Prax. Pneumol. **31**, 734 (1977)
Hötter, G.-J., Simon, K.: Altersveränderungen der Lunge im Rahmen verschiedener Krankheiten aus funktioneller Sicht. Z. Gerontol. **10**, 416 (1977)
Hofmann, A.: Komplikationen der Primärtuberkulose. Vortrag, Wangen, 29.4.1978
Huebschmann, P.: Die ersten Erscheinungen der Tuberkulose im Kindesalter. Beitr. Klin. Tbk. **59**, 509 (1924)
Huebschmann, P.: Ranke'sche Stadieneinteilung und Miliartuberkulose. Klin. Wochenschr. **7**, 486 (1928)
Huebschmann, P.: Die Tuberkulose des Menschen: Pathogenese, Histiogenese und pathologische Anatomie. Leipzig: Barth 1939
Huebschmann, P.: Die pathologischen und pathologisch-anatomischen Grundlagen der menschlichen Tuberkulose. Stuttgart: Hippokrates 1956
Huguenin: Bull. Schweiz. Ärzte **40**, 113 (1910)
Jansen, K., Knipping, H.W., Stromberger, K.: Klinische Untersuchungen über Atmung und Blutgase. Beitr. Klin. Tbk. **80**, 304–373 (1932)
Jentgens, H.: Zur Frage der connatalen Tuberkulose. Tbk. Arzt **17**, 479 (1963)
Jentgens, H.: Antituberkulöse Chemotherapie und Schwangerschaftabbruch. Prax. Pneumol. **27**, 479 (1973)
Jentgens, H.: Antituberkulotische Therapie mit Ethambutol und Rifampicin in der Schwangerschaft. Prax. Pneumol. **30**, 42 (1975)
Jessen, F.: Das erste Stadium der Tuberkulose. Beitr. Klin. Tbk. **69**, 188 (1928)
Jungbluth, H.: Tuberkulose-Chemotherapie bei Kranken mit vorgeschädigter Niere. Prax. Pneumol. **27**, 175 (1973)
Kalkoff, K.W.: Tuberkulöser Primärkomplex des Penis. Der Hautarzt **22**, 495 (1971)
Kaskarelis, D.B., Prevedourakis, C.: La tuberculose génitale de la femme. Gynecol. Pract. **19**, 223 (1968)
Kastert, J.: Spondylitis tuberculosa und ihre operative Behandlung. Stuttgart: Hippokrates 1957
Kastert, J.: Knochen- und Gelenktuberkulose (Skelettuberkulose). Chirurg **12**, 533 (1969)
Kastert, J.: Die entzündlichen Erkrankungen der Wirbelsäule. In: Handbuch der medizinischen Radiologie, Bd. VI/2, S. 254. Berlin, Heidelberg, New York: Springer 1974
Kastert, J., Uehlinger, E.: Skelettuberkulose. In: Handbuch der Tuberkulose, Stuttgart: Thieme 1964 Bd. IV, S. 443
Keller, L.: Genital- und Peritonealtuberkulose der Frau – Mammatuberkulose. Prax. Pneumol. **8**, 757 (1977)
Kendall, B., Caplin, M.: Pleurale Verkalkung. Br. J. Dis. Chest **61**, 126 (1967)

Khatri, B.K., Jhalia, G.S.: Tuberculosis of tongue, a case report. India. J. Tbk. **18**, 58 (1971)
Kleinschmidt, H.: Tuberkulose des Kindes. Leipzig: Barth 1927
Kleinschmidt, H.: Die perifokale Entzündung. Handbuch der Kindertuberkulose, St. Engel, Pirquet C.L. (Hrsg.), Bd. I, S. 502 Leipzig: Thieme 1930
Köhle, W.: Differentialdiagnose und Therapie abdominaler Tuberkuloseformen. Chirurg **40**, 541 (1969)
Könn, G., Büchner, F.: Die Lungentuberkulose. In: Spezielle Pathologie, Büchner, F. (Hrsg.) 4. Aufl., S. 211–233. München: Urban & Schwarzenberg 1965
Kohut, J.: Bronchuskarzinom und Lungentuberkulose. Prax. Pneumol. **61**, 671 (1977)
Koslowski, R.: Lungenfunktionsergebnisse bei abgelaufener Miliartuberkulose der Lungen. Dissertation, Düsseldorf, 1975
Kräubig, H.: Die Genitaltuberkulose der Frau. Therapiewoche **19**, 1406 (1969)
Kuss, G.: De l'aéridite de la tuberculose humain. Paris: 1898
Lange, B.: Quellen, Wege und Eintrittspforten der kindlichen Tuberkuloseinfektion. In: Handbuch der Kindertuberkulose, St. Engel, Pirquet, C.L. (Hrsg.) S. 113 Stuttgart: Thieme 1930
Lange, B.: Die Epidemiologie der Tuberkulose. Zentralbl. Bakteriol. [Orig. I] **127**, 25 (1933)
Lange, B.: Die Bedeutung endogener und exogener Faktoren für die Entstehung im Verlauf der Tuberkulose. Dtsch. Med. Wochenschr. 1711, 1735 (1935)
Lange, B.: Die quantitativen, qualitativen und zeitlichen Bedingungen der Infektion mit Tuberkelbazillen und ihre Bedeutung für die Krankheitsentstehung. Dtsch. Med. Wochenschr. **60**, 197 (1934)
Lange, B.: Die Bakteriologie der tuberkulösen Meningitis. Beitr. Klin. Tbk. **93**, 273 (1939)
Lange, M.: Der primäre Lungenherd bei der Tuberkulose der Kinder. Zeitschr. f. Tuberk. **38**, 167 (1923)
Leutke, H.J., Sendel, A.: Chylothorax infolge Arrosion des Ductus thoracicus bei Lymphknotentuberkulose. Med. Welt **17**, 2117 (1966)
Liebermeister, G.: Die Bazillämie. In: Handbuch der Kindertuberkulose, Engel, St., Pirquet, C.L. (Hrsg.), Bd. I, S. 451 Leipzig: Thieme 1930
Lind, J.: Tuberkulose. In: Lehrbuch der Pediatrie. Fanconi, G., Wallgren, A. (Hrsg.) S. 478, Basel, Stuttgart: Schwabe 1961
Lock, W.: 8. Informationsbericht des Deutschen Zentralkomitees zur Bekämpfung der Tuberkulose 1977
Löschke, H.: Über die Frage bei Schüben der Miliartuberkulosen. Beitr. Klin. Tbk. **90**, 153 (1937)
Loudon, R.G., Spohn, S.K.: Cough frequency and infectivity in patients with pulmonary tuberculosis. Am. Rev. Respir. Dis. V. **99**, 109 (1969)
Lüchtrath, H.: Der Einfluß der chemotherapeutischen und antibiotischen Behandlung auf das morphologische Bild der abheilenden Tuberkulose. Stuttgart: Thieme 1954
Lütgerath, F.: Über Pericarditis exsudativa tuberculosa. Beitr. Klin. Tbk. **96**, 39 (1941)
Maassen, W.: Ergebnisse und Bedeutung der Mediastinoskopie und anderer thoraxbioptischer Verfahren. Berlin, Heidelberg, New York: Springer 1967
May, H., May, R.: Die Tuberkulose der Knochen und Gelenke. In: Die Tuberkulose. Deist, H., Kraus, H. (Hrsg.), 486. Stuttgart: Enke 1959
Mayerhofer, E.: Die tuberkulöse Pleuritis und Bauchtuberkulose. In: Handbuch der Kindertuberkulose, Engel, St., Pirquet, C.L. (Hrsg.), Bd. I, S. 696. Leipzig: Thieme 1930
McClement, J.H., Renzetti, A.D., Jr., Carrol, D., Himmelstein, A., Cournand, A.: Cardiopulmonary function in hematogenous pulmonary tuberculosis in patients reciving streptomycin therapy. Am. Rev. Tuberc. **64**, 583–601 (1951)
Medlar, E.M.: Die Tuberkulose der endothorakalen Lymphknoten im Kindesalter. Am. Rev. Tuberc. **58**, 386 (1948); 71, 1 (1955)
Meissner, G.: Bakteriologie der Tuberkulose. In: Lungentuberkulose. Simon, K. (Hrsg.), S. 168. Darmstadt: Steinkopff 1970
Menkin, V.: New concepts of inflammation. Springfield, Ill: Thomas 1950
Middlebrook, G.: Abhandlungen auf der XIX. Internationalen Tuberkulosekonferenz, Amsterdam 1967 (Kongreßbericht der IUAT)
Möschlin, S., Buser, M.: Meningitis tuberculosa. In: Handbuch der Tuberkulose, S. 247, Stuttgart: Thieme 1964
Mommsen, H.: Die intrathorakale Tuberkulose des Kindes, Entstehungsbedingungen und Verlaufsform. Beihefte Med. Klin. **32** (1936)

Müller, R.W.: Zur Diagnose der Zwerchfellähmung infolge tuberkulöser Veränderungen beim Kind. Z. Tbk. **77**, 340 (1937)
Müller, R.W.: Atelektasen bei Hilusdrüsentuberkulosen. Beitr. Klin. Tbk. **51**, 273 (1938)
Müller, R.W.: Über Lymphknotentuberkulose. Monatsschr. Kinderheilkd. **89**, 132 (1941)
Müller, R.W.: Über die „Epituberkulose". Beitr. Klin. Tbk. **99**, 195 (1943)
Müller, R.W.: Der Tuberkuloseablauf im Körper. Stuttgart: Thieme 1952
Müller, R.W.: Was ist und was bedeutet eine positive Tuberkulinreaktion? Tbk. Arzt **15**, 541 (1961)
Müller, R.W.: Ein Gutachten von 1966 über die Tuberkulose eines Soldaten von 1944. Prax. Pneumol. **21**, 161 (1967)
Myczkowska-Wilska, E.: Beobachtungen über die Diagnose und Ätiologie des Pleuraexsudates bei älteren Personen. Pol. Tyg. Lek. **23**, 1852 (1968)
Neumann, G.: Erfahrungen mit dem WHO-Tuberkulin-Standardtest. Prax. Pneumol. **21**, 389 (1967)
Neumann, G.: Modification to the national tuberculosis. Kontrollprogramm in Mew Peencountrys, Tagung der europäischen Region der IUAT, Helsinki, 1977
Nobécourt, P.: Pleurésie et péricardite tuberculeuses avec épanchement chez l'enfant. Clinique **19**, 243 (1924)
Nüssel, K.: Zur Frage eines akuten Durchbruchs einer erweichten TB.-Bronchialdrüse. Med. Welt **1**, 9 (1927)
Nüssel, K.: Röntgenologische Beobachtungen und klinische Überlegungen nach 300 pulmonalen in Rückbildung begriffenen und rückgebildeten Primärkomplexen bei Schulkindern. Z. Tbk. **49**, 401 (1928)
Oberdrisse, K.: Endokrinol. Symposium, Freiburg, 1952
Orfanos, C., Zingsheim, M.: Die Tuberkulose der Haut in heutiger Sicht mit einer Auswertung der Kölner Lupuskartei aus den Jahren 1953 bis 1958 und 1963–1968. Dtsch. Med. Wochenschr. **95**, 871 (1970)
Pagel, W.: Pathologische Anatomie der hämatogenen Streuungstuberkulose. Ergeb. Gesamten Tbk. Forsch. **5**, 231 (1933)
Parade, G.W.: Wechselbeziehungen zwischen Endocrinum und Tuberkulose. In: Handbuch der Tuberkulose Bd. IV, S. 885 Stuttgart: Thieme 1964
Patrassi, G.: Die Lebertuberkulose. Therapiewoche **20**, 74 (1970)
Patten, B.M.: Human embryology. New York, Toronto, London: McGraw-Hill 1953
Péhu, M., Dufourt, A.: Tuberculose médicale de l'enfance. Bibliothèque de la Tuberculose, Paris 1927
Pohl, R.: Der Narbenkrebs der Lunge. Fortschr. Rö. Str. **103**, 515 (1965)
Poppius, H., Kokkola, K.: Diagnose und Differentialdiagnose bei tuberkulöser Pleuritis. Scand. J. Respir. Dis. [Suppl.] **63**, 105 (1968)
Püschel, E.: Zur Inkubation der Tuberkulose. Arch. Kinderheilkd. **132**, 15 (1944)
Raboch, J., Ryšawa, J., Scholz, W.: Die Potenz bei Tuberkulösen. Prax. Pneumol. **21**, 95 (1967)
Ranke, K.E.: Primäraffekt, sekundäre und tertiäre Stadien der Lungentuberkulose aufgrund von histologischen Untersuchungen der Lymphdrüsen der Lungenpforte. Teil I u. II: D. Arch. Klin. Med. 119 (1916); Teil III: D. Arch. Klin. Med. 129 (1919)
Ranke, K.E.: Die Beteiligung der Lunge an den allergischen Stadien der Tuberkulose. Beitr. Klin. Tbk. **52**, 212 (1922)
Redeker, F.: In: Praktisches Lehrbuch der Kindertuberkulose Simon, G., Redeker, F. (Hrsg.) Leipzig: Krabitzsch 1926
Redeker, F.: Über die hämatogene Frühstreuung. Z. Tbk. **56**, 113 (1930)
Reichmann, J., Wohlgemuth, B.: Zur Tuberkulose der Schilddrüse. Bruns. Beitr. Klin. Chir. **213**, 312 (1966)
Reimers, D.: Mißbildungen durch Rifampicin. Münch. Med. Wochenschr. **113**, 1960 (1971)
Renovanz, H.-D.: Angeborene Herzfehler und Lungentuberkulose (Beobachtung bei Kindern und Jugendlichen). Z. Tbk. **110**, 503 (1958)
Renovanz, H.-D.: Diabetes mellitus und Tuberkulose im Kindesalter. Med. Welt **51**, 2509 (1959)
Riehm, W.: Zur Beurteilung der Tuberkulinempfindlichkeit bei der skrofulösen Augenentzündung. Klin. Monatsbl. Augenheilkd. **121**, 454 (1956)
Rodeck, G.: Klinik der Urotuberkulose. Radiologie **16**, 248 (1976)
Rössle, R.: Tuberkulose. Beitr. Klin. Tbk. **96**, 1 (1941)
Rossier, P.H., Wiesinger, K.: Pathophysiologische Differenzierung durch den Sauerstoffversuch. Beitr. Tbk. **101**, 407–423 (1949)

Rouillon, A., Perdrizet, S., Rarrot, R.: Transmission of tubercle bacilli. The effects of chemotherapy. Tubercle **57**, 275 (1976)
Schäfer, E.L., Koch, O.: Zur Frage der Beziehung zwischen Schilddrüsenfunktion und Tuberkulose. Z. Tbk. **95**, 18 (1950)
Schröder, G., Blumenfeld, F.: Handbuch der Therapie der chronischen Lungenschwindsucht. Leipzig: Barth 1904
Schwabe, H.K.: Zur Problematik und Therapieaussicht bei Meningo-encephalitis tuberculosa aufgrund von Nachbeobachtungen bis zu 20 Jahren. Prax. Pneumol. **31**, 565 (1977)
Schwartz, Ph.: Empfindlichkeit und Schwindsucht. Leipzig: Barth 1935
Schwartz, Ph.: Bronchialwandschädigung durch tuberkulöse Lymphknoten und ihre Beziehung zu primären Bronchialtumoren. Beitr. Klin. Tbk. **103**, 192 (1950)
Schwartz, Ph.: Die lymphadenogenen Bronchialschädigungen und ihre Bedeutung für die Klinik der Schwindsucht. Beitr. Klin. Tbk. **110**, 106 (1953a)
Schwartz, Ph.: The role of the lymphatics in the development of bronchogenic tuberculosis. Am. Rev. Tubero. **67**, 440 (1953b)
Schwartz, Ph.: A cooperative clinical, radiological and pathologic-anatomical study of pulmonary tuberculosis. Acta Tuberc. Scand. **30**, 231 (1955)
Schwartz, Ph.: Tuberculose pulmonaire: Rôle de ganglion lymphatic. Paris: Mason 1959
Schwartz, Ph., Wolfe, K.B.: Tracheobronchial system with intrathoracic lymphnodes. Exhibition at the 110th Annual Meeting of the American Medical Association, New York 1961
Seegers, J.: Über Pneumolysen-Operationen während der Schwangerschaft. Tbk. Arzt **6**, 52 (1952)
Seifert, O.: Lupus und Tuberkulose des Nasen-Rachen-Raumes. Med. Klin. 16 17 (1908)
Simon, G.: Über typische frühe tuberkulöse Lungenspitzen bei Kindern. Z. Tbk. **42**, 353 (1925)
Simon, G.: Die Tuberkulose der Lungenspitzen. Beitr. Klin. Tbk. **67**, 467 (1927)
Simon, G.: Sekundäre Streuherde der Lunge, insbesondere die frühen Spitzenherde. In: Handbuch der Kindertuberkulose Engel, St., Pirquet, C.L. (Hrsg.), Bd. I, S. 476. Stuttgart: Thieme 1930
Simon, G.: Die tuberkulöse Hirnhautentzündung. Beitr. Klin. Tbk. **93**, 285 (1939)
Simon, G.: Über die Überbleibsel gutartig verlaufender Miliartuberkulosen der Lunge. Z. Tbk. **85**, 200 (1940)
Simon, G.: Neuere Anschauungen über Entstehung und Wesen der Lungentuberkulose des Kindesalters. Z. Tbk. **97**, 133 (1951)
Simon, G., Redeker, F.: Praktisches Lehrbuch der Kindertuberkulose. Leipzig: Krabitzsch 1926
Simon, G., Simon, K.: In: Die Tuberkulose. Deist, H.-Kraus, H. (Hrsg.) 2. Aufl. Stuttgart: Enke 1959
Simon, K.: Zur Entstehung der Tuberkulose der Lungenspitzen und des Frühinfiltrates. Tbk. Arzt **14**, 569 (1960)
Simon, K.: Besonderheiten der kindlichen Tuberkulose. Internist **3**, 609 (1962a)
Simon, K.: Decisive significance of hilar lymphnodes in primary tubercular infection. Arch. Pediatr. 311 (1962b)
Simon, K.: Die Bedeutung der Lymphknotentuberkulose in der Pathogenese und Therapie der primären und postprimären Tuberkulose. (Kolloquium). Beitr. Klin. Tbk. **127**, 360 (1963a)
Simon, K.: Poliomyelitis – Schluckimpfung (I+II) und Tuberkulose. Dtsch. Med. Wochenschr. **88**, 383, 2251 (1963b)
Simon, K.: Lungenszintigraphie bei den verschiedenen Formen der Lungentuberkulose. Beitr. Klin. Tbk. **140**, 217 (1969)
Simon, K.: Lungentuberkulose. Darmstadt: Steinkopff 1970a
Simon, K.: Die Primärtuberkulose im Lungenszintigramm. Prax. Pneumol. **24**, 479 (1970b)
Simon, K.: Primärtuberkulose der Lunge im Erwachsenenalter. Münch. Med. Wochenschr. **112**, 999 (1970c)
Simon, K.: BCG-Impfungen und Tuberkuloseerkrankungen. Dtsch. Med. Wochenschr. **98**, 942 (1973)
Simon, K.: Immunprophylaxe. Oeff. Gesundheitswes. **39**, 133 (1977a)
Simon, K.: Wandlungen in der Anschauung über den Tuberkuloseablauf. Münch. Med. Wochenschr. **119**, 71 (1977b)
Simon, K.: Die Meningitis tuberculosa. Prax. Pneumol. **31**, 708 (1977c)
Sorsby, A.: Modern opthalmology, Vol. 3. London: Butterworth 1972
Spiess, H.: Die Stellung der BCG-Impfung im Gesamtrahmen der Tuberkulosebekämpfung. In:

Bedeutung und Stand der BCG-Schutzimpfung gegen die Tuberkulose. Haefliger, E. (Hrsg.), Berlin, Heidelberg, New York: Springer 1966a 159
Spiess, H.: Kolloqium, Borstel, 20.–21.10.1966b
Steen, J.S.M., Stanton-Ellis, D.M.: Rifampicin in pregnancy. Lancet **2**, 8038 (1977)
Stransky, E., Arnicella, P.B.: Tuberculosis of the male genital tract in childhood. Philip. J. Pediatr. **14**, 340 (1965)
Suda, J.: Zur Nierentuberkulose beim Kind und Jugendlichen. Prax. Pneumol. **24**, 711 (1970)
Tomita, Y.: Über die Tuberculosebacillen in pleuritischen Exsudaten. Beitr. Klin. Tbk. **92**, 538 (1938)
Uehlinger, E.: Tuberkulose-Kongreß, Goslar, 1952
Uehlinger, E.: Die Epidemiologie des Bronchialdurchbruchs tuberkulöser Lymphknoten. Beitr. Klin. Tbk. **110**, 128 (1953a)
Uehlinger, E.: Die pathologische Anatomie der tuberkulösen Späterstinfektion. Ergeb. Tbk. Forsch. **11**, 1 (1953b)
Uehlinger, E.: Tuberkulose der Kreislauforgane. In: Handbuch der Tuberkulose, Bd. IV, S. 119–120 Stuttgart: Thieme 1964a
Uehlinger, E.: Pathogenese und allgemeine pathologische Anatomie der hämatogenen Tuberkulose. In: Handbuch der Tuberkulose, Hein, J., Kleinschmidt, H., Uehlinger, E. (Hrsg.) Bd. IV, S. 1–32. Stuttgart: Thieme (1964b)
Uehlinger, E.: Lungenfibrosen. Ergeb. Gesamten Lungen- u. Tbk. Forsch. **18**, 1–44 (1968)
Ulmer, W.T., Reichel, G., Nolte, D.: Die Lungenfunktion. Stuttgart: Thieme 1970
Valentin, H.: Lungenfunktionsprüfungen bei Lungentuberkulose. Med. Welt. **29**, 1630–1635 (1965)
Wagner, O.: Über primäre Tuberkuloseinfektion durch den Darm. Münch. Med. Wochenschr. 48 (1903)
Weber, G.: Tuberkulose des Zentralnervensystems. Handbuch der Tuberkulose, Bd. IV, S. 285, Stuttgart: IV, Thieme 1964
Wechselberg, K., Weidenbusch, E.: Zur Streptomycinbehandlung der tuberkulösen Meningitis. Z. Kinderheilkd. **68**, 82 (1950), Z. Kinderheilkd. **68**, 111 (1950) I. und II. Mitteilung
Weigert, C.: Die Entstehung der akuten Miliartuberkulose. Dtsch. Med. Wochenschr. **23**, 761 (1897)
Wetzel, U.: Lebertuberkulose. In: Handbuch der Tuberkulose, Bd. IV, S. 215. Stuttgart: Thieme 1964
Wildbolz, E.: Die Urogenitaltuberkulose – ein unbesiegter Feind. Dtsch. Med. J. **19**, 853 (1958)
Wilke, A.: Zur Pathogenese der tuberkulösen Meningitis. Habilitationsschrift, Kiel, 1910
Wolff, E.: Über Circumzisionstuberkulosen. Berl. Klin. Wochenschr. 1531 (1921)
Woods, C.: Modern opthalmology, Vol. 2. London: Butterworth 1967
Wurm, H.: Allgemeine Pathologie und pathologische Anatomie der Tuberkulose des Menschen: Die Tuberkulose. Bd. I, S. 135. Leipzig: Thieme 1943
Zabor, L.: Latenzzeit der urogenitalen Tuberkulose nach „Primärinfektion“. Urologe **8**, 15 (1969)
Zenker, R., Heberer, G., Löhr, H.H.: Die Lungenresektionen. Berlin, Göttingen, Heidelberg: Springer 1954
Zsebök, K.: Röntgenanatomie der Neugeborenen– und Säuglingslunge. Stuttgart: Thieme 1958

Klinik der postprimären Tuberkulose

K. SIMON

Mit 96 Abbildungen und 12 Tabellen

A. Begriffsbestimmung und Ausgang der postprimären Tuberkulose

Die Meinung von BEHRING, „die Lungenschwindsucht ist bloß das Ende von dem dem Schwindsuchtskandidaten schon an der Wiege gesungenen Liede" (SCHMINCKE 1909), beruht auf Krankheitsbeobachtungen im vergangenen und zu Beginn dieses Jahrhunderts. Heute ist sie für die Industrienation nicht mehr haltbar und müßte selbst in den Entwicklungsländern eine Begrenzung erfahren. Nicht nur der Infektionstermin hat sich auf spätere Jahre verschoben, auch die therapeutischen Möglichkeiten haben von der Erkrankung das Schicksalhafte genommen. Bei ausreichend früher Erfassung und entsprechend konsequenter Therapie ist der Verlauf steuerbar geworden. Auch die Nomenklatur der postprimären Tuberkulose hat sich gewandelt. Der Begriff „Phthise", der schon 1928 von HUEBSCHMANN abgelehnt wurde, paßt heute so wenig wie auch der Begriff „Schwindsucht" zu dem Krankheitsverlauf. Sicherlich ist das Wort „Tuberkulose" schon eine einseitige Bezeichnung, dem histologischen Begriff des „Tuberculum", „des Knötchens" nachgeprägt.

Die Meinungen von ASCHOFF (zit. nach HUEBSCHMANN 1928) basierten auf der Kenntnis der Krankheitsbilder, die heute historisch geworden sind. Damals galt die Tuberkulose noch als unheilbare Krankheit. Die Bezeichnung „Schwindsucht" und „Phthise" wurde noch 1956 von HAEFLIGER und MARK verteidigt. Das Wort „Phthise" besagt lediglich Schwund, Abmagerung oder Kachexie, Symptome, die auch andere Erkrankungen aufweisen. Diese Bezeichnungen sind nicht charakteristisch, also „unspezifisch". Das bei der Tuberkulose auftretende „Knötchen" ist charakteristischer für die Erkrankung, so daß dieser Begriff grundsätzlich für alle Formen verwendet werden sollte.

Ist die postprimäre Tuberkulose – unter diesem Begriff werden alle Tuberkuloseformen zusammengefaßt, die nach abgelaufener Primärtuberkulose auftreten und der „secondary tuberculosis" im anglo-amerikanischen Schrifttum entsprechen – eine Erkrankung, deren Grundstock unbedingt im Kindesalter gelegt worden sein muß? PÉHUE und DUFOURT schreiben 1913: „Die Mehrzahl der französischen Autoren vertritt den Standpunkt, daß die Tuberkulose des Erwachsenen, die wieder aufflackert, eine in der Kindheit erfolgte Infektion mit Tuberkelbakterien darstellt; es ist nicht immer leicht, dies strikte zu beweisen". Heute muß der Satz modifiziert werden: Nicht die Infektion in der Kindheit ist erforderlich, sondern lediglich die vorangegangene Primärinfektion, die gleichermaßen im Erwachsenenalter ablaufen kann. Die postprimäre Tuberkulose als Folge der Primärtuberkulose anzusehen, wird heute allgemein anerkannt. Die Reinfektion beginnt wiederum mit einer der Primärtuberkulose ähnlichen Form. Sie ist nur dann gegeben, wenn die Tuberkulinreaktion vorher wieder negativ ausgefallen ist. Wie weit die Superinfektion den Ablauf der postprimären Tuberkulose charakterisiert, kann nur abgeschätzt und soll im folgenden auch demonstriert werden.

Die Diskussion über den Ausgang und Ablauf der primären und postprimären Tuberkulose erfolgte hauptsächlich in den 20er und zu Beginn der 30er Jahre. Dies hing mit der Einführung der Röntgenstrahlen in die Medizin zusammen, die nunmehr außerhalb des Sektionstisches neben der bakteriologischen Beweisführung eine einwandfreie Diagnose der Tuberkulose ermöglichten. Wer sich mit der Stadieneinteilung der Tuberkulose beschäftigen will, wird auf die Literatur dieser Zeit zurückgreifen. Später folgende Beobachtungen gelten mehr und mehr therapeutischen Problemen, dies insbesondere nach Einführung des Streptomycins und des Isonicotinsäurehydrazids in den 50er Jahren.

Die *postprimäre Tuberkulose* stellt zweifellos heute das *Hauptkontingent aller zu beobachtenden Tuberkuloseformen* dar. Sie fußt auf einem bestimmten Zustand der Abwehrlage einer „Allergie", die als Voraussetzung die Primärtuberkulose hat, gleichgültig, ob diese erkannt oder nicht erkannt, symptomlos oder mit Symptomen verbunden abgeheilt war oder ist. Auch der Verlauf der postprimären Tuberkulose ist wieder recht unterschiedlich. Es kann sich um kurze Exazerbationen eines Prozesses handeln; sie kann aber auch Beginn einer chronisch verlaufenden Infektionskrankheit werden, insbesondere dann, wenn eine konsequente Therapie nicht durchgeführt wird. Aufgrund möglicher Chronizität des Verlaufes ist die langanhaltende Behandlungs- und Beobachtungszeit erforderlich, die insbesondere offene, ansteckende Formen verlangen; letztlich schließen sie den Infektionskreis der Seuche und bilden das Reservoir für neue Primärinfektionen. Eine absolut sichere Abgrenzung zwischen primärer und postprimärer Tuberkulose gibt es nicht. Die Fünfjahresgrenze von HOLM (zit. nach STYBLO 1978) ist recht willkürlich gezogen. Sie kann sich an den Primärkomplex, an lymphadeno- oder hämatogene Streuungsformen anschließen. Der *Primärherd* ist selten Ausgangspunkt, häufiger die *Lymphknotenkomponente*. Die röntgenologische Unterscheidung zwischen Primärherd und Lymphknotenkomponente als *Etappenherd*, also zwischen primärer Ansiedlung und Hiluskomponente fällt überdies oft recht schwer. Dort ruhen Bakterien ohne irgendeine Reaktion hervorzurufen; sie bleiben oft bis ins späte Alter hinein virulent und nachweisbar. Andererseits können auch die Intervalle bis zum Auftreten der Erwachsenentuberkulose Jahre und jahrzehntelang sein. Zahlenangaben sind außerordentlich unterschiedlich. SCHMIDT (1956) nimmt an, daß etwa 10% späterer Tuberkulosen im Primärkomplex ihren Ausgang haben. WURM (1932) hält eine Exazerbation in 30% ausschlaggebend für eine tödliche Lungentuberkulose, andere Autoren geben andere Prozentzahlen an. Kompliziert verlaufende Primärtuberkulosen lassen neben einem Hinweis auf eine massive Infektionsquelle auf eine mangelnde Abwehrlage gegen die Infektion schließen und sind sicherlich häufig Ausgangspunkt späterer, schwerer postprimärer Tuberkuloseformen; dies muß schon bei der Therapie der Primärtuberkulose berücksichtigt werden! Mit zunehmend späterer Erstinfektion werden auch postprimäre Formen in höhere Altersgruppen hinein verschoben.

Lange ging der Streit, ob Spitzenherd oder Frühinfiltrat ausschlaggebend für den Ausgang der postprimären Tuberkulose seien. BACKMEISTER (1928) nennt beide Formen und schätzt die Spitzentuberkulose in etwa 7% als bedeutungsvoll ein. ULRICI spricht den Spitzennarben ein appositionelles Wachstum zu; in 90% könnten sie sich schleichend vergrößern und in den Bronchus einbrechen. In letzter Zeit wurde die Frage nach der Bedeutung von Pleurakuppenschwielen für eine mögliche Reaktivierung von ECKERT u.Mitarb. (1976) aufgegriffen. Auch sie sind in 19% als tuberkulös anzusehen, beherbergen jedoch nur selten Tuberkelbakterien. In zweiter Linie sieht ULRICI verkalkte tuberkulöse Herde, die lebende und entwicklungsfähige Tuberkelbakterien enthalten als grundlegend für die Exazerbationstuberkulose an. Ein Fremdkörperreiz bei diesen Kalkeinlagerungen kommt hinzu. Aber auch der Superinfektion mißt er einen Wert zu. REDEKER (1926) hingegen betont gezielt die Bedeutung der infraklavikulären Infiltrate, die wir heute als lymphadenobronchogene Ausstreuungsformen zu Beginn der postprimären Tuberkulose ansehen. In der amerikanischen Literatur werden sie als „the early tuberculosis" beschrieben. WURM (1932) mißt dem Primärherd als Ausgangspunkt geringe Bedeutung zu, weist mehr auf die Bedeutung des Lymphknotenanteils hin. Auch er nennt frühe lymphadenogene Aspirationsformen; sie seien bedeutungsvoller als der Primärherd. Aber auch hämatogene Herdbildungen können die spätere Tuberkulose einleiten. Die Bedeutung der Spitzenherde für den Beginn der postprimären Tuberkulose wurde besonders von G. SIMON (1927) herausgestellt. Eine Abgrenzung der Simonschen und der Aschoff-Puhlschen Spitzenherde läßt sich hierbei nicht exakt durchführen. Die ersteren wurden in der Klinik röntgenologisch als Überbleibsel von hämatogen oder lymphadenogen entstandenen Herden aus der Primärinfektionszeit gesehen, die zweiten sind Befunde pathologisch-anatomischer Untersuchungen. Letztere wurden mehr der Tuberkulose in späteren Lebensaltern zugeordnet, verdanken ihre Entstehung jedoch zweifellos gleichem Geschehen. LIEBERMEISTER (1929) spricht von einer relativen Gutartigkeit der Spitzenbefunde, eine Meinung, der sich auch ALEXANDER und BEEKMANN (1929) anschließen. Sie messen als Ausgangspunkt wiederum dem Mittelfeld und den Hili größere Bedeutung zu. Der endogenen „Reinfektion", besser Superinfektion, stellen sie die exogene gegenüber, wohingegen HUEBSCHMANN (1922) mehr an eine Schrittmacherfunktion der exogenen Superinfektion glaubt, eine Auffassung, die auch in der Klinik bei exakter Beobachtung, wenn auch nicht häufig, bestätigt werden kann.

So stellt sich die Frage, wie kommt es zu einer neuen Exazerbation, zu einem neuen *Schub* bei der Tuberkulose? Die Tuberkulose ist in die Gruppe der zyklischen Infektionskrankheiten einzuordnen, einer Infektion, die in Schüben verläuft, wie dies von REDEKER immer wieder betont wurde. Diese Schübe sind durch die verschiedensten auslösenden Ursachen bedingt. SCHWARTZ (1963) schreibt: „Die Tuberkulose ist eine Infektionskrankheit, deren Verlauf in morphologischen Gestalten durch Zyklen, erhöhte Entzündungsbereitschaft und Immunität beherrscht werden".

Die Bezeichnung „postprimär" weist lediglich darauf hin, daß ein neuerlicher Schub bei einem Menschen auftritt, der früher bereits eine spezifische Infektion überstanden hatte. Es gibt Fälle des späteren Kindesalters, des Jugendlichen- und des Erwachsenenalters, in welchen der postprimäre Schub die Fortsetzung der Primärtuberkulose deutlich erkennen läßt. SCHWARTZ (1963) stellt mehr den Lymphknoten in den Beginn der postprimären Tuberkulose, daher auch oft die Ähnlichkeit primärer röntgenologischer Krankheitsformen mit typischen Verläufen der postprimären Infektionsperiode. Er schreibt: „Ich stelle mir den Beginn eines postprimären Reaktivationsprozesses folgendermaßen vor: ‚Nach dem Abflauen erhöhter Entzündungsbereitschaft, welche sich jeder Primäraffektion automatisch anschließt, nimmt die Immunität immer mehr überhand und es erfolgt die Rückbildung einer tuberkulösen Manifestation der Primärperiode

... Erreger überleben jedoch ..., es kommt zu einer Erschöpfung der Immunität durch interkurrente Ereignisse, ... es beginnt ein neuer Zyklus auch mit Attributen der Primärtuberkulose, so Vergrößerung der Lymphknoten mit Aspirationsinfiltraten, sei es monofokal oder multifokal. Die Folge sind Aspirationsinfiltrate ..., ihnen gegenüber stehen hämatogene Streuungen'". Auslösend für einen derartigen Schub kann eine nachlassende Widerstandskraft sein, bedingt durch eine Zweiterkrankung, durch eine Stoffwechselerkrankung, so durch einen Diabetes mellitus, durch psychischen und physischen Streß oder durch eine Verabfolgung von Kortikoiden aus anderweitig therapeutischen Gründen.

Kommt es zu *nachlassender Immunität,* so können lokale Herde, in denen virulente Bakterien aus der Zeit der Primärtuberkulose ruhen, exazerbieren und die verschiedenen Formen einer Ausbreitung im Gefolge haben. Zufallsbefunde sollten daher frühzeitig behandelt werden (Kerntke 1969; Birkhäuser 1973; Bugár u. Bugárová 1975), um diesen späteren Reaktivierungen zuvorzukommen.

Nach Letterer (1959) stehen auch *in alten abgeschlossenen,* verkalkten und fibrösen *Herden vermehrungsfähige Bakterien* ständig zur Verfügung, um einen derartigen Schub auszulösen, wenn auch oft im Prinzip der Grund der Exazerbation unklar bleibt. Bei einem Schub können konsolidierte Verkäsungsherde verflüssigt und Kalkherde aufgelöst werden, so Primärkomplexe, in denen Pagel (zit. nach Letterer 1959) in 50% aller abgeheilten Formen Tuberkelbakterien nachwies. Neue Zahlen nach Durchführung einer konsequenten kombinierten Chemotherapie im Ablauf der Primärtuberkulose liegen hier noch nicht vor. Sicherlich werden sie sich ändern. Ob jedoch eine Negativierung grundsätzlich erreicht werden kann, erscheint außerordentlich fraglich, da ihr eine Tuberkulinkonversion zum Negativen folgen müßte, die verstärkt nach Chemotherapie beobachtet, bisher noch nicht beschrieben wurde. Zu Beginn der postprimären Tuberkulose kommt es aufgrund der reduzierten Immunität oder aufgrund von Superinfektionen (Huebschmann 1922) zuerst pathologisch-morphologisch gesehen zu einer perifokalen, entzündlichen Zone und später zu abgesetzten Herdchen. Begleitpleuritiden können auftreten. Exazerbationen alter Hiluslymphknotentuberkulosen gehören mit in dieses Geschehen. Liegen derartige Schübe zeitlich gesehen nahe am Ablauf der Primärtuberkulose, so kann auch von „Nachschüben" gesprochen werden.

Die *Superinfektion* ist als auslösendes Moment der postprimären Tuberkulose angeschuldigt worden (Romeyn 1970; Raleigh u. Wichelhausen 1973; Styblo 1978). Leider kann hier nicht wie bei der Primärtuberkulose die Tuberkulinkontrolle weiterhelfen. Die endogene Re(super)infektionstheorie steht der exogenen Superinfektion gegenüber. Hinsichtlich der Bedeutung der Superinfektion betont Styblo (1978), daß diese Diskussion nicht nur in akademischer Hinsicht interessant ist, sondern eine wichtige Rolle in der Bekämpfung der Tuberkulose dort spielt, wo eine hohe Tuberkuloseprävalenz mit der Möglichkeit häufiger und massiver Superinfektionen vorliegt. Ist die Primärtuberkulose in einem Land in jedem Fall ausschlaggebend, so reichen in der Bekämpfung weitgehend die BCG-Impfung und andere Formen der Prophylaxe; ist die Superinfektion ausschlaggebend, so steht im Vordergrund der Prophylaxe die Entdeckung der Streuquellen und ihre Behandlung. Mit diesem Problem hat sich besonders Canetti (1972) aus pathologisch-anatomischer Sicht befaßt. Schon Redeker (1924) hatte zur Erklärung des Frühinfiltrates die Superinfektion in Betracht gezogen. Pagel (1967) fand im Bereich von Abszessen der Erstinfektion mehr Bakterien als in denen nach einer Superinfektion. Bei massiver Superinfektion kann man eine Zunahme der Tuberkulinempfindlichkeit beobachten, ohne daß jedoch eine wesentliche Bedeutung für den Krankheitsverlauf besteht. Bei Patienten mit Primärtuberkulosen hat man den Eindruck, daß sie dann häufiger zu Rezidiven neigten, wenn sie nach der Behandlung wiederum einer massiven häuslichen Superinfektion ausgesetzt werden. Durch die langdauernde häusliche Chemotherapie nach Feststellung der Erkrankung ist jedoch diese Beobachtung nicht mehr auffallend. Wichtig war die Bedeutung der Superinfektion auch bei der stationären Patientenunterbringung. 1931 stellte sich noch die Frage, ob offene und geschlossene Formen der Lungentuberkulose in Heilstätten getrennt werden müssen. Damals wurde die Wahrscheinlichkeit der Superinfektion von keiner der 67 Antworten behauptet (SIMON 1970). VOGT (1954) sieht die Wirkung einer Superinfektion in einer Exazerbation bestehender tuberkulöser Veränderungen, in einer neuen Herdsetzung aber auch in einer Steigerung der Immunität. Liegt letztere bereits vor, so kann sie für den infizierten Organismus völlig gleichgültig sein. Für die Klinik ist diese Fragestellung heute von untergeordneter Bedeutung (BLAHA 1978), da durch eine kombinierte Chemotherapie eine massive Bakterienausscheidung schnell reduziert wird und frühzeitig mit einer Sputumkonversion zu rechnen ist. In dem Kapitel über präventive Chemotherapie wurde bereits auf die Frage einer Unterbringung von Patienten mit Tuberkulose zusammen mit unspezifisch Erkrankten in pneumologischen Kliniken eingegangen. Im Gegensatz zu theoretischen Überlegungen bestehen bei entsprechendem Vorgehen und frühzeitiger kombinierter antituberkulöser Therapie keine Bedenken. Superinfektionen mit therapieresistenten Stämmen haben bis heute für die Klinik keine besondere Bedeutung erlangt, wenn sie auch im Tierversuch mit massiver Inokulation nachgewiesen werden können (SIMON 1956). Die Bedeutung der exogenen Superinfektion wurde von HUEBSCHMANN (1928) bejaht, bei BEITZKE (1937) jedoch abgelehnt. Die gleiche Diskussion wurde zur Genese der Spitzenherde geführt, bei der auch ASCHOFF (1925) und PUHL (1922) eine „Reinfektion" vertraten. Dies geschah jedoch zu einer Zeit, in der die endogene Reinfektion aufgrund aspirierten, durchgebrochenen Lymphknoteninhaltes noch nicht diskutiert wurde.

Zu den lymphoglandulären, endogenen Exazerbationen rechnen GHON u. Mitarb. (1926) auch den Einbruch in die Vena cava superior mit hämatogenen Lungeninfektionen. Auch extrapulmonale Primärkomplexe können derartige hämatogene Aussaaten machen. Die Venenwinkellymphknoten haben für spätere hämatogene Schübe besondere Bedeutung, die für die Primärtuberkulose und ihre hämatogenen Ausstreuungen schon im Vorkapitel betont wurde (vgl. Beitrag „Klinik der Primärtuberkulose", Kapitel G, S. 383).

Abhängig von der Immunitätslage des Organismus ist die Art des *Ablaufes der postprimären Tuberkulose*. Sie kann mehr akut, hochentzündlich, mit verkäsenden Prozessen oder auch mehr latent mit Bindegewebsvermehrung und späterer Narbenbildung einhergehen. Diese pathologisch-anatomischen Beobachtungen versuchte man auch in das Röntgenbild hineinzuprojizieren, um hieraus eine klinische Diagnostik ableiten zu können. Schon RICKMANN (1926) bezweifelt die Möglichkeiten dieser Differenzierung. Diese Diagnosen sind Angelegenheit des Pathologen, nicht des Klinikers. Nur mit Hilfe begleitender diagnostischer Möglichkeiten kann die Aktivität eines Prozesses abgeschätzt und zur Immunitätslage in Relation gestellt werden. VIRCHOW hat die Tuberkulose noch in zwei verschiedene Formen eingeteilt: einmal in exsudative, einmal in produktive Formen und glaubte unterschiedliche Krankheitsbilder gesehen zu haben (ALEXANDER u. HASSELBACH 1937). Mit der Entdeckung des Tuberkelbakteriums geriet diese Trennung in Vergessenheit. Heute wissen wir, daß es verschiedene Reaktionsformen des Körpers sind, abhängig von Virulenz, Resistenz, Massivität der Infektion und der Superinfektion. Exsudativ kann man aber nicht gleich bösartig und produktiv gleich gutartig setzen (LYDTIN 1927). Aus dem klinischen Sprachbereich sollte man diese Begriffe streichen.

BEITZKE (1937) zitiert RANKE: „Als echte tertiäre Tuberkulose wäre demnach eine Erkrankung anzusehen, bei der das Fortschreiten der Erkrankung ausschließlich durch Kontakt, Wachstum und intrakanalikuläre Metastasierung erfolgt", ohne hierbei die praemortale hämatogene Disseminierung auszuschließen. Aus unserem heutigen Blickpunkt gesehen wäre dies lediglich ein klinisches Stadium chronischen Verlaufes mit mangelnder Abwehrkraft des Organismus, jedoch wiederum chemotherapeutisch rückbildungsfähig, so daß eine besondere Abgrenzung gegenüber anderen Verläufen postprimärer Tuberkulosen nicht erforderlich ist. Die Kavernenbildung allein als Charakteristikum für die Stadieneinteilung zu nehmen, wie MEISSEN (1914) dies tat, erscheint ebenfalls nicht gerechtfertigt. Hier sei noch eingefügt, daß BAYLE (zit. nach MEISSEN 1914) vom anatomischen Standpunkt ein anderes Stadium hinzufügt, nämlich das der tuberculosa inaperta, also eines klinisch nicht nachweisbaren Stadiums, das dem üblichen Beginn der Primärtuberkulose vorausgeht. Auch heute grenzen wir die inapparente Primärtuberkulose von der Primärtuberkulose ab, ohne darin jedoch eine Stadieneinteilung sehen zu müssen. In späteren Lebensjahren, mit zunehmendem Abstand von der Primärinfektion, verläuft die Auseinandersetzung des Körpers mit der Tuberkulose chronischer. So stürmisch wie sie im Jugendalter sein kann, so blande wird sie bei einer *Tuberkulose im Alter*. Diese geminderte Reaktion wird auch durch die Tuberkulinkontrolle faßbar, deren Wert bei Patienten über 70 Jahren gemindert ist; sie reagieren nach COSEMANS und LOUWAGIE (1972) nur noch in 63,4% positiv. Die Tuberkulinreaktion ist dann allein zum Ausschluß oder zur Bestätigung einer aktiven Tuberkulose nicht mehr ausreichend. Im Kindes-, Jugendlichen- und frühen Erwachsenenalter überwiegen hämatogene Aussaaten, die in den mittleren Lebensjahren seltener werden, mit sinkender Abwehrkraft im Alter jedoch wieder zunehmen. Reaktionsform und Widerstandsfähigkeit des Organismus spielen eine Rolle.

Eine *biologische Abheilung der Tuberkulose* im Laufe des Lebens ist möglich; sie ist nur durch eine Tuberkulinnegativierung, die, wie schon gesagt, im Alter mit Vorsicht zu bewerten ist, zu beweisen. Sie bleibt Voraussetzung für eine echte Reinfektion und die Entstehung eines Reinfektionskomplexes.

B. Ablauf und Einteilung der postprimären Tuberkulose

Für den *Epidemiologen* reicht eine einfache Klassifizierung der Tuberkulose. Ihn interessiert der Erreger und die Weiterverbreitung respektive ihre Bekämpfung. So legt die American Lung Association (LOCK 1979) die Einteilung in:

Gruppe 0 = keine Exposition und keine Infektion,
Gruppe I = Exposition ohne Infektion (Notwendigkeit der Prophylaxe),
Gruppe II = inapparente Infektion (Notwendigkeit der Chemoprävention) und
Gruppe III = manifeste Erkrankung

vor. Neben der Kenntnis des Erregers und der Chemotherapie ist jedoch die Differentialdiagnose die Aufgabe der Klinik und sie ist nicht in ein derart einfaches Schema hereinzubringen. Die Vorlage des „Council for International Organizations of Medical Sciences" gibt sich zwar Mühe, alte Schemata zu vereinfachen, übersieht jedoch hierbei den Ablauf der Tuberkulose als gegebene

Einteilung, die dem Kapitel „Primärtuberkulose" bereits zugrunde liegt. Abgesehen von der Möglichkeit „Exposition ohne Infektion" ist der erste Vorgang der klinischen Infektionsmanifestierung die Tuberkulinkonversion, die die *inapparente Tuberkulose* beweist. Ihr folgt die *Primärtuberkulose* mit ihren verschiedenen *subprimären* Formen, die in Kapitel „Klinik der Primärtuberkulose", S. 321, abgehandelt wurden. Als zweite klinisch und röntgenologisch manifeste Form folgt ihr die *postprimäre* Tuberkulose, die in diesem Kapitel zur Diskussion ansteht. Die Tuberkulose ist eine Infektionskrankheit, die nicht etwa nur die Lunge befällt, wenn auch die Lunge der häufigste Eintrittsort ist. Wie alle Infektionskrankheiten ist sie eine Erkrankung des gesamten Körpers, so daß bei einer Besprechung der Lungentuberkulose auch die außerhalb der Lunge liegenden Manifestationsorte der Infektion berücksichtigt werden müssen.

Tabelle 1. Ablauf der Tuberkulose

I. Primärtuberkulose (= Zustand nach erfolgter frischer Infektion mit Tuberkelbakterien und nachgewiesener Tuberkulinkonversion)
   a) Inapparente Tuberkulose (= Tuberkulinkonversion ohne klinische und röntgenologische Befunde)
   b) (Apparente) Primärtuberkulose (= Tuberkulinkonversion und klinisch röntgenologische Veränderungen)
      1. Lokale Progredienz
      2. Lymphogene und kanalikuläre Ausbreitung
      3. Hämatogene Ausbreitung (intra- und extrapulmonal)

Nach einer Zeit der Inaktivität oder Chronizität mit „allergischer" Umstimmung des Körpers folgt:

II. Postprimäre Tuberkulose
   1. Hämatogene Ausbreitung (intra- und extrapulmonal)
   2. Lymphadenogene-bronchogene und kanalikuläre Ausbreitung
      (die bronchogene Ausbreitung entfällt bei der extrapulmonalen Tuberkulose)
   3. Exazerbation lokaler Herde und lokale Progredienz

Eine Einteilung des Tuberkuloseablaufes nach klinischen und röntgenologischen Kriterien insgesamt gibt Tabelle 1 wieder. Die Einteilung ist möglichst einfach und übersichtlich aufgeführt. In diesen Rahmen können sowohl intra- wie auch extrapulmonale Tuberkuloseformen eingepaßt werden. Die Pleuritis tuberculosa ist keine Sonderform, sondern jeweils durch den Kontakt eines spezifischen Herdes mit der Pleura bedingt. Abgesehen von extrapulmonalen Primärtuberkulosen sind hämatogen entstandene extrapulmonale Ausbreitungen sowohl im primären als auch im postprimären Stadium möglich. Wie bei der Lungentuberkulose ist die Form durch die „allergische" Antwort des Organismus gekennzeichnet. Sowohl eine primäre als auch eine postprimäre Tuberkulose kann zu jeder Zeit in eine Inaktivierung übergehen, wie dies auch aus der Zeit vor der Chemotherapie bekannt war. Verbleiben virulente Tuberkelbakterien, so kann bei einem Nachlassen der Abwehrkraft des Körpers eine Reaktivierung wiederum erfolgen. Eine Zusammenstellung von Schemata über Ablauf der Tuberkulose bringt Blaha (1978). Tabelle 2 gibt einen schematischen Überblick über den Ablauf der postprimären Tuberkulose. Ausgangspunkt der hämatogenen Streuung können pulmonale wie extrapulmonale Restherde aus dem Rahmen der Primärtuberkulose einschließlich ihrer verschiedenen Streuungsreste

Tabelle 2. Form, Lokalisation und Ablauf der postprimären Tuberkulose der Lunge

Ausgang	Form und	Name	Lokalisation	Progredienz oder Heilung
1. Späte, hämatogene Ausbreitung mit und ohne Parenchymnekrose	Hämatogene Tb apiko-kaukal progrediente Form	Miliar-Tb auch lokalisiert, extrapulmonale Ausstreuung	Alle Organe	Weitere Ausbreitung je nach Form, Rückbildung, auch mit Narben- und Funktionseinbußen
2. Späte lymphoglanduläre-endobronchiale Ausbreitung	Aspirations-Tb	Segmentverschattungen	Subsegment, Segment und Lungenlappen auch beidseitig	Weitere lokale, lymphogene und hämatogene Ausbreitung und Abheilung möglich
Lokale Parenchymnekrose	Parenchymkaverne	Kavernöse Segmentverschattungen		Lokale, lymphogene, hämatogene sowie kanalikuläre Ausbreitung und Abheilung möglich, auch unter Funktionseinbußen
Kanalikuläre Ausbreitung beiderseits	Aspirations-Tb	Bronchus-Tb kanalikuläre Streuungs-Tb		
3. Exazerbation von bronchogen oder hämatogen entstandenen Herden aus der Zeit der Primär-Tb	Frische Lungenverschattungen im Bereich alter Herdbildung	Nicht kavernöse oder kavernöse Prozesse	Bronchogen, meist einseitig, hämatogen oft doppelseitig in allen Parenchymbereichen	Lokale, lymphogene, hämatogene sowie kanalikuläre Ausbreitung und Abheilung möglich, auch unter Funktionseinbußen
Lokale Nekrosen	Parenchymkavernen	Lungentuberkulose	Einseitig und doppelseitig	
Kanalikuläre Ausbreitung beiderseits	Aspirations-Tb			

sein. Im Bereich der Lunge sieht man bevorzugt die Lungenspitzen als Beginn einer apiko-kaudalen Progredienz oder auch Herdschatten, die im infraklavikularen Bereich liegen. Gleichermaßen können aber auch Reste einer lymphadenogenen oder bronchogenen Streuung exazerbieren und durch lokale Progredienz mit Kavernisierung oder wiederum durch hämatogene oder kanalikuläre Ausbreitung fortschreiten (Abb. 1 u. 2).

Röntgenologisch ist es oft schwer zu sagen, ob der Ausgangspunkt lymphoglandulär oder hämatogen war oder auch durch lokale Progredienz gekennzeichnet wird. Die Auffassung, welche Form bei den Krankheitsbildern im Vorder-

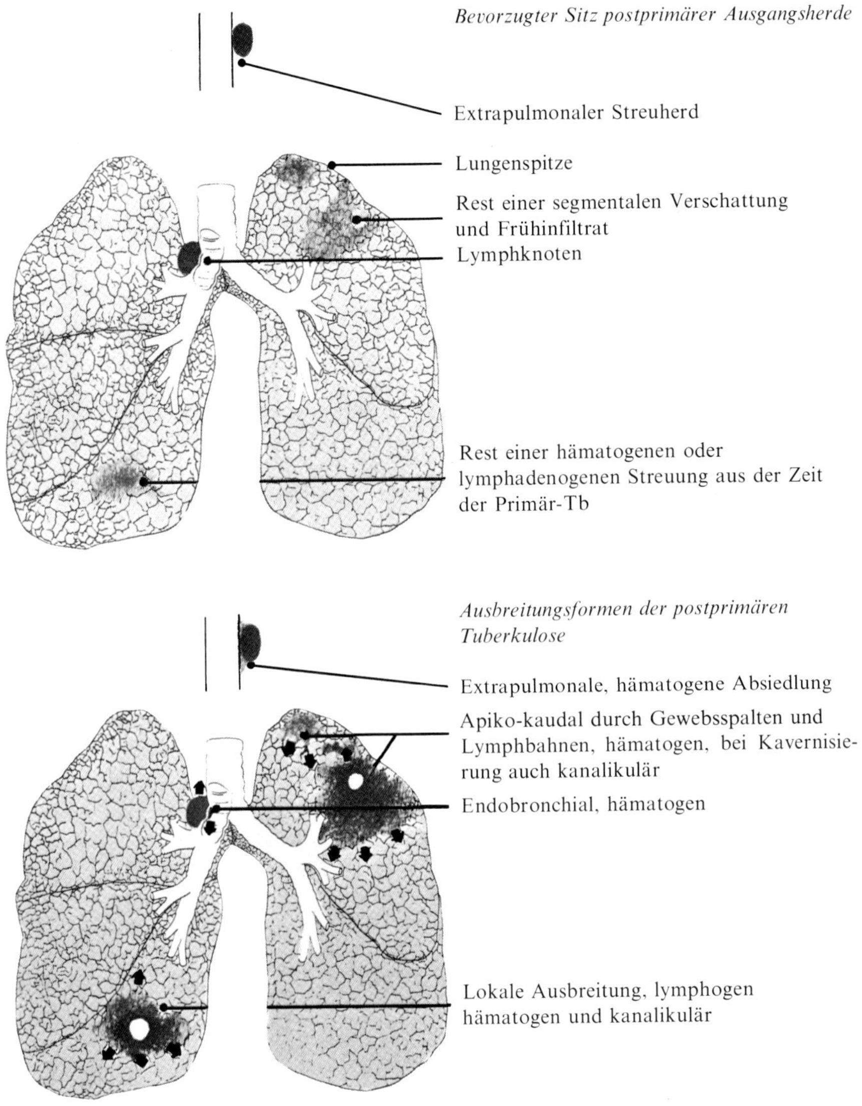

Abb. 1

grund steht – die lymphoglanduläre Ausbreitung oder die hämatogene – wechselt. Wie im Ablauf der Primärtuberkulose kann es gleichermaßen im postprimären Stadium zu einer hämatogenen Ausbreitung kommen, die jedoch nicht so dramatisch und mit hochentzündlichen Veränderungen verläuft als die unter anderer Allergielage verlaufende Primärtuberkulose. Wie dies im Kindesalter bei der Spitzentuberkulose der Fall ist, so beginnt zumeist auch im postprimären Stadium die hämatogene Aussaat im Bereich der Spitzen- und Oberfelder, um sich dann langsam in Form der apiko-kaudalen Progredienz nach basal hin auszubreiten. Bei der hämatogenen Form des postprimären Stadiums besteht

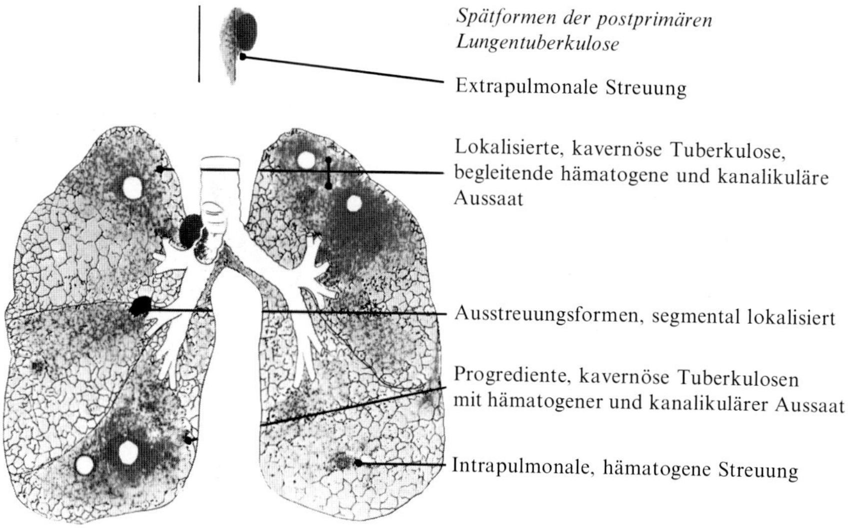

Abb. 2

auch die Möglichkeit einer Absiedlung der Erreger in allen übrigen Körperorganen, so wie dies bei der Primärtuberkulose ebenfalls schon beschrieben wurde. Diese Form führt über zu chronischen, oft auch sogenannten isolierten Organtuberkulosen ohne obligat faßbaren Lungenherd oder zu der kombinierten Form der pulmonalen und extrapulmonalen Tuberkulose.

Die *hämatogenen Formen* treten *zumeist* in der Lunge *doppelseitig* auf. Gleiches gilt auch für andere paarig angelegte Organe. Die doppelseitige Lokalisation ist zugleich ein wichtiger Hinweis für die Differentialdiagnose und gestattet eine Differenzierung gegenüber anderen Erkrankungen.

Der lymphoglanduläre Ausbreitungsweg dürfte bei der Primärtuberkulose, die lokale Exazerbation mehr bei der postprimären Tuberkulose von Bedeutung sein. Die hämatogene Ausbreitung ist in der Klinik in beiden Stadien etwa gleich oft zu sehen. BLAHA (1976) nimmt zu dieser Frage aufgrund verschiedentlicher Veröffentlichungen in der Literatur Stellung und schätzt die Frequenz einer Exazerbation aufgrund von Lymphknotenperforationen bei der postprimären Tuberkulose auf etwa 2% im Schnitt. Die Frequenz wechselt jedoch unterschiedlich nach Beobachtern und Regionen. PAETZ und MUCKE (1969) halten in 16% Perforationen für wahrscheinlich und betonen, daß sie auch dort sein können, wohin die bronchoskopische Einsicht fehlt. Nach den Beobachtungen von SIGHART (1975) scheinen im Alter Lymphknotenperforationen zuzunehmen; er beschreibt einen Schnitt von 11,4%, wobei zu betonen bleibt, daß selbst nach Abheilung einer Tuberkulose 5–20 Jahre später verkalkte, bakterienhaltige Lymphknoten zu Rückfällen führen können. Auch Bronchuskompressionen wie bei der Primärtuberkulose können bei postprimären Formen beobachtet werden (MALATINSZKY u. SASHEGY 1970). Durch die peripher liegenden Lymphknoten kann es wie auch bei der Primärtuberkulose zu kleineren Subsegmentverschattungen in der Peripherie, nur selten zu Segment- oder Lappenverschattungen, wie dies bei den kleinkalibrigen Bronchien in früheren Lebensaltern die Folge ist, kommen. Eine Parenchymnekrose mit Kaverne kann entstehen, ein Krankheitsbild, das in Abheilung übergehen, aber auch wiederum als neue Streuquelle progredient werden kann. Kanalikuläre, lymphogene und hämatogene Ausbreitungen können folgen.

Die früher so häufig beobachtete „chronische Phthise", die zum Tode oder auch zur chronischen Alterstuberkulose überleiten konnte, ist heute durch die Chemotherapie seltener geworden. Eine entsprechende kombinierte Chemotherapie kann heute in jedem Stadium eine Abheilung bringen, so daß nur die nicht oder nicht ausreichend behandelte Tuberkulose zur chronischen oder „Alterstuberkulose" überführt. Auch bei postprimären Lungentuberkulosen, die noch das Hauptkontingent aller beobachteten Tuberkuloseformen darstellen, stammen die meisten Erkrankungen noch aus der vorchemotherapeutischen Ära. Bei einer vollständigen Erfassung der Primärtuberkulose und ihrer ausreichenden Therapie müßten in Zukunft diese Formen weitgehend verschwinden.

Einteilungsversuche, die *der Morphologie* der Tuberkulose entnommen sind, sind lediglich dem Pathologen möglich. Aus histologischer Sicht kann man Charakteristika wie exsudativ, produktiv, infiltrativ, fibrös, indurativ und zirrhotisch unterscheiden. Die exsudative Reaktion bezeichnet die hochentzündliche mit Exsudat und leukozytärer Infiltration verbundene, die produktive diejenige, die mehr durch Epitheloid – und Langhanssche Riesenzellen charakterisiert ist. Die Rückbildung der Erkrankung geht über ein fibröses Stadium zur indurativen Latenz oder zum zirrhotischen Rest hin. Nur mit äußerster Vorsicht können diese Einteilungen zur Charakterisierung des röntgenologischen Befundes verwandt werden. Dem exsudativen Stadium entspricht mehr die flaue Trübung oder die weiche, nicht scharf abgegrenzte Verschattung. Der produktive Prozeß ist durch eine abgesetztere Herdbildung mit schärfer konturierten Rändern gekennzeichnet. Fibröse wie auch indurative Reaktionen zeigen härtere Streifung. Zirrhosen sind z.B. sternförmige, kleinere Narbenfelder oder Veränderungen in größeren Lungenpartien, die mit einer narbigen Verziehung der Lunge und des umgebenden Gewebes einhergehen. Früh verkäsende Prozesse zeigen in zunehmender Form Kalk, der die Verkäsung als Voraussetzung hat, wohingegen Umwandlung zu knöchernen Befunden selten sind. Dies gilt sowohl für die primäre als auch für die postprimäre Tuberkuloseform.

Die *klinische Diagnose* stützt sich auf die Erfahrung, die gestattet, mit Vorsicht aus den *röntgenologischen Befunden* einen Rückschluß auf ein pathologisch-anatomisches Substrat zu ziehen. Frisch entzündliche Herde sind weich begrenzt, ältere schärfer abgesetzt; sie können großflächig isoliert und konfluierend sein. Bei Abheilungsvorgängen treten vermehrt schärfere Konturen auf. Lediglich Kalk- und Knocheneinlagerungen können von einer bestimmten Größe an röntgenologisch weitgehend verifiziert werden. Der Kliniker sollte jedoch bei der Definition der Tuberkuloseformen unter Verwendung von Begriffen, die er dem Pathologen entliehen hat, zurückhaltend sein. Seine Diagnose und Einteilung muß sich auf die klinischen, die röntgenologischen und die Befunde der Laboruntersuchungen stützen. Nur so kann man frische von älteren und kavernöse, somit infektiöse Prozesse von ausheilenden Formen oder Restzuständen abgrenzen. Zur Beschreibung in quantitativer Hinsicht geben Subsegment, Segment- oder Lappengrenzen mit ihrer Lokalisation gute Anhaltspunkte (Tabelle 3).

Die *Einteilung der Tuberkulose nach dem Lebensalter* war zu einer Zeit möglich, in der bei der Schulentlassung die meisten Kinder tuberkulinpositiv reagierten. Man konnte damals zwischen einer Kinder- und einer Erwachsenentuberkulose unterscheiden. Die Kindertuberkulose wurde mit der Primärtuberkulose, die Erwachsenen mit der postprimären identifiziert. Diese Aufteilungen sind heute nicht mehr möglich. Im Beitrag „Klinik der Primärtuberkulose", S. 321, wurde betont, daß die Primärtuberkulose sich auch in das Erwachsenenalter

Tabelle 3. Bakteriologische, röntgenologische und klinische Einteilung der Lungentuberkulose

Bakteriologisch	Röntgenologisch Formenbeschreibung		Klinisch
TbB.-negativ	Verschattung	Begrenzung	Hochentzündlich
TbB.-mikroskopisch	kleinfleckig	Segment	Entzündlich
positiv	mittelfleckig	Lappen	Narbig-zirrhotisch
(Gaffky I–X)	grobfleckig	halbseitig	Aktiv-inaktiv
TbB.-positiv,	flächig	doppelseitig	
kulturell	(Vergleichsgrößen)	Lungenspitzen	
TbB.-positiver	Kavernös	Oberfeld	
Tierversuch	dickwandig	Mittelfeld	
	dünnwandig	Unterfeld	
	Größe in cm		
	Veränderungen		
	streifig		
	verkalkend		
	verknöchernd		

verschoben hat. Im Ablauf dieses Kapitels werden aber auch noch postprimäre Tuberkuloseformen gezeigt werden können, die im Kindesalter ablaufen. Das Lebensalter und die mit ihm verbundene unterschiedliche Resistenz gegenüber Infektionskrankheiten spielt im Ablauf der Tuberkulose eine erhebliche Rolle. Charakteristisch für die ersten Jahre sind die massiven Mitreaktionen der Lymphknoten im Ablauf der Primärtuberkulose. Charakteristisch für das Jugendlichenalter ist die oft recht schwer verlaufende postprimäre Tuberkulose mit progredient verlaufenden schweren Erkrankungsformen. Ihr Auftreten ist in den letzten Jahren erheblich seltener geworden. Diese Formen sind einmal durch die individuelle Abwehrlage aber auch durch äußere Einflüsse, so Umweltänderung, Arbeitsaufnahme, hormonelle Umstellung und das Pubertätsalter betreffende Fakten bedingt. In den mittleren Lebensjahren sieht man mehr protrahierte Verläufe, die zum Teil auch bei der Tuberkulose im Alter vorherrschen, in späteren Lebensjahren können ebenfalls schwere progrediente Erkrankungsformen beobachtet werden. Das Lebensalter beeinflußt somit den Ablauf der Tuberkulose, für eine Einteilung weist es jedoch nicht genug Charakteristika auf.

Die *Chemotherapie* hat den *Verlauf der Tuberkulose* zusätzlich ganz erheblich beeinflußt (Mühlberger u. Roost 1976). Schon angedeutet wurde, daß die frühzeitige Chemotherapie in der Primärtuberkulose zunehmend Rezidive in Form postprimärer Erkrankungen verhindern wird. Weingärtner sprach noch 1963 von Rezidivquoten von 22% bei Unbehandelten im Vergleich zu 6% bei Behandelten. In eigenen Zahlen von 1978 weisen Primärtuberkulosen bei Behandelten eine Rezidivfrequenz von lediglich noch ca. 1% auf. Es handelt sich jedoch hier um relativ frühe Ergebnisse nach sechs und sieben Jahren einer Behandlung (Niebuhr 1979). Die Zeit nach Einführung einer optimalen Chemotherapie ist noch zu kurz, da die Frequenz späterer Rückfälle auch noch nach Jahrzehnten nicht abgeschätzt werden kann. Kommt es in Zukunft zu einer rechtzeitigen Chemotherapie der Primärtuberkulosen, so ist es durchaus möglich, daß sich das Erscheinungsbild der Tuberkulose wiederum ändern wird.

C. Bemerkungen zur allgemeinen Diagnostik

(Vergl. auch Beitrag „Klinik der Primärtuberkulose“, Kapitel D, S. 333)

1. Anamnese

Bei der Primärtuberkulose wird man mehr Fragen zur Umgebung des Erstinfizierten stellen, um die Quelle zu entdecken. Bei der postprimären Tuberkulose steht die patienteneigene Anamnese mehr im Vordergrund. Lediglich um Rückschlüsse auf eine mögliche massive Superinfektion zu gewinnen, wird man Fragen hinsichtlich tuberkulöser Erkrankungen in der Umgebung stellen. Schon die Statistik zeigt, daß man bei Gastarbeitern eher an eine Tuberkulose denken muß. Wichtig ist, grundsätzlich eine besondere Aufmerksamkeit den Krankheiten zu schenken, die im Ablauf einer Tuberkulose auftreten können wie frühere Hiluserkrankungen, Pleuritiden, die nach PRESS (1955) mit einer Frequenz von 4–12,6% vertreten sind, einer Konjunktivitis phlyktänulosa, die auch postprimär vorkommen kann, dem Erythema nodosum, lang anhaltenden früheren Lungenentzündungen und auch peripheren Drüsenschwellungen. Bei Begleitkrankheiten wie Silikose und Diabetes mellitus, nach Röntgenbestrahlungen, nach Kortisonbehandlungen und anderen schweren und konsumierenden Infekten wird man eine Tuberkulose in Betracht ziehen müssen. Der sogenannte asthenische Habitus läßt an eine Tuberkulose denken, der athletische schließt sie nicht aus. Auch bestens ernährte und körperlich hochtrainierte Personen können an einer Tuberkulose erkranken. Das Vorliegen eines Down-Syndromes und das von Geisteskrankheiten läßt an eine mögliche spezifische Infektion denken. Die Anamnese kann lang, jedoch auch kurz sein. Die Tuberkulose kann sich langsam entwikkeln, bei einem indolenten Menschen lange Zeit auch subjektiv nicht registriert werden, um so unter dem Bild einer völlig überraschenden Erkrankung aufzutreten.

Frühere Tuberkulinkontrollen können mit ihrem Ergebnis einen Hinweis geben. In der Differentialdiagnose helfen alte Röntgenbilder von vergangenen Monaten oder Jahren weiter. Früher stand die Familienanamnese wesentlich mehr im Vordergrund. Heute hat die Zahl intrafamiliärer Infektionen ab-, die extrafamiliärer jedoch an Zahl zugenommen.

2. Symptome

Sie unterscheiden sich von denen der Primärtuberkulose. Die postprimäre Erkrankung kann ohne subjektive Krankheitszeichen auftreten, auch bei schwersten Formen (PUDER 1943). Allgemeine Symptome wie geringer Husten, Herz-Kreislauf-Störungen, Schlafstörungen und Konzentrationsschwäche können im Vordergrund stehen. Der oft zitierte Nachtschweiß ist jedoch nur dann zu erwarten, wenn schon eine recht massive Infektion vorliegt und ist bei allen Infektionskrankheiten ebenfalls zu finden, die mit einer Beeinträchtigung der Herz-Kreislauf-Funktion einhergehen. Allgemeine Symptome mit Gelenkbeschwerden können auftreten. Da Schwankungen in der Allergie auslösendes Moment zu einer postprimären Tuberkulose sein können, kann wie bei der Primärtuberkulose auch hier eine Phlyktäne hinweisend sein. Wie bei der Primärinfektion können auch massive sekundäre Erkrankungen mit Temperaturanstieg einhergehen. Schmerzen bereitet lediglich die Pleuritis sicca oder die beginnende exsudative

Pleuritis, die alsdann auch auskultatorisch faßbar ist. Der Husten ist Hinweis auf eine Bronchitis, die spezifisch oder unspezifisch sein kann. Der Inhalt von Kavernen und Abszessen kann sowohl mit wie ohne Blutbeimengung, die auf eine Gefäßarrosion hinweist, ausgehustet werden. Aber nur in etwa der Hälfte der Fälle ist die Hämoptoe Zeichen einer spezifischen Genese des Befundes. Sie fordert jedoch wie jede länger als drei Wochen dauernde Bronchitis eine röntgenologische Kontrolle.

Vergleicht man die heutige Symptomatik mit der früher angegebenen, so bestätigt sich wiederum die Feststellung, daß die Tuberkulose symptomloser und in ihrem Verlauf leichter und uncharakteristischer geworden ist. Die Heiserkeit, früher als Hinweis auf eine Abseuchungstuberkulose oder eine miliare Streuung, ist selten geworden. Eine Dyspnoe setzt schon eine ganz massive Erkrankung der Lunge voraus, läßt aber eher unspezifische Erkrankungen vermuten als eine Tuberkulose. Gleiches gilt für die Zyanose, die auch kardial bedingt sein kann, wobei der zugrunde liegende Myokardschaden auch tuberkulo-toxisch ausgelöst werden kann.

Eine ausgedehntere Herdbildung, insbesondere dann, wenn es sich um ein frisches Stadium handelt, ist auskultatorisch faßbar. Man hört die begleitende Bronchitis, feuchte Rasselgeräusche in frischen Prozessen oder die vielzitierten Kavernengeräusche, die dem Platzen einer Blase gleichen, durch Lufteintritt durch den Bronchus in das Kavum, bei hochentzündlichem Exsudat oder Flüssigkeitsspiegel. Der auskultatorischen Untersuchung kommt eine ganz besondere Bedeutung in der Differentialdiagnostik und der Abgrenzung der Tuberkulose gegenüber bronchitischen, pneumonischen oder bronchopneumonischen Prozessen zu. Bei letzteren ist der Befund meist ergiebiger, da Bronchopneumonien, auch einseitige, zumeist mit einer Bronchitis kontralateral mit im Röntgenbild nicht betroffenen Organbezirken einhergehen. Die Befunde bei der Tuberkulose sind lokalisierter. Bei der Differentialdiagnostik zum benignen oder malignen Tumor wie auch dem Tuberkulom sollte man nicht auf eine physikalische Untersuchung – und hierzu gehört auch die Perkussion – verzichten. Letztere gestattet besonders die Abgrenzung vor Ergüssen, Atelektasen und anderen, den Luftgehalt der Lunge mindernden oder erhöhenden Lungenprozessen.

Die Blutsenkung hilft bei der postprimären Tuberkulose besser weiter als in ihrem primären Stadium, so bei zusätzlicher unspezifischer Superinfektion. Sie kann auch im Normbereich liegen. Das Blutbild zeigt keine charakteristischen Veränderungen mit Ausnahme einer möglichen toxischen Granulierung. Bei dem heute üblichen „check up" können pathologische Transaminasenwerte auf eine tuberkulöse Streuung in die Leber hinweisen. Pathologische Nierenwerte und Urinbefunde lassen an Ausstreuung in die Niere denken, wohingegen alle anderen üblichen Parameter nicht unbedingt Hinweise geben.

3. Tuberkulindiagnostik

Zu ihrer Durchführung sei auf den Beitrag „Klinik der Primärtuberkulose" Kapitel D.3 (S. 336) verwiesen. Sie ist heute in der Diagnostik der Erwachsenentuberkulose genauso bedeutungsvoll wie im Kindesalter, bedingt durch die Verschiebung der primären Tuberkulosen in spätere Lebensalter (LAMEYER u. SEIFERT 1971). Differentialdiagnostisch ist sie ein ganz ausgezeichnetes Mittel, so daß sie als Routinediagnostik in jedem Krankenhaus angewendet werden sollte, in dem in der Differentialdiagnostik eine Tuberkulose in Erwägung gezogen werden muß. Sie gilt besonders dann, wenn Erkrankungen im Bereich der Lunge,

Veränderungen im Skelett- oder Urogenitalbereich differentialdiagnostisch abgegrenzt werden müssen. Ohne Einschalten der Tuberkulinreaktion darf die Diagnose „Tuberkulose“ bei nicht BCG-Geimpften nicht gestellt werden. Schwere Tuberkulosen können tuberkulinnegativ reagieren; dies gilt auch für kachektische Formen im Erwachsenenalter, für Sepsen, Miliar- und Meningitistuberkulosen oder nach interkurrenten Maserninfekten, nach Masernschutzimpfungen und teils nach Mykoplasmenpneumonien (BIEBERFELD u. STERNER 1976). Bei der Alterstuberkulose ist die Tuberkulinreaktion nicht immer absolut zuverlässig. Zu beachten bleiben die positiven Tuberkulinreaktionen nach erfolgter BCG-Impfung (s. SCHWABE, S. 47ff.).

4. Bakteriennachweis

Als Grund einer Bakterienausscheidung treten verglichen mit der Primärtuberkulose Lymphknotenperforationen an Bedeutung zurück. Im Vordergrund steht der kavernöse Prozeß. Das Sputum, Magensaftuntersuchungen oder Kehlkopfabstriche führen zur Bakteriengewinnung. Nach beginnender Chemotherapie kann schnell, etwa nach 14 Tagen, eine Sputumkonversion einsetzen. Die Menge der Bakterienausscheidung geht hierbei oft parallel mit der röntgenologisch faßbaren Entwicklung (SERI 1976). Miliartuberkulosen sind auch im Erwachsenenalter als infektiös zu betrachten, da sie häufig von Lymphknotenperforationen oder kleinen Kavernen begleitet sind. Tabelle 4 von MEISSNER (1970) zeigt die Gegenüberstellung des Ausfalls von Kultur und Tierversuch bei verschiedenen Materialien. Der Tabelle ist zu entnehmen, daß die Ergiebigkeit von Kultur und Tierversuch mit der Art des Materials schwankt, wobei der Tierversuch bessere Ergebnisse zeigt. Für die Klinik von Bedeutung ist die Kenntnis resistenter Stämme, da diese bei der Therapie berücksichtigt werden müssen. Bei Ausländern muß häufiger mit Resistenzen gerechnet werden (MATTHIESSEN u.Mitarb. 1977); die Angaben schwanken stark (s. BARTMANN, S. 1ff.). Für die Weiterverbreitung der Infektion sind hauptsächlich die mikroskopisch bereits TbB-positiv Erkrankten verantwortlich. Man hat den Eindruck, als ob die Patienten, die erst in Kultur oder Tierversuch positiv werden, die Erkrankung in geringerer Frequenz weiterverbreiten (ROUILLON u.Mitarb. 1976).

Der Nachweis boviner Stämme ist heute lediglich noch in der Begutachtung von Bedeutung (SCHLIESSER 1979; JENSEN 1979). Die bakteriologischen Untersuchungen erfolgen am besten in einem Speziallaboratorium. Auch VAN GEUNS (1971) weist auf Übertragungen hauptsächlich von kavernösen Tuberkulosen mit direkt positivem Sputum hin mit einer Weiterverbreitung der Infektion pro Infektionsquelle von 1,3 Infekten im Schnitt. Hochinfektiöse Gruppen verursachen 11,3% Infektionen pro Quelle.

Eine Einteilung entsprechend der Massivität des Tuberkelbakteriennachweises im Sputum wurde von GAFFKY versucht. Er unterscheidet die Gruppen I–X; I bedeutet geringfügige Ausscheidung, X ist massiver Nachweis. Diese Einteilung ist epidemiologisch wichtig, da im Gefolge massiver Streuungsquellen die Möglichkeit der Entstehung von Superinfektionen größer ist als bei paucibakteriellen Formen. Auch Primärtuberkulosen sollen in der Umgebung massiver Bakterienausscheider schwerer, zumindest häufiger nachweisbar werden als in der Umgebung geringfügiger Tuberkelbakterienausscheider. Für die Therapie ist die Massivität der Bakterienausscheidung weniger bedeutungsvoll, da unter einer entsprechenden kombinierten Chemotherapie eine Negativierung frischentzündlicher Veränderungen mit massiver Bakterienausscheidung oft schneller vor

Tabelle 4. Bedeutung des Untersuchungsmaterials für den Ausfall von Kultur und Tierversuch. (Nach MEISSNER, 1970)

Material	Gesamtzahl	Davon positiv	Kultur +	Tiervers. +	Kultur + Tiervers. +	Kultur + Tiervers. 0	Kultur 0 Tiervers. +
1. Sputum 1965	2485	769 = 32%	666 = 87%	720 = 94%	617 = 79%	49 = 8%	103 = 13%
2. Magenspülwasser 1965/66	3941	437 = 11%	270 = 62%	404 = 92%	237 = 54%	33 = 8%	107 = 38%
3. Bronchialsekrete 1964–66	1625	241 = 15%	136 = 56%	234 = 98%	129 = 53%	7 = 3%	105 = 44%
4. Halslykn. Eiter 1961–66	1553	452 = 30%	360 = 80%	393 = 87%	301 = 67%	59 = 13%	92 = 20%
5. Knochen-Eiter 1961–66	1453	704 = 49%	602 = 85%	642 = 91%	530 = 75%	62 = 11%	102 = 14%
6. Hautproben 1961–66	503	186 = 37%	135 = 73%	152 = 82%	101 = 54%	34 = 19%	51 = 27%
7. Urine 1965–67	2381	288 = 12%	202 = 71%	255 = 92%	179 = 63%	23 = 8%	86 = 29%

Nr. 1.2.3.7. Vorbehandlung zur Kultur mit Pankreatin-Desogen, Nr. 1 zum Tierversuch mit 2%iger H_2SO_4, Nr. 2.3.7. mit Chloromycetin, Nr. 4.5.6 für die Kultur mit 6%iger H_2SO_4, zum Tierversuch nur homogenisieren und verdünnen

sich geht als die einer chronischen, bedingt durch unterschiedliche Durchblutung und somit unterschiedliche Beeinflussung der Erreger durch den Chemotherapiekontakt. Auch großkavernöse Formen können relativ schnell negative mikroskopische Untersuchungsresultate bieten, kulturell können TbB nachweisbar bleiben, desgleichen histologisch die spezifische Veränderung.

Für die Differentialdiagnostik liefern die Kulturversuche wertvolle Erkenntnisse, die bei Skelett- wie auch bei der Nierentuberkulose durch Tierversuche ergänzt werden müssen. Dies sowohl zur Stellung der Diagnose als auch zum Nachweis möglicher späterer Exazerbationen und einer Infektiosität für die Umgebung wie auch hinsichtlich der Dauer der Chemotherapie.

Die bakteriologische Untersuchung steht bei der Fallfindung in zu entwickelnden Ländern an erster Stelle. Bei uns rangiert sie lediglich epidemiologisch an erster, klinisch-diagnostisch jedoch hinter der Röntgenuntersuchung.

5. Histologie und Zytologie

Bei unklaren Prozessen hilft die Histologie hinsichtlich der Diagnosebegrenzung gegenüber Tumoren und anderen Prozessen. Sie sollte grundsätzlich zur Differentialdiagnose unklarer Bilder soweit wie möglich herangezogen werden. Oft wird erst aufgrund der „Histologie“ völlig überraschend eine Tuberkulose diagnostiziert, die vorher nicht in Erwägung gezogen war; dies gilt besonders für extrapulmonale Formen. Als Eingriffe im Thoraxbereich stehen die Pleura- und Lungenbiopsie, die Bronchoskopie und die Mediastinoskopie zur Verfügung. Thorakoskopie und Probethorakotomie werden nur selten erforderlich werden. Hinsichtlich der Histologie sei auf die entsprechende Literatur im Schrifttum der pathologischen Anatomie verwiesen.

6. Röntgenologische Untersuchungsmethoden

Für die Klinik stehen sie heute in der Diagnostik an erster Stelle neben der Tuberkulinreaktion. Sie ermöglichen erst eine exaktere Beobachtung des Ablaufes der Tuberkulose in der Lunge wie auch extrapulmonal. Für die Diagnostik im Bereich des Thorax dienen die Röntgenübersichtsaufnahmen a.-p. und quer wie auch die Bildwandlerkontrolle. Bei Röntgenaufnahmen muß auf eine gute Einblendung geachtet werden. Auf die Bildwandlerkontrolle sollte man nicht komplett verzichten, da sie durch die Möglichkeit der Drehung des Thorax vor dem Bildschirm eine bessere Lokalisation gestattet und auch kleinherdige Veränderungen, die bei der a.-p.-Aufnahme durch die Rippen verdeckt sind und bei der Queraufnahme, z.B. im Mediastinum verschwinden, bei der Verschiebung durch die Atmung erkenntlich werden. Dies gilt besonders in der Diagnostik der kleinen Primärherde und ihrer Reste. Bei schlecht interpretierbaren Queraufnahmen gestattet sie die Zuordnung zu Segmenten, Lungenlappen und Pleurabereichen.

Die Tomographie gestattet die Beurteilung der Bronchien, der Gefäße und eine Differenzierung von Veränderungen des Lungenparenchyms; sie ist ausschlaggebend zum Nachweis von Substanzdefekten, so bei der Kavernendiagnostik oder bei Substanzverdichtungen wie in der Diagnostik von Lymphknotenvergrößerungen und Atelektasen.

Die Computertomographie hat bisher wesentliche zusätzliche Erkenntnisse bei der Diagnostik der pulmonalen Tuberkulose nicht gebracht. Große Erfahrungen über ihren Einsatz in der Diagnose der extrapulmonalen Tuberkulose, so bei Veränderungen im Bereich der Wirbelsäule oder des Zerebrums liegen noch nicht vor. Der Frage der Röntgendiagnostik der Lungentuberkulose widmeten sich in letzter Zeit besonders ANACKER u.Mitarb. (1975) und BLAHA (1976).

Die Röntgenreihenuntersuchung dient der Früherkennung und der Erfassung großer Bevölkerungsquerschnitte. Schirmbildformate sind für die Klinik weniger geeignet. Ihre Indikation liegt auf dem Gebiete der Prophylaxe und der Epidemiologie. Gefäßdarstellung mit Hilfe der Arteriographie können Hinweise auf Blutungsquellen bei Hämoptoen geben und Gefäßabbrüche in infizierten Gebieten aufzeigen, ohne daß sich hieraus jedoch eine besondere Konsequenz in der Diagnostik der Tuberkulose ergäbe. Die Szintigraphie ist besonders zur Feststellung von Spätausfällen geeignet und gibt einen Überblick über die gesamten Durchströmungsverhältnisse der Lungen (RINK 1970; MONEGER u. OURY 1976).

7. Lungenfunktionsprüfungen

Lungenfunktionsprüfungen mit Spiro-, Plethysmographie, Diffusionstest, Compliance, Atemgasanalysen, Uras und Blutgasanalysen gestatten die Beurteilung der Lungenfunktion bei Restschäden nach abgelaufener Lungentuberkulose, die je nach der Lage der pathologisch-anatomischen Veränderungen wechselt. Bei Ausfällen funktionstüchtigen Parenchyms bilden sich restriktive Veränderungen, obstruktive bei Bronchusin- und -defekten und Diffusionsstörungen bei septalen Erkrankungen. Zumeist manifestieren sich Mischformen. Die Lungenfunktionskontrolle ist zur Beurteilung der Arbeitsfähigkeit oder der Operabilität von Bedeutung und sollte durch die Elektrokardiographie ergänzt werden.

Eine Zusammenfassung bakteriologisch-röntgenologischer und klinischer Befunde ermöglicht eine einfache Einteilung der verschiedenen Formen der Lungentuberkulose (Tabelle 3) nach bakteriologisch-röntgenologischem und klinischem Gesichtspunkt. Bakteriologisch ist eine Abstufung vom Tuberkelbakteriennegativen über die verschiedenen Grade der mikroskopisch nachweisbaren Erreger möglich. Zu ihrer Abgrenzung dient am besten das von GAFFKY angegebene Schema. Der kulturelle Bakteriennachweis mit Resistenzbestimmung und der Tierversuch folgen. Die röntgenologische Aufteilung darf sich nur nach röntgenologisch faßbaren Kriterien richten; hier unterteilt man am besten in klein-, mittel-, grobfleckige oder flächige Verschattungen, die kavernösen Befunde, die unterschiedliche Wandungen und unterschiedliche Größen zeigen und schließlich bei der narbigen Veränderung die streifige und schrumpfende Form, die man an Verziehungen des umgebenden Gewebes erkennen kann bis hin zu verkalkenden oder verknöchernden Befunden. Die Ausdehnung läßt sich am besten rein anatomisch nach Segmenten, Lappen oder Seiten angeben. Liegt lediglich die a.-p.-Aufnahme vor, so wird man sich mit einer Einstufung in Ober-, Mittel- und Unterfeld begnügen. Die klinische Abgrenzung erfolgt auskultatorisch und entspricht der Massivität der zu hörenden Nebengeräusche, die in hochentzündlichen Veränderungen wie bei einer Pneumonie feinblasig sein können oder geringer in Erscheinung treten bis sie schließlich bei narbigen Prozessen fehlen oder Stenosegeräusche erkennen lassen.

D. Pulmonale Formen der postprimären Tuberkulose

1. Hämatogene Ausstreuungsformen

Klinisch-röntgenologisch unterscheidet sich der hämatogene Schub im Erwachsenenalter nicht sehr von früheren Ausstreuungen, wenn auch allgemein im Rahmen der Primärtuberkulose der Ablauf generalisierter und stürmischer ist und postprimär umgrenzter bleibt. Die für die Primärtuberkulose typischen vergrößerten Paratrachealdrüsengruppen wie auch die Mitbeteiligung der Hiluslymphknoten fehlen meist. Die Reaktionen sind geringer; sie sind röntgenologisch nicht immer faßbar (BRÄUNING u. REDEKER 1931). *Blande Verlaufsformen* können sich über Jahre hinziehen, lediglich ein röntgenologischer Zufallsbefund sein und unter Chemotherapie wiederum verschwinden. Das Ausmaß dieser Streuung kann recht unterschiedlich sein. Ausgedehnte Spitzenbefunde weisen auf einen chronischen Verlauf hin, der auch in mehreren Schüben abgelaufen sein kann. Ein noch ausgeglichenes Verhältnis zwischen Virulenz der Bakterien und Abwehrkraft des Organismus hält den Befund in Grenzen. Läßt die Abwehrfähigkeit des Organismus nach, gehen diese Formen in typische postprimäre, apiko-kaudale Streuungstuberkulosen über. Meist ist der Befund doppelseitig; er kann jedoch auch einseitig sein, wobei die Spitzenoberfelder bevorzugt werden.

Die Doppelseitigkeit eines Befundes spricht immer für eine Tuberkulose. Warum dies der Fall ist, ist oft diskutiert, jedoch nicht sicher beantwortet worden. Durchblutungs- und Belüftungsfragen spielen eine Rolle. Abbildungen 3 u. 4 zeigen den typischen apikalen Sitz einer chronisch verlaufenden hämatogenen Ausstreuungsform, die lediglich durch Zufall gefunden wurde. Bei Erhebung der Anamnese stellt sich alsdann heraus, daß Gewichtsabnahme, Konzentrationsschwäche oder andere unspezifische Krankheitszeichen diesem Befund Wochen oder Monate vorausgegangen sein können. Diese Bilder erscheinen gutartig; sie müssen jedoch mit Chemotherapie behandelt werden, da sie sonst weiterhin progredient sein können. Spontane Rückbildungen sind möglich und in der früheren vorchemotherapeutischen Ära oft beobachtet worden. Falsch wäre, diese Befunde einem schicksalsgemäßen Verlauf zu überlassen; sie bedürfen der kombinierten Chemotherapie.

Einen ähnlichen Ablauf einer einseitigen hämatogenen Streuungstuberkulose zeigen Abb. 5 u. 6. Eine relativ weiche Fleckelung im Bereich des rechten Spitzenoberfeldes bildet sich unter der Chemotherapie zurück. Die Symptomatik war völlig uncharakteristisch. Die Röntgenaufnahme war erfolgt, da psychische Störungen bestanden, ohne daß man gezielt an das Vorliegen einer Tuberkulose gedacht hätte. Eine schon etwas massivere doppelseitige Form zeigt Abb. 7. Auch hier bleiben die Streuungen beiderseits in den Spitzenoberfeldern lokalisiert. Auch Schichtaufnahmen lassen eine Kavernisierung nicht erkennen. Bei positiver Tuberkulinreaktion sind diese Formen bakteriologisch negativ. Diese relativ blanden hämatogenen Ausstreuungen leiten über bis zur typischen *postprimären Miliartuberkulose* der Lunge. Hier kommt es bei der *feinkörnigen Miliartuberkulose* zu einer feinfleckigen Verschattung, die sich gleichmäßig von der Lungenspitze bis zur Lungenbasis verteilt. Die Tuberkulinreaktion ist auffallend stark positiv, Tuberkelbakterien können auch – zumeist jedenfalls vor Aufnahme der Chemotherapie – gefunden werden. Die Rückbildung dieser blanden Krankheitsformen mit nur langsamer Progredienz ist auch unter Chemotherapie und unter Einsatz von Kortikosteroiden nur recht langsam. Abbildung 8 zeigt eine doppelseitige, lediglich von Allgemeinsymptomen begleitete Miliartuberkulose mit völlig blandem Verlauf und uncharakteristischem Beginn. Der Ablauf entspricht der „protrahierten Streuung" von UEHLINGER (1964). Oft ist schwer zu beurteilen, wie lange bereits ein derartiges Krankheitsbild besteht. Die Rückbildung unter der Chemotherapie kann Monate bis Jahre dauern und erfolgt oft mit einem bleibenden Rest einer Funktionsstörung in Form u.a. einer Minderung der Diffusion. Abbildung 9 zeigt die gleiche Patientin etwa drei Jahre später. Die feine miliare Fleckelung beiderseits hat sich weitgehend zurückgebildet; es bleibt jedoch ein röntgenologisches Bild, das einer Lungenfibrose gleicht. Diese Befunde beruhen auf einem Befall des Interstitiums durch die Miliartuberkulose (HUEBSCHMANN 1939). Diese Formen einer sog. Spätgeneralisation, wie sie das letzte Beispiel zeigt, können in jedem Lebensalter bis in das Greisenalter hinein auftreten; sie verlaufen meist ohne Verkäsungen und enden somit auch ohne Kalkeinlagerungen innerhalb des Parenchyms. *Miliartuberkulosen mit grobknotigen Ausstreuungsformen* können ebenfalls diesen chronischen Verlauf nehmen. Aus welchem Grund einmal röntgenologisch die erstgenannte, einmal die letztere auftritt, ist klinisch nicht zu beantworten. *Akuter verlaufende Ausstreuungen* mindern das Allgemeinbefinden wesentlich und führen zu allgemeinen Krankheitszeichen mit schneller Ermüdbarkeit, Konzentrationsschwäche, Husten und Auswurf (SCHMIDT 1954). Abbildung 10 zeigt im Röntgenbild einen entsprechenden Verlauf. Als Rest der in der Kindheit durchgemachten Primärtuberkulose findet sich eine unregelmäßige Kalkeinlagerung in zwei Lymphknoten

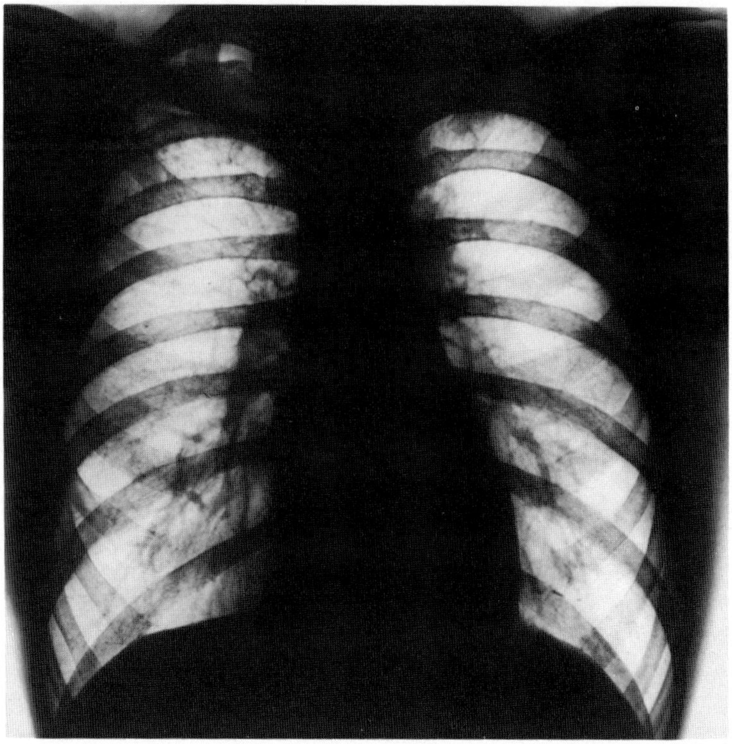

Abb. 3. 54jähriger Mann. Aufnahme v. 9.9.68: Hämatogene Aussaat beiderseits oben. Zufallsbefund ohne klinische Beschwerden. Rückbildung unter Chemotherapie. Tuberkulin: +. TbB.: negativ

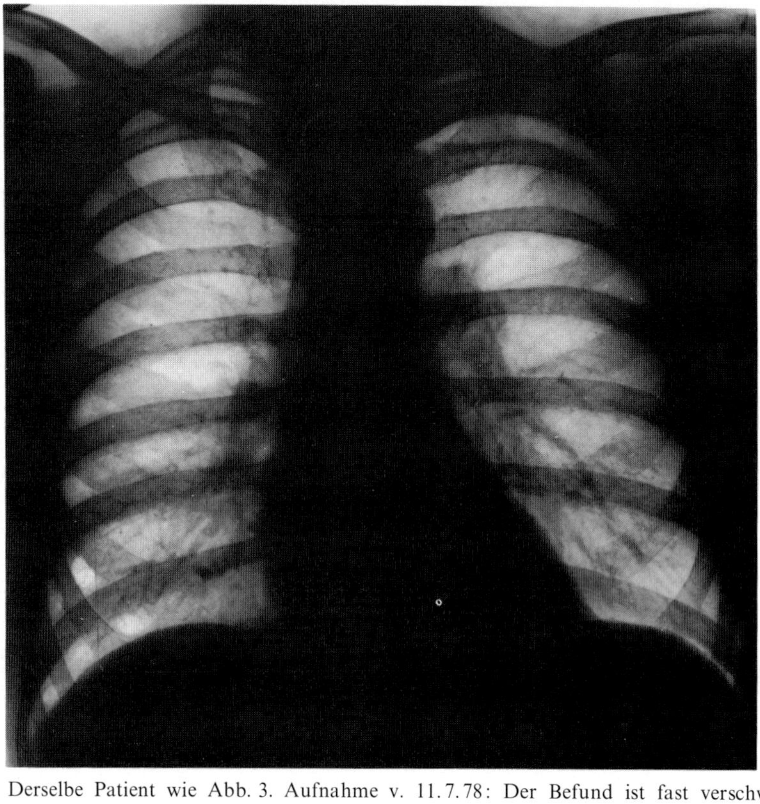

Abb. 4. Derselbe Patient wie Abb. 3. Aufnahme v. 11.7.78: Der Befund ist fast verschwunden

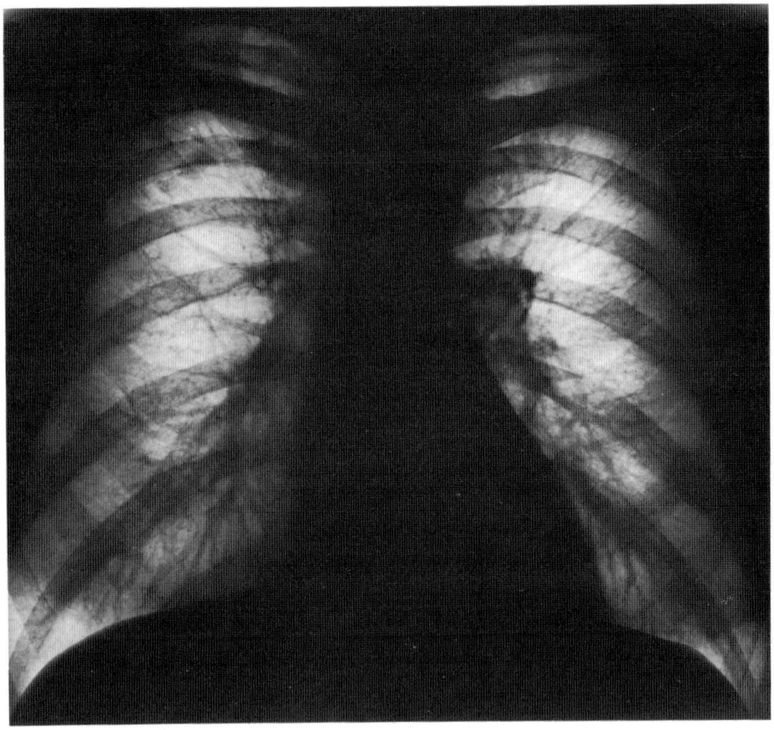

Abb. 5. 37jähriger Mann. Aufnahme v. 17.5.78: Zufallsbefund einer Streuungs-Tb im rechten Spitzenoberfeld. TbB.: negativ

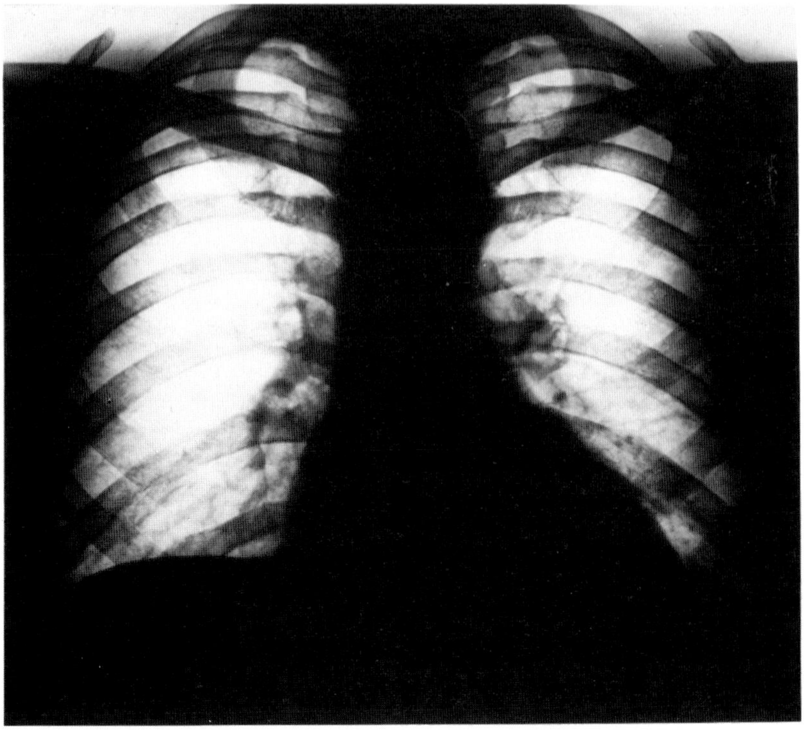

Abb. 6. Derselbe Patient wie Abb. 5. Aufnahme v. 20.3.79: Nach 10monatiger ambulanter Chemotherapie ist der Befund rückläufig

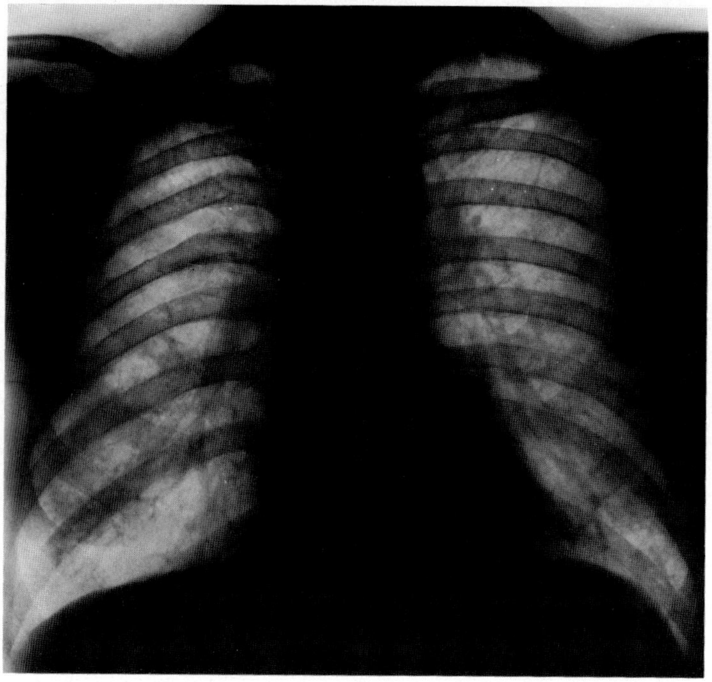

Abb. 7. 58jähriger Mann. Aufnahme v. 19.6.78: In beiden Spitzen Kuppenschwielen, daruntergelegene feine Fleckelung und Streifung zum Hilus als Zeichen einer beidseitigen apikalen Streuungstuberkulose, die zur apiko-kaudalen progredienten Form einer postprimären Tuberkulose überleitet (ambulante Chemotherapie erforderlich). TbB.: negativ

des linken Hilus und ein Primärherd im linken Sinus, bei der Bildwandlerkontrolle drehkonstant. Das akute Krankheitsbild einer doppelseitigen hämatogenen Streuungstuberkulose schien anfangs von einer Hyperämie der Lunge mit vermehrter Zeichnung begleitet, die jedoch der Beginn einer in Schüben verlaufenden Miliartuberkulose war, die sich röntgenologisch erst drei Monate später mit zunehmend härterer Kontur manifestierte (Abb. 11). Schichtaufnahmen bestätigen den Befund. Zum Vergleich zu konventionellen Schichtaufnahmen zeigt Abb. 12 ein Computertomogramm der gleichen Patientin. Auch das Computertomogramm zeigt die feinfleckige Verschattung der Spitzenoberfelder, ohne jedoch wesentliche zusätzliche Aussagen zu machen. Auch unter einer optimalen Chemotherapie kann es zu hämatogenen Nachschüben mit röntgenologisch faßbarer Befundverschlechterung kommen.

Die Infektionstermine lassen sich schlecht ermitteln. Sie können Jahre und Jahrzehnte zurückliegen. Reste der abgelaufenen Primärtuberkulose können bestehen, sind jedoch nicht immer zu finden. Massive Aussaaten können die Reste aus der Zeit der Primärtuberkulose überdecken. Abbildung 13 zeigt den Befund ausgeprägter. Die miliare Streuung reicht bis in die Unterfelder hinein. Die Kavernisierung links oben ist multipel und größer. Zusätzlich besteht eine Segmentverschattung im Bereich der Lingula, Ausdruck einer endobronchialen Aspiration mit Segmenttuberkulose, ein Befund, der zu der nächsten Form der postprimären Ausstreuung, der endobronchialen Aspiration, überleitet, so wie diese für das subprimäre Stadium typisch sind und auch dort besprochen wurden. Diese Formen führen durch ihre Symptomatik den Erkrankten zum Arzt. Typisch sind Husten, Gewichtsabnahme, Störung des Allgemeinbefindens. Bei einem Befund, der sich relativ schnell entwickelt, wie dies Abb. 13 bei einem Mann zeigt, bei dem eine Röntgenaufnahme ein halbes Jahr zuvor noch einen normalen Befund ergeben haben soll. Die Übersichtsaufnahme läßt links oben eine Kavernisierung erkennen, die sich mit der üblichen Tomographie und auch im bakteriologischen Befund durch einen positiven TbB-Nachweis bestätigen ließ. Abbildung 14 gibt wiederum ein Computertomogramm des gleichen Patienten wieder. Im Oberfeld wird das kleine Kavernensystem sichtbar. Auf der gleichen Seite rechts unten im Bereich des Mittellappens Streuherde, ventral sieht man der Thoraxwand anliegend die kompakte Verschattung im Lingulabereich.

Der feinkörnigen Miliartuberkulose kann auch bei akutem Verlauf die des groben Korns gegenübergestellt werden. Der Körper reagiert mit erhöhter Entzündungsbereitschaft; dies kann zu Verkäsung und späterer Verkalkung führen. Abbildung 15 zeigt ein entsprechendes Beispiel. Diese hämatogenen Ausstreuungsformen können gleichzeitig mit massiver verkäsender Lymphknotentuberkulose im Bereich des Hilus oder auch paratracheal im Erwachsenenalter einhergehen. Von dort kann es zu Lymphknoteneinbrüchen und zur Aspiration mit segmentalen oder lobären Verschattungen kommen. Auch unter moderner kombinierter Chemotherapie ist die Rückbildung dieser schweren Tuberkuloseformen recht zögernd, wie dies Abb. 16 u. 17 zeigen. Sie ist abhängig von der Massivität der Erkrankung, der frühzeitigen Diagnose und der Therapie. Eine erhebliche Lungenfunktionsstörung durch Narbenbildung und gereinigte Restkavernen ohne Ausscheidung von Tuberkelbakterien können auf die Dauer bestehen bleiben (Hötter 1973).

Eine besondere Form der hämatogenen Tuberkulose bietet die *Sepsis tuberculosa acutissima*, die „Landouzy-Sepsis". Ihre Symptomatologie ist die einer akuten unspezifischen Sepsis mit Benommenheit, hohen Temperaturen, allgemeiner Hinfälligkeit und Meningismus; auch eine Meningitis kann dieses Krankheitsbild begleiten. Nicht nur die Lunge zeigt das Bild einer hochentzündlichen Tuberkulose (Abb. 18 u. 19); es kann zu hämatogenen Ausstreuungen in die Lymphknoten und in die inneren Organe kommen. Diese Form ist heute außerordentlich selten geworden; sie braucht nicht Zeichen eines Antikörpermangels zu sein. Sie neigt zu Rezidiven. Durch eine kurze chemotherapeutische Behandlung ist sie nie zu beherrschen. Im Alter gehört sie in den Rahmen der terminalen Aussaat.

Ist es zu einer Verkäsung gekommen, so liegt die Möglichkeit späterer Kalkeinlagerung nahe. Der Ausstreuung entsprechend der früheren Lokalisation sieht man auch bei postprimären Tuberkulosen Kalkeinlagerungen in beiden Spitzenoberfeldern, wie dies Abb. 20 zeigt. Bis es zu derartigen Kalkeinlagerungen kommt, können Jahre mit zahlreichen aufeinanderfolgenden Schüben vergehen. Die Verkalkungen bei der postprimären Tuberkulose brauchen wesentlich längere Zeit als die im Rahmen einer Primärtuberkulose. Zwischenzeitlich können extrapulmonale Schübe aufgetreten sein. Oft ist nicht festzustellen, ob sie aus der Zeit der Primär- oder der postprimären Tuberkulose stammen, wie dies auf Abb. 21 auch die schwere Schultertuberkulose mit äußerer Fistel und fuchsgangähnlicher Verzweigung im Bereich des gesamten früheren Schultergelenkes nicht erkennen läßt. Die hämatogene intra- und extrapulmonale Tuberkulose sind eng miteinander verbunden. Auf S. 494 (Kapitel F.1) wird näher darauf eingegangen werden.

Nicht alle röntgenologischen Lungenbefunde bei der postprimären Tuberkulose lassen sich in das vorgelegte Schema einordnen, da der Ausgangspunkt der Erkrankung nicht immer faßbar ist. Auf *reine Bronchustuberkulosen,* unabhängig von Lymphknotenperforationen und Absiedlungen aus der Peripherie haben Tománek und Fiser (1969), Bourke u.Mitarb. (1974), Scala u.Mitarb. (1975) und Lemoine u.Mitarb. (1972) hingewiesen. Sie dürften in den Rahmen der hämatogenen Aussaaten gehören. Ihre Entstehung ist jedoch auch über den Weg der Lymphbahnen möglich. Sie können Grund zur Bakterienausscheidung ohne röntgenologisch faßbaren Lungenbefund sein, so daß sie lediglich durch die Bronchoskopie (Lemoine u.Mitarb. 1972) mit lokaler Material- und Sekretentnahme faßbar werden.

Die isolierte Mediastinallymphknotentuberkulose ohne faßbare Lungenveränderungen könnte die Folge dieser ebenfalls röntgenologisch nicht darstellbaren Bronchustuberkulose sein. Diese Mediastinallymphknotentuberkulosen werden lediglich bei der Thorakotomie, die aus anderer Indikation durchgeführt wurde, als Zufallsbefund gefunden. Sie können zu Fistelbildungen im Bereich des Oesophagus und zu Beschwerden durch Kompression benachbarten Gewebes im Mediastinum führen und machen nur so den Untersucher auf sich aufmerksam. Ob sie in das Stadium der primären oder postprimären Tuberkulose zu rechnen sind, läßt höchstens die Anamnese entscheiden.

Die Spitzenherde gehören zum Teil in die Gruppe der hämatogenen, zum Teil in die der bronchogenen Aussaat. Kommt es im Rahmen der postprimären Tuberkulose zu einer Exazerbation der hier ruhenden Erreger, so kann sich ein mehr oder minder massiver, auch kavernöser Befund bilden, wie dies Abb. 22–24 demonstrieren. Die Schichtaufnahmen zeigen eine ganz in der Spitze isoliert gelegene Kaverne von etwa zwei mal zwei cm Größe, die bereits nach kurzdauernder Chemotherapie geschlossen ist und sich innerhalb einer kleinen fächerförmigen Atelektase verliert. Der drainierende Bronchus hält bei einer Ventilstenose die Kaverne offen und beschleunigt ihre Abheilung bei komplettem Verschluß des Bronchus mit einer Resorption der intrakavitären Luft. Die Abbildungen 25 u. 26 zeigen eine Kavernisierung von etwa 3 × 3 cm Größe, ebenfalls im Bereich des rechten Spitzenoberfeldes, die bei einer begleitenden Bronchustuberkulose zu einer Teilatelektase des rechten Oberlappens geführt hat. Die Ventilstenose aufgrund der Bronchustuberkulose hält die Kaverne offen. Löst sie sich nicht, ist eine Resektion indiziert. Über den kanalikulären Weg ist es zu einer Aspiration in das rechte Mittelfeld gekommen. Bei beiden Patienten fällt die nur geringe Symptomatologie auf, die zur Erfassung des Krankheitsbildes führte. Abbildung 27 schließlich zeigt eine massive, doppelseitige, schwere beidseitig kavernöse Ausstreuungstuberkulose, die mit massiv TbB-positivem Auswurf einhergeht, über den kanalikulären Weg auch andere Lungenpartien infiziert und so eine Klassifizierung in hämatogene oder bronchogene Aussaat kaum noch zuläßt. Diese postprimären Formen sind nicht an das Erwachsenenalter gebunden; sie können bereits in der Kindheit entstehen. Abbildung 28 zeigt einen derartigen Ablauf bei einem 9jährigen Kind, Abb. 29 u. 30 bei einer Zwölfjährigen. Beide Kinder sind Ausländerinnen. Vor 20–30 Jahren sah man diese Krankheitsbilder bei Kindern auch in Industriestaaten. Dort sind sie heute praktisch nur noch bei Gastarbeiterkindern zu finden.

Abb. 8. 36jährige Frau. Aufnahme v. 31.10.75: (Zufallsbefund) Miliartuberkulose, stark positive Tuberkulinreaktion. TbB.: positiv. Die Pleuraschwarte links dürfte aus der Zeit der Primärtuberkulose stammen. Unter kombinierter Chemotherapie zögernde Rückbildung. Typisch für den Verlauf einer chronischen Miliartuberkulose. Kortisontherapie. Restriktive Lungenfunktionsstörung, Störung der Diffusion ▷

Abb. 9. Dieselbe Patientin wie Abb. 8. Aufnahme v. 8.11.78: Noch immer Reste der miliaren Streuung unter dem Bild einer Lungenfibrose

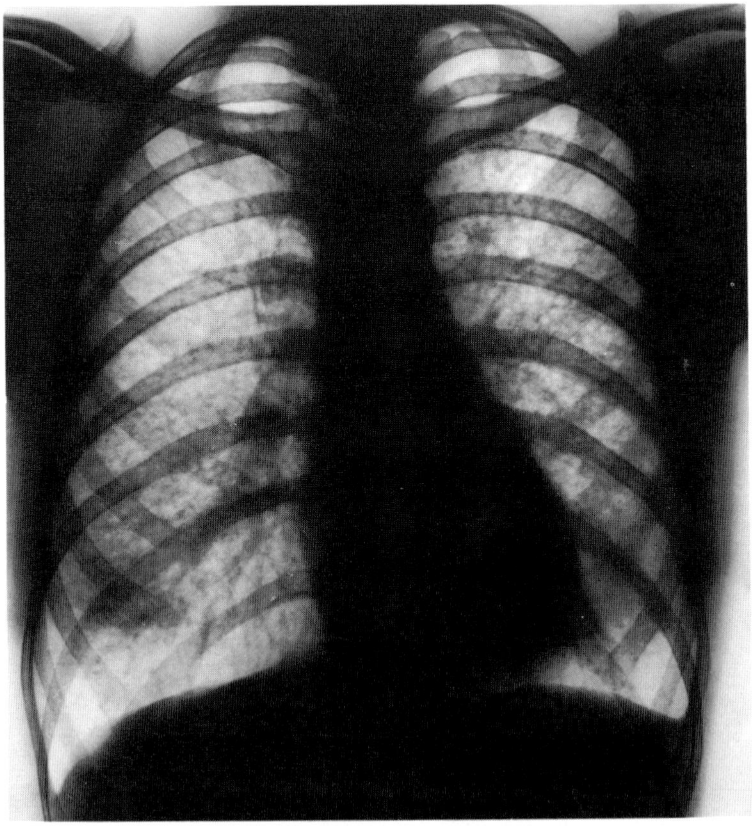
Abb. 8

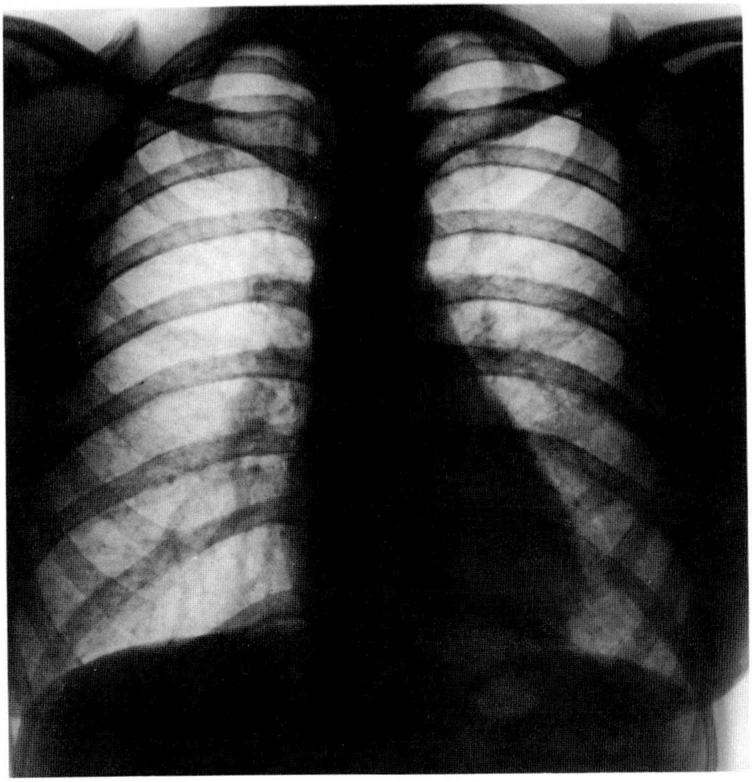
Abb. 9

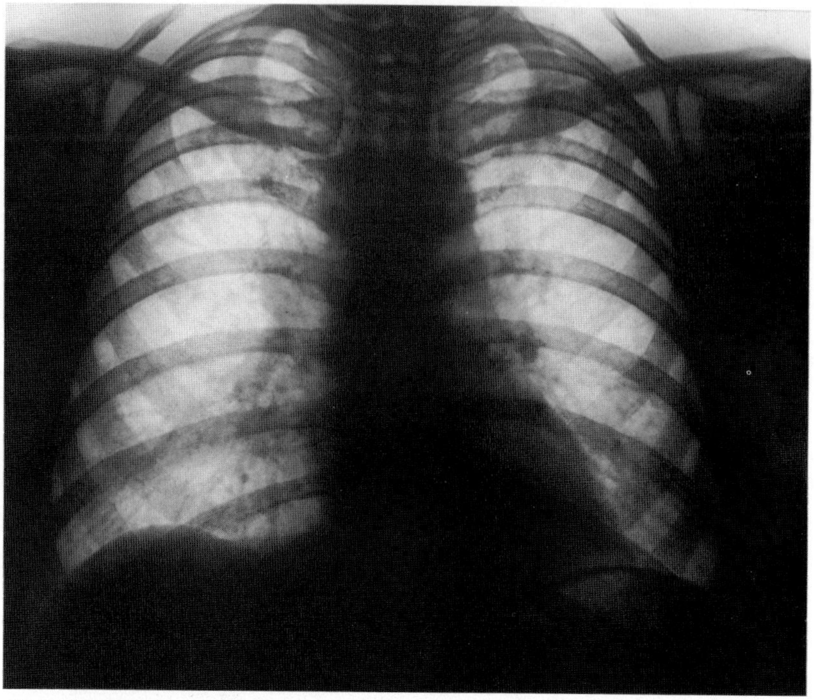

Abb. 10. 43jährige Frau. Aufnahme v. 28.1.79: Verkalkte Primärtuberkulose im linken Hilus. Primärherd im linken Sinus. Streuung bds. weichfleckig, besonders apikal, nach kaudal abnehmend mit kleiner Aufhellung unter der linken Klavikula. Zufallsbefund bei Röntgenreihenuntersuchung. Anamnestisch: Allgemeine Abgeschlagenheit. Tuberkulin: +. ThB: negativ

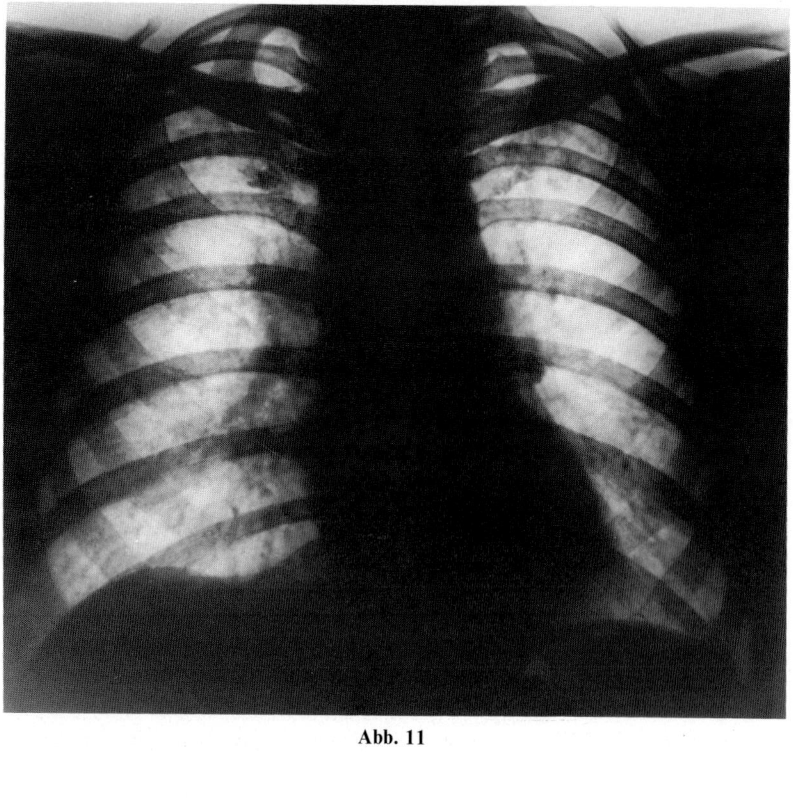

Abb. 11

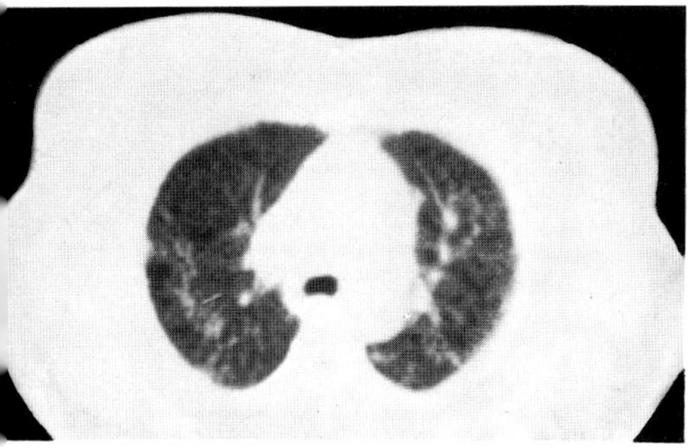

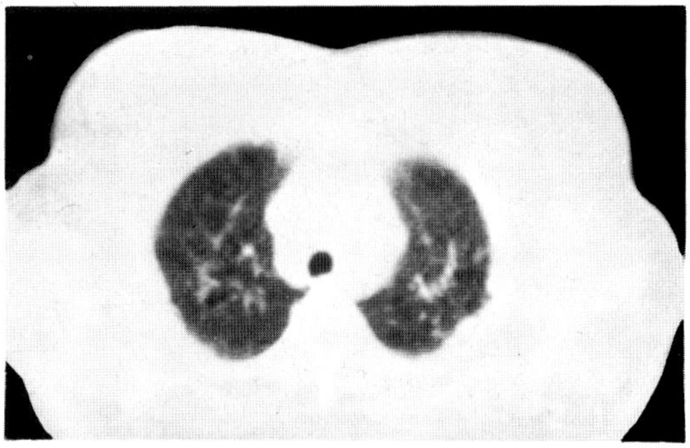

a b

Abb. 12a, b. Computertomogramm der gleichen Patientin wie Abb. 11 v. 7.2.79 bestätigt die bds. Streuungstuberkulose, jedoch ohne sicheren Hinweis auf eine Kavernisierung (Dr. Schlösser, Wuppertal)

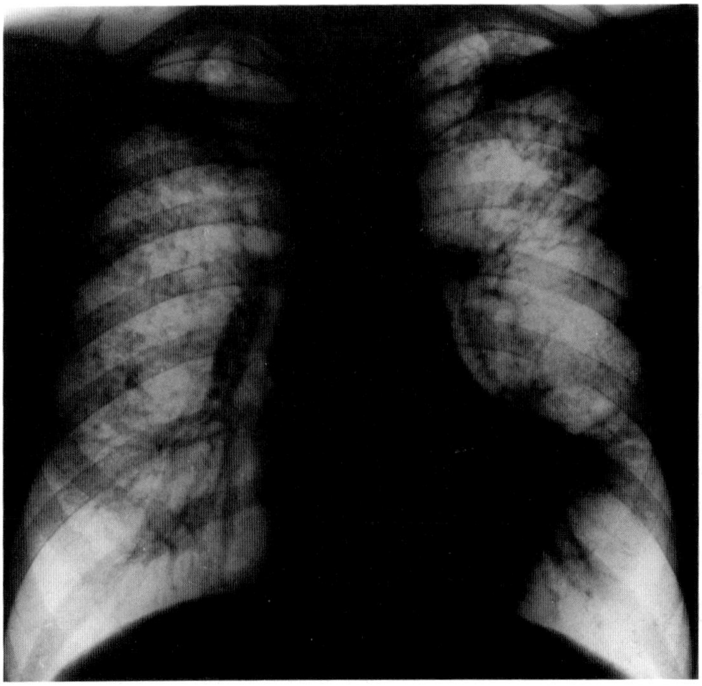

Abb. 13. 31jähriger Mann. Seit einiger Zeit Husten, Gewichtsabnahme. Vor einem halben Jahr sei die Lunge noch o. B. gewesen. Aufnahme v. 26.1.79: Feine Fleckelung in beiden Sp.-OF., nach kaudal abnehmend, links infraklavikular 1 × 2 cm großer Ringschatten, darunter im 2. ICR kleinere Ringschatten. Flächige Trübung im Bereich der Lingula. Diagnose: Hämatogene Streuungstuberkulose bds. oben mit Kavernisierung links, lymphadenogene Aspirationsinfektion im Bereich der Lingula. Tuberkulin 1:100: +, TbB.: positiv

---

◁ **Abb. 11.** Dieselbe Patientin wie Abb. 10. Aufnahme v. 15.5.79: Aus der hämatogenen beidseitigen Oberfeldstreuung hat sich eine in Schüben verlaufende Miliartuberkulose mittleren Korns entwickelt. Die röntgenologische Nachweisbarkeit nimmt mit zunehmend härterer Kontur der Veränderungen zu. Derartige Schübe können auch unter einer optimalen Chemotherapie ablaufen

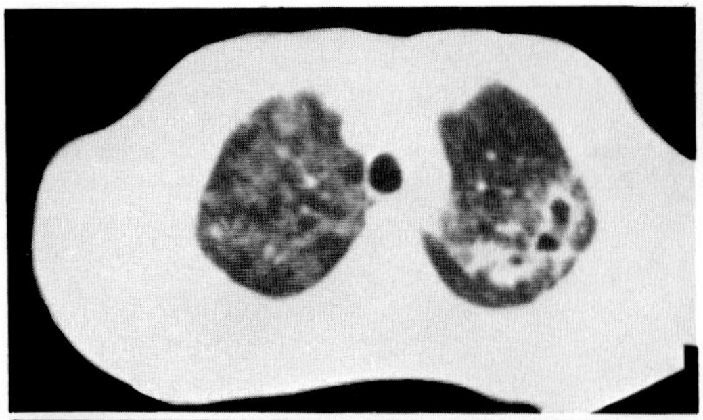
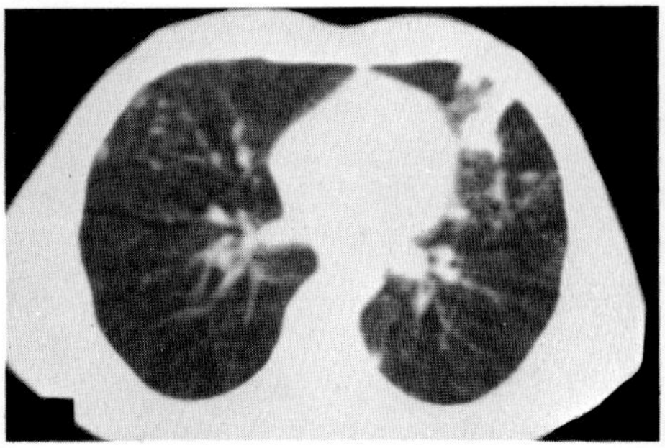

a

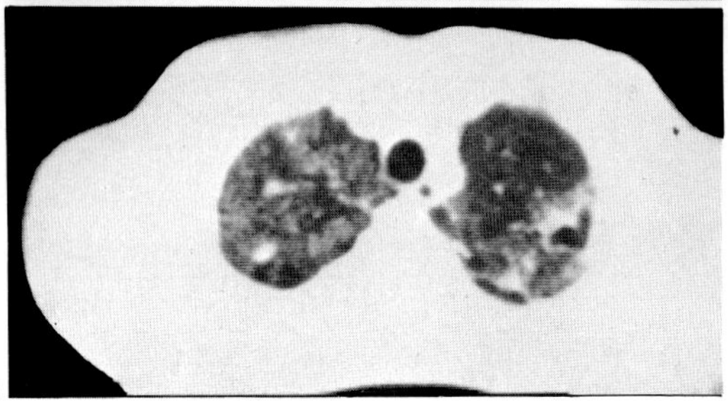

b

Abb. 14. a, b Der gleiche Patient wie Abb. 13. Computertomographie vom 7.2.79: Sie bestätigt die beidseitigen Ausstreuungen und die Kavernisierung links. **c** Dichte, flächige Verschattung im Lingulabereich als Aspirationsfolge (Dr. Schlösser, Wuppertal)

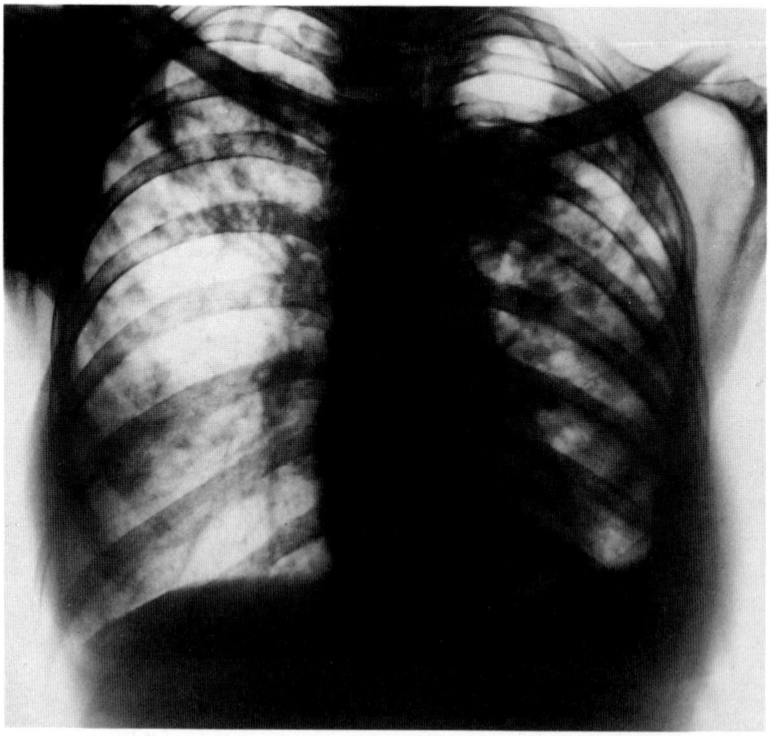

Abb. 15. 29jährige Frau. Aufnahme v. 2.5.79: Seit 6 Monaten Husten, Gewichtsabnahme. Alkoholismus. Tuberkulin: +. TbB.: positiv. Diagnose: Akute grobknotige Miliartuberkulose

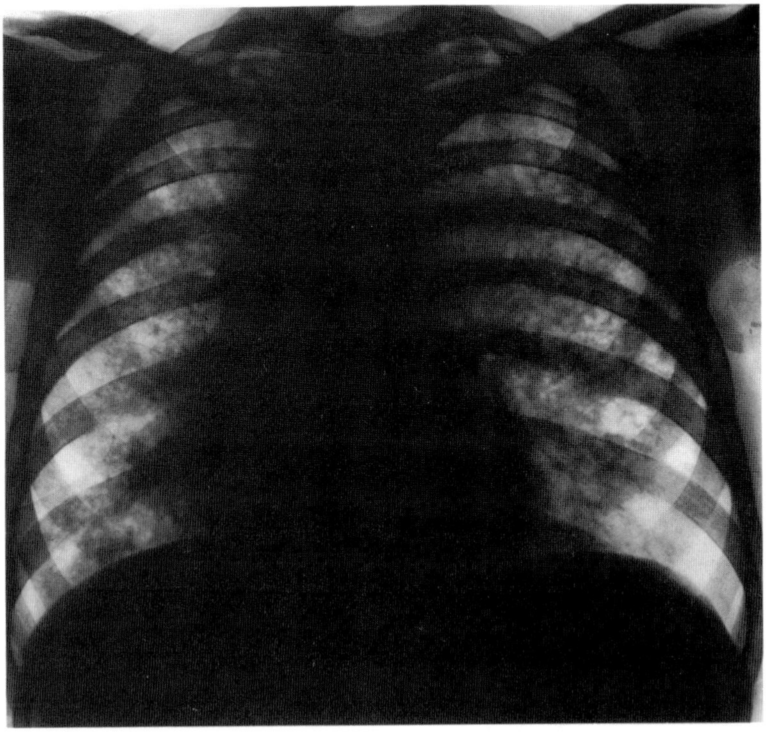

Abb. 16. 40jähriger Mann. Seit fünf Monaten schlechter AZ. Bei Krankenhausaufnahme Rö.-Befund festgestellt. Aufnahme v. 31.5.77: Grobknotige doppelseitige Miliartuberkulose mit multiplen Kavernisierungen. Tuberkulin 1:100: + + +. TbB.: positiv. Multiple Hämoptoen

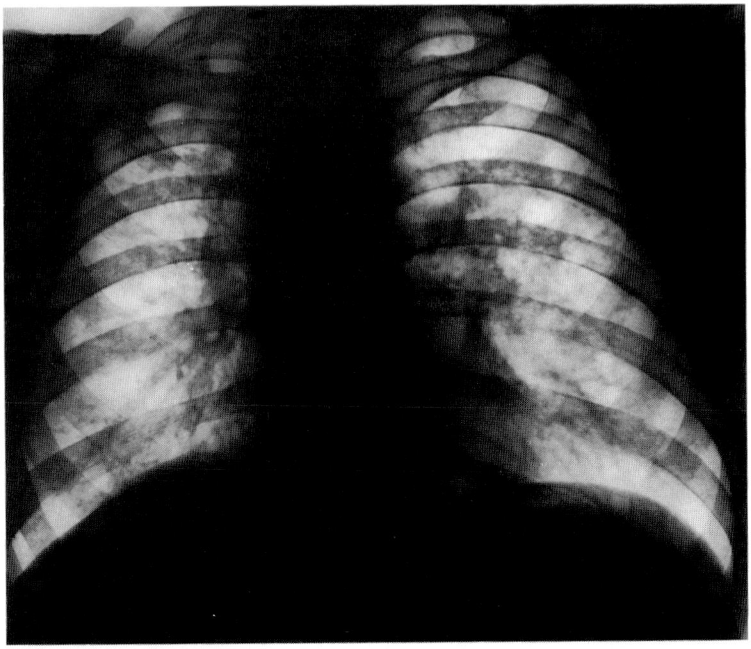

Abb. 17. Derselbe Patient wie Abb. 16. Aufnahme v. 6.7.78: Befundrückbildung mit beginnender Induration. Bleibende Lungenfunktionsstörung mit Obstruktion, Restriktion und Diffusionsstörung

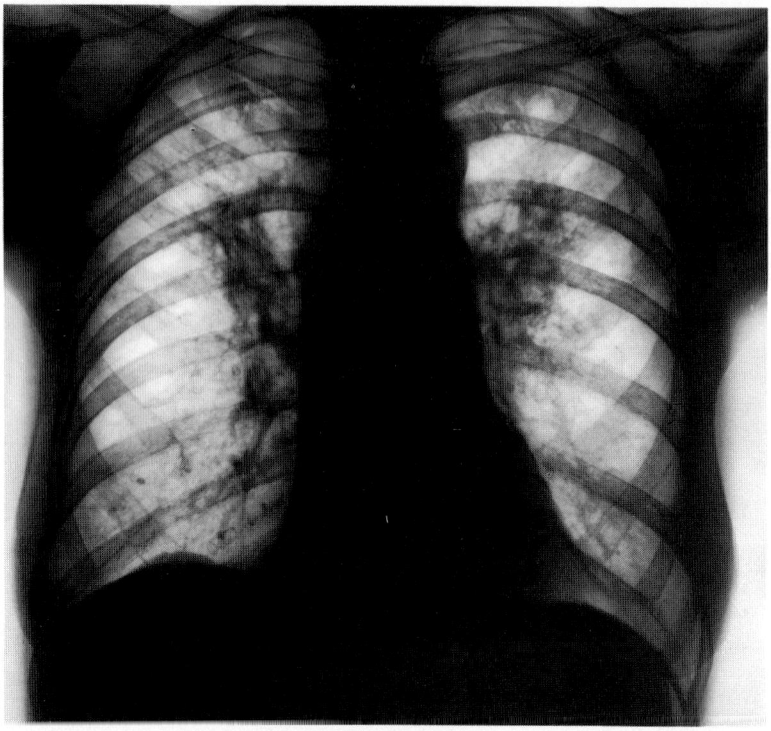

Abb. 18

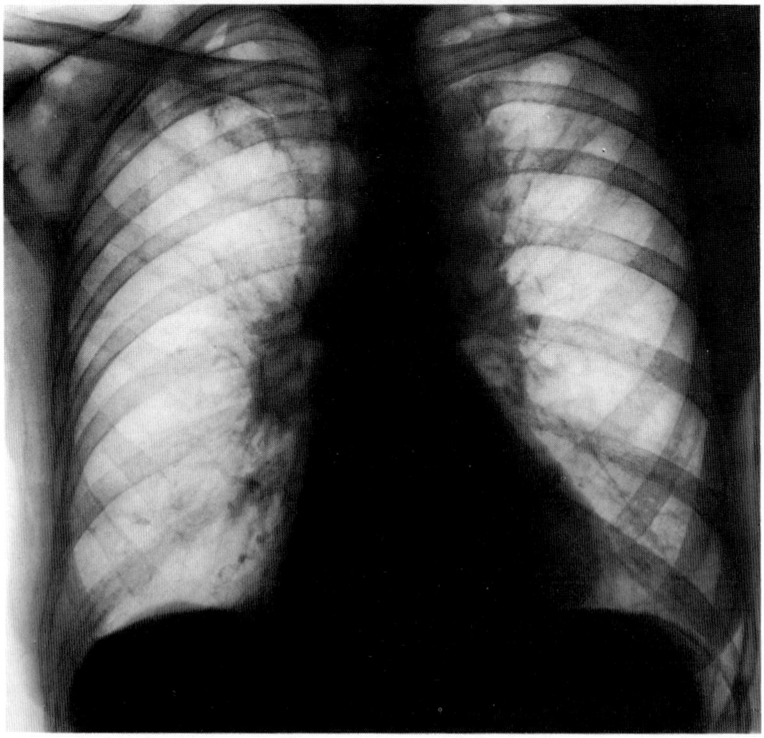

Abb. 19

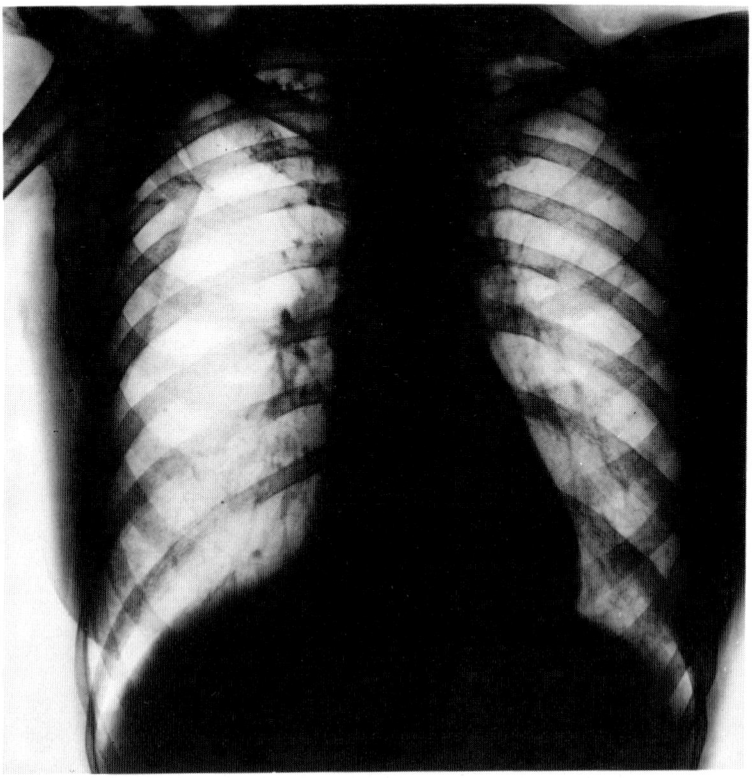

Abb. 20. 44 Jahre alte Frau; angeblich seit Kindheit Beschwerden. Aufnahme v. 15.3.79: Doppelseitig verkalkte Spitzenoberfeldtuberkulose als Rest einer hämatogenen Streuung. Tuberkulin: +. TbB.: negativ

---

◁ **Abb. 18.** 72jährige Frau. Landouzy-Sepsis, schlechtes Allgemeinbefinden. TbB.: positiv. Die Tuberkulinreaktion wurde erst Monate später positiv. Abszedierende Halslymphknotentuberkulose. TbB. voll sensibel gegen Chemotherapie. Kein Immundefekt. Funktionsstörung von Leber und Niere. Septischer Herzmuskelschaden, kombinierte Chemotherapie; zögernde Rückbildung. Aufnahme v. 17.5.77: Schmetterlingsförmige Verschattung beider Lungen, massive hämatogene Aussaat. Spezifische Bronchitis, bronchoskopisch mit weitgehender Einengung des Lumens von Trachea und Bronchien bei dick verschwollener Schleimhaut. Rückbildung unter Kortisonbehandlung und kombinierter Chemotherapie

Abb. 19. Die gleiche Patientin wie Abb. 18. Aufnahme v. 14.4.78: Noch ausgedehnte Narbenbildung beiderseits; später abermalige Exazerbation

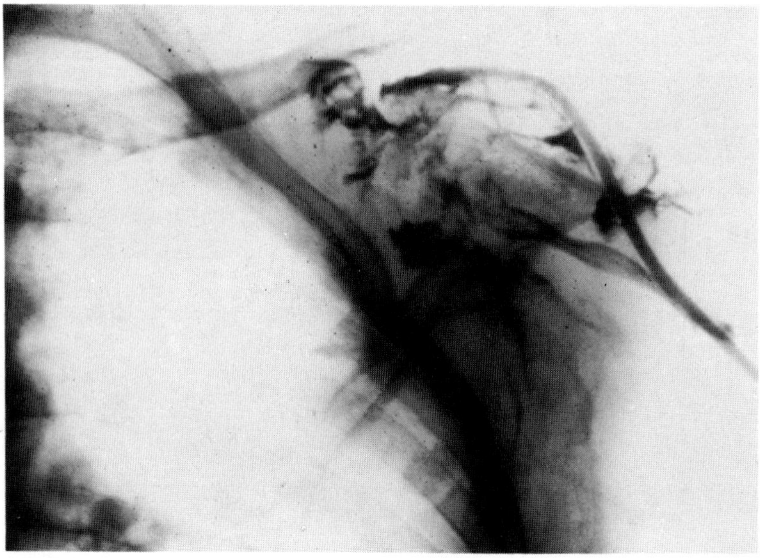

Abb. 21. Dieselbe Patientin. Aufnahme v. 16.3.79: Schultergelenkstuberkulose; der Oberarmkopf ist völlig verschwunden und bei der Kontrastfüllung mit fuchsbauähnlichen Fisteln umzogen. Diagnose: Doppelseitig verkalkte Spitzenoberfeldtuberkulose der Lunge, Schultergelenktuberkulose rechts

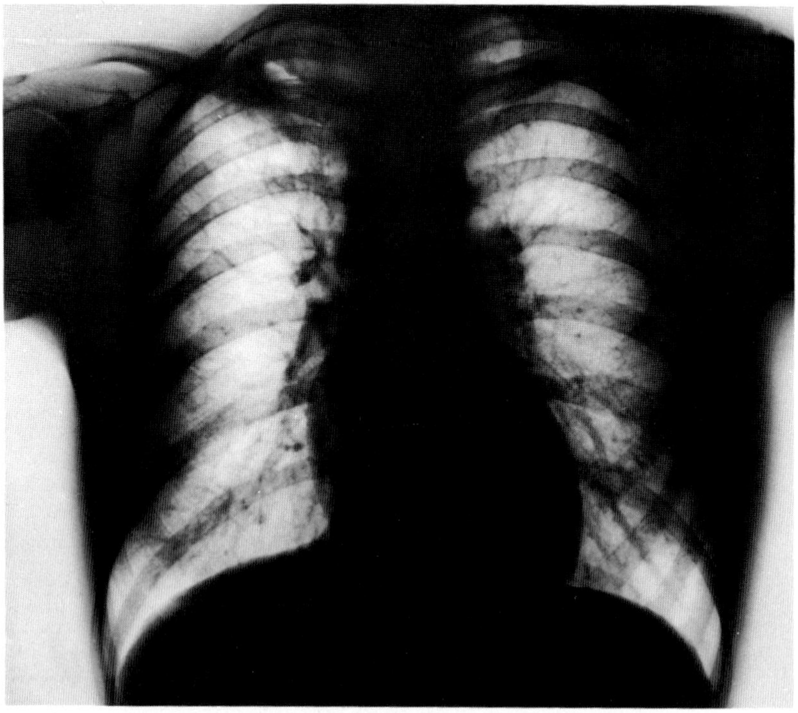

Abb. 22. 25jährige Frau. Seit zwei Wochen Husten und mäßige Temperatur. Aufnahme v. 13.11.78: 3 × 3 cm großer Ringschatten in der rechten Spitze, weiche Umgebung mit streifiger Hilusverbindung. Tuberkulin: +, TbB.: negativ

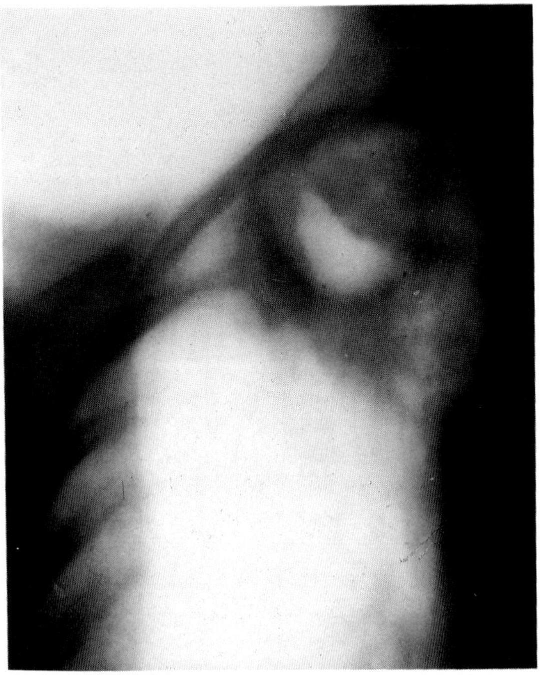

Abb. 23. Dieselbe Patientin wie Abb. 22. Schichtaufnahme v. 17.11.78: Bestätigung des Befundes einer Kaverne

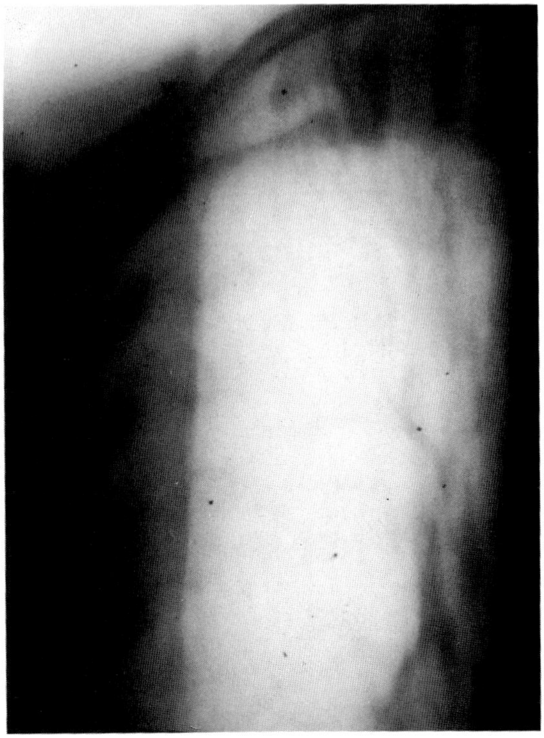

Abb. 24. Dieselbe Patientin wie Abb. 22. Schichtaufnahme v. 5.12.78: Die Kaverne ist unter Chemotherapie zum Kollaps gekommen, geblieben ist eine 2,5 × 3 cm große Trübungszone

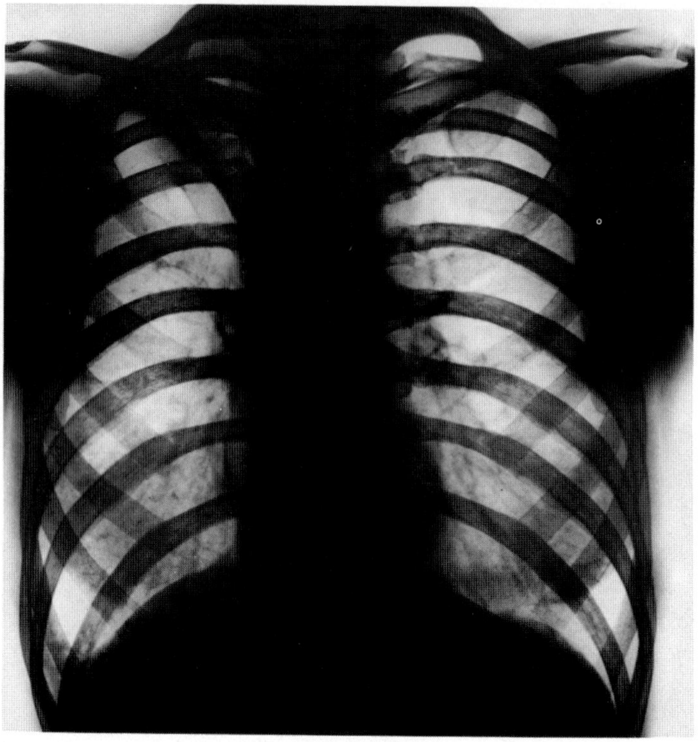

Abb. 25. 32jährige Frau. Erbrechen, Husten, Schmerzen in der rechten Seite. Aufnahme v. 23. 4. 79: Tuberkulin: +, TbB.: positiv, 3 × 3 cm großer Ringschatten im rechten Oberfeld mit Teilatelektase des rechten Lungenoberlappens

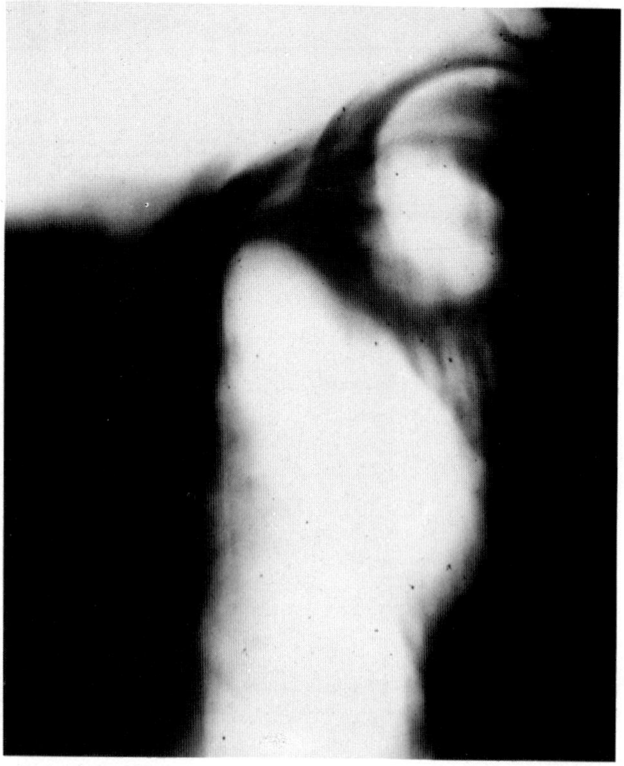

Abb. 26. Dieselbe Patientin wie Abb. 25. Schichtaufnahme: Verdeutlichung der Oberlappenatelektase mit großer geblähter Kaverne

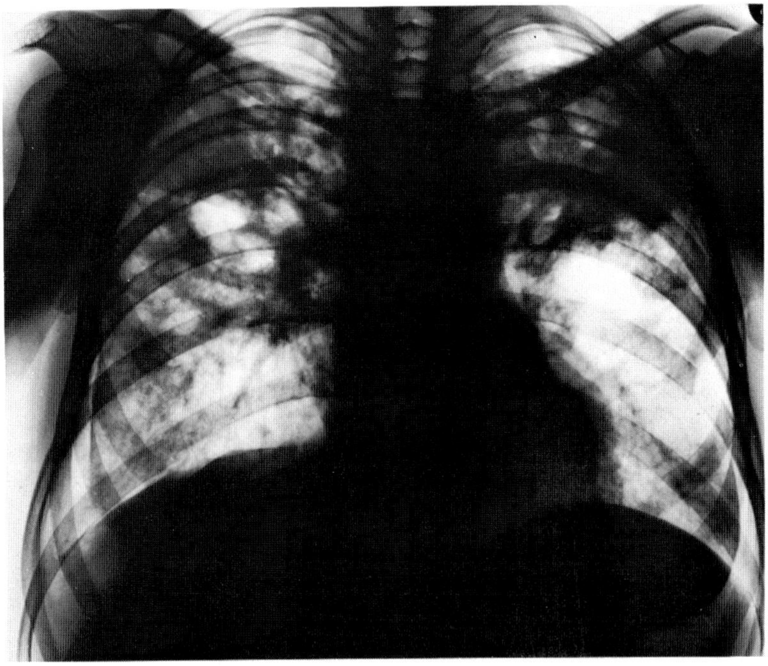

Abb. 27. 44jährige Frau. Seit vier Wochen Husten, Atemnot, Thoraxschmerzen. Aufnahme v. 25.1.79: Frische doppelseitig kavernöse Lungentuberkulose, die keine Aussage mehr zuläßt, wo der Ausgangspunkt zu suchen ist und ob es sich eher um eine hämatogene oder eine bronchogene Form mit kanalikulärer Aussaat handelt. Wahrscheinlich dürften beide Formen vermischt sein. Tuberkulin: +, TbB.: positiv

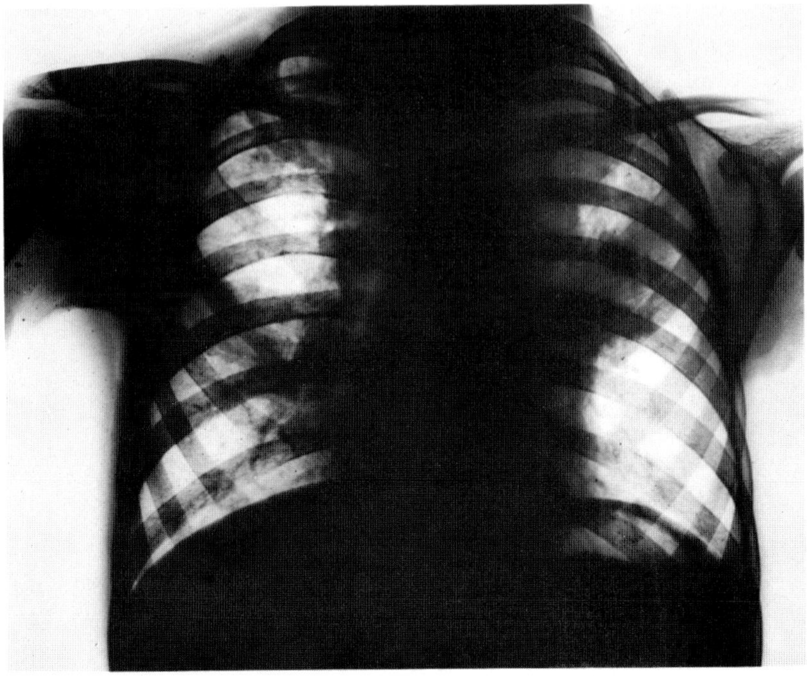

Abb. 28. 9jähriges Mädchen (Türkin). Mutter vor vier Jahren an Tb verstorben. Das Kind würde schnell müde, habe keinen Appetit und müsse oft husten. Aufnahme v. 9.4.79: Doppelseitige Streuungstuberkulose, postprimäre Form. Nach früherer Primärtuberkulose, durch die Mutter infiziert, jetzt schwere postprimäre Streuungstuberkulose. Tuberkulin: +. TbB.: negativ

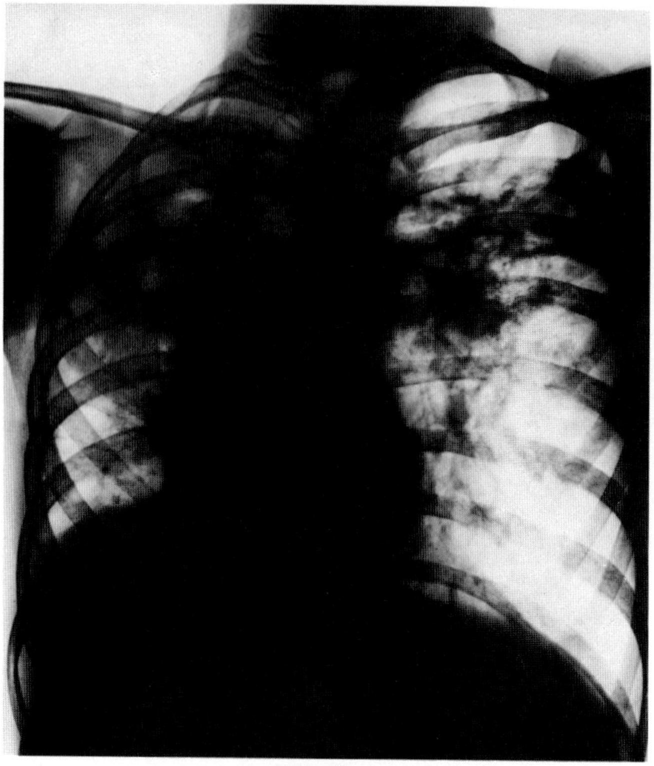

Abb. 29

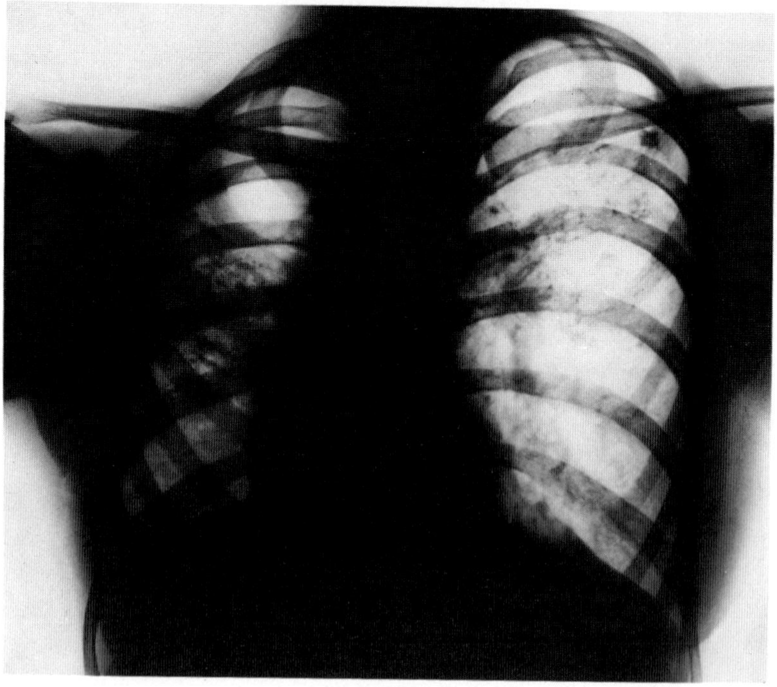

Abb. 30

2. Bronchogene Entstehungsform postprimärer Lungentuberkulosen

a) Exogene Superinfektion

Bei der bronchogenen Exazerbation postprimärer Lungentuberkulosen kommen die verschiedenen Auslösungsvorgänge in Frage, die auch bei der hämatogenen Ausbreitung eine Rolle spielen. Gleichermaßen wie bei der Primärtuberkulose kommt die aerogene Superinfektion hinzu. Sie zu beweisen ist aus klinischer Sicht schwer. Hinweise geben lediglich die röntgenologischen Veränderungen, die wir in der Umgebung massiver Bakterienausscheider bei Erwachsenen oder im Jugendlichenalter sehen, die über längere Zeit ohne Therapie bleiben. Diese Formen wurden von REDEKER in den 20er Jahren beschrieben. Im Bereich der Subsegmente gelegene Verschattungen treten auf, die unter Chemotherapie eine gute Rückbildungsprognose haben. Der röntgenologischen Form nach dürfte anzunehmen sein, daß die Resistenzminderung Schrittmacher einer lymphadenogenen Superinfektion ist mit einer Perforation einschmelzenden Lymphknoteninhaltes in die Bronchien. Ein entsprechendes Beispiel zeigt Abb. 31. Aspirationsinfiltrate können einschmelzen (Abb. 32 u. 33); röntgenologisch lassen sie sich von einer Primärtuberkulose oft nicht abgrenzen, lediglich die Tuberkulinkonversion ermöglicht die exakte Differenzierung. Die Eingruppierung der Superinfektionen in diesen röntgenologischen Formenkreis gestattet jedoch lediglich die Beobachtung. Sie zu beweisen ist kaum möglich. Auf die grundsätzliche Bedeutung der Superinfektion wurde bereits weiter oben eingegangen. Hier interessiert sie nur in ihrem möglichen klinisch-röntgenologischen Bild. Auch für die Bronchustuberkulose kann eine Superinfektion in ihrer Bedeutung nicht ausgeschlossen werden und wäre so vergleichbar mit Superinfektionen im Hautbereich (F.8, S. 368). Ihre Bedeutung darf in der Klinik nicht überschätzt werden.

b) Lymphadeno-bronchogene Super(Re-)infektion

Sie entwickelt sich als wesentlich typischere und wichtigere Form aus verkästen und verkalkten Lymphknoten der primären und postprimären Tuberkulose, auf die schon ALEXANDER (1925) und ALEXANDER und HASSELBACH (1937) hingewiesen haben. Sie stellten damals bereits die Bedeutung der Perforationstuberkulose auch für die Genese der Erwachsenentuberkulose heraus, Formen, die bei Kenntnis der Röntgenbilder und der Erfahrung in der Bronchoskopie nachzuweisen sind. Ein Beispiel zeigen Abb. 34 u. 35. Ein akuter unspezifischer Infekt löst eine Perforation einer verkalkten Hilustuberkulose aus, eine periphere Segmentverschattung ist die Folge. Durch die Perforation wird auch der Kalk aus dem Lymphknoten der Primärinfektionsperiode entleert.

◁ **Abb. 29.** 12jähriges Mädchen. Krankenhauseinweisung wegen Schmerzen im Thorax-Bereich. Gewichtsverlust und Hüsteln. Aufnahme v. 11.3.75: Schrumpfende kavernöse Oberlappentuberkulose rechts, Rechtsverziehung des Mediastinums, massive frische Tuberkulose links oben, Streuungen links Mitte mit alten Herden durchsetzt, paratracheal verkalkte Lymphknoten, postprimäre Streuungstuberkulose beim Kind durch Reaktivierung einer früheren Primärtuberkulose. Tuberkulin: +. TbB.: positiv. Resistenzprüfung: Volle Empfindlichkeit gegenüber allen Tuberkulostatika

Abb. 30. Dieselbe Patientin wie Abb. 29. Aufnahme v. 4.5.77: Nach kombinierter Chemotherapie „gereinigte Kaverne rechts oben“. Die frischen Streuungen bds. sind rückgebildet, kalkharte Narbenbildung bds. geblieben. Entwicklung einer Resistenz gegenüber INH, Streptomycin und Ethionamid. Spirographisch erhebliche Lungenfunktionsminderung. TbB.: negativ

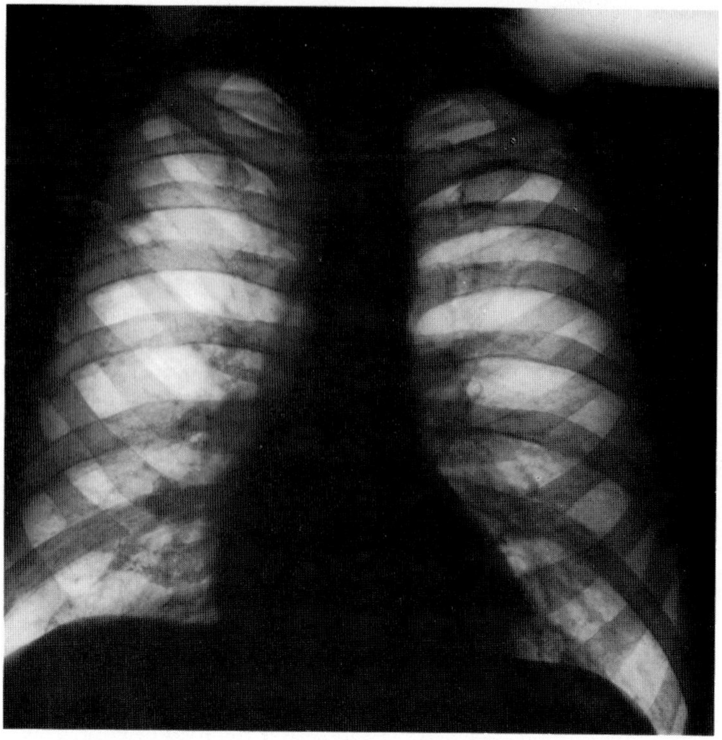

Abb. 31. 37jähriger Mann; Ehemann der Patientin Abb. 27. Aufnahme v. 31.1.79: Infraklavikuläre Subsegmentverschattung. Postprimäre, wahrscheinlich lymphadenogen entstandene Superinfektionstuberkulose. Drei Kinder nicht BCG geimpft, nicht „erkrankt", jedoch tuberkulinpositiv

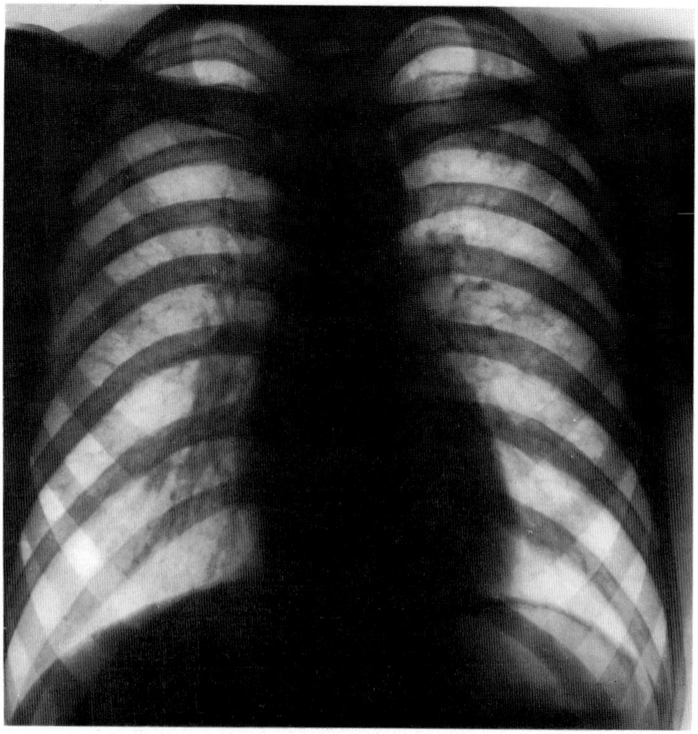

Abb. 32. 16jähriger Junge. Vater schwere offene Tuberkulose. Mutter Primärkomplex. Aufnahme v. 6.7.77: Frische Verschattung infraklavikulär links mit zentraler Einschmelzung

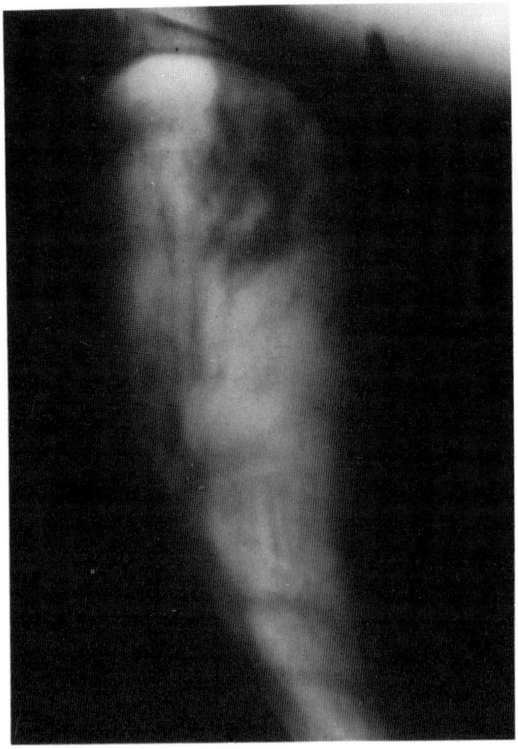

Abb. 33. Gleicher Patient wie Abb. 32. Schichtaufnahme v. 6.7.77: Bestätigung der segmentalen Gebundenheit der Verschattung. Eine Differenzierung bronchogener Schub bei primärer oder postprimärer Tuberkulose würden lediglich frühere Tuberkulinkontrollen gestatten

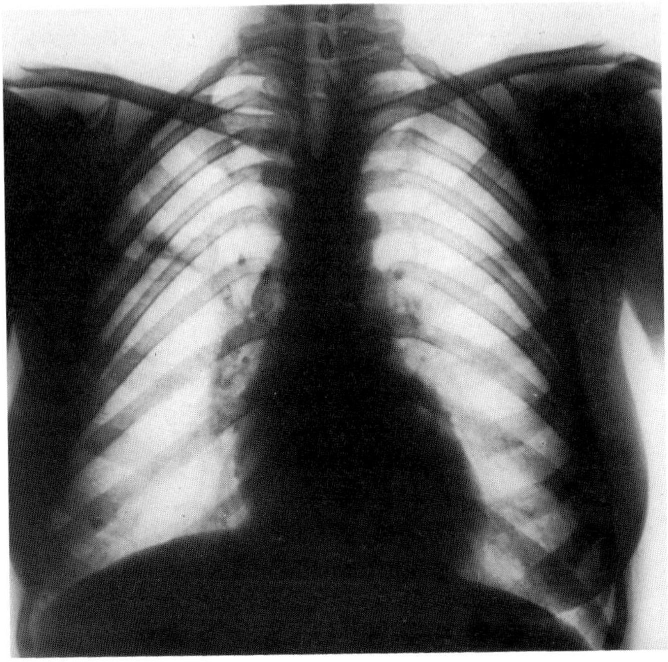

Abb. 34. 34jährige Frau. Aufnahme v. 11.11.65: Verkalkter Primärkomplex mit Primärherd im rechten Sinus. Kalk im rechten Hilus. Nach einer Grippeinfektion kommt es unter Hustenreiz zu einer Subsegmentverschattung. Ausgangspunkt ist ein Lymphknoten, dessen Inhalt sich entleert hat, nur eine ringförmige Kalkeinlagerung im lateralen rechten oberen Hiluspol ist geblieben

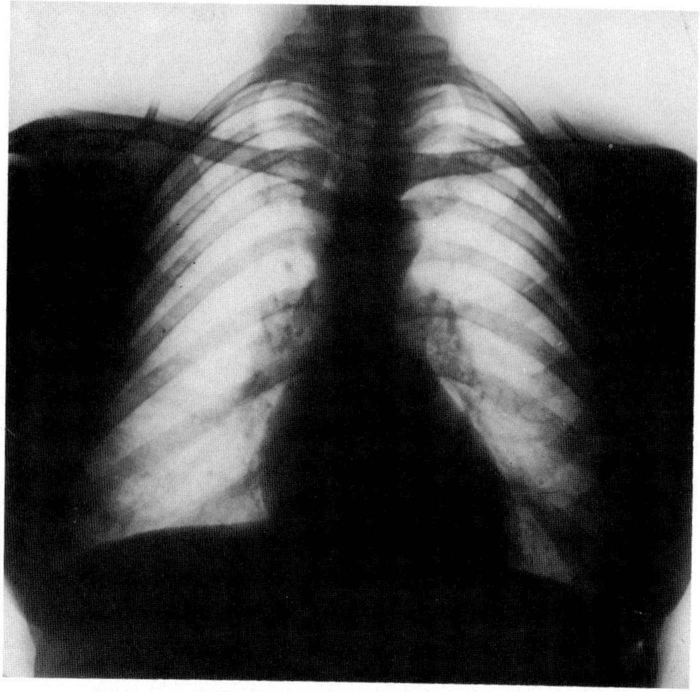

Abb. 35. Die gleiche Patientin wie Abb. 34. Aufnahme v. 18.5.66: Unter Chemotherapie hat sich der Befund zurückgebildet. Die Kalkeinlagerung im Bereich des lateralen Hilus hat sich durch die Fistel völlig entleert. Eine kleine Induration im 2. ICR rechts ist geblieben

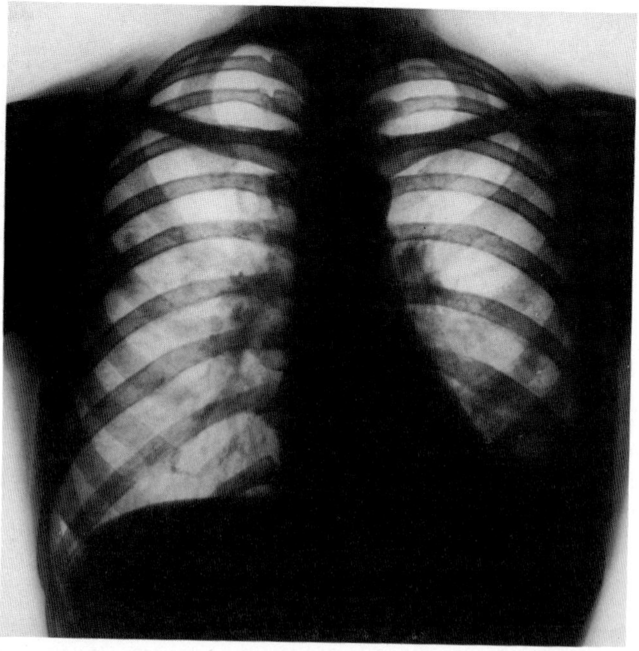

Abb. 36. 33jährige Frau. Seit vier Wochen Husten. Aufnahme v. 3.2.67: Hochentzündliche, frische kavernöse Unterlappentuberkulose links mit kanalikulärer Ausbreitung rechts in das 6. Segment. Bronchoskopie: Hochentzündlich verschwollener UL.-Bronchus links. Lymphknotenperforationen können hierin verschwinden. TbB.: positiv

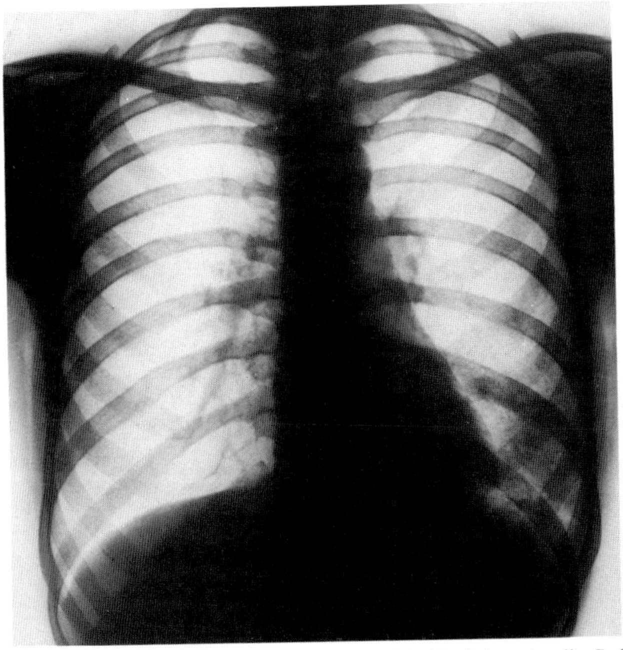

Abb. 37. Dieselbe Patientin wie Abb. 36. Aufnahme v. 4.3.67: Sehr schnelle Befundrückbildung unter kombinierter Chemotherapie. Von der Kaverne ist lediglich noch eine wabige Aufhellung innerhalb einer fleckigen Trübung links unten zu sehen. Die Streuung rechts hat sich weitgehend zurückgebildet

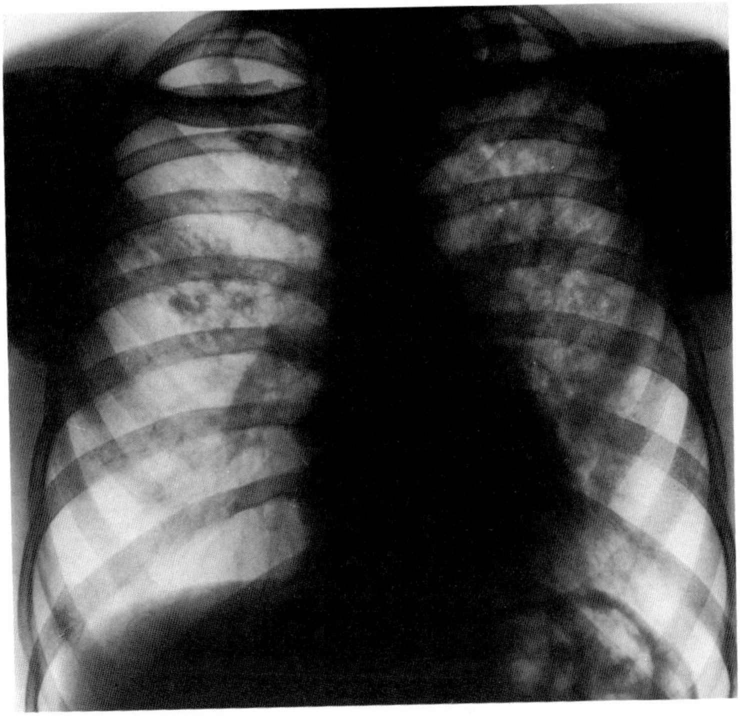

Abb. 38. 41jähriger Mann. Röntgenreihenuntersuchung. Zufallsbefund. Lediglich Gewichtsabnahme. Aufnahme v. 30.5.78: Bronchogener Schub im 3. Segment rechts und im linken OL. mit Kavernisierung. Der gleiche Vorgang hätte bei einer Primärtuberkulose links zu einer Atelektase des Lappens und rechts des Segmentes geführt. Tuberkulin: +. TbB.: positiv. Die Lokalisation läßt auf eine kanalikuläre Ausbreitung schließen

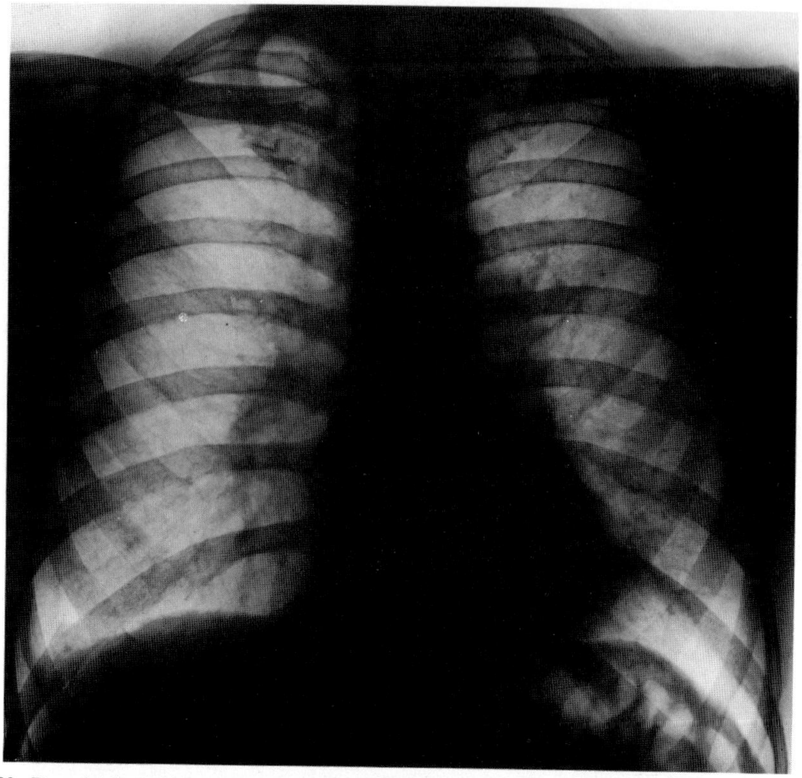

Abb. 39. Der gleiche Patient wie Abb. 38. Aufnahme v. 29.1.79: Li. noch geringfügig vermehrte Zeichnung wie auch im 3. Segment rechts, sonst weitgehende Befundrückbildung unter kombinierter Chemotherapie

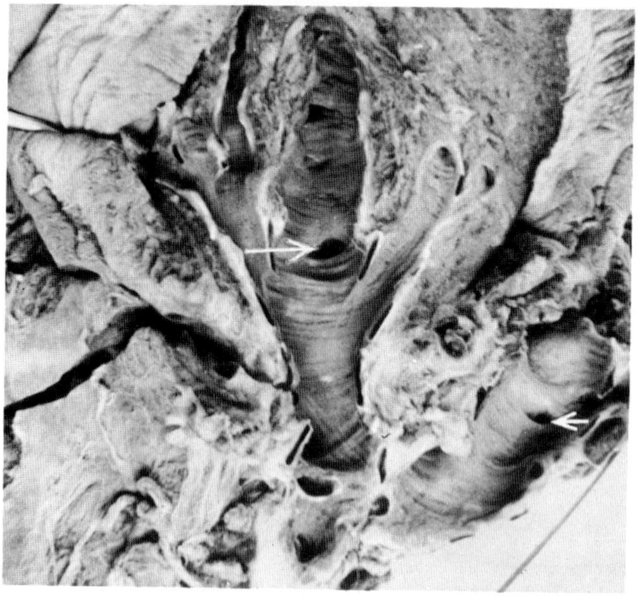

Abb. 40

Einen wesentlich schwereren Verlauf bringen Abb. 36 u. 37 sowie Abb. 38 u. 39. Das letztere Beispiel zeigt eine schwere Erkrankung, die trotz Chemotherapie Monate bis zu ihrer Ausheilung braucht; schwere Verziehungen und Narbenbildungen können bleiben, mehr oder weniger ausgedehnte Atelektasen und Indurationen entstehen und bestätigen die Genese auch im Resektionspräparat (Abb. 40).

Die hämatogene Aussaat erfolgt zumeist symptomloser, die bronchogene bringt durch Fistelbildung und begleitende Bronchitis vermehrt subjektive Beschwerden mit sich und dürfte somit auch früher und seltener durch Zufall klinisch faßbar sein. Die bronchoskopische Bestätigung gelingt einer oft massiven Bronchitis wegen nicht immer, auch können peripher gelegene Perforationen sich der bronchoskopischen Sicht entziehen. Die bronchoskopische Kontrolle bringt dem Erkrankten zusätzlich keinen Nutzen, so daß Perforationsnarben bei Bronchoskopien aus anderer Indikation wesentlich häufiger gefunden werden.

c) Kanalikuläre Ausbreitung

Ist es zu einer Gewebseinschmelzung gekommen, so ist auch innerhalb des Bronchialgebietes, aber nur dann, wenn es sich um eine frische Erkrankung handelt, eine weitere kanalikuläre Ausbreitung neben der beschriebenen Aspirationstuberkulose nach Lymphknotenperforation mit einer Aspiration von Kavernensekret in andere Segmente möglich. Diese sog. kanalikuläre Ausbreitung der Tuberkulose führt zu Herdschatten, die segmental gelegen (Abb. 15, 16, 27), die jedoch auch diffus im Lungenparenchym verteilt sein können, so wie dies Beispiele in dem Abschnitt „schwere Tuberkuloseformen" zeigen.

3. Exazerbation alter Herde und lokale Progredienz

Neben ruhenden Primärherden, Resten früher hämatogener Ausstreuung, infizierten Bronchial- und Paratracheallymphknoten sowie Lymphknoten im Bereich des Parenchyms sind alte Spitzenherde, die einzeln und multipel (vgl. Beitrag „Klinik der Primärtuberkulose", S. 367) liegen können, Reste aus der Zeit der Primärtuberkulose. Liegen sie einzeln, so sind sie nur selten Ausgang einer postprimären Tuberkulose, sind sie multipel, so kann es zu lokalen Exazerbationen, also zu einem lokalen Rezidiv, zu frischer Herdbildung, zur Kavernisierung und zu weiterer Ausstreuung kommen (Behrendt 1956). Die Abbildungen 41–43 zeigen einen derartigen Verlauf. Nach entsprechender Therapie ist die Tuberkulose völlig zur Ruhe gekommen. Man sieht in der rechten Spitze noch einen „Kalkkonglomeratherd" ohne jegliche Aktivität. Seit Jahren bietet er das gleiche Bild. Eine abermalige Exazerbation bleibt jedoch nicht auszuschließen. Diese Aspirationsreste aus der Zeit der Primärtuberkulose können sehr massiv sein (s. Beitrag „Klinik der Primärtuberkulose", S. 353). Rezidive und lokale Exazerbationen können das Leben des Patienten begleiten. Abbildungen 44–47 zeigen den chronischen Verlauf bei einer hämatogen entstandenen postpri-

◁ **Abb. 40.** 32jährige Frau. Bronchoskopisch: Flötenförmige Kompression des rechten OL. mit erheblicher narbiger Verziehung. Resektionspräparat des re OL.: Käsige Tuberkulose im Bereich des 3. Segmentes und der Hiluslymphknoten. Die fotografierten Segmente 1 und 2 zeigen zylindrische bronchiektatische Erweiterungen und an den mit einem Pfeil bezeichneten Stellen divertikelähnliche Einstülpungen nach früheren Lymphknoteneinbrüchen. Röntgenologisch: Oberlappenatelektase rechts

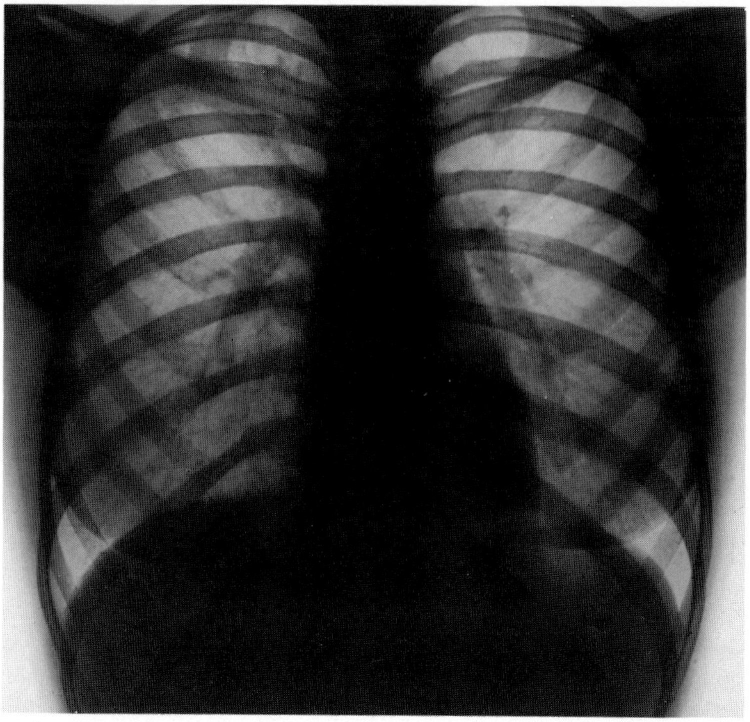

Abb. 41. 16jähriges Mädchen. Eltern beide an Tb verstorben. Aufnahme v. 8.1.52: Frische Aspirations-Tb im Bereich des rechten Spitzen-Oberfeldes, einseitige Lokalisation. Damals Conteben-Behandlung

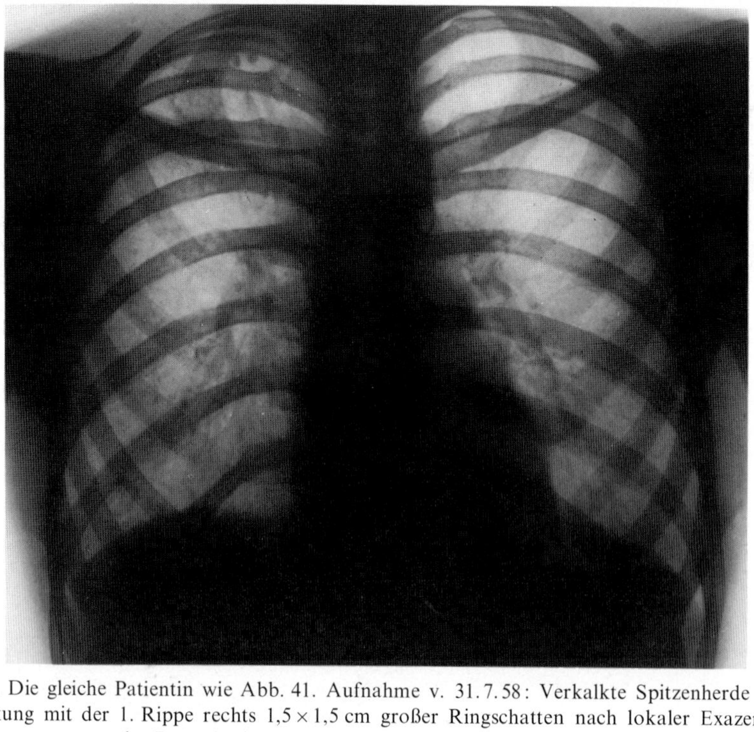

Abb. 42. Die gleiche Patientin wie Abb. 41. Aufnahme v. 31.7.58: Verkalkte Spitzenherde rechts. In Deckung mit der 1. Rippe rechts 1,5 × 1,5 cm großer Ringschatten nach lokaler Exazerbation der Resttuberkulose aus der Zeit der Primärtuberkulose

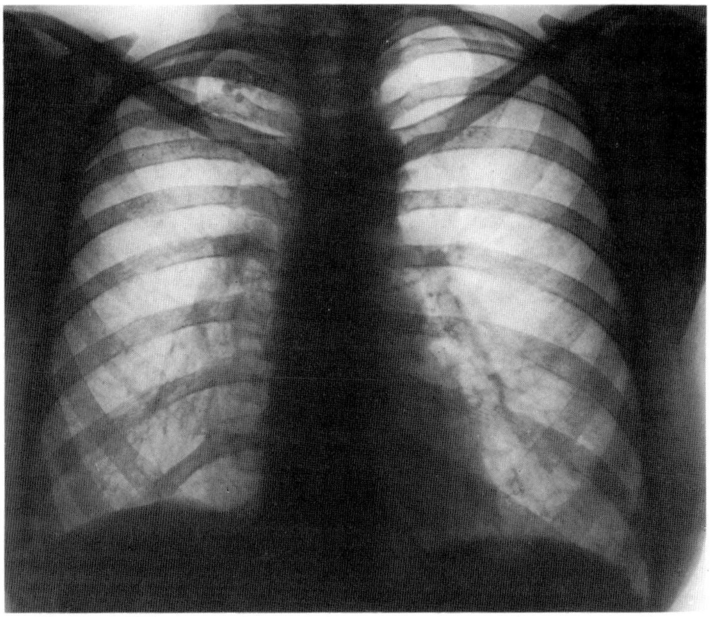

Abb. 43. Dieselbe Patientin wie Abb. 41. Aufnahme v. 12.9.78: Multiple verkalkte Reste des bronchogenen Schubes im Bereich der rechten Spitze. Zustand nach Pneumolysenoperation. Inaktiver Restbefund (Kalkkonglomeratherd)

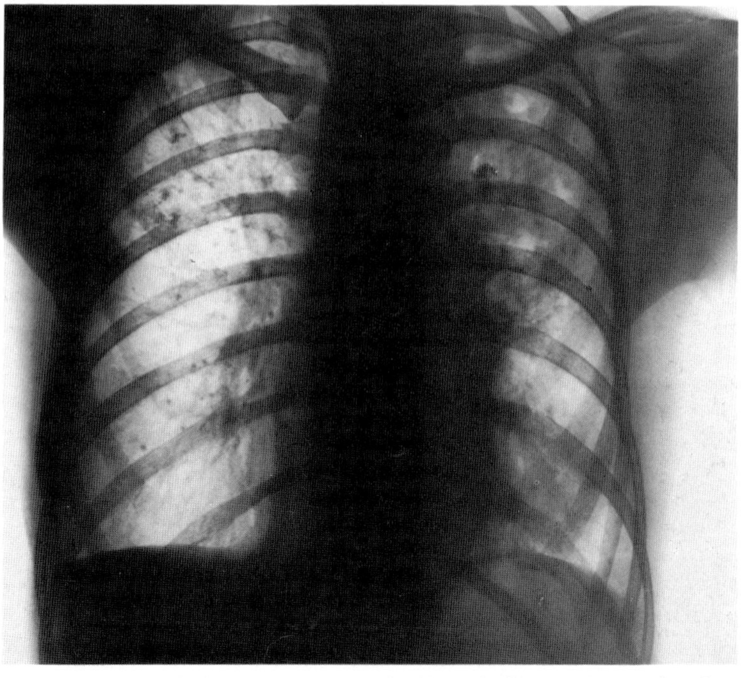

Abb. 44. 36jährige Frau. Aufnahme v. 2.4.69: Massive Exazerbation von Resten einer hämatogenen Streuungstuberkulose aus der Zeit der Primär-Tb, besonders links oben. Beginn einer chronisch verlaufenen Tuberkulose trotz aller Chemotherapie. Verkalkte Primärtuberkulose re. oben, teils frische, teils verkalkte Streuungs-Tb bds. Bronchogene Streuungen links unten

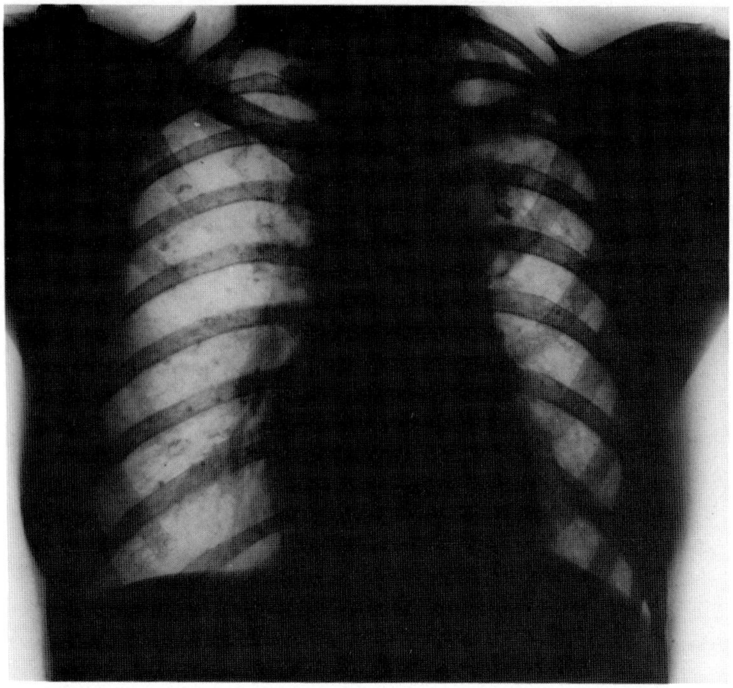

Abb. 45. Die gleiche Patientin wie Abb. 44. Aufnahme v. 8.2.71: Die entzündlichen Veränderungen haben sich zurückgebildet. Eine Kavernisierung bleibt links oben bei TbB.-positivem Sputumbefund

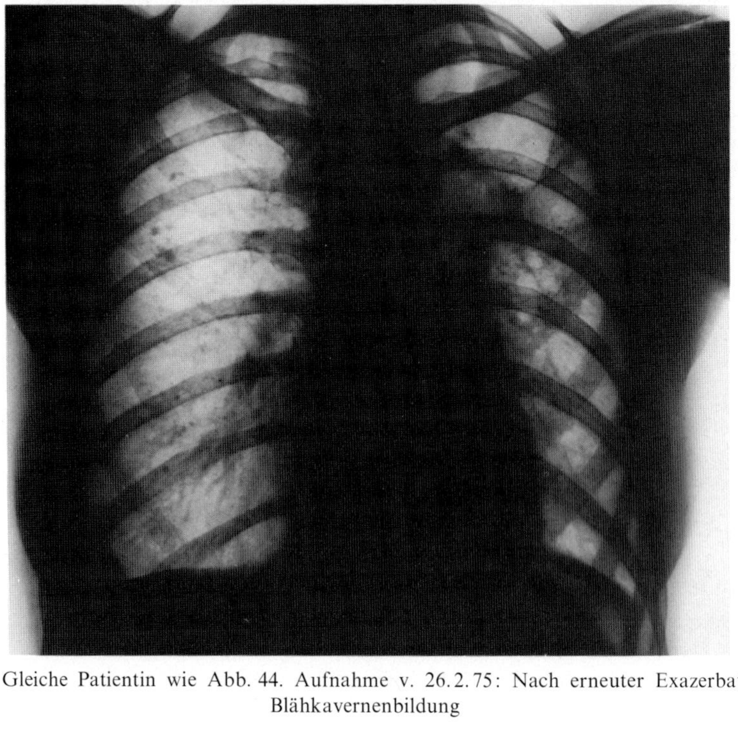

Abb. 46. Gleiche Patientin wie Abb. 44. Aufnahme v. 26.2.75: Nach erneuter Exazerbation mit Blähkavernenbildung

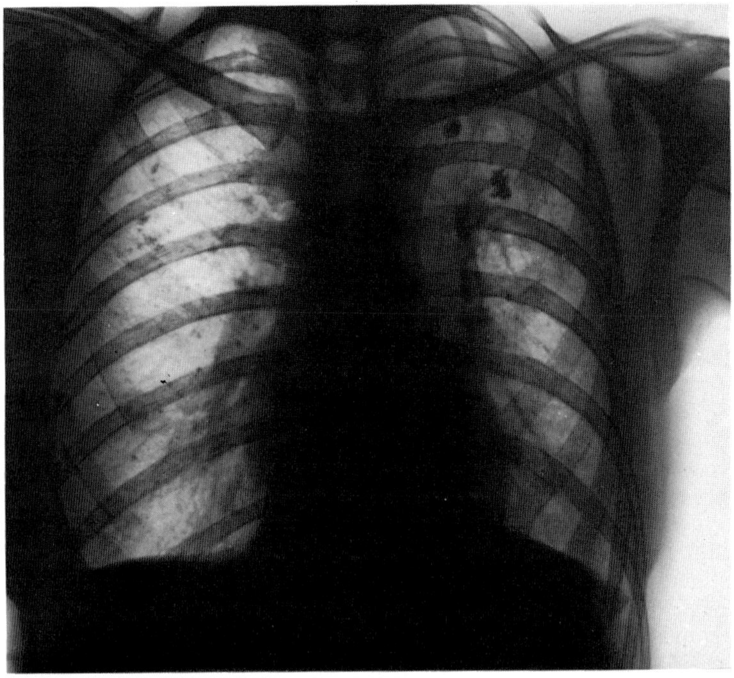

Abb. 47. Die gleiche Patientin wie Abb. 44. Aufnahme v. 4.1.78: Nach langen Jahren ist der Befund zum Stillstand gekommen, geblieben ist eine erhebliche Lungenfunktionsstörung

mären Tuberkulose mit bronchogenen Schüben links. Die ausgedehnte doppelseitige Tuberkulose führt erst nach Jahren über in ein Latenzstadium mit weitgehender narbiger Ausheilung, die jedoch wie bei der „destroyed lung" mit ausgedehnten pulmonalen Funktionsstörungen, einer Restriktion, einer Obstruktion und Diffusionsstörung einherging. Diese Verläufe leiten über zur chronischen und zur Tuberkulose des alten Menschen.

4. Tuberkulose im Alter

Sie bedarf einer besonderen Erwähnung. Je jünger der Infizierte, um so massiver oft seine Reaktion. Im Alter ist der Krankheitsverlauf chronischer und blander, gleich der Reaktion auf Tuberkulin, die im Alter geringer wird (Yaschenko u. Grabovetskaya 1975; Ranft u.Mitarb. 1976). Die Statistik zeigt, daß zur Zeit gerade diese Tuberkuloseformen häufig beobachtet werden, dies besonders bei Männern. Der Patient überlebt dank der Chemotherapie; die Tuberkulose wird inaktiv, massive Veränderungen bleiben bestehen, von denen oft nicht zu sagen ist, ob noch virulente Bakterien in ihnen beherbergt werden oder ob lediglich Narbenreste resultierten. Mit einer absoluten Bakterienfreiheit dürfte jedoch kaum gerechnet werden. Im Alter nimmt die Widerstandsfähigkeit des Infizierten ab, die Reaktivierung als Problem des Alters beginnt (Dubrow 1976); hinzu kommt die Polymorbidität mit Erkrankungen wie Diabetes, Magenulzera, Alkoholismus, Leberzirrhose und Herz-Kreislauf-Erkrankungen (Schwabe 1973; Falck 1975). Man wird somit davon ausgehen müssen, daß Rezidive besonders im Alter möglich sind und eine entsprechende röntgenologische Kontrolle und ggf. eine Chemotherapie von Restbefunden fordern

(Schwabe 1975; Barthel 1969). Kommt es zu einer Resistenzbildung der Erreger (Schuh u.Mitarb. 1974), so kann eine kavernöse Tuberkulose mit gelegentlichen TbB-positiven Befunden jahrelang bestehen bleiben, wie dies Abb. 48 zeigt. Diese Alterstuberkulosen stellen ein therapeutisches Problem dar, weniger für den Patienten als hinsichtlich der Epidemiologie der Tuberkulose (Simon 1968). Über Jahre kann diese Alterstuberkulose für den Träger völlig blande verlaufen bei nur gelegentlichem Husten oder Räuspern als Hinweis auf die Erkrankung. Diese chronisch verlaufenden Alterstuberkulosen können wenig akut, wenig toxisch und prognostisch günstig sein. Was die Möglichkeit des Überlebens anbetrifft, so dürfte die Todesursache ein anderes Leiden sein. Man sollte jedoch bedenken, daß sie ständige Streuquellen, Bakterienreservoire und eine Ursache für intrafamiliäre Infektionen in ihrer Umgebung bleiben. Diese Patienten müssen über ihre Erkrankung voll informiert werden, da eine dauernde stationäre Isolierung unmöglich und bei entsprechender Überwachung eine häusliche und ambulante Behandlung vorzuziehen ist. Gerade die Resistenzbildung bei diesen Alterstuberkulosen gegenüber den üblichen Tuberkulostatika wirft die Frage möglicher Primärinfektionen mit chemotherapieresistenten Erregern auf, ein Problem, das in unseren Regionen bisher noch ohne Bedeutung ist, jedoch regional wechselt.

Massivere Prozesse können zu dem Bild der „destroyed lung" führen (Abb. 49) mit entsprechenden Ausfällen durch extreme Narbenbildungen mit erheblichen Ausfällen in der Lungendurchblutung (Abb. 50) und begleitet von obstruktiven und restriktiven Lungenfunktionsstörungen. Lungendiffusionsstörungen, ein Cor pulmonale und schließlich Linksherzbelastungen folgen.

Oft werden die Tuberkulosen im Alter rein zufällig gefunden (Abb. 51). Röntgenreihenuntersuchungen oder Umgebungskontrollen nach beobachteten Primärinfektionen oder klinischen Symptomen lenken den Verdacht auf die Tuberkulose, die sich alsdann röntgenologisch bestätigt. Die Resistenzlosigkeit im Alter gestattet diese Reaktivierungen, die langsam und blande erfolgen. Das Krankheitsgefühl ist gering, so daß nur selten der Verdacht auf eine möglicherweise vorliegende Tuberkulose geweckt wird.

Sie umfaßt sämtliche Formen der möglichen Entstehung einer Tuberkulose, die hämatogenen, die bronchogenen, die kanalikulären und mögliche lokale Exazerbationen. Sie kann wie jede andere tuberkulöse Streuung von einer Pleuritis begleitet sein (Abb. 52), die, wenn sie nicht frühzeitig erkannt, punktiert und behandelt wird, zu einem Empyem überführen kann. Jede Pleuritis tuberculosa weist auf eine Exazerbation des Befundes ohne Rücksicht auf das jeweilige Stadium hin.

Die Zahl unbekannter Tuberkulosen im Alter ist auch heute noch beachtlich. Bei der Durchsicht des Operationsgutes der Jahre 1972–1978 mit 41576 Sektionen fand Willgeroth (1979) in Magdeburg 872 aktive Tuberkulosen. Die Zahl florider Tuberkulosen nahm jedoch von 3,8% auf 0,9% im Jahre 1978 ab. Unbekannte Tuberkulosen mit einem hohen Anteil an generalisierten Formen nahmen im Alter prozentual zu. Auch diese Zusammenstellung zeigt, daß im höheren Lebensalter mit Exazerbationen alter Restherde gerechnet werden muß.

Verglichen mit Erkrankungen in früheren Jahren ist die Lungentuberkulose im Alter nur noch selten Todesursache. Blaha (1978) behandelt ausführlich die Frage der Multimorbidität und der Todesursachen, bei denen das Ereignis Tuberkulose im Verhältnis zu den übrigen Krankheitszuständen oft nur noch nebensächlich erscheint. Besonderes Gewicht ist bei der Tuberkulose im Alter auf konsequente Umgebungsuntersuchungen zu legen.

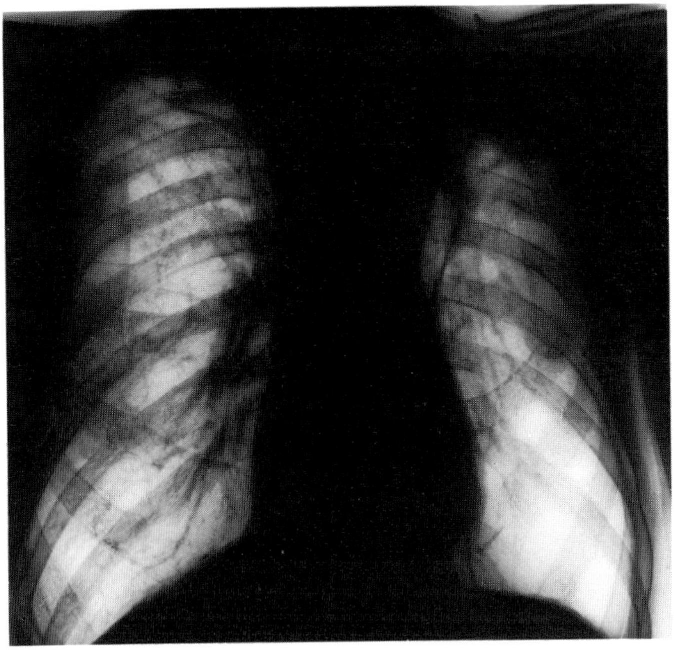

Abb. 48. 78jähriger Mann. 1940 Tuberkulose festgestellt. Unter ständiger Kontrolle. Chemotherapie entsprechend der jeweiligen Neuentwicklung. INH-resistent seit 1964. 1975 besteht eine Resistenz gegen INH, Rifampicin, Ethambutol, PAS, Ethionamid bei einer verbliebenen Empfindlichkeit gegenüber Streptomycin, Kanamycin und Cycloserin. Aufnahme v. 1.4.77: Doppelseitige Alters-Tb, links mehr als rechts, ausgedehnte Induration. Auf Rö.-Schichten kleine Kavernisierung links oben. Der Befund verblieb in dieser Form konstant über Jahre. Mit 78 Jahren verstarb der Patient an einer dekompensierten Herzinsuffizienz

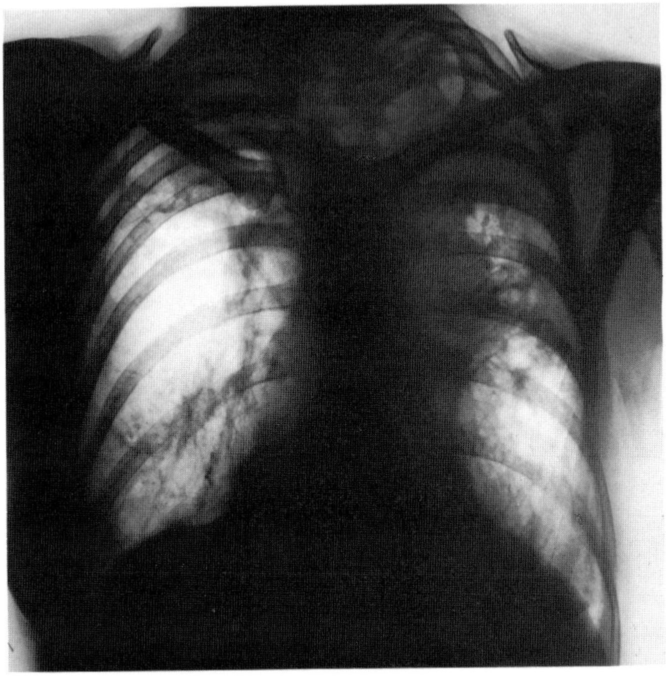

Abb. 49. 58jährige Frau. Vor 25 Jahren Beginn einer frischen postprimären Tuberkulose links oben. Später Progredienz, die zu einer „destroyed lung" links führte. Aufnahme v. 28.2.77: Atelektase des rechten OL. mit vorübergehender zentraler Kavernisierung

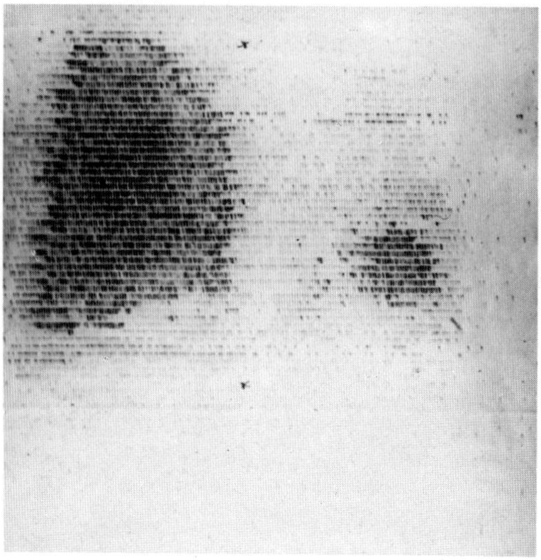

Abb. 50. Szintigraphie: Nur noch geringe funktionsfähige Parenchymreste links mit entsprechend reduzierter Durchblutung. Bakteriologisch bestand eine Resistenz gegenüber INH, Streptomycin, Cycloserin. Seit 10 Jahren ist der Befund TbB.-negativ

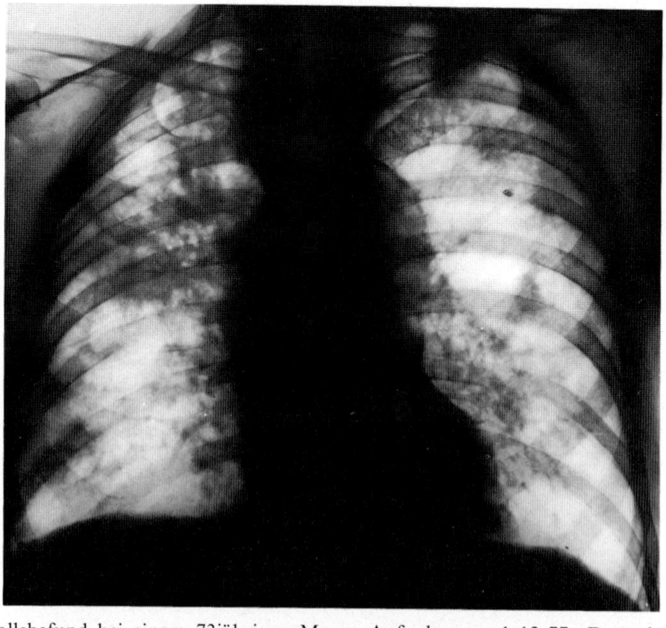

Abb. 51. Zufallsbefund bei einem 73jährigen Mann. Aufnahme v. 1.12.77: Doppelseitige, rechts großkavernöse Streuungs-Tb, verkalkte Aorta. Kombinierte Chemotherapie. Der TbB.-positive Befund blieb nur in den ersten 14 Tagen nachweisbar. Begleitender Diabetes

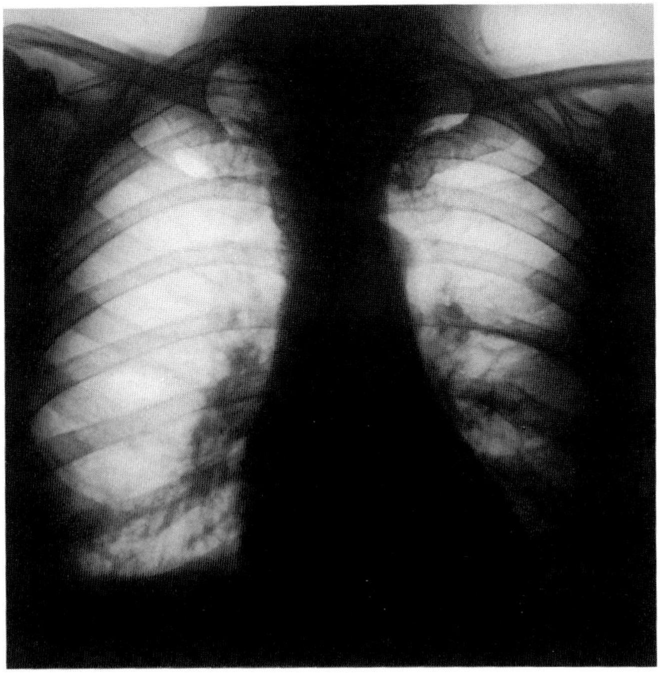

Abb. 52. 70 Jahre alter Mann. Seit einigen Wochen Luftmangel und Bronchitis. Aufnahme v. 25.11.65: Hämatogene Spitzentuberkulose rechts mehr als links mit begleitender Pleuritis exsudativa bds., links Mitte kleine Kompressionsatelektase. Punktion: Trübsanguinulentes Exsudat. Rückbildung unter Chemotherapie

5. Besondere Erscheinungsformen im Ablauf der postprimären Lungentuberkulose

Die postprimären Formen der Lungentuberkulose können recht bunt sein und klinisch als auch röntgenologisch in unterschiedlicher Form, entsprechend den verschiedenen Entstehungsmechanismen, dem Alter des Patienten, der Dauer des Krankheitsbildes und der Abwehrkraft des Organismus ablaufen.

a) Atelektase

ALEXANDER widmete ihr 1951 eine Monographie, WURM (1954) schildert ausführlich ihre Genese und ihr Erscheinungsbild. Sie ist eine häufige Begleiterin der Primärtuberkulose, bedingt durch die zentrale Stellung der intrapulmonalen und hilären Lymphknoten im Ablauf dieses Krankheitsbildes. Der relativ weiche und wesentlich kleinkalibrigere Bronchus im Kindes- und Jugendlichenalter begünstigt zudem die Entstehung der Atelaktase durch Kompression oder Perforation mit Aspiration von Lymphknoteninhalt und Verstopfung des Lumens. Der gleiche Vorgang kann auch im späteren Lebensalter beobachtet werden, hierauf wurde bereits in dem Kapitel über „lymphadenogene – bronchogene Infektionen" hingewiesen. Aber auch die Bronchustuberkulose selbst, deren Entstehung

UEHLINGER (1973) durch die hämatogene Infektion der Bronchialschleimhaut durch Abfluß kavernösen Sekretes und schließlich durch Perforation tuberkulöser Lymphknoten erklärt, kann Atelektasen im Gefolge haben und zu ausgedehnten käsigen Bronchitiden führen. Ein Vergleich des bronchoskopischen und des röntgenologischen Bildes mit Hinzuziehung von Schichtbildkontrollen erleichtern die Diagnose. Ein fächerförmiger Kollaps von Lungensegmenten oder Lungenlappen wird im Röntgenbild wie auch bei endobronchialen benignen und malignen Tumoren sichtbar. Als Rest kann eine daumenbreite Verschattung, die sich an das Mediastinum anlehnen oder zum Hilus hin schrumpfen kann, zurückbleiben. Die Mediastinalverziehung zur erkrankten Seite hin gibt durch eine Lungenvolumenminderung einen zusätzlichen Hinweis. Retrokardial gelegene Atelektasen des linken Unterlappens können, auch bei Queraufnahmen, leicht übersehen werden. Der Mittellappen ist bei der Atelektasenbildung aufgrund der anatomischen Gegebenheiten seines Versorgungsbronchus bevorzugt und als „Mittellappensyndrom" bekannt geworden. Die Bildwandlerkontrolle mit Drehung des Patienten vor dem Schirm bietet zusätzliche Informationen. Nur selten bedarf man zur Bestätigung der Bronchoskopie und der Bronchographie. Unter der früher häufig durchgeführten Kollapstherapie kam es gehäuft zu Atelektasen durch eine Abknickung der infizierten Bronchien. Retrostenotisch kann sich eine spezifische oder auch unspezifische Infektion innerhalb des befallenen Lappen ausbreiten und zu bronchiektatischer Umwandlung mit einem Reservoir von Bakterien führen. Aufgabe der Therapie ist die bestehende Atelektase im Ablauf der Tuberkulose mit Hilfe der Bronchoskopie, der Bronchialtoilette, der Operation oder auch der kombinierten Chemotherapie zu beseitigen.

Ist die Verlegung des Bronchuslumens nicht komplett, kann eine Ventilstenose entstehen; auch im Ablauf der postprimären Tuberkulose, häufiger jedoch im Rahmen einer Primärtuberkulose, kann eine Überblähung von Lungenpartien unterschiedlicher Ausdehnung auftreten. Röntgenologisch ist die Lunge auffallend strahlendurchlässig, das Mediastinum wird durch Lungenvolumenzunahme zur Gegenseite verdrängt. Klinisch imponiert ein abgeschwächtes Atemgeräusch. Die unterschiedliche Transparenz im Röntgenbild ist für die Diagnose hinweisend. Differentialdiagnostisch muß die tuberkulöse Stenose der Bronchien gegen andere stenosierende Prozesse, am besten durch Bronchoskopie, abgegrenzt werden.

b) Spezifischer Rundherd

Eine besondere Form ist das sogenannte „Tuberkulom", ein spezifischer Rundherd, meist aus der Zeit der Primärtuberkulose. Diese Veränderungen sind oft Restzustand von Aspirationstuberkulosen nach Lymphknotenperforation und lokalen Exazerbationen. Sie wachsen in Schüben und erhalten dadurch ihr schalenförmiges Aussehen, können über Jahre latent bleiben, durch Zufall entdeckt werden, zentral einschmelzen und so durch Hustenreiz oder eine Hämoptoe zur Diagnose führen. Nach Entleerung des verflüssigten Inhaltes kann das typische Bild der Kaverne entstehen. Entsprechend ihrer entzündlichen Reaktion können sie sich nach Jahren wiederum verkleinern oder auch appositionell wachsen; sie müssen gegen benigne und maligne Neubildungen abgegrenzt werden durch eine Kontrolle des Sputumbefundes, der Zytologie und durch die Biopsie oder bei einer Thorakotomie; auch atypische Mykobakterien können zur Tuberkulombildung führen (FINGERLAND u.Mitarb. 1977). Eine zentrale Einschmelzung oder Kalkeinlagerungen sprechen eher gegen ein Malignom. Ein TbB.-positives Sputum beweist die Tuberkulose. Diese Form ist jedoch meist paucibakteriell. Kleinherdige bis erbsgroße Veränderungen sind oft Rest eines alten Primärherdes; auch sie können lebenslang röntgenologisch faßbar werden. Werden sie im frühen Lebensalter gefunden, so ist die Differentialdiagnose zu einer malignen Neubildung oder einer Metastase wesentlich leichter zu stellen als bei einer Beobachtung im späteren Alter, in dem die Annahme einer malignen Neubildung näherliegt. KOCH (1936) hatte bereits auf diese Form der Tuberkulose hingewiesen. Einteilungsversuche stammen von GIESE (1961/62). Die Prognose des tuberkulösen Rundherdes ist nach MOYES (1951) günstig. Voraussetzung bleibt jedoch die exakte Diagnostik. In der Differentialdiagnose müssen neben benignen und malignen Neubildungen, Metastasen, unspezifische entzündliche Rundherde, abgekapselte Pleuraergüsse, Pleurafibrinkapseln, bronchogene Zysten, Gefäßveränderungen wie bei einem Morbus Osler und Myzetome berücksichtigt werden. Besser wäre es, den Begriff grundsätzlich durch den des „tuberkulösen Rundherdes" zu ersetzen.

c) Kaverne

Eine klinisch und röntgenologisch charakteristische Veränderung ist die Kaverne. Sie ist ein Substanzverlust im Lungengewebe, dem Krater eines unspezifischen Furunkels im Hautbereich vergleichbar. Voraussetzung für die Entstehung der Kaverne ist die Verkäsung des intraazinösen – intralobären Lungengewebes. Die Kavernenwand besteht vom Zentrum zur Peripherie hin gesehen aus zentral käsigen Nekrosen, tuberkelbakterienhaltigem Eiter und Zelltrümmern. Es folgen Fibrin, neutrophile Granulozyten, die pyogene Membran, die Epitheloidschicht und die der Langhans-Riesenzellen, spezifisches Granulationsgewebe, umgebende Lymphozyten und Bindegewebe. Im Ablauf der postprimären Tuberkulose ist sie wesentlich häufiger als bei der Primärtuberkulose. Zu Beginn der postprimären Tuberkulose kann eine Kavernisierung in allen Regionen der Lunge ablaufen, bevorzugt sind jedoch Spitze, der infraklavikulare Bereich und der des 6. Segmentes (Abb. 22, 25, 26, 27, 29, 41, 44, 48, 49, 51). Tritt zusätzlich eine Segmentatelektase hinzu, so kann es zu einer schnellen Kavernenrückbildung (Abb. 22, 23, 24), aber auch bei Ventilstenosen zu einer Blähkaverne kommen, die durch ihr kreisrundes Bild auffällt (Abb. 26). Entfällt dieser intrakavitäre Überdruck, so können die verschiedensten Formen mit mehr wabigen oder schlauchförmigen Veränderungen entstehen, die auch an verschiedenen Stellen der Lunge lokalisiert sein können, jedoch die dorsalen Gebiete, besonders der Spitzenoberfelder bevorzugen. Bei massivem Gewebsuntergang kann es zu Riesenkavernen kommen (Abb. 29 u. 51), so daß ganze Lungenlappen verschwinden können.

Entsprechend der entzündlichen Reaktion des Körpers kann die Wand dünn oder auch dick sein. Dickwandige Veränderungen sind durch frische Entzündungen der Nachbarschaft oder bei Blähkavernen durch eine Kompression des Gewebes bedingt. Dünnwandige Veränderungen sehen im Röntgenbild wie ein ausgestanztes Lungengewebe aus. Die frischen Formen der Kavernisierung sprechen auf die Chemotherapie gut an. Kommt es jedoch zu einer Induration mit vernarbender Randumgebung, so resultieren starre Kavernen, die über Jahre, so bei der Tuberkulose im Alter, trotz entsprechender Chemotherapie bestehen bleiben können. Bei frischentzündlichen Veränderungen können die Bakterienbefunde bereits nach wenigen Tagen einer Chemotherapie negativ werden; nach Wochen resultiert noch eine kleine strahlige, sternförmige Narbe als Rest des Krankheitsprozesses. Insgesamt werden 96–98% der Kavernen nach BLAHA (1978) chemotherapeutisch entseucht. Die Quote der „offenen Kavernenheilung" wird in der Literatur außerordentlich unterschiedlich angegeben. Man versteht hierunter die Negativierung des Sputumbefundes bei röntgenologisch bestehendem Hohlraum. SERI (1975) empfiehlt daher aufgrund der Gefahr eines Rezidives nach ein bis zwei Jahren eine Therapiewiederholung. WINTER und VIERECK (1972) fanden unter 614 Resektionspräparaten bei 377 Patienten, die vor der Operation schon negativ waren, noch in 73,4% mikroskopisch säurefeste Stäbchen. ELEMANOV u. Mitarb. (1974) weisen in gereinigten Kavernen noch in 92,9% Erreger nach! ZIERSKI (1968) spricht zur damaligen Zeit schon von einer Ausheilung der Kaverne durch Chemotherapie in 80–90% und hierbei in 10–20% von offener Kavernenheilung mit klinischer Stabilisierung des Krankheitsprozesses. Histologisch können jedoch im Resektionspräparat auch bei negativem bakteriologischem Sputumbefund in nekrotischen Bezirken noch typische Tuberkel gefunden werden. Ein- oder Mehrfachresistenzen spielen bei der bakteriologischen Besiedlung eine Rolle und können bei der Therapie von Bedeutung sein (SEHM 1970). Epidemiologisch ist die Kaverne von besonderer Bedeutung, da die Luftfüllung in der Kaverne immer auf den Kontakt mit der Außenluft hinweist und somit röntgenologischer Hauptindikator für eine Ansteckungsfähigkeit ist. Kavernenträger sind, solange das Gegenteil nicht bewiesen ist, grundsätzlich als Bakterienstreuer anzusehen und machen grundsätzlich eine stationäre Behandlung erforderlich.

In der Differentialdiagnostik ist an konnatale Fehlbildungen, angeborene Zysten und Waben, erworbene Hohlraumbildung nach Infektionen und durch Parasiten zu denken. In Betracht kommen degenerative Systemerkrankungen, Gefäßkrankheiten, Einschmelzungen bei Silikosen, in Tumoren und Veränderungen nach Traumen. Eine Einteilung geben FRASER und PARÉ (1970).

d) Verkalkung

Der Verkäsung kann die Verkalkung folgen und als Fremdkörper die Vernarbung behindern. Nach abgelaufener Primärtuberkulose ist sie häufiger als im Rahmen der postprimären Tuberkulose; sie kann mit wesentlich längerer Latenzzeit auch im Alter beobachtet werden. Früher galt sie als weitgehend für die Tuberkulose spezifisch. Sie kann auch bei gutartigen Tumoren, parasitären Erkrankungen der Lunge wie bei Echinokokken, Lungenegeln, im Ablauf des Caplan-Syndroms, der Sklerodermie, der Histoplasmose, bei der Silikose – charakteristisch sind hier die schalenförmigen Kalkeinlagerungen im Hilusbereich –, anderen Pneumokoniosen, der Mikrolithiasis und idiopathischen Lungenverknöcherungen unbekannter Genese beobachtet werden. Die Verkalkungen können Mitralfehler begleiten, jedoch nur außerordentlich selten unspezifische Pneumonien; SALZMANN (1968) nennt hier die Windpockenpneumonie.

e) Destroyed Lung

Mit „destroyed lung" bezeichnet man eine ein- oder doppelseitige mehr oder weniger komplette Zerstörung der Lunge mit Funktionsverlust im aktiven Stadium oder als später verbleibender narbiger Rest (Abb. 76), der unverändert über Jahre bestehen kann. Die Doppelseitigkeit der Tuberkulose, häufiger die reduzierte Lungenfunktion, lassen eine Pneumektomie nicht geraten erscheinen. Die Massivität der Ausdehnung weist schon auf die geminderte Widerstandskraft des Körpers hin. Bronchusdeformationen, Narben, gereinigte Kavernen, Bronchiektasen und schrumpfende Pleuraschwarten kennzeichnen den abgeheilten Spätzustand, ohne daß Rezidive aus verbleibenden Bakterienreservoiren ausgeschlossen werden können. Die „destroyed lung“ kann als völlig ruhender Befund bis ins späte Lebensalter bestehen bleiben.

f) Schwerste Verlaufsformen

Sie sind bei den Lungentuberkulosen auch heute noch nicht selten anzutreffen und belaufen sich bei eigenen Beobachtungen auf etwa 10% des klinischen Durchganges (Hötter 1979). Die Ausländerquote lag hier mit 11% nur unwesentlich höher. Diese Formen wurden in 38% durch eine Hämoptoe entdeckt, die sonst bei kavernösen Tuberkulosen lediglich in etwa 19% hinweisend ist. Auch diese schwersten Erkrankungen können sich jahrelang einem klinischen Nachweis entziehen. Begleiterkrankungen wie Diabetes oder Silikosen können Schrittmacher sein. Um sie nicht zu übersehen, ist es empfehlenswert bei allen zur Tuberkulose prädisponierenden Zweiterkrankungen, so bei Diabetikern, nach Kortisonbehandlungen, nach Röntgenbestrahlungen der Lunge, bei früher bekannten Tuberkulosen, insbesondere nach Geburten, Röntgenkontrollen durchzuführen. Diese schweren Erkrankungen sind keineswegs dem Alter vorbehalten; ihre Hauptfrequenz liegt zwischen dem 30. und 50. Lebensjahr, wobei die häufigste Frequenz kavernöser Tuberkulosen zur Zeit zwischen dem 30.–60. Lebensjahr zu finden ist.

g) Beurteilung des Aktivitätsgrades

Die Beurteilung des Aktivitätsgrades einer Tuberkulose kann oft Schwierigkeiten bereiten. Verkalkende Prozesse können bei jeder Exazerbation neben frisch entzündlichen bestehen bleiben. In einem Bereich der Lunge können alte Formen, in einem anderen frische Veränderungen gleichzeitig auftreten und dies in unmittelbarer Nachbarschaft. Die Kenntnis derartiger Veränderungen hat für die Begutachtung und die Prognose des Erkrankten eine große Bedeutung, da das Röntgenbild in etwa gestattet, den Patienten über das Alter der Erkrankung, den derzeitigen Zustand und einen Therapieerfolg zu informieren. Ob es sich um einen hochentzündlichen oder schon wieder rückläufigen Prozeß handelt, ist röntgenologisch nur schwer zu entscheiden und nur nach langer Erfahrung möglich. Die röntgenologische Bildqualität spielt hierbei eine große Rolle. Die gilt sowohl für die pulmonalen wie auch die extrapulmonalen Formen. Klinische Kriterien, wie die Blutsenkung, die Leukozytenzahl, der auskultatorische Befund, bei dem feuchte Nebengeräusche auf eine frische Entzündung hinweisen, ein verschärftes Atem- oder Stenosegeräusch mehr auf narbige Residuen, müssen beachtet werden. Ist eine klare Abgrenzung eines möglicherweise aktiven Prozesses gegen narbige Veränderungen im Sinne einer Induration oder Zirrhose nicht möglich, so ist immer eine Verlaufskontrolle bei einer Monotherapie erforderlich. Zur Beurteilung der pulmonalen Tuberkulose sollen grundsätzlich bakteriologische, klinische und röntgenologische Symptome gemeinsam herangezogen und ausgewertet werden.

6. Postprimäre Tuberkulose und begleitende Lungen- und Bronchialerkrankungen

a) Siliko-Tuberkulose

Sie kann aufgrund des häufigen gemeinsamen Vorkommens als eigenes Krankheitsbild abgegrenzt werden. Auf die Besonderheiten wurde ausführlich von WORTH und STAHLMANN (1976) eingegangen. Die Silikose leistet dem Angehen einer Tuberkulose Vorschub. So sind Staubexponierte häufiger tuberkulinpositiv als nicht Exponierte (KOLLMEIER u.Mitarb. 1969). Eine epidemiologische Studie von FRITZE (1975) an 12000 Personen zeigte einen signifikant schnelleren Anstieg positiver Tuberkulinreaktionen bei staubexponierten Kohlenbergarbeitern vom Beginn der Berufstätigkeit an im Jugendlichenalter als bei Vergleichsgruppen mit ausgeprägter Tuberkulinempfindlichkeit. Nicht die Quarz-, sondern die Staubexposition mit erhöhter Inanspruchnahme der Makrophagenzellen sollen hierbei nach SCHMIDT u.Mitarb. (1978) ausschlaggebend sein. Eine Chemoprävention ist daher wichtig, da durch die INH-Gabe die Frequenz einer Tuberkulosekomplikation nach KOVALEVA u.Mitarb. (1977) um den Faktor 9,4 abnimmt. Diese Beobachtung bleibt von Bedeutung, wenn auch die Silikose durch entsprechende Prophylaxe weltweit abnimmt (BUSHUEV 1975). Als Begleiterkrankung der Staublunge steht das Emphysem heute an erster Stelle. Die Lungentuberkulose folgt mit 31,4%, davon in 18,2% mit inaktiver Form. Das Karzinom, das überall dort entstehen kann, wo Narben bleiben (FERLUGA u.Mitarb. 1979) wurde in 15,5% der Obduktionen gefunden. Nicht nur mikroskopisch, auch röntgenologisch zeigt sich bei der Siliko-Tuberkulose eine erhebliche Mannigfaltigkeit der Bilder bei verschiedenen Kombinationen. Alle Formen einer Tuberkulose können auftreten, jedoch ist nach DI BIASI (1949) die Neigung des Bindegewebes zu hyalin-schwieliger Umwandlung und der Gehalt an Steinstaub charakteristisch. Da in früherer Zeit der später Staubexponierte bereits vor der Berufsaufnahme Tuberkulinkonvertor und somit Träger einer Primärtuberkulose gewesen sein dürfte, muß in gleicher Form mit einer Reaktivierung alter Primärtuberkulosen durch eine Silikose gerechnet werden. Die Tuberkulose kann sich somit nach Jahren erst an die Silikose anschließen. Am häufigsten ist sie im 50.–60. Lebensjahr zu erwarten (SEPPKE 1966).

Die Siliko-Tuberkulose entsteht durch eine zusätzliche Primärtuberkulose, durch eine Reaktivierung von Herden aus der primären oder postprimären Zeit oder, wie dies bei anderen Tuberkuloseformen ebenfalls beobachtet werden kann, durch eine massive Superinfektion (OTTO 1963). Eine Verschlimmerung durch Lymphknotenperforationen im höheren Alter kann nach UEHLINGER (1953) durch die lymphoglanduläre Staubspeicherung gefördert werden. Die Verlaufsform der Siliko-Tuberkulose kann mehr akut oder mehr chronisch sein. Die akuten, meist schweren Verlaufsformen sind, wie dies auch bei der reinen Tuberkulose zu beobachten ist, in den letzten Jahren seltener geworden. Der chronische Verlauf herrscht vor. Die Tuberkulose kann jahrelang latent bleiben, um bei einem Nachlassen der Abwehrkräfte zu exazerbieren und in dem Bild der Silikose verschwinden.

In der *klinischen Symptomatologie* bedürfen entsprechend der Ausdehnung beider Krankheitsvorgänge die in Kapitel II aufgeführten Bemerkungen zur allgemeinen Diagnostik keiner besonderen Ergänzung. Die Tuberkulinempfindlichkeit entspricht der der üblichen tuberkulösen Infektion; sie kann stärker sein. Die Toxizität des Krankheitsbildes wird von der Ausdehnung der Tuberkulose bestimmt. Die Lungenfunktion wird entsprechend der Schwere beider Krankheitsverläufe gemindert (JAHN 1975a u. b). Herdgrößen und Ventilationsstörungen sind ausschlaggebend. Die Schwere der röntgenologisch faßbaren Veränderungen geht nicht immer den spirographischen parallel und kann sie nicht ersetzen. Je nach anatomisch-pathologischen Veränderungen stehen obstruktive, restriktive, Diffusions- und Elastizitätsstörungen im Vordergrund. Als Folge bildet sich das Cor pulmonale. Neben spirographischen Daten gibt die Perfusionsszintigraphie mit Gefäßabbrüchen (SCHRÖDER u.Mitarb. 1969) weitere Hinweise. Von großer Bedeutung ist neben der Tuberkulinkontrolle für die Diagnostik die Sputumuntersuchung mit dem Mikroskop, mittels Kultur und dem Tierversuch, da auch röntgenologisch eine Differenzierung „Silikose“ oder „Siliko-Tuberkulose“ oft recht schwierig ist. Kavernisierungen innerhalb der Schwielen (Abb. 55) brauchen nicht immer TbB.-positiv und somit tuberkulosebedingt zu sein. THEODOS und GORDON (1952) konnten autoptisch in 97% aktive Tuberkulosen nachweisen, doch streuen die hier angegebenen Zahlen in der Literatur erheblich. THEODOS (1960) sah in 72% der Höhlenbildung die Tuberkulose als Grund an.

Helfen bei der *Differentialdiagnostik* Tuberkulinprobe, der bakteriologische und röntgenologische Befund sowie hinsichtlich der Silikose besonders die Anamnese, die nicht nur die Frage nach einer Tätigkeit im Bergbau, sondern auch nach anderen staubexponierten Arbeitsplätzen mit der Möglichkeit einer Quarzstaubinhalation, z.B. in Eisengießereien umfassen muß nicht weiter, so bleibt die Biopsie der Lunge als diagnostische Möglichkeit, cave: Spontanpneumothorax bei schon geminderter Lungenfunktion oder die Skalenusbiopsie, die ein ebenfalls gleichzeitiges Vorliegen einer Tuberkulose und Silikose ergeben kann. Die Mediastinoskopie ist nach MAASSEN (1967) der Danielschen Biopsie überlegen, letzte diagnostische Möglichkeit bietet die Probethorakotomie.

Röntgenologisch ist eine exakte Abgrenzung zwischen Silikose und Siliko-Tuberkulose im ersten Krankheitsbeginn der Tuberkulose schwer möglich. Abbildung 53 zeigt das Bild einer beidseitigen Silikose. Im Bereich der Lingula ist es zu einem Zusammenfließen der Herdchen gekommen. Bei Schichtaufnahmen können kleine Wabungen sichtbar werden, die jedoch nicht nur kleineren Kavernisierungen, sondern auch Emphysemblasen oder bronchiektatischen Veränderungen entsprechen. Bei positiver Tuberkulinprobe und trotz negativem bakteriologischem Befund spricht das Röntgenbild für eine beginnende Siliko-Tuberkulose und macht eine kombinierte Chemotherapie erforderlich. REICHMANN (1933) stellt die röntgenologisch faßbaren Veränderungen der Silikose und der Tuberkulose einander gegenüber (Tabelle 5). Wesentlich unproblematischer wird die Diagnose bei einer Progredienz des Krankheitsbildes, wie dies die Abb. 54–57 zeigen. Die Kalkeinlagerungen im linken Oberfeld könnten durch eine Primärtuberkulose bedingt sein. Die Kalkschalen – Eierschalenform – im Lymphknotenbereich sind typisch für die Silikose. Pleuraverwachsungen sprechen für abgelaufene Entzündungen; es kann zu Zipfelungen der Pleura oder zu Obliteration (Abb. 58) kommen. Massive Destruktionen der Lungen können die Folge sein, massive pleurale Verwachsungen, einschmelzende Schwielen, bronchiektatische und emphysematöse Veränderungen werden neben den silikotischen Einlagerungen sichtbar; aber auch rein tuberkulöse, dünnwandige Kavernen (Abb. 59) können beobachtet werden. In Konglomeratherdform angeordneter Kalk spricht wie auch kleinfleckige und zackige Einlagerungen innerhalb des Parenchyms für eine Tuberkulose. Ein Vergleich mit alten Röntgenaufnahmen, sei es zu Beginn einer Tuberkulose oder einer Silikose, zeigen den Verlauf der Krankheit und gestatten so Schlußfolgerungen zur Sicherung der Diagnose. Auf die Differentialdiagnose zum Caplan-Syndrom rheumatischer Genese weisen WORTH und STAHLMANN (1976) hin. An die Möglichkeit, daß auch gleichzeitig ein Bronchialkarzinom bestehen kann, muß gedacht werden.

Tabelle 6 zeigt die Frequenz der Silikose und der Siliko-Tuberkulose mit Beginn der Entschädigung in den Jahren 1968–1977. Die Zahl der erstmals entschädigten Silikosen im Bergbau der Bundesrepublik hat in den genannten Jahren abgenommen; das durchschnittliche Lebensalter bei erstmaliger Entschädigung ist gestiegen; gleiches gilt für die Siliko-Tuberkulose. Auch die Zahl

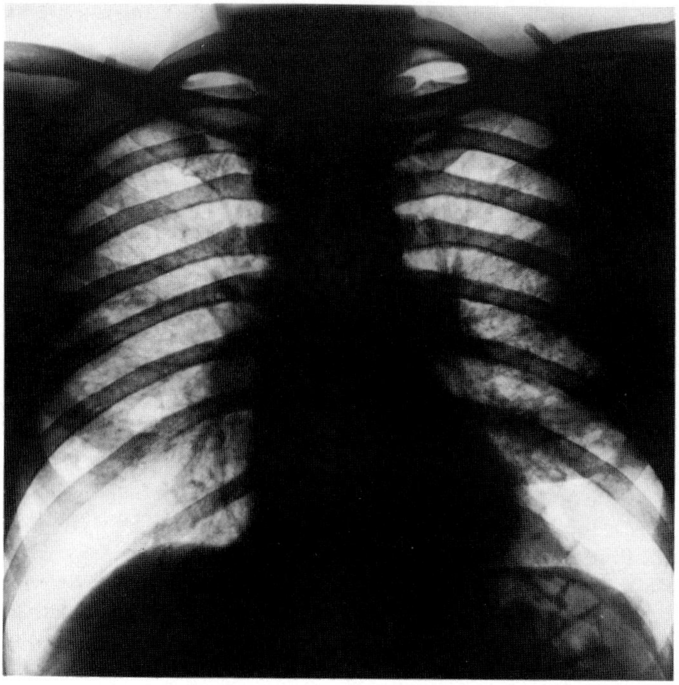

Abb. 53. 49jähriger Mann. Zufallsbefund bei Rö.-Reihenuntersuchung. 30 Jahre Arbeit in einer Gießerei. Aufnahme v. 19.10.77: Silikose der Lunge mit miliarer Fleckelung beiderseits. Älterer tuberkulöser Primärherd im Lingulabereich, unterhalb: Konfluierende Herdbildung mit wabiger Aufhellung. Tuberkulin: +. TbB.: negativ. Lungenfunktion: Keine wesentlichen Ausfälle. Kombinierte Chemotherapie, unter der Annahme einer Siliko-Tuberkulose aufgrund der Konfluenz der Fleckelung. Im weiteren Verlauf langsamer Befundrückgang im Lingulabereich. Sonst bleibt der Befund unverändert

der tödlichen Silikosen und Siliko-Tuberkulosen hat in den gleichen Berichtsjahren abgenommen, die Zahl der Siliko-Tuberkulosen in wesentlich stärkerem Maße bei einer Zunahme des erreichten Lebensalters (Tabelle 7). Der Grund dürfte hier u.a. auch in der Chemotherapie zu suchen sein, so daß frühere Statistiken nicht mehr vergleichbar sind. Ihren Höhepunkt erreichten entschädigungspflichtige Silikosen 1953 und Siliko-Tuberkulosen 1946 (WORTH 1975). Die Tuberkulose ist oft gegenüber früheren Beobachtungen bei der Siliko-Tuberkulose nicht mehr Grund zum Tod. Im Vordergrund steht die Beeinträchtigung der Lungenfunktion und des Herz-Kreislauf-Systems. Nach RADENBACH (1973) und JENTGENS (1974) kann mit einer Dauerheilung durch Chemotherapie in 90–95% bei einer Rezidivrate von 5% gerechnet werden. Mit der Bildung resistenter Bakterien sinkt jedoch die Chance der Chemotherapie. Bedeutungsvoll ist die Früherkennung der Siliko-Tuberkulose, da die Erstbehandlung stets bessere Ergebnisse zeigt als die bei späteren Rückfällen oder ausgedehnten Krankheitsbildern. Aufgrund der erheblichen Lungenfunktionsminderung ist die Indikation zur Resektion nur selten gegeben.

Tabelle 5. Röntgenologisch faßbare Veränderungen bei Silikose und Tuberkulose. (Aus REICHMANN 1933)

	Silikose	Tuberkulose
1. Anordnung der Röntgenveränderungen bei leichter und schwerer Silikose bzw. Tuberkulose	Symmetrisch zur Sagittalebene	Asymmetrisch
2. Veränderungen bei a) leichter Silikose bzw. beginnender Tuberkulose	In beiden Mittelfeldern Flecken regellos gelagert. Von ihnen zum Hilus ziehende Flecken oder Stränge fehlen	In den Spitzen Flecken reihenförmig. Hiluswärts gerichtete Stränge sind regelmäßig vorhanden
b) schwerer Silikose bzw. fortgeschrittener Tuberkulose	Die großen Knoten stehen isoliert vom Hilus	Deutliche Verbindung der relativ weichen Schatten zum Hilus in Form eines Keils, dessen Spitze am Hilus liegt
	Hilusdrüsen besonders in vorgerückteren Fällen klein, oft unsichtbar	Hilusdrüsen meist vergrößert und deutlich erkennbar
	Stränge von den Knoten zum Zwerchfell (Regenstraßen)	Stränge von den Schattenherden zum Zwerchfell fehlen
	Zwerchfell zipflig hochgezogen	Flächenartige Verwachsungen mit dem Zwerchfell häufig
	Thorax- und Lungenschrumpfung meist doppelseitig und geringgradig	Wenn vorhanden, einseitige und oft hochgradige Schrumpfung
	Höhlenbildung immer erst im schweren Stadium	Häufig schon frühzeitiges Auftreten von Kavernen

Die Kombination der Silikose mit einer aktiven Tuberkulose – und diese liegt immer vor, wenn ein TbB.-positives Ergebnis nachgewiesen werden kann aber auch sonst entsprechende klinische Hinweise gegeben sind – ist nach Nr. 4102 der Liste der Berufskrankheiten entschädigungspflichtig.

Ob einer Tätigkeit im Bergbau eine *BCG-Impfung* zum Schutz vor der Siliko-Tuberkulose vorangehen sollte, dürfte unterschiedlich beantwortet werden. Die Silikose gehört jedoch zu den Risikofaktoren einer Tuberkulose, so daß entsprechend der Anwendung der BCG-Impfung in exponierter Umgebung auch vor der beruflichen Exposition im Quarzstaubmilieu eine BCG-Impfung durchgeführt werden sollte.

Die Tuberkulose kann der Silikose vorangehen. Man sollte grundsätzlich Personen, die eine Tuberkulose durchgemacht haben, nicht in Quarzstaubexposition bringen, jedoch ist auch wiederum die Exazerbation einer Tuberkulose durch die hinzutretende Silikose nicht unbedingt trotz fehlender Therapie gegeben. Abbildungen 60 u. 61 zeigen ein derartiges Beispiel. Die Tuberkulose, die vor der Silikose bestand, wurde auch bei Kontrollen auf eine möglicherweise auftretende Silikose übersehen. Die relativ ausgedehnten Spitzenherde dürften mehr oder weniger über die Jahre hin konstant geblieben sein. Andererseits war die miliare Silikose nur geringfügig.

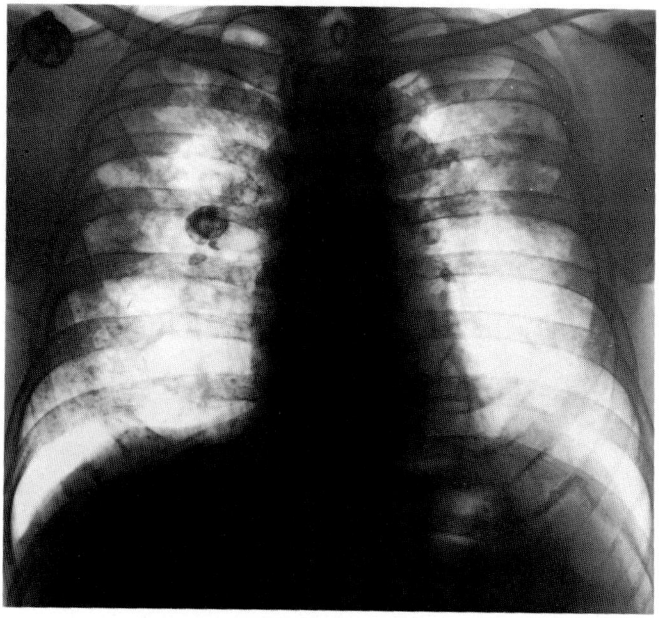

Abb. 54. 47jähriger Mann. 1949–1956 Bergbau (Pechblende). 1957–1963 Erzbergbau; 1966 entschädigungspflichtige Silikose festgestellt. Mehrere Heilbehandlungen. Bei einer Mediastinoskopie erhebliche Lymphknotenveränderungen paratracheal bds. und im Bifurkationsbereich. Histologisch: Hauptsächlich Silikose, auch Tuberkulose. Aufnahme v. 7.9.77: Schwere Veränderungen, besonders in den OL. mit eingeschmolzener silikotischer Schwiele rechts, silikotische Schwielen links, eierschalenähnliche Einlagerungen in den Hiluslymphknoten bds. und paratracheal links. Tuberkulin: +, TbB.: Sputum positiv. Diagnose: Aktive Siliko-Tuberkulose

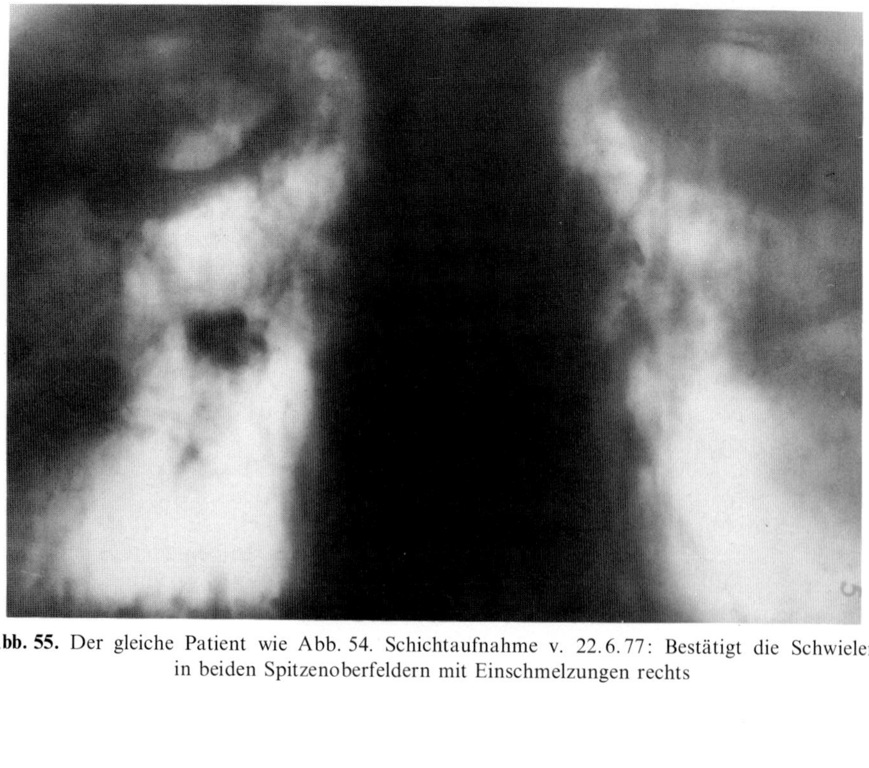

Abb. 55. Der gleiche Patient wie Abb. 54. Schichtaufnahme v. 22.6.77: Bestätigt die Schwielen in beiden Spitzenoberfeldern mit Einschmelzungen rechts

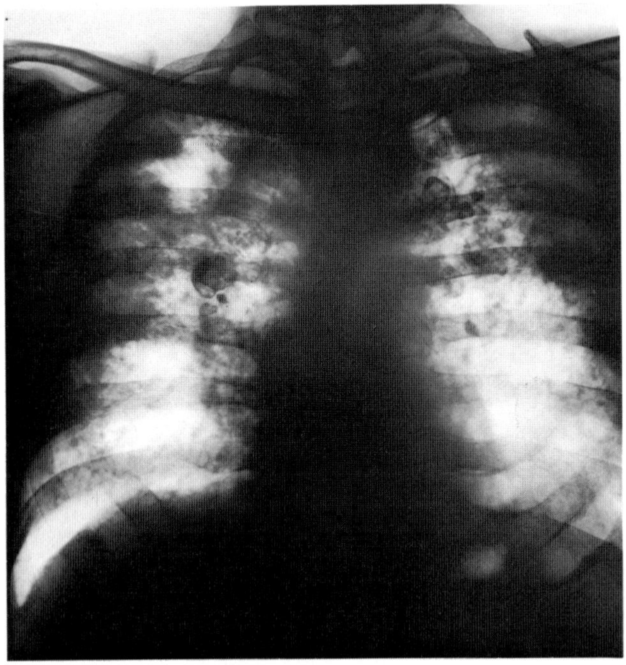

Abb. 56. Der gleiche Patient wie Abb. 54. Aufnahme v. 27.10.78: Trotz der Chemotherapie erscheint der Prozeß rechts oben progredient. Erhebliche Beeinträchtigung der Lungenfunktion

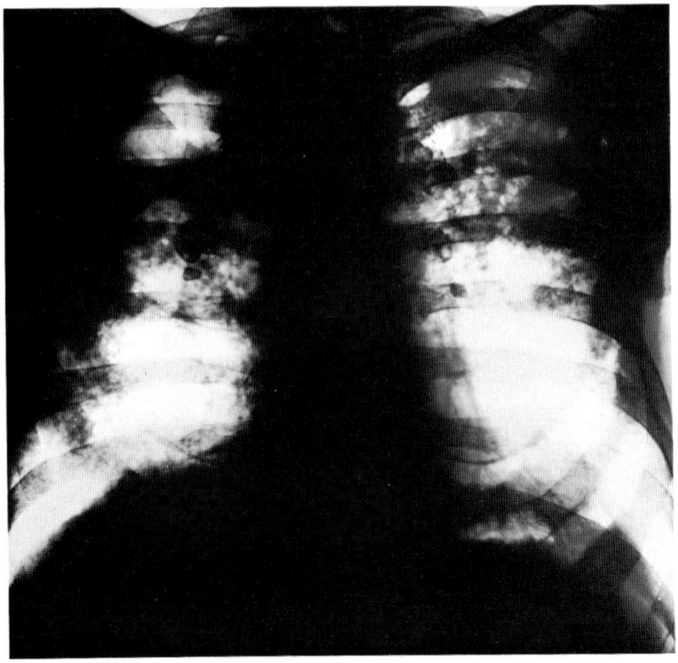

Abb. 57. Derselbe Patient wie Abb. 54. Aufnahme v. 19.4.79: Weitere Progredienz der Siliko-Tuberkulose. Sputum nach Chemotherapie jetzt negativ. Rechts oben innerhalb der eingeschmolzenen silikotischen Schwielen Sekretstauung wechselnd mit der Stenose des ableitenden Bronchus und Überblähung des Hohlraumes

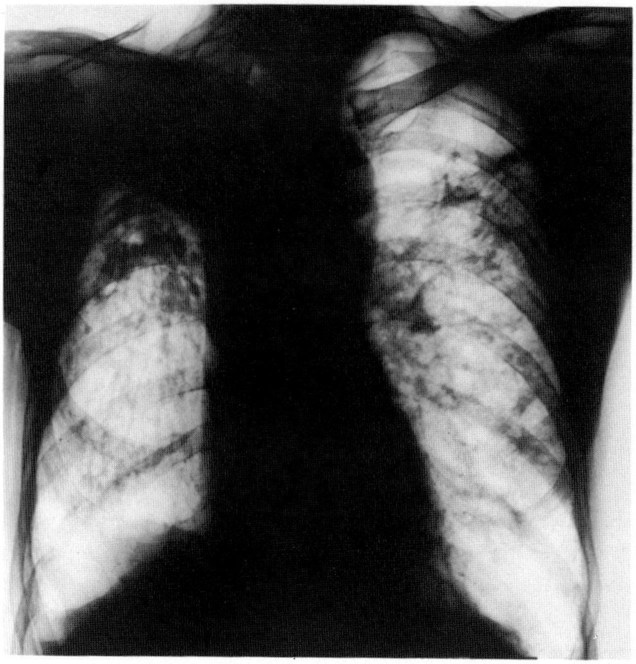

Abb. 58. 75jähriger Mann. Nach Tätigkeit im Bergbau 1963 Siliko-Tuberkulose festgestellt. Aufnahme v. 13.7.78: Miliare bis noduläre Einlagerungen bds. in den Lungenfeldern, rechts oben massive Verschwartung. Thoraxwandbegleitlinie bis in den Sinus, der überbrückt ist, bronchiektatisch-kavernöse Aufhellungen rechts oben. Riesenkaverne links

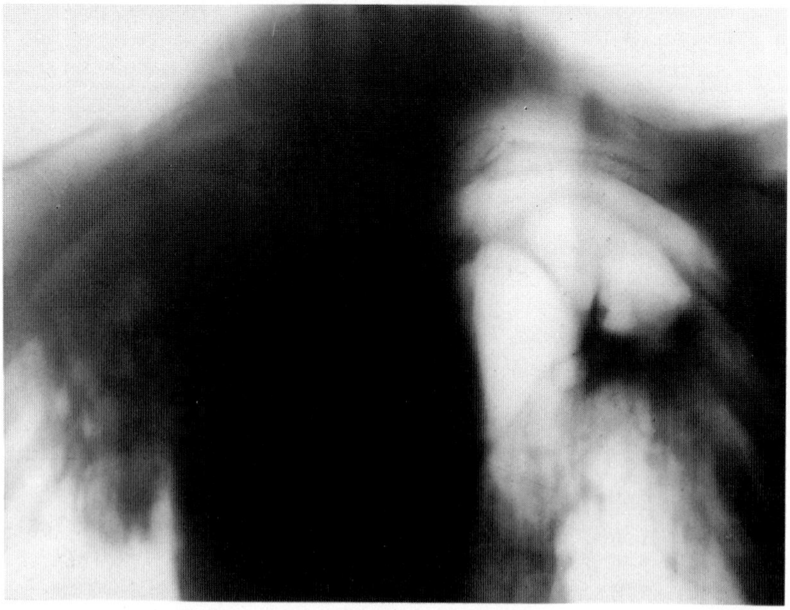

Abb. 59. Der gleiche Patient wie Abb. 58. Schichtaufnahme v. 12.2.79: Trotz Chemotherapie unveränderter röntgenologischer Befund. Riesenkavernen links oben, Hämoptoen. Tuberkulin: +, TbB.: positiv, Kultur v. 18.4.78 resistent gegenüber INH und PAS, Empfindlichkeit für Rifampicin, Ethambutol und Streptomycin. Erhebliche Lungenfunktionsstörungen durch die Siliko-Tuberkulose

Tabelle 6. Übersicht über die Zahl der erstmals entschädigten Silikosen (BK-Nr. 4101) und Siliko-Tuberkulosen (BK-Nr. 4102) mit der Angabe des durchschnittlichen Lebensalters bei der erstmaligen Entschädigung im Bergbau der Bundesrepublik

Jahr	Erstmals entschädigte Silikosen BK-Nr. 4101		Erstmals entschädigte Siliko-Tuberkulosen-BK-Nr. 4102	
	Anzahl	Durchschnittliches Lebensalter bei der erstmaligen Entschädigung	Anzahl	Durchschnittliches Lebensalter bei der erstmaligen Entschädigung
1968	987	56,65	135	58,00
1969	999	56,76	159	58,92
1970	936	57,34	126	59,13
1971	954	58,02	158	59,82
1972	897	58,88	131	60,89
1973	998	57,44	104	59,78
1974	883	59,08	123	61,33
1975	735	60,19	127	62,94
1976	724	60,96	111	62,99
1977	784	61,37	82	61,93

Tabelle 7. Übersicht über die Zahl der tödlichen Silikosen (Bk-Nr. 4101) und Siliko-Tuberkulosen (BK-Nr. 4102) mit der Angabe des durchschnittlich erreichten Lebensalters beim Tode im Bergbau der Bundesrepublik

Jahr	Tödliche Silikosen (BK-Nr. 4101)		Tödliche Siliko-Tuberkulosen (BK-Nr. 4102)	
	Anzahl	Erreichtes Lebensalter beim Tode	Anzahl	Erreichtes Lebensalter beim Tode
1968	1 797	68,59	339	66,94
1969	1 869	69,56	391	67,51
1970	1 973	69,46	333	68,53
1971	1 612	70,54	284	68,51
1972	1 536	71,09	241	69,28
1973	1 557	71,50	203	69,68
1974	1 725	71,88	221	70,96
1975	1 740	72,53	209	70,54
1976	1 473	73,07	187	70,98
1977	1 507	73,42	147	71,83

Auch *atypische Mykobakterien* können wie auch Aktinomyzeten und Nokardiosen (SEEBER 1968) die Silikose komplizieren, und Pilze präformierte Höhlen besiedeln (PIETRUCK 1972). Gelingt die Unterscheidung Silikose, Tuberkulose oder anderer Infektion anhand der röntgenologischen und klinischen Befunde nicht, so empfiehlt sich der Therapieversuch. Plötzliche erhebliche Befundverschlechterungen sprechen für eine Tuberkulose, wobei die Möglichkeit anderer Sekundärinfektionen stets zu bedenken bleibt.

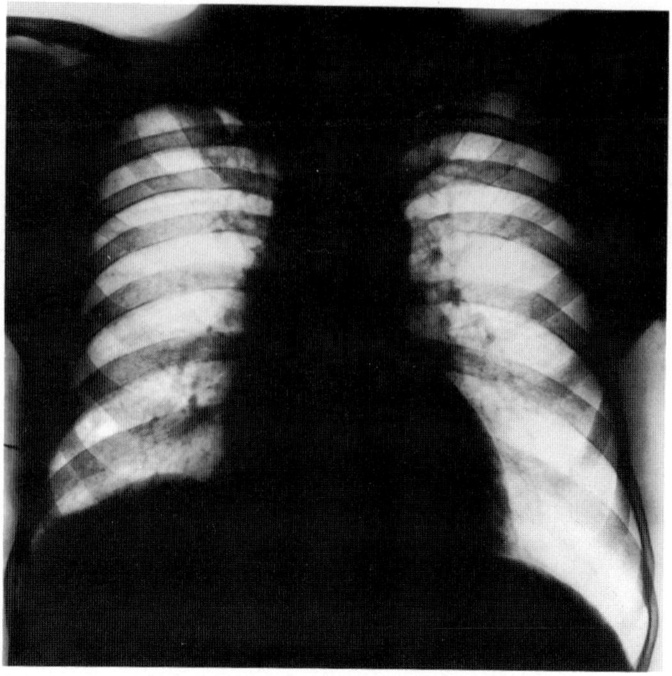

Abb. 60. 52jähriger Mann. Neun Monate unter Tage gearbeitet. Damals Tuberkulose festgestellt. 1954 für vier Monate nochmals unter Tage gearbeitet, jetzt seit 10 Jahren in einer Fabrik mit Quarzsand und Kies. Konsultation wegen einer Sinubronchitis. Aufnahme v. 16.2.79: Feinfleckige Silikose, abgelaufene Pleuritis rechts, Spitzenherde rechts. TbB.: negativ

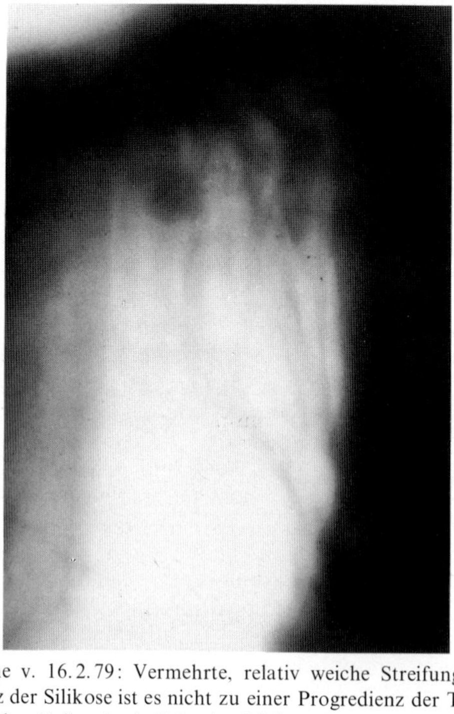

Abb. 61. Schichtaufnahme v. 16.2.79: Vermehrte, relativ weiche Streifung im rechten Oberfeld, Spitzentuberkulose. Trotz der Silikose ist es nicht zu einer Progredienz der Tuberkulose gekommen. Kontrollen im vorliegenden Fall erforderlich, desgleichen eine Chemotherapie; die Tuberkulose ist jedoch nicht als aktiv anzusehen. Diagnose: Siliko-Tuberkulose

Folge einer Siliko-Tuberkulose können Bronchusveränderungen wie deformierende Bronchitiden, Bronchiektasen, Bronchusstenosen und Gefäßveränderungen sein. Es kann zu Lymphknoteneinbrüchen, Belüftungsstörungen, Sekretretentionen, Atelektasen, späteren Indurationen und Lungenemphysem kommen (BOHLIG 1964). Sie sind mittels der Lungenfunktionsanalyse zu erfassen und für die Begutachtung von Bedeutung (ULMER 1976). Komplikationen der Tuberkulose bei der Silikose gleichen denen der alleinigen Tuberkulose mit Hämoptoen, Spontanpneumothoraces, Empyemen und Fisteln.

b) Asbestose

Sie leistet nach WORTH und STAHLMANN (1976) der Tuberkulose keinen Vorschub. Nach BLAHA (1978) kann die Asbestose eine Terrainveränderung für die Tuberkulose im begünstigenden Sinne, vielleicht durch Herabsetzung der Resistenz des Lungengewebes bedingen. Auch GANSE u.Mitarb. (1975) beschreiben ein gehäuftes Auftreten der Tuberkulose bei der Asbestose und erklären sie durch eine Schädigung der zellulären Abwehr. Die Komplikation der Asbestose durch eine Tuberkulose ist jedoch selten (KÖNN u.Mitarb. 1976). Ehe sie röntgenologisch sichtbar wird, ist sie in der Lungenfunktion faßbar.

c) Mykosen und Tuberkulose

Tuberkulöse Kavernen können Aspergillen die Möglichkeit zur Ansiedlung geben und sog. Aspergillome bilden. Nach BLAHA und BEER (1973) kommt es in 20% zur Besiedlung von tuberkulösen Restkavernen. Hämoptoen treten mit einer Frequenz bis zu 60% auf. Der Pilznachweis, Serologie und Hautreaktion stehen im Vordergrund der Diagnostik. Pilzmyzel kann durch Punktion gewonnen werden. Der Diabetes begünstigt die Pilzansiedlung. Durch den Reiz kann es zu einer deutlichen Pleuraverdickung kommen. Ein Beispiel geben Abb. 62 u. 63. Der anfangs TbB.-positive Befund kann durch die Besiedlung mit Aspergillen aufgrund einer biologischen Konkurrenz negativ werden. Die kleinen tuberkulösen Restkavernen werden durch die Absiedlung der Aspergillen zunehmend erweitert, so daß sie bis zu Riesenkavernen mit Myzel angefüllt werden. Bei dem genannten Beispiel war es gleichzeitig zu einer Candida-Besiedlung gekommen. Letztere kann harmlos mit Candida als opportunistischem Erreger verlaufen. Beobachtet werden bei geschwächter Resistenz und einer Dreifach-Infektion von Tuberkelbakterien, Aspergillen und Candida auch hochtoxische Krankheitsbilder mit tödlichem Ausgang, ein sehr seltener Verlauf, der im eigenen Krankengut einmal gesehen wurde. Die Chemotherapie dieser kombinierten Krankheitsformen erfolgt unabhängig voneinander mit Tuberkulostatika und Mykostatika nach auszutestender Empfindlichkeit. Unter dieser Therapie können die Pilzballen verschwinden. Verbleiben sie und läßt die Ausdehnung der Tuberkulose eine Resektion auch unter Berücksichtigung der Lungenfunktion zu, so ist diese zu bevorzugen. Funktionserhaltend ist die von BLAHA und BEER (1973) modifizierte Operationsmethode von TUFFIER, bei der Kavernenwände vernäht und der Hohlraum vorverlagert in die Wunde eingenäht werden kann.

d) Bronchitis und Tuberkulose

Sekundäre unspezifische Lungenerkrankungen aller Art begleiten die Tuberkulose in 13,94% und bilden somit die höchste Komplikationsrate als Begleiterkrankung (HOPPE, persönliche Mitteilungen). MODLMAIR (1974) sieht bei

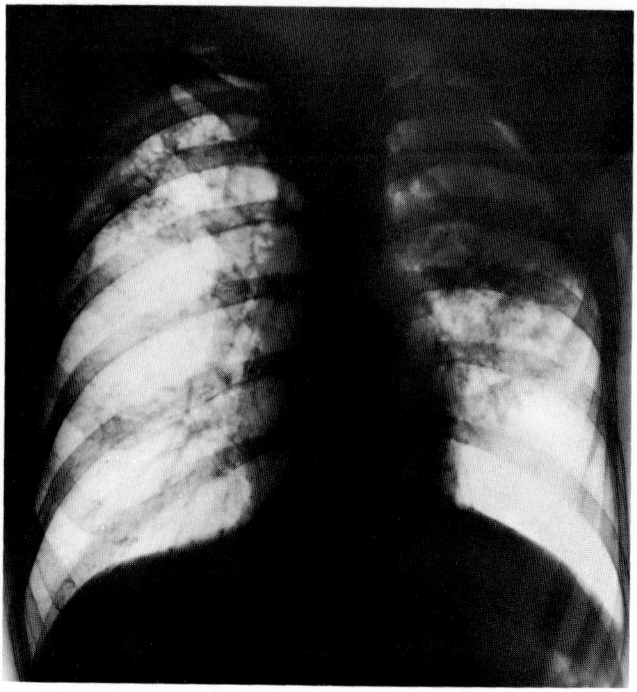

Abb. 62. 44jähriger Mann. Anamnese: Hämoptoe. TbB.: mikroskopisch +, Kultur negativ. Sputumkonversion unter Chemotherapie. 1974 Aspergillus fumigatus nachgewiesen. Aufnahme v. 9. 7. 74: In einer ovalen 13 × 4 cm großen Höhle links oben 10 × 3 cm großer ovaler Ball als Einlagerung. Dichter Höhlenrand, darunter weiche, fleckige streifige Trübung, die nach kaudal abnimmt. Rechts im OF. teils hartfleckige, teils kalkharte, teils weichere Zeichnung. Bronchoskopisch: Grau, dünnflüssiges Sekret fließt aus dem linken OL. und verbreitet sich im gesamten Bronchialbaum links, gerötete und geschwollene Bronchusschleimhaut, besonders im Bereich des linken OL. Nachweis von Aspergillus fumigatus, Candida tropicalis und Candida krusei. Op. aufgrund der Lungenfunktionsstörung nicht möglich. Kombinierte tuberkulo- und mykostatische Therapie. Diagnose: Doppelseitige Streuungs-Tb, Aspergillenmyzel im Bereich einer Kaverne links oben

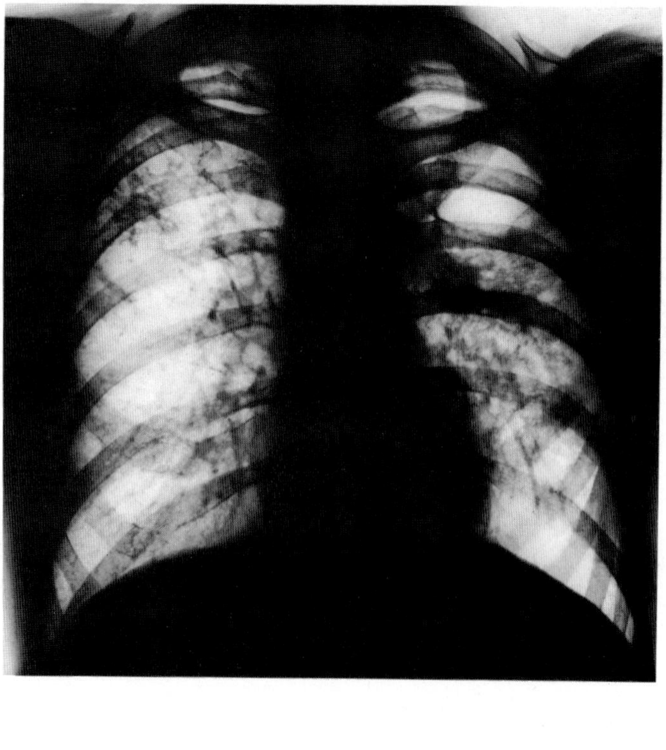

Abb. 63

112 Tuberkulosefällen, die seziert wurden, als Folge einer tuberkulösen Lungenerkrankung das Lungenemphysem in 35%, die Bronchitis in 9%, die Bronchiolitis in 6,3%, Lungenfibrosen in 8%, Bronchiektasen in 3,6%. Die Bronchitis dürfte somit hauptsächlich Folgeerkrankung der Tuberkulose sein und nicht Wegbahner einer tuberkulösen Infektion. Unabhängig hiervon ist die Bronchitis tuberculosa als selbständige Erkrankung.

Asthma und Tuberkulose verlaufen unabhängig voneinander; dies zeigt eine ausführliche Studie von MAI (1954). Die Tuberkulose löst ein Asthma nicht aus, facht es nicht an und bietet vor Asthma auch keinen Schutz. Die Tuberkuloseverläufe können bei Asthmatikern chronisch sein (Abb. 64 u. 65). Sie zeigen sonst die gleichen Formen der Ausbreitung mit hämatogenen, meist in den Spitzenoberfeldern abgesiedelten Herdbildungen mit apiko-kaudaler Progredienz und bronchogenen Schüben. Die Therapie erfolgt bei beiden Krankheitsbildern unabhängig voneinander. Oft überdecken die Beschwerden des Asthmatikers die durch die Tuberkulose bedingten völlig; dies ist abhängig von der Massivität der Erkrankung (BOUSH 1975). Beachtung erfordert das gleichzeitige Vorliegen eines Asthmas bei operativen Eingriffen aufgrund einer erheblichen Minderung der Lungenfunktion, die postoperativ weiterhin zunimmt.

Die *Sinubronchitis,* die bei Kindern häufig die Primärtuberkulose kompliziert, ist auch bei Erwachsenen zu finden, bedingt durch die anatomischen Gegebenheiten aber seltener. Grundsätzlich sollte jedoch auch bei der postprimären Tuberkulose, die auffallend mit Hustenreiz einhergeht, eine Kontrolle der Nasennebenhöhlen durchgeführt werden.

Eine *virogene oder bakterielle Bronchitis* bei gleichzeitig bestehender Lungentuberkulose läßt immer wieder die Möglichkeit einer Befundexazerbation befürchten; dies zumeist ohne Grund. Beide Erkrankungen verlaufen relativ unabhängig voneinander. Massive Infektionen können aufgrund allgemeiner Resistenzminderung jedoch eine Verschlimmerung im Gefolge haben. Bei nicht sicher inaktiven Prozessen empfiehlt sich daher eine präventive Chemotherapie sowie die antibiotische Behandlung bakterieller Bronchitiden.

e) Tumor und Tuberkulose

Im vergangenen Jahrhundert war die Trennung unscharf, da Tuberkulose und Karzinom für ein und dieselbe Infektionskrankheit gehalten wurden (ONUIGBO 1975). Klinisch-röntgenologisch ist es auch heute oft schwierig, die Bilder abzugrenzen. Tuberkulöse Narben als Ausgangspunkt eines Lungenkarzinoms interessieren im Rahmen der Primärtuberkulose und der in diesem Stadium beobachteten Lymphknotenperforation. Das Thema wurde im Abschnitt „Primärtuberkulose" abgehandelt. Oft liegt das Karzinom auch kontralateral der Tuberkulose und dürfte unabhängig von ihr entstehen (KOHOUT 1977). POPOVA (1976) glaubt, daß die aktive Tuberkulose antagonistisch zum Karzinom eingestellt ist, die chronisch regressiven Tuberkuloseformen es jedoch begünstigen. Durch die Besserung der Lebenserwartung der Tuberkulosekranken aufgrund der Chemotherapie und die Verschiebung der Tuberkulose in höhere Lebensalter kommen zunehmend Träger einer Tuberkulose in die Jahre, in denen auch

◁ **Abb. 63.** Der gleiche Patient wie Abb. 62. Aufnahme v. 20.3.78: „Gereinigte Kaverne links oben", bronchiektatische Induration bds.; nach tuberkulo- und mykostatischer Therapie keine Erreger mehr nachweisbar

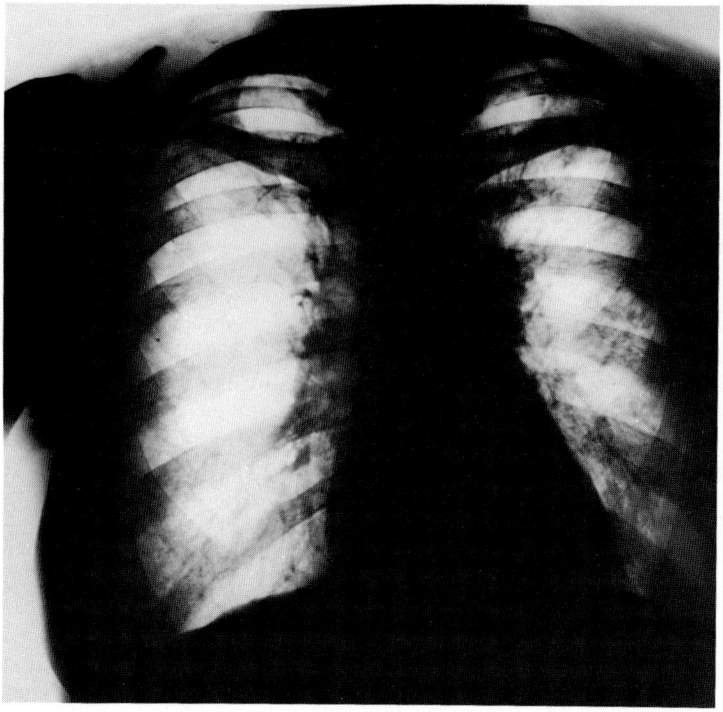

Abb. 64. 48jährige Frau. Seit dem 2. Lebensjahr allergisches Asthma. Kontrolle nach Virusinfekt. Aufnahme v. 17.3.69: Fleckelung in beiden Spitzenoberfeldern, links mehr als rechts, links bis ins Mittelfeld hineinziehend. Vermehrte Bronchialzeichnung bds. Diagnose: Hämatogene inaktive Streuungstuberkulose bds., Asthma bronchiale. Therapie: Symptomatisch, gelegentlich Kortikoide, zeitweilig INH-Therapie als Exazerbationsprophylaxe

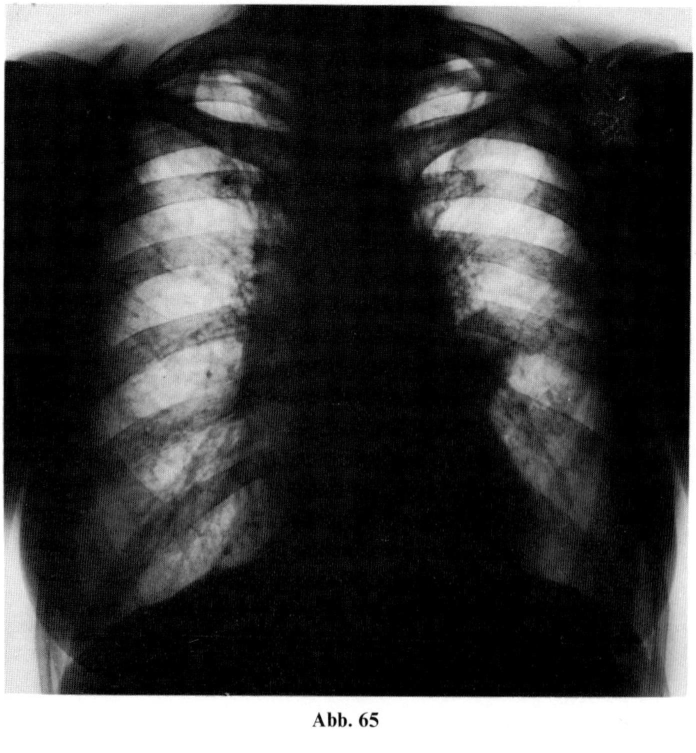

Abb. 65

die Frequenzkurve des Bronchialkarzinoms erheblich ansteigt. WILKESMANN und BLAHA (1974) weisen auf ein Zusammentreffen bei Männern über 50 Jahren in 3–6% hin; hierbei bleibt zu bedenken, daß beide Krankheiten Männer in vorgerückten Lebensjahren bevorzugen und so eine Frequenzzunahme in den letzten Jahren zu erklären ist. Im Sektionsgut des Zentralkrankenhauses Gauting fand sich in den Jahren 1967 bis 1970 sogar eine Häufung von 7,9%. Auf eine Frequenz in den einzelnen Altersgruppen gehen GINSBURG und DASHKOVSKAYA (1975) ein; ihr Maximum mit einem Zusammentreffen von Karzinom und Tuberkulose lag in den Altersgruppen zwischen 41 bis 60 Jahren. Das Karzinom wird in diesen Altersgruppen häufiger diagnostiziert, weil man daran denkt. In ihrem Material lagen Tuberkulose und Karzinom nur in 15,1% im gleichen Segment.

Die Früherkennung des Karzinoms bringt besondere Probleme mit sich, da bei schon bekannter Tuberkulose oder alten tuberkulösen Veränderungen Neuherdbildungen wiederum dem Krankheitsbild der Tuberkulose zugerechnet werden (TING u.Mitarb. 1976), wobei das Karzinom, das als Rundherd auftritt, als Tuberkulom gedeutet wird, so daß bei Rundherden oft die endgültige Diagnose erst durch die explorative Thorakotomie (PRYTZ u. HANSEN 1976) gestellt wird. Liegen beide Veränderungen in der gleichen Region (KUBRIK u. UVAROVA 1977), so wird die Diagnose weiterhin erschwert (TERLIKHBAEV u.Mitarb. 1977). Irreführend kann eine positive TbB.-Kultur sein, wie sie unter 242 Patienten dreimal von FODOR und SZABO (1975) gesehen wurde. BLAHA (1978) bringt das Zusammentreffen von Tuberkulose und Karzinom in einer ausführlichen Tabelle. Bei der Diagnose helfen die exakte Anamnese mit beruflicher Exposition und der Frage nach Lebensgewohnheiten. Abbildungen 66 u. 67 zeigen den gleichzeitigen Ablauf von Tuberkulose und Lungenkarzinom bei einem Patienten mit beidseitiger hämatogener Spitzenstreuung, bei dem sich innerhalb der Streuung im linken Spitzenbereich über Jahre ein karzinomatöser Rundherd entwickelte. Beide Krankheiten müssen auch in ihrer Therapie unabhängig voneinander gesehen werden. Die Tuberkulose erfordert ihre Chemotherapie, das Karzinom, wenn möglich, die operative Behandlung, wobei zu berücksichtigen ist, daß seine Progredienz etwa vom 8. Lebensjahrzehnt an verlangsamt ist. Mit WILKESMANN und BLAHA (1974) wird man die Frage des Zusammenhangs von Karzinom und Tuberkulose offen lassen müssen. Eine Ausnahme bildet lediglich das Narbenkarzinom in einer exakt lokalisierten tuberkulösen Narbe. Inwieweit die Siliko-Tuberkulose gehäuft ein Bronchialkarzinom im Gefolge haben kann, ist schwer zu beantworten; die Patienten dürften zumeist ihr Karzinom nicht mehr erleben (NEUBERGER u. GRÜNDORFER 1979).

Auf die Frage einer Beeinflussung der Tuberkulose durch *Zweiterkrankungen,* die außerhalb der Lunge ablaufen, wird im Kapitel „Primärtuberkulose" eingegangen; um eine Wiederholung zu vermeiden, sei an dieser Stelle darauf verwiesen.

◁ **Abb. 65.** Dieselbe Patientin wie Abb. 64. Aufnahme v. 21.4.75: Die Streifung beiderseits hat zugenommen. Induration im Bereich des linken Hilus. Die vermehrte Fleckelung in den Spitzenoberfeldern ist rückläufig. Bronchoskopisch kein auffälliger Befund. Die beidseitige Streuungstuberkulose ist rückläufig. Ein Rundherd links ist Rest einer spezifischen Induration, zum Teil durch interlobäre Mitreaktion bedingt. Das schwere Asthma verläuft unabhängig von der tuberkulösen Erkrankung

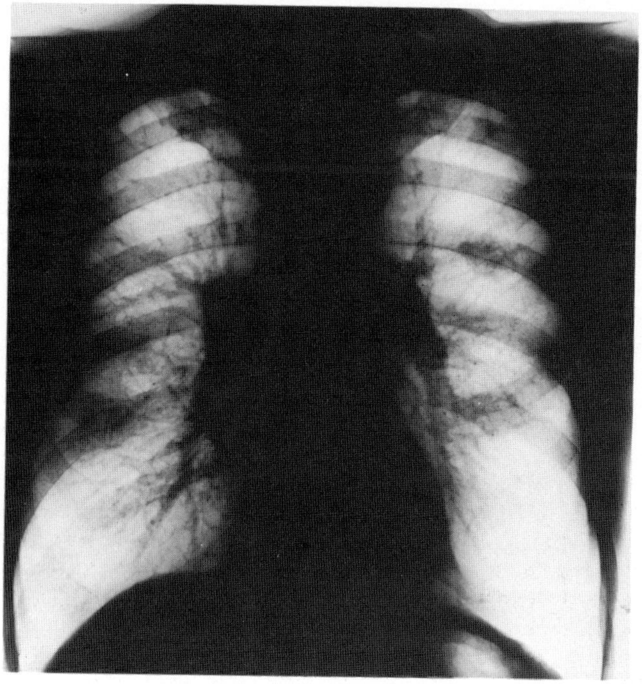

Abb. 66. 76jähriger Mann. Seit einem Jahr Stiche im Bereich des linken Thorax. Vor zwei Jahren habe eine Aufnahme eine beidseitige Fleckelung in den Spitzenfeldern ergeben und im Bereich der 3. Rippe links einen erbsgroßen Fleckschatten. Aufnahme v. 16. 10. 78: Zeigt eine feine Fleckelung und Kuppenschwiele rechts, links ebenfalls Kuppenschwiele, darunter insbesondere im 1. ICR ein kleiner, gegen die Umgebung unscharf abgesetzter Herdschatten. Im Bereich der 3. Rippe vorne eine 3 × 1,5 cm große runde Verschattung. Tuberkulin: +, TbB.: negativ. Operativer Eingriff vom Patienten abgelehnt

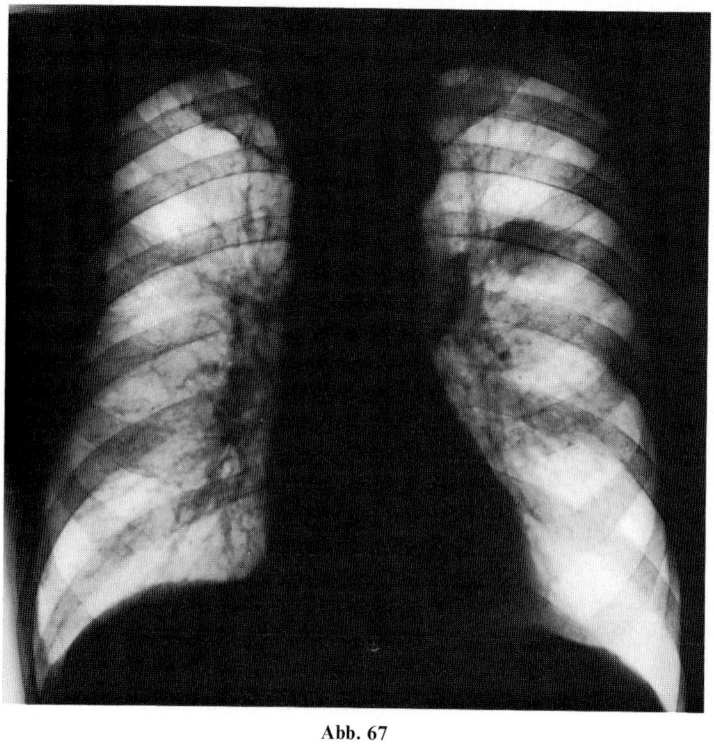

Abb. 67

E. Pleuritis und Pleuraempyem im Ablauf der postprimären Tuberkulose

Die tuberkulöse Pleuritis kann in jedem Stadium der Tuberkulose auftreten, im primären wie im postprimären. Voraussetzung ist nach HUEBSCHMANN (1928) der Kontakt eines tuberkulösen Herdes per continuitatem mit der Pleura und einer bakteriellen Infektion oder einer toxischen Beeinflussung. Die bronchogene wie auch die hämatogene Aussaat des postprimären Stadiums kann so zu pleuralen Reaktionen führen. Wie bei der Primärtuberkulose können Lymphknoten oder das Parenchym betroffen sein. Im Kapitel „Klinik der Primärtuberkulose", Kapitel F (S. 370) wurde ausführlich auf die Anatomie der Pleura, auf die Genese und Differentialdiagnose sowie auf die Formen und den Verlauf der Pleuritiden eingegangen.

Im späteren Erwachsenenalter wird man *differentialdiagnostisch* andere Krankheiten bedenken und ausschließen müssen als im Kindes- und frühen Erwachsenenalter. Eine Aufstellung geben HEIN und ENGEL (1971). Auf das Lebensalter umgerechnet waren bis zum 29. Lebensjahr 7,9% maligne, 74,9% tuberkulöse und 1,62% kardiovaskuläre Erkrankungen Grund des pleuritischen Ergusses. Jenseits des 60. Lebensjahres fanden sich 46,7% maligne, 21% tuberkulös und 20,3% kardiovaskulär bedingte Ex- und Transsudate. Wenn früher bei 90% mit einer Tuberkulose zu rechnen war, so liegen im Schnitt Ergüsse, bedingt durch maligne Erkrankungen bei 40,1%, durch Tuberkulose bedingte bei 25,5% und die unspezifischer Genese bei 13,5%. Als auslösende Ursache kommen in Frage: unterschiedliche Entzündungen bei unspezifischen pulmonalen Infektionen bakteriologischer, mykotischer oder parasitologischer Genese, begleitend bei Granulomatosen, Geschwülsten, subphrenischen Veränderungen im Bereich der Leber oder des Pankreas wie auch bei Erkrankungen des Herz-Kreislauf-Systems (GIESE 1957). Rheumatische Veränderungen und Autoimmunprozesse müssen abgeklärt werden. Ergüsse, die Leukosen, Urämien und Lungeninfarkte begleiten, wie auch der posttraumatische Hämatothorax sind auszuschließen. Eine typische eosinophile Pleuritis kann jedoch auch in jedem Stadium der Tuberkulose als ihre Begleiterscheinung auftreten (BROCARD u. Mitarb. 1970; KOKKOLA 1974). Die Diagnose „Lungeninfarkt mit begleitendem Pleuraerguß" wird sicherlich zu selten gestellt. Andere Organerkrankungen wie die Nephrose können zu Ergüssen führen. Das Meigs-Syndrom ist seltener als Tumoren der Pleura selbst, wie das Mesotheliom (ZHURAVLAV u. KARAVAEV 1977). Hinweise auf die röntgenologische Darstellbarkeit finden sich bei HAUBRICH (1970) und ANACKER (1975). Neben der Ergußpunktion mit ihrer Möglichkeit zur Auswertung in der Differentialdiagnostik bieten die Punktionsbiopsie und die Thorakoskopie zusätzliche Methoden (FRASER u. PARÉ 1970; LEVINE u.Mitarb. 1970; BROCARD u.Mitarb. 1973; LIGHT u.Mitarb. 1973; MORAWETZ 1973; SEIDEL 1973; BRANDT 1974; FERLINZ 1974; MATZEL u. ROSCHER 1974; WERDEMANN u.Mitarb. 1974; BAUMANN u. MORDASINI 1975; FICK 1975; GWIN u.Mitarb. 1975).

In welcher *Form* die Pleuritis tuberculosa auftritt, ob mehr mit Erguß, als herdförmige Pleuratuberkulose oder im Rahmen der Polyserositis tuberculosa,

---

◁ **Abb. 67.** Der gleiche Patient wie Abb. 66. Aufnahme v. 27.2.79: Die feine Fleckelung links oben hat sich unter Chemotherapie zurückgebildet. Der Rundherd in Höhe der 3. Rippe links hat an Größe zugenommen ist ebenso unterschiedlich wie die späten, bleibenden Veränderungen dies sind. Perifokale Entzündungen können zu massiven Verwachsungen führen. Anfangs flächenhafte Adhäsionen lösen sich durch die Atembewegung wiederum zu Strängen auf. Die apikalen Verwachsungen im Bereich der Pleurakuppen weisen auf die meist tuberkulöse Genese der Erkrankung hin. Sie führen zu den charakteristischen, kirchenfensterartigen postpleuritischen Spitzenschwielen; wenn sie beidseitig auftreten, sind sie Folge alter hämatogener, wenn sie einseitig auftreten meist einer zurückliegenden lymphadenobronchogenen Aussaat.

Abbildung 68 zeigt die Pleuritis exsudativa als Begleiterkrankung eines bronchogenen Schubes im postprimären Stadium der Tuberkulose. Die intrapulmonalen Veränderungen, besonders dann, wenn sie kleinkavernös sind, erleichtern die Stellung der Differentialdiagnose. Daß auch der hämatogene Schub im Erwachsenenalter nicht selten mit einem spezifischen Pleuraexsudat einhergeht, zeigten in ihrer ausführlichen Zusammenstellung über hämatogene Lungentuberkulosen des Erwachsenen BRÄUNING und REDEKER (1931). Sie schreiben: „Die Pleuritis ist wohl der treueste Begleiter der Lungentuberkulose, vielgestaltig wie diese ist auch sie". Aber auch die Tuberkulose im Alter kann von einer spezifischen Pleuritis begleitet werden (Abb. 52).

Die Umwandlung der Pleuritis in ein Empyem ist jederzeit möglich. Durch die Chemotherapie ist seine Entstehung jedoch weitgehend zurückgedrängt worden. Bei dem *Pleuraempyem*, der Pleuritis purulenta, die die schwerste Form der tuberkulösen Pleuraerkrankung darstellt, können Reinkulturen von Bakterien gefunden werden. Sie tritt auf nach Perforationen von Kavernen (Abb. 69) oder Lymphknoten in den Pleuraraum hinein. Bei Kavernenperforationen kommt es zu einem Pyopneumothorax durch Eindringen von Luft durch den Bronchialbaum und die Kaverne. Die Ventilstenose kann zu einem Spannungspyopneumothorax führen, wenn die Luft aus dem Pleuraraum nicht ohne weiteres entweichen kann und fordert mit vitaler Indikation die operative Empyemeröffnung, die Thorakozentese. Mittels Heber- oder Saugdrainage werden Luft, Eiter und Exsudat aus dem Pleuraraum entfernt. Durch fortgeleitete Infektion kann es zu spezifischen Rippen- und Weichteilerkrankungen kommen. Perforiert der Pyopneumothorax nach außen, so entsteht das Empyema necessitatis.

Verkalkende Pleuratuberkulosen können Rest einer verkäsenden Pleuritis bleiben. Ihre Entstehung ist heute aufgrund der Chemotherapie zu einer Seltenheit geworden. Man findet sie jedoch als Rest früher durchgemachter Pleuritiden oder Empyeme, teils als Zufallsbefund, teils aufgrund schwerer Lungenfunktionsstörungen, die zu einer Kontrolle des Lungenbefundes führen (Abb. 70 u. 71). An erster Stelle in der Genese steht die Tuberkulose mit Pleuritis, intra- und extrapleuralem Thorax (PERSONNE u.Mitarb. 1969; MERLIER u.Mitarb. 1969). Bei rheumatischen Pleuritiden entstehen Pleuraverkalkungen häufiger bei sekundärer Infektion. Der Hämatothorax und Parasiteninfektionen können ein Grund sein. Pleuraverkalkungen treten nach HEINE und KRICKAU (1973) in vermehrtem Maße in der Nähe asbestverarbeitender Betriebe auf. Differentialdiagnostisch sind sie bekannt bei Talkum, Glimmer und Asbestkontakt, sei es bei einer Arbeit in entsprechenden Betrieben oder durch näheren Wohnkontakt. Nach BOHLIG (1969) nehmen sie in den letzten Jahren an Bedeutung zu. Auf die Genese der Pleuraverkalkungen geht REINHARD (1975) ein.

Aufgabe des Therapeuten ist es, die Bildung von Pleuraschwarten im kostalen, im Sinusbereich und über der Lunge möglichst zu vermeiden. Jede Verwachsung mindert die Funktion; im kostalen Bereich durch die Störung der Interkostalmuskeltätigkeit, im Zwerchfellbereich durch Störung der Zwerchfellbeweglichkeit und Hemmung der Bauchatmung. Die „Lungenfesselung" ist die Folge der Verwachsung, die bei erheblicher Funktionsminderung die Dekortikation der Lunge erforderlich machen kann. Die frühzeitige und konsequent durchgeführte Punktion der tuberkulösen Pleuraergüsse ist die beste Prophylaxe. Zusätzlich kann Kortison intrapleural injiziert werden. Bei trübem Exsudat empfiehlt sich die Gabe von Tuberkulostatika oder Antibiotika als weitere Empyemprophylaxe. Fibrin kann sich im Pleuraraum durch die Atmungsbewegung zu Kugeln zusammenrollen und einen Rundherd (Abb. 72) vortäuschen. Die Verschiebung bei der Atmung gestattet die Diagnose und Lagebestimmung, die bioptisch erhärtet werden kann.

Die *Prognose* der Pleuritis tuberculosa ist durch die Behandlung gegeben. Sie muß wie jede andere Tuberkuloseform mit einer ausreichenden Chemotherapie hinsichtlich der Zeitdauer ihrer Durchführung wie auch der Medikamentenkombination behandelt werden, da die Frequenz späterer Tuberkuloserezidive hoch ist (FRASER u. PARÉ 1970). Die Meinung, es handelte sich um eine „leichtere Form der Tuberkulose“ oder um ein „allergisches Phänomen“ ist falsch. Da auch heute gerade im frühen Lebensalter die Tuberkulose noch die häufigste Ursache der Pleuritis ist (FERLINZ 1974), empfiehlt es sich auch bei unklarer Genese tuberkulostatisch zu behandeln.

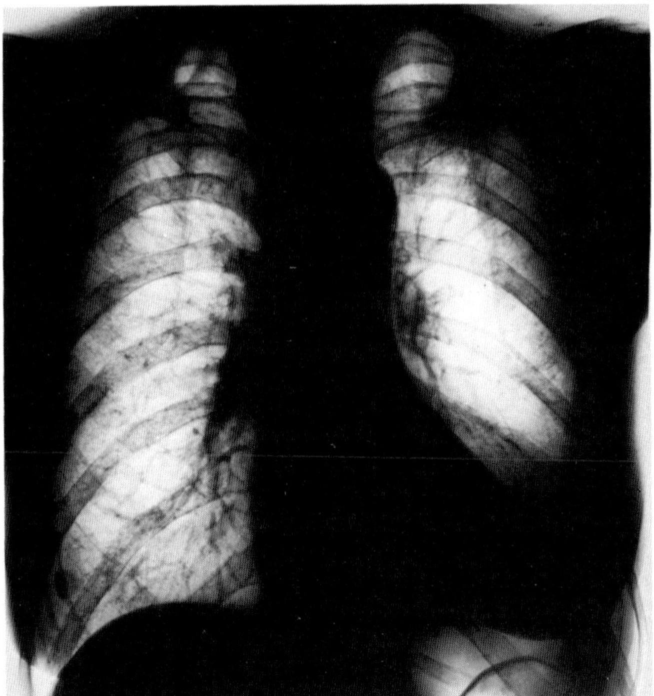

Abb. 68. 61jährige Frau. Erkrankung mit plötzlichen heftigen Leibschmerzen. Aufnahme v. 10.10.78: Trübung im Bereich des linken UF., die bogenförmig nach lateral ansteigt. In Deckung mit der ersten Rippe links weichfleckige Streifung und Trübung mit erbsgroßer Aufhellung darin. Rö.-Schicht-A. bestätigen die kleine Kavernisierung. Die Punktion ergab im Punktat reichlich Lymphozyten und vermehrte polymorphkernige Leukozyten. Tuberkulin: stark +. TbB.: mikroskopisch, Kultur und im Tierversuch positiv. Kombinierte Chemotherapie. (Auffallende Darstellbarkeit der Brustwarze rechts). Diagnose: Frische Pleuritis exsudativa links postprimär, bei kavernöser Lungentuberkulose

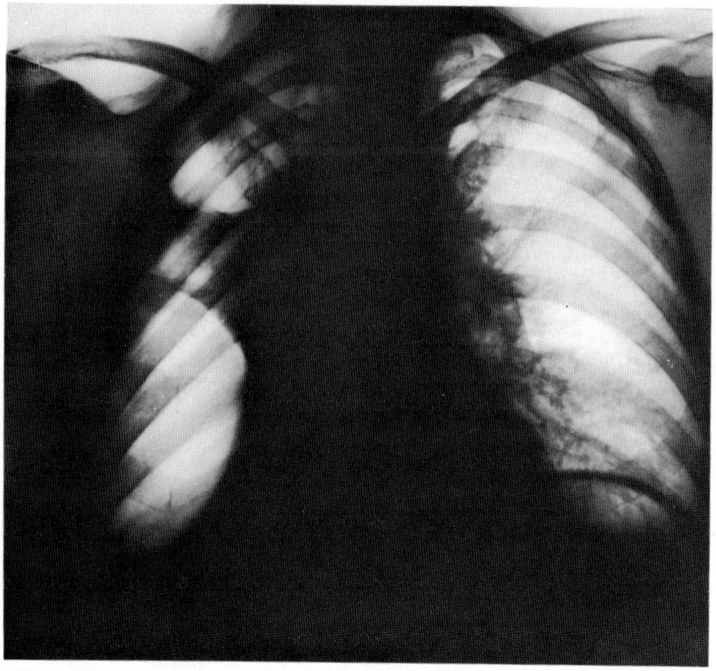

Abb. 69. 60jährige Frau. Aufnahme v. 16. 3. 70: Zustand nach Kavernenperforation mit tuberkulösem Empyem rechts. Reste intrapulmonaler Verwachsungen rechts Mitte bis oben nach intrapleuraler Adhäsion. Tuberkulin: +. TbB.: positiv. Punktion: Dickrahmiger, gelber Eiter. Diagnose: Pyopneumothorax

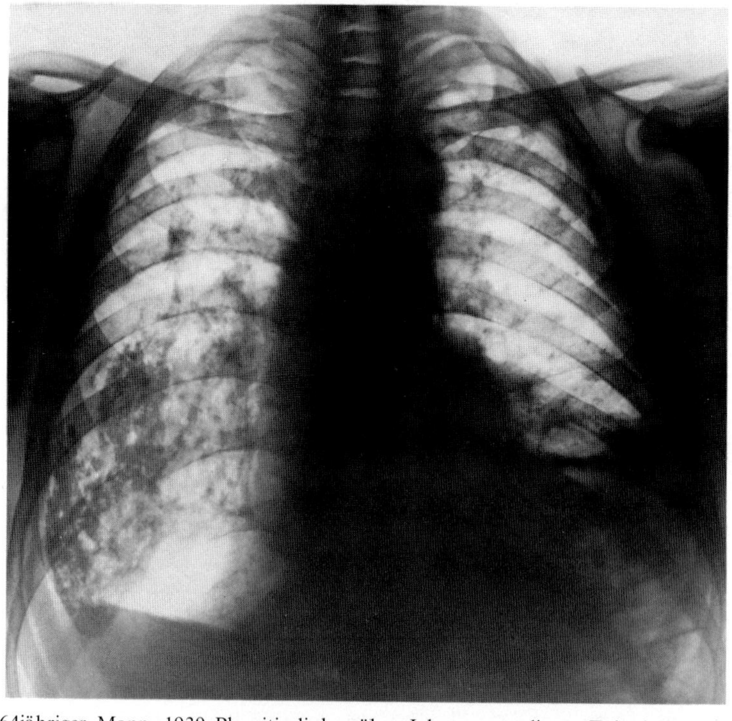

Abb. 70. 64jähriger Mann. 1939 Pleuritis links; über Jahre progrediente Tuberkulose. Aufnahme v. 17. 3. 76: Pleurale Verwachsung beiderseits, links hochgezogenes Zwerchfell, ausgedehnte verkalkte Pleuraschwarte beiderseits, ausgedehnte intrapulmonale Narbenbildungen, schwere Lungenfunktionsstörung. Pickwick-Syndrom

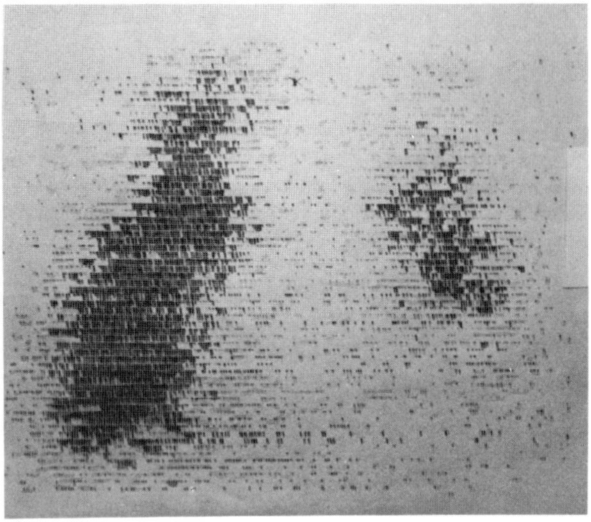

Abb. 71. Derselbe Patient wie Abb. 70. Die Szintigraphie zeigt einen fast kompletten Ausfall der Durchblutung links. Tod durch Ateminsuffizienz

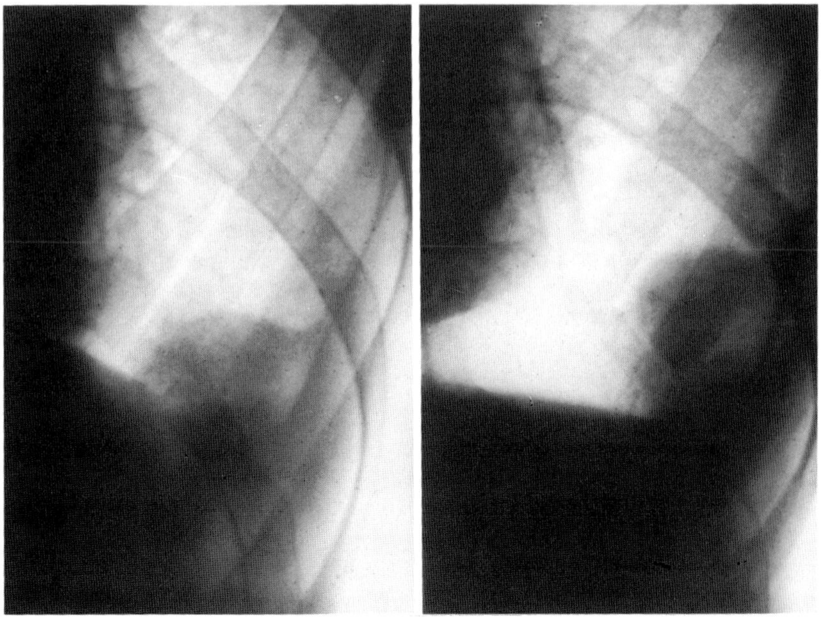

Abb. 72. 61jährige Frau. Aufnahme v. 4.5.79: Kleinkavernöse Streuungstuberkulose links oben mit begleitender Pleuritis exsudativa links. Nach Rückbildung des Ergusses bleibt eine Fibrinkugel im linken Sinus, bei Inspiration liegt sie flach innerhalb der Pleura, bei Exspiration wölbt sie sich rundherdgleich in die Lunge hinein

F. Extrapulmonale Tuberkulosen im Ablauf der postprimären Lungentuberkulosen

1. Vorbemerkungen

Die Tuberkulose ist eine Infektionskrankheit, die den ganzen Körper und nicht nur die Lunge betrifft. Die Lunge ist zwar der häufigste Ausgangspunkt als Eintrittspforte der Tuberkulose und bleibt im weiteren Krankheitsgeschehen auch ihr häufigster Manifestationsort. Sie jedoch vom übrigen Krankheitsgeschehen abgrenzen zu wollen, ist nicht möglich, da intra- und extrapulmonale Ausstreuungen eng miteinander verbunden sind. In diesem Kapitel wird auf das gleichzeitige oder aufeinanderfolgende Krankheitsgeschehen in und außerhalb der Lunge eingegangen.

Im Abschnitt über die Primärtuberkulose wurde die extrapulmonale Tuberkulose aufgezeigt, soweit sie direkt mit dem Primärkomplex und den frühen Ausstreuungsformen in Zusammenhang zu bringen ist. Besprochen wurde der extrapulmonale Primärkomplex und die subprimären Ausstreuungen des intra- und extrapulmonalen Erstherdes, hämatogene Aussaaten, die zu einer frühen Absiedlung in den verschiedenen Organen führen können. Die hämatogenen Aussaaten des postprimären Stadiums gleichen in vielen denen des primären Stadiums; sie erfolgen lediglich nicht direkt im Anschluß an die Primärinfektionen, sondern entstehen Jahre oder Jahrzehnte später. Die Reaktionsformen des Organismus sind nach diesen Jahren der Latenz anders geworden. Diese späten Streuungsformen verlaufen weniger akut. Sie gehen oft mit geringeren entzündlichen Erscheinungen einher und sind symptomloser, so daß je nach Lokalisation in den verschiedenen Organen eine lange Latenzzeit bis zur Diagnosestellung ablaufen kann. Die Frequenz von pulmonalen zu extrapulmonalen Tuberkuloseformen schwankt zwischen Industrie- und Entwicklungsländern: in ersteren liegt der Anteil um 4–10%, in den Entwicklungsländern um 17–50%! RANFT u. Mitarb. (1974) sah 15896 Krankenblätter der Jahre 1965–1973 in einem allgemeinen Krankenhaus durch. In diesem nicht selektierten Material waren 92 aktive Tuberkulosen enthalten, die nur in einem Drittel der Fälle unter der Diagnose „Tuberkulose" eingewiesen worden waren. 26mal handelte es sich um eine frische Erstinfektion, 45mal um Reaktivierungen von Befundträgern, 21mal um Rezidive von früher Behandelten und 7mal um extrapulmonale Tuberkulosen. Auf diese hohe Frequenz von Fehldeutungen, die zwar mit dem Rückgang der Tuberkulose ebenfalls abnehmen, weisen anhand ihres Obduktionsgutes auch POST und SCHULZE-WARTENHORST (1979) hin. Einen Vergleich der Durchgänge in der Klinik Aprath hinsichtlich der Tuberkuloseformen in den Jahren 1972–1977 gibt BUCHALY (1979). Insgesamt 2046 Krankenblätter von Patienten, die wegen einer Tuberkulose eingewiesen wurden, wurden ausgewertet. Zu bedenken bleibt jedoch eine vorherige Auslese im Rahmen der Einweisungen. Die Zahl der extrapulmonalen Tuberkulosen lag hier mit 19,06% relativ hoch; die Meningitis tuberculosa zeigt mit 0,73%, im Schnitt mit ca. 1% seit Jahren eine Konstanz wie auch die Miliartuberkulosen (1,61%) bei etwa doppelter Frequenz und die Pleuritiden (4,05%). Die Zahl der peripheren Lymphknoten ist in den letzten Jahren erheblich zurückgegangen, die Zahlen der Knochen- und Nierentuberkulosen gestatten nur ein relatives Bild, da hier gezielte Einweisungen ausschlaggebend sind. Aus der Sicht des Pathologen gibt HARTUNG (1977) einen Überblick. Extrapulmonale Manifestationen wurden in 2,5% aller Obduktionen gefunden. Hier standen Knochentuberkulosen, speziell in der Wirbelsäule, und die männliche Urogenitaltuberkulose an erster Stelle. Fast ein Drittel bei Obduktionen festgestellter Tuberkulosen war klinisch nicht bekannt. Auch in seinem Material zeigt sich die extrapulmonale Tuberkulose rückläufig. Nach FARER u.Mitarb. (1978) nimmt sie in einem relativen Vergleich zu der Lungentuberkulose in den USA jedoch zu. Bestimmte Bevölkerungsgruppen, so Gastarbeiter, sind wie auch bei der Lungentuberkulose bevorzugt (SCHULZE 1977). Nach BLAIS u.Mitarb. (1978) liegt die Frequenz der extrapulmonalen Tuberkulose bei 12–15% und würde so im Vergleich zu den Zahlen von BULLA (1978) aus den Jahren 1967–1972 ebenfalls relativ zunehmen, wobei die Urogenitaltuberkulose mit 25% vor der Knochen- und Gelenktuberkulose mit 18% liegt. Diese extrapulmonalen Spätstreuungen können sowohl aus intra- wie aus extrapulmonalen Manifestationen der Tuberkulose erfolgen. Weit im Vordergrund steht jedoch die Lungentuberkulose. Eine Rarität ist eine postprimäre Tuberkulose, die sich nach Nierentransplantationen aus einem Herd der transplantierten Niere entwickelte (LAKSHMINARAYAN u. SAHN 1973).

Eine Übersicht über die Frequenz extrapulmonaler Tuberkuloseformen zu Gesamtzahlen an Tuberkulosen in der Bundesrepublik und in den Nachbarländern gibt Tabelle 8 (Informationsbericht des DZK, Hamburg, 1977). Die Zahlen beziehen sich auf das Jahr 1974.

Tabelle 8. Frequenz extrapulmonaler Tuberkuloseformen und deren Anteil an den gesamten Tuberkulosen

	Extrapulmonale Tb	Tuberkulose insgesamt	%-Anteil
BRD	5483	36551	15,00
Dänemark	73	589	12,39
DDR	1377	6648	20,71
Finnland	723	3581	20,19
Österreich	451	4215	10,70
Schweden	335	1625	20,62

2. Meningoencephalitis tuberculosa

Die Meningitis tuberculosa – je nach Lokalisation kann von einer Meningoencephalo-Myelitis gesprochen werden – war früher hauptsächlich Begleiterin der subprimären hämatogenen Aussaaten im Kindesalter. Unter dem Kapitel „Primärtuberkulose" wurde ausführlich auf das Krankheitsbild eingegangen. Die Tabelle 5 bringt dort eine Gegenüberstellung beobachteter Meningitisfälle, aufgeteilt nach den verschiedenen Lebensjahren. Bei insgesamt 44 Behandelten der Jahre 1965–1975 lag das Maximum der Erkrankungen nicht mehr wie früher im Säuglingsalter, sondern im Schulalter zwischen sieben und 14 Jahren. Zehn Erkrankte waren über 15 und drei sogar über 50 Jahre alt. Nach Ansicht von WEIGEL (1976) haben die Frühgeneralisationen abgenommen, die Altersmiliartuberkulosen zugenommen, wenn auch die Meningitis aus der Sicht des Pathologen auf $^{1}/_{7}$ der früheren Zahl zurückgegangen ist, sich jedoch nach VAN GEUNS (1971) bei 1% hält. Auch Kombinationen der Lungen- mit anderen Organtuberkulosen sind aus der Sicht von WEIGEL seltener geworden. Die tuberkulöse Meningitis ohne jegliche andere Manifestation habe hierbei zugenommen. In dem

Obduktionsgut von WILLGEROTH und SPORMANN (1975) der Jahre 1962–1973 fanden sich bei insgesamt 24032 Erwachsenenobduktionen 17mal Meningitiden, davon 13 kombiniert mit einer Miliartuberkulose, 4mal sog. isolierte Meningitiden. Nur in 2 Fällen wurde die Meningitis in die Differentialdiagnose mit einbezogen aufgrund unklarer zerebraler Symptomatik, unterschiedlicher Liquorbefunde, bei denen auch die Erniedrigung des Liquorzuckers fehlen konnte. Mit den klassischen Ausstreuungen der Miliartuberkulosen, die sich nach JACQUES und SLOANE (1970) in das Erwachsenenalter verschoben haben, wird man auch in diesem Alter mehr und mehr mit der Meningitis rechnen müssen (MARTIN u. SCHULZE 1975). Jede Form der Tuberkulose kann die Meningitis begleiten, die Miliartuberkulose ist die häufigste. Der Röntgenbefund der Lunge kann jedoch, wie dies Abb. 73 zeigt, lediglich in einer abgelaufenen, verkalkten Primärtuberkulose bestehen, dies selbst in höherem Alter. Jede Massivität einer Meningitis ist möglich; von schwersten Krankheitszuständen bis zu leichten Formen, die auch unbehandelt ausheilen können. So beschreiben ZINNEMANN und HALL (1976) bei einem 56jährigen Mann eine unklare Meningitis, bei der Punktatkulturen nach vier Wochen TbB-positiv waren, die Beschwerden jedoch ohne Therapie zurückgegangen und der Befund abgeheilt war. Lediglich zur Rezidivprophylaxe wurde eine antituberkulöse Therapie gegeben.

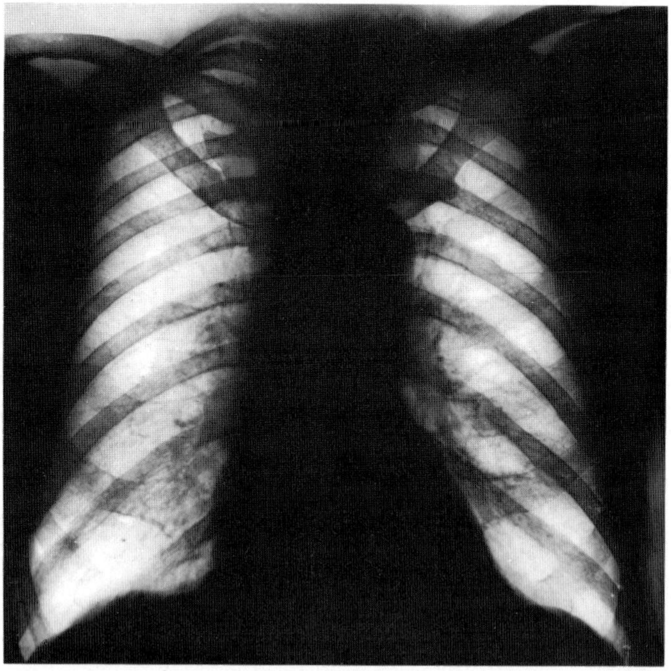

Abb. 73. 69jähriger Mann. Aufnahme v. 8.9.78: Spitzen-Tb rechts nach abgelaufenem Primärkomplex rechts unten. Alte Rippenfrakturen rechts unten. Seit acht Tagen Kopf- und Nackenschmerzen. Die Punktion ergab eine Meningitis tuberculosa bei Nachweis von TbB. im getrübten Liquor. Liquorzucker 75, Blutzucker 103 mg%, Pandy im Liquor: positiv. Zellzahl 672/3 Zellen. Normomastixreaktion Senkung bis Röhrchen 6, Spinngewebsgerinnsel. Kombinierte Chemotherapie mit INH, Myambutol und Rifampicin. Nach vier Wochen normale Zellzahl, nach vier Monaten normale Mastixkurve. Der Blutzucker bleibt tief, der Pandy positiv. Weiter Langzeitbehandlung mit INH zur Rezidivprophylaxe

In der Bundesrepublik ist der Typus humanus ausschlaggebend für die Auslösung einer Meningitis, da Mykobakterien des Typus bovinus weitgehend verschwunden sind. Spätrezidive der postprimären Tuberkulose müßten, da bovine Erreger aus der früheren Zeit im Körper noch vorhanden sein dürften, beobachtet werden können. Über sie wurde jedoch nicht mehr berichtet. Die Inkubations- oder Latenzzeit, die Zeit zwischen Eindringen der TbB in die Blutbahn bis zur klinischen Manifestation bei der postprimären Tuberkulose bestimmen zu wollen, ist kaum möglich. Anders liegt das Problem bei der Primärtuberkulose; in diesem Kapitel wurde auf die Frage eingegangen. Eine Entstehung der Meningitis tuberculosa per continuitatem ist sowohl bei Erkrankungen im Bereich des knöchernen Schädels als auch bei Wirbelherden möglich (EL MECHAAL 1978). Dies trifft sowohl für die primäre wie für die postprimäre Tuberkulose zu. Traumen können hier begünstigend wirken.

Auf das klinische Bild und die Diagnostik der Meningitis tuberculosa wurde im Kapitel „Primärtuberkulose" (S. 388) eingegangen; ausführliche Darstellungen finden sich bei PETTE und KALM (1953) und MOESCHLIN und BUSER (1964). Die Symptomatik bei der postprimären Tuberkulose gleicht der der Meningitis bei der Primärtuberkulose. Kopfschmerz, besonders in der Stirngegend, Erbrechen unabhängig von den Mahlzeiten, Fieberanstieg und Meningismus geben Anlaß zur Liquoruntersuchung. Prodromalstadien können vorausgehen. Hirnnervenausfälle weisen, bedingt durch die basale Lieblingslokalisation der Meningitis tuberculosa auf diese Diagnose hin. Eine spinale Symptomatik kann hinzukommen. Die Nackensteifigkeit bleibt jedoch bei jeder Form der Haupthinweis. Innerhalb von wenigen Stunden kann sich die Symptomatik entwickeln. Eine Hyperreflexie kann auftreten, desgleichen eine Hyperästhesie. Hirndruckerscheinungen bedingen einen Vaguspuls. Eine Trübung des Sensoriums führt über Benommenheit ins Koma.

Gleichermaßen wie bei der Miliartuberkulose (WRIGHT u. HAMILTON 1974) kann es auch bei Meningitiden zu Rezidiven kommen, die durch abermalige Aussaat oder auch lokale Rezidive bedingt sind. Im weiteren Verlauf kommt es zu verschiedenartigsten Paresen, zu Abmagerungen, Störungen der Blasen- und Mastdarmtätigkeit, zu Konvulsionen oder bretthartem Streckkrämpfen des Körpers. Eine Cheyne-Stokessche Atmung kann das Krankheitsbild begleiten. Entsprechend der Mitbeteiligung der das Zentralnervensystem versorgenden Gefäße kommt es zu einer recht unterschiedlichen Symptomatik. Die verschiedensten neurologischen Störungen motorischer und sensorischer Art, Kleinhirnstörungen, Nervenausfälle, Reiz- oder Lähmungserscheinungen können auftreten. Die Hirntuberkulose, selbst in Form eines Tuberkuloms, kann der Meningitis vorangehen und wiederum per continuitatem sekundär zur Meningitis führen. Bei jeder Meningitis muß auch heute die tuberkulöse Erkrankung differentialdiagnostisch in Erwägung gezogen werden. Die rechtzeitige Diagnose bessert die Prognose (BERGER 1976; RÖLLINGHOFF u. MALCHOW 1976).

Die Therapie der Meningitis tuberculosa unterscheidet sich nicht wesentlich von der der übrigen Tuberkuloseformen. Die Dosierung des Isonikotinsäurehydrazids sollte jedoch relativ hoch mit 10 mg/kg, beim Kind höher mit 15 bis maximal 20 mg/kg erfolgen, wobei die krampfpotenzierende Wirkung dieses Medikamentes zu berücksichtigen ist und bei Krampfneigung die Dosis auf eine Mindestmenge von 5 mg/kg reduziert werden muß. Das Myambutol wird in einer Dosis von 25 mg/kg verabreicht. Die mögliche Schädigung des Nervus opticus muß bedacht werden und differentialdiagnostisch gegen die Folgen der Meningitis selbst abgegrenzt werden. Die Dosierung des Rifampicin, das wie das Isonikotinsäurehydrazid, wenn auch weniger liquorgängig ist, liegt bei

10 mg/kg. Bei Unverträglichkeiten kann nach wie vor das Streptomycin mit 20–25 mg/kg oder auch die PAS als Infusion eingesetzt werden. Bei Benommenheit und Koma ist eine orale Therapie nicht mehr möglich. Alle genannten Präparate stehen auch zur Infusion zur Verfügung. Das INH in Form des flüssigen Isozid, das Ethambutol als Myambutol in Ampullen wie auch das Rifampicin und das Streptomycin, so daß hier bei gleicher Dosierung wie bei oraler Zufuhr jede Medikation mit den wichtigsten Antituberkulotika gegeben ist. Steroide sollten, insbesondere bei intraspinalen Verwachsungen und bei jeder schwereren Form der Meningitis zusätzlich gegeben werden, da sie die Sterblichkeit reduzieren (ESCOBAR u.Mitarb. 1975) und Defektheilungen verhindern können (SIMON 1977). Eine intraspinale Therapie erübrigt sich bis auf wenige Ausnahmen. Auch nach Sanierung des Liquors und Abklingen jeglicher Symptomatik ist als Rezidivprophylaxe wie bei der Behandlung der schweren Lungentuberkulose die Therapie bis zu zwei Jahren durchzuführen. Bei Defektheilungen, bei denen es kaum zu entscheiden ist, ob noch aktive Prozesse ablaufen oder bereits die Symptomatik durch narbige Veränderungen bedingt ist, empfiehlt sich die Fortsetzung der INH-Therapie oft über Jahre.

Von MOESCHLIN und BUSER (1964) wird ein unmittelbarer Zusammenhang von Gravidität und Meningitis tuberculosa genannt. Letztere dürfte dann zumeist Ausdruck einer tuberkulösen Späterstinfektion sein. Die Prognose ist jedoch bei rechtzeitiger Diagnosestellung gleichermaßen günstig wie bei der ohne Schwangerschaft ablaufenden Meningitis (s. Beitrag DUNDALEK u. JENTGENS, S. 545ff.).

Computertomographie zur Beurteilung eines möglichen Hydrozephalus und Pneumenzephalographie sind zur Beurteilung der Restzustände besser geeignet als in der Differentialdiagnostik. Die Leberpunktion kann Hinweise auf gleichzeitige hämatogene Absiedlungen in der Leber, die Untersuchungen des Augenhintergrundes solcher in der Chorioidea geben (s. F.10, S. 527). Ist die Diagnose einer Meningitis nicht abgesichert, sollte grundsätzlich an das Vorliegen einer Meningitis tuberculosa gedacht und zusätzlich eine entsprechende Therapie begonnen werden, ehe die Differentialdiagnostik abgeschlossen und der bakterielle Nachweis geführt worden ist. Die Therapie ist dann später umzustellen.

Auch die Frage des Tuberkuloma cerebri wurde bereits auf S. 393 abgehandelt. Zusätzlich sei hier auf die Zusammenstellung von HASSLER (1953) und WEBER (1964) hingewiesen. Bei einer sehr vielfältigen Symptomatologie sind sie differentialdiagnostisch bei Hirntumoren zu bedenken und lassen sich von ihnen röntgenologisch, computertomographisch und durch die Szintigraphie nicht abgrenzen. Sie begleiten die primäre Tuberkulose gleichsam wie die postprimäre. Die Differentialdiagnose wird, wenn nicht intrafokale Verkalkungen sie erleichtern, erst operativ gestellt werden. Tuberkulome können sich unter der Chemotherapie abkapseln und zur Ruhe kommen. Ihre Frequenz hat in den letzten Jahren abgenommen.

Auf die Neuritis und Polyneuritis tuberculosa wird von BUSER (1964) eingegangen. Heute im Ablauf der Tuberkulose beobachtete Neuritisformen sind meist bedingt durch die Chemotherapie, hier insbesondere durch das INH oder im N. opticus das Ethambutol. Echte tuberkulöse Entzündungen des Nerven können jedoch auch hämatogen oder durch direkten Kontakt, z.B. bei der Spondylitis tuberculosa oder über den Liquorweg erfolgen. Motorische und sensorische Störungen können auftreten.

Mono- und Polyneuritiden bei der Tuberkulose, die infektiös-toxisch oder degenerativ auftreten, gehören zu den Seltenheiten.

3. Knochen- und Gelenktuberkulose

Die Knochen- und Gelenktuberkulose im postprimären Stadium der Tuberkulose hat den gleichen, meist hämatogenen Entstehungsweg, wie der bei der Primärtuberkulose und wie er entsprechend im Beitrag „Klinik der Primärtuberkulose“ (G.4, S. 393) beschrieben worden ist. Inokulation und Infektion per continuitatem treten ihr gegenüber an Bedeutung zurück, sind jedoch möglich (BÜRGEL u. BIERLING 1973). Zusammenfassende Darstellungen im neueren Schrifttum stammen von DIETHELM und KASTERT (1974), KASTERT und UEHLINGER (1964) sowie von SCHINZ u.Mitarb. (1952). Das Krankheitsbild wurde 1779 von POTT als charakteristisches Anzeichen der tuberkulösen Spondylitis beschrieben mit seinen häufigen Begleiterscheinungen, dem Gibbus oder Pottschen Buckel und der Querschnittslähmung.

Bei den zur Zeit in der Bundesrepublik beobachteten Knochentuberkulosen entfallen etwa 60% auf die Spondylitis. Hiervon weisen etwa 5% eine Querschnittslähmung auf (HÖTTER 1977). Der Ort der Absiedlungen der Tuberkelbakterien und auch die Zahl der Absiedlungsstätten sind abhängig von der Form der Tuberkulose, der Massivität der Bakteriämie, der Virulenz der Bakterien und dem Alter des Patienten bei Berücksichtigung seiner Abwehrlage. Nach UEHLINGER (1964) liegt die erste Streuperiode im Kindesalter, die zweite im frühen Erwachsenenalter, zwischen dem 20. und 30., die dritte schließlich nach dem 60. Lebensjahr. Die beiden ersten Perioden schließen sich an die Primärinfektion an, die letztere ist der typische Begleiter der postprimären Tuberkulose. Durch Chemoprophylaxe, BCG-Impfung, Chemotherapie und Chemoprävention sind die frühen Streuungsformen selten geworden. Die postprimär entstehende Skelettuberkulose dominiert jetzt. So waren von 59 spezifischen Spondylitiden, die EL MECHAAL (1978) beschreibt, 1% im Alter zwischen fünf und zehn Jahren, sechs Patienten zwischen 11 und 20, neun zwischen 21–30, 11 zwischen 31–40, 12 zwischen 41–50, 13 zwischen 51–65 Jahren und sieben Patienten waren älter als 66 Jahre. In den von UEHLINGER (1964) veröffentlichten Zahlen lag die Frequenz der Knochentuberkulose im Kindesalter noch höher. Diese frühen Skelettuberkulosen im Kindesalter haben nach UEHLINGER nur eine auffallend geringe Vergesellschaftung mit anderen Organtuberkulosen, die in späteren Lebensaltern wesentlich häufiger ist. Angaben über das gleichzeitige Auftreten von Tuberkulosen außerhalb der Skelettuberkulose wechseln (Tabelle 9). Im eigenen Beobachtungsgut fand sich bei Spondylitikern in 40,67% eine Lungenbeteiligung. Jedoch waren nur selten die pulmonalen Infektionen bekannt gewesen. Pleuritische Residuen bestanden in 13,55%, eine Nierentuberkulose in 27,11%. Auch hier wiesen nur in einem Viertel der Fälle anamnestische Angaben auf diesen Befund hin. Diese Zahlen entsprechen denen von KASTERT (1969). Andere Angaben nennen bis zu 50% ein gleichzeitiges Vorkommen von Skelett- und Nierentuberkulose. Die Kombination der Skelettuberkulose mit Erkrankungen des Genitalapparates lag in der eigenen Untersuchung wesentlich geringer (4,4%). Sie betrifft mehr das Jugendlichen- und frühe Erwachsenenalter als Zeichen der subprimären, hämatogenen Aussaat. Zwei Meningitiden wurden bei 59 Spondylitikern gesehen. Die Zahlen haben sich, was Kombinationen von Tuberkulosen an mehreren Organen anbetrifft, in den letzten Jahren kaum verschoben.

Die Latenzzeit schwankt von Lokalisation zu Lokalisation erheblich und ist vom Alter des Patienten abhängig. Verschiedene Schübe können beobachtet werden. Tabelle 10 zeigt eine Gegenüberstellung nach LANG (1960). Ein Aus-

Tabelle 9. Altersverteilung und Herdlokalisation in 115 Fällen von Skelettuberkulose. Knochentuberkulose (115 Fälle: 76 ♂, 39 ♀). (Aus UEHLINGER 1933)

Zahl der Fälle	Ausschließliche Knochentuberkulose	Knochentuberkulose mit anderen extrapulmonalen Organtuberkulosen	Knochentuberkulose mit Lungentuberkulose	Knochentuberkulose mit Lungen- und anderen Organtuberkulosen	Nierentuberkulose	Nebennierentuberkulose	Weibliche Geschlechtsorgantuberkulose	Männliche Geschlechtsorgantuberkulose	Gehirnkonglomerattuberkel	Residuen von Pleuritis exsudativa	Alter in Jahren
10	10	–	–	–	–	–	–	–	–	–	0–15
25	7	8	3	7	7	2	2	9	4	8	16–30
17	3	1	3	10	8	3	–	6	1	6	31–40
17	9	3	1	4	4	4	–	2	–	11	41–50
16	7	5	3	1	2	5	–	2	–	3	51–60
19	13	3	2	1	2	3	–	4	1	7	61–71
11	9	1	–	1	2	–	–	–	–	2	71 u.m.
115	58	21	12	24	25	17	2	23	6	37	

Tabelle 10. Latenzzeiten der Knochen- und Skelettuberkulose bei 709 Patienten. (Nach LANG 1960)

Lokalisation	Fälle	Monate	Durchschnitt
Halswirbel	13	2–8	4,3
Obere Brustwirbel	40	4–20	9,82
Untere Brustwirbel	138	8–30	17,34
Lendenwirbel	144	9–33	20,71
Iliosakralgelenk	37	4–14	7,70
Rippen, Brustbein	55	3–12	7,62
Finger- und Mittelhandknochen (Spina ventosa)	17	1–6	2,06
Extraartikuläre Kortikalisherde	20	1–8	5,80
Knie-, Ellbogen-, Sprunggelenk (Synovialtuberkulose)	18	1–3	1,55
Kniegelenk (Pyarthrosis)	32	6–19	11,53
Sprunggelenk	14	8–16	11,28
Ellbogengelenk	15	6–16	12,60
Hüftgelenk	34	16–36	26,29

schlußverhältnis zwischen extra- und pulmonaler Tuberkulose oder ein Antagonismus besteht nicht. Nach ALEXANDER und HASSELBACH (1937) bieten Skelettuberkulosen einen weitgehenden Schutz gegen spätere Lungentuberkulosen. Dies beruht jedoch auf der Reihenfolge: zuerst Lungentuberkulose, spätere Absiedlung als Skelettuberkulose, wobei eine spätere Exazerbation auch der Lungentuberkulose bei unbehandelter Skelettuberkulose nicht auszuschließen ist. Aber auch Knochen- und Gelenktuberkulosen ihrerseits können wieder streuen und hämatogene Aussaaten zur Folge haben. Abgeheilte Blockwirbel schließen eine frisch spezifische Spondylitis tuberculosa in einem anderen Wirbelbereich keineswegs aus, Beobachtungen, die von der Lunge her ebenfalls bekannt sind und genannt wurden.

Eine gleichzeitige Affektion von Knochen und Gelenken ist möglich, da die Gelenktuberkulosen von Absiedlungen in der Gelenkkapsel oder gelenknahen Skelettherden ihren Ausgang nehmen. Die Knochentuberkulosen selbst basieren auf Absiedlungen innerhalb des Knochenmarks, zumeist dort, wo das dichteste Gefäßnetz zu finden ist. Im Wachstumsalter sind dies die epi- und metaphysären Abschnitte und die Markfelder im blutbildenden roten Knochenmark. Nach Abschluß des Wachstums ist die Durchblutung der ossifizierten Epiphysenfugen stark vermindert, desgleichen die Markvaskularisation. So werden beim Erwachsenen die bandscheibennahen Abschnitte der Wirbelkörper, im Kniegelenk der laterale Condylus femoris, im Humeruskopf die Umgebung des Sulcus bicipitalis bevorzugt (KOLLOTNIE 1925, zit. nach KASTERT 1974).

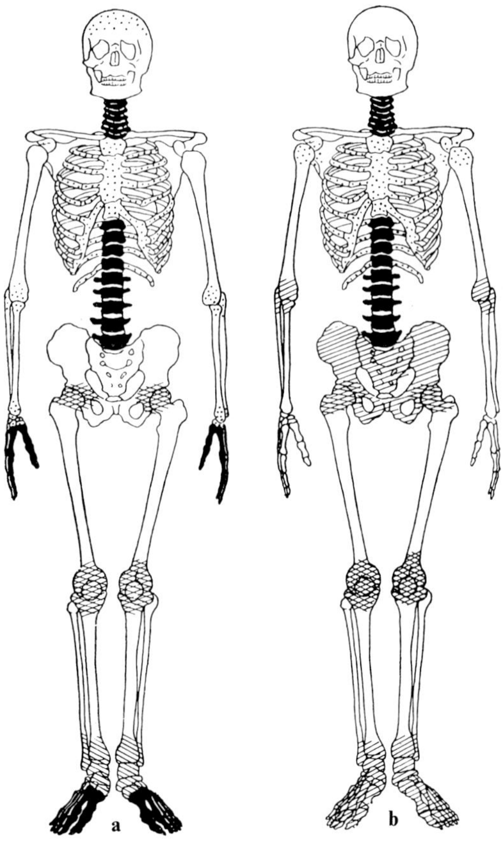

Abb. 74. a Lieblingslokalisationen der Skelettuberkulose bei 400 Kindern. *Schwarz,* häufigste Lokalisationen (über 20%), *kariert,* häufige Lokalisationen (10–20%), *schräg schraffiert,* nicht seltene Lokalisationen (5–10%), *punktiert und weiß,* seltene Lokalisationen. (Nach JOHANSSON 1926). **b** Lieblingslokalisationen der Skelettuberkulose am Zürcher Material (in der Mehrzahl Erwachsene). *Schwarz,* häufigste Lokalisationen, *kariert,* häufige Lokalisationen, *schraffiert,* nicht seltene Lokalisationen, *punktiert und weiß,* seltene Lokalisationen. (Nach SCHINZ u.Mitarb. 1952)

Im Kindesalter werden mehr die kurzen Röhrenknochen von Hand und Fuß befallen, im Erwachsenenalter mehr die großen Gelenke, wobei die Wirbelsäule mit etwa 50% in den verschiedenen Lebensaltern gleichbleibend beteiligt ist. Abbildung 74 gibt einen Überblick. Synoviale Metastasen werden früher manifest als ossäre und hier wiederum Herde im Bereich der flachen und kleinen Knochen sowie gelenknahe Absiedlungen früher als solche in Wirbel oder Becken. Die Lieblingslokalisationen der Skelettuberkulose gibt Tabelle 11 wieder.

Tabelle 11. Bevorzugte Lokalisation der Skelettuberkulose

Autor	ALFER	BISCHOFBERGER	KASTERT	MAY	CLAIRMONT WINTERSTEIN DIMTZA	UEHLINGER	
Jahr	1891	1957	1962	1951	1931	1922–1931	
					0–20 Jahre	21–100 Jahre	
Fälle	1474	633	3273	622	439	20	97
Wirbelsäule	16,2%	34,3%	54,8%	49,0%	24,37%	62,07%	63,91%
Schultergelenk	2,5%	0,9%	2,8%	2,9%			1,51%
Ellbogengelenk	7,7%	4,2%	2,7%	4,3%	6,61%		3,01%
Handgelenk	4,3%	12,6% (u. Fuß)	3,4%	6,1%		3,45%	4,51%
Hüftgelenk	16,4%	11,7%	11,2%	9,0%	12,07%	6,90%	6,76%
Kniegelenk	19,2%	21,7%	11,1%	8,0%	17,08%	6,90%	7,52%
Fußgelenk	5,3%		5,0%	4,7%	6,15%		6,76%
Rippen	4,4%	3,5%	2,4%	4,0%			
Brustbein	1,7%	2,7%	1,5%	4,4%			
Becken	1,9%	1,9%	5,1%	0,5%	5,92%	3,45%	2,26%
Übriges Skelett	20,4%	6,5%		7,1%	27,80%	17,24%	3,76%

(Nach KASTERT u. UEHLINGER 1964)

Als Grundsatz gilt nach SCHINZ u. Mitarb. (1952): Eine sich entwickelnde Skelettuberkulose gibt im allgemeinen erst nach dem dritten Monat oder später einen Röntgenbefund. Aus dem anatomischen oder röntgenologischen Befund mit Sicherheit auf das Alter der Erkrankung zu schließen, ist nicht möglich. Ein infizierendes Trauma dürfte außerordentlich selten sein. Ein mobilisierendes oder aktivierendes Trauma und unter Umständen ein generalisierendes Trauma ist häufiger (s. Beitrag WANDELT-FREERKSEN, S. 699).

Röntgenologisch sind die tuberkulösen Veränderungen innerhalb der Weichteile nur schwer zu erkennen, am besten dann, wenn innerhalb einer verkäsenden Veränderung Kalkeinlagerungen beginnen. Ihre Diagnose wird operativ-histologisch gestellt. Perivertebrale Abszesse bei Spondylitiden sind an ihrer spindelähnlichen Form (Abb. 75 u. 76) „Senkungsabszesse" oft als Schattenkontrast, besonders bei Kalkeinlagerung (Abb. 77 u. 78) erkennbar. Schichtkontrollen sind wertvoll. Bei Skelettveränderungen ist die Darstellbarkeit eines tuberkulösen Herdes von der Größe der Veränderung und dem Umfang der Zerstörung abhängig. Kleine Aufhellungen werden in Übersicht- oder Schichtaufnahme sichtbar, sie lassen die wahre Ausdehnung des Prozesses meist unterschätzen. Sie werden

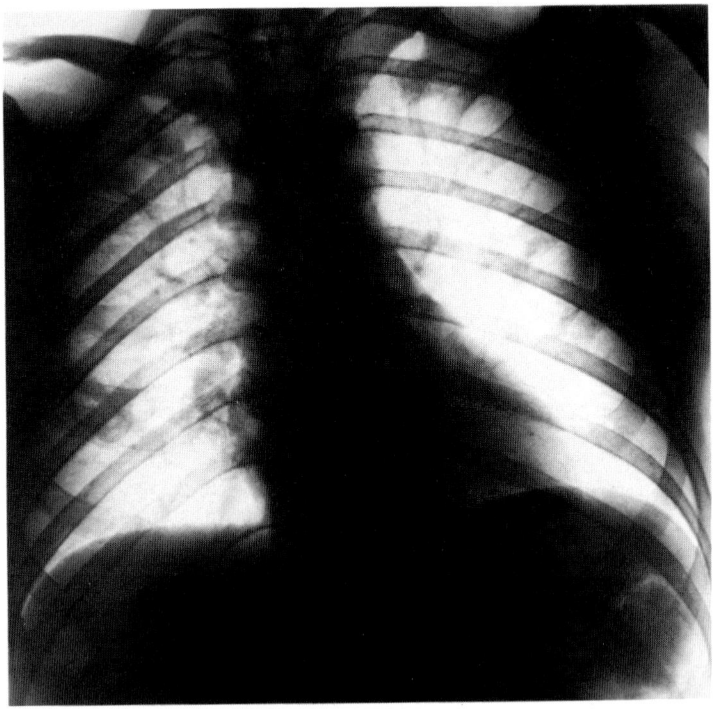

Abb. 75. 41jährige Frau. Aufnahme v. 17.10.78 (liegend): Fleckschatten rechts im 3. ICR (postprimäre Ausstreuung)

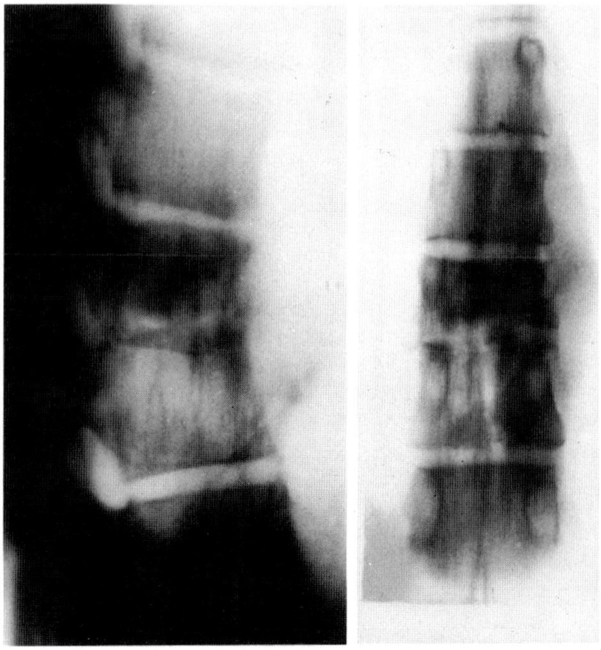

Abb. 76. Dieselbe Patientin wie Abb. 75. Seit einem halben Jahr Rückenschmerzen, jetzt inkomplette Querschnittslähmung. Schichtaufnahme v. 23.10.78: Knochenkaverne D 9/10, Zerstörung der Bodenplatte D 9 und der Deckplatte D 10, besonders ventral. Intervertebralspalt weitgehend verschwunden, spindelförmiger Abszeßschatten paravertebral links, tastbare Gibbusbildung. Operativ: histologisch Tuberkulose, TbB.: negativ. Postoperativ Rückbildung der Paraplegie

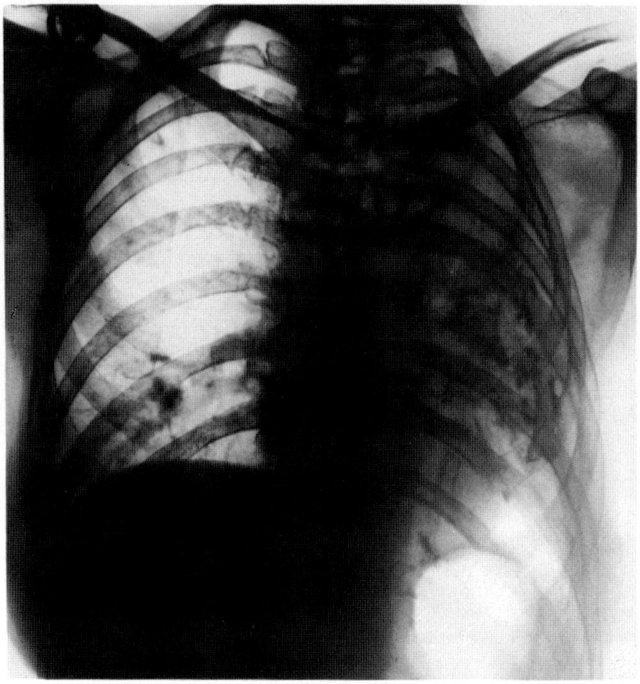

Abb. 77

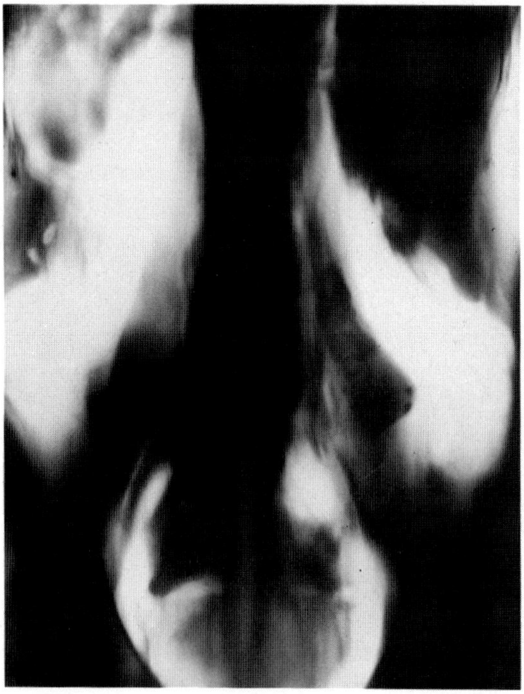

Abb. 78

begleitet von einer über das Herdgeschehen hinausgehenden Osteoporose. Sie können zu Veränderungen des Gelenkspaltes oder der Intervertebralräume und durch eine gleichzeitige Hyperämie im Wachstumsalter zu beschleunigtem Wachstum im Epiphysenbereich führen. Eine Periostitis kann sie begleiten. Durch Konfluenz der ossären Herde kommt es zur Knochenkaverne. Sequester treten auf und späterhin kalkharte Einlagerungen. Sie können auch von einer Sklerose umgeben sein. Sequestrierende Bezirke stellen sich röntgenologisch dar und können bei umgebender Osteoporose sogar weniger strahlendurchlässig sein als ihre Umgebung. Zunehmende streifige Zeichnung kann für eine Fibrosierung sprechen.

Die Stellung der Diagnose „Knochentuberkulose" ist oft nicht leicht (ZILLER 1973b). Die bestehende Lungenerkrankung sowie die für die postprimäre Tuberkulose genannte Diagnostik ist jedoch darauf hinweisend. Die Chronizität und die blande Verlaufsform weisen in Richtung Tuberkulose.

Bei Gelenkveränderungen können die röntgenologischen Zeichen außerordentlich gering sein. Der klinische Befund mit einer spindelförmigen Gelenkverdickung ist eindrucksvoller. Eine gleichzeitige postprimäre Streuungstuberkulose (Abb. 80) weist auf die Diagnose hin. Abbildung 79 zeigt eine frische Kniegelenkstuberkulose, die röntgenologisch lediglich durch eine geringe Osteoporose und Verschmälerung des Gelenkspaltes kenntlich wird. Die postoperative Histologie nach Synovektomie bestätigte die Diagnose. (Die auch im folgenden genannten operativen Eingriffe wurden in Zusammenarbeit mit Herrn Prof. Dr. KASTERT durchgeführt.)

Die Synovektomie ist oft funktionserhaltend und verkürzt die Behandlungszeit (CRASSELT 1976). Die Chemotherapie entspricht der der Lungentuberkulose.

Eine frische Miliartuberkulose (Abb. 81) mit einer weichen Spitzenstreuung links mehr als rechts wurde begleitet von einer Ellenbogentuberkulose rechts (Abb. 82), die anfangs nicht diagnostiziert und durch Kortisonspritzen noch aktiviert wurde. Zeichen einer periostitischen Auflage sind sichtbar im Bereich des Oberarmschaftes sowie der proximalen Ulna und des Radius. Die hämatogene postprimäre Streuungstuberkulose hätte bei dem 33jährigen Mann die richtige Diagnose seiner Ellenbogenerkrankung nahelegen müssen. Die postprimäre Lungentuberkulose hatte bereits mehrere Schübe hinter sich und zeigt den typischen hämatogenen Charakter.

Die auf Abb. 83 wiedergegebene Patientin zeigt eine Verschattung des 6. Segmentes rechts mit zentraler Kavernisierung und TbB-positivem Sputum. Bereits zwei Jahre vorher waren Schmerzen im Bereich des rechten Beines aufgetreten, die durch eine Hüftgelenkstuberkulose (Abb. 84) bedingt waren. Die Lungentuberkulose hatte durch eine Ausstreuung der Erreger auf dem Blutwege die Infektion des Hüftgelenkes rechts im Gefolge. Das Krankheitsbild hatte sich langsam progredient entwickelt. Angangs war es zu einer fleckigen Aufhellung im Bereich

---

◁ **Abb. 77.** 50jährige Patientin. Vor 12 Jahren an Tuberkulose erkrankt; mehrfache Heilstättenaufenthalte wegen ihrer Lungentuberkulose. Aufnahme v. 4.12.78: destroyed lung links, Pleuritis calcarea, verkalkte Streuungstuberkulose rechts

Abb. 78. Die gleiche Patientin wie Abb. 77. Erhebliche Schmerzen im linken Bein, Teilparese. Schichtaufnahme des Psoasbereiches: Bestätigt einen dreieckförmigen, teils verkalkten Abszeß (operativ bestätigt). Histologisch: Verkalkte Tb. TbB.: negativ. Diagnose: Postprimäre Lungentuberkulose, destroyed lung links, Pleuritis calcarea. Vor Jahren davon ausgehend Spondylitis tuberculosa L 3/4 mit Abszeßbildung des rechten Hüftkopfes und in der umgebenden Pfanne gekommen, die Progredienz ließ den Gelenkspalt verschwinden. Der Oberschenkelkopf plattete erheblich ab. Bei dieser erheblichen Knochendestruktion wird man auch postoperativ mit einem Bewegungsverlust rechnen müssen. Die Chemotherapie bringt den Lungenbefund wesentlich schneller als die Erkrankung im Bereich der Hüfte zur Rückbildung. Auf die richtige Diagnose einer Spondylitis tuberculosa mit einer massiven Abszeßbildung im Bereich des linken medialen Oberschenkels, zusammen mit einer Nierentuberkulose, führte eine Röntgenaufnahme (Abb. 85), die im Bereich des rechten Spitzenoberfeldes bei beidseitigen Kuppenschwielen eine postprimäre hämatogene Streuungstuberkulose erkennen ließ. Die Spondylitis tuberculosa L 4/5 (Abb. 86) machte nur relativ geringe Beschwerden, trotz der recht massiven Zerstörung im Bereich des genannten Wirbels, die gut auf Schichtaufnahmen (Abb. 87) nachgewiesen werden konnte. Der hämatogene Schub hatte zusätzlich zu einer Nierentuberkulose geführt, die im Infusionspyelogramm Ausfälle im Bereich des rechten mittleren Kelchsystems erkennen ließ. Die beidseitige hämatogene, postprimäre Streuungstuberkulose hatte gleichzeitig zu einer Infektion von Wirbel und Niere geführt.

Die begleitenden Abszesse können intrathorakal perforieren (BEHRENDT 1953) und mit Fisteln in den Oesophagus oder zur äußeren Thoraxwand hin einhergehen. Ein gleichzeitiges Zusammentreffen mit einer ankylosierenden Spondylitis (ANDREWS u.Mitarb. 1974) erschwert die Diagnose. Schädeltuberkulosen (MILES u. HUGHES 1970) begleiten häufiger die Primärtuberkulose. Ob die Kalkaneustuberkulose der Abb. 89 noch als Rest der Primärtuberkulose mit einer kleinen Verkalkung im Bereich des linken lateralen Mittelfeldes (Abb. 88) zu sehen ist oder als postprimäre Tuberkulose, ist oft schwer zu beantworten. Die Symphysentuberkulose (Abb. 90) begleitete die beidseitige hämatogene, inzwischen verkalkte Streuungstuberkulose (Abb. 91), eine sicherlich seltenere Manifestation, die FERENCZ u.Mitarb. (1977) auch bei einer Primärtuberkulose beschrieben.

Die operative Herdausräumung (KASTERT 1950, 1974; KASTERT u. UEHLINGER 1964; SCHLEGEL 1977; MARTINI u.Mitarb. 1975; BRASHEAR u. WINFIELD 1975) und Chemotherapie verhindern die weitere Ausbreitung des Prozesses, so daß schwere deformierende Krankheitsbilder nicht mehr zur Ausbildung kommen dürften. Auch postoperativ muß die Chemotherapie zumindest zwei Jahre lang durchgeführt werden, um Rezidive zu vermeiden.

Tendovaginitiden (HENKE 1977) können tuberkulöser Genese sein. Auch die Bursitis tuberculosa kann diese begleiten. Die Diagnose gelingt durch Punktion mit bakteriologisch-kultureller Untersuchung und Tierversuch oder histologisch bei der operativen Entfernung.

Von nur geringer Bedeutung sind Panzytopenien und Panmyelopathien (HEIMPL 1974) sowie das Myelofibrosesyndrom (HUNSTEIN 1974) im Ablauf einer Tuberkuloseinfektion. Aufgrund ihrer Lokalisation sei lediglich in diesem Zusammenhang auf die Möglichkeit ihrer Entstehung hingewiesen.

Abb. 79. 47jährige Frau. Seit 19 Jahren Tuberkulose bekannt, neuerdings Fieber, Schmerzen im Bereich des rechten Knies. Tumor albus. Aufnahme v. 19.2.79: Osteoporose, Verengerung des Gelenkspaltes. Synovektomie: histologisch Tuberkulose ▷

Abb. 80. Die gleiche Patientin wie Abb. 79. Aufnahme v. 23.1.79: Postprimäre, mittelharte Streuung im linken Spitzenbereich, erbsgroße kalkharte Einlagerung daselbst und im linken Hilus, entsprechend einem verkalkten Primärkomplex

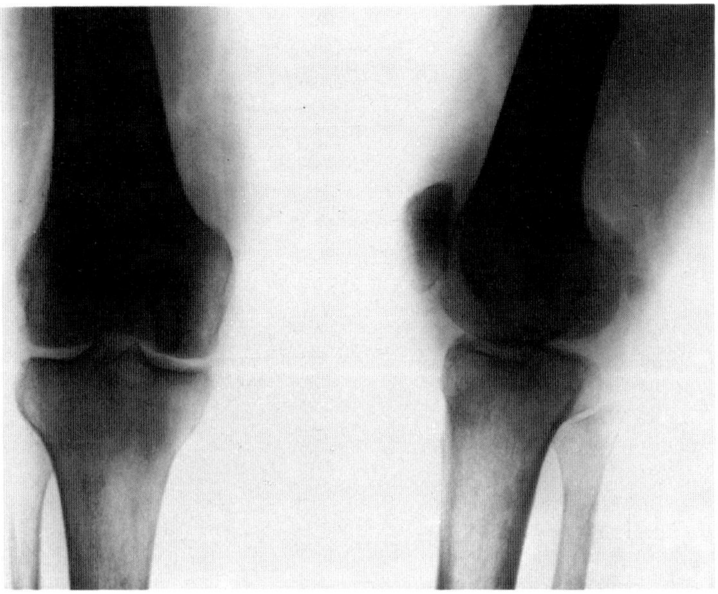

Abb. 79

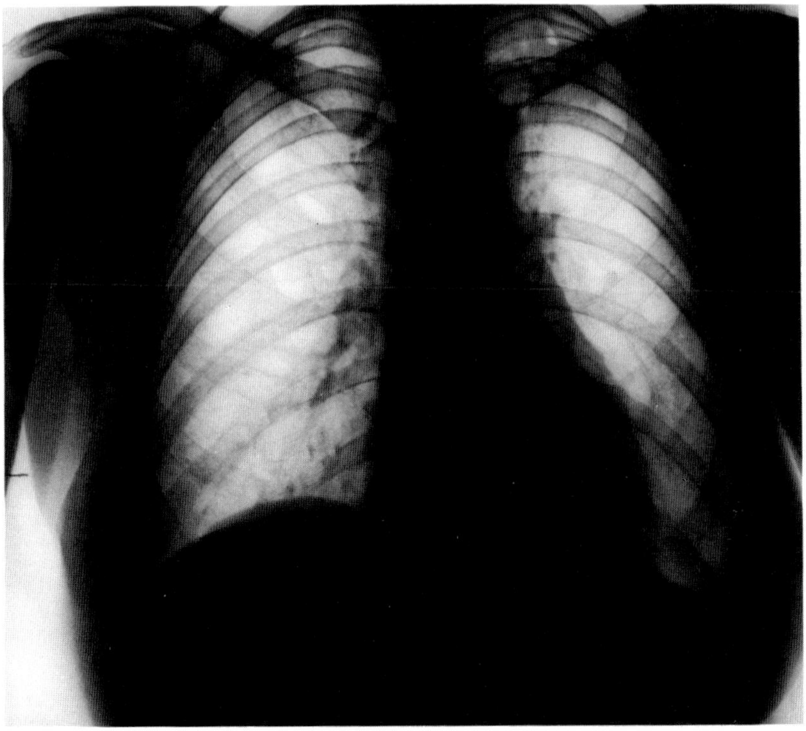

Abb. 80

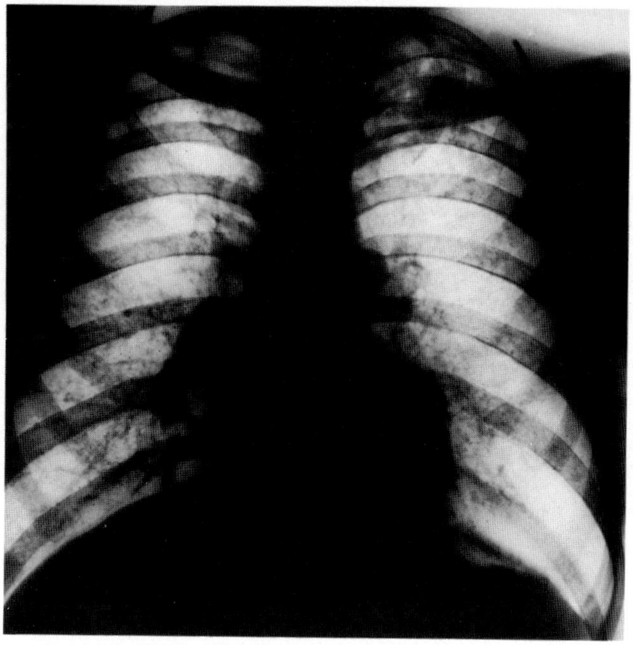

Abb. 81. 33jähriger Mann. Aufnahme v. 28.4.78: Feinkörnige akute Miliartuberkulose, dichte Spitzenstreuungen links, tomographisch ohne Kaverne. Im linken Hilusbereich Kalkkonglomeratherd aus der Zeit der Primärtuberkulose

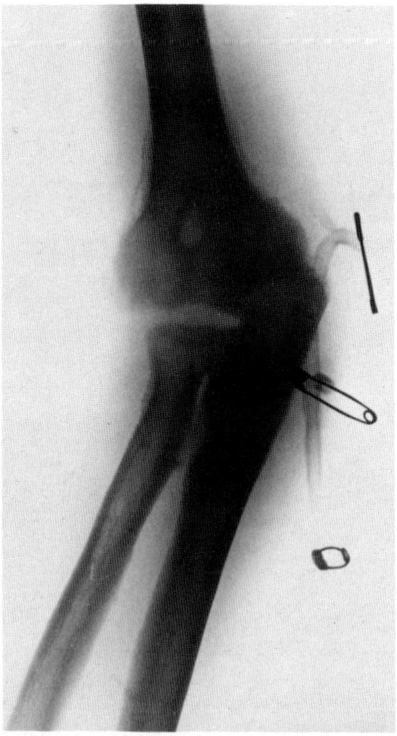

Abb. 82. Derselbe Patient wie Abb. 81. Aufnahme v. 22.5.78: Ellenbogentuberkulose. Histologisch bei Synovektomie bestätigt. Stark aufgetriebene Weichteile, Fisteln. Röntgenologisch unscharfe Konturen des Knochens, Periostauflagerungen. Punktat: Tuberkulin: +, TbB.: positiv

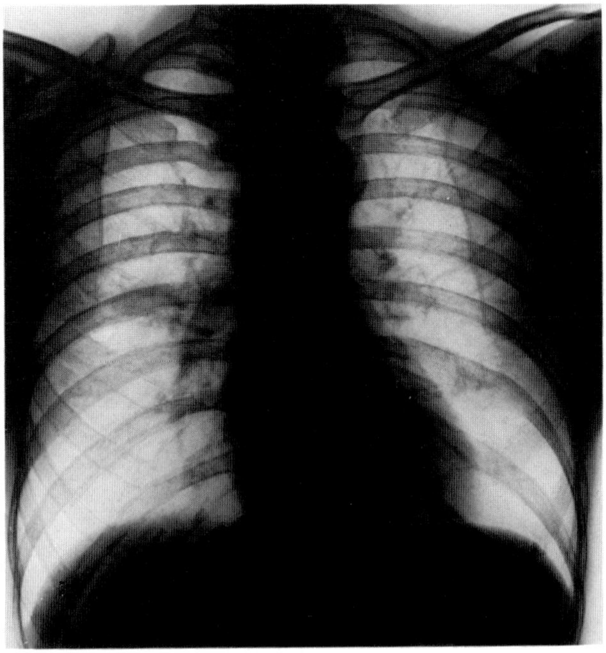

Abb. 83. 38jährige Frau. Aufnahme v. 23.2.78: Keilförmige Trübung parahilär rechts mit bohnengroßer Kavernisierung. Tuberkulin: +, TbB.: positiv. Diagnose: Bronchogene, kleinkavernöse Tuberkulose rechts Mitte

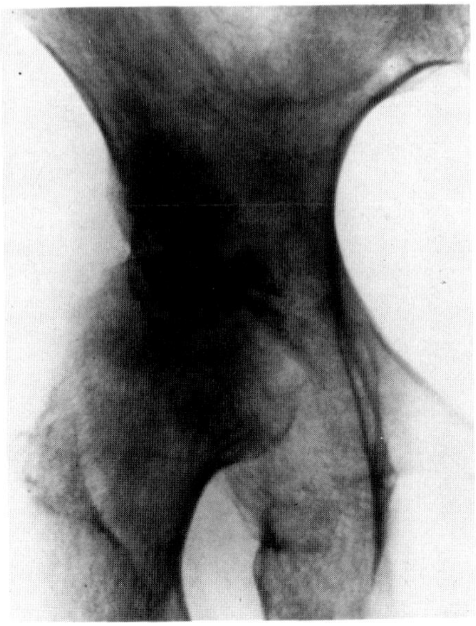

Abb. 84. Dieselbe Patientin wie Abb. 83. Seit 2 Jahren Schmerzen im rechten Bein. Intramuskuläre Injektionen. Aufnahme v. 14.2.78: Hüftgelenkstuberkulose rechts. Operation. Histologisch: Teils verkäsende tuberkulöse Osteomyelitis

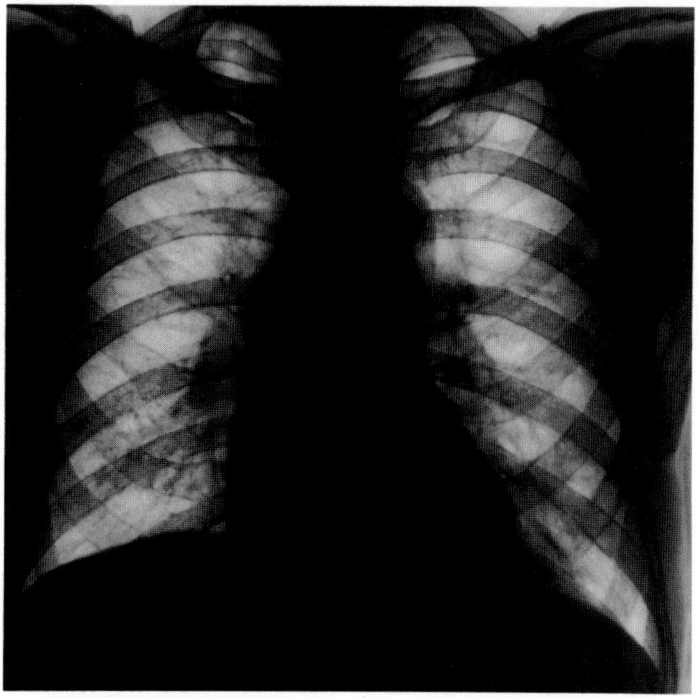

Abb. 85. 52jähriger Mann. Abszeßbildung im Bereich der medialen Oberschenkelweichteile links. Aufnahme v. 28.7.78: Kuppenschwielen bds., Trübung und Fleckelung des rechten Spitzenfeldes

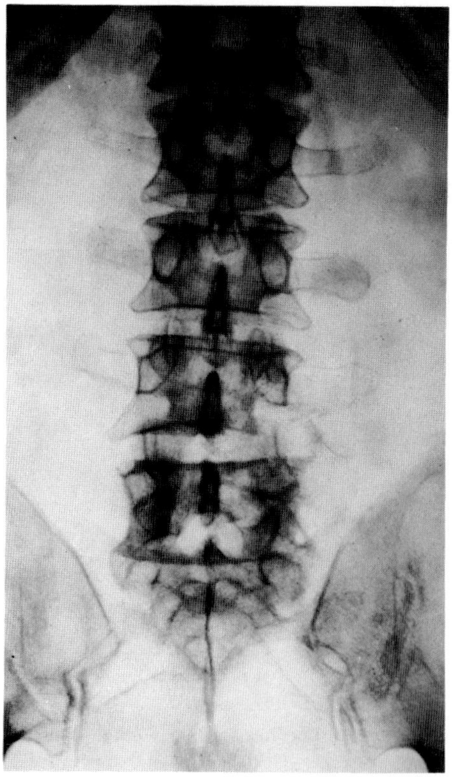

Abb. 86. Der gleiche Patient wie Abb. 85. Aufnahme v. 28.7.78: Defektbildung im Bereich der Bodenplatte von L 4 links

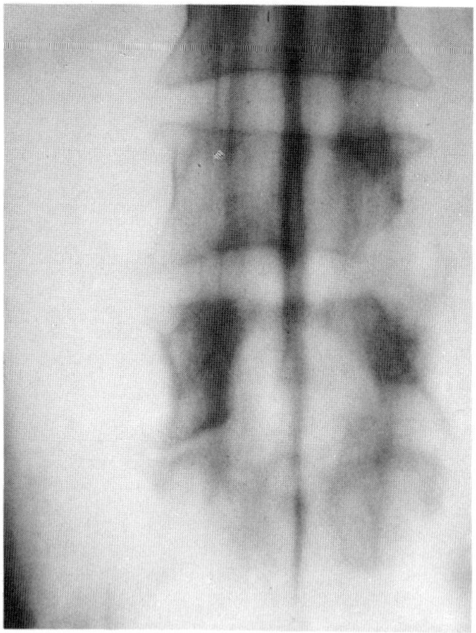

Abb. 87. Der gleiche Patient wie Abb. 86. Schichtaufnahme v. 11.9.78: Große Höhlenbildung im Zentrum von L 4 bis in L 5 reichend. Operation. Histologisch: Vorwiegend verkäsende Spondylitis tuberculosa. TbB.: negativ. Diagnose: Hämatogene Spitzenoberfeldstreuung, rechts mehr als links. Spondylitis tuberculosa L 4/5 und Nierentuberkulose

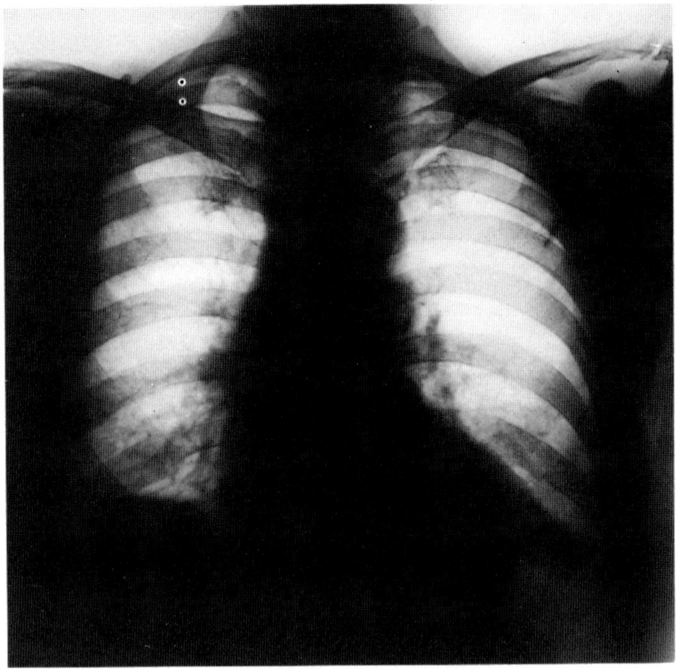

Abb. 88. 67jährige Patientin. Seit Jahren „rheumatische Beschwerden". Aufnahme v. 31.5.77: Als Rest einer früheren Streuungs-Tb verkalkte Fleckelung im linken OF.

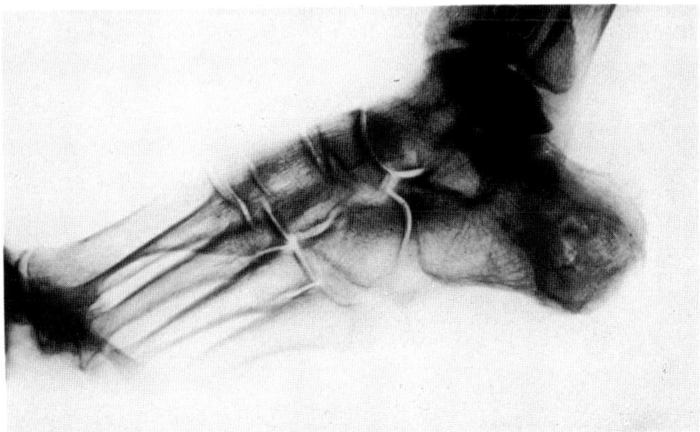

Abb. 89. Die gleiche Patientin wie Abb. 88. Fistelbildung im Bereich des Fersenbeines. Aufnahme v. 2.6.77: 10pfennigstückgroßer Defekt im Bereich des Kalkaneus. Operation. Chemotherapie. Histologisch: Tuberkulose. TbB.: negativ. Diagnose: Kalkaneus-Tuberkulose

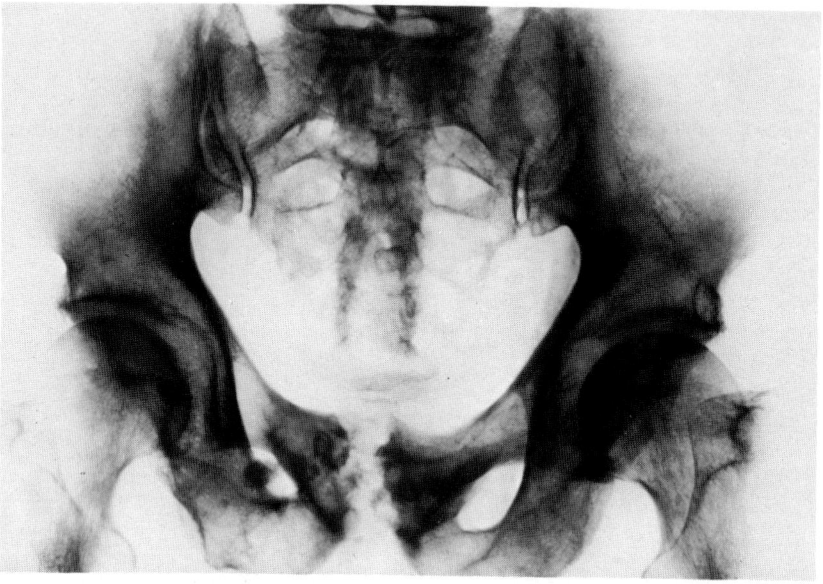

Abb. 90. 72jähriger Mann. Fistelbildung im Bereich des Dammes links nach Abszeß, der operativ eröffnet wurde. Hierbei Feststellung einer Tuberkulose. Aufnahme v. 26.9.78: Symphysentuberkulose

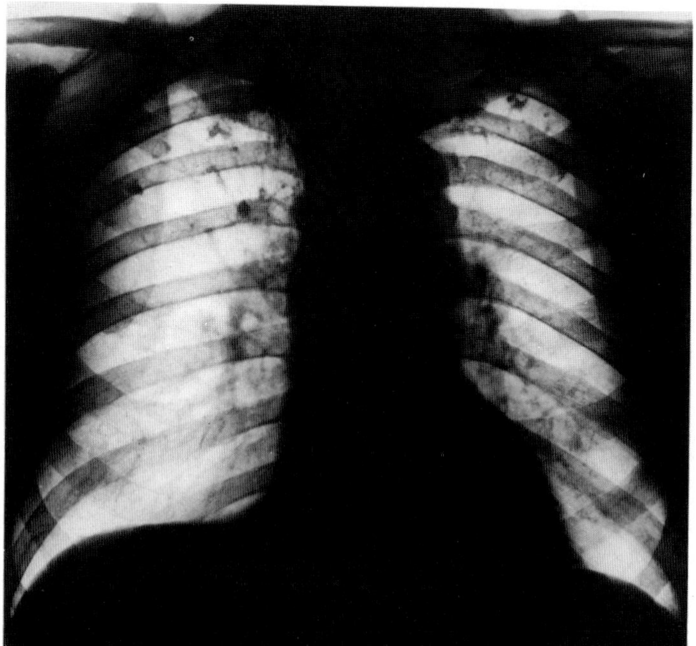

Abb. 91. Derselbe Patient wie Abb. 90. Aufnahme v. 17.7.78: Verkalkte Streuungstuberkulose bds. oben als Rest einer früheren hämatogenen Ausbreitung

4. Hämatogene Lymphknotentuberkulose

Auf die lymphogene Lymphknotentuberkulose wurde bereits in dem Kapitel über die Primärtuberkulose eingegangen, da sie im Ablauf des Primärkomplexes ihre größte Bedeutung hat. Dies trifft für die Lunge wie für extrapulmonale Ansiedlungen zu. Die hämatogenen Formen der Lymphknotentuberkulosen sieht man ebenfalls im Ablauf der Primärtuberkulosen. Sie schließen sich sofort dem Primärinfekt an und entstehen durch eine Bakteriämie. Die postprimäre Lymphknotentuberkulose hat tuberkulöse Herde in anderen Organen, zumeist in der Lunge zur Voraussetzung. Die Lieblingslokalisation sind Halslymphknoten (EHRING 1967). Ein beidseitiger Befall ist hinweisend aber nicht zwingend nötig. Der Verlauf ist meist chronisch. Die Lymphknoten können einmal an- und dann wiederum abschwellen. Charakteristisch ist im latenten Stadium ihre meist gute Abgrenzbarkeit gegen die Umgebung, seltener sind sie diffus verwachsen. Sie können auch im postprimären Stadium zentral verkäsen und verkalken und so beim multiplen Lymphknotenbefall ein perlschnurartiges Bild beiderseits im Bereich des M. sternocleidomastoideus oder nuchal abgeben. Diese verkalkten Einlagerungen sind oft Zufallsbefunde. Projizieren sie sich auf der Thoraxaufnahme in die Lungenspitzen, so können Sie – verkalkte – Spitzenherde vortäuschen. Der Tastbefund weist auf die richtige Diagnose hin. Lymphknotentuberkulosen können im Bereich der Axilla, der Inguinalgegend und des Abdomen auftreten. Die „Spätverkäsungen" bei der postprimären Tuberkulose können recht ausgedehnt sein (BERBLINGER 1938). Supraklavikuläre Lymphknoten können im Zusammenhang mit mediastinalen lymphogen erkranken (MÜLLER 1949). Die Häufigkeit der Halslymphknotentuberkulose wird durch die hohe Frequenz gleichzeitiger unspezifischer Infektionen erklärt.

Besonders im höheren Alter können bei hämatogenen Ausstreuungsformen innerhalb der Lunge und in anderen Organen die Halslymphknoten mitreagieren. Bei geringer Widerstandsfähigkeit gegen die Tuberkulose kommt es zur Nekrose, zur Verkäsung und Abszeßbildung, gelegentlich zu Fisteln, wenn nicht vorher operativ eingegriffen wird. Die Halslymphknotenerkrankung kann die Aufmerksamkeit des Diagnostikers erst auf die gleichzeitig bestehende Lungentuberkulose hinlenken.

Dieses Beispiel leitet bereits zur generalisierten Lymphknotentuberkulose über, die von BRÜGGER (1964) von isolierten Formen abgegrenzt wird. Erstere sind relativ selten und betreffen hauptsächlich jüngere Frauen. Auch hier steht die Erkrankung der Halslymphknoten im Vordergrund. Häufige Schübe können folgen, schwerer oder leichter verlaufen und Todesursache werden.

Das M. bovis ist in den letzten Jahren zunehmend seltener geworden. Das M. tuberculosis und atypische Mykobakterien nehmen zu. Letztere können auch humane oder bovine Stämme ablösen (JONES 1968). HUHTI u.Mitarb. (1975) untersuchten 59 Patienten mit Lymphknotentuberkulose bakteriologisch und histologisch. 41mal konnten Mykobakterien isoliert werden, darunter einmal das M. avium. Die vorherige Chemotherapie hatte bereits bei zehn Patienten zu einer Negativierung des Gewebes geführt, die auch bei Lymphknotenverkäsung beobachtet werden kann. In einem Vergleich zeigt MEISSNER (1974) (Tabelle 12) die Abhängigkeit dieser Beobachtung von der Beendigung der Aktion zur Tilgung der Rindertuberkulose in der Bundesrepublik. BRAUN u.Mitarb. (1973) fanden bei 233 Halslymphknotentuberkulosen der Jahre 1960–1971 6mal aviäre oder atypische Mykobakterien. SCHRÖDER (1968) beschrieb von 1958 bis 1966 in 12% atypische Mykobakterien. Die Frequenz des M. avium oder atypischer Mykobakterien ist regional außerordentlich unterschiedlich (GRÍGELOVÀ u.Mit-

Tabelle 12. Erregerspektrum bei Halslymphknotentuberkulose. (Nach MEISSNER 1974)

Jahr	Kinder und Jugendliche in %			Erwachsene in %		Tbc.-freie Rinder in%
	M. bovis	M. tuberculosis	Atyp. M.	M. bovis	M. tuberculosis	
1953–1957	45	55	–	18	82	10
1958–1962	36	55	9	12	88	74–99,7
1963–1967	11	70	19	8	92	99,7
1968–1972	10,5	79	10,5	3	97	

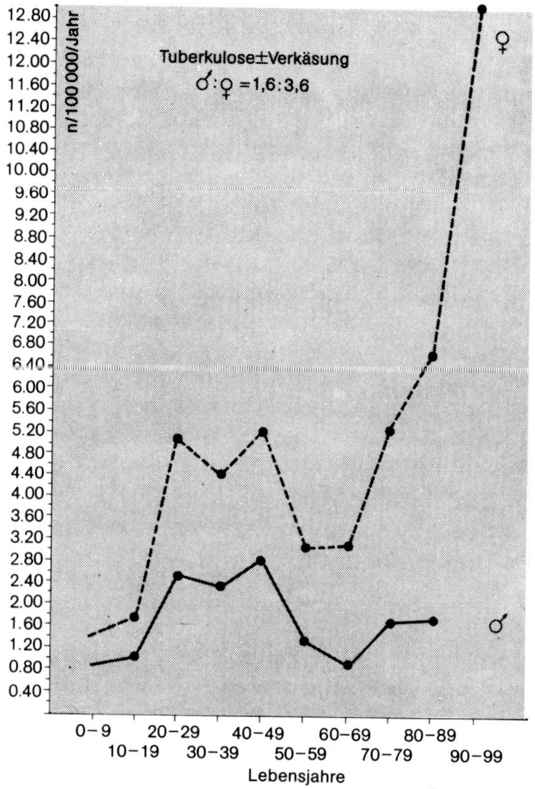

Abb. 92. Altersverteilung der tuberkulösen Lymphadenitis. Relativzahlen /100000 eines Jahrzehnts/Jahr. Aufteilung nach Geschlechtern. (Nach LENNERT, zit. nach BECKER u. HERBERHOLD 1978)

arb. 1967). Das Erkrankungsalter hat sich in den letzten Jahren eindeutig in die späteren Lebensjahre verschoben (Abb. 92).

Auf die Beurteilung von Lymphknotenpunktaten geht HUNSTEIN (1968) ein. Die auf diesem Wege nachgewiesenen Tuberkulosen sowie mögliche unspezifische Frühstadien der Tuberkulose rechtfertigen einen derartigen Eingriff zur Stellung der Diagnose, bieten jedoch nicht die Orientierungsmöglichkeit, die die histologische Untersuchung nach Lymphknotenextirpation abgibt. Bei

108 malignen Lymphomen fand KOHOUT (1970) 11mal eine Vergesellschaftung mit einer Tuberkulose, die durch eine Resistenzschwächung des Organismus erklärt wird.

Die Therapie ist heute die übliche Chemotherapie, wie sie auch für andere Tuberkuloseformen verwendet wird, die bei geringen Veränderungen ausreichend ist, bei Abszedierung oder großknotigen Veränderungen aber eine zusätzliche operative Behandlung notwendig macht (HUHTI u.Mitarb. 1975; DEBRÉE 1967).

5. Urogenitaltuberkulose

Die Nierentuberkulose steht mit 38% ihrer Beteiligung an extrapulmonalen Tuberkuloseformen an erster Stelle. Primäre Nierentuberkulosen gibt es nicht. Sie entstehen im Rahmen einer hämatogenen Streuung subprimär oder postprimär. Mit ihrer Frequenz hat sie inzwischen die Knochen- und Gelenkstuberkulose sowie die Haut- und Lymphknotentuberkulose überholt. Sie spielt somit klinisch wie auch epidemiologisch als Bakterienausscheider immer noch eine wesentliche Rolle. Die Form ihres Erscheinungsbildes hat sich jedoch geändert. Man findet mehr chronisch verlaufende Nierentuberkulosen (NUTI u. SBAMPATO 1969); die früher mehr terminal beobachteten sind weitgehend verschwunden. Auch ist sie beim jüngeren Menschen an Zahl rückläufig (WILDBOLZ 1958); sie tritt häufiger in älteren Lebensjahren auf und folgt somit der Tendenz anderer extrapulmonaler Erkrankungen. Diese Beobachtungen stimmen nicht ganz mit den Angaben von TÜMMERS und BRÜHL (1973) überein, die sie mehr als Absiedlung einer Primärtuberkulose sehen, bei einer Latenzzeit von zwei bis drei Jahren bis zur Stellung der Diagnose. Bei einer Verteilung auf die verschiedenen Altersstufen finden GLOOR und MAY (1964) einen Gipfel im dritten und vierten Jahrzehnt. Bei abnehmender Tendenz (BÁLINT u. KISS 1969) werden auch nach UEHLINGER (1976) jetzt die älteren Jahrgänge bevorzugt; dies im Rahmen der postprimären oder Spätstreuung. Im früheren Erwachsenenalter sind sie häufiger in Kombination mit Skelett- und anderen extrapulmonalen Herden. Die Latenzzeit bis zur ulzero-kavitären Nierentuberkulose wird mit 3,5–10 Jahren angegeben, bis zur Kittniere bis zu 20 Jahren. Nach ZÁDOR (1969) kann die Latenzzeit sogar bis zu 28 Jahren reichen. Ausgangspunkte waren in seinem Beobachtungsmaterial bei 402 Patienten in 123 Fällen Primärtuberkulosen; begleitende Pleuritiden traten 72mal auf. Die gleichzeitige Skelettuberkulose war mit 47 Beobachtungen vertreten. Eine Infektion der Niere aus der Nachbarschaft gehört zu den Seltenheiten. Der Lymphweg kommt nicht in Betracht.

Demzufolge steht im *Vordergrund der Infektionsmöglichkeit die hämatogene Ausstreuung*, die die Niere in mehr oder weniger starkem Maße beteiligen kann. Eine Anamnese hinsichtlich einer Lungentuberkulose fanden DOBOS u.Mitarb. (1969) in 25% von 135 Nierentuberkulosen. In 35% bestanden röntgenologisch faßbare Lungenveränderungen, in 13% Pleuritiden. Bei 341 Lungenkranken wurden jedoch nur zehn Nierentuberkulosen nachgewiesen. ASSHAUER (zit. nach GLOOR u. MAY 1964) fand bei einer Durchsicht von 251 Krankenblättern in 38,5% eine leere Anamnese, in 20,3% Pleuritiden, in 20,3% Lungentuberkulosen, in 2,9% eine Miliartuberkulose, in 13,3% eine extrapulmonale Tuberkulose und in 11,6% kombinierte Lungen- und extrapulmonale Tuberkulosen. Andere Zahlen liegen ähnlich.

Das *makroskopische Bild* (HUEBSCHMANN 1928) kann in einer gewissen Hyperämie, einer schlafferen und weicheren Konsistenz und mehr oder weniger deutlichen miliaren Tuberkeln bestehen. Die Histologie gibt den entscheidenden Hinweis. Es kommt zuerst zu einer Infektion der Nierenrinde

(ULDRICH 1969), danach zu einer Infektion des Nierenmarks. Aber auch der Glomerulus kann im Mittelpunkt des Geschehens stehen. Der Prozeß schreitet intrakanalikulär fort. Von der miliaren Form ist die chronische, isolierte Nierentuberkulose abzugrenzen. Man kann ihr in jedem Lebensalter begegnen. Später tritt erst die Erkrankung des Nierenbeckens als Begleiterkrankung hinzu. Nur selten dürften durch die intakte Nieren ausgeschiedene Tuberkelbakterien – und diese Möglichkeit wird von HUEBSCHMANN (1928) betont – Ausgangspunkt einer Erkrankung der abführenden Harnwege sein. Bei schweren Erkrankungsformen folgen Nekrose, Verkäsungen, komplette Zerstörungen des Nierengewebes sowie des Kelchsystems mit einem Übergang in die sogenannte Kittniere mit all ihren Formen. Durch weitere kanalikuläre Progredienz kann es zu einer Erkrankung der Ureteren mit späteren Narbenbildungen und zur Erkrankung der Blasenschleimhaut kommen, deren Genese jedoch auch bei der Miliartuberkulose möglich ist. An die Infektion der Blase können sich auch Erkrankungen der Harnröhre anschließen. Die hämatogene Aussaat ist nach CHUTE (1921, zit. nach GLOOR u. MAY 1964) und MEDLAR (1924, zit. nach GLOOR u. MAY 1964) grundsätzlich eine bilaterale Infektion. Einseitige spontane Vernarbungen sind möglich, so daß aus der doppelseitigen Nierentuberkulose wiederum die einseitige wird. Dies bedeutet auch, daß eine Frühnephrektomie kontraindiziert ist. Eine schematische Darstellung des Entwicklungsablaufes der Nierentuberkulose gibt Abb. 93.

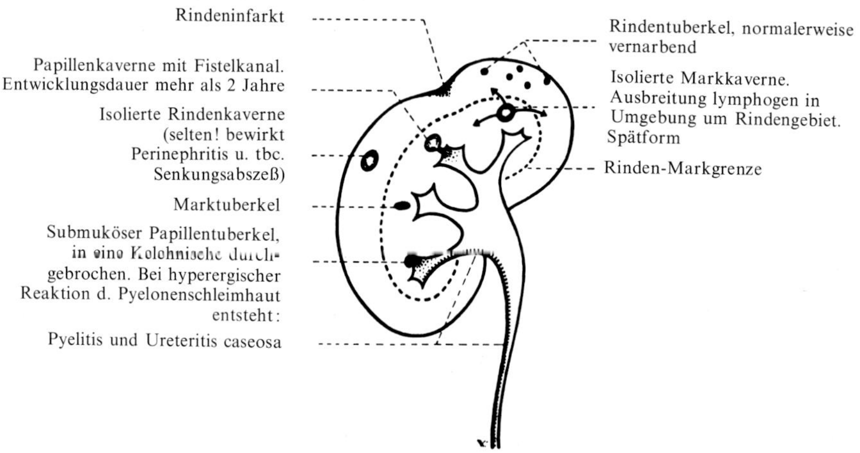

Abb. 93. Schematische Darstellung der verschiedenen Lokalisationen und Entwicklungsmöglichkeiten der hämatogenen Streuherde in Nierenrinde und -mark. (Nach GLOOR u. MAY 1964)

GLOOR und MAY (1964) unterscheiden 1. die miliare Form der Nierentuberkulose, 2. die chronische Nierentuberkulose mit langsamer Verlaufstendenz und Neigung zum Gewebszerfall, 3. die Pyelitis caseosa, 4. die Kittniere, 5. die tuberkulöse Nephritis mit interstitieller Infiltration ohne Entwicklung von Tuberkelknötchen. Unter letzterem Begriff werden entzündliche Reaktionsformen im Interstitium mit unspezifischen Veränderungen verstanden. Ihr schreibt man die Bakteriurie ohne spezifische Läsion im Nierengewebe zu. Andererseits können auch Tuberkulose und Nephritis gleichzeitig auftreten und dieses Bild imitieren.

In der prozentualen Zunahme der Nierentuberkulose sehen die Autoren nicht die Folge verbesserter diagnostischer Möglichkeit, sondern eine Zunahme durch eine verbesserte Therapie der Primärtuberkulose, die sich rückbildet, wohingegen die Nierenstreuungen sich ungestört weiterentwickeln; d.h. bei einer rückläufigen Lungentuberkulose würde die inapperzepte Nierenstreuung fortschreiten, so daß die Patienten ihre Nierentuberkulose erleben. Dies würde andererseits bedeuten, daß die Therapie zur Zeit der Primärtuberkulose insuffizient ist, nicht ausreichend intensiv und lang durchgeführt wird und so die Chance der Entwicklung der Nierentuberkulose im Rahmen der postprimären Tuberkulose gegeben ist. Diese Erfahrung müßte unbedingt in der Behandlung der Lungentuberkulose Beachtung finden.

Über die *Symptomatologie* berichten ELKE u.Mitarb. (1976). Im ersten Stadium sind die Nierentuberkulosen – beobachtet wurden 200 Verläufe – meist stumm. Auch das Röntgenbild ist negativ. Grund sind parenchymatöse Veränderungen. Im zweiten Stadium werden röntgenologisch teils uncharakteristische, teils mehr typische Veränderungen beobachtet, zum Teil bis zu Kelchdefekten; es kommt zu Durchbrüchen in das Nierenhohlsystem aufgrund ulzerös-kavernöser Veränderungen. Das dritte Stadium zeigt schwere Destruktionen und tuberkulöse pyelonephritische Schrumpfungen und die Kittniere.

Die Dysurie (RODECK 1976) ist häufig Initialsymptom (Abb. 94 u. 95); ihr folgt die Hämaturie und der Flankenschmerz. Oft liegen die ersten Symptome bis zur Diagnosestellung bereits ein bis zwei Jahre zurück. Grundsätzlich sollte daher bei allen tuberkulösen Affektionen eine Urinkontrolle durchgeführt werden und bei Hämaturie oder auch bei einer sich wiederholenden Proteinurie, die mikroskopische Untersuchung, Kultur- und Tierversuch auf TbB. angeschlossen werden. Nierenfunktionsstörungen und Sekundärinfektionen können jedoch richtungsweisend sein. Die beste Auswertbarkeit zeigte der Ganztagesurin (HEVÉR u.Mitarb. 1972) vor Aufnahme der Chemotherapie, sonst sollte sie drei Tage zuvor abgesetzt werden. Entscheidende Hinweise geben die röntgenologischen Veränderungen, wobei ein negativer Befund die Tuberkulose nicht ausschließt. Parenchymverkalkungen sind hinweisend, desgleichen Narben-, Papillenveränderungen und Stenosen in den Sammelwegen (SWART 1976; EISENBERGER 1977; KLEIN u.Mitarb. 1976). Einen besonderen Hinweis auf die Szintigraphie geben STRAUSS und MAY (1968) und RAATZSCH und HENNIG (1969). FLAMM (1978) gibt beim Ausscheidungspyelogramm in 75% einen positiven Befund an, HEISING (1978) bei Infusionsurographien in 80%, wobei die Tomographie meist ohne zusätzliche Information war und retrograde Füllungen sich als überflüssig erweisen. Spätere Funktionseinbußen (ROTHKOPF 1970; LACZKO u. BALINT 1972), so die Bildung von Stenosen bei der Abheilung der Tuberkulose unter kombinierter Chemotherapie, können durch zusätzliche Kortisongaben (OPL 1975) gebessert werden. Die Narbenbildungen sind nach SZENDRÖI (1972) nicht selten. Als Folgezustand können auch arterielle Stenosen mit Hypertonien (PINEDO u. BUURSMA 1975) auftreten, nach BALINT und CSEJDY (1976) in einer Frequenz von 4,8% der Urotuberkulosen. Die Angiographie kann entsprechende Hinweise geben.

Nierenfehlbildungen können durch eine Tuberkulose kompliziert sein (ARNOLD 1968). Harnrückstauungen als Folge tuberkulöser Erkrankungen im Bereich von Blase und Harnleiter können zu einer Stenosierung des nicht befallenen Organs führen, so daß in wenigen Wochen irreversible beidseitige Nierenstörungen auftreten (ARNOLDT 1968). Die Zystoskopie kann auch bei gleichzeitigen Tumoren der Blase, die wie auch Nierentumoren die Symptomatologie verwischen, in der Therapie richtungsweisend sein. Daß auch die Nierentuberkulose einmal Ursache einer kongenitalen Infektion sein kann, wird von GONDZICK und KORNAK (1967) berichtet. Die Nierentuberkulose kann mit anderen extrapulmonalen Erkrankungsformen, so der Spondylitis kombiniert sein (LANG 1954).

Die Chemotherapie tritt mehr und mehr in den Vordergrund der Behandlung (BETHGE 1977). Die operative Intervention ist auf organerhaltende Maßnahmen ausgerichtet (RODECK u. WITTE 1977). Die Nephrektomie (CARSTENSEN u. ULBRICH 1970; RODECK 1970) findet nur noch bei funktionslosen Nieren eine Anwendung. Die häufigste Todesursache bei der Nierentuberkulose ist auch heute noch die Urämie (ROTHKOPF 1970). Nach INAMOTO u.Mitarb. (1980) waren Tuberkulosekranke unter Dialysepatienten häufig vertreten. Sie zeigten eine hohe Empfindlichkeit und geringe Widerstandskraft gegen eine Tuberkulose.

Die *männliche Genitaltuberkulose* ist mit der Nierentuberkulose eng verknüpft, die Prostata am häufigsten mitbefallen (LJUNGGREN u.Mitarb. 1959). KÖNIG u.Mitarb. (1969) sahen bei der Ureterozystographie in 70% eine Prostatakaverne. PECHERSTORFER u.Mitarb. (1972) fanden bei 160 männlichen Patienten mit Nierentuberkulosen 37mal gleichzeitig eine Genitaltuberkulose, 37mal Befall

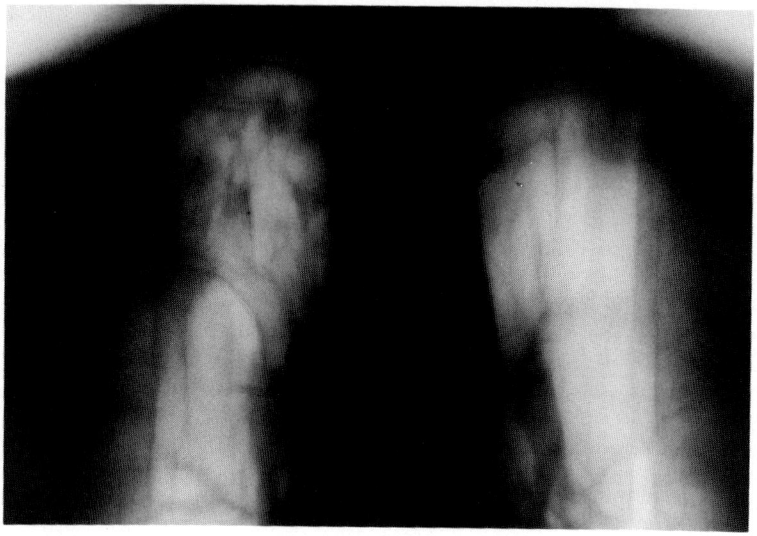

Abb. 94. 36jähriger Mann. Schichtaufnahme v. 14.12.76: Zeigt eine frische Streuungstuberkulose im rechten Spitzenoberfeld. Seit 3 Monaten Harndrang, blutiger Urin. Tuberkulin: +

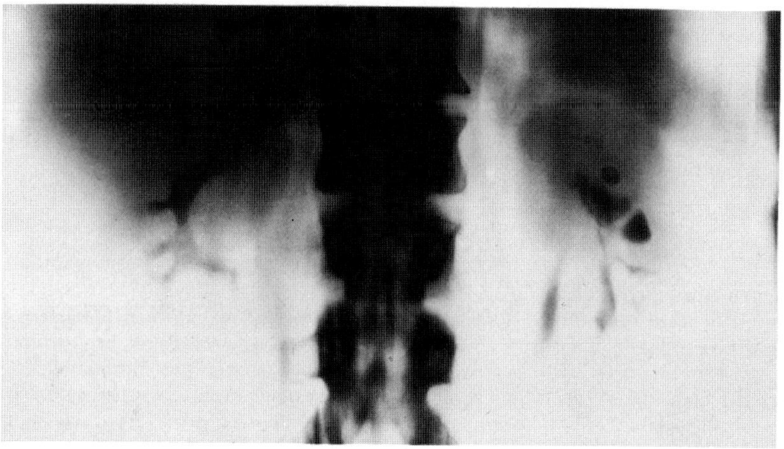

Abb. 95. Derselbe Patient wie Abb. 94. Schichtaufnahme der Nieren vom 4.12.76 bei Pyelographie: Kavernöse Nierentuberkulose links. TbB. im Urin: positiv (mikroskopisch, kulturell und im Tierversuch). Diagnose: Frische Streuungstuberkulose im Bereich der oberen Lunge, kavernöse Nierentuberkulose links

der Nebenhoden, 11mal der Prostata, 2mal der Samenblase, 16 Patienten waren im Alter von 20–40 Jahren, 19 über 60 Jahre alt und nur 2mal waren Jugendliche vertreten. Die *Prostatatuberkulose*, die im Rahmen der Primärtuberkulose zu den Raritäten gehört (ALBRECHT u. WILHELM 1969) wird sicherlich zu selten diagnostiziert. STRANSKY und ARNICELLA (1965) stellen aus der Weltliteratur zwei Beobachtungen von einer wahrscheinlich aufgrund einer hämatogenen Frühstreuung entstandenen männlichen Genitaltuberkulose im Kindesalter zusammen. Die Prostatatuberkulose entsteht meist postprimär hämatogen (PULVINO 1968), wird jedoch viel zu selten, nur in 18%, frühzeitig registriert.

Die *Epididymitis tuberculosa* verläuft subakut oder schleichend (FLAMM 1978). Nebenhodenschmerzen oder derbe schmerzlose Schwellungen legen den Gedanken an einen Tumor nahe. Die Diagnostik wird meist durch die Histologie gestellt. Hinweise können der Harnbefund geben mit einer Mikrohämaturie in 75% bei häufigen Mischinfektionen. Im Ausscheidungspyelogramm findet sich in 75% ein positiver Befund. Die Nebenhodentuberkulose kann auf den Hoden übergreifen. Fistelbildungen wurden 5mal bei 11 Nebenhodentuberkulosen beobachtet. Nach den Angaben von LJUNGGREN u.Mitarb. (1959) sind die *Hoden* häufig mitbefallen, bei 198 Beobachtungen 65mal, dabei 58mal beiderseits. Die Genese kann jedoch auch hämatogen sein. Die Samenblaseninfektionen können hämatogen erfolgen. Bei der Untersuchung helfen Ejakulat- oder Exprimatuntersuchungen auf Erreger.

Die *weibliche Genitaltuberkulose* zeigt in den verschiedenen Angaben eine recht unterschiedliche Frequenz. Statistiken aus der Sicht des Pathologen sprachen bei Frauen mit Tuberkulose anderer Organe von 4,2–30% Mitbeteiligung. Diese Zahlen sind erheblich zurückgegangen. FRÖHLICH u.Mitarb. (1974) berichten aus den vorangegangenen zehn Jahren bei 40000 OP-Präparaten lediglich von 22 Genitaltuberkulosen, meist unter der Diagnose „Adnextumor" operiert. Bevorzugte Lokalisation waren die Tuben. Ausländerinnen erkranken mit 15% in dem Beobachtungsgut von KELLER (1977) häufiger. Die Erkrankung bevorzugt das mittlere Erwachsenenalter (WELSCH 1977). So waren nach Angaben von KASKARELIS und PREVEDOURAKIS (1968) von 180 weiblichen Genitaltuberkulosen 58,3% zwischen dem 26. und 35. Lebensjahr, wobei eine Latenzzeit in 60% der Beobachtungen von 5–14 Jahren bestand. Wie auch die Nierentuberkulose hinkt die Abnahme der Genitaltuberkulose hinter der fallenden Tendenz der Tuberkulose nach (KRÄUBIG 1969).

Die primäre, äußere Genitaltuberkulose der Frau ist nach WINKLER (1959) außerordentlich selten, die hämatogene Entstehung der häufigste und wichtigste Infektionstyp. Der bevorzugte Absiedlungsort sind die Tuben. Von dort aus kommt es, dem Sekretstrom entsprechend, zu einer weiteren Ausbreitung oder auch in das Peritonaeum mit meist begrenzt bleibender Erkrankung. Jedoch kann auch von der Bauchhöhle eine Infektion der Tuben erfolgen. Das Ovar erkrankt nur in einem Drittel der Fälle, teils hämatogen, teils fortgeleitet. Die Uterustuberkulose ist seltener isoliert, meist in Zusammenhang mit Erkrankungen in der Nachbarschaft. Aber auch ihre Genese kann hämatogen oder lymphogen sein. Von der Schleimhaut kann die Infektion auf die Nachbarschaft übergreifen. KNAUS (1953, 1954) hält den Nachweis einer Endometriumtuberkulose auch für den Grund zur Annahme einer Tubentuberkulose, die Beginn der Erkrankung ist. Die Cervixtuberkulose (MISCH u.Mitarb. 1976) ist selten.

Wie bei der Nierentuberkulose, so besteht auch bei der Genitaltuberkulose der Frau eine auffallende Symptomlosigkeit (BERNHARD 1950). Menstrualblut- und Urinuntersuchungen, mikroskopisch, kulturell und im Tierversuch, sind zur Diagnostik erforderlich (RODECK u. BETHGE 1972). Die Bakterienausscheidung kann intermittierend und relativ gering sein. Sie muß als ansteckend angesehen werden, wenn auch die Infektionsfähigkeit relativ gering ist (GAVALLÉR 1974). Auch in höherem Alter (ROUX u.Mitarb. 1973b) kann es zu einer Genitaltuberkulose kommen; aufgrund der Rückläufigkeit der Frequenz (SCHULZE 1977) wird heute die Diagnose zumeist erst bei der Operation gestellt (COGNAT u.Mitarb. 1969). Als Folge der weiblichen Genitaltuberkulose kann eine Sterilität bleiben, doch sieht KRÄUBIG (1969) noch in 5% eine Schwangerschaft. Die Zusammenhänge mit dem Hormonstatus werden von KIRCHHOFF und ZICHEL (1969) diskutiert. Empfehlenswert bleibt die Zusammenarbeit mit den verschiedenen in der Bekämpfung der Tuberkulose engagierten Disziplinen (Gabler 1973). Die Frequenz der Plazentartuberkulose (Blank u. Herrera 1965) liegt höher als die der konnatalen Tuberkulose.

6. Tuberkulose des Verdauungstraktes

Als kanalikuläre Aussaat war sie als Ileozökaltuberkulose früher häufig zu sehen. Diese Formen sind in den Industriestaaten selten geworden. Die durch Primärinfekt und Primärkomplex hervorgerufenen Veränderungen im Bereich der Mundhöhle sind von den postprimären Formen der Tuberkulose abgrenzbar. Sie verlaufen unter ähnlichen Erscheinungen wie auf der Haut, nur sehen die Bilder im Bereich der Mundhöhle polymorpher und abwechslungsreicher aus. Die häufigste Form ist der *Lupus vulgaris* (Strassburg u. Knolle 1971; Krüger 1976). Neben der Haut sind in 50% auch die Schleimhäute befallen, besonders häufig die der Nase. Er bevorzugte früher das Kindesalter, hat sich jetzt in höhere Altersgruppen verlagert. Die Absiedlungen der TbB. erfolgen hämatogen, lymphogen und per continuitatem. Eine Infektiosität ist erst dann gegeben, wenn Ulzera auftreten. Die Knötchen auf der Schleimhaut sind grau-glasig bis blaß-rot oder bräunlich und sitzen auf rotem Grund, linsen- oder erbsgroß. Eine Ulzeration ist häufiger als bei ihrer Lokalisation im Hautbereich. Bevorzugte Lokalisation sind der harte und der weiche Gaumen sowie die Wangen- und Lippenschleimhaut, Zunge, Zungengrund und Rachenwand seltener. Eine Lymphstauung kann zur Verdickung der Lippen führen. Der Befall der Gingiva kann Ulzerationen und Lockerungen der Zähne zur Folge haben. Diese Veränderungen sind wiederum zu Primärinfektionen im Bereich des Zahnes (Buchaly 1979) mit Lymphknotenbeteiligungen abzugrenzen. Sie werden zumeist nur bei der histologischen Untersuchung nicht heilender, ulzeröser Veränderungen diagnostiziert. Differentialdiagnostisch ist an die Sarkoidose, den Erythematodes, die lupoide Lepra, Lues, Karzinom u.a. (Krüger 1976) zu denken.

Die Tuberculosis ulcerosa orificialis (Mittermayer 1976) ist das Ergebnis einer kanalikulären Absiedlung im allergischen Stadium der Lungentuberkulose. Ausgangspunkt ist in 70% die Lungentuberkulose (Harnisch u.Mitarb. 1977). Trotz der noch immer beachtlichen Zahl offener Lungentuberkulosen sind diese tuberkulösen Veränderungen, verglichen mit ihrer früheren Frequenz zu einer Seltenheit geworden. Die Zunge wird als häufigster Lokalisationsort der Tuberculosis ulcerosa angegeben, seltener sind Gaumen, Zahnfleisch, Lippen und Wangenschleimhaut befallen (Ameli 1966). Hämatogene Disseminationen sind hierbei auslösend (Arrigoni u. Flaccauento 1968). Auffallend sind knotige Veränderungen (Wechselbaumer u. Gorz 1977), wobei zu berücksichtigen bleibt, daß auch Primärtuberkulosen der Zunge heute in höherem Alter auftreten können (Grifa u.Mitarb. 1968).

Eine Zusammenstellung über die *Tuberkulose des Oesophagus* bringen Pelemans u. Hellemanns (1974). In der Literatur existieren hierüber meist nur Falldemonstrationen. Chung-Seh-Tung sammelte 1962 150 Fälle aus der Literatur. Über eine tuberkulöse Oesophagitis berichtet Schneider (1976). Meist handelt es sich um postprimäre Tuberkuloseformen, die teils kanalikulär, hämatogen oder per continuitatem erfolgen und zu Fistelbildungen mit der Trachea führen können. Der Verlauf ist uncharakteristisch. Eine unangenehme Dysphagie kann sich entwickeln. Die Kontrastmittelpassage zeigt röntgenologisch die Veränderungen des Oesophagus. Oesophagoskopie und Probeexzision gestatten die Diagnose. Die seltene entzündliche *Magentuberkulose* entsteht in der Regel auf hämatogenem Wege. Bei Autopsien in den Jahren 1936–1966 und Biopsien fanden GÜRKAN u. Mitarb. (1968) 27 mal eine Magentuberkulose und bezeichnen dieses Bild als Rarität. Röntgenologisch zeigen sich erosive Defekte und flache Ulzerationen sowie diffuse Infiltrate; später folgen narbige Veränderungen. Gastroskopie und Biopsie lassen die Diagnose stellen. Die Kombination von Magenkrebs und Tuberkulose wird von HUHUDREAU u. Mitarb. (1973) als sehr selten angegeben. Der Krebs schwäche jedoch die Widerstandsfähigkeit gegen die Tuberkulose. Auf den Zusammenhang von Lungentuberkulose und Magenresektion gehen STEIGER u. Mitarb. (1976) ein. Die Tuberkulose kann in ihren narbigen Stadien zu Strikturen im Bereich des Magens führen. Über eine Pylorusstenose berichtet OSIME (1977). Tuberkulöse Lymphknotenerkrankungen im Bereich der Gallenwege können den Grund eines Verschlußikterus (MARTINON u. AUROUSSEAU, 1976) bilden.

Die Symptome einer *Magen-Darm-Tuberkulose* sind uncharakteristisch: Gewichtsverlust, Bauchschmerzen, Diarrhoeen (WERBELOFF u. Mitarb. 1973), so daß nur in etwa 50% die Diagnose richtig gestellt wird (DAS u. SHUKLA 1976). Durch Aszites und Peritonealbiopsien läßt sich die Diagnose erhärten. Bei 117 Patienten, die WERBELOFF u. Mitarb. (1973) aufführten, bestand 24mal eine Lungentuberkulose, die 11mal aktiv war und 9mal eine Pleuritis aufwies. 3mal fand sich eine Oesophagus-, 1mal eine Magentuberkulose, 11mal war die Lokalisation im Ileozökalbereich, die 9mal dem M. Crohn glich. 7mal bestand eine Dickdarmtuberkulose mit karzinomähnlichem Bild, 58mal eine tuberkulöse Peritonitis, 6mal Fisteln. Bei den 59 Beobachtungen einer gastrointestinalen Tuberkulose von NOVIS u. Mitarb. (1973) fand sich 28mal eine Peritonealtuberkulose mit uncharakteristischem Krankheitsbild, 20mal eine Lungenbeteiligung, 3mal eine Oesophagusaffektion vom Tracheobronchiallymphknoten aus, 2mal eine Magentuberkulose, 3mal ein pyloro-duodenaler Verschluß, 10mal mesenteriale Lymphknoten-, 1mal eine Dünndarmtuberkulose, 11mal eine Ileozökal-, 10mal eine Kolontuberkulose und 4mal ein abdominaler Abszeß, 2mal mit Fisteln. Aus der Aszitesflüssigkeit können TbB. nur selten gezüchtet werden. Die Ähnlichkeit mit dem Krankheitsbild des M. Crohn wird auch von CARRERA u. Mitarb. (1976) betont. Die Diagnose „Abdominaltuberkulose" wird in den letzten Jahren lediglich noch vereinzelt bei Abdominaloperationen gestellt. KÖHLE (1969) fand unter 9124 Eingriffen 7 Tuberkulosen, 1mal eine Dünndarmtuberkulose, 1mal eine grobknotige Lebertuberkulose, 5 Peritonealinfektionen, dabei 1mal mit zusätzlicher Cholezystitis tuberculosa und 1mal eine Appendixerkrankung. Diese Rückläufigkeit ist mit der Abnahme der Rindertuberkulose in Verbindung zu bringen (SCHMIED u. SCHMIED 1968). Auf frühere Zahlen geht BERG (1953) näher ein. Die Ausrottung der Rindertuberkulose bewirkte in unserem Beobachtungsraum eine Abnahme von Ingestionstuberkulosen. Die beim älteren Menschen noch häufiger zu findenden verkalkenden Mesenteriallymphknoten sind bei Kindern kaum noch zu sehen. Sie waren fast immer Folge einer primären Tuberkulose.

Die hämatogene Entstehung ist von der arteriellen Versorgung abhängig, der Weg über die Galle eine Ausnahme. Eine hämatogene Aussaat einer Lungentuberkulose (Abb. 96) wurde von einer schweren Tuberkulose des Kolons und Ileum begleitet. Ein „akuter Bauch" machte die Laparotomie erforderlich. Aber selbst ausgedehnte tuberkulöse Darmentzündungen brauchen lange Zeit keine Beschwerden zu machen. Die uncharakteristischen Symptome sind vieldeutig und können zu Kachexie und sekundärem Candidabefall führen. Die Untersuchung von Stuhl auf TbB. sowie die Röntgenkontrolle des Magen-Darm-Kanals sichern die Diagnose.

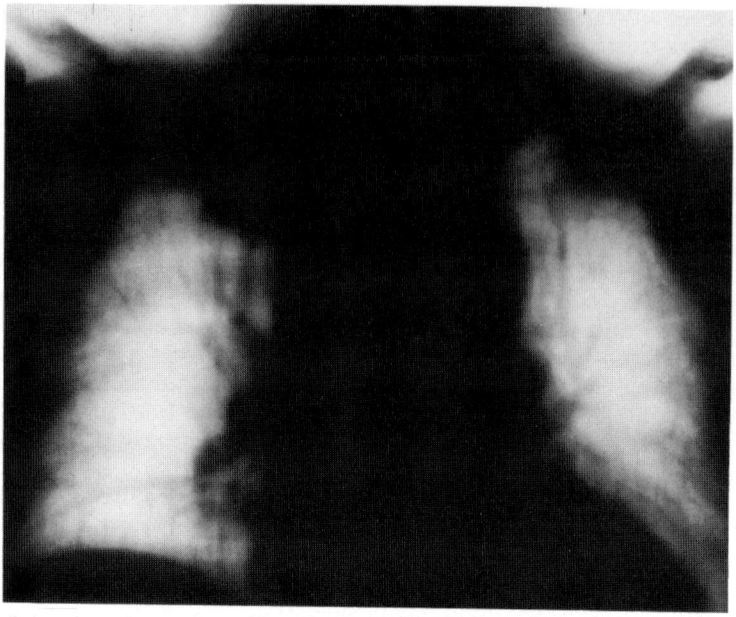

Abb. 96. 29jähriger Mann. Vor einem halben Jahr Leibschmerzen. Laparotomie, Hemikolektomie und Teililektomie wegen schwerer ulzeröser Ileozäkaltuberkulose. Bauchfell- und Lymphknotentuberkulose. TbB.: Im Auswurf positiv. Schichtaufnahme v. 21.3.78: Doppelseitige hämatogene Streuungstuberkulose, rechts mehr als links. Tuberkulin: positiv. Chemotherapie. Gute Befundrückbildung. Reizlose Befundabheilung nach Laparotomie

Auffällig ist die Affinität zu den Peyerschen Plaques. Ringförmige Ulzera mit unterminierten Rändern können große Areale des Darmvolumens ausfüllen. Schon makroskopisch erkennt man gelblich graue, verkäsende Tuberkel. Auch hier kann die Krankheit in Schüben (BÖHM 1949) verlaufen.

Die Tuberkulose des Appendix zeigt die übliche Symptomatik einer akuten Appendizitis (FREUND u. SCHRAMM 1969; MITTAL u.Mitarb. 1975), kann aber auch als Zufallsbefund gefunden werden. Bei einer Lokalisation in der Ileozökalgegend ist die Abgrenzung gegen den M. Crohn schwierig (SHAH 1973). Bei der Erkrankung des Kolons können die Bilder röntgenologisch der Colitis ulcerosa ähneln. Besteht bei einer gleichzeitigen Lungentuberkulose der Verdacht einer Magen-Darm-Infektion, so besteht immer die Indikation zu einer Röntgenkontrolle (ERDMANN 1954). Im Bereich des Enddarm kann es zu Stenosen (MCDONALD u. MIDDLETON 1976) von tuberkulösen Analfisteln aus zu massiven fistelnden Prozessen kommen mit perianalen aber auch weiter vom Darmausgang entfernten Fistelöffnungen.

Die spezifischen Prozesse im Bereich der Analgegend sind zumeist Ergebnisse einer intrakanalikulären Infektion; sie werden bei Männern häufiger als bei Frauen beobachtet und kamen nach BERG (1964) in 4% aller Lungentuberkulosen zur Beobachtung. SIEBERTS (1947), zit. nach BERG (1964), fand bei Analfisteln und Abszessen in der Hälfte aller Fälle einen Lungenbefund. Sie entwickeln sich aus verkästen Follikeln der Submucosa, breiten sich über den Lymphweg aus, extrasphinktäre und intrasphinktäre Fisteln, kalte Abszesse und begleitende Lymphknotenschwellungen können folgen (KRAUSS u. LEUBE 1951). Analfisteln und Fissuren sind nach PRÉVOT (1964) die häufigsten Komplikationen einer

Darmtuberkulose und müssen in 50 bis 60% als tuberkulös angesprochen werden. Der exakte histologische Beweis gelingt jedoch schwer, da unspezifische Entzündungen mit Mischinfektionen das Bild verwischen und das hartnäckige und quälende Leiden mit Schüben komplizieren. Die Ausdehnung läßt sich röntgenologisch mit Kontrastmitteln am besten beurteilen. Eine Verbindung mit dem Darm kann im rektalen Bereich auch entfernt vom Sphinkter möglich sein. Eine mögliche Knochentuberkulose des Sitzbeins als Ausgangspunkt eines Abszesses ist auszuschließen. Nach FAIRGRIEVE (1966) sollte man jedoch bei vorliegenden floriden tuberkulösen, lokalen oder herdfernen Prozessen mit der operativen Intervention zuwarten und eine dreimonatige kombinierte Chemotherapie vorschalten, bei ruhenden Formen kann wie bei unspezifischen Erkrankungen vorgegangen werden.

Bei chronisch verlaufenden Fissuren, Fisteln und rezidivierenden Abszessen muß auch heute noch an die Möglichkeit einer tuberkulösen Genese als Spätfolge einer früher durchgemachten Infektion gedacht werden; da sie histologisch und bakteriologisch in diesem Bereich schwer auszuschließen ist, ist bei positiver Tuberkulinreaktion eine prophylaktische INH-Therapie zu überlegen, bei histologisch oder bakteriologisch bewiesener Tuberkulose eine kombinierte Chemotherapie durchzuführen, bei fehlender Rückbildung und bei Abszessen ist die operative Behandlung indiziert.

Die Frequenz der *Peritonitis tuberculosa* betrug nach KAUFMANN (zit. nach WISSLER 1964) in den Jahren 1954/1955 unter rund 15000 Sanatoriumspatienten noch 1%; bei den Erwachsenen mit 1,1% häufiger als bei den Kindern mit 0,6%. Heute findet sie Erwähnung als Zufallsbefund bei der Laparotomie oder als begleitende Erkrankung der weiblichen Genitaltuberkulose. Auch sie ist mit der Rückläufigkeit abdominaler Infektionen durch den Typus bovinus als Primärtuberkulose selten geworden. Die hämatogene Genese steht vor der lymphogenen Infektion an erster Stelle, sieht man von fortgeleiteten Infektionen durch tuberkulöse Salpingitiden ab. Die Möglichkeit einer lymphogenen Ausbreitung durch das Zwerchfell ist möglich (WISSLER 1964). Nach ALBRECHT (zit. nach WISSLER 1964) waren im Sektionsmaterial Ausgangspunkt der Erkrankung in 46–56% die Lungen, in 10–20% Lymphknoten, in 7–12% der Darm, in 3–10% seröse Häute, in 1,5–3,5% Knochen, in 12% die weiblichen und nur in 0,7% die männlichen Genitalien. Nach AUERBACH (zit. nach WISSLER 1964) lagen die Zahlen etwas anders: in 28% waren die Tuben Ausgangspunkt, in 21% der Darm, in 5% verkäsende Mesenteriallymphknoten, in 8% die Pleuren und in 28% eine hämatogene Aussaat an anderem Ort gelegener Herde.

Die Symptomatik im Beginn ist uncharakteristisch: Bauchbeschwerden, Appetitlosigkeit, Abmagerung, Stuhlunregelmäßigkeiten, subfebrile Temperaturen. Die Symptome eines Ergusses können auf die Diagnose hinweisen. Exsudative Formen können von adhäsiven und plastischen Peritonitiden abgegrenzt werden, nodös-kaseöse von ulzerösen, von miliaren oder lokalisierten Formen in der Nachbarschaft tuberkulöser Herde.

Durch die moderne Chemotherapie bietet dieses Krankheitsbild keine Problematik mehr.

7. Tuberkulose von Leber, Milz und Pankreas

Auf die konnatale Lebertuberkulose und die meist symptomlosen frühen Ausstreuungen wurde im Beitrag „Klinik der Primärtuberkulose“ (S. 340) näher eingegangen. Pränatal kann die Infektion über die Vena umbilicalis erfolgen, postnatal über die Arteria hepatica, die Vena portae und die zur Leber führenden Lymphbahnen.

Miliare Lebertuberkulosen, grobknotige Formen, Konglomeratherde, abszedierende und kavernisierende Formen kommen vor. Gallengänge und Gallenblase (KRETSCHMAR u. ROSENKRANZ 1969) können infiziert und über sie die TbB. in den Darm weitergegeben werden. Die Leber ist das Organ, das sich an allen Generalisationsformen gewöhnlich in sehr weitem Ausmaß beteiligt. Die Miliartuberkulose geht mit verwaschenen grauen Knötchen, die auch deutlich durch die Kapsel hindurchschimmern können, einher. Fibrinauflagerungen können vorkommen, Knötchen im Gebiet der Kapsel können zu Perihepatitiden führen. Im Rahmen der Frühgeneralisation können auch größere Knoten-, Pfefferkorn- bis Bohnengröße, als Ergebnis der überschießenden Reaktion in diesem Stadium entstehen. Grobknotige und tumoröse Konglomerattuberkulosen können bei Laparotomien oder Biopsien diagnostiziert werden. 1957 beschreiben SANDBERG u.Mitarb. 80 Fälle von Lebertuberkulomen, CASULA u.Mitarb. (1976) einen tuberkulösen Leberabszeß.

Charakteristische Symptome gibt es nicht. Allgemeinsymptome wie Milzvergrößerung, malariaähnliches Fieber (PATRASSI 1970) und allgemeine Störungen der Leberfunktion stehen im Vordergrund der Symptomatologie. Die Biopsie (HAAS u. HUBER 1974; MINICONI 1967) klärt die Diagnose ab. Die Gallengangstuberkulose (WETZEL 1964a) ist sehr selten. Die Tuberkulose breitet sich intrakanalikulär aus. Tuberkulöse Veränderungen in den Gefäßen können sie begleiten. Die klinischen Erscheinungen entsprechen zum Teil einer Leberabszeßbildung, zum Teil einer Störung des Gallenabflusses. Zusammenhänge zwischen Tuberkulose und Zirrhose wurden diskutiert. Sie dürften jedoch nur mittelbar sein. Sowohl bei Kindern wie bei Erwachsenen kann es zu dem Bild der Pseudoleberzirrhose (WETZEL 1964a) durch Verwechslung mit tuberkulösem Granulationsgewebe kommen.

Die *Gallenblasentuberkulose* läuft nach KRETSCHMAR und ROSENKRANZ (1969) im Rahmen der Miliartuberkulose, der schweren Allgemeintuberkulose, als isolierte Erkrankung mit histologischem Zufallsbefund bei der Cholezystektomie oder aus der Nachbarschaft fortgeleitet ab – letzteres jedoch außerordentlich selten. Lymphknotenerkrankungen im Bereich der Gallenwege können zu Kompressionen mit intermittierendem Ikterus führen. Die Symptomatologie ist uncharakteristisch und vielfältig. Treten Verkalkungen auf, so kann die Diagnose auch durch die Röntgenuntersuchung gestellt werden. Der Verlauf hat sich durch die nunmehr mögliche Chemotherapie völlig gewandelt.

Auch die *Tuberkulose des Pankreas* ist ein sehr seltenes Ereignis. Bei der typischen Miliartuberkulose finden sich nur selten Veränderungen, vielleicht einzelne Herdchen ohne bevorzugte Lokalisation. Diese können im Stadium der Frühgeneralisation oder auch im postprimären Stadium auftreten. Auf die Möglichkeit der Genese einer akuten Pankreatitis durch eine Tuberkulose weisen GOEBEL und HOTZ hin (1976). Andererseits kann eine Pankreatitis auch als Begleiterkrankung bei zahlreichen Infektionskrankheiten, so auch der Tuberkulose, vorkommen (RITTER 1976). Die Fragen eines Zusammenhanges mit der Entstehung des Diabetes sind erörtert worden. Nach HUEBSCHMANN (1928) könnte es im Bereich des Möglichen liegen, jedoch ist ein Zusammenhang kaum beweisbar. Der bestehende Diabetes ist als Schrittmacher der Tuberkulose anzusehen.

8. Hauttuberkulose

Unterschieden werden als Begleiter der postprimären Tuberkulose charakteristische Superinfektionen und durch lokale Progredienz oder hämatogene Schübe ausgelöste Manifestationen. Die *Tuberculosis cutis verrucosa* ist durch Superinfektion und direkten Kontakt einer lädierten Hautpartie mit tuberkulösem Material bedingt und als „Leichentuberkel" beim Pathologen bekannt. Es bilden sich warzenförmige Herde, wie dies der Name sagt, mit unterschiedlicher Abheilungstendenz. Grund dieser unterschiedlichen Verlaufscharakteristik, verglichen mit einem Primärinfekt der Haut, ist die geänderte Allergielage, auf die VOLK (1931) ausführlich bei der Besprechung der Tuberkulose der Haut hinweist oder eine milieubedingte Virulenzschwächung des Erregers. Diese Erkrankung ist das Modell der möglichen Superinfektion beim Menschen (GEHRELS u. KALKHOFF 1964).

Die *Tuberculosis cutis luposa* („Lupus vulgaris") ist heute noch die häufigste Manifestation der Tuberkulose im Bereich der Haut. Sie entsteht exogen, lymphogen oder hämatogen und wird charakterisiert durch ihre spezifischen Lupusknötchen von bräunlich-roter Färbung, die konfluieren und sich narbig umwandeln können. An das Phänomen der Diaphanoskopie und des Sondendruckes sei hier erinnert. Verschiedene Verlaufsformen werden beschrieben. Recht massive Formen werden heute kaum noch gesehen. Sie können bis zu einer Elephantiasis oder dem Lupus mutilans führen. Auffallend war zumeist die Aussparung des behaarten Kopfes. Bei der Lokalisation an den Schleimhäuten ist es oft schwierig sie gegenüber anderen Formen abzugrenzen.

So stellt auch die *Tuberculosis ulcerosa cutis* sive mucosae eine Autoinokulation dar; sie wurde unter dem Kapitel der „Tuberkulose des Verdauungstraktes" abgehandelt. Nach AROLD und LÜTGERATH (1942) bestehen bei einem Hautlupus in fast der Hälfte aller Kranken gleichzeitig Lungenveränderungen. Bei dem Schleimhautlupus ist die Frequenz tuberkulöser Lungenerkrankungen noch höher bei einer schlechteren Prognose, die durch die fortschreitende Lungentuberkulose bestimmt werden kann. Eine Kombination mit dem Karzinom wird von DARIER (zit. nach VOLK, 1931) auf 4% geschätzt.

Die *Tuberculosis cutis colliquativa* entsteht meist bei eingeschmolzenen, hautnahen Lymphknoten, seltener aus sonstigen hautnahen extrapulmonalen Tuberkuloseformen. Verhärtungen im Bereich der Subkutis treten auf und es folgen Verdickungen, Rötungen und Ulzerationen mit späteren Fistelbildungen. Heute ist diese Erkrankung im Alter, besonders beim weiblichen Geschlecht oder bei Gastarbeitern zu finden. Ein Hinweis erfolgte bereits in dem Kapitel „Hämatogene Lymphknotentuberkulose".

Die neuerfaßten Hauttuberkulosen sind innerhalb der letzten zehn Jahre um 40% zurückgegangen (ORFANOS u. ZINGSHEIM 1970); auffallend ist diese Abnahme im Jugendlichenalter bei einer Verschiebung in höhere Altersgruppen. Auf den Zusammenhang zwischen Hauttuberkulose und Beruf gehen ZIMMERMANN und ROSENKRANZ (1967) ein.

9. Tuberkulosen im Bereich von Nase, Hals und Ohren

Über die Tuberkulose der Nase und der Nasennebenhöhlen berichten 1978 ROSEMANN und VOSTEEN. Die primäre Nasentuberkulose mit Primärinfekt und Primärkomplex ist selten, endogene Streuformen oder exogene Superinfekte häufiger. Der Schleimhautlupus führt zu recht verschiedenartigen Bildern. Er kann auf die Nachbarschaft übergreifen. Einzelne „Tuberkulome“ mit papillomatösen Polypen können entstehen; Septumperforationen kommen als Folge des Lupuskarzinoms, seltener des Lupussarkoms vor. Bei schlechter Abwehrlage des Organismus treten ulzeröse Schleimhauttuberkulosen auf. Die Nasentuberkulose ist selten (LACHOWICZ u. WITWICKA 1969) und bevorzugt meist Frauen im 20.–30. Lebensjahr.

Unter dem Einfluß der Chemotherapie haben die Formen einen Gestaltswandel erfahren (THEISSING u. THEISSING 1978). Die Ausstreuungen der postprimären Tuberkulose betreffen primär den Kehlkopf, weniger den Rachen, selten die Nase. Die Tonsillen sind die Haupteintrittspforte bei der Primärtuberkulose, die an ihrer Lymphknotenkomponente erkenntlich ist. Fehlt diese, so müssen Herde im Schleimhautbereich zur postprimären Tuberkulose gehörend angesehen werden. Befallen sind an erster Stelle die Tonsillen im Rachenbereich. Die hämatogene Streuungstuberkulose zeigt in allen Lebensaltern häufigen Lymphknotenbefall mit unterschiedlicher lokaler Beantwortung von narbiger Granulation bis zur Verkäsung, Verkalkung oder Abszedierung (F.4, S. 513). Isolierte Lymphknotenerkrankungen treten in unterschiedlicher Lage im Bereich des Halses auf, die bei einer Probeexzision eine spezifische Infektion erkennen lassen. Der Verlauf kann recht chronisch sein: vom Befall der umliegenden Weichteile bis hin zur Abszedierung mit Fistelbildung und tuberculosis colliquativa; ihr kann wieder ein Hautlupus folgen.

Bei der *Tonsillentuberkulose* unterscheiden THEISSING und THEISSING (1978) die latente und die manifeste Form. Die latente schwankt in ihrer Frequenz unterschiedlich nach Angaben von 0,3–80% im Material routinemäßig untersuchter Tonsillen nach Tonsillektomie. Bei kavernösen Lungentuberkulosen liegt die Frequenz bei 80%, bei geschlossenen Formen nach Literaturangaben bei 36%, bei Routinetonsillektomien bei 0,3%. Sie entsteht hämatogen, seltener kanalikulär.

Die manifeste Form der Tonsillentuberkulose ist kenntlich an einer Schwellung, an Granulationen und Ulzerationen. Die Häufigkeit der Gaumenmandeltuberkulose beträgt zwischen 0,5 und 0,75% aller Tuberkuloseformen.

Schwere manifeste Tuberkulosen im Bereich des Rachenringes mit Dysphagien oder Retropharyngealprozessen, die meist jedoch von der Halswirbeltuberkulose ausgehen, sind selten geworden. Mit der modernen Chemotherapie wurde ihre Prognose gut.

Die *Larynxtuberkulose* entsteht heute im postprimären Stadium der Tuberkulose hämatogen oder kanalikulär. Sie ist meist geringer infektiös als die begleitende Lungentuberkulose (HOROWITH u.Mitarb. 1976) und durch ihre Schmerzhaftigkeit ausgezeichnet (THOST 1930). Biopsie und Histologie ergeben die Diagnose (LINDELL u.Mitarb. 1977).

Nach früheren Berichten waren in 20–30% der Lungentuberkulosen eine des Kehlkopfes zu finden. Nach dem letzten Krieg sank die Beteiligung auf rund 10% (AROLD 1959) und dürfte heute bei 1% liegen; sie ist dem postprimären Stadium zuzurechnen und selten Zeichen einer frühen hämatogenen Aussaat (REZNIK 1967).

Im Rahmen einer HNO-Klinik stehen bei Tuberkulosen Lymphknotenerkrankungen absolut im Vordergrund (JACH u. KAISER-MEINHARDT 1974). Einen zusammenfassenden Überblick geben BECKER und HERBERHOLD (1978). Die Tonsillektomie wird als Zusatztherapie heute bei der Tonsillentuberkulose abgelehnt. Sinn hat sie nur dann, wenn es sich um einen Primärinfekt im Bereich der Tonsillen handelt, der jedoch bei der Tonsillektomie meist schon abgeheilt sein dürfte. Im Bereich der Lymphknoten können atypische Bakterien tuberkuloseähnliche Krankheitsbilder auslösen.

Die *Tuberkulose des Ohres* kann im Rahmen der Hauttuberkulose in Form lupöser Veränderungen auftreten, eine Primärtuberkulose äußeren Verletzungen folgen. Eine größere Bedeutung kommt der Tuberkulose des Mittelohres zu. Von 4,7–15% chronischer Mittelohreiterungen sind nach AROLD (1959) 2% als tuberkulös anzusehen. Eine retrograde Primärinfektion durch die Tuba eustachii durch Brechen oder Schlucken ist eine Rarität; sie gehören zu den späten hämatogenen Ausstreuungen und können in seltenen Fällen einzige nachweisbare Herdbildung sein. Befallen werden Schleimhäute und der Knochen besonders im Bereich des Mastoids (MCADAM u. RUBIO 1977; WOLFOWITZ 1972; SALTZMANN u.Mitarb. 1971). Eine Progredienz der Erkrankung kann einen kalten Abszeß oder bei unmittelbarer Nachbarschaft den Ausfall des Nervus facialis zur Folge haben. Den Verdacht auf eine Mittelohrtuberkulose lenken abnehmendes Hörvermögen, subjektive Ohrgeräusche, Sekretion und chronische, zentrale oder randständige Perforationen des Trommelfelles. Die tuberkulösen Erkrankungen des Innenohrs folgen der Mittelohrerkrankung, wobei jedoch schwere Erkrankungsformen mit Funktionsausfall eine Seltenheit sind und eine Ausbreitung auf die Meningen ausbleibt.

Die Therapie umfaßt die kombinierte Chemotherapie mit lokaler Behandlung und je nach Verlauf zusätzlichem operativem Eingriff.

10. Augentuberkulose

Auf die Möglichkeit einer Ansiedlung von TbB. am äußeren Auge wurde kurz im Rahmen der Primärtuberkulose eingegangen. Diese Formen sind rückläufig, letzteres trifft auch für die postprimären Formen zu (DODEN 1967, 1977). Ausführliche Zusammenstellungen finden sich bei DODEN (1964), SORSBY (1972) und VELHAGEN (1972). Die häufigste tuberkulöse Erkrankung des Lides ist nach HYDENREICH (1975) der *Lupus vulgaris*. Er gleicht den Erscheinungen im Bereich der sonstigen Haut mit kleinen rötlich-bräunlichen Fleckchen und seinen Schuppenkrusten. Er kann lange Zeit bestehen und mäanderförmig fortschreiten. Er ist dem postprimären Formenkreis der Tuberkulose zuzurechnen. Die Keratokonjunktivitis scrophulosa oder die Keratitis parenchymatosa gehen dieser Hautkrankheit voraus (ROHRSCHNEIDER 1949, zit. nach HYDENREICH 1975). Die Conjunctivitis tuberculosa (RIEGER 1972) entsteht hämatogen oder fortgeleitet und tritt in einer granulären oder ulzerösen Form auf mit Verkäsung, Einschmelzung, unter Bildern von miliaren Knötchen, chalazionähnliche Veränderungen und torpiden Geschwüren. Chirurgische Entfernungen, Probeexzisionen und der TbB.-Nachweis sind zu empfehlen.

Der *Lupus miliaris faciei* oder die Tuberculosis luposa miliaris disseminata sind gutartig. Die Aussaat ergolgt auf dem Blutweg. Zahlreiche kleine Knötchen finden sich im Bereich des Gesichtes und auf den Lidern. Diese Formen unterscheiden sich in ihrer Allergielage von der Primärtuberkulose. Die *tuberkulöse Tarsitis* entwickelt sich aus der Bindehauttuberkulose, kann aber auch wiederum hämatogen entstehen. Zur Diagnostik sollte man Kulturversuch und Histologie heranziehen. Die *Dakryozystitis* (DORELL 1972) entsteht meist sekundär; sie verläuft chronisch. Bei der tuberkulösen Konjunktivitis ist es schwer, zwischen primären und postprimären Formen zu unterscheiden, da diese sich gleichen und nodulär, ulzerös und hypertropisch verlaufen (SORSBY 1972).

Die interstitielle oder parenchymatöse *Keratitis* ist zumeist in den beiden unteren Korneadritteln lokalisiert. Auch hier ist der Verlauf chronisch vernarbend, vaskularisierend und mit Remissionen. Tiefe zentrale Keratitiden und infiltrative Formen treten auf, ulzeröse sind selten. Die Tuberkulose der Skleren kann mehr akut oder mehr chronisch verlaufen. Im hinteren Augenbereich führt sie zur Sklerotenonitis.

Die Tuberkulose des *inneren Auges* ist immer sekundär. Sie wird bei an Lungentuberkulose erkrankten Patienten in 0,1% bis zu 1,5% gesehen (WOODS 1972). Patienten, die eine Augentuberkulose haben, haben ihrerseits eine stark wechselnde Frequenz von Lungenerkrankungen zwischen 40 und 73%. Die Absiedlungen im Bereich des Ziliarkörpers können durch Einbruch in den Schlemmschen Kanal direkt fortleitend wiederum zur Korneatuberkulose führen. Vom Uveatrakt ausgehend, können Einbrüche in den Glaskörper vorkommen und zu sekundärem Glaukom führen. Noduläre konglomerierende und isolierte Tuberkulome werden unterschieden. Nach BÖRNER (1976) gibt es frische und chronisch verlaufende Formen mit Nekrosen, Verkäsungen, Verkalkungen und sogar Verknöcherungen. Das klinische Bild ist mannigfaltig und kann ein- oder beidseitig sein. Irisknötchen sind gefäßarm und meist graugelb gefärbt.

Im Bereich der *Chorioidea* treten isolierte oder disseminierte Formen auf. Durchbrüche in die Sklera, die Hornhaut oder den Glaskörper sind möglich. Narbenbildungen weisen auf früher abgelaufene hämatogene Streuformen hin.

Die Tuberkulose der *Retina* entsteht durch Glaskörpereinbrüche oder hämatogen, die des Nervus opticus in 10–60% bei tuberkulösen Meningitiden und Periphlebitiden. Im Bereich der Pia führt sie zu Nekrosen, Verkäsungen und schließlich zur Atrophie des Nervus opticus.

Durch die Ethambutol-Therapie ist man heute gezwungen, zur Erfassung möglicher Optikus-Schäden Kontrollen des Auges durchzuführen. Hierbei zeigte sich eine Abnahme der Frequenz typischer Absiedlungen der Tuberkulose in die Augen innerhalb der letzten Jahre. Probleme bieten noch heute Optikus-Atrophien im Verlaufe der Meningitis tuberculosa; eine operative Intervention ist zu überdenken.

11. Tuberkulose der Skelettmuskulatur

Ihr widmet HUEBSCHMANN (1928) nur wenige Zeilen, da sie eine selbständige Rolle nur überaus selten spielt. Auch die Beteiligung an einer allgemeinen Miliartuberkulose ist eine sehr geringe. Fortgeleitete Tuberkulosen aus der Nachbarschaft entstehen entweder direkt oder durch Vermittlung der Lymphgefäße, so im Bereich des Zwerchfells bei schweren Pleuritiden oder Peritonitiden. Fortgeleitete Erkrankungen gibt es bei fistelnden Skelettuberkulosen; auch im Bereich des Bindegewebes können große Abszesse entstehen, die mit Chemotherapie oder operativer Entfernung behandelt werden müssen.

12. Mastitis tuberculosa

Der Durchblutung entsprechend treten diese Infektionen erst jenseits der Geschlechtsreife auf, zumeist sogar erst zur Zeit der Menopause, und gehören in den Bereich der postprimären Tuberkulose. Die Genese ist nach ROUX u. Mitarb. (1973a) meist hämatogen oder lymphogen, fast immer unilateral, meist in Form eines kalten Abszesses, selten miliar. Diese Erkrankungsform ist nach IKARD und PERKINS (1977) sehr selten geworden und meist ein Zufallsbefund (BOONTJE 1977). VIERITZ (1971) beschreibt seit 1955 188 publizierte Beobachtungen, fügt vier eigene hinzu und betont die Differentialdiagnose gegenüber dem Karzinom.

13. Tuberkulosen im Bereich der Drüsen mit innerer Sekretion

Im Vordergrund stehen hier Nebennieren- und Schilddrüsentuberkulosen (UEHLINGER 1964; HUEBSCHMANN 1928). Die Beteiligung der *Nebenniere* erfolgt im Rahmen der hämatogenen Aussaat, bei der frühen oder späten Generalisation, meist beidseitig und konnte erst kürzlich im Rahmen einer akuten Generalisierung bei einer Tuberkulose im Alter gesehen werden. Die Aufnahme der Patientin erfolgte mit desolatem Krankheitsbild.

64jährige Frau. Aufnahme nach Laminektomie des 10. Brustwirbelkörpers wegen Querschnittssymptomatik bei Wirbeltuberkulose. Auszug aus dem Sektionsprotokoll: ausgedehnte bis haselnußgroße, teils konfluierende, floride, kaseöse, tuberkulöse Einschmelzungsherde im 10. Brustwirbelkörper und 1. und 2. Lendenwirbelkörper; floride verkäsende Nebennierentuberkulose mit bis zu kirschgroßen indurierten Käseherden in der rechten Nebenniere und Induration der gesamten Nebenniere links mit fast vollständiger Zerstörung der Organstruktur beiderseits. Zustand nach alter Lungentuberkulose mit haselnußgroßen, verkalkten kaseösen Herden im rechten Oberlappen. Leichte Stauungshyperämie und herdförmiges Ödem der Lunge. Ausgeprägte, schleimige, eitrige Bronchitis mit leichter zylindrischer Bronchiektasie im Unterlappenbereich. Kleine bronchopneumonische Infiltrierungen im Unterlappen. Mäßiges vesikuläres Lungenemphysem. Akute Stauung der Leber mit leicht erweiterten Zentralvenen und zentroazinären Sinusoiden. Cholelithiasis. Zeichen akuten Nierenversagens mit osmotischer Nephrose in einigen Tubulusgruppen, mäßige benigne Nephrosklerose. Hirnödem mit leichten Zeichen des erhöhten Hirndruckes. Zustand nach abdominaler Hysterektomie mit Adnexexstirpation (S.-Nr. 28/79, Prof. Dr. SCHUBERT).

Aber auch isolierte chronische Erkrankungen sind unter dem Bild des M. Addison möglich (DANIEL 1975; KRACHT 1966; SADLER und BERESFORD 1971). HUEBSCHMANN (1928) schreibt, daß er nicht einen einzigen Fall von einer allgemeinen Tuberkulose ohne Beteiligung der Nebenniere gesehen habe, wenn die Herdbildung zum Teil auch sehr spärlich sein könnte. Die Absiedlungen finden sich in der Mehrzahl im Bereich der Rinde, das Mark ist nur sehr selten betroffen. Die Addisonsche Erkrankung folgt nur der beidseitigen Nebennierenerkrankung. Außer einer fibrösen Induration kann es zu einer erheblichen Anschwellung kommen. Die Erkrankung ist tödlich, wenn die letzten Reste des Nebennierengewebes zerstört sind. Nach UEHLINGER (1964) könnte die örtliche Anreicherung von Glukokortikoiden die Haftung von Bakterien und somit Affektionen der Nebenniere begünstigen. Kommt eine zusätzliche Belastung, wie ein operativer Eingriff, zu einer Erkrankung der Nebennieren hinzu, kann sie zu einer Nebennierenkrise führen. Eine hormonelle Ersatztherapie durch Glukokortikoide wird erforderlich.

Bei der Diagnose helfen die Braunfärbung der Haut, eine Adynamie, die Hypotonie, Elektrolyt- und Hormonstörungen. Verkalkungen im Bereich der Ohr- und Rippenknorpel treten auf. Verkalken verkäste Restbefunde in den Nebennieren, wird der Prozeß röntgenologisch sichtbar.

Bei *Schilddrüsenerkrankungen* handelt es sich meist um hämatogene Ausstreuungen oft unbekannter Primärherde (REICHMANN u. WOHLGEMUTH 1966). Histologisch lassen sich Formen der Frühgeneralisation nicht von anderen unterscheiden. Aber auch ohne eine allgemeine Generalisation können vereinzelt Miliartuberkel in der Schilddrüse gefunden werden, dies besonders in kropfig veränderten Teilen. Die Absiedlungen können verschieden groß sein, teils nur mikroskopisch, teils mit bloßem Auge erkennbar. UEHLINGER (1964) trennt die granulierende von der käsig abszedierenden Form. Klinisch kann eine schmerzhafte Schwellung mit Einschmelzung und Bildung eines Senkungsabszesses unter den Zeichen einer allgemeinen Entzündung auftreten. Ein operativer Eingriff ist angezeigt. Entsprechend dem Ausfall an Hormonproduktion muß eine Substituierung erfolgen.

Über selbständige Erkrankungen der *Hypophyse*, der *Zirbeldrüse*, der *Epithelkörperchen* oder der *Thymus* ist nur sehr wenig bekannt. Der Hinterlappen der Hypophyse wird häufiger befallen als der Vorderlappen. Käsige Herde können auftreten; die Thymuserkrankungen können sowohl in der Früh- wie in der späteren Generalisation erfolgen, insbesondere bei gleichzeitigem Befall von Lymphknoten.

14. Tuberkulose des Herzens und der Gefäße

Tuberkulöse Begleiterkrankungen können sowohl im Bereich des *Endo-*, des *Myo-* als auch des *Epi-* und *Perikards* auftreten. Die letztere ist die häufigste Form. Sie können sowohl in der primären als auch in der postprimären Phase der Tuberkulose ablaufen. Berichte über ältere Menschen stehen jedoch im Vordergrund. VALCHÁR (1976) beobachtete bei sieben Patienten in einem Durchschnittsalter von 52 Jahren eine exsudative Tuberkulose des Perikards. HUEBSCHMANN (1928) berichtet aus der damaligen Sicht eine Frequenz von 0,01% der Sezierten und in etwa 1% bei Tuberkulosekranken von aufgefundenen Perikarditiden. Eine Zusammenstellung von SCHÖLMERICH (1960a) zeigt die abnehmende Frequenz insgesamt und der von tuberkulösen Perikarditiden an der Gesamtheit aller Perikarditisformen in den frühen 50er Jahren. Die höchste Frequenz der Perikarditiden dürfte in den 30er und 40er Jahren bestanden haben. Bezogen auf das Alter lag sie damals nach SALVAHTI (zit. nach SCHÖLMERICH 1960a) im Jugendlichen- und frühen Erwachsenenalter.

Kleinknotige und großknotige Formen können unterschieden werden. Die Absiedlung erfolgt bei der hämatogenen Ausstreuung einer Miliartuberkulose, die auch im Myokard zu „Resorptionstuberkeln" (HUEBSCHMANN 1928) führen kann. Auch isolierte Erkrankungen des parietalen Blattes kommen vor, dies als fortgeleiteter Prozeß einer Lungen- oder Pleuratuberkulose. Großknotige Veränderungen sind seltener. Begleitend bei einer großen Perikardschwiele, die operativ entfernt wurde, fanden BERGER u. Mitarb. (1976) ein großes Granulom mit Verkäsungen und Verkalkungen.

Die tuberkulöse Perikarditis imponiert bei der Sektion durch die „Zottenherz"-Form, hervorgerufen durch festanhaftende Fibrinmembranen. Die Herzbeutelflüssigkeit ist hierbei meist vermehrt. Reibegeräusche können auftreten. Blutbeimengungen können erheblich sein und einen hämorrhagischen Charakter geben. Im weiteren Verlauf kommt es zu einer Einsprossung von Gefäßen aus dem perikardialen Bindegewebe und zur Einwucherung von Granulationsgewebe in das Fibrin. Schübe können sich wiederholen, die Perikardblätter verkleben miteinander, Verkäsungen treten auf, Verkalkungen können folgen. So entsteht das „Panzerherz", das röntgenologisch durch seine Kalkeinlagerungen faßbar wird und eine Indikation zur Operation abgibt.

Neben unspezifischen Zeichen weisen in der Symptomatologie retrosternale Schmerzen, Fieber, mehr oder weniger ausgebildete Pleuraergüsse und schließlich die Symptome einer Herztamponade auf das Krankheitsbild hin. Im Elektrokardiogramm finden sich entsprechend der Massivität des Ergusses eine Niederspannung oder bei begleitenden Myokarderkrankungen entsprechende Hinweise. Bei dem Panzerherz kann sich eine Einflußstauung entwickeln (VALCHAR 1978).

Therapeutisch kommen außer der üblichen kombinierten Chemotherapie Entlastungspunktionen, bei einer Fesselung oder Verkalkungen die Operation in Frage (CARSON u.Mitarb. 1974). Die Prognose der Perikarditis tuberculosa hat sich erheblich gebessert. Die Letalität, die früher um 90% lag, ist zumindest auf die Hälfte abgesunken.

Die tuberkulöse Erkrankung des *Myokards* tritt gegenüber dem Perikard an Bedeutung zurück. Die Miliartuberkulose, die großknotige Form oder solitäre Tuberkulose und die Myokarditis diffusa tuberculosa werden voneinander unterschieden. Die erste Form tritt im Rahmen der allgemeinen Miliartuberkulose auf, ist aber außerordentlich selten und erfordert ein „eifriges Suchen“ (HUEBSCHMANN 1928) unter dem Mikroskop. Makroskopisch sind die Tuberkel, es sei denn, sie liegen dicht unter dem Endokard, meist nicht zu erkennen; sie begleiten die primäre wie die postprimäre Form. Eine entzündliche Beteiligung des Myokards ist in 0,28% der Sektionen von Tuberkulosekranken zu finden; nimmt man das Kindesalter für sich, so steigt die Zahl auf 3,9%. Andere Statistiken liegen ähnlich (SCHÖLMERICH 1960b).

Die großknotige Form geht mit einzelnen oder multiplen Knoten, die bis zu Hühnereigröße erreichen können, einher. Mechanische Behinderungen der Herztätigkeit folgen sowie Verkäsung und Verkalkung. Durchbrüche in das Perikard und die Herzhöhlen mit hämatogenen Aussaaten sind beschrieben worden, desgleichen Thrombosen. Das gleichzeitige Bestehen einer schweren postprimären Tuberkulose ist nicht erforderlich. Andererseits kann die Infektion auch per continuitatem über das Perikard kommen. Die häufigste Form dürfte jedoch die Vermittlung über die Kranzgefäße sein. Bevorzugt sind rechter Vorhof und das rechte Herzohr; es folgen die linke und die rechte Kammer, alsdann der linke Vorhof und das Septum atriorum.

Bei der Myocarditis tuberculosa ist nach HUEBSCHMANN (1928) schwer abzugrenzen zwischen der diffusen oder herdförmigen Myokarditis und der Folgeerscheinung der Tuberkulose als konsumierende Allgemeinerkrankung. HUEBSCHMANN schildert sie lediglich anhand des vorliegenden Schrifttums mit entzündlichen, zuweilen hämorrhagischen Infiltraten, Veränderungen, bei denen man oft nicht eine Abgrenzung gegen eine allgemeine Miliartuberkulose vornehmen kann. Inwieweit diese Myokarditis auch von der Tuberkulose als Allgemeinerkrankung mit allgemeiner Vergiftung ausgelöst werden kann, d.h. neben der Toxinwirkung auch andere abnorme Produkte eine Rolle spielen können, ist schwer zu entscheiden.

In der Klinik werden wie bei anderen zahlreichen Erkrankungen Myokardschäden bei der frischen Tuberkulose nicht selten gesehen. Als spezifisch für die Tuberkulose sind sie zu betrachten, wenn Tuberkelbakterien auch färberisch, kulturell oder der Befund histologisch nachgewiesen werden. Entsprechend Beobachtungen bei anderen Infektionskrankheiten können sie auch als tuberkuloallergische Phänomene aufgefaßt werden. Man muß hierbei Schädigungen durch Mischinfektionen oder aus dem rheumatischen Formenkreis bedenken (SCHÖLMERICH 1960b). In einem kleineren Teil der Fälle wird nur die unmittelbare Erregerwirkung im Myokard beobachtet. Zahlenangaben schwanken hier erheblich. Im Elektrokardiogramm werden verschiedene Störungen faßbar: Rhythmusstörungen, Tachykardien, Blockbildungen, Vorhofflimmern und Niederspannung. Hinzu kommen Auswirkungen des pulmonalen Widerstandes, die Beteiligung der Koronargefäße, paroxysmale Tachykardien und vorgetäuschte Infarktbilder. Todesfälle durch eine myokardiale Insuffizienz sind höchst selten. Auch heute sind EKG-Veränderungen im Verlauf einer frischen Tuberkulose keineswegs selten, jedoch waren auch unter den eigenen Beobachtungen keine schweren Verläufe, die mit erheblicheren Störungen der Herztätigkeit in Zusammenhang gebracht werden konnten. Veränderungen im Elektrokardiogramm bei frischen und hochentzündlichen Formen einer Tuberkulose sind häufiger zu beobachten als bei mehr protrahierten Erkrankungen; demzufolge kommen als auslösendes Moment Folgen einer hämatogenen Streuung oder toxischen Auswirkung primär in Frage.

Die *Endokarderkrankung* begleitet häufiger chronische Verläufe. Die verrukösen Veränderungen betreffen am häufigsten Aortenklappen, seltener die Mitralis; die rechtsseitigen Klappen sind nur selten beteiligt. Nach HUEBSCHMANN (1928) handelt es sich um durch Sekundärinfektionen bedingte terminale Erscheinungen. Aber auch in den Schnittpräparaten der Klappen werden Tuberkelbakterien gefunden. Im Laufe der allgemeinen Miliartuberkulose können Knötchen am Endokard sichtbar werden; sie sind Folge der muskulären Erkrankung des Herzens. Abgegrenzt werden Tuberkulosen innerhalb der Thrombosen. Die Tuberkelbakterien können später in die Thromben einwandern oder auch schon bei ihrer Bildung mit eingeschlossen werden, Verkäsung und histologisch typische Tuberkulose werden sichtbar. Nach UEHLINGER (1964) bietet ein Endokarddefekt mit Fibrin und Blättchenagglomeraten gute Haftmöglichkeit für Tuberkelbakterien. Das klinische Bild der Endokardtuberkulose kann einer Sepsis entsprechen und ausnahmsweise mit einer Klappeninsuffizienz einhergehen. Man wird an die Diagnose denken, wenn im Verlauf der Miliartuberkulose systolische Geräusche auftreten (SCHÖLMERICH 1960). Tuberkulöse Erkrankungen im Bereich kleiner Arterien sind meist Zufallsbefunde. Auf große zentrale Arterien können die Prozesse aus der Nachbarschaft übergreifen und so die Voraussetzung für eine Miliartuberkulose schaffen. Erkrankte Lymphknoten können die Aortenwand in Mitleidenschaft ziehen (O'LEARY u.Mitarb. 1977); so wurde ein Aneurysma beobachtet, das durch Ruptur zur tödlichen Blutung führte. Intimaveränderungen sind seltene Ereignisse. Die Bakterien siedeln sich an und führen zur Thrombenbildung. Die Arteriosklerose kann vorausgehen. Von WOLLHEIM und ZISSLER (1960) wird die Mesarteriitis tuberculosa durch eine Erkrankung der vasa vasorum genannt und von der Intimatuberkulose sowie der fortgeleiteten Erkrankung abgegrenzt. UEHLINGER (1964) trennt die miliare Intimatuberkulose von der polypösen, der Aortenwandtuberkulose und dem Aortenaneurysma ab. Bei röntgenologisch nachgewiesenen Aortenaneurysmen mit klinischen Symptomen und drohender Perforation kann die Diagnose einer „Aortentuberkulose" in Erwägung gezogen werden. Die Therapie dieser schweren Veränderungen besteht immer aus chirurgischen Eingriffen mit kombinierter Chemotherapie.

Verbindungen von Kavernen mit größeren *Lungenvenen* sind relativ selten, eher die Arrosion von Arterien, die zu dem bekannten Krankheitsbild der Hämoptoe führt. Endangitiden können auftreten. UEHLINGER (1964) unterscheidet mit BENDA (1924) den submiliaren, den miliaren, den polypösen Intimatuberkel und die obdurierende tuberkulöse Thrombophlebitis. Diese Veränderungen haben große pathogenetische Bedeutung als primäre und sekundäre Streuquellen. Die Lungenvenenerkrankungen liegen hier an erster Stelle, es folgen die obere Hohlvene, die Venae suprarenalis, die V. jugularis, die untere Hohlvene, alsdann die übrigen Venen. Für die Klinik spielt die Vena anonyma eine wesentliche Rolle, sie liegt den paratrachealen Lymphknoten an und kann per continuitatem erkranken. Diese Lymphknotengruppen sind häufig bei Miliartuberkulose und der Meningitis tuberculosa vergrößert. Auf ihre Veränderungen und Infektionen, die bei operativen Eingriffen sichtbar sind, wurde im Rahmen der „hämatogenen Ausstreuungen" hingeweisen.

Die *Lymphgefäße* spielen im Ablauf der verschiedenen Tuberkuloseformen eine entscheidende Rolle, jedoch stets begleitend und nicht selbständig, sie werden an entsprechender Stelle genannt. Infektionen des Ductus thoracicus bei allgemeinen Miliartuberkulosen sind sekundärer Natur und nicht auslösend. Die Bakterien sammeln sich lediglich daselbst und bringen so lokale Infektionen zustande. Die Erkrankung kann in der unterschiedlichsten Form auftreten. Die auf der Pleura zu beobachtende Lymphangitis reticularis tuberculosa (PREISE 1968) steht mit den Krankheitsbildern der chronischen Miliartuberkulose in Zusammenhang. Sie ist durch fibröse, netzförmige Zeichnung erkenntlich und wird bei der Thorakoskopie und operativen Eingriffen oder erst bei der Sektion sichtbar.

Die Erkrankungen der Gefäße im Ablauf der Tuberkulose sind von besonderer Bedeutung, da sie oft im Blickpunkt der Pathogenese stehen.

Literatur

Albrecht, K.F., Wilhelm, K.H.: Die Prostatatuberkulose. Verh. Dtsch. Ges. Urol. **22**, 34 (1969)

Alexander, H.: Über Hilustuberkulose bei Erwachsenen. Beitr. Klin. Tbk. **62**, 318 (1925)

Alexander, H.: Atelektasen der Lunge. Tbk. Bücherei. Stuttgart: Thieme 1951

Alexander, H., Beekmann, A.: Röntgenatlas der Lungentuberkulose des Erwachsenen. Leipzig: Barth 1929

Alexander, H., Hasselbach, F.: Lungentuberkulose und Atelektase. Z. Tbk. **77**, 1 (1937)

Ameli, M.: Über die Pathogenese der Zungentuberkulose (mit persönlichem kasuistischen Beitrag). Minerva Otorhinolaryngol. Torino **16**, 178 (1966)

Anacker, H., Reinhardt, K., Rüber, W., Uthgenannt, H.: Prozesse an der Thoraxinnenwand. Röntgenologische Differentialdiagnostik. In: Teschendorf, W.H., Anacker, H., Thurn, P. (Hrsg.), Bd. I, S. 723 Stuttgart: Thieme 1975

Andrews, R.H., Edwards, T.A.W., Davies, D.: Progressive lung disease in patients with tuberculosis and ankylosing spondylitis. Tubercle (Lond.) **55**, 91 (1974)

Arnholdt, F.: Mißbildungen der Niere. In: Handbuch Innere Medizin, Band VIII/3, S. 504. Berlin–Heidelberg–New York: Schwieg, K.H. (Hrsg.) 5. Aufl. 1968

Arold, C.: Die Tuberkulose der oberen Luftwege. In: Die Tuberkulose. Deist-Krauss, Hrsg. Stuttgart: Enke 1959

Arold, K., Lütgerath, F.: Übergänge vom Schleimhautlupus zur Schleimhauttuberkulose. Brauers Beitr. **97**, 611 (1942)

Arrigoni, G.A., Flaccavento, S.: Beitrag zur Kenntnis der Tuberkulose der quergestreiften Muskulatur. Morgani **1**, 233 (1968)

Aschoff, L.: Die gegenwärtige Lehre von der Pathogenese der menschlichen Schwindsucht. Vorträge über Pathologie, S. 327. Jena: Fischer 1925

Backmeister, A.: Zur Entstehung und Entwicklung der Lungenphthise. Dtsch. Med. Wochenschr. **54**, 1 (1928)

Balint, J., Csejdy, G.: Möglichkeit renaler Hypertonie bei Urotuberkulose. Pneumol. Hung. **28**, 171 (1976)

Balint, J., Kiss, G.: Auswertung der Krankengeschichten von nephrektomierten Tuberkulösen. Prax. Pneumol. **23**, 708 (1969)

Barthel, E.: Die ansteckende Alterstuberkulose unter besonderer Berücksichtigung ihrer therapeutischen Beeinflußbarkeit in der Erstbehandlung. Monatsschr. Lungenkr. Tuberk. Bekämpf. **12**, 168 (1969)

Baumann, H.R., Mordasini, E.R.: Die perkutane Lungenbiopsie als diagnostisches Hilfsmittel zur Abklärung von Lungenverschattungen. Ther. Umsch. **32**, 218 (1975)

Becker, W., Herberhold, C.: Klinik der Krankheiten des zervikalen Lymphknotensystems. In: Handbuch der HNO-Krankheiten, Bd. III, 2. Aufl. Stuttgart: Thieme 1978

Behrendt, H.: Spondylitischer Senkungsabszess mit gleichzeitiger innerer (Oesophagus) und äußerer (Thoraxwand) Fistel. Fortschr. Röntgenstr. **78**, 221 (1953)

Behrendt, H.: Über Späteinschmelzungen an Kalkherden. Tbk. Arzt **10**, 530 (1956)

Beitzke, H.: Einteilung der Tuberkulose nach Ranke unter Berücksichtigung unserer heutigen Kenntnisse. In: Ergebnisse der gesamten Tbk.-Forschung, Bd. VIII, Leipzig: Thieme 1937

Benda, L.: Tuberkulöse Phlebitis. In: Handbuch der speziellen pathologischen Anatomie und Histologie, Bd. II., Springer, Berlin 1924, S. 851
Berblinger, K.: Über ausgedehnte Verkäsungen von Lymphknoten bei postprimärer Tuberkulose (sog. Spätverkäsungen). Acta Davosiana **5**, 1 (1938)
Berg, G.: Klinik der Darmtuberkulose. In: Handbuch der Tuberkulose, Thieme, Stuttgart, Bd. IV, S. 135, 1964
Berger, H.: Alte und neue Probleme bei der Tuberkulose des Kindes. Paediatr. Paedol. **11**, 46 (1976)
Berger, M., Zwietnig-Rotterdam, H., Watnick, M.: Tuberkulom des Perikards. Br. J. Radiol. **49**, 645 (1976)
Bernhard, P.: Zur Diagnostik der Genitaltuberkulose der Frau. Dtsch. Med. Wochenschr. **75**, 600 (1950)
Bethge, H.: Diagnostik und konservative Therapie der Urogenitaltuberkulose. Prax. Pneumol. **31**, 743 (1977)
Biasi, W. Di: Die pathologische Anatomie der Silikose. Beitr. Silikoseforsch. **3**, 1 (1949)
Bieberfeld, G., Sterner, G.: Tuberkulin-Anergie bei Patienten mit Mykoplasmenpneumonie. Scand. J. Infect. Dis. **8**, 71 (1976)
Birkhäuser, H.: Die Bedeutung der symptomlosen, minimalen und scheinbar inaktiven Lungenherde für die Tuberkulosemorbidität. Ther. Umsch. **30**, 172 (1973)
Blaha, H.: Die Lungentuberkulose im Röntgenbild. Berlin, Heidelberg, New York: Springer 1976
Blaha, H.: Lungentuberkulose. In: Handbuch der medizinischen Radiologie, Bd. IX., Teil 5a, S. 1 Berlin, Heidelberg, New York: Springer 1978
Blaha, H., Beer, A.P.: Aspergillosen der Pleura. Münch. Med. Wochenschr. **115**, 525 (1973)
Blais, A., Giordano, G., Bauffi, F., Quaremta, A.: Les adenopathies tuberculeuses et leur position clinique dans l'épidémiologie actuelle de la tuberculose extra-pulmonaire. Bull. Un. Int. Brüssel, 1978
Blank, B., Herrera, I.: Placenta-Tuberkulose und congenitale Tuberkulose. Rev. Fac. Cienc. Med. Cordoba **23**, 15 (1965)
Böhm, F.: Darmtuberkulose. Wien: Springer 1949
Börner, R.: Uvea-Erkrankungen. In: Augenarzt. Velhagen, K. (Hrsg.), Bd. IV/V, 74. Leipzig: Thieme 1976
Bohlig, H.: Staublungenerkrankungen und ihre Differentialdiagnose. Stuttgart: Thieme 1964
Bohlig, H.: Die pleuralen Röntgenzeichen im Wandel von Therapie und Umwelt. Prax. Pneumol. **23**, 531 (1969)
Boontje, A.H.: Tuberculous-Mastitis. Ned. Tiidschr. Geneeskd. **110**, 2285 (1967)
Bourke, J.B., Smith, P.G., Obrahi, M.: Tuberculosis in the wall of a bronchial cyst. Br. J. Surg. **61**, 970 (1974)
Boush, G.V.: Die Funktion der Lungenventilation bei Kranken mit Lungentuberkulose und bronchialem Asthma. Probl. Tuberk. **9**, 43 (1975)
Bräuning, H., Redeker, F.: Die hämatogene Lungentuberkulose des Erwachsenen. Tuberkulosebibliothek. Leipzig: Barth 1931
Brandt, H.J.: Diagnostik der Pleuraerkrankungen einschließlich Thorakoskopie und Biopsie. Thoraxchirurgie **22**, 371 (1974)
Brashear, H.R., Winfield, H.G.: Tuberkulose des Handgelenks. Bericht über 10 Fälle. South. Med. J. **60**, 1345 (1975)
Braun, W., Ehring, F., Meissner, G.: Lymphknotenerkrankungen durch Mycobacterium avium und atypische Mykobakterien. Prax. Pneumol. **27**, 662 (1973)
Brocard, H., Gendre, J.-P., Gendre, N.: La place de la tuberculose dans l'étiologie des pleurésies à éosinophiles. J. Fr. Med. Chir. Thor. **24**, 35 (1970)
Brocard, H., Broquie, G., Blanchon, F.: Eosinophile Pleuritiden. Ann. Med. Intere (Paris) **124**, 877 (1973)
Brügger, H.: Tuberkulose der peripheren Lymphknoten. In: Handbuch der Tuberkulose, Bd. IV, S. 57. Stuttgart: Thieme 1964
Buchaly, R.: Tuberkulose der Mundhöhle unter besonderer Berücksichtigung der Lokalisation an der Gingiva. Dissertation, Düsseldorf, 1979
Bürgel, E., Bierling, G.: Entzündliche Knochenerkrankungen. In: Handbuch der medizinischen Radiologie, Band V/2, S. 38. Berlin, Heidelberg, New York: Springer 1973

Bugár, J., Bugárová, A.: Comments on so-called bacteriologic relapses of pulmonary tuberculosis in policlinical practice. Stud. Pneum. Phthiseol. Csl. **35**, 84 (1975)

Bulla, A.: Tuberculosis, a pulmonary disease only? Bull. Un. Int. Brüssel, 1978

Buser, M.: Neuritis und Polyneuritis tuberculosa. In: Handbuch der Tuberkulose, Band IV, S. 328. Stuttgart: Thieme 1964

Bushuev, V.T.: Die Dynamik der Arbeitsfähigkeit der Invaliden wegen Tuberkulo-Silikose. Probl. Tuberk. **8**, 15 (1975)

Canetti, G.: Endogenous reactivation and exogenous reinfection, their relative importance with regard to the development on non-primary tuberculosis. Bull. Int. Union Tuberc. **47**, 116 (1972)

Carrera, G.F., Young, S., Lewicki, A.M.: Abdominale Tuberkulose. Gastrointest. Radiol. **1**, 147 (1976)

Carson, T.J. et al.: The role of surgery in tuberculous pericarditis. Thorac. Surg. **17**, 163 (1974)

Carstensen, E.: Urogenitaltuberkulose. Ätiologie, Klinik und Therapie. Chirurg **40**, 537 (1969)

Carstensen, E., Ulbrich, R.: Nierentuberkulose und Nephrektomie. Urologe **9**, 10 (1970)

Casula, G., Sirigu, F., Pintus, M.: Primärer tuberkulöser Leberabszeß. Surg. Italy **6**, 233 (1976)

Chung-Seh-Tung, D.C.: Contribution à l'étude de la tuberculose de l'oesophage. Thèse, Paris: Germain 1962

Cognat, M., Panopoulos, C., Rochet, M., Saint-Arroman, J.: La tuberculose de l'endomètre post-ménopausique. A propos de deux cas à forme de métrorragies post-ménopausiques. Sem. Hôp. Paris **45**, 2470 (1969)

Cosemans, J., Louwagie, A.: Tuberkulinreaktionen bei erwachsenen Tuberkulosekranken. Acta Tuberc. Pneumol. Belg. **63**, 310 (1972)

Crasselt, C.: Die Bedeutung der Synovektomie für die Behandlung der Gelenktuberkulose. Beitr. Orthop. Traumatol. **23**, 188 (1976)

Daniel, U.: Morbus Addison. Fortschr. Med. **93**, 1677 (1975)

Das, P., Shukla, H.S.: Klinische Diagnose der Abdominaltbk. Br. J. Surg. **63**, 941 (1976)

Debrée, J.: Traitement des tuberculoses ganlionnaires périphériques. Clin. Thér. Méd. Hôp. St. Antoine **43**, 239 (1967)

Diethelm, L., Kastert, J.: Die entzündlichen Erkrankungen der Wirbelsäule. Handbuch der medizinischen Radiologie, Bd. VI/2, 254. Berlin, Heidelberg, New York: Springer 1974

Dobos, L., Szöcs, A., Ràcz, L., Megyeri, I.: Über unsere Erfahrungen in der Erfassung und Behandlung von an Urogenitaltuberkulose leidenden Kranken. Tuberkulózis **22**, 249 (1969)

Doden, W.: Tuberkulose des Auges und seiner Adnexe. Handbuch der Tuberkulose, Bd. **4**, S. 539. Stuttgart: Thieme 1964

Doden, W.: Über die Tuberkulose des Auges und seiner Adnexe. Wien. Klin. Wochenschr. **79**, 569 (1967)

Doden, W.: Die Augentuberkulose. Prax. Pneumol. **31**, 713 (1977)

Dorell, F.W.: Dacryocystitis. In: Modern ophthalmology. Sorsby, A. (Hrsg.). London: Butterworths 1972

Dubrow, E.L.: Tuberkulose-Reaktivierung als Problem des Alterns. J. Am. Geriatr. Soc. **24**, 481 (1976)

Duke-Elder, S.: System of ophthalmology. London: Kimpton 1958

Eckert, H., Zaumseil, U., Kalich, R.: Morphologische und bakteriologische Befunde bei sogenannten Pleurakuppenschwielen. Z. Erkr. Atmungsorgane **144**, 78 (1976)

Ehring, F.: Wandlung in der Klinik und Bakteriologie der Halslymphknotentuberkulose. Dtsch. Med. Wochenschr. **92**, 62 (1967)

Ehring, F.: Haut- und Lymphknotentuberkulose. Dtsch. Med. J. **19**, 850 (1968)

Eisenberger, F.: Zu den diagnostischen Methoden der Urologie: die differentialdiagnostische Bedeutung der Tuberkulose. Prax. Klin. Pneumol. **31**, 342 (1977)

Elemanov, M.G., Kharcheva, K.A., Vavilin, G.I.: Evaluation of the "open negative syndrome" in the clinical picture of tuberculosis. Probl. Tuberk. **6**, 19 (1974)

Elke, M., Rutishauser, G., Ferstl, A., Riedel, F.: Zur Abklärung der Urogenitaltuberkulose (UGT): Pathogenese, diagnostische Taktik, Röntgenpathologie, Stadieneinteilung und differentialdiagnostische Anmerkungen. Radiologe **16**, 231 (1976)

El Mechaal, H.: Tuberkulostatisch-chirurgische Behandlung der Spondylitis tuberculosa mit einer kombinierten Chemotherapie von INH, Ethambutol und Rifampicin. Dissertation, Düsseldorf 1978

Erdmann, H.: Indikation zur Röntgenuntersuchung des Darmes bei Lungentuberkulösen. Fortschr. Röntgenstr. **81**, 468 (1954)

Escobar, J.A., Belsey, M.A., Duenas, A., Medina, P.: Verringerung der Sterblichkeit an tuberkulöser Meningitis durch Steroid-Therapie. Pediatrics. **56**, 1050 (1975)

Fairgrieve, J.: Anorectal abcesses, Fistulae – in – ano and Faecal in continence. In: Clinical Surgery 10 by: Rob, C., Smith, R., Morgan, C.N., Abdomen and Anus, London: Butterworth 1966

Falck, I.: Das Tuberkuloseproblem in der Geriatrie. Z. Gerontol. **8**, 12 (1975)

Farer, L., Lowell, H., Jewell, S.: Extrapulmonary tuberculosis in the USA 1975–1977. Bull. Un. Int. Brüssel, 1978

Ferencz, B., Fias, I., Turay, G.K.: Primärtuberkulose des Schambeins. Pneumonol. Hung. **30**, 373 (1977)

Ferlinz, R.: Lungen- und Bronchialerkrankungen. Stuttgart: Thieme 1974

Ferluga, D., Rott, T., Rutar-Zpancic, M.: Narbenkarzinome der Lunge und „Tumorlets“ Prax. Pneumol. **33**, 15 (1979)

Fick, H.: Punktionsbiopsien und Thorakoskopie. Handbuch der Tuberkulose, Bd. III, Stuttgart: Thieme 1975

Fingerland, A., Forman, I., Kovàr, J., Krontil, J., Kubis, M.: Das durch Mycobacterium kansasii hervorgerufene, geschichtete Tuberkulom mit Zerfallshöhle. Z. Erk. Atmungsorgane **149**, 380 (1977)

Flamm, J.: Diagnostik und Therapie der Urogenitaltuberkulose. Prax. Pneumol. **32**, 537 (1978)

Fodor, T., Szabo, I.: Results of Mycobacterium tuberculosis cultivations in patients with pulmonary neoplasma. Stud. Pneum. Phthiseol. Csl. **35**, 93 (1975)

Fraser, G., Paré, J.A.P.: Diagnosis of diseases of the chest. Philadelphia, London, Toronto: Saunders 1970

Freund, E., Schramm, H.: Die Tuberkulose der Appendix und die akute Appendizitis. Zentralbl. Chir. **94**, 725 (1969)

Fritze, E.: Zur Tuberkulinsensivität von staubbelasteten Kohlenbergarbeitern und von niemals staubexponierten Bevölkerungsgruppen des Ruhrgebietes; eine epidemiologische Studie zum Verständnis der überdurchschnittlichen Tuberkulosemorbidität unter Bergleuten. Int. Arch. Occup. Environ. Health **35**, 201 (1975)

Fröhlich, H., Breitenecker, G., Gruber, W.: Die Genitaltuberkulose der Frau. Wien. Med. Wochenschr. **124**, 335 (1974)

Gabler, A.: Gegenwärtiger Stand der Genitaltuberkulose der Frau aus der Sicht der Lungenklinik. Prax. Pneumol. **27**, 532 (1973)

Ganse, W., van, Eilnick, W., Groutenbriel, C.: Ist die Verbindung von Asbestose und Lungentuberkulose heute noch eine wirkliche Krankheitseinheit? Acta Tuberc. Pneumol. Belg. **66**, 520 (1975)

Gavallér, I.: Epidemiologische Charakteristika der weiblichen Genitaltuberkulose. Tuberkulozis **27**, 12 (1974)

Gehrels, P.-E., Kalkhoff, K.W.: Hauttuberkulose. In: Handbuch der Tuberkulose, Bd. IV, S. 595. Stuttgart: Thieme 1964

Geuns, H.A. van: Erfahrungen in der Tuberkulose-Fürsorgestelle Rotterdam. Pneumologie **145**, 92 (1971)

Ghon, A., Kudlich, H., Schmiedl, S.: Die Veränderungen der Lymphknoten in den Venenwinkeln bei Tuberkulose und ihre Bedeutung. Z. Tbk. **46**, 197 (1926)

Giese, W.: Pathologische Anatomie und Pathogenese der Pleuritis exsudativa. Wien. Klin. Wochenschr. **107**, 999 (1957)

Giese, W.: Die Pathologie-Anatomie der Tuberkulose. Beitr. Klin. Tbk. **124**, 205 (1961/62)

Ginsburg, M.A., Dashkovskaya, V.A.: Röntgenologische Lungenkrebsdiagnostik bei tuberkulösen Patienten. Probl. Tuberk. **12**, 45 (1975)

Gloor, U., May, F.: Tuberkulose des Urogenitalapparates. Handbuch der Tuberkulose, Bd. IV, S. 333. Stuttgart: Thieme 1964

Goebel, H., Hotz, J.: Die Ätiologie der akuten Pankreatitis. In: Handbuch der inneren Medizin, Bd. III/6, 5. Aufl. Berlin, Heidelberg, New York: Springer 1976

Gondzick, M., Kornak, R.: Nierentuberkulose als Ursache einer Tuberculosa congenita. Z. Urol. **60**, 605 (1967)

Grifa, G., Cattini, G.C., Bondavalli, W.: Ein Fall von klinisch primärer Tuberkulose der Zunge. Clinica (Bologna) **27**, 357 (1968)

Grígelovà, R., Turzová, M., Dornetzhuber, V., Urbancik, R.: A contribution to the problem of lymphatic system diseases provoked in children by Mycobacterium avium. Scand. J. Respir. Dis. **48**, 71 (1967)
Gürkan, K.I., Gürgen, T., Aydinlioglu, K.: La tuberculose de l'estomac. Arch. Un. Med. Balkan (Bucarest) **6**, 640 (1968)
Gwin, E., Pierce, G., Boggan, M., Kereby, G., Ruth, W.: Pleuroscopy and pleural biopsy with the flexible fiberoptic bronchoscope. Chest **67**, 527 (1975)
Haas, P., Huber, W.: Leberbiopsie bei Lungenerkrankungen. Schweiz. Rdsch. Med. **63**, 421 (1974)
Haefliger, E., Mark, G.: Lungenphthise. In: Handbuch der inneren Medizin, Bd. IV/3, S. 249. Berlin, Göttingen, Heidelberg: Springer 1956
Harnisch, H., Gabka, J., Braun, H.: Handlexikon der zahnärztlichen Praxis. Bd. **1**, S. 1628. Stuttgart, Wien, Zürich, Amsterdam: Medica 1977b
Hartung, W.: Die Pathologie und Pathogenese der extrapulmonalen Tuberkulose. Prax. Pneumol. **31**, 702 (1977)
Hassler, R.: Erkrankungen der Oblongata, der Brücke und des Mittelhirns und Erkrankungen des Kleinhirns. In: Handbuch der inneren Medizin, Bd. V/3, 4. Aufl. Berlin, Göttingen, Heidelberg: Springer 1953
Haubrich, R.: Die Röntgendiagnostik des Pleuraergusses. In: Handbuch der medizinischen Radiologie, Bd. IX/6, S. 494. Berlin, Heidelberg, New York: Springer 1970
Heimpl, H.: Die Panmyelopathie und andere Formen der Pancytopenie. In: Handbuch der inneren Medizin, Bd. II/4, 5. Aufl. Berlin, Heidelberg, New York: Springer 1974
Hein, E., Engel, J.: Zur Diagnose, Differentialdiagnose und Epidemiologie der Pleuraergüsse. Pneumonologie **145**, 175 (1971)
Heine, F., Krickau, G.: Verkalkte Pleuraplaques. Prax. Pneumol. **27**, 11 (1973)
Heising, J.: Die Diagnostik der Urogenitaltuberkulose des Mannes. Dtsch. Med. Wochenschr. **103**, 1425 (1978)
Henke, R.: Das tuberkulöse Zwerchsackhygrom. Chir. Prax. **22**, 653 (1977)
Hevér, Ö., Bálint, J., Csernus, J.A.: 15jährige Erfahrungen in der bakteriologischen Diagnostik der Urogenitaltuberkulose. Prax. Pneumol. **26**, 309 (1972)
Hötter, G.-J.: Lungenfunktionsstörungen bei Miliartuberkulosen. Prax. Pneumol. **29**, 22 (1973)
Hötter, G.-J.: Querschnittslähmungen bei tuberkulösen Wirbelsäulenerkrankungen. Prax. Pneumol. **31**, 734 (1977)
Hötter, G.-J.: Schwere Tuberkuloseformen in den vergangenen beiden Jahren. Prax. Pneumol. **33**, 582 (1979)
Horowith, G., Kaslow, R., Friedland, G.: Infectiousness of laryngeal tuberculosis. Am. Rev. Respir. Dis. **114**, 241 (1976)
Huebschmann, P.: Über primäre Herde, Miliartuberkulose und Tuberkuloseimmunität. Münch. Med. Wochenschr. **48**, 165 (1922)
Huebschmann, P.: Pathologische Anatomie der Tuberkulose. Berlin: Springer 1928
Huebschmann, P.: Die Tuberkulose des Menschen: Pathogenese, Histogenese und pathologische Anatomie. Leipzig: Barth 1939
Huhti, E., Brander, E., Paloheimo, S., Sutinen, S.: Tuberculosis of the cervical lymphnodes. A clinical, pathological und bacteriological study. Tubercle (Lond.) **56**, 27 (1975)
Huhudreau, J., Delavierre, Ph., Andreassian, B., Guyot, J.: Zur Assoziation Magenkrebs und Magentuberkulose. Semp. Hôp. Paris **49**, 2047 (1973)
Hunstein, W.: Die diagnostischen Organpunktionen. In: Handbuch der inneren Medizin, Bd. II/1, 5. Aufl., S. 250. Heilmeyer, L. (Hrsg.) Berlin, Heidelberg, New York: Springer: 1968
Hunstein, W.: Das Myelofibrose-Syndrom. In: Handbuch der Inneren Medizin, Bd. II/4, 5. Aufl. Begemann, H. (Hrsg.) Berlin, Heidelberg, New York: Springer 1974
Hydenreich, J.: Krankheiten der Augenlider. In: Augenarzt. Velhagen, K. (Hrsg.), Band III, Leipzig: Thieme 1975
Ikard, R.W., Perkins, D.: Tuberkulose der Brustdrüse: eine seltene moderne Erkrankung. South. Med. J. **70**, 208 (1977)
Inamoto, H., Ino, Y., Inamoto, N., Wada, T., Osowa, A.: High susceptibility and low resistance to tuberculosis in dialysis patients. XVthe Int. Congr. of Internal Medicine, Hamburg, August 1980
Jach, E., Kaiser-Meinhardt, I.: Tuberkuloseerkrankungen der letzten 12 Jahre in der HNO-Klinik der Charité und Häufigkeitsvergleich mit den Neuzugängen in der DDR. Dtsch. Gesundheitswes. **29**, 940 (1974)

Jacques, J., Sloan, J.M.: The changing pattern of miliary tuberculosis. Thorax **25**, 237 (1970)

Jahn, O.: Ergometrie bei der Silikose und bei der Siliko-Tuberkulose. Prax. Pneumol. **29**, 618 (1975a)

Jahn, O.: Die Lungenfunktion bei der Silikose und bei der Siliko-Tuberkulose. Prax. Pneumol. **29**, 199 (1975b)

Jensen, E.: Die Bedeutung der bovinen und aviären Tuberkulose aus humanmedizinischer Sicht. Prax. Pneumol. **33**, 111 (1979)

Jentgens, H.: Medikamentöse Behandlung der Tuberkulose. Dtsch. Med. Wochenschr. **99**, 1627 (1974)

Jones, P.G.: Tuberculous cervical adenitis in Victoria-Children. Med. J. Aust. **55/II**, 949 (1968)

Kaskarelis, D.B., Prevedourakis, C.: La tuberculose génitale de la femme. Gynaecol. pratt. **19**, 223 (1968)

Kastert, J.: Erste Erfolge bei kombinierter operativ-tuberkulostatischer Spondylitistherapie. Fortschr. Rö. **76**, 353 (1952)

Kastert, J.: Knochen- und Gelenktuberkulose (Skelett-Tuberkulose). Chirurg **40**, 533 (1969)

Kastert, J.: Die entzündlichen Erkrankungen der Wirbelsäule. In: Handbuch der medizinischen Radiologie, Bd. VI/2, S. 308. Berlin, Heidelberg, New York: Springer 1974

Kastert, J., Uehlinger, E.: Skelettuberkulose. In: Handbuch der Tuberkulose, Bd. IV, S. 443. Stuttgart: Thieme 1964

Keller, L.: Genital- und Peritonealtuberkulose der Frau. Prax. Pneumol. **31**, 757 (1977)

Kerntke, G.: Der Tod an Lungentuberkulose. Eine Analyse der Stuttgarter Sterbefälle 1962/66. Prax. Pneumol. **23**, 667 (1969)

Kirchhoff, H., Zichel, R.: Beziehungen zwischen Genital-Tuberkulose und Hormonstatus. Zentralbl. Gynaekol. **91**, 705 (1969)

Klein, U., Eisenberger, F., Heinze, H.G., Lissner, J., Pfeifer, K.J., Runte, R., Thym, W.: Angiographie der Urotuberkulose. Radiologie **16**, 240 (1976)

Knaus, H.: Zur Diagnostik und Therapie der weiblichen Genitaltuberkulose. Med. Klin. **48**, 549 (1953)

Knaus, H.: Zur pathologischen Anatomie und Klinik der weiblichen Genital- und Peritonealtuberkulose. Med. Klin. **49**, 610 (1954)

Koch, O.: Über die Stellung der Rundherde im Krankheitsverlauf der Tuberkulose. Z. Tbk. **76**, 225 (1936)

Köhle, W.: Differentialdiagnose und Therapie abdominaler Tuberkuloseformen. Chirurg **40**, 541 (1969)

König, K., May, P., Bigalli, A.: Die Bedeutung der Urethrocystographie in der Diagnostik der Urogenitaltuberkulose. Radiologe **9**, 356 (1969)

Könn, G., Schejbal, V., Oellig, W.P.: Die pathologische Anatomie der Pneumokoniosen. In: Handbuch der inneren Medizin. Bd. IV/4, 5. Aufl., S. 101. Berlin, Heidelberg, New York: Springer 1976

Kokkola, K.: Der eosinophile Pleuraerguß. Tuberkulozis **27**, 39 (1974)

Kohout, J.: Gemeinsames Vorkommen von Tuberkulose und malignen Lymphomen. Prax. Pneumol. **24**, 280 (1970)

Kohout, J.: Bronchuskarzinom und Lungentuberkulose. Prax. Pneumol. **31**, 671 (1977)

Kollmeier, H., Baumann, H., Müller, H.O., Gundel, E., Plechl, S. Ch.: Tuberkulinempfindlichkeit und Staubexposition. Prax. Pneumol. **23**, 766 (1969)

Kovaleva, S.I., Voloshin, V.F., Solovieva, V.A.: Chemoprophylaxis of tuberculosis in silicotic patients. Probl. Tuberk. **8**, 13 (1977)

Kracht, J.: Die tuberkulöse Schrumpfnebenniere. Zentralbl. Allg. Pathol. **109**, 353 (1966)

Kräubig, H.: Die Genitaltuberkulose der Frau. Therapiewoche **19**, 1406 (1969)

Krauss, H., Leube, K.O.: Die Tuberkulose des Bauchraumes vom chirurgischen Standpunkt. In: Die Tuberkulose. S. 508. Deist, H., Kraus, H. (Hrsg.): Enke Stuttgart: 1951

Kretschmar, K.-H., Rosenkranz, M.: Beitrag zur Kenntnis der Gallenblasentuberkulose. Zentralbl. Allg. Pathol. **112**, 281 (1969)

Krüger, E.: Lehrbuch der chirurgischen Zahn-, Mund- und Kieferheilkunde. Bd. 1, 2. Aufl. Berlin: Quintessenz 1976

Kubrik, N.E., Uvarova, O.A.: Kombination der Lungentuberkulose und des Lungenkrebses. Probl. Tuberk. **5**, 15 (1977)

Lachowicz, E., Witwicka, Z.: Tuberculosis of the nasal cavity. Gruźlica Choroby Pluc **37**, 557 (1969)

Laczko, L., Balint, J.: Die Bedeutung des tuberkulösen Nierenherdes für die Veränderungen im harnableitenden System. Prax. Pneumol. **26**, 239 (1972)

Lakshminarayan, S., Sahn, St.A.: Tuberculosis in a patient after renal transplantation. Tubercle (Lond.) **54**, 72 (1973)

Lameyer, K.A., Seifert, G.: Untersuchungen zur Häufigkeit pulmonaler und enteraler tuberkulöser Kalkherde. Vergleichende pathologisch-anatomische, röntgenologische und mikrobiologische Studie. Pneumologie **145**, 19 (1971)

Lang, W.: Spondylitis und Niere. Beitr. Klin. Tbk. **111**, 467 (1954)

Lang, W.: Hat eine pathologische Betrachtungsweise in der Behandlung extrapulmonaler Tuberkulosen praktische Bedeutung? Tbk. Arzt **14**, 686 (1960)

Lemoine, J.M., Dufat, R., Nadjn-Abadie, H.: Die Bronchoskopie bei Lungentuberkulose mit geringer Bacillenausscheidung. Bronchus **22**, 251 (1972)

Letterer, P.: Allgemeine Pathologie der Tuberkulose. In: Die Tuberkulose. Deist, H., Krauss, H. (Hrsg.), S. 1. Stuttgart: Enke 1959

Levine, H., Metzger, W., Lacera, D., Kay, L.: Diagnosis of tuberculous pleuresy by culture of pleural biopsy specimen. Arch. Intern. Med. **126**, 269 (1970)

Liebermeister, G.: Die neuen Anschauungen über die Entwicklung der Lungenphthise und die Auswirkungen auf die praktische Tuberkulosebekämpfung. Z. Tbk. **53**, 97 (1929)

Light, R.W., Erozan, Y.S., Ball, W.C.: Cells in pleural fluid. Their value in differential diagnosis. Arch. Intern. Med. **132**, 854 (1973)

Lindell, M.M., Jing, B.S., Wallace, S.: Kehlkopftuberkulose. Am. J. Roentgenol. **129**, 677 (1977)

Ljunggren, E., Auerbach, O., Lind, G., Obrant, O., Singer, L.: Urogenital-Tuberkulosis. In: Handbuch der Urologie, Bd. IX/2, S. 1. Berlin, Heidelberg, New York: Springer 1959

Lock, W.: Übersetzung der „Diagnostic standards and Classification of Tuberkulosis and other Mykobakterial diseases"; herausgegeben vom Deutschen Zentralkomitee zur Bekämpfung der Tuberkulose (New York, 1974)

Lydtin, K.: Über Entwicklungsformen der Lungentuberkulose. Verhandlung Deutscher Tuberkulosegesellschaft, 1927

Maassen, W.: Ergebnisse und Bedeutung der Mediastinoskopie und anderer thoraxbioptischer Verfahren. Berlin, Heidelberg, New York: Springer 1967

Mai, H.: Asthma und Lungentuberkulose. In: Ergebnisse der gesamten Tbk.-Forschung. Bd. XII, S. 175. Stuttgart: Thieme 1954

Malatinszky, I., Sashegyi, B.: Broncho-pulmonary lesions associated with tuberculous lymphnode compression 'lymphnode compression syndrome'. Tubercle **51**, 412 (1970)

Martin, H., Schulze, H.A.F.: Aktuelle Aspekte der Meningoencephalitis und Meningomyelitis tuberculosa. Dtsch. Gesundheitswes. **30**, 2326 (1975)

Martini, M., Martini-Benkeddache, Y., Daoud, A.: Osteitis tuberculosa. Chirurgie (Paris) **101**, 830 (1975)

Martinon, F., Aurousseau, R.: Kompression des retropankrealen Choledochus durch tuberkulöse Lymphome als Ursache eines Verschlußikterus. J. Chir. (Paris) **112**, 145 (1976)

Matthiessen, W., Kind, A., Göbel, D.: Epidemiologie der Primärresistenz von Tuberkulosebakterien in der BRD einschließlich Berlin im Beobachtungszeitraum 1972–1975. Prax. Pneumol. **31**, 890 (1977)

Matzel, W., Roscher, H.: Ein Beitrag zur ätiologischen Differenzierung seröser Pleurahöhlenergüsse. Dtsch. Gesundheitswes. **29**, 1555 (1974)

May, H.: Die Urogenitaltuberkulose. In: Die Tuberkulose. Deist, H., Krauss, H. (Hrsg.), S. 592. Stuttgart: Enke 1959

McAdam, Mc, A.M., Rubio, T.: Tuberkulöse Otomastoiditis bei Kindern. Am. J. Dis. Child. **131**, 152 (1977)

McDonald, J.B., Middleton, P.J.: Tuberkulose des Colons, ein Carcinom vortäuschend. Radiology **118**, 293 (1976)

Meissen, E.: In: Handbuch der Tuberkulose, Brauer, L., Schröder, G., Blumenbfeld, F. (Hrsg.), S. 740. Leipzig: Barth 1914

Meissner, G.: Bakteriologie. In: Lungentuberkulose, S. 168. Simon, K., Darmstadt: Steinkopff 1970

Meissner, G.: Die bovine Tuberkulose des Menschen während und nach Beendigung der Aktion zur Tilgung der Rindertuberkulose. Prax. Pneumol. **28**, 123 (1974)

Merlier, M., Brigand, H, le, Rojas-Miranda, A., Levasseur, P., Luizy, J.: 83 cas de calcifactions pleurales. Rev. Tuberc. **33**, 895 (1969)
Miles, J., Hughes, B.: Tuberculous osteitis of the skull. Br. J. Surg. **57**, 673 (1970)
Miniconi, P.: La tuberculose hépatique. Presse Méd. **75**, 81 (1967)
Misch, K.A., Smithies, A., Twomey, D., O'Sullivan, J.C., Onuigbo, W.: Tuberculosis of the cervix: cytology as an aid to diagnosis. J. Clin. Pathol. **29**, 313 (1976)
Mittal, V.K., Khanna, S.K., Gaupta, N.M., Aikat, M.: Isolated tuberculosis of appendix. Am. Surg. **41**, 172 (1975)
Mittermayer, Ch.: Oralpathologie. Stuttgart, New York: Schattauer 1976
Modlmair, F.I.: Mehrfache gleichzeitige pathologische Zustände in der Lunge. Dissertation, München, 1974
Moeschlin, S., Buser, M.: Meningitis tuberculosa. In: Handbuch der Tuberkulose, Bd. IV, S. 247. Stuttgart: Thieme 1964
Moneger, P., Oury, M.: Ermittlungen der funktionellen Schäden als Folge der Lungentuberkulose. Beobachtungen bei 112 Patienten. Poumon Coeur **32**, 227 (1976)
Morawetz, F.: Zytologie pleuraler Ergüsse. Internist. Prax. **13**, 59 (1973)
Moyes, E.N.: Tuberculoma of the lung. Thorax **6**, 238 (1951)
Mühlberger, F., Roost, R.: The changing clinical appearance of pulmonary tuberculosis. Pneumologie (Berl.) **153**, 275 (1976)
Müller, R.W.: Über die Tuberkulose der Halslymphknoten beim Erwachsenen. Beitr. Klin. Tuberk. **101**, 666 (1949)
Neuberger, H., Gründorfer, W.: Bronchuskarzinom bei Staubarbeitern. 15. Tagung d. Österreichischen Ges. f. Lungenkr. u. Tbk., Wien, 1979
Niebuhr, H.A.: Der derzeitige Stand der Primärtuberkulose – Statistik, Therapie und Prognose. Dissertation, Düsseldorf, 1979
Novis, B.H., Bank, S., Marks, I.N.: Gastrointestinale und Peritonealtuberkulose. J. S. Afr. Med. J. **47**, 365 (1973)
Nuti, B., Sbampato, M.: Su alcuni aspetti clinici attuali della tubercolosi renale. Riv. Tuberc. **17**, 306 (1969)
O'Leary, M., et al.: Rupture of a tuberculous pseudoaneurysm of the innominate artery into the trachea and esophagus: report of a case and review of the literature. Hum. Pathol. **8**, 458 (1977)
Onuigbo, W.I.B.: Manche Vorstellungen aus dem 19. Jahrhundert über die Verbindung zwischen tuberkulösen und krebsartigen Lungenerkrankungen. Br. J. Dis. Chest **69**, 207 (1975)
Opl, G.: Erfassung und Therapie der Nierentuberkulose. Wien. Klin. Wochenschr. **87**, 214 (1975)
Orfanos, C., Zingsheim, M.: Die Tuberkulose der Haut in heutiger Sicht mit einer Auswertung der Kölner Lupuskartei aus den Jahren 1953 bis 1958. Dtsch. Med. Wochenschr. **95**, 871 (1970)
Osime, U.: Pyloric stenosis from tuberculosis. J. R. Coll. Surg. Edinb. **22**, 218 (1977)
Paetz, M., Mucke, H.: Über die Bedeutung der Hiluslymphknoten für die Pathogenese der Alterstuberkulose. Z. Erkr. Atmungsorgane **130**, 89 (1969)
Pagel, W.: Bacillämie und allergische Faktoren bei der Gewebsreaktion und dem Infektionsablauf bei der Tuberkulose. Ergebnisse der gesamten Lungen- u. Tbk.Forschung, Bd. XVI, S. 69. Stuttgart: Thieme 1967
Patrassi, G.: Die Lebertuberkulose. Therapiewoche **20**, 74 (1970)
Pecherstorfer, M.A., Hak-Hagir, A., Opl, G., Wiltschke, H.: Zur Genitaltuberkulose des Mannes. Z. Urol. **65**, 127 (1972)
Péhu, M., Dufourt, A.: In: Handbuch der Kindertuberkulose, Bd. II, S. 1200. Leipzig: Thieme 1930
Pelemans, W., Hellemanns, J.: Tuberculosis of the esophagus. In: Handbuch der inneren Medizin, Bd. III/1, 5. Aufl. Berlin, Heidelberg, New York: Springer 1974
Personne, C., Hertzog, P., Toty, L.: Les calcifications pleurales. Formes radiocliniques. Rev. Tuberc. **33**, 879 (1969)
Pette, H., Kalm, H.: Meningoencephalitis-Tuberkulose. In: Handbuch der inneren Medizin Bd. V/3, S. 181. Berlin, Heidelberg, Göttingen: Springer 1953
Pietruck, S.: Silikose und Myzetom. Zentralbl. Arbeitsmed. Arbeitsschutz. Prophyl. **22**, 281 (1972)
Pinedo, H.M., Buursma, S.A.: Renovasculäre Hypertension bei renaler Tuberkulose. Neth. J. Med. **18**, 184 (1975)

Popova, E.M.: Über den gegenseitigen Einfluß des Carcinoms und der Tuberkulose der Lunge. Probl. Tuberk. 7, 79 (1976)
Post, Ch., Schulze-Wartenhorst, H.: Klinisch nicht erkannte Tuberkulose im Obduktionsgut. Dtsch. Med. Wochenschr. **104**, 461 (1979)
Preise, M.: Lymphangitis reticularis tuberculosa. Tubercle (Lond.). **49**, 377 (1968)
Prévot, R.: Röntgendiagnostik der Darmtuberkulose. In: Handbuch der Tuberkulose Bd. IV, S. 153, Stuttgart: Thieme 1964
Press, P.: La tuberculose au début chez le jeune adulte. Rev. Suisse Méd. **44**, 5 (1955)
Prytz, S., Hansen, J.L.: Nachgehende Untersuchungen von Patienten mit Lungen-Tuberkulose, bei denen wegen Tumorverdachts lungenchirurgische Eingriffe vorgenommen worden waren. Scand. J. Respir. Dis. **57**, 239 (1976)
Puder, S.: Die „gestern bemerkte Phthise". Schweiz. Med. Wochenschr. **73**, 119 (1943)
Puhl, H.: Über phthisische Primär- und Reinfektion der Lunge. Beitr. Tbk. **52**, 116 (1922)
Pulvino, G.: La tubercolosi della prostata. Riv. Pat. Clin. **23**, 133 (1968)
Raatzsch, H., Hennig, K.: Funktionsdiagnostik und Verlaufskontrollen der Nierentuberkulose mit Radioisotopen. Z. Urol. **62**, 673 (1969)
Radenbach, K.L.: Zum gegenwärtigen Stand der antituberkulösen Chemotherapie. Internist **14**, 100 (1973)
Raleigh, J.W., Wichelhausen, R.: Exogenous reinfection with Mycobacterium tuberculosis confirmed by phage typing. Am. Rev. Respir. Dis. **108**, 639 (1973)
Ranft, K., Hennemann, H.H., Beck, T.: Tuberkulinkataster der Patienten einer medizinischen Klinik. Prax. Pneumol. **30**, 503 (1976)
Ranft, K., Hennemann, H.H., Kroker, K.: Aktive Tuberkulose in einer medizinischen Klinik. Dtsch. Med. Wochenschr. **99**, 1715 (1974)
Redeker, F.: Dispositions- und Exposionsprophylaxe bei der Tuberkulose, endogene Exacerbation oder exogene Superinfektion. Dtsch. Med. Wochenschr. **7**, 50, 204 (1924)
Redeker, F.: Über die infraclaviculären Infiltrate, ihre Entwicklungsformen und ihre Stellung zur Pubertätsphthise und zum Phthiseogenese-Problem. Beitr. Klin. Tbk. **63**, 574 (1926)
Reichmann, V.: Zur Begutachtung der Silikose mit Demonstrationen von Röntgenbildern. Arch. Orthop. Unfallchirurg. **32**, 616 (1933)
Reichmann, J., Wohlgemuth, B.: Zur Tuberkulose der Schilddrüse. Bruns. Beitr. Klin. Chir. **213**, 312 (1966)
Reznik, I.E.: Tuberkulose des Kehlkopfes bei einem Kinde. Vestn. Otorhinolaryngol. **29**, 113 (1967)
Rheinhard, R.: Verkalkungen im Bereich des Thorax. In: Röntgenologische Differentialdiagnostik. Teschendorf, W., Anacker, H., Thurn, P. (Hrsg.), Bd. 1, S. 760. Stuttgart: Thieme 1975
Rickmann, L.: Zur Frage der Qualitätsdiagnose der chronischen Lungenphthise. Beitr. Klin. Tbk. **64**, 605 (1926)
Rieger, H.: In: Augenarzt. Velhagen, K. (Hrsg.), Bd. III, S. 553 Erkrankungen der Bindehaut, Leipzig: Thieme 1975
Rink, H.: Lungenzirkulationen – Ergebnisse angiographischer und szintigraphischer Untersuchungen. Stuttgart, New York: Schattauer 1970
Ritter, U.: Gutachterliche Gesichtspunkte bei Pankreaserkrankungen. In: Handbuch inneren Medizin, Bd. III/6, 5. Aufl. Berlin, Heidelberg, New York: Springer 1976
Rodeck, G.: Operative Therapie der Urogenital-Tuberkulose, Urologe **9**, 1 (1970)
Rodeck, G.: Klinik der Urotuberkulose. Radiologe **16**, 248 (1976)
Rodeck, G., Bethge, H.: Diagnostische und therapeutische Richtlinien bei Urogenitaltuberkulose. Therapiewoche **22**, 849 (1972)
Rodeck, G., Witte, E.: Indikation und Ergebnisse organerhaltender operativer Maßnahmen bei Uro-Tuberkulose. Prax. Pneumol. **31**, 748 (1977)
Röllinghoff, W., Malchow, H.: Die Miliartuberkulose, Probleme bei der Diagnostik und Therapie. Therapiewoche **26**, 5458 (1976)
Romeyn, J.A.: Exogenous reinfection in tuberculosis. Am. Rev. Respir. Dis. **101**, 923 (1970)
Rosemann, Y., Vosteen, K.H.: Spez. Infektionen der Nase und der Nasennebenhöhlen In: Hals-Nasen-Ohrenheilkunde in Klinik und Praxis, Bd. I, S. 151, 2. Aufl. Stuttgart: Thieme 1978
Rothkopf, M.: Zur Diagnostik der Urogenitaltuberkulose. Dtsch. Gesundheitswes. **25**, 109 (1970)
Rouillon, A., Perdrizet, S., Parrot, R.: La transmisson du bacille tuberculeux. L'effet des antibiotiques Rev. franc. Mal. resp. **4**, 241 (1976)

Roux, M., Delavierre, Ph., Hudreau, J., Vayre, P., Freyer, M., Bastian, D.: Mammäre und juxtamammäre Tuberkulose. Sem. Hôp. Paris **49**, 2034 (1973a)

Roux, M., Delavierre, Ph., Vayre, P., Poli-Marchetti, P., Trans Van, B., Franco, D.: Die Uterustuberkulose bei der alten Frau. Sem. Hôp. Paris **49**, 2099 (1973b)

Sadler, R.M. de C., Beresford, O.D.: Miliary tuberculosis associated with Addison's disease. Tubercle **52**, 298 (1971)

Saltzmann, S.J., Feigin, R.D.: Tuberculous Ostitis media and mastoiditis. J. Pediat. **79**, 1004 (1971)

Salzmann, E.: Lung calcifications in X-ray diagnosis. Springfield, Ill.: Thomas 1968

Sandberg, I.A., Sundberg, L., Waringer, L.E.: Tuberculoma of the liver. Nord. Med. **57**, 558 (1957)

Scala, G., Chiummariello, A., Palumbo, U., Seccia, A.: Über 3 Fälle klinisch primärer Bronchustuberkulose. Bronchus **25**, 270 (1975)

Schinz, H.R., Baensch, W.E., Friedl, E., Uehlinger, E.: Lehrbuch der Röntgendiagnostik. Stuttgart: Thieme 1952

Schlegel, K.F.: Die Knochen- und Gelenktuberkulose. Prax. Pneumol. **31**, 724 (1977)

Schliesser, Th.: Zur berufsbedingten vom Tier auf den Menschen übertragbaren Tuberkulose. Prax. Pneumol. **33**, 105 (1979)

Schmidt, P.G.: Differentialdiagnose der Lungenkrankheiten. Tuberkulose-Bibliothek. Leipzig: Barth 1954

Schmidt, P.G.: Die Lungentuberkulose. Stuttgart: Thieme 1956

Schmidt, U., Schneider, H., Hirsch, E., Worth, G., Nieding, G.: Tuberkulinpositivität von Kohlenbergarbeitern und Hüttenarbeitern. Arbeitsmed. Sozialmed. Präv. Med. **13**, 33 (1978)

Schmied, P.H., Schmied, U.: Abdominaltuberkulose. Chir. Prax. **12**, 533 (1968)

Schmincke, H.: Die Eintrittspforten der Tuberkulose in den menschlichen Organismus und die Disposition der Lungen zur Tuberkulose. Vortrag, Verein der Ärztl. Fortbild., Augsburg, 19.12.1909

Schneider, R.: Tuberkulöse Oesophagitis. Gastrointest. Radiol. **1**, 143 (1976)

Schölmerich, P.: Erkrankungen des Perikards. Handbuch der inneren Medizin, Bd. IX/2, S. 1035. Berlin, Heidelberg, Göttingen: Springer 1960a

Schölmerich, P.: Myokarditis und weitere Myokardiopathien. In: Handbuch der inneren Medizin, Bd. IX/2, S. 869. Berlin, Heidelberg, Göttingen: 1960b

Schölmerich, P.: Erkrankungen des Endokards. In: Handbuch der inneren Medizin, Bd. IX/2, S. 543. Berlin, Heidelberg, Göttingen: Springer 1960c

Schröder, H., Magdeburg, W., Tewes, E., Rockelsberg, I.: Perfusionsszintigraphie der Lungen bei Silikose- und Siliko-Tuberkulose-Kranken. Dtsch. Med. Wochenschr. **94**, 1064 (1969)

Schröder, K.H.: Atypische Mykobakterien als Erreger der Halslymphknotentuberkulose von Kindern. Beitr. Klin. Tbk. **137**, 129 (1968)

Schuh, D., Justus, J., Wichmann, D.G.: Untersuchungen über die Häufigkeit sensibilitätsgeminderter Tuberkelbakterien bei unbehandelten Tuberkulosen anhand von Autopsiematerial. Z. Erkr. Atmungsorgane **140**, 91 (1974)

Schulze, W.: Sonderprobleme der extrapulmonalen Tuberkulose. Prax. Klin. Pneumol. **31**, 217 (1977)

Schwabe, K.: Die Alterstuberkulose, Problematik am Epidemieende? Med. Monatschr. **27**, 58 (1973)

Schwabe, K.: Zur Behandlungsfähigkeit der Alterstuberkulose. Therapiewoche **25**, 7131 (1975)

Schwartz, Ph.: Über primäre und postprimäre Lungentuberkulose. Tbk. Arzt **17**, 667 (1963)

Seeber, Ch.: Über das Vorkommen von Actinomyceten und Nocardien im Trachealspülwasser bei Patienten mit Silikotuberkulose. Z. Tbk. **129**, 15 (1968)

Sehm, G.: Sputumkonversion und Kavernenschwund. Prax. Pneumol. **24**, 360 (1970)

Seidel, H.: Ätiologie und Differentialdiagnose der Pleuraergüsse. Ther. Umsch. **30**, 207 (1973)

Seppke, G.: Einführung in die Diagnostik und Begutachtung der Siliko-Tuberkulose. Jena: Fischer 1966

Seri, I.: Untersuchung der tuberkulösen Aktivität der zystischen Kaverne mit Hilfe therapeutischer Tests. Tuberkulozis **28**, 336 (1975)

Seri, I.: Zusammenhang zwischen der röntgenologischen Entwicklung der Kaverne und der Kinetik der Bakterienvernichtung im Falle tuberkulostatischer Behandlung. Pneumol. Hung. **29**, 304 (1976)

Shah, C.: Ileocäcaltuberkulose und Crohnsche Krankheit. N.Y. State J. Med. **73**, 949 (1973)

Sighart, H.: Der Lymphknoteneinbruch bei Tuberkulose und seine Folgen für den Ablauf einer Lungentuberkulose. Wien. Med. Wochenschr. **125**, Suppl. 30, 1 (1975)

Simon, G.: Die Tuberkulose der Lungenspitzen. Beitr. Klin. Tbk. **67**, 467 (1927)
Simon, K.: Tierversuche zur Superinfektion mit medikamentenresistenten und sensiblen Tuberkelbakterien. Brauers Beitr. **116**, 197 (1956)
Simon, K.: Die Alterstuberkulose, ihre klinische und epidemiologische Bedeutung. Z. Gerontol. **6**, 367 (1968)
Simon, K.: Lungentuberkulose. Darmstadt: Steinkopff 1970
Simon, K.: Die Meningitis tuberculosa. Prax. Pneumol. **31**, 708 (1977)
Sorsby, A.: Tuberkulose-Conjunctivitis. In: Modern ophthalmology. Vol. 4, S. 495. London: Butterworths 1972
Steiger, Z., Nickel, W.O., Shannon, G.J., Nedwicki, E.G., Higgins, R.F.: Lungentuberkulose nach Magenresektion. Am. J. Surg. **131**, 668 (1976)
Stransky, E., Arnicella, P.B.: Tuberculosis of the male genital tract in childhood. Philip. J. Pediatr. **14**, 340 (1965)
Strassburg, M., Knolle, G.: Farbatlas der Mundschleimhauterkrankungen, 2. Aufl. Berlin: Quintessenz 1971
Strauss, I., May, H.: Zur Indikation von Radioisotopen – Diagnostik bei Nierentuberkulose Urol. Int. **23**, 263 (1968)
Styblo, K.: Epidemiology of tuberkulosis. Bull. Int. Union Tuberc. **53**, 141 (1978)
Swart, B.: Die Röntgendiagnostik der Nierentuberkulose. Radiologe **16**, 226 (1976)
Szendröi, Z.: Neue Beobachtungen über posttuberkulöse Veränderungen des Urogenitalsystems. Tuberkulózis **25**, 172 (1972)
Terlikhbaev, A.A., Nugmanov, S.N., Mukhin, E.P., Mukanov, A.: On concomitance of tuberculosis with cancer of the lungs. Prob. Tuberk. **5**, 21 (1977)
Theissing, G., Theissing, J.: Spezifische Krankheiten in Mund und Rachen In: Hals-Nasen-Ohrenheilkunde in Klinik und Praxis, Bd. III, 2. Aufl. Stuttgart: Thieme 1978
Theodos, P.A.: The clinical significance of cavitation in anthracosilicosis. Industr. Med. Surg. **29**, 238 (1960)
Theodos, P.A., Gordon, B.: Tuberculosis in a thoracosilicosis. Am. Rev. Tuberc. **65**, 24 (1952)
Thost, A.: Die Behandlung der Nase bei Kehlkopftuberkulose. Z. Laryngol./Rhinootol., **20**, 1 (1930)
Ting, Y.M., Church, R.W., Ravikrishnan, K.P.: Der auf eine Lungentuberkulose aufgepfropfte Lungenkrebs. Radiology **119**, 307 (1976)
Tománek, A., Fiser, F.: Tuberculose bronchique isolée des adultes. Bronches **19**, 319 (1969)
Tümmers, H., Brühl, P.: Zur Diagnostik bei der Urogenitaltuberkulose. Therapiewoche **23**, 2034 (1973)
Uehlinger, E.: Die hämatogene Tuberkulose der extrapulmonalen Organe. Schweiz. Med. Wochenschr. **63**, 1150 (1933)
Uehlinger, E.: Die Epidemiologie des Bronchialdurchbruches tuberkulöser Lymphknoten. Beitr. Klin. Tbk. **110**, 128 (1953)
Uehlinger, E.: Die Schilddrüsen- und Nebennierentuberkulose. In: Handbuch der Tuberkulose, Bd. IV, S. 869 Stuttgart: Thieme 1964
Uehlinger, E.: Pathogenese und allgemeine pathologische Anatomie der hämatogenen Tuberkulose, In: Handbuch der Tuberkulose, Bd. IV, S. 1 Stuttgart: Thieme 1964
Uehlinger, E.: Die Tuberkulose der Kreislauforgane. In: Handbuch der Tuberkulose, Bd. IV, S. 727 Stuttgart: Thieme 1964
Uehlinger, E.: Lungentuberkulose. In: Lehrbuch der Röntgendiagnostik. S. 335 Stuttgart: Thieme 1973
Uehlinger, E.: Die pathologische Anatomie der Nierentuberkulose. Radiologe **16**, 220 (1976)
Uldrich, J.: Die Pathogenese der Urogenital-Tuberkulose. Z. Urol. **62**, 643 (1969)
Ulmer, W.T.: Begutachtung der Pneumokoniosen. In: Handbuch der inneren Medizin, Bd. IV/1, S. 639, 5. Aufl. Berlin, Heidelberg, New York: Springer 1976
Ulrici, H.: Die Lungentuberkulose der Erwachsenen im Gesamtbild der Tuberkulose. Paris: Imprimerie du Chancelier (Privatdruck)
Valchár, J.: Exsudative tuberculous pericarditis. Stud. Pneum. Phthiseol. Csl. **36**, 188 (1976)
Valchár, J.: Die exsudative tuberkulöse Pericarditis und ihre Behandlung. Prax. Pneumol. **32**, 417 (1978)
Velhagen, K.: Augenarzt. Leipzig: Thieme 1972
Vieritz, H.D.: Die Tuberkulose der Brustdrüse. Zentralbl. Chir. **96**, 986 (1971)
Vogt, D.: Zur Frage des Einflusses der Superinfektion auf den Verlauf der Tuberkulose im Kindesalter. In: Ergebnisse der gesamten Tbk.-Forschung, Bd. XII, S. 423 Stuttgart: Thieme 1954

Volk, R.: Tuberkulose der Haut. In: Handbuch der Haut- und Geschlechtserkrankungen, Bd. X/1, S. 1 Berlin, Heidelberg, New York: Springer 1931
Weber, G.: Tuberculome des Zentralnervensystems. In: Handbuch der Tuberkulose, Bd. IV, S. 285 Stuttgart: Thieme 1964
Wechselbaumer, W., Gorz, E.: Operative Gehörverbesserung bei isolierter Tuberkulose im Mittel- und äußeren Ohr. Prax. Pneumol. **31**, 35 (1977)
Weigel, B.: Veränderungen der Tuberkulose des Zentralnervensystems seit Einführung der BCG-Schutzimpfung und der tuberkulostatischen Therapie. Zentralbl. Allg. Pathol. **120**, 21 (1976)
Weingärtner, L.: Zur Situation der kindlichen Tuberkulose. Z. Tbk. **119**, 209 (1963)
Welsch, H.: Die Tuberkulose des weiblichen Genitales als diagnostisches und differentialdiagnostisches Problem. Prax. Klin. Pneumol. **31**, 351 (1977)
Werbeloff, L., Novis, B.H., Bank, S., Marks, I.N.: Die Röntgenbefunde bei Tuberkulose des Magen-Darm-Kanals. Br. J. Radiol. **46**, 329 (1973)
Werdemann, K., Greschuchna, D., Maassen, W.: Ergebnisse chirurgischer Lungen- und Pleurabiopsien. Thoraxchir. Vask. Chir. **22**, 453 (1974)
Wetzel, U.: Lebertuberkulose. In: Handbuch der Tuberkulose, Bd. IV, S. 215 Stuttgart: Thieme 1964a
Wetzel, U.: Milztuberkulose. In: Handbuch der Tuberkulose, Bd. IV, S. 235 Stuttgart: 1964b
Wildbolz, E.: Die Urogenitaltuberkulose, ein unbesiegter Feind. Dtsch. Med. J. **19**, 853 (1958)
Wilkesmann, M., Blaha, H.: Lungenkrebs und Lungentuberkulose als Kombinationskrankheit. Münch. Med. Wochenschr. **116**, 145 (1974)
Willgeroth, Ch.: Zur Häufigkeit klinisch nicht diagnostischer Tuberkulosen im Obduktionsgut. Z. Erkrank. Atm. Org. **153**, 223 (1979)
Willgeroth, Ch., Spormann, H.: Zum Problem der Meningitis tuberculosa im Erwachsenenalter aus heutiger Sicht. Z. ges. inn. Med. **30**, 156 (1975)
Winkler, H.: Die weibliche Genitaltuberkulose. In: Die Tuberkulose. Deist, H., Krauss, H. (Hrsg.), S. 564 Stuttgart: Enke 1959
Winter, G., Viereck, H.J.: Die Sputumkonversion nur ein relativer Erfolgsmaßstab der Tuberkulosebehandlung. Med. Welt **23**, 1294 (1972)
Wissler, H.: Tuberkulose des Mesenteriums, Darms und Peritoneums. In: Handbuch der Tuberkulose, Bd. IV, S. 192. Stuttgart: Thieme 1964
Wolfowitz, B.L.: Tuberkulöse Mastoiditis. Arch. Otolaryngol. **95**, 109 (1972)
Wollheim, F., Zissler, J.: Krankheiten der Gefässe. Bd. IX/6, 4. Aufl. In: Handbuch der inneren Medizin, Berlin, Heidelberg, Göttingen: Springer 1960
Woods, C.: Ocular tuberculosis. In: Modern ophthalmology. Sorsby, A. (ed.) S. 105. London: Butterworths 1972
Worth, G.: 50 Jahre Staub- und Silikosebekämpfung. Prax. Pneumol. **29**, 736 (1975)
Worth, G., Stahlmann, W.: Silikose und Tuberkulose. Handbuch der inneren Medizin Bd. IV/1, 5. Aufl. Berlin, Heidelberg, New York: Springer 1976
Wright, F.W., Hamilton, W.S.: Miliary tuberculosis twice. Br. J. Dis. Chest **68**, 210 (1974)
Wurm, H.: Über die Grenzen der Röntgendiagnostik für die Beurteilung der Krankheitsanfänge bei Lungentuberkulosen Erwachsener. Beitr. Klin. Tbk. **81**, 707 (1932)
Wurm, H.: Tuberkulose und Atelektase. In: Ergebnisse der gesamten Tbk.-Forschung, Bd. XII, S. 121. Stuttgart: Thieme 1954
Yaschenko, B.P., Grabovetskaya, A.I.: Skin sensitivity to tuberculin in persons of advanced and senile age. Probl. Tuberk. **12**, 12 (1975)
Zádor, L.: Latenzzeit der urogenitalen Tuberkulose nach „Primärinfektion" Urologe **8**, 15 (1969)
Zhuravlav, A.V., Karavaev, M.P.: Pleural mesotheliom in patients with pulmonary tuberculosis. Probl. Tuberk. **5**, 25 (1977)
Zierski, M.: The syndrome of open cavity healing. Scand. J. Dis. [Suppl.] **65**, 151 (1968)
Ziller, R.: Beitrag zur Kniegelenkstuberkulose. Beitr. Orthop. **5**, 239 (1973a)
Ziller, R.: Beitrag zur Diagnostik der Knochen- und Gelenktuberkulose. Dtsch. Gesundheitswes. **28**, 616 (1973b)
Zimmermann, W., Rosenkranz, H.: Über berufsgebundene Hauttuberkulosen. Z. Tbk. **126**, 46 (1967)
Zinnemann, H.H., Hall, W.H.: Transitorische tuberkulöse Meningitis. Am. Rev. Respir. Dis. **114**, 1185 (1976)

Tuberkulose und Schwangerschaft

E. DUNDALEK und H. JENTGENS

Mit 2 Tabellen

Nach Einführung der Chemotherapeutika in die Behandlung der Tuberkulose ist der Arzt aus der Rolle des untätigen Beobachters der Krankheit herausgetreten und hat nunmehr die Aufgabe des Koordinators von Therapieverfahren angenommen, um einerseits die Erkrankung der Schwangeren auszuheilen und andererseits die Unversehrtheit des Föten zu gewährleisten.

A. Verlauf der Tuberkulose in der Schwangerschaft

I. Verlauf der Tuberkulose ohne Chemotherapie

Seit HIPPOKRATES galt allgemein, daß unter einer Schwangerschaft die Tuberkulose (Tbk) einen günstigen Verlauf nehme, wie dies auch RAMADGE (1835) in seiner Monographie „Die Lungenschwindsucht ist heilbar" beobachtete (zit. nach SCHWABE und DOBSTADT 1966). Erst eine Publikation von GRISOLLE (1850) bedingte einen Wandel in der Beurteilung, da er aus 27 Beobachtungen von tuberkulösen Schwangeren schloß, daß sich die Tuberkulose unbeeinflußt progredient verhalte.

Nachdem SAYÉ 1926 die Kollapsbehandlung durch Thorakoplastik bei Schwangeren durchführte und günstige Behandlungsergebnisse erreichen konnte, setzte sich der aktive Standpunkt durch, daß bei der Indikationsstellung zu kollapschirurgischen Eingriffen eine Unterscheidung der Schwangeren von Nichtschwangeren entfiel (KOESTER 1939; JAHN 1948; HEDVALL 1953; SEEGERS 1954; LLOPIS-LLORENTE 1956; JENTGENS 1959). Gestützt wurde das therapeutische Vorgehen durch die für die damalige Zeit richtungweisende Arbeit von BRAEUNING (1935), der für sein Krankengut feststellte, daß prozentual gesehen bei adäquater Behandlung Verschlechterungen im Ablauf einer Tuberkulose bei Schwangerschaft nicht zu erwarten waren.

Eine konsequente Therapie aller tuberkulösen Prozesse mit den damaligen Methoden wie Pneumothorax, Thorakoplastik, Pneumolyse und Liegekur wurde nach den Untersuchungen von MENGE (1930), SCHULTZE-RHONHOF u. HANSEN (1931), BRAEUNING (1935) und KOESTER (1939) gefordert. Sogenannte Entbindungsheilverfahren bei geringfügigen Befunden sollten und konnten Verschlechterungen im Verlauf der Gestation verhindern. JENTGENS (1960) beobachtete bei 669 Patientinnen, die während der Schwangerschaft keine Behandlung erfahren hatten, in 38,2% der Fälle eine Verschlechterung der Erkrankung. In 5,3% der Fälle fiel die Exazerbation in die Zeit des Wochenbettes. Zumeist entsteht die Befundverschlechterung in den ersten 3 Monaten der Gravidität (SCHAEFER 1951; LLOPIS-LLORENTE 1956; COHEN 1957; DÜGGELI u. TRENDELENBURG 1958).

Untersuchungen von Mehrgebärenden, die an einem Entbindungsheilverfahren teilgenommen hatten, ergaben, daß die Anzahl der vorangegangenen Geburten keinen Einfluß auf die Prognose der mütterlichen Tuberkulose hat (MATTERN 1959). Es lassen sich auch keine Gesetzmäßigkeiten ableiten.

II. Verlauf der Tuberkulose nach Schwangerschaftsabbruch

Unter der Annahme einer ungünstigen Beeinflussung der Tuberkulose bei einer Schwangerschaft galt zu Beginn dieses Jahrhunderts der Abbruch als die wesentliche Voraussetzung für die Heilung der tuberkulösen Frau (PANKOW u. KÜPFERLE 1911; WINTER u. NAUJOKS 1932, 1949). Noch 1930 bildete unter den medizinisch indizierten Schwangerschaftsabbrüchen die Tuberkulose die größte Gruppe mit 50% (WINTER u. NAUJOKS 1932, dort Literatur). LAUTERWEIN beobachtete 1943 unter den Patientinnen eine Mortalität von 1,2% nach abgelehnten Abruptiones gegenüber einer solchen von 1,1% bei den bewilligten. Nach HEISS (1967) kann nach dem Abbruch der Schwangerschaft bei Vorliegen eines aktiven tuberkulösen Prozesses mit einem ungünstigen Verlauf der Erkrankung gerechnet werden. Auch ist die Abruptio nicht geeignet, einen progredienten tuberkulösen Prozeß aufzuhalten (SCHAEFER u. EPSTEIN 1952). Exazerbationen nach dem Abbruch der Gravidität sind häufig mit unterschiedlichen Prozentsätzen je nach Auswertungszeitraum, Krankengut und Behandlungsmöglichkeit beschrieben (MICHALLIK 11,6%, 1942; SCHAEFER u. EPSTEIN 30,0%, 1952; NAUJOKS u. FRITSCH 10,9%, 1952; HEDVALL 50,0%, 1953; OBMANN 31,8%, 1955; MIKULICZ-RADECKI 40,5%, 1955; GOECKE 37,6%, 1967; JENTGENS 17,6%, 1974).

MUTH u. ENGELHARDT (1964) gaben eine Exazerbationshäufigkeit bei Austragung der Schwangerschaft von 20,1% gegenüber 37,6% nach Abbruch an.

NEUMANN (1956) berichtete, daß bei genehmigtem, aber nicht durchgeführtem Abbruch bei schwerer Tuberkulose der Mutter die Krankheit mit oder ohne Therapie nicht regelmäßig oder unaufhaltsam fortgeschritten ist. Eine Gefahr für das Leben der Mutter sei in der Regel zu verneinen.

Einige Autoren lassen als Indikation zum Schwangerschaftsabbruch die chronisch-offene Tuberkulose mit nachgewiesenen oder zu vermutenden resistenten Keimen, die kardiale oder pulmonale Insuffizienz als Tuberkulosefolge, Krankheiten, die eine Chemotherapie behindern, wie Niereninsuffizienz, Leberschaden, Allergien, Störungen der Nerven VIII und II, Alkoholismus und Asozialität gelten. Die Indikation stelle sich weiter bei Kombination mit Doppelklappenvitien, Diabetes mellitus und dekompensierter Myokardinsuffizienz (UMHAUER 1968; TRENDELENBURG u. HERTLE 1978).

Sicherlich kommt eine Abruptio immer zu spät, da eine Befundverschlechterung zumeist im ersten Trimenon der Schwangerschaft eintritt. Zudem ist „mit der Interruptio keine Therapie der Tuberkulose eingeleitet, sondern nur ein physiologischer Zustand abgebrochen, der, wenn er weiter bestünde, in den nachfolgenden Monaten sich wahrscheinlich günstig auf den tuberkulösen Prozeß auswirken würde“ (JENTGENS 1961).

III. Verlauf der Tuberkulose unter antituberkulöser Chemotherapie

Beobachtungen von schwangeren Patientinnen in Brilon-Wald (GOECKE 1967) und in der Lungenklinik Köln-Merheim (JENTGENS 1974) zeigten eine stete Abnahme der Verschlimmerung der Tuberkulose in der Gravidität nach dem Kriege (s. Tabelle 1).

Es besteht ein deutlicher Unterschied im Verlauf der Tuberkulose bei Schwangeren im Hinblick auf die Therapie. ROSENBACH und GANGEMI (1956) ermittelten eine postpartale Verschlechterung der Tuberkulose in 9,5% der unbehandelten Fälle und eine solche von 1,25% nach vorangegangener antituberkulöser Chemotherapie. Analog gaben SZALAY und LEHOCZKY (1961) die Exazerbationshäufigkeit post partum mit 2,2% ohne bzw. mit 1,5% mit Therapie an.

MENKHAUS (1968) sah für sein Krankengut die Frühgeburtenfrequenz um 3,85% auf 9,7% erhöht. BJERKEDAL et al. (1975) beobachteten gehäuft geburtshilfliche Komplikationen bei Frauen mit pulmonaler Tuberkulose. Im neueren Schrifttum läßt sich ablesen, daß die zeitgenössische Chemotherapie keine nachteiligen Folgen für die Kinder oder die Befunde der Mutter erwarten läßt. So sind unter entsprechender antituberkulöser Therapie Schwangerschaft, Geburt und Wochenbett ohne größeres Risiko des Rückfalls als bei den übrigen Tuberkulosekranken (IVANOV 1970; ADAMEK et al. 1974; COSEVA-MANCEVA 1974; DE MARCH 1975; SCHAEFER et al. 1975; KHARCHEVA 1977; JENTGENS 1979). Mißerfolge sind sehr oft auf ungenügende Behandlung oder zu späte Diagnose zurückzuführen (NEUMANN 1956).

Tabelle 1. Ergebnisse der Tuberkulosebehandlung bei Schwangeren. Nach GOECKE (1967) und JENTGENS (1974)

	Zeitraum	Gebessert %	Unverändert %	Verschlechtert %	Gestorben %	Fallzahl
Brilon-Wald	1933–47	15,4	62,3	17,4	4,9	877
	1948–53	26,0	68,9	3,7	1,9	1491
	1954–64	36,5	62,3	1,0	0,2	2767
Köln-Merheim	1949–60	37,7	56,9	5,4	0	1100
	1961–66	18,8	80,4	0,4	0,4	1000
	1967–73	30,2	69,4	0,2	0,2	500
	1974–77	65,5	33,6	0,9	0	118

IV. Konnatale Tuberkulose

Eine Ansteckung des Kindes vor der Geburt kann nur bei einem aktiven tuberkulösen Prozeß im Organismus der Mutter perplazentar hervorgerufen werden (GÖRGENYI-GÖTTCHE 1951). Daraus ergibt sich, daß eine Übertragung der Tuberkulose an die Ausbildung der Plazenta gebunden ist, die ab dem 3. Monat der Schwangerschaft erfolgt (ZARFL 1937; JÜRGENSEN u. PÜHRINGER 1953). Von der Plazenta ausgehend sind zwei Infektionswege möglich (GLANDER 1961). Eine Infektion des Föten kann über infiziertes Fruchtwasser erfolgen und sodann eine spezifische Otitis media, eine käsige Pneumonie oder eine

Darmtuberkulose zur Folge haben. Der alternative Weg geht über Vena umbilicalis und kann so Anschluß an den großen Kreislauf gewinnen, um dann eine generalisierte Tuberkulose des Kindes auszulösen. Eine tuberkulöse Infektion des Kindes in utero ohne nachweisbare Krankheit der Mutter kann vorkommen, nachdem eine Bazillämie in der Mutter entstanden ist. Dies ist jedoch als ausgesprochene Rarität zu werten (SOHI u. SOHI 1973).

Die Infizierung der Plazenta entsteht zumeist aus einer Endometritis tuberculosa, welche durch hämatogene Streuung erworben wurde. Häufiger ist mit einer konnatalen Tuberkulose zu rechnen, wenn die spezifische Endometritis während der Schwangerschaft manifest wurde (AUFDERMAUR 1947; FINKE 1950; HERRING u. KING 1950; KARDOS u. RACZ 1962; JENTGENS 1963, 1979).

Für die Diagnose einer konnatalen Tuberkulose ist die positive Tuberkulinreaktion vor dem 23. Lebenstag beweisend. Nach diesem Zeitpunkt kann die positive Reaktion auf Tuberkulin mit einer postpartalen Infektion zusammenhängen (KLEINSCHMIDT 1960). Wir sahen in unserem Krankengut vier Kinder mit konnataler Tuberkulose, von denen drei durch sofortigen Therapiebeginn post partum geheilt wurden. Ein Kind starb an einem Vitium cordis.

B. Medikamentöse Behandlung der Tuberkulose in der Schwangerschaft

I. Allgemeine Erfahrungen mit Antituberkulotika

Bei der Behandlung der Tuberkulose während der Gestation hat sich die mehrfach kombinierte Chemotherapie durchgesetzt, so daß die Behandlungsergebnisse nicht anders ausfallen als bei nichtgraviden Patienten. Deshalb richtet sich das Hauptaugenmerk heute fast ausschließlich auf die möglichen teratogenen Effekte der Antituberkulotika.

Schäden der Neugeborenen sind nach der Gabe von INH, PAS und TSC nicht zu erwarten (SCHWABE u. DOBSTADT 1966; SCHAICH 1967; ROSEMAN 1969; GANGUIN 1971; ESPERANZA AGUILAR et al. 1973; JENTGENS 1973, 1979; SCHAEFER et al. 1975). Auch haben diese Medikamente keinen nachteiligen Einfluß auf die geistige und körperliche Entwicklung der Kinder (GANGUIN 1971). AGOSTINI und CONTE (1965) beobachteten zwischen 1953 und 1964 keinen toxischen und teratogenen Einfluß auf die Föten bei 45 Schwangeren.

MARYNOWSKI und SIANOZECKA (1972) ermittelten keine höhere Mißbildungsquote unter antituberkulös behandelten Müttern gegenüber gesunden. JENTGENS (1973) überschaute unter 2656 Entbindungen tuberkulöser Mütter von 1949 bis 1972 432 tuberkulöse Schwangere, die keine Antituberkulotika in der Gravidität erhalten hatten und kurz vor der Entbindung eingewiesen wurden. Von diesen waren 14 Kinder tot geboren oder starben postnatal an Asphyxie. Zwanzig Kinder wiesen Mißbildungen auf, die 17mal mit dem Leben nicht vereinbar waren.

Zum Vergleich hatten im gleichen Zeitraum 2051 Gravide Antituberkulotika erhalten (ohne RMP und EMB), die 15 mißgebildete und 5 tote Kinder zur Welt brachten. Von den mißgebildeten Kindern waren 10 lebensunfähig.

Die Therapie der Schwangeren war unterschiedlich, da sie Medikamente wie Isoniazid (INH), Streptomycin (SM), Paraaminosalicylsäure (PAS), Thioaceton (TSC), Ethionamid (ETH), Prothionamid (PTH), Capreomycin (CM), Pyrazinamid (PZA) und Cycloserin (CS) beinhaltete. Daß in dieser Gruppe prozentual gesehen weniger Kindschäden vorlagen, kann zum einen mit der Ungefährlichkeit dieser Medikamente in der Schwangerschaft, zum anderen mit der ärztlichen Betreuung der Schwangeren zusammenhängen, die wegen ihrer Tuberkulose während der Schwangerschaft nicht nur antituberkulotisch behandelt wurden. SANGUIGNO (1970) sah für CS keine teratogenen Wirkungen. Über gleiche Erfahrungen berichtete LOWE (1964), der 71 mit INH behandelte Schwangerschaften und 167 ohne Therapie beobachtete, wobei 2,8% bzw. 4,1% konnatale Mißbildungen zutage traten.

Nur mit 2 Fehlbildungen verliefen 660 INH-behandelte Schwangerschaften (1 Mongoloid, 1 „slow baby"), die HAMMOND et al. (1967) verfolgten. Andere Untersucher (COMSTOCK 1962; LUDFORD et al. 1974) konnten keinen Unterschied zwischen INH- und Placebo-Behandelten bezüglich der Mißbildungshäufigkeit feststellen.

Demgegenüber errechnete VARPELA (1964) für sein Krankengut von 123 mit Antituberkulotika (INH, SM, PAS) behandelten Schwangeren eine um den Faktor 2–3 erhöhte Mißbildungsrate gegenüber einer Kontrollgruppe.

Für PZA ist bisher keine embryotoxische Wirkung weder im Tierversuch noch beim Menschen festgestellt worden.

II. Behandlung mit Ethambutol (EMB)

Im Tierversuch konnte nach der Gabe von EMB kein teratogener Effekt auf die Föten nachgewiesen werden (BRUCKSCHEN 1976). PLACE (1964), JOHNSTON et al. (1966), MEDEIROS und PINTO (1968), ESPERANZA AGUILAR et al. (1973), LEWITT et al. (1974) und BOBROWITZ (1974) sahen unter EMB während der Gravidität keine Mißbildungen der Neugeborenen. JENTGENS berichtete 1976 über 400 EMB-Behandlungen in Kombination mit anderen Antituberkulotika während der Gravidität. Hiervon wiesen 5 Kinder Mißbildungen auf (1 Ventrikelseptumdefekt, 1 schwere Extremitätenmißbildung, 1 Klumpfuß, 1 Sichelfuß, 1 Lippenspalte). In diesem Kollektiv hatten 195 (bis 1980 224) Frauen das Medikament während der Blasto- bzw. Embryogenese erhalten. Eine Extremitätenfehlbildung (Klumpfuß) aus dieser Gruppe könnte im Zusammenhang mit der EMB-Behandlung zu sehen sein.

Die übrigen Mißbildungen fanden sich bei Müttern, deren Behandlung nach dem ersten Trimenon, zum Teil am Ende der Gravidität begonnen worden war. Für die Störung in der Entwicklung müssen andere Faktoren als die EMB-Therapie ursächlich sein.

III. Behandlung mit Rifampicin (RMP)

Rifampicin ist plazentagängig, so daß es im Nabelschnurblut nachweisbar ist (TERMINE u. SANTUARI 1968; LENZI u. SANTUARI 1969). Im Tierversuch hat die Gabe hoher Dosen von 150–250 mg/kg Körpergewicht bei Ratten und Mäusen zu konnatalen Abnormitäten wie Spina bifida und offener Gaumenspalte geführt (zit. nach SCHEINHORN und ANGELILLO 1977). Beim Kaninchen konnte diese Wirkung nicht reproduziert werden (STEEN und STAINTON-ELLIS 1977).

Mißbildungen der Neugeborenen nach RMP-Exposition in der Schwangerschaft traten bei über 100 Beobachtungen nicht auf (REIMERS 1971; ROCHER et al. 1971; VERBIST et al. 1972; WILSON et al. 1973; JENTGENS 1973).

JENTGENS berichtete 1976 von 148 Schwangeren, die Rifampicin angewendet hatten, worunter ein fehlgebildetes Kind zur Welt kam (leichte Hakenfußstellung). Unter diesen hatten 93 Frauen die Substanz während der Blasto- und Embryogenese erhalten. Die Mutter des abnormen Kindes hatte RMP erst am Ende der Gravidität eingenommen.

Bis 1978 haben wir 115 (bis 1980 122) tuberkulöse Schwangere erfaßt, die im ersten Trimenon mit RMP behandelt worden sind. Alle von diesen Frauen geborenen Kinder waren gesund (JENTGENS 1979).

Solange der Hersteller noch vor einer Anwendung von RMP im ersten Trimenon warnt, sollte Zurückhaltung bei der Medikation in den ersten Monaten einer Schwangerschaft geübt werden. Die bisherigen Ergebnisse lassen jedoch die Aussage zu, daß eine Abruptio aus Furcht vor möglichen Fruchtschäden nicht gerechtfertigt ist.

IV. Behandlung mit Streptomycin (SM)

Streptomycin passiert die Plazenta und kann im Fruchtwasser, Nabelschnurblut und kindlichen Liquor nachgewiesen werden (WATSON u. STOW 1948; SEBANOV u. LAZAREVIC 1953; KREIBICH 1954). Nach der Applikation von SM bei Graviden kommen pathologische Veränderungen am Innenohr des Föten vor (SCHNURBUSCH et al. 1957). Diese lassen sich audiometrisch im Bereich der hohen Frequenzen objektivieren (CONWAY u. BIRT 1965; VARPELA u. HIETALATHI 1965; RASMUSSEN 1969). GANGUIN (1971) sah unter 44 Kindern in 11,36% der Fälle eine Perzeptionsstörung im Bereich der hohen Frequenzen, ohne daß diese zu sozialen Beeinträchtigungen der Kinder geführt hätte. Hier konnte eine Häufung der Schäden bei den Kindern verzeichnet werden, deren Mütter SM im ersten Trimenon der Gravidität bekommen hatten. Vestibularisschäden nach der Einnahme von SM in der Gravidität wurden unter 34 betroffenen Kindern zweimal gesehen (VARPELA et al. 1969).

Konnatale Taubstummheit unter SM-Einfluß während der Schwangerschaft ist eine Rarität (KHANNA u. BHATIA 1969). Andere embryotoxische Wirkungen des SM sind nicht bekannt (COMSTOCK 1962; CONWAY u. BIRT 1965; WILSON et al. 1973). Das gleiche ist auch bei den anderen Aminoglykosiden zu erwarten.

V. Behandlung mit Ethionamid (ETH) und Prothionamid (PTH)

Ethionamid in der Schwangerschaft gegeben, war ohne negative Auswirkungen auf den Föten (POTWOROWSKA et al. 1966; ZIERSKI 1966; JENTGENS 1968). Auf Grund der geringen Zahl der bisherigen Anwendungen in der Gravidität und der daraus resultierenden Unsicherheit in der Beurteilung der Schädlichkeit sollte ETH jedoch nur bei Resistenz gegen bestimmte Antituberkulotika in der Frühschwangerschaft gegeben werden (JENTGENS 1968).

Die Anwendung von PTH, das besser verträglich ist, bei schwangeren Tuberkulösen hat bisher keine Erhöhung der Mißbildungsquote zur Folge gehabt.

C. Extrapulmonale Tuberkulose und Schwangerschaft

Die Behandlung der extrapulmonalen Tuberkulose unterscheidet sich, was die Chemotherapie anbetrifft, auch in der Schwangerschaft nicht von der der Lungentuberkulose. Deshalb soll auf diese Formen, die mit der Lungentuberkulose in pathogenetischem Zusammenhang zu sehen und oft damit kombiniert sind, kurz hingewiesen werden.

Unter moderner antituberkulöser Chemotherapie in Kombination mit notwendigen chirurgischen Maßnahmen ist die Prognose der Knochentuberkulose nicht anders als die der Lungen-Tbk (KASTERT 1954; REINHARD 1960). Sieht man von eventuellen Sekundärschäden der Uro-Tuberkulose wie Hypertonie und Azotämie ab, so ist unter Dreifachmedikation mit einem normalen Verlauf von Schwangerschaft und Wochenbett zu rechnen (NERSISYAN 1965; ROSEMANN 1969). Gleiches gilt für die weibliche Genitaltuberkulose (KIRCHHOFF 1956; OVERBECK u. KELLER 1963; KRÄUBIG 1967; HÖLZL 1972).

Jedoch kann hier bei eingeschränkter Fertilität (HALBRECHT 1951) ein vermehrtes Auftreten extrauteriner Schwangerschaften erwartet werden (WAGNER 1956; VACHA 1962; ZIEGER et al. 1976).

Die Tuberkulose der Lymphknoten ist bei entsprechender Therapie einer chirurgischen Ausräumung zugängig. Die Kombination einer Miliartuberkulose und tuberkulösen Meningitis mit einer Schwangerschaft stellt eine schwere Komplikation dar (HACKE 1948; LEROUX u. GUILLET 1953; STÜPER 1954; HAIZMANN u. KLEES 1954, 1957; HARTUNG 1955; KUNTZ u. KLEES 1960), die schätzungsweise bei 20000 Geburten einmal auftritt (GUSEV 1970).

Mit den neueren Antituberkulotika in Verbindung mit Cortison kann mit einer Besserung der Gesamtsituation und einer normalen Geburt ohne Mißbildung des Föten gerechnet werden (GUSEV 1970). Eine Abruptio wird abgelehnt (SCHAEFER et al. 1954; STÜPER 1954; JENTGENS 1979), da die Gefahren für die Mutter nach Abbruch oder post partum die gleichen bleiben und ein Abbruch der Gravidität am Ablauf der Tuberkulose nichts ändert (SCHWARZ 1967).

Wir behandelten in Köln-Merheim 19 Frauen mit tuberkulöser Meningitis und Miliartuberkulose in der Schwangerschaft, darunter waren sieben, bei denen die Erkrankung während der Schwangerschaft entdeckt wurde. Bei allen Frauen verliefen Schwangerschaft, Geburt und Wochenbett bei konsequenter Therapie ohne Komplikation.

Tabelle 2 gibt einen Überblick über den Zusammenhang von extrapulmonaler Tuberkulose und Entbindung anhand des Krankengutes der Merheimer Klinik.

Tabelle 2. Extrapulmonale Tuberkulose und Schwangerschaft. *n* Zahl, (*n*) davon in der Gravidität entdeckt, *Spontan* Spontangeburt, Vakuumextraktion oder Forzeps (Stand vom 31.12.79)

	n	(*n*)	Spontan	Schnitt-entbindung	Abruptio/Abort
Wirbelsäulen-	46	(9)	25	15	6
Ileosacral- und Hüftgelenks-	43	(7)	30	6	7
Übrige Knochen- und Gelenks-	27	(16)	23	2	2
Urogenital-	127	(29)	108	9	10
Lymphknoten-	98	(31)	83	6	9
Haut- und Schleimhaut-	15	(6)	11	2	2
Augen-	11	(2)	10	–	1
Miliar- und Meningen-	19	(7)	17	2	–

An verschiedenen spezifischen Organmanifestationen gleichzeitig litten 53 Schwangere. Von den 349 Kranken, die die Schwangerschaft austrugen, haben 337 gesunde Kinder geboren, darunter sechsmal Zwillinge. 12 Kinder sind verstorben oder kamen tot zur Welt (fünf Frühgeburten, fünf nicht lebensfähige Mißbildungen, eine Übertragung, eine konnatale Tuberkulose mit vitium cordis). 37 Kranke wurden nach Abortus oder Abruptio erfaßt. Eine Analyse dieser extrapulmonalen Formen der Tuberkulose in Verbindung mit der Gestation soll einer weiteren Studie vorbehalten bleiben.

D. Thoraxchirurgie und Schwangerschaft

Zur chirurgischen Behandlung der Lungentuberkulose in der Schwangerschaft ist ergänzend zum Kapitel „Die chirurgische Behandlung der thorakalen Tuberkulose“ (MAASSEN) anzumerken, daß bei bisher 82 Patienten Lungenresektionen während der Gravidität durchgeführt wurden. Der Schwangerschaftsverlauf bei diesen Patienten war nicht gestört. Die Entbindung von 396 Patienten mit Lappen- und Segmentresektionen und von 50 Patienten nach Pneumonektomie der rechten oder linken Lunge war infolge der operativen Behandlung nicht kompliziert. Diese Zahlen zeigen, daß weder eine notwendige Resektionsbehandlung noch der Zustand nach einer Lungenresektion einen Schwangerschaftsabbruch indizieren.

E. Erfassung, Betreuung und Führung der tuberkulösen Schwangeren

Wie oben angeführt, ist die tuberkulöse Schwangere in den ersten drei Monaten der Schwangerschaft und post partum rezidivgefährdet. Deshalb sollten in der zweiten Hälfte der Gravidität eine Thoraxröntgenaufnahme unter Abdekkung des Föten und Sputumuntersuchungen auf Tuberkelbakterien in Kultur und Tierversuch durchgeführt werden. Nach der Entbindung sollte unbedingt das gesamte Spektrum der Tuberkulose-Fahndung mit Übersichts- und evtl. Schichtaufnahmen angewendet werden. Bezüglich der Chemotherapie unterliegt die Schwangere praktisch nur geringen Einschränkungen, was SM und RMP in der Frühschwangerschaft angeht. SCHAEFER et al. (1975) empfehlen INH und EMB als die beste Kombination in der Schwangerschaft. In Verbindung mit der Gravidität sollten drei Formen der Tuberkulose unterschieden werden (LALLEMAND u. PIANA 1965):

1. Alte Formen: Die Möglichkeit der Reaktivierung ist gering, trotzdem soll eine Sicherheitstherapie durchgeführt werden.
2. Frische Formen, vor Beginn der Gravidität bekannt: Diese Patienten bedürfen in der Schwangerschaft unbedingt einer kombinierten Therapie.
3. Tbk während der Schwangerschaft entstanden: Diese Patienten sollten grundsätzlich stationär behandelt werden.

Bei tuberkulöser Exposition der Graviden genügt als Tbk-Screening, sofern die Patientin nicht vorinfiziert war, der Tuberkulintest im Abstand von 1–2 Monaten. Evtl. empfiehlt sich eine Chemoprophylaxe.

Die früher aufgestellte Forderung, grundsätzlich bei Koinzidenz von Tuberkulosen und Schwangerschaft ein Entbindungsheilverfahren durchzuführen, kann insofern eingeschränkt werden, als nur noch folgende Indikationen gelten: komplizierte Tuberkulose, kombinierte pulmonale und extrapulmonale Tuberkulosen, offene kavernöse Tuberkulose mit Zweiterkrankungen und akute Verschlechterungen.

Milieufaktoren, wirtschaftliche und soziale Mißbedingungen lassen ebenfalls ein Entbindungsheilverfahren angezeigt erscheinen. In jedem Fall stellen die genannten Konstellationen keine Indikation zur Abruptio dar (JENTGENS 1979).

Geburtshilflich kann die Patientin wie eine Nichttuberkulöse geführt werden. Die Indikation zur Sectio caesarea stellt sich nur rein geburtshilflich. Bei respiratorisch Insuffizienten, bei aktiven spezifischen Prozessen oder bei drohender Kavernenruptur sollte mit lokaler Anästhesie, Forzeps- oder Vakuumextraktion die Geburt erleichtert werden, um der Kreißenden größere Anstrengungen zu ersparen (MARYNOWSKI u. RUSZKOWSKI 1972; SCHAEFER et al. 1975).

Früher wurde der Laktation gelegentlich ein verschlimmernder Faktor zugeschrieben (SCHWABE u. DOBSTADT 1966; MENKHAUS 1968). In unserer Klinik werden die Mütter abgestillt und von den Kindern getrennt, um diese nicht durch eine nicht erfaßte Bazillenausscheidung der Mutter zu gefährden. Jedoch kann hier eine weniger strenge Haltung eingenommen werden, wenn die Infektion der Mutter lege artis behandelt wurde und lange zurückliegt.

Das Kind sollte am Tage der Geburt tuberkulingetestet und dann BCG-geimpft werden. Fällt die Tuberkulinprobe positiv aus, ist eine sofortige antituberkulöse Chemotherapie des Säuglings erforderlich.

In Köln-Merheim werden tuberkulöse Schwangere in der Lungenklinik behandelt, in einer benachbarten geburtshilflichen Fachabteilung untersucht und dort entbunden. Post partum wird die Entbundene abgestillt und in die Lungenklinik zurückverlegt. Eine eigene Fachabteilung an der Lungenklinik wurde eingestellt, nachdem ein Rückgang der Geburten eine Auslastung der Station nicht mehr gewährleistete. Das Neugeborene bleibt in der Säuglingsabteilung.

Sicherlich hat die Bedeutung der Tuberkulose in der Schwangerschaft in dem Maße abgenommen, wie der Verlauf der Tbk durch die moderne Chemotherapie grundsätzlich prognostisch günstig beeinflußt wurde und die Zahl der Tbk-Neuerkrankungen abgenommen hat. Damit hat sich jedoch naturgemäß die Zahl derjenigen Ärzte verringert, die in der Lage sind, eine Tuberkulose in der Schwangerschaft adäquat zu behandeln. Ebenso wie es heute eine Selbstverständlichkeit ist, die Schwangeren durch den Facharzt für Geburtshilfe vorsorglich betreuen und in der dazu eingerichteten Klinik entbinden zu lassen, so selbstverständlich sollte die Behandlung der tuberkulösen Schwangeren durch den tuberkuloseerfahrenen Pneumologen sein. In echter Zusammenarbeit könnten so die Krankheit der Mutter ausgeheilt und Schaden vom Kinde abgewendet werden.

Literatur

Adamek, D., Domin, E., Malinowski, A., Ruchlewicz, B.: Pregnancy and labor in coexisting pulmonary tuberculosis in the light of own observations. Pol. Tyg. Lek. **29**, 1255–1257 (1974)

Agostini, U., Conte, D.: Il trattamento antibatterico della tuberculosi in gravidanza nei suoi eventuali riflessi sul neonato. Attual. Ostet. Ginec. **11**, 343–356 (1965)

Aufdermaur, M.: Über die Endometritis tuberculosa und kongenitale Lungen-Tbk. Schweiz. Z. Tuberkul. **4**, 199–209 (1947)

Bjerkedal, T., Bahna, S.L., Lehmann, E.H.: Course and outcome of pregnancy in women with pulmonary tuberculosis. Scand. J. Respir. Dis. **56**, 245–250 (1975)

Bobrowitz, I.D.: Ethambutol in pregnancy. Chest **66**, 20–24 (1974)

Braeuning, H.: Lungentuberkulose und Schwangerschaft. Leipzig: Thieme 1935

Bruckschen, G.: Myambutol. Experimentelle und klinische Ergebnisse. Aulendorf: Editio Cantor 1976

Cohen, R.: Position actuelle du problème tuberculose grossesse. Rev. Tubercul. (Paris) **21**, 50–57 (1957)

Comstock, G.E.: Isoniacid prophylaxis in an underdeveloped area. Am. Rev. Respir. Dis. **86**, 810–822 (1962)

Conway, N., Birt, B.D.: Streptomycin in pregnancy: Effect on the foetal ear. Br. Med. J. **2**, 260–263 (1965)

Coseva-Manćeva, S.: Treatment of pregnant tuberculous patients at the institute for tuberculosis in Skopje from 1950 to 1971. Plucne Bolesti Tuberk. **26**, Suppl. 2, 47–50 (1974)

Düggeli, O., Trendelenburg, F.: Klinik der Gegenwart. München, Berlin: Urban & Schwarzenberg 1958

Esperanza Aguilar, R., Hernandez Cabrera, J., Pelayo Majia, C., Merino Pineda, J.: Embarazos en pacientes con tuberculosis genital tratada. Rev. Med. Inst. Mex. Seguro Soc. **12**, 255–260 (1973)

Finke, L.: Ergebnisse fluorescenzmikroskopischer Untersuchungen zum Nachweis von Tuberkelbazillen bei der weiblichen Genital-Tbk., mit 3 außergewöhnlichen kasuistischen Beiträgen. Arch. Gynaekol. **177**, 440–59 (1950)

Ganguin, G.: Auswirkungen einer antituberkulösen Chemotherapie bei tuberkulösen Schwangeren auf die Frucht. Z. Erkr. Atmungsorgane **134**, 95–103 (1971)

Ganguin, G., Rempt, E.: Streptomycinbehandlung in der Schwangerschaft und ihre Auswirkung auf das Gehör des Kindes. Z. Laryngol. Rhinol. Otol. **49**, 496–503 (1970)

Glander, R.: Problematik der angeborenen Tuberkulose. Monatsschr. Kinderheilkd. **109**, 181 (1961)

Goecke, H.: Tuberkulose und Schwangerschaft. Med. Welt **18**, 467–472 (1967)

Görgényi-Göttche, O.: Tuberkulose im Kindesalter. Wien: Springer 1951

Grisolle, A.: De l'influence que la grossesse et la phtisié pulmonaire exercent réciproquement l'une sur l'autre. Arch. Génér. de Méd. **22**, 41–51 (1850)

Gusev, V.A.: Tuberculous meningitis and pregnancy. Zh. Nevropatol. Psikiatr. **70**, 36–39 (1970)

Hacke, W.: Akute Miliartbk mit Meningitistbc während der Gestation. Z. Geburtshilfe Gynaekol. **129**, 310 (1948)

Haizmann, R., Klees, E.: Meningitis tuberculosa und Miliartuberkulose der Lungen bei Schwangerschaft. Beitr. Klin. Tbk. **112**, 354–62 (1954); Gynaecologica **144**, 213–25 (1957)

Halbrecht, J.: The Role of latent genital tuberculosis in the pathogenesis of female sterility. Fertility and Sterility **2**, 267–273 (1951)

Hammond E.C., Selikoff, I.J., Robitzek, E.H.: Isoniazid therapy in relation to later occurrence of cancer in adults and in infants. Br. Med. J. **2**, 792–795 (1967)

Hartung, A.: Über den Ablauf einer Meningitis tuberculosa bei Gravidität. Dtsch. Gesdh. Wes. **10**, 649–651 (1955)

Hedvall, E.: Pregnancy and tuberculosis. Acta Med. Scand. **147**, Suppl. 286 (1953)

Heiss, H.: Die künstliche Schwangerschaftsunterbrechung und der kriminelle Abort. Stuttgart: Enke 1967

Herring, J.S., King, J.A.: Tuberculosis of endometrium and of cervix associated with pregnancy, successfull treatment with streptomycin. Am. J. Obstet. Gynecol. **60**, 927 (1950)

Hölzl, M.: Therapie der weiblichen Genitaltuberkulose. Dtsch. Med. Wochenschr. **97**, 1162–1164 (1972)

Ivanov, I.U.P.: The course of labour and puerperium in patients with pulmonary tuberculosis. Akush. Ginecol. (Mosk.) **46**, 21–24 (1970)

Jahn, F.: Die große Thoraxchirurgie bei Tuberkulose. Bielefeld: Rennebohm & Hausknecht 1948

Jentgens, H.: Die Behandlung der Tuberkulose während der Schwangerschaft, Geburt und Wochenbett. Geburtshilfe Frauenheilkd. **19**, 99–112 (1959)

Jentgens, H.: Schwangerschaft bei „inaktiver" Tuberkulose. Dtsch. Med. Wochenschr. **85**, 25–31 (1960)

Jentgens, H.: Erfassung, Behandlung und Betreuung tuberkulosekranker Frauen während der Gestation. Med. Monatsschr. **15**, 103–110 (1961)

Jentgens, H.: Zur Frage der konnatalen Tuberkulose. Tbk. Arzt **17**, 479–495 (1963)
Jentgens, H.: Ethionamid und teratogene Wirkung. Prax. Pneumol. **22**, 669–704 (1968)
Jentgens, H.: Antituberkulöse Chemotherapie und Schwangerschaftsabbruch. Prax. Pneumol. **27**, 479–488 (1973)
Jentgens, H.: Schwangerschaft und Tuberkulose. Med. Klin. **69**, 1602–1606 (1974)
Jentgens, H.: Antituberkulotische Therapie mit Ethambutol und Rifampicin in der Schwangerschaft. Prax. Pneumol. **30**, 42–45 (1976)
Jentgens, H.: Lungenkrankheiten bei Schwangeren. Gynäkologe **12**, 17–23 (1979)
Johnston, R.F., Harris, H.W., Knight, R.A., Dufour, A., Waller, J.B.: Multiple retreatment drug regimens for pulmonary tuberculosis. Ann. N.Y. Acad. Sci. **135**, 831 (1966)
Jürgensen, O., Pühringer, A.: Über angeborene Tuberkulose. Österr. Z. Kinderheilkd. **9**, 162–172 (1953)
Kardos, F., Rácz, L.: Über die konnatale Tbk. Zentralbl. Gynaekol. **84**, 612 (1962)
Kastert, J.: Zur Frage der postoperativen Herdinstillation bei Spondylitis tuberculosa. Schweiz. Z. Tbk. **12**, 424–433 (1954)
Khanna, B.K., Bhatia, M.L.: Congenital deaf mutism following streptomycin therapy to mother during pregnancy. Indian J. Chest Dis. **11**, 51–53 (1969)
Kharcheva, K.A.: Problems of tuberculosis and maternity. Probl. Tuberk. **55**, 16–19 (1977)
Kirchhoff, H.: Über das Zusammentreffen von Schwangerschaft und Genitaltuberkulose. Münch. Med. Wochenschr. **98**, 975–977 (1956)
Kleinschmidt, H.: Tbk. im Säuglingsalter. Med. Klin. **55**, 1077–1081 (1960)
Koester, F.: Lungentuberkulose und Schwangerschaft. Dtsch. Tbk. Blatt **13**, 309–317 (1939)
Kräubig, H.: Die Genitaltuberkulose der Frau. Dtsch. Med. J. **18**, 578–581 (1967)
Kreibich, H.: Sind nach einer Streptomycinbehandlung tuberkulöser Schwangerer Schädigungen des Kindes zu erwarten? Dtsch. Gesdh. Wes. **9**, 177–181 (1954)
Kuntz, E., Klees, E.: Meningitis tuberculosa und Schwangerschaft. Med. Welt NF **11**, 303–312 (1960)
Lallemand, M., Piana, L.: Quelques problèmes pratiques poses par l'association tuberculosa pulmonaire-grossesse. A propos de 118 cas. Gynécol. Obstét. **64**, 677–684 (1965)
Lauterwein, C.: Die Todesfälle in Großdeutschland nach Ablehnung einer beantragten Schwangerschaftsunterbrechung aus gesundheitlichen Gründen. Zentralbl. Gynaekol. **67**, 761–784 (1943)
Lenzi, E., Santuari, E.: Osservazioni preliminari sull'impiego in ginecologia ed ostetricia di un nuovo derivato semisintetico della rifimicina. Atti Accad. Lancisiana XIII, Suppl. No. 1, 87–94 (1969)
Leroux, M., Guillet, E.: Méningites tuberculeuses au cours de la puerpéralité depuis la streptomycine. Gynécol. Obstét. **52**, 391–398 (1953)
Lewitt, T., Nebel, L., Terracina, S., Karman, S.: Ethambutol in pregnancy: Observations on embryogenesis. Chest **66**, 25–26 (1974)
Llopis-Llorente, R.: Gestacion y tuberculosis. Rev. Enfermedades Del Torax **5**, 15–91 (1956)
Lowe, C.R.: Congenital defects among children born to women under supervision or treatment for pulmonary tuberculosis. Br. J. Prev. Soc. Med. **18**, 14–16 (1964)
Ludford, J., Doster, B., Woolpert, S.F.: Effect of isoniazid on reproduction. Am. Rev. Respir. Dis. **108**, 1170–1185 (1974)
March, A.P. De: Tuberculosis and pregnancy. Five to ten-year review of 215 patients in their fertile age. Chest **68**, 800–804 (1975)
Marynowski, A., Ruszkowski, J.: Kaiserschnitt und Tuberkulose. Zentralbl. Gynaekol. **94**, 492–494 (1972)
Marynowski, A., Sianoźécka, E.: Comparision of the incidence of congenital malformations in neonates from healthy mothers and from patients treated for tuberculosis. Ginekol. Pol. **43**, 713–715 (1972)
Mattern, L.: Der Verlauf der Lungentuberkulose bei Mehrgebärenden. Tbk. Arzt **13**, 46–49 (1959)
Medeiros, S., Pinto, E.: Ethambutol, a new chemotherapeutic agent for the treatment of tuberculosis. Prensa Méd. Mex. **20**, 10 (1968)
Menge, C.: Tbk und Schwangerschaft. Diskussionsbeitrag. Münch. Med. Wochenschr. **77**, 1330 (1930)
Menkhaus, G.: Tuberkulose und Schwangerschaft. Klinische Beobachtungen anhand von 232 Entbindungen. Med. Klin. **63**, 1169–1172 (1968)

Michallik, L.: Schwangerschaftsunterbrechung bei Lungentuberkulose. Beitr. Klin. Tbc **98**, 205–219 (1942)

v. Mikulicz-Radecki, F.: Tuberkulose und Schwangerschaft. Aerztl. Wochenschr. **10**, 938–944 (1955)

Muth, H., Engelhardt, H.: Schwangerschaftsunterbrechung und Sterilisierung in neuerer Sicht. München, Berlin, Wien: Urban & Schwarzenberg 1964

Naujoks, H., Fritsch, K.: Das spätere Schicksal der Frauen nach ausgeführter und abgelehnter Schwangerschaftsunterbrechung. Medizinische (Stuttg.) **40**, 1–8 (1952)

Nersisyan, R.K.: The course of pregnancy and labor in patients with tuberculosis of the kidneys. Akush. Ginekol. (Mosk.) **4**, 31–36 (1965)

Neumann, G.: Schwangerschaftsunterbrechung bei Lungentuberkulose. Beitr. Klin. Tuberk. **116**, 100–124 (1956)

Obmann, K.: Über den Einfluß der Schwangerschaft auf die Lungentuberkulose. Leipzig: Thieme 1955

Overbeck, L., Keller, L.: Die Sterilität und Fertilität bei der Genitaltuberkulose der Frau. Z. Geburtshilfe Gynaekol. **161**, 1–33 (1963)

Pankow, O., Küpferle, L.: Die Schwangerschaftsunterbrechung bei Lungen- und Kehlkopftuberkulose. Leipzig: Thieme 1911

Place, V.A.: Ethambutol administration during pregnancy – a case report. J. New Drugs **4**, 206–208 (1964)

Potworowska, M., Sianożecka, E., Szufladowicz, R.: Treatment with ethionamide in pregnancy. Gruźlica Chor. Pluc. **34**, 341–347 (1966)

Rasmussen, F.: The oto toxic effect of streptomycin and dihydrostreptomycin on the foetus. Scand. J. Respir. Dis. **50**, 61–67 (1969)

Reimers, D.: Mißbildungen durch Rifampicin? Münch. Med. Wochenschr. **113**, 1690–1691 (1971)

Reinhard, W.: Einfluß der Gravidität auf den Verlauf der Skelett-Tuberkulose. Tbk. Arzt **14**, 34–37 (1960)

Rocher, G., Haour, P., Viallier, J., Bouvy, F., van Theemsche, G.: Rifampicine, gestation, contraception hormonale, menopause et sénescence. Rev. Tuberc. Pneumol. **35**, 695–712 (1971)

Rosemann, G.W.E.: Tuberkulose van die Nier in Swangerskap. S. Afr. J. Obstet. Gynaecol. **7**, 33–35 (1969)

Rosenbach, L.M., Gangemi, C.R.: Tuberculosis and pregnancy. J. Am. Med. Assoc. **161**, 1035–1038 (1956)

Sanguigno, N.: Considerations on ten years' use of cycloserine. Scand. J. Respir. Dis. [Suppl.] **71**, 178 (1970)

Sayé, O.: Broncho-pneumonie caséo-ulcéreuse, traitement par la thoraco-plastic extrapleurale au cinquième mois de la grossesse, guerison clinique après deux ans et demi. Bull. Soc. Méd. Hôp. Paris **50**, 1780–1782 (1926)

Schaefer, G.: Pregnancy and tuberculosis. Obstet. Gynecol. Surv. **6**, 767–786 (1951)

Schaefer, G., Douglas, R.G., Dreispoon, J.H.: Tuberculosis and abortion. Am. Rev. Tuberc. **70**, 49–60 (1954)

Schaefer, G., Epstein, H.H.: Results following therapeutic abortion in pulmonary tuberculosis. Am. J. Obstet. Gynecol. **63**, 129–135 (1952)

Schaefer, G., Zervoudakis, J.A., Fuchs, F.F., David, S.: Pregnancy and pulmonary tuberculosis. Obstet. Gynecol. **46**, 706–715 (1975)

Schaich, W.: Die Chemotherapie der Lungentuberkulose bei Schwangeren. Med. Welt **16**, 998–1006 (1967)

Scheinhorn, D.J., Angelillo, V.: Antituberculous therapy in pregnancy – risks to the fetus. West J. Med. **127**, 195–198 (1977)

Schnurbusch, F., Hofmeister, M., Illge, A.: Diaplazentare Vestibularisschäden durch Streptomycin. H.N.O. **6**, 264 (1957)

Schultze-Rhonhof, F., Hansen, K.: Lungentuberkulose und Schwangerschaft. In: Ergebnisse d. ges. Tuberkuloseforschung. Assmann, H., Beitzke, H., Braeuning, H., Engel, St. (Hrsg.). Bd. III, S. 225–347. Stuttgart: Thieme 1931

Schwabe, K.H., Dobstadt, H.P.: Lungentuberkulose und Schwangerschaft. Beitr. Klin. Tuberk. **134**, 75–96 (1966)

Schwarz, W.: Erkrankungen des Respirationstraktes. In: Klinik der Frauenheilkunde und Geburtshilfe. Schwalm, H., Döderlein, G. (Hrsg.). Bd. 6, S. 444–460. München, Berlin, Wien: Urban & Schwarzenberg 1967

Sebanov, F.V., Lazarevic, A.: Die Therapie der tbc. Frau während der Schwangerschaft. Zentralbl. Tbk. Forsch. **63**, 351 (1953)

Seegers, J.: Die Beziehungen der Lungentuberkulose zu Schwangerschaft und Geburt. Geburtshilfe Frauenheilkd. **14**, 197–211 (1954)

Sohi, B.K., Sohi, A.S.: An unusual case of congenital tuberculosis (case report). Armed Forces Med. J. India **29**, 484–487 (1973)

Steen, J.S.M., Stainton-Ellis, D.M.: Rifampicin in pregnancy. Lancet **2**, 604–605 (1977)

Stüper, P.: Beiträge zur Pathogenese und Klinik der Miliartuberkulose und der Meningitis tuberculosa in Schwangerschaft und Wochenbett. Arch. Gynaekol. **185**, 359–414 (1954)

Szalay, G., Lehoczky, A.: Die Lungentuberkulose und ihre Therapie während der Schwangerschaft und im Wochenbett. Tbk. Arzt **15**, 578–583 (1961)

Termine, A., Santuari, E.: Il passagio trans-placentare della rifampicina. Ann. Ist. Forlanini **28**, 431–439 (1968)

Trendelenburg, F., Hertle, F.H.: Indikation zur Schwangerschaftsunterbrechung bei Krankheiten der Atmungsorgane. Internist **19**, 291–293 (1978)

Umhauer, I.: Derzeitige Indikation zur Schwangerschaftsunterbrechung wegen Tuberkulose. Prax. Pneumol. **22**, 636–643 (1968)

Vácha, K.: Weibliche Genitaltuberkulose und Schwangerschaft. Zbl. Gynaekol. **84**, 833–843 (1962)

Varpela, E.: On the effect exerted by first-line tuberculosis medicines on the foetus. Acta Tuberc. Pneumol. Scand. **45**, 53–69 (1964)

Varpela, E., Hietalahti, J.: Streptomycin medication during pregnancy and the child's hearing. Ann. Paediatr. Fenn. **11**, 38–45 (1965)

Varpela, E., Hietalahti, J., Aro, M.J.: Streptomycin and dihydrostreptomycin medication during pregnancy and their effect on the child's inner ear. Scand. J. Respir. Dis. **50**, 101–109 (1969)

Verbist, L., Mbete, S., Van Landuyt, H.: Intermittent therapy with rifampicin once a week in advanced pulmonary tuberculosis. Chest **61**, 555–563 (1972)

Wagner, H.: Tubargravidität nach abgeheilter Tuberkulose. Zentralbl. Gynaekol. **78**, 507–511 (1956)

Watson, E.H., Stow, R.M.: Streptomycin therapy. Effects of fetus. J. Am. Assoc. **137**, 1599–1560 (1948)

Wilson, E.A., Thelin, T.J., Dilts, P.V.: Tuberculosis complicated by pregnancy. Am. J. Obstet. Gynecol. **115**, 525–529 (1973)

Winter, G., Naujoks, H.: Der künstliche Abort. Indikationen und Methoden für den geburtshilflichen Praktiker. Stuttgart: Enke 1932

Winter, G., Naujoks, H. (Hrsg.): Leitfaden der Indikationen zur Schwangerschaftsunterbrechung. Stuttgart: Enke 1949

Zarfl, M.: Zur Kenntnis der angeborenen Aspirationstbk. Z. Kinderheilkd. **58**, 266 (1937)

Zieger, G., Guckeisen, R., Thomas, W.: Ausgetragene intraligamentäre Gravidität bei florider Salpingitis tuberculosa. Geburtshilfe Frauenheilkd. **36**, 265–270 (1976)

Zierski, M.: Ethionamidwirkung auf die fötale Entwicklung beim Menschen. Gruźlica Chor. Pluc. **34**, 349–352 (1966)

Chemotherapie der Tuberkulose

H. JUNGBLUTH und D. REIMERS

Mit 3 Abbildungen und 15 Tabellen

A. Entwicklung

H. JUNGBLUTH

I. Anfänge

Mit der Entdeckung des Tuberkulosebakteriums (Tbb) durch ROBERT KOCH 1882 begannen die ersten Versuche einer „spezifischen" Chemotherapie der Tuberkulose. Obwohl durch die Reinzüchtung des Erregers auf künstlichen Nährböden und die Auffindung empfänglicher Laboratoriumstiere die technischen Voraussetzungen für eine gezielte Suche nach spezifischen Tuberkulosemedikamenten geschaffen waren, dauerte es noch lange bis diese Möglichkeiten systematisch ausgebaut und für die Forschung genutzt wurden. Von Anfang an vertraten die Bakteriologen fast einheitlich den Standpunkt, daß nur Substanzen, die nicht nur in vitro, sondern auch im Tierversuch gegen Tbb wirksam sind, beim Tuberkulosekranken geprüft werden sollten. Doch diese Forderung fand keine Beachtung. Praktiker stellten klinische Versuche mit Substanzen an, die von den Bakteriologen im Tierversuch als wirksam gegen Infektionen mit Streptokokken, Trypanosomen oder Spirochaeten befunden wurden, deren Aktivität gegen Tuberkuloseinfektionen beim Tier aber nicht geprüft war. So wurden Drogen und Desinfektionsmittel zur Tuberkulosetherapie eingesetzt. Auch die chemisch-pharmazeutische Industrie ging den gleichen Weg, indem sie Ärzten Substanzen für therapeutische Versuche überließ, die sich im Labor oder der Klinik gegen irgendeinen Parasiten als wirksam erwiesen. So galten jahrelang Medikamente als spezifische Mittel gegen die Tuberkulose, von denen man heute weiß, daß sie bestenfalls einen Plazeboeffekt ausübten. Zu diesen Mitteln zählten Karbolsäure, benzoesaures Natron und Jodoform zur Inhalation, Kreosot, Guajacol sowie Zimtsäure. Weiterhin fanden Farbstoffe wie Trypanrot, Trypanblau und Methylenblau in der Tuberkulosetherapie Verwendung. Diese Farbstoffe wurden später mit Metallen gekoppelt, nachdem sie in kolloidaler Lösung oder als anorganische oder organische Salze eine Hemmwirkung auf die Tbb in der Kultur zeigten. Am meisten fanden Kupfer- und Goldverbindungen Anwendung. Die Tuberkulose durch Beeinflussung des Wirtsorganismus zu behandeln, wurde mit Kalzium- und Kieselsäurepräparaten versucht.

II. Fortschritte

Entscheidend beeinflußt wurde die Forschung nach Substanzen zur Tuberkulosebehandlung durch die Entdeckung der bakteriostatischen Wirksamkeit der Sulfonamide und des Penicillins; wurde doch nachgewiesen, daß nur der standardisierte Tierversuch geeignet war, einigermaßen verläßliche Anhaltspunkte für die Brauchbarkeit einer Substanz als Tuberkuloseheilmittel zu liefern. Hierbei wurden in den zwanzig Jahren von 1944–1964 größere Fortschritte erzielt als in den vorausgegangenen hundert Jahren.

Das Zeitalter der wirklich „spezifischen Chemotherapie der Tuberkulose" ist unauslöschlich mit drei Namen verbunden: S.A. WAKSMAN, G. DOMAGK und J. LEHMANN. WAKSMAN u.Mitarb. isolierten 1943/44 das Streptomycin, das erste antituberkulotisch wirksame Antibiotikum. Überzeugende Erfolge brachte diese Substanz bei der Miliartuberkulose und der Meningitis tuberculosa, die bis dahin in der Regel tödlich verliefen. Schon 1940 hatte DOMAGK (LÖFFLER 1958) bei der Weiterentwicklung der Sulfonamide tuberkulostatische Eigenschaften gewisser Sulfathiazolverbindungen festgestellt. Die weitere Forschung nach tuberkulostatisch wirksamen Chemotherapeutika führte zu den Thioazetazonen (Thiosemikarbazonen), die Substanz wurde 1946 in die Behandlung der Tuberkulose eingeführt. Im gleichen Jahre erkannte LEHMANN die tuberkulostatischen Eigenschaften der p-Aminosalizylsäure. 1950 wird als weiteres Antibiotikum Viomycin entdeckt, auch stehen seit dem gleichen Jahr die Tetracycline zur Verfügung, die in höherer Dosierung tuberkulostatisch wirksam sind.

Die Entdeckung der ersten echten Tuberkuloseheilmittel blieb nicht ohne Einfluß auf die klinische Forschung. Vor allem in den USA (Veterans Administration Armed Forces, Unites States Public Health Service) und Großbritannien (British Medical Research Council) wurden diese Medikamente exakten, kontrollierten klinischen Prüfungen unterzogen. Kontrollierte klinische Prüfungen schufen die Basis für die heute übliche medikamentöse Behandlung der Tuberkulose. Waren durch die Antituberkulotika die Miliartuberkulose und die Meningitis tuberculosa heilbar geworden, so trat bei der Behandlung der Lungentuberkulose ein neues Problem zutage, die Resistenzentwicklung der Tbb gegen das angewandte Mittel im Laufe der Behandlung. Aber auch das alte Problem des Tuberkuloserezidivs war durch die neuen Behandlungsmöglichkeiten nicht endgültig gelöst, denn nach Abschluß einer medikamentösen Behandlung traten wie früher Rückfälle auf.

Ein neuer Wandel in der Chemotherapie der Tuberkulose schien sich anzubahnen, als 1952 das Isoniazid in die Therapie eingeführt wurde. Auf der Suche nach weiteren Chemotherapeutika war man unabhängig in drei Forschungszentren (Hoffmann-La Roche, USA; Squibb, USA; Bayer, BRD) auf Isoniazid gestoßen, eine chemische Verbindung, die bereits 1912 synthetisiert und beschrieben worden war (LÖFFLER 1958). Isoniazid war im Tierversuch und beim Menschen wesentlich wirksamer als die bisher bekannten Streptomycin, p-Aminosalizylsäure und Thiosemikarbazon, dazu noch weniger toxisch und subjektiv besser verträglich. Die Erwartungen, die man in die neue Substanz gesetzt hatte, wurden enttäuscht, denn auch hier traten im Laufe der Behandlung eine Resistenz der Tbb und Rückfälle auf.

Anhand kontrollierter klinischer Prüfungen konnte nachgewiesen werden, daß sich die Resistenzentwicklung der Tbb durch die gleichzeitige Verabreichung mehrerer Antituberkulotika verhindern läßt und daß bei einer langfristigen medikamentösen Behandlung nur in Einzelfällen Rückfälle auftraten. So wurde die Kombination von Isoniazid, Streptomycin und p-Aminosalizylsäure die „Stan-

Tabelle 1. Antituberkulotika in historischer Reihenfolge. (Modifiziert nach BARTMANN 1975b)

Gattungsname	Abkürzung	Jahr	Entdecker
Thioacetazon (Thiosemicarbazone)	TSC	1942	DOMAGK, BEHNISCH, MIETZSCH und SCHMIDT
Aminosalyl (p-Aminosalizylsäure)	PAS	1943	LEHMANN
Streptomycin	SM	1943	WAKSMAN, SCHATZ und BUGIE
Tetracycline	TC	ab 1945	DUGGAR
Viomycin	VM	1946	MAYER
Isoniazid	INH	1952	OFFE, SIEFKEN und DOMAGK; GRUNBERG und SCHNITZER; BERNSTEIN, JAMBOR, LOTT, PANSY, STEINBERG und YALE
Pyrazinamid	PZA	1952	KUSHNER, DALALIAN, SANJURO, BACH jr., SAFIR, SMITH und WILLIAMS
Cycloserin	CS	1952	KUROSAWA
Thiocarlid	DATC	1954	EISMAN, KONOPKA und MAYER
Kanamycin	KM	1955/58	UMEZAWA
Ethionamid/Prothionamid	ETH PTH	1956/57	LIBERMANN, RIST und GRUMBACH
Capreomycin	CM	1960	HERR, HANEY, PITTENGER und HIGGINS
Ethambutol	EMB	1961/67	WILKINSON, CANTRALL und SHEPERD
Rifampicin	RMP	1966	MAGGI, PASQUALUCCI, BALLOTTA und SENSI

dardkombination" für die Erstbehandlung, wobei Isoniazid insgesamt über 18–24 Monate gegeben wurde.

In den der Einführung des Isoniazids folgenden Jahren bis 1966 wurden noch neun weitere Chemotherapeutika bzw. Antibiotika, die gegen Tbb wirksam waren, in die Behandlung eingeführt (Tabelle 1). Von den drei Mitteln der ersten Stunde Streptomycin, p-Aminosalizylsäure und Thiosemikarbazon findet lediglich Streptomycin heute bei der Erstbehandlung der Tuberkulose noch Anwendung. Die Thiosemikarbazone sind in Deutschland nicht mehr im Handel. Obwohl nach Einführung des Isoniazid zahlreiche Antituberkulotika entwickelt wurden, hat keines das Isoniazid an Wirksamkeit und Verträglichkeit übertroffen. Die p-Aminosalizylsäure wurde in der Erstbehandlung durch Rifampicin bzw. Ethambutol verdrängt. So hat die über lange Jahre angewandte „Standardkombination" Isoniazid, Streptomycin und p-Aminosalizylsäure bei der Erstbehandlung einer Tuberkulose einer Dreifachkombination aus den Mitteln Isoniazid, Streptomycin, Rifampicin, Ethambutol Platz gemacht. Die übrigen Antituberkulotika finden nur noch in Ausnahmefällen in Deutschland Verwendung, sei es, daß bei der Erstbehandlung zwei Substanzen der Gruppe Isoniazid, Streptomycin, Rifampicin, Ethambutol nicht verabreicht werden können, sei es, daß bei einer Wiederholungsbehandlung mit einer Resistenz, vor allem gegen Isoniazid und Streptomycin, gerechnet werden muß.

Die Hoffnung, die die Ärzte einst in eine „spezifische" Chemotherapie setzten, hat sich in den letzten zwanzig Jahren erfüllt. Mit den heute zur Verfügung stehenden Antituberkulotika ist praktisch in allen Fällen eine erfolgreiche Therapie möglich. Mit neuen Substanzen ist mit Wahrscheinlichkeit nicht mehr zu rechnen, so daß es gilt, die vorhandenen Medikamente sinnvoll einzusetzen und die gegebenen Möglichkeiten voll auszuschöpfen.

B. Grundlagen

H. JUNGBLUTH

I. Allgemeine Vorbemerkungen

Die heute übliche Chemotherapie der Tuberkulose basiert auf den Ergebnissen kontrollierter klinischer Prüfungen. Die Methode der kontrollierten Prüfung ging von anglo-amerikanischen Ländern aus. Hierbei findet der kollektive therapeutische Vergleich häufiger Anwendung als der individuelle. Der individuelle Vergleich wird nur noch im Rahmen von Verträglichkeitsprüfungen durchgeführt. Eine Sonderform des kollektiven Vergleiches ist der kontrollierte Vergleich, wobei eine Patientengruppe die neue zu prüfende Behandlungsmethode erhält (Prüfgruppe), die mit einer Patientengruppe, die die bisher übliche Standardbehandlung erhält, verglichen wird (Kontrollgruppe). Eine ausführliche Darstellung der Bedeutung der kontrollierten klinischen Prüfungen gibt SCHÜTZ (1971c).

Bereits 1946, nachdem das Streptomycin in ausreichender Menge zur Verfügung stand, wurde durch die Veterans Administration in den USA eine sorgfältige klinische Prüfung mit 1–2 g Streptomycin täglich über 120 Tage durchgeführt (Tabelle 2; BARTMANN 1968, 1969). Unter dieser Behandlung wurde nur etwa ein Viertel der Kranken bakteriologisch negativ. 60 Tage nach Therapieende traten bei diesen Kranken Rückfälle auf. Mehr als drei Viertel der Patienten, die bei Therapieende noch bakteriologisch positiv waren, schieden resistente Keime aus. Die Toxizität des Streptomycins war hoch, was wahrscheinlich auf die damals zur Verfügung stehenden Präparate zurückzuführen war. Eine längere Behandlung als 120 Tage war wegen der hohen Toxizität nicht möglich, aber auch nicht sinnvoll, da bei über 75% der Patienten die Tuberkulosebakterien resistent geworden waren. Mit PAS oder Streptomycin jeden dritten Tag waren die Ergebnisse etwas besser, vor allem die Toxizität und die Resistenzentwicklung waren geringer. Nachdem GRAESSLE und PIETROWSKI (1949) in vitro nachweisen konnten, daß sich durch die Kombination von Streptomycin und PAS die Resistenzentwicklung gegen diese Mittel verhindern läßt, wurde diese Kombination klinisch geprüft. Diese Kombination war den bisherigen Therapieformen überlegen. Zwei Drittel der Kranken wurden negativ, es entwickelte sich keine Resistenz der Tuberkulosebakterien und die Toxizität war relativ gering. 60 Tage nach Therapieende traten bei fast einem Drittel der Kranken Rückfälle auf.

Nachdem sich Isoniazid in seiner Wirksamkeit und Verträglichkeit den bis dahin zur Verfügung stehenden Mitteln als überlegen erwies, glaubte man zunächst ohne Kombinationspartner auszukommen. Die Ergebnisse aus kontrollierten klinischen Prüfungen widerlegten diese Annahme (Tabelle 3; BARTMANN 1968, 1969). Die Zahl der negativ gewordenen Kranken war mit Isoniazid allein gering, die Resistenzentwicklung sehr hoch. Auch in diesen Prüfungen erwies

Tabelle 2. Behandlungsergebnisse mit Streptomycin und PAS einzeln und in Kombination (BARTMANN 1968, 1969)

Therapie	% bakteriol. negativ	% pos. Pat. mit res. Tb.	% mit tox. Erscheinung	% negat. Pat. wieder pos.[a]
SM, 1–2 g tgl.	24,0	75,9	57,5	12,5
SM, 1–2 g jed. 3. Tg.	37,1	33,3	5,0	9,1
PAS 12 g tgl.	28,0	33,3	5,0	5,5
SM, 1–2 g jed. 3. Tg. + PAS, 12 g tgl.	66,6	0	13,1	31,2

[a] 60 Tage nach Therapieende

Tabelle 3. Sputumkonversion und bakterielle Resistenz bei Therapie mit INH, einzeln und in Kombination (BARTMANN 1968, 1969)

	Nach 3 Monaten		Nach 6 Monaten		Nach 12 Monaten	
	% pos. Kult.	% pos. Kult. INH-resist.	% pos. Kult.	% pos. Kult. INH-resist.	% pos. Kult.	% pos. Kult. INH-resist.
BMRC						
INH, 200 mg tgl.	54	64	62	93		
INH, 200 mg + SM 1 g tgl.	23	11	7	50		
Madras						
INH, 2 × 100 mg tgl.	57	75	51	97	49	100
INH, 2 × 200 mg tgl.	45	79	32	100	41	100
INH, 1 × 400 mg tgl.	36	78	29	100	28	100
INH, 2 × 100 mg tgl. + PASNa 2 × 5 g tgl.	22	9	2	100	10	100

BMRC British Medical Research Council (1953), *Madras* Tuberculosis Chemotherapy Centre Madras (1960)

sich die Kombination von zwei Mitteln der Monotherapie als eindeutig überlegen.

Aus diesen Ergebnissen ließen sich die in späteren Untersuchungen noch verfeinerten Prinzipien einer wirksamen Chemotherapie der Tuberkulose ableiten (s. B. II.).

II. Resistenz der Tuberkulosebakterien gegen die Antituberkulotika

Man unterscheidet zwei Formen der Bakterienresistenz, die primäre und die sekundäre, erworbene.

1. Primäre Resistenz

Sie liegt vor, wenn bei einem Tuberkulosekranken, der bisher nicht chemotherapeutisch behandelt wurde, bei einer unvorbehandelten Tuberkulose, vor Beginn der Chemotherapie Tuberkulosebakterien nachgewiesen werden, die gegen ein oder mehrere Antituberkulotika resistent sind. HUSSELS (1977) hat die Ergebnisse bei 1037 Patienten in der Zeit von 1972–1975 in der Bundesrepublik einschließlich Berlin (West) ausgewertet. Unter den 1037 Patienten wiesen 64 eine primäre Resistenz bzw. verminderte Empfindlichkeit gegen eines oder mehrere Mittel auf, wobei fünf Antituberkulotika Isoniazid, Streptomycin, PAS, Ethambutol und Rifampicin getestet wurden. Die Verteilung ist aus der Tabelle 4 zu ersehen.

Tabelle 5 zeigt die Aufschlüsselung der 64 Patienten in Einfach- und Mehrfachresistenz.

Tabelle 4. Häufigkeit primärer Resistenz und verminderte Empfindlichkeit bei Tuberkulosebakterien ($n = 1037$ Patienten), unabhängig davon, ob es sich um eine Resistenz oder verminderte Sensibilität gegen ein oder mehrere Medikamente handelt

	Zahl der Pat.	In %
INH	35	3,4
SM	30	2,9
PAS	20	1,9
EMB	2	0,2
RMP	1	0,1

Tabelle 5. Aufschlüsselung der Stämme von Tuberkulosebakterien nach verminderter Empfindlichkeit oder Resistenz gegen ein oder mehrere Medikamente

Resistenz oder verminderte Empfindlichkeit						
Gegen ein Mittel	INH	SM	PAS	EMB	RMP	Zusammen
	22	13	8	2	0	45
Gegen zwei Mittel	INH + SM		INH + PAS	SM + PAS		Zusammen
	7		2	5		14
Gegen drei Mittel	INH + SM + PAS			SM + PAS + RMP		Zusammen
	4			1		5

Aus den Untersuchungen von HUSSELS (1977) ergibt sich, daß man in der Bundesrepublik einschließlich Berlin (West) in 6,2% mit einer primären Bakterienresistenz rechnen muß. Es überwiegt die primäre Isoniazidresistenz mit 3,4%, gefolgt von Streptomycin mit 2,9% und PAS mit 1,9%. Eine primäre Resistenz gegen Ethambutol und Rifampicin scheint sehr selten vorzukommen.

MATTHIESSEN et al. (1977) haben das Krankengut von HUSSELS (1977) im Hinblick auf die Epidemiologie analysiert. Die Raten der primärresistenten Stämme liegt bei den Ausländern mit 9,6% gegenüber 5,5% bei Deutschen signifikant höher. Höher liegen auch bei den Ausländern die Resistenzraten gegen die Medikamente Isoniazid, Streptomycin und PAS sowie die Raten der Mehrfachresistenz. Bei den Deutschen unterscheidet sich die Häufigkeit der

Primärresistenz in den Großstädten signifikant von der der übrigen Regionen. Sowohl bei Deutschen als auch bei Ausländern konnten MATTHIESSEN et al. (1977) eine zusätzliche Altersabhängigkeit im Resistenzverhalten nachweisen. Bei den jugendlichen Ausländern unter 20 Jahren liegt die Resistenzrate bei 18,7%, bei den 30–39jährigen bei 8,3%. Bis zum 49. Lebensjahr liegt die Primärresistenz bei den Deutschen bei 6,2%, bei den älteren Jahrgängen fällt sie dann kontinuierlich ab. Es werden zwei Arten von Primärresistenz postuliert: 1. die basale „natürliche" Primärresistenz, 2. die „akquirierte" Primärresistenz, die durch Ansteckung bei Kranken mit sekundärresistenten Bakterien erworben wird und Spiegelbild der jeweiligen epidemiologischen Situation ist.

2. Sekundäre, erworbene Resistenz

Sie liegt vor, wenn bei einer Wiedererkrankung an Tuberkulose die nachgewiesenen Bakterien gegen ein oder mehrere früher verabreichte Antituberkulotika resistent sind. Die sekundäre Bakterienresistenz ist unvermeidliche Folge einer inadäquaten Chemotherapie, die Resistenz der Bakterien somit Ursache des Therapieversagens. Wie die Untersuchungen von WAYNE u. SALKIN (1956), CANETTI (1959) und BARTMANN (1963) ergaben, finden sich in jeder Tuberkulosebakterienpopulation Keime, die primär gegen ein Antituberkulotikum resistent sind und offensichtlich durch Spontanmutation entstanden sind. Gegenüber den einzelnen Antituberkulotika bestehen unterschiedliche Mutationsraten, z.B. bei Isoniazid und Ethambutol etwa 1:1 Million, bei Streptomycin 1:100 Millionen (OTTEN u. PLEMPEL 1975). Selbst bei extrem bakterienreichen Tuberkulosen ist nicht mit doppelresistenten Keimen zu rechnen. Wird bei einer Tuberkulose eine Behandlung mit einem Mittel, d.h. eine Monotherapie durchgeführt, so werden die gegen dieses Mittel sensiblen Keime gehemmt, während sich die gegen dieses Mittel primärresistenten Mutanten ungehindert vermehren können. Nach anfänglicher Abnahme der Bakterienzahl im Auswurf nimmt nach einer gewissen Zeit die Zahl der Bakterien wieder zu und die Keime sind dann gegen das angewandte Mittel resistent. Die Monotherapie führt zu einer Selektion der primärresistenten Mutanten in einer Tuberkulosebakterienpopulation, die sich klinisch in der sekundären erworbenen Bakterienresistenz äußert. Die sekundäre Bakterienresistenz tritt zeitlich um so früher in Erscheinung, je wirksamer das verabreichte Mittel ist, da die Reduktion der sensiblen Keime von der Wirksamkeit des Antituberkulotikums abhängig ist.

Obwohl praktisch nicht mit doppelresistenten Mutanten zu rechnen ist, kommt es, wie die oben dargestellten klinischen Prüfungen zeigten, bei der Therapie mit nur zwei Medikamenten (Isoniazid + PAS oder Isoniazid + Streptomycin) in einzelnen Fällen, vor allem aber gegen Isoniazid zu einer Resistenz. Nach BARTMANN (1968, 1969) kommen hierfür folgende Ursachen in Betracht:

1. Unzureichende Konzentration infolge mangelnder Durchblutung des erkrankten Gewebes;
2. milieubedingte Inaktivierung; die Aktivität von Streptomycin ist bei pH 6,5, wie es im entzündeten Gewebe vorkommt, gegenüber der bei physiologischem pH auf 1/7 reduziert;
3. intrazelluläre Lagerung der Bakterien, Streptomycin, Kanamycin, Viomycin, PAS und Tetracyclin, wirken nicht auf intrazellulär gelagerte Bakterien;
4. unzureichende Gewebskonzentration infolge besonders rascher individueller Elimination (besonders ausgeprägt und ausgedehnt bei Isoniazid);
5. unregelmäßige Einnahme der Medikamente.

Aus diesen Gründen ist man dazu übergegangen, anfangs drei Medikamente mit unterschiedlichem Wirkungsmechanismus zu kombinieren. Die Ursache für die Rückfälle bei nicht ausreichend langer Behandlung liegt in den ruhenden *persistierenden* Tuberkulosebakterien. Diese persistierenden Keime werden durch den Organismus spontan gegen die Umgebung abgeriegelt und ihre Vermehrung verhindert, wodurch ihre Angreifbarkeit durch die Antituberkulotika reduziert wird.

Sie bleiben im Gewebe liegen, erlangen bei Verschlechterung der Abwehrlage des Organismus und ohne antimykobakterielle Chemotherapie erneut ihre Vitalität und sind Ursache für ein Wiederauftreten der Tuberkulose.

Die Grundsätze der antituberkulösen Chemotherapie lauten daher:

1. Kombinierte Behandlung, um eine Resistenzentwicklung zu vermeiden;
2. langfristige Behandlung, um Rückfälle zu vermeiden.

C. Erstbehandlung

D. REIMERS

I. Allgemeine Vorbemerkungen

Die antituberkulöse Chemotherapie hat wie jede Chemotherapie das Ziel, pathogene Einheiten, die sich im Wirtsorganismus eigengesetzlich vermehren, zu beseitigen, hier also die Mykobakterien in den Erkrankungsherden des menschlichen Körpers zu erreichen und zu vernichten. Vor der Erstbehandlung befindet sich der erkrankte Organismus im Spannungsfeld zwischen seiner Krankheitsbereitschaft (Disposition) und der Pathogenität der Erreger (Virulenz). Mit Beginn der optimalen Chemotherapie erfolgt ein gezielter kausaler Angriff auf die krankheitserregenden Mykobakterien, in dessen Gefolge zunächst Zahl und Virulenz der Keime reduziert werden und, je nach Ausdehnung, Art und Lokalisation des Prozesses, in mehr oder weniger langer Zeit die weitgehende Eliminierung der proliferierenden, später auch der ruhenden persistierenden Erreger, der „persisters", erfolgen kann. Diese bereits im vorigen Kapitel erwähnten „persisters" sind einer der Gründe für die Erfordernis der Langfristigkeit antituberkulöser Chemotherapie. Bei Verschlechterung der Abwehrleistung des Organismus und fehlender antimikrobieller Therapie können sie erneute Vitalität erlangen und eine Reaktivierung verursachen (BIGGER 1944; KREBS 1969; FORSCHBACH 1977), die dann allerdings medikamentös gut zu beherrschen ist, weil die Keime von den Antituberkulotika vorher nicht erreicht wurden und daher voll sensibel blieben.

II. Antituberkulotika

1. Klassifizierung

Für die antituberkulöse Chemotherapie stehen 15 Substanzen von verschiedener Wertigkeit zur Verfügung (Tabelle 1). Führende oder Erstrangmittel oder Basisstoffe sind Isoniazid (INH), Rifampicin (RMP), Streptomycin (SM) und Ethambutol (EMB). Ihr therapeutischer Index (also der Quotient aus Wirksamkeit und Verträglichkeit) ist sehr gut. Prothionamid (PTH) ist in letzter Zeit wegen seiner guten Wirksamkeit und Verträglichkeit gleichfalls in die Reihe der führenden Mittel aufgenommen worden. In der Wertigkeitsskala folgen sodann die sog. Reservemittel: Ihr therapeutischer Index ist ausreichend, ihre Anwendung sollte aber nur bei Unverträglichkeitsreaktionen oder Keimresistenz gegen die führenden Mittel erfolgen. Es sind dies Capreomycin (CM), Aminosalyl (p-Aminosalizylsäure, PAS), Pyrazinamid (PZA), Cycloserin (CS) und Tetracyclin (TC).

Schließlich wären noch die relativ schwach wirksamen oder ziemlich toxischen Mittel der dritten Reihe zu nennen, deren Anwendung in Westeuropa nicht mehr oder lediglich bei der gezielten klinischen Behandlung multiresistenter tuberkulöser Chroniker opportun ist (RADENBACH 1973). Es sind dies Viomycin (VM), Kanamycin (KM), Ethionamid (ETH), ein toxischer Vorläufer des PTH, Thioacetazon (Thiosemicarbazon, TSC), das in der Bundesrepublik nicht mehr im Handel ist, und Thiocarlid (DATC).

2. Eigenschaften

Von den vier führenden oder Basisantituberkulotika INH, RMP, SM und EMB sind die ersten drei bakterizid, d.h. sie wirken irreversibel zerstörend auf proliferierende, z.T. auch auf ruhende Keime, wogegen EMB bakteriostatisch, d.h. nur reversible Schäden am Bakterium verursachend bzw. seine Vermehrung hemmend wirkt. Auch das fünfte Mittel der ersten Reihe, nämlich Prothionamid, hat bakterizide Eigenschaften auf proliferierende Keime. Nur durch die Verfügbarkeit mehrerer bakterizider Erstrangmittel und deren simultaner Anwendung ist der entscheidende Umschwung in der Tuberkulosetherapie erfolgt. Der Terminus „Tuberkulostatika", der für die alten Behandlungsprinzipien stand, ist daher obsolet geworden; mit den zumeist „tuberkuloziden" antituberkulösen Mitteln, den „Antituberkulotika", ist heute praktisch jede Tuberkulose auszuheilen.

Es sei in diesem Zusammenhang noch einmal auf die für das Ansprechen der antituberkulösen Chemotherapie große Bedeutung der Kontaktmöglichkeit zwischen Bakterium und Therapeutikum hingewiesen, also etwa darauf, ob die Tuberkulosebakterien *extra- oder intrazellulär*, oder ob sie in *schlecht durchbluteten Geweben* und Herden, z.B. inmitten von hartem tuberkulösem Käse, lokalisiert sind. In diesem Zusammenhang ist für den Tuberkulosetherapeuten auch die Kenntnis von der *Penetrationsfähigkeit* der Antituberkulotika in bestimmte Gewebe wichtig: So diffundiert z.B. SM nur ganz geringfügig ins Knochengewebe (NESE und OMLAND 1959), wogegen RMP bei entsprechend hoher Dosierung ausreichende Knochengewebsspiegel erreicht (ARIOLI et al. 1967; OTTEN et al. 1975). Lebergewebe wird von SM nur in ausreichenden Konzentrationen erreicht, von RMP aber mit Höchstkonzentrationen, die mehr als 20fach über dem Blutspiegel liegen. Im Lungengewebe schließlich erreicht SM wahrscheinlich 30%, RMP aber etwa 100% und mehr der Blutspiegelwerte (OTTEN et al. 1975).

III. Behandlung

1. Allgemeines

Die Chemotherapieszene, wie sie sich in den vergangenen Dezennien darstellte, nämlich, daß bei noch nicht möglicher optimaler antimykobakterieller

Chemotherapie gleichzeitig eine flankierende unspezifisch-restitutive Behandlung zur Mobilisierung der makroorganismischen Heilkräfte obligat war, hat sich vor allem seit Entwicklung des RMP weitgehend gewandelt. Bettruhe und zuweilen Corticoidtherapie sind wohl während der fieberhaften Initialstadien bei schwerstkranken Tuberkulösen als unspezifisch-unterstützende Maßnahmen auch heute noch angezeigt; doch spielen etwa *Klima*, *Ernährung* und *Liegekur* im weiteren Verlauf der Krankheit bei korrekt chemotherapierten Patienten *keine Rolle mehr*. Einzig und allein die angebotene optimale *antituberkulöse Chemotherapie* und die Gewährleistung der *Kooperation* des Patienten, d.h. also die Sicherheit, daß die therapeutischen Wirkstoffe auch in den Körper gelangen, sind noch von Wichtigkeit. Hierzu empfiehlt sich zumindest während der mehrmonatigen initialen stationären Anbehandlung die *kontrollierte Medikamenteneinnahme*, denn die Erfahrung zeigt, daß außer den indolenten oft auch intelligentere Patienten, die aus irgendwelchen Gründen voreingenommen sind, nicht oder nicht regelmäßig die verordneten Therapeutika einnehmen, dies aber dem Arzt verschweigen. Wenn während der stationären Behandlung im ganzen Hause einheitlich so verfahren wird, daß die Schwester mit dem Arzneischälchen wartet, bis der Patient die Medikamente geschluckt hat, fügen sich bald auch kritische Personen diesem Reglement.

Dem kommt entgegen, daß ohnehin die *Aufeinmalverabfolgung der gesamten Tagesdosis* bei den praktisch ausschließlich noch verwendeten erstrangigen Antituberkulotika INH, RMP, SM und EMB üblich bzw. obligat ist (nur INH darf notfalls auf mehrere Dosen über den Tag verteilt werden, wenn die Tagesdosis dann höher angesetzt wird). Übrigens kann man, wenn die Patienten Schwierigkeiten mit der überwachten Einnahme machen, besonders aber auch bei Magenunverträglichkeit, die Applikation aller erwähnten Mittel (außer RMP) in einer gemeinsamen Infusion praktizieren. Auch Rifampicin steht seit kurzem als parenterale Zubereitung für die intravenöse Infusion zur Verfügung, ist aber in der Bundesrepublik noch nicht im Handel (ACOCELLA et al. 1977).

Diese auf einmal angebotene hohe Tagesgesamtdosis erbringt bei Einsatz der bakteriziden Mittel mit Sicherheit jeweils einen ausreichend hohen und genügend lange bestehenbleibenden Wirkstoffspiegel, um bei jedem Anlauf eine Abtötung oder jedenfalls eine starke und dauerhafte Schädigung eines Teiles der Bakterien zu bewirken.

2. Kombinationsbehandlung

Die Behandlung jeder offenen, bakterienreichen Tuberkulose muß mit einem mindestens dreifach kombinierten Therapieregime erfolgen, um, wie im vorigen Kapitel eingehend dargelegt, bei natürlicher oder aquirierter Primärresistenz die ungehemmte Vermehrung der in der Population vorhandenen resistenten Erreger zu verhindern. Hierzu würde an sich genügen, simultan ein zweites Mittel zu geben, das die gegen das erste Mittel resistenten Erreger in der Population abdeckt, so daß eine Selektion der Keime und die Entwicklung einer Resistenz der ganzen Population nicht entstehen kann.

Da es nun aber nach letzten Erhebungen in etwa 4,3–5,5%-iger Häufigkeit (HUSSELS 1977; MATTHIESSEN 1977) in der Bundesrepublik Deutschland Tuberkulosen mit weitgehender Primärresistenz ganzer Keimpopulationen gegen ein Antituberkulotikum gibt, wird das dritte Mittel als Sicherheit eingesetzt. Bei einer Primärresistenz gegen einen der ersten Arzneipartner bleiben dann nämlich in jedem Falle noch zwei effektive Mittel. Primärresistenzen gegen mehr als ein

Mittel sind erheblich seltener und müssen bei der Behandlungsstrategie unberücksichtigt bleiben. Abgesehen vom Resistenzproblem sind aber drei, unter Umständen sogar vier führende Mittel im Behandlungsbeginn einer ausgedehnten Tuberkulose grundsätzlich erforderlich, um eine ausreichende gesamtinhibitorische Wirkung zu erzielen, besonders, wenn schlecht durchblutete Herde oder Gewebe erreicht werden müssen.

Vor der Behandlung und deren weiteren Verlauf müssen unbedingt *Resistenztestungen der Erreger* erfolgen und die Therapie der Bakteriensensibilität angepaßt werden, d.h., daß eine auf die Keime als unwirksam befundene Substanz gegen eine wirksame ausgetauscht werden muß. Zu Beginn ist außerdem eine *Typenbestimmung der Mykobakterien* erforderlich, um eine etwaige Infektion mit M. bovis, dem Rindertuberkulosebakterium, das heute allerdings nach der Eradikation der Rindertuberkulose in Deutschland praktisch nur noch im Ausland vorkommt, und mit *atypischen Mykobakterien auszuschließen*, denn sie verursachen Krankheitsbilder, die von einer normalen Tuberkulose klinisch und radiologisch nicht zu unterscheiden sind, aber stets mit primären Keimresistenzen gegen mehrere Antituberkulotika einhergehen und also andere als die gebräuchlichen Arzneimittelkombinationen erfordern.

3. Die drei Behandlungsphasen

Die simultane Verabfolgung dreier führender antituberkulöser Mittel oder sog. Basismedikamente ist während der initialen *Intensivbehandlungsphase* obligat, um eine schnelle Reduzierung der Bakterienpopulationen und Eliminierung der resistenten Mutanten zu erreichen. Sie währt je nach Befundausdehnung etwa 3–6 Monate bzw. bis zur kulturellen Konversion und mikroskopischen Negativierung der Ausscheidungen. Ihr folgt die sog. *Stabilisierungsphase*. Sie ist dadurch gekennzeichnet, daß röntgenologisch keine erhebliche morphologische Regression mehr zu verzeichnen ist, die Bakteriennegativierung in den Ausscheidungen konstant bleibt, die im Körper noch verbliebene Erregermenge sich noch weiter reduziert und eine restlose Ausmerzung der resistenten Mutanten erfolgt. Hierzu ist eine zweifach kombinierte Therapie mit Basismedikamenten ausreichend, deren Dauer je nach Befundausdehnung 6–9 Monate beträgt.

Hierauf folgt nach bisherigem Verfahren im Rahmen der sog. *Sicherungsphase* bis zur Gesamtbehandlungsdauer von 18–24 Monaten eine *Monotherapie* mit einem gut penetrierendem Erstrangmittel wie INH oder RMP. Sie reicht aus, den nur noch sehr keimarmen Prozeß im Schach zu halten und vor Rückfällen zu bewahren, die restlichen persistierenden Bakterien zum Absterben zu bringen, in die Inaktivität überzuleiten.

4. Kurzzeitchemotherapie

Ein kritisches Studium der Ergebnisse kontrollierter Studien von FOX und MITCHISON (1975) in London, von JOHNSTON u. WILDRICK (1974) aus Philadelphia, von französischen Gruppen und neuerdings vom East African British Medical Research Council (1977) hat nun aber ergeben, daß die Raten der Rückfallquoten, also jener Parameter, an denen man allein die endgültige Effektivität einer Tuberkulosetherapie messen kann, bei konstanter Simultananwendung der beiden wichtigsten Tuberkulosemittel INH, RMP und während der ersten Behandlungsphase eines dritten Erstrangmittels bei Lungentuberkulose bereits nach sechs Monaten beachtlich gering sind, sicher aber bei einem Behandlungszeitraum von 9–12 Monaten keine schlechteren Zahlen erbringen als beim bisherigen 18–24monatigen therapeutischen Vorgehen. Man praktiziert daher, eingedenk auch der organotoxischen Schäden, die die Therapie anrichten kann, aufgrund der neuen Erkenntnisse bei leichten und mittelschweren Tuberkulosefällen mit planmäßiger bakteriologischer und radiologischer Regression eine dreifachkombinierte, aus INH, RMP und einem dritten Erstrangmittel bestehende Chemotherapie während der Intensivbehandlungsphase und geht nach Vorliegen der negativen Kulturergebnisse auf eine INH/RMP-Zweifachtherapie über, die bis zur Gesamtdauer von zwölf Monaten fortgeführt wird. Auch eine durchgehende, dreifachkombinierte Behandlung mit INH, RMP und SM oder EMB für einen Zeitraum von neun Monaten scheint zu gleich guten Ergebnissen, nämlich Ausheilung ohne Rezidiv bzw. mit Rezidivquoten unter dem Standard von 1%, zu führen und ist durch kontrollierte Studien gesichert (RADENBACH 1977b). Diese Kurzzeittherapie ist aber an folgende Bedingungen geknüpft:

1. Sie darf nur mit den erstrangigen Mitteln, also INH, RMP, SM und EMB praktiziert werden.
2. Volle Sensibilität der Bakterien gegen alle 4 Mittel im Behandlungsbeginn ist Voraussetzung.
3. Die Einnahme der Medikamente muß gesichert sein, bzw. es empfiehlt sich stationäre Anbehandlung mit kontrollierter Einnahme, die ein gutes Training für die Kooperation in der Ambulanz ist.
4. Die Verträglichkeit der genannten Medikamente während der 9–12 Monate muß eine durchgehende Anwendung erlauben.
5. Schwere Grund- und Zweitkrankheiten, wie Diabetes und Alkoholkrankheit, machen diese Therapieart fragwürdig.
6. In jedem Falle ist die Simultananwendung von INH plus RMP für alle 9–12 Monate Voraussetzung. INH plus EMB kann diese Gruppierung nicht ersetzen, da EMB viel schwächer wirksam als RMP ist und auch keinen wirkungspotenzierenden synergistischen Effekt mit INH hat, wie dies vom RMP bekannt ist.

Wenn diese Bedingungen nicht erfüllt sind, muß es bei dem bisherigen Procedere einer 18monatigen Therapie bleiben.

5. Intermittierende Behandlung

In dem Bestreben, auch die ambulante Therapie durch strikte kontrollierte Einnahme sicherer zu machen, sie insgesamt zu vereinfachen und gleichzeitig kostensparender vorzugehen, sind in den sozialistischen Ländern und in der dritten Welt seit langem intermittierende Therapieregime erprobt worden, die versuchten, mit nur ein- oder zweimal wöchentlicher Einnahme einer erhöhten Medikamentendosis den gleichen Behandlungserfolg zu erzielen, wie bei täglicher Anwendung der normal dosierten Tuberkulosemittel. Diesem Vorhaben liegt die Erkenntnis zugrunde, daß bei der modernen antituberkulösen Therapie mit Bakteriziden das einmalige stoßartige Arzneimittelangebot und die mit ihm jeweils bewirkte irreversible Schädigung oder Zerstörung eines Teils der Mykobakterien das Entscheidende ist und nicht die Aufrechterhaltung kontinuierlicher Blut- und Gewebsspiegel, wie sie bei Therapie mit Bakteriostatika nötig ist, um eine Reproduktion der Erreger nachhaltig zu vermindern. Die lange Teilungszeit der Tuberkulosebakterien, die etwa 14–16–20 Stunden beträgt (BARTMANN 1975a; ROUILLON et al. 1976), und die nachklingende Wirkung der erhöht dosierten Arzneien, deren Blut- und Gewebsspiegel erst nach deutlich längerer Zeit als üblich unter die minimale Hemmkonzentration absinken, sind weitere Tatsachen, die ein solches Procedere erfolgversprechend erscheinen lassen.

So hat in der Tat eine Studie in der DDR gezeigt, daß mit INH und RMP bei nur einmal wöchentlicher Anwendung Sputumnegativierungen innerhalb von 3–4 Monaten zu erzielen waren und diese Ergebnisse auch in einer Nachbeobachtungsperiode von zwei Jahren stabil blieben. Es wurden allerdings 4% Rezidive beobachtet. Wegen der zum Teil erheblichen Nebenwirkungen des RMP, die bei dieser Intervallbehandlung plus höherer Dosierung gegenüber normaler Therapie signifikant häufiger, aber frühestens nach zwölf Wochen auftraten, sind weitere Therapiemodifizierungen (RMP/INH nur zwölf Wochen lang, dann INH-Monotherapie) versucht, aber wegen gehäufter Rezidive wieder verworfen worden.

Erst nach Vorschaltung einer vierwöchigen täglichen INH/RMP-Behandlungsphase und anschließendem Intermittieren konnte die Versagerquote günstig beeinflußt werden, lag aber immer noch deutlich höher als bei kontinuierlicher Therapie (EULE 1976). In der Bundesrepublik Deutschland hat sich die intermittierende Therapie in ein-, zwei- oder dreimal wöchentlichem Rhythmus jedenfalls nirgends durchsetzen können, wegen der fehlenden Möglichkeiten, bei ambulanten Patienten die Einnahme in der Praxis zu überwachen, vor allem aber auch wegen der erhöhten Rezidivrate und der Steigerungen der Nebenwirkungen von RMP und EMB (FRENZEL u. CRAMER 1976) beim Intermittieren, über die noch zu sprechen sein wird. Dagegen gewinnt die oben erwähnte „Kurzzeitchemotherapie“ mit ihrer Begrenzung der kontinuierlichen, RMP und INH enthaltenden antituberkulösen Chemotherapie auf 12–9 Monate, nach deren korrekter Anwendung, wie nach jeder modernen kontinuierlichen Chemotherapie, Rezidive praktisch überhaupt nicht mehr bzw. ein Rezidivstandard von unter 1% zu erwarten sind, mehr und mehr an Boden.

6. Zusätzliche Corticosteroidbehandlung

Auf die Zusammenhänge zwischen Tuberkuloseablauf und Nebennierenrinde ist schon in den Sechzigerjahren mehrfach hingewiesen worden (RADENBACH u. HEINRICH 1961; RADENBACH 1968a). So tolerieren Patienten mit einem Morbus Addison Medikamente schlecht, Kranke mit einem Morbus Cushing hingegen vertragen die Arzneien auffallend gut. Diese Erkenntnis hat dazu geführt, daß eine Reihe von Therapeuten bei schlechter Verträglichkeit der Antituberkulotika Corticoide substituieren, wobei kleine Dosen, anfangs höchstens 20 oder 10, später 5 mg Prednisonäquivalent über längere Zeit verabreicht werden (REIMERS 1975). Damit werden vor allem geringgradige allergische Reaktionen auf verschiedene antituberkulöse Medikamente unterdrückt, aber auch sonstige allgemeine und spezielle, etwa gastrische oder hepatogene Nebenwirkungen einigermaßen überspielt, so daß die manchmal ja lebensnotwendige unmittelbare Fortführung der Chemotherapie trotz gehäufter Unverträglichkeitsreaktionen dennoch möglich ist.

Auch im Falle der seltenen Herxheimerschen Reaktion, bei welcher durch den Wirkungsmechanismus der Keimvermehrungshemmung bei aktiver Tuberkulose unter der laufenden Therapie Fieber, Tachykardie, perifokale Infiltrationen, Lymphknotenperforationen, Haemoptysen und anderes mehr auftreten können, ist der Einsatz von Corticoiden unter Fortführung der antituberkulösen Therapie angezeigt.

Die klassische Indikation für zusätzliche Glukocorticoidtherapie bei Tuberkulose sind die Pleuritiden, und zwar sowohl die im Zusammenhang mit der Primärinfektion entstandenen als auch die haematogenen Pleuratuberkulosen sowie die Begleitpleuritiden, die durch per continuitatem von der Lunge in die Pleura gelangte Tuberkulosebakterien entstanden sind. Hier wird nach aus diagnostischen Gründen erfolgter initialer Punktion des Ergusses (plus Pleurabiopsie) zur üblichen antituberkulösen Chemotherapie eine orale Corticoidtherapie mit etwa 40 mg Prednisolonäquivalent in absteigender Dosierung bis zur völligen Resorption des Ergusses empfohlen.

Bei gleichzeitigem Einsatz von RMP und Corticosteroiden muß man die mögliche Reduzierung des Cortisolspiegels durch eine Interaktion beider Wirkstoffe, wahrscheinlich durch Enzyminduktion in den mikrosomalen Leberzellen, berücksichtigen (MAISEY et al. 1974).

Es wird daher empfohlen, die Corcicoiddosis auf etwa 60 mg Prednisonäquivalent zu erhöhen, aber keinesfalls auf eines dieser beiden antituberkulösen Mittel zu verzichten. Dieses konservativ-medikamentöse Vorgehen mit Steroiden bei der Pleuritis wird dem Verfahren laufender Pleurapunktionen mit Lokalbehandlung für überlegen gehalten, da mit ihm der gleiche Effekt erreicht wird, die Irritation der Pleura durch die Punktionen und die damit verbundene Belästigung des Patienten aber unterbleiben (REIMERS 1976).

Um späteren, größeren funktionellen Einbußen vorzubeugen, bedarf auch die Miliartuberkulose der Lungen zusätzlicher Glukocorticoidtherapie mit 40 (bis 60) mg Prednisonäquivalent für etwa vier Wochen und dann, absteigend dosiert, noch bis zur Gesamtdauer von etwa drei Monaten.

Schließlich ist von den thorakalen Tuberkulosen die seltene Bronchialschleimhauttuberkulose, sei sie nun kanalikulär durch tuberkulöses Material aus perforierten Hiluslymphknoten und großen Kavernen oder aber haematogen entstanden, zur Verhinderung oder Verminderung der Ausbildung von Stenosierungen eine Indikation für zusätzliche Corticoide per os und per inhalationem.

Inwieweit eine ausgedehnte hochexsudative Lungentuberkulose eine Indikation für zusätzliche Corticosteroidanwendung ist, ist umstritten. Mehrere kontrollierte Studien aus den USA (JOHNSON et al. 1965, 1967) wiesen darauf hin, daß Corticoide „schnellere röntgenologische und klinische Verbesserungen, schnelleren Kavernenverschluß.... und weniger Rezidive in den folgenden fünf Jahren“ erbrachten, und daß sie jedenfalls „ein lohnender Zusatz zur Chemotherapie ernsthaft erkrankter Patienten mit ausgedehnter Lungentuberkulose sind.“

Spätere Studien ergaben wieder, daß die antituberkulöse Therapie bei vergleichbaren Fällen mit und ohne zusätzlichen Corticoiden am Ende gleichgute Ergebnisse brachte. Relative Übereinstimmung besteht wohl darin, daß bei schwerkranken Patienten die Anwendung zusätzlicher Glukocorticoidtherapie nützlich ist. Bei schwerkranken fieberhaften Patienten empfiehlt sich ein initialer Zusatz von geringen Corticoidmengen vor allem, um die subjektive Situation des Kranken zu verbessern, wobei die Dosis so zu gestalten ist, daß die fieberhafte Reaktion jeweils eben unterdrückt wird und körperliches Wohlbefinden zurückkehrt.

Die Tagesgesamtdosis wird am Morgen in der Zeit zwischen 6–8 Uhr verabfolgt, da sich bei diesem Vorgehen die Medikation am besten dem zirkadianen Rhythmus der Nebennierenrinde anpaßt (KUSCHINSKY 1975) und am wenigsten Nebenerscheinungen verursachen soll. Man kann baldmöglichst die nötige Tageserhaltungsdosis auch intermittierend jeden zweiten Tag verabreichen, um einer zu starken Hemmung der Eigenproduktion von Cortisol und damit letztlich einer Rindenatrophie entgegenzusteuern.

Den Nebenwirkungen der Glukocorticoidtherapie sei hier nur kurz Erwähnung getan: Neben den unübersehbaren Cushing-Zeichen wie Mondgesicht, Striae, Akne und anderen mehr achte man auf Menstruationsstörungen, Hypertoniezeichen, Blutbildveränderungen, überprüfe laufend wegen der diabetogenen Nebenwirkungen den Blutzucker, wegen möglicher Natriumrentention und Hypokaliämie mit folgender Ödembildung sowie Hypokalzämie den Mineralhaushalt. Ferner achte man auf das Vorbestehen von Geschwürsleiden im Magen-Darm-Bereich. Wegen Glaukomgefahr sollte der Augendruck kontrolliert werden. Auf psychische Veränderungen, neurologische Störungen und etwaiges Auftreten von Herpesinfektionen, die unter Corticoiden ein gefährliches Ausmaß annehmen können, ist zu achten, und durch langsam ausschleichende Therapie ein Entziehungssyndrom zu verhindern. Das Problem der Osteoporoseentwicklung braucht bei der relativen Kürze der Corticoidanwendung bei der Tuberkulose nicht besprochen zu werden.

D. Wiederbehandlung

H. Jungbluth

Unter Wiederbehandlung versteht man die Therapie von Rückfällen nach früherer Chemotherapie. Die Wiederbehandlung erfolgt nach den gleichen Prinzipien wie die Erstbehandlung in drei Phasen: Intensiv-Anfangsbehandlungs-, Stabilisierungs- und Sicherungsphase. Die Dauer der einzelnen Phasen ist abhängig von der Sensibilität der nachgewiesenen Erreger. Wenn man bei der Erstbehandlung nur in 5,5% mit einer Resistenz der Tuberkulosebakterien rechnen muß, so liegt dieser Prozentsatz bei der Wiederbehandlung deutlich höher. In der Bundesrepublik konnten 1963 bei mehr als einem Drittel der Offentuberkulösen, die wiederbehandelt werden mußten, multiresistente Keime nachgewiesen werden, in West-Berlin (Klinik Heckeshorn) hatten zwei Drittel aller Vorbehandelten Ein- oder Mehrfachresistenzen (Radenbach 1968b). In der DDR fanden sich bei Wiederbehandlungen 51% Resistenzen, 10% hatten eine Mehrfachresistenz (Eule 1964, 1965).

Bei der Wiederbehandlung ist es daher von entscheidender Bedeutung, den kulturellen Bakteriennachweis mit allen zur Verfügung stehenden Mitteln zu erbringen, um eine Sensibilitätsprüfung der Tuberkulosebakterien durchzuführen. Die Basis für die Auswahl der in der Intensiv-Anfangsbehandlungsphase anzuwendenden drei Antituberkulotika liefern die Ergebnisse früherer Resistenzbestimmungen und die subtile Erhebung einer Chemotherapieanamnese vor Behandlungsbeginn (Radenbach 1973). Liegt das Ergebnis der aktuellen Resistenzbestimmung vor, kann die Therapie auf die optimale Kombination umgestellt werden. Aufgrund der Chemotherapieanamnese kann auf eine mögliche Bakterienresistenz geschlossen werden (Abb. 1). Eine Bakterienresistenz ist auch zu vermuten, wenn bei einer früheren Behandlung ein führendes Medikament länger als 6–8 Wochen in Monotherapie verabreicht wurde, wenn im Rahmen der Kombinationsbehandlung eine Substanz nicht optimal dosiert, d.h. eine ungenügende Kombinationstherapie durchgeführt wurde; eine ungenügende Kombinationstherapie wurde auch durchgeführt, wenn Pseudokombinations-Handelspräparate gegeben wurden, die ein Medikament in wirksamer Dosis und eine andere

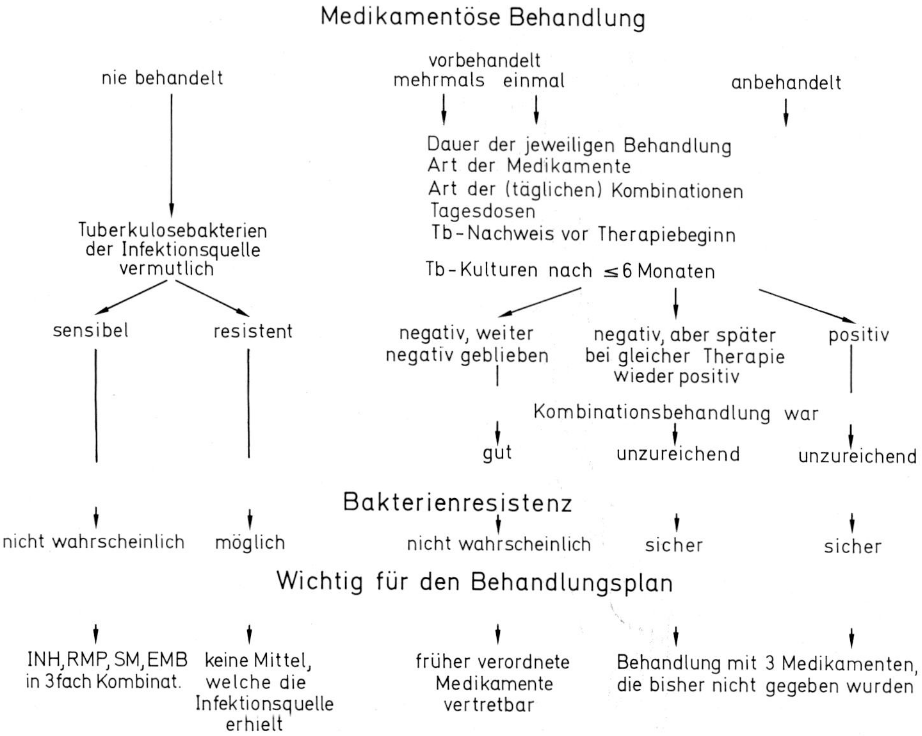

Abb. 1. Chemotherapieanamnese. (Nach SCHÜTZ 1971b)

Tabelle 6. Abzulehnende Pseudokombinations-Handelspräparate in der Bundesrepublik Deutschland. (Modifiziert nach RADENBACH 1973)

1. Streptomycin-PAS Paratebin[a]
2. Isoniazid-Streptomycin Orthomycin[a]
3. Isoniazid-PAS oder Isoniazid-Ca-Benzoyl-PAS Dipasic, Inha-PAS, Isozid-PAS compositum[a], Tebesium-PAS I[a], Tebesium-PAS II[a], Iso-Benzacyl[a], Iso-Benzacyl forte – Pyridoxin[a]
4. Isoniazid-Thioacetazon Nicoteben comp.[a], Tebafen[a]
5. Isoniazid-Thiocarlid DAT-INH-B_6[a], Isoxyl comp.[a]

[a] Aus dem Handel gezogen und/oder in der „Roten Liste 1977/78" nicht mehr aufgeführt

Komponente in unwirksamer Menge enthalten (RADENBACH 1973), die Präparate sind aus der Tabelle 6 zu ersehen. Bewährt haben sich die Kombinationen von Ethambutol und Isoniazid (Myambutol-INH I[R], Myambutol-INH II[R], etibi-inh[R]). Hierbei muß bei den beiden letztgenannten jedoch die verabreichte Dosis genau eruiert werden, um festzustellen, ob jede einzelne Komponente in optimaler Dosis verabreicht wurde.

Bei der Erhebung der Chemotherapieanamnese ist somit exakt zu erfragen, welches Antituberkulotikum in welcher Dosis über welchen Zeitraum verabreicht und damit, ob eine optimale Kombinationsbehandlung durchgeführt wurde.

Ist der Kranke nicht in der Lage entsprechende Angaben zu machen, so ist es unbedingt erforderlich, die Krankenblätter über die frühere stationäre Behandlung herbeizuziehen und/oder Einblick in die Akte der zuständigen Tuberkulosefürsorgestelle zu nehmen. Aus diesen Unterlagen läßt sich fast immer die früher durchgeführte Chemotherapie ersehen.

Am sichersten geht man so vor, daß man in der Intensiv-Anfangsbehandlungsphase eine Kombination aus Antituberkulotika wählt, die der Patient noch nicht oder nur ganz kurzfristig bekommen hat. Nach Eingang der aktuellen Sensibilitätsprüfung wird die Behandlung dann, falls erforderlich, gezielt auf die wirksamste Kombination umgestellt (RADENBACH 1973; SCHÜTZ 1971b).

Sollte es nicht gelingen, exakte Angaben über die frühere Therapie, vor allem bei mehrfachen vorausgegangenen Behandlungen, zu erhalten, so ist es ratsam, zunächst von einer Chemotherapie abzusehen und sich bis zum Eintreffen der Sensibilitätsprüfung auf symptomatische Maßnahmen zu beschränken.

Wählt man aufgrund unzulänglicher Angaben oder Unterlagen eine Dreifachkombination, die ein oder zwei Antituberkulotika enthält, gegen die sich die Keime später als resistent erweisen, so muß man bis zum Eintreffen der Sensibilitätsprüfung damit rechnen, daß sich inzwischen durch die unzulängliche Kombinationsbehandlung eine weitere Resistenz der Bakterien gegen die Mittel entwikkelt hat, gegen die vor Beginn der Behandlung noch Sensibilität bestand. Sollte sich durch die Sensibilitätsprüfung herausstellen, daß die zur Wiederbehandlung gewählte Dreifachkombination in der Intensiv-Anfangsbehandlungsphase nicht wirksam sein konnte, da die nachgewiesenen Erreger gegen ein oder zwei Mittel doch resistent waren, so dürfen das oder die Antituberkulotika, gegen die eine Resistenz besteht, nicht durch ein oder zwei neue Medikamente ersetzt werden („Aufstockungsbehandlung"). Anhand der jetzt vorliegenden Sensibilitätsprüfung muß eine vollkommen neue Dreifachkombination zusammengestellt werden. Diese Dreifachkombination darf einerseits nicht die Antituberkulotika enthalten, gegen die eine Resistenz nachgewiesen wurde, andererseits auch nicht das oder die Substanzen, die bisher in der unwirksamen Kombination verabreicht wurden.

Bei der Aufstellung des Wiederbehandlungsplanes wird die Auswahl der Antituberkulotika durch Kreuzresistenzen einerseits und gleichgerichtete Toxizität andererseits eingeschränkt. *Kreuzresistenzen* müssen bei den Antituberkulotika der Thioamidogruppe (Ethionamid/Prothionamid, Thioacetazon, Thiocarlid) und bei den Aminoglykosiden berücksichtigt werden. Eine komplette Kreuzresistenz besteht zwischen Isoniazid und seinen Derivaten sowie Aminosalyl und seinen Derivaten. Die Kreuzresistenzen zwischen den Antituberkulotika der Thioamidogruppe sind aus der Tabelle 7 zu entnehmen. Bei Resistenz gegen Ethionamid besteht eine Resistenz gegen Prothionamid und umgekehrt. Bei einer Resistenz gegen Ethionamid und Prothionamid ist auch mit einer Resistenz gegen Thiocarlid zu rechnen, während Thiocarlid resistente Keime gegenüber Ethionamid und Prothionamid voll sensibel sind. Ethionamid/Prothionamid resistente Bakterien weisen in 82% eine Thioacetazonresistenz auf (OTTEN u. PLEMPEL 1975).

Die Kreuzresistenz zwischen den Aminoglykosidantituberkulotika gibt die Tabelle 8 wieder. Bei Streptomycinresistenz besteht volle Sensibilität gegen die übrigen Aminoglykoside, eine Capreomycinresistenz bedeutet Resistenz gegen Kanamycin und Viomycin bei Sensibilität gegen Streptomycin. Eine Resistenz

Tabelle 7. Kreuzresistenz zwischen Antituberkulotika der Thioamidogruppe. *S* sensibel, *R* resistent (BARTMANN 1974)

	ETH	PTH	TSC	DATC
ETH_R	–	R	S, R	R
PTH_R	R	–	S, R	R
TSC_R	S, R	S, R	–	S, R
$DATC_R$	S	S	S, R	–

Tabelle 8. Kreuzresistenz zwischen den Aminoglykosidantituberkulotika. *S* Sensibel, *R* resistent (BARTMANN 1974)

	SM	CM	KM	VM
SM_R	–	S	S	S
CM_R	S	–	R	R
KM_R	R	R	–	S
VM_R	S, R	R	S, R	–

Tabelle 9. Dreierkombination für die Behandlung der Tuberkulose in der Intensiv-Anfangsbehandlungsphase. Gebrauchsanweisung: Man suche in der Spalte „Führendes Medikament" das am höchsten stehende auf, das nach Bakterienresistenz und Verträglichkeit in Frage kommt. Dann wählt man in der zugehörigen Spalte „Kombinationspartner" gemäß Resistenz und Verträglichkeit zwei Mittel, die möglichst weit links stehen. (+) gleichgerichtete Toxizität. (BARTMANN 1974)

Führendes Medikament	Kombinationspartner										
	RMP	SM	EMB	PTH[a]	CM	PAS	CS	PZA	KM[b]	TC	DATC
INH	+	+	+	+	+	+	+	+	+	+	+
RMP		+	+	(+)	+	+	+	(+)	+	+	+
SM			+	+	–	+	+	+	–	+	+
ETH/PTH			+		+	(+)	+	+	+	+	–
EMB					+	+	+	+	+	+	+
CM						+	+	+	–	+	+
PAS (Infus.)							+	+	+	+	+
CS								+	+	+	+
PZA									+	+	+
KM										+	+
VM										+	+

[a] oder ETH
[b] oder VM, wenn Resistenz gegen KM

gegen Streptomycin und Capreomycin besteht bei einer Kanamycinresistenz; gegen Viomycin sind die Keime noch sensibel. Eine Viomycinresistenz schließt eine Capreomycinresistenz ein, eine partielle Kreuzresistenz besteht in diesem Falle mit Streptomycin und Kanamycin. Eine Kanamycinresistenz bedeutet eine Resistenz gegen Streptomycin und Capreomycin bei Sensibilität gegenüber Viomycin.

Tabelle 10. Schema der Tuberkulosebehandlung bei täglicher Medikamentengabe (RADENBACH 1973)

1. Intensiv-Anfangsbehandlungsphase
   1.1. Art der Therapie:
      1.1.1. In der Regel stationäre Behandlung
      1.1.2. Der Chemotherapieanamnese und/oder der Bakteriensensibilität angepaßte Kombinationstherapie mit drei führenden antituberkulösen Mitteln (oder – zur Not bei Bakterien-Multiresistenz und Medikamentenunverträglichkeit – mit zwei führenden Mitteln plus einem Reservemedikament)
   1.2. Dauer dieser Behandlung:
      1.2.1. 3–6 Monate bei geschlossener, mäßig bakterienreicher Tuberkulose bis zur weitgehenden klinisch-röntgenologischen Befundrückbildung
      1.2.2. 5–9 (8–12) Monate bei offener, sehr bakterienreicher Tuberkulose bis zum Vorliegen von mindestens drei negativen Kulturen, angelegt im Abstand von 4 Wochen

2. Zweite Behandlungsphase
   2.1. Stabilisierungsphase
      2.1.1. Art der Therapie:
         2.1.1.1. Ambulante Behandlung
         2.1.1.2. Der Chemotherapieanamnese und/oder der Bakteriensensibilität angepaßte Kombinationstherapie mit zwei führenden antituberkulösen Mitteln (oder – notfalls – einem führenden Mittel plus zwei Reservemedikamenten)
      2.1.2. Dauer dieser Behandlung:
         Weitere 6–9 Monate bis zum Verschwinden der letzten, auch der röntgenologischen Aktivitätszeichen
   2.2. Sicherungsphase
      2.2.1. Art der Therapie:
         2.2.1.1. Ambulante Behandlung
         2.2.1.2. Der Chemotherapieanamnese und/oder der Bakteriensensibilität angepaßte Therapie mit einem der führenden antituberkulösen Mittel Isoniazid, Rifampicin, Ethambutol (25 mg/kg!) bzw. Prothionamid (oder – notfalls – zwei Reservemedikamenten)
      2.2.2. Dauer dieser Behandlung:
         Bis zu einer Gesamtbehandlungsdauer von 18–24 (24–30) Monaten

Eine *gleichgerichtete Toxizität*, die bei der Auswahl der Kombination zu berücksichtigen ist, besteht bei den Aminoglykosidantituberkulotika, die alle nephro- und ototoxisch wirken können und außerdem den gleichen Wirkungsmechanismus besitzen. Unverträglichkeitserscheinungen von seiten des Magen-Darm-Traktes können vor allem bei der Verabreichung von Prothionamid, Aminosalyl, weniger bei Pyrazinamid, Tetracyclin und Rifampicin auftreten. Potentiell lebertoxisch sind Isoniazid, Rifampicin, Prothionamid und Pyrazinamid, eine additive Toxizität dieser Substanzen ist nicht gesichert, jedoch ist besondere Vorsicht bei der Kombination dieser Medikamente erforderlich.

Die Auswahl einer wirksamen Kombination für die Intensiv-Anfangsbehandlungsphase wird durch Tabelle 9 erleichtert. In dieser Tabelle sind Kreuzresistenzen und gleichgerichtete Toxizität berücksichtigt.

Eine Übersicht über die Art und Dauer der Therapie in den einzelnen Behandlungsphasen gibt Tabelle 10.

Kann aufgrund früherer Sensibilitätsprüfungen und anhand der Chemotherapieanamnese eine Resistenz der Keime ausgeschlossen werden, so kann aus den vier Substanzen Isoniazid, Rifampicin, Streptomycin und Ethambutol eine Dreifachkombination ausgewählt werden. Die Wiederbehandlung kann dann nach den Prinzipien der Erstbehandlung erfolgen. Bei Anwendbarkeit von Isoniazid und Rifampicin über den gesamten Behandlungszeitraum kann die Gesamtbehandlungsdauer dann auch auf zwölf Monate verkürzt werden (RADENBACH 1978a).

Ist es aufgrund der aktuellen Sensibilitätsprüfung nicht mehr möglich in der zweiten ambulanten Behandlungsphase, Stabilisierungs- und Sicherungsphase, eine Zweifachkombination aus führenden Mitteln, Isoniazid, Rifampicin, Ethambutol und Prothionamid (Streptomycin entfällt, da es nur parenteral verabreicht werden kann) zusammenzustellen, so ist in der Stabilisierungsphase weiterhin eine Dreifachkombination aus einem führenden und zwei Reservemedikamenten, in der Sicherungsphase notfalls eine Zweifachkombination aus zwei Reservemitteln zu verabreichen (Tabelle 10). Die Auswahl einer entsprechenden Zweifachkombination ermöglicht Tabelle 11, in der die Aminoglykoside nicht aufgeführt sind, da sie nur parenteral anwendbar sind. Die Dauer der einzelnen Behandlungsphasen richtet sich nach der Wirksamkeit der noch einsetzbaren Antituberkulotika. Bei Nichtanwendbarkeit von Isoniazid und/oder Rifampicin beträgt die Gesamtbehandlungsdauer 18–24 Monate. Bleiben für die Behandlung nur noch Reservemedikamente übrig, so ist sie insgesamt 30 Monate durchzuführen. Die Dauer der Stabilisierungsphase richtet sich dabei u.a. auch nach den röntgenologischen Aktivitätszeichen.

Tabelle 11. Zweierkombination für die Behandlung der Tuberkulose in der Stabilisierungsphase. Gebrauchsanweisung: Man suche in der Spalte „Führendes Medikament" das am höchsten stehende auf, das nach Bakterienresistenz und Verträglichkeit in Frage kommt. Dann wählt man in der zugehörigen Spalte „Kombinationspartner" gemäß Resistenz und Verträglichkeit das am weitesten links stehende Mittel aus. (+) gleichgerichtete Toxizität. (BARTMANN 1974)

Führendes Medikament	Kombinationspartner						
	RMP	EMB	PAS	PTH	PZA	CS	DATC
INH	+	+	+	+	+	+	+
RMP		+	+	(+)	(+)	+	+
ETH/PTH		+	(+)		+	+	–
EMB			+	+	+	+	+
CS					+		+
PZA							+
PAS							+

Bei der Wiederbehandlung einer Tuberkulose bedarf es einer sorgfältigen Überlegung in welcher Form die Therapie durchzuführen ist. Eine rein schematische Behandlung birgt die Gefahr, daß sich bei einer Resistenz der Keime weitere Resistenzen ausbilden und hiermit die Ursache für weitere spätere Rückfälle gelegt wird. Gerade für die Wiederbehandlung gilt der Satz von ZIERSKI (1968): „Optimale korrekte Chemotherapie kann nicht versagen, Patient und Arzt können versagen."

E. Chemotherapie bei Organschäden

H. JUNGBLUTH

I. Bei eingeschränkter Nierenfunktion

1. Allgemeines

Die Pharmakokinetik bei eingeschränkter Nierenfunktion wurde bei folgenden Antituberkulotika untersucht: Isoniazid (JUNGBLUTH 1970), Rifampicin (BORGHETTI et al. 1970; SPRING u. DETTLI 1967; KÖNIG 1970), Ethambutol (KÖNIG 1970; STRAUSS u. ERHARDT 1970; DUME et al. 1971), Streptomycin (KUNIN et al. 1959), Kanamycin (KUNIN et al. 1959), Capreomycin (KÖNIG 1970), Tetracyclin und Chlortetracyclin (KUNIN et al. 1959), Thiocarlid (KÖNIG 1970) sowie Aminosalyl (JUNGBLUTH u. PETZOLD 1977).

2. Isoniazid

Isoniazid wird unabhängig von der Nierenfunktion aus dem Serum eliminiert, d.h. die biologische Halbwertszeit ist selbst bei anurischen oder nierenlosen Patienten die gleiche wie bei Nierengesunden. Die extrakorporale Haemodialyse hat keinen Einfluß auf die Elimination des Isoniazids aus dem Serum. Die aus dem Isoniazid gebildeten Metaboliten werden rein renal ausgeschieden. Mit zunehmender Einschränkung der Nierenfunktion kommt es zu einer Verminderung der Clearance der Metaboliten und damit zu einer Verlängerung der biologischen Halbwertszeit. Die extrakorporale Haemodialyse, die zeitlich begrenzt ist, ist nicht in der Lage, die Metaboliten vollständig zu eliminieren. Da diese tuberkulostatisch nicht wirksam sind, muß Isoniazid auch bei einer Einschränkung der Nierenfunktion in der optimalen Tagesdosis von 5–8 mg/kg Körpergewicht verabreicht werden.

3. Rifampicin

Rifampicin wird ebenfalls unabhängig von der Nierenfunktion aus dem Serum eliminiert, ebenso die Metaboliten des Rifampicins (KÖNIG 1970). Die Elimination des Rifampicins bei eingeschränkter Nierenfunktion ist offensichtlich dosisabhängig. Bei einer Dosierung von 3,7–12,8 mg/kg Körpergewicht entspricht die biologische Halbwertszeit bei Kranken mit eingeschränkter Nierenfunktion der von Nierengesunden. Bei höheren Dosen, z.B. 900 mg, kommt es zu einer Verlängerung der biologischen Halbwertszeit (BORGHETTI et al. 1970). Die bei der Tuberkulosetherapie übliche Rifampicindosis von 10 mg/kg Körpergewicht muß auch bei einer eingeschränkten Nierenfunktion verabreicht werden.

4. Chlortetracyclin

Chlortetracyclin wird ebenfalls unabhängig von der Nierenfunktion aus dem Serum eliminiert und muß daher auch in der optimalen Tagesdosis von 50 mg/kg Körpergewicht verabreicht werden.

5. Aminosalyl

Die Elimination von Aminosalyl aus dem Serum ist auch im wesentlichen unabhängig von der Nierenfunktion. Wie bei Isoniazid werden die Metaboliten rein renal ausgeschieden, so daß es bei einer Einschränkung der Nierenfunktion zu einer Kumulation der Metaboliten kommt, die antituberkulotisch unwirksam sind. Die biologische Halbwertszeit von Aminosalyl verlängert sich bei eingeschränkter Nierenfunktion nur gering, so daß es zu keiner Kumulation der Substanz kommt. Erst bei einer Kreatininclearance (KC) unter 20 ml/min · 1,73 m^2 wird die biologische Halbwertszeit so verlängert, daß mit einer Kumulation gerechnet werden muß. Aminosalyl muß bis zu einer KC von 20 ml/min · 1,73 m^2 in optimaler Dosis von 200 mg/kg Körpergewicht verabreicht werden.

6. Streptomycin (SM), Capreomycin (CM), Kanamycin (KM) und Tetracyclin (TC)

Durch eine Einschränkung der Nierenfunktion wird die Elimination der folgenden Substanzen aus dem Serum beeinträchtigt: Streptomycin, Capreomycin, Kanamycin und Tetracyclin. Zwischen der biologischen Halbwertszeit dieser vier Substanzen und der KC besteht folgende vereinfachte Beziehung (Tabelle 12; HITZENBERGER 1971). In dieser Formel bedeutet F einen Faktor, der für jedes Antibiotikum spezifisch ist. Bei einer Verminderung der KC ergeben sich folgende Halbwertszeiten (Tabelle 13; JUNGBLUTH 1973), diese Beziehung wird in Abb. 2 verdeutlicht. Daraus geht hervor, daß erst eine Verminderung der KC um über 50% die biologische Halbwertszeit sprunghaft ansteigen läßt. SM, CM, KM und TC können daher bis zu einer KC von 60 ml/min · 1,73 m^2 in optimaler Tagesdosis verabreicht werden. Bei einer Verminderung der KC

Tabelle 12. Beziehung zwischen biologischer Halbwertzeit und Kreatininclearance

$t_{50\%} = \frac{0,7 \cdot F}{C_{Kr}}$	*F*-Werte
Streptomycin	400
Capreomycin	700
Kanamycin	700
Tetracyclin	1250

Tabelle 13. Halbwertzeit in Stunden in Abhängigkeit von der Kreatininclearance

	Kreatininclearance in ml/min · 1,73 m^2						
	120	60	50	40	30	20	10
SM	2,5	4,6	5,6	7,0	9,3	14,0	28,0
CM	4,0	8,1	9,8	12,2	16,3	24,5	49,0
KM	4,0	8,1	9,8	12,2	16,3	24,5	49,0
TC	8,5	14,6	17,5	21,9	29,2	43,7	87,5

unter 60 ml/min · 1,73 m² kann bei normaler Dosis das Dosierungsintervall entsprechend der KC verlängert werden (Tabelle 14; JUNGBLUTH 1973). Für klinische Zwecke ist es sicher zweckmäßiger, das übliche Dosierungsintervall beizubehalten und die Dosis in Abhängigkeit von der KC zu vermindern, wobei zu Therapiebeginn einmal die optimale Tagesdosis verabreicht wird (Tabelle 15;

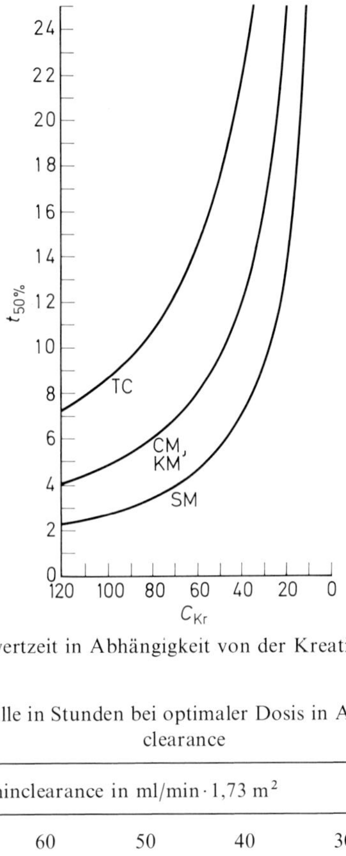

Abb. 2. Halbwertzeit in Abhängigkeit von der Kreatininclearance C_{Kr}

Tabelle 14. Dosierungsintervalle in Stunden bei optimaler Dosis in Abhängigkeit von der Kreatininclearance

	Dosis	Kreatininclearance in ml/min · 1,73 m²						
		120	60	50	40	30	20	10
SM	1,0 g	24	44,2	53,8	67,2	89,3	134,4	268,8
CM	1,0 g	24	48,6	58,8	73,2	97,8	147,0	294,0
KM	1,0 g	48	97,2	117,6	146,4	195,6	294,0	588,0
TC	2–3 g	24	49,6	59,6	74,5	99,3	148,6	297,5

Tabelle 15. Dosis in Gramm in Abhängigkeit von der Kreatininclearance

	Dosierungs-intervall in h	Kreatininclearance in ml/min · 1,73 m²					
		120	60	50	40	30	20
SM	24	1,0	0,54	0,45	0,36	0,27	0,18
CM	24	1,0	0,49	0,41	0,33	0,24	0,16
KM	48	1,0	0,49	0,41	0,33	0,24	0,16
TC	24	2–3	0,9–1,4	0,8–1,2	0,6–0,9	0,4–0,7	0,3–0,4

JUNGBLUTH 1973). Der Einsatz der Aminoglykosidantibiotika sollte bei einer Einschränkung der Nierenfunktion sehr kritisch erfolgen, da diese Substanzen nephrotoxische Eigenschaften besitzen.

7. Ethambutol

Ethambutol wird aus dem Serum in Abhängigkeit von der Nierenfunktion eliminiert (KÖNIG 1970; STRAUSS u. ERHARDT 1970). Bei Einschränkung der Nierenfunktion fällt der Ethambutolserumspiegel bis zur 6.–8. Stunde steiler ab als in den folgenden 30 h (KÖNIG 1970). Das Verhalten des Serumspiegels bei Nierengesunden und Kranken mit eingeschränkter Nierenfunktion ist aus der Abb. 3 zu ersehen (JUNGBLUTH 1973). STRAUSS u. ERHARDT (1970) empfehlen folgende Ethambutoldosierung: 15 mg/kg Körpergewicht bei einer KC von 100–70 ml/min; weniger als 15 mg/kg Körpergewicht bei einer KC unter 70 ml/min. Die Angaben von KÖNIG (1970) sind ausführlicher: Bis zu einer KC von 50 ml/min empfiehlt er die optimale Tagesdosis von 25 mg/kg Körpergewicht, bis zu einer KC von 25 ml/min 15 mg/kg Körpergewicht, bei einer KC von 20 ml/min 15 mg/kg Körpergewicht jeden zweiten Tag. Bei Nierenversagen und Dialyse werden folgende Dosen empfohlen: bei 30stündiger Peritonealdialyse 17,8 mg/kg Körpergewicht, bei 8stündiger Haemodialyse 23 mg/kg Körpergewicht und im dialysefreien Intervall 17,9 mg/kg Körpergewicht alle 24 h (DUME et al. 1971).

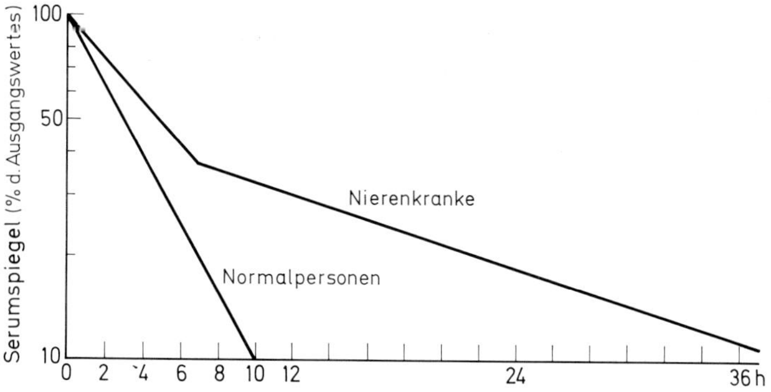

Abb. 3. Elimination des EMB aus dem Serum bei eingeschränkter Nierenfunktion

8. Thiocarlid

Die Resorption von Thiocarlid unterliegt erheblichen individuellen Schwankungen, so daß eine sichere therapeutische Wirkung nicht in jedem Falle gewährleistet ist (KÖNIG 1970). Auf seinen Einsatz sollte daher verzichtet werden.

9. Empfehlung zur Medikation

In der Praxis kann man bei einer Einschränkung der Nierenfunktion auch so vorgehen, daß man von den führenden Antituberkulotika Isoniazid und Rifampicin täglich an sechs Tagen der Woche verabreicht, da sie nicht kumulieren. Zu diesen beiden Mitteln gibt man Streptomycin und Ethambutol in optimaler Dosis intermittierend jeden zweiten Tag, oder Streptomycin, Ethambutol und Prothionamid jeden dritten Tag, so daß das Dosierungsintervall für jede Substanz auf 48 h bzw. 72 h verlängert und somit eine Kumulation vermieden wird.

II. Bei Leberschädigung

Untersuchungen über die Pharmakokinetik der Antituberkulotika bei einer Schädigung mit Funktionsstörung der Leber sind nur vereinzelt in der Literatur zu finden. KNOP et al. (1977) untersuchten den *Rifampicin-* und *Isoniazid*plasmaspiegel bei einer Erhöhung der Transaminasen. Bei einer Erhöhung der GPT über 50 U/l fanden sie einen signifikant höheren Rifampicinspiegel zwei und fünf Stunden nach der Medikamenteneinnahme und eine Verlängerung der geschätzten Rifampicinhalbwertszeit. Der Isoniazidplasmaspiegel hingegen zeigte keine Veränderung. Sie empfehlen bei anamnestischen und biochemischen Anzeichen einer chronischen Hepatopathie Rifampicintagesdosen unter 10 mg/kg Körpergewicht, um die Möglichkeit einer Leberschädigung zu verringern. Von *Ethambutol* stellten STRAUSS u. ERHARDT (1970) bei „schweren Leberstörungen", der Begriff wird nicht näher definiert, erhöhte Konzentrationen im Serum fest. Eine Therapieempfehlung wird nicht gegeben.

Aminosalyl, Prothionamid, Pyrazinamid, Cycloserin, Tetracyclin, Thiocarlid und Thioacetazon werden durch die Leber metabolisiert, so daß bei einer gestörten Leberfunktion mit einer Änderung der Pharmakokinetik zu rechnen ist. In Fällen einer schweren Leberfunktionsstörung sind daher Blutspiegeluntersuchungen mit Bestimmungen der Halbwertszeit ratsam.

Da die Aminoglykoside *(Streptomycin, Capreomycin, Viomycin, Kanamycin)* nicht metabolisiert, sondern praktisch unverändert über die Niere ausgeschieden werden, ist bei gestörter Leberfunktion eine Änderung der Dosis nicht erforderlich.

F. Antituberkulotika

H. JUNGBLUTH und D. REIMERS

I. Isoniazid (INH)

1. Mikrobiologie

INH ist in therapeutisch erreichbaren Konzentrationen nur wirksam gegen M. tuberculosis, M. bovis und M. leprae. Die minimale Hemmkonzentration liegt auf Löwenstein-Jensen-Nährboden bei 0,05–0,1 µg/ml. INH wirkt auch in vivo bakterizid auf proliferierende Keime, wenn die minimale Hemmkonzentration um das 4–5fache überschritten wird. Ruhende Erreger werden dagegen nur langsam abgetötet. INH wirkt sowohl auf extra- als auch auf intrazellulär gelagerte Mykobakterien. In der Bundesrepublik muß bei 3,4% der Kranken mit einer Primärresistenz gerechnet werden. Bei der Wiederholungsbehandlung liegt dieser Prozentsatz wesentlich höher. Unter einer INH-Monotherapie entwickelt sich rasch eine Resistenz, nach drei Monaten bei 60% der noch positiven Fälle. Es besteht keine Kreuzresistenz zwischen INH und den übrigen Antituberkulotika.

2. Pharmakokinetik

INH wird nach oraler oder intramuskulärer Gabe rasch bis zu 80% und mehr resorbiert. Der Serummaximalwert wird nach 1–2 h erreicht. Die Serumeiweißbindung beträgt 20–30%. Die pharmakokinetischen Eigenschaften werden entscheidend vom Inaktivierungstyp bestimmt. Der Inaktivierungstyp ist genetisch determiniert, man unterscheidet „Schnell- und Langsaminaktivierer". Die biologische Halbwertszeit beträgt bei Schnellinaktivierern 1 h, bei Langsaminaktivierern 3 h. In der Bundesrepublik sind etwa 60% der Bevölkerung Langsam- und 40% Schnellinaktivierer. Die maximale Serumkonzentration ist abhängig vom Inaktivierungstyp: Nach 5 mg/kg Körpergewicht oral beträgt diese beim Langsaminaktivierer ungefähr 5,4 μg/ml, beim Schnellinaktivierer 2,9 μg/ml. Die therapeutisch noch wirksame Serumkonzentration beträgt 0,2 μg/ml. 4–20% INH werden unverändert durch glomeruläre Filtration über die Niere ausgeschieden, der Rest wird vorwiegend in der Leber metabolisiert. Von den sechs Metaboliten ist Azetyl-INH der Hauptmetabolit. Die Metaboliten sind außer den beiden Hydrazonen, die in geringer Menge anfallen, tuberkulostatisch unwirksam. Die Metaboliten werden tubulär sezerniert. INH wird rasch und gut verteilt, in den Organen und Körperflüssigkeiten finden sich 50–100% der Serumwerte. Bei gleichzeitiger Gabe von Aminosalyl werden höhere INH-Serumwerte durch verminderte Azetylierung erreicht.

3. Dosierung

Die Dosis beträgt optimal 5–8 mg/kg Körpergewicht, minimal beträgt sie 3–4 mg/kg Körpergewicht. Obwohl grundsätzlich unzureichend und nicht opportun, kann man mit einer solchen Minimaldosis noch eine gewisse Wirksamkeit des Mittels erwarten. Die Maximaldosis liegt bei 10–15 mg/kg Körpergewicht und wird zum Beispiel bei intermittierender Therapie angewandt. Im allgemeinen kommt man mit der optimalen Dosierung von 5 mg/kg Körpergewicht aus, wobei man den Vorteil hat, die zumeist dosisabhängigen Nebenerscheinungen weitgehend zu vermeiden. Die Dosis liegt bei Kindern in der Regel höher. Sie wird teilweise mit 200 mg/m^2 Körperoberfläche empfohlen und i.allg. zwischen 6–8 mg/kg Körpergewicht verordnet. Für Neugeborene werden 5 mg/kg Körpergewicht in drei Einzelgaben unterteilt, für Säuglinge 10–12 mg/kg Körpergewicht empfohlen (OTTEN et al. 1975). Am wirksamsten ist die Therapie, wenn man die INH-Tagesdosis auf einmal und nüchtern appliziert, weil bei Einnahme zu den Mahlzeiten die biologische Verfügbarkeit erheblich vermindert wird (MELANDER et al. 1976). Die Applikationsart der Wahl ist die orale Gabe. INH kann aber auch parenteral als Zusatz zu Dauertropfinfusionen allein oder in Kombination mit SM, PAS, EMB und anderen infundierbaren Antituberkulotika appliziert werden.

4. Neben- und Wechselwirkungen

Die Nebenwirkungen sind dosisabhängig. Bei Einhaltung der niedrigen aber optimalen, nach oben abzurundenden täglichen Einzeldosis von 5 mg/kg Körpergewicht sind sie sehr selten. Bei Tagesdosen von 8–10 mg/kg Körpergewicht und mehr, für die in der Regel keine Notwendigkeit besteht, die aber noch erstaunlich oft praktiziert werden, steigt die Zahl der Störungen steil an. Die wichtigste Nebenwirkung ist die *periphere Polyneuritis* mit symmetrischen Parästhesien an Füßen und unteren Extremitäten, später auch an den Händen und Unterarmen, gelegentlich auch am Thorax in Gestalt von Interkostalneuralgien und Myalgien der Thoraxmuskulatur. Die anfangs noch reversiblen Erscheinungen dieser Polyneuropathien mit Par- und Hypästhesien können bei weiter einwirkender Noxe zu irreversiblen Sensibilitätsverlusten und Paresen führen. Es wird u.a. diskutiert, daß ein erhöhter Eiweißkatabolismus bei Tuberkulösen und ein daraus folgender Vitamin-B_6-Mangel bei der INH-Neurotoxizität eine Rolle spielt. Bei einer Vorschädigung (Diabetes mellitus, Alkoholabusus) scheint die Polyneuropathie häufiger aufzutreten.

Therapeutisch sind Absetzen des INH und Vitamin-B_6-Gaben (300 mg/d) erfolgversprechend. Bei höher als mit 5 mg/kg Körpergewicht dosiertem INH ist eine prophylaktische gleichzeitige Pyridoxingabe (300 mg pro die) empfehlenswert. In letzter Zeit hat sich als Therapeutikum bei isoniazidinduzierter Polyneuropathie Thioctacid intravenös oder per infusionem, 2 mal 100 mg pro die 14 Tage lang, dann oral mit 3 mal 2 und schließlich 3 mal 1 Dragee täglich für einen Gesamtzeitraum von 4–6 Wochen als gut wirksam bewährt. Bei leichteren, nur mit geringeren Parästhesien einhergehenden Störungen an der unteren Extremität kann nach völligem Schwinden des Beschwerdebildes eine Fortsetzung der INH-Behandlung unter Zusatz von Vitamin B_6 erwogen werden (RADENBACH u. HEINRICH 1961).

Störungen von seiten des Zentralnervensystems können sich mit unklaren neurasthenischen Beschwerden, Müdigkeit, Konzentrationsschwäche, Beeinträchtigung der Merkfähigkeit, Störungen neurovegetativer Regulationen, Kopfschmerzen, Schwindel, und auch Rauschgefühlen darstellen. Ebenso können Reizbarkeit und Depressionszustände bis hin zu Psychosen auftreten. Diese ZNS-Störungen treten häufiger im Alter, bei schlechtem Körper- und Ernährungszustand, bei Stoffwechselstörungen, wie Diabetes mellitus und Hyperthyreose, bei vegetativ Labilen und bei Alkoholikern auf. Sie lassen sich therapeutisch nicht durch Vitamin B_6, wohl aber durch Glutaminsäure in einer Tagesdosis von 3–9 g verhindern oder beeinflussen (CEDRANGOLO 1955).

Eine krampfauslösende Wirkung des INH kann besonders bei vorher bestehenden zerebralen Anfallsleiden in Erscheinung treten. Sie scheint durch Alkohol, dessen Verträglichkeit unter INH-Einwirkung ohnehin herabgesetzt sein kann, begünstigt zu werden. Hier hilft therapeutisch Phenobarbital. In diesem Zusammenhang ist zu erwähnen, daß der Effekt anderer krampfauslösender Mittel erhöht werden kann. Auch blockiert INH die Parahydroxylierung von Diphenylhydantoin, so daß es zu einer Phenylhydantoin-Intoxikation kommen kann (VIVIEN et al. 1972).

Hepatotoxische Nebenwirkungen des INH, früher als nicht gesichert angesehen, sind in letzter Zeit unbestritten. So fanden SHARER u. SMITH (1969) in 10–12% bei INH-Monotherapie erhebliche, nach Absetzen schnell reversible Transaminasensteigerungen und mehrfach histologisch diffuse Zellnekrosen mit leichter entzündlicher Reaktion. RADENBACH (1973) und BARTMANN (1973) erwähnen neuere Untersuchungen, nach denen angenommen wird, daß INH in den ersten zwei Behandlungsmonaten zu einer relativ dosisunabhängigen, allergischen Hepatitis führen kann. Nach eigenen Erfahrungen sind Leberfunktionsstörungen des INH bei normaler Dosierung und nicht vorgeschädigter Leber, wenn kein zweites hepatotoxisches Medikament simultan verabreicht wird, relativ selten (REIMERS 1975). Die potentielle Hepatotoxizität des INH scheint vor allem durch aktivierte Metaboliten bedingt zu sein (MITCHEL et al. 1975). Sie kann von geringen biochemischen Reaktionen bis zu Parenchymschäden, zur Hepatitis und vereinzelt sogar zu tödlichen Komplikationen führen, wie Studien der „International Union Against Tuberculosis" seit 1969 ergaben. Die Kombination des INH mit RMP, das selber eine hepatotoxische Potenz hat und einer additiven Toxizität mit INH verdächtigt wird, scheint nach ersten Auswertungsergebnissen einer kontrollierten klinischen Toxizitätsstudie zunächst keine Steigerung der Hepatotoxizitätsrate gegenüber INH allein zu ergeben (SCHÜTZ 1978). Es zeichnen sich aber für die beiden Pharmaka verschiedene Schädigungsmuster ab: Während bei INH-bedingten Nebenwirkungen Erhöhungen von SGOT und SGPT, also Hinweise auf Parenchymbeeinträchtigungen dominieren, scheint sich bei RMP-bedingten Störungen mehr die alkalische Phosphatase und die Gamma-GT im Sinne einer Cholestase zu erhöhen (SCHÜTZ 1978).

Diesen Ergebnissen stehen Aussagen anderer Autoren (AUSTERHOFF et al. 1974; KUNTZ u. RAUSCH 1977) entgegen, die ergaben, daß sich für Hepatotoxizität sprechende laborchemische Parameter bei INH/RMP-haltigen Therapieregimen bei RMP-Auslaßversuchen spontan normalisierten, wonach also dem RMP in der Kombinationsbehandlung doch ein wesentlicher hepatotoxischer Effekt zukomme und auch ein toxischer Synergismus nicht auszuschließen sei. Interessant ist in diesem Zusammenhang, daß die INH-Dosis bei der W.A.T.L.-Studie durchweg 5 mg/kg Körpergewicht betrug, bei den übrigen Untersuchungen aber erheblich höher lag. So zeichnet sich ab, daß die Höhe der INH-Dosis jedenfalls eine entscheidende Rolle für Häufigkeit und Ausprägung hepatotoxischer Schäden bei alleiniger Anwendung von INH und bei Simultanbehandlung mit RMP zu spielen scheint (REIMERS 1975; BARTMANN 1977).

Therapeutisch kann man sich so verhalten, daß man bei mäßigen Enzymanstiegen (bis etwa 30 m U) INH weitergibt und kurzfristig kontrolliert. Bei weiter ansteigender Tendenz der Enzymwerte kann INH bis zur Normalisierung der Transaminasen abgesetzt werden und stellt man, wenn die biochemischen Parameter weiter erheblich reagieren, auf ein anderes Mittel um oder reduziert die INH-Applikation auf zwei- oder dreimalige wöchentliche Anwendung.

Ein pellagraartiges Syndrom, wahrscheinlich wie die INH-Neuropathien durch vermehrte Harnausscheidung von Pyridoxin verursacht, ist recht selten und tritt vornehmlich auf, wenn INH mit PTH kombiniert wird. Es kann durch Gabe von Vitamin B_6 behandelt bzw. verhindert werden.

Allergien mit Arzneimittelexanthemen an der Haut, Asthma, My- oder Arthralgien sind gleichfalls eine mögliche, aber seltene Nebenwirkung.

Passagere Mikrohaematurie und Eiweißspuren im Harn als Ausdruck minimaler Nierenschäden, die keine therapeutischen Konsequenzen haben, können gelegentlich auftreten.

Blutungen treten gleichfalls zuweilen, besonders bei höherer Dosierung auf. Meist handelt es sich um toxische Gefäßwandschädigungen mit Beeinträchtigung der Permeabilität. Es können petechiale Haut- und Schleimhautblutungen, eine generalisierte Purpura, aber auch Nasenbluten und Darmbluten auftreten. In diesen Fällen können Rutin- und Kalziumpräparate sowie Corticoide von Nutzen sein.

In diesem Zusammenhang wären auch noch leichte *Anämien*, aplastische oder hämolytische, zu erwähnen, die außerordentlich selten sind, während man

Leukopenien mäßigen Ausmaßes öfter antrifft. Nach vorübergehendem Aussetzen der Medikation bilden sich diese Veränderungen spontan zurück.

Eine sehr seltene *Idiosynkrasie* gegen INH kann zur Auslösung eines durch Nachweis von Lupus-erythematodes-Zellen gesicherten L.e. führen, der vor allem mit Gelenkentzündungen, dem Nachweis antinukleärer Antikörper, jedoch nicht immer mit Hautveränderungen einhergeht. Dieses Syndrom soll vor allen Dingen bei Langsaminaktivierern auftreten.

In bis zu 2% der Behandlungsfälle kann INH *Kreislaufstörungen* induzieren, wie Herzrhythmusstörungen, Tachykardie, zuweilen Bradykardie oder Extrasystolie. Ebenso können Blutdruckschwankungen und orthostatische Störungen mit Kollapsneigung auftreten.

Wechselwirkungen des INH mit einem vorbestehenden Diabetes mellitus treten häufig in Gestalt einer blutzuckersteigernden Eigenschaft besonders zu Behandlungsbeginn auf.

Daß INH den Abbau von Diphenylhydantoin verzögert, wurde schon erwähnt.

Die *gleichzeitige Gabe von PAS* in der therapeutischen Dosierung und von anderen Salizylaten drängt die Azetylierung des INH zurück, so daß doppelt so hohe INH-Spiegel resultieren (BARTMANN 1974). INH verstärkt die Wirkung von Alkohol, wahrscheinlich durch Hemmung der Azetaldehydoxydase. Additiv kann INH mit zentralerregenden Pharmaka, wie Analeptika und Pyrazolonanalgetika wirken. Die Antituberkulotika PTH und ETH konkurrieren mit INH bei der Azetylierung und bewirken damit eine erhöhte bzw. verlängerte Verfügbarkeit von aktivem INH (VIVIEN et al. 1972). Andererseits besteht eine Wechselbeziehung zwischen INH und PTH dergestalt, daß INH die Serumkonzentration von PTH erhöht und mit einem Drittel bis der Hälfte der normalen PTH-Dosis bei Kombination mit INH der Effekt einer optimalen Zweifachkombination von INH plus PTH erreicht wird (RADENBACH 1977a).

INH-Kanzerogenität, wahrscheinlich verursacht durch das bei der Spaltung des INH freigesetzte Hydrazin, hat sich bisher beim Menschen während einer Nachbeobachtungszeit von 12 und mehr Jahren nicht bestätigen lassen, ist aber im Tierversuch erwiesen (TOTH u. SHUBIK 1966; BARTMANN 1973).

Mutagene Eigenschaften wurden sowohl in vitro durch Chromosomenaberrationen an menschlichen Leukozyten bei stärksten INH-Konzentrationen als auch in vivo im Tierversuch in den Knochenmarkzellen von Ratten nach hohen Dosen gefunden, ohne daß bisher Beweise für eine mutagene Wirkung therapeutischer INH-Dosen auf Säugetierzellen vorlägen (LÜERS u. OBE 1971).

5. Kontraindikationen

Absolute Kontraindikationen sind akute Hepatitis und periphere Neuritis. An relativen Kontraindikationen sind zerebrale Anfallsleiden und Psychosen zu nennen.

6. Vorsichtsmaßnahmen und Kontrolluntersuchungen

Vor Therapiebeginn und alle sechs (bis zwölf) Wochen sind Blutbild, Harnstatus, Serumenzymaktivitäten und neurologischer Status zu untersuchen. Alkoholgenuß und Kombinationen mit lebertoxischen Antituberkulotika wie PZA und PTH sind zu vermeiden, wenn man schon wegen der überragenden Wirksamkeit von RMP auf dessen gleichzeitigen Einsatz nur in Sonderfällen verzichten kann.

II. Rifampicin (RMP)

1. Mikrobiologie

RMP ist ein Breitbandantibiotikum. Seine Wirkung erstreckt sich nicht nur auf M. tuberculosis, bovis und leprae, sondern auch auf atypische Mykobakterien sowie auf gramnegative und -positive Keime. RMP sollte jedoch der antimykobakteriellen Therapie vorbehalten bleiben und sein Einsatz bei Infektionen mit anderen Erregern nur im Notfall erfolgen. Die minimale Hemmkonzentration im Löwenstein-Jensen-Medium beträgt für M. tuberculosis 0,05–0,5 µg/ml, für M. bovis 0,1–1,0 µg/ml. RMP wirkt bakterizid auf proliferierende extra- und intrazelluläre gelagerte Keime, wenn die minimale Hemmkonzentration um mindestens das Vierfache überstiegen wird, auch gegen ruhende Keime besteht eine geringe Bakterizidie.

Primärresistenzen gegen RMP sind sehr selten, eine sekundäre Resistenz entwickelt sich unter einer Monotherapie rasch. Es besteht keine Kreuzresistenz zu den übrigen Antituberkulotika.

2. Pharmakokinetik

Nach oraler Gabe wird RMP rasch und fast vollständig resorbiert. Die maximale Serumkonzentration wird nach 1–2 h erreicht. Nach oraler Gabe von 10 mg/kg Körpergewicht, einmal appliziert, werden maximale Serumkonzentrationen von etwa 10 µg/ml erhalten. Die minimale Hemmkonzentration im Serum beträgt 0,5–5 µg/ml. Die biologische Halbwertszeit beträgt bei einer Dosis von 10 mg/kg Körpergewicht 3–4 h, bei höheren Dosen ist diese verlängert, wobei auch überproportional höhere Spitzenwerte erreicht werden. Unter einer Mehrfachapplikation von RMP tritt eine Verkürzung der Halbwertszeit wohl als Folge einer Enzyminduktion in der Leber ein. RMP wird zu 75–80% an Serumeiweiß gebunden und diffundiert gut in die Organe und Körperflüssigkeiten. RMP wird mit bis über 25% der verabreichten Dosis in aktiver Form im Harn ausgeschieden. Der überwiegende Teil wird zu Desazetyl-RMP metabolisiert, das antibakteriell wirksam ist. Von den Metaboliten werden etwa 2% mit dem Harn und über 95% mit der Galle ausgeschieden. Infolge Enzyminduktion durch Barbiturate wird RMP in der Leber rascher metabolisiert, wobei niedrigere Serumkonzentrationen auftreten. Benzodiazepine beschleunigen die Elimination ebenfalls. Andererseits wird der Abbau von Cumarinen, Tolbutamid und Digitoxin bei gleichzeitiger Gabe von RMP beschleunigt, so daß höhere Dosen dieser Mittel erforderlich werden. Über Anwendung bei eingeschränkter Nierenfunktion und Schädigungen der Leber s. E.I.3., E.II.

3. Dosierung

Rifampicin wird bei Tuberkulose in einer oralen Dosis mit nach unten abzurundenden 10 mg/kg Körpergewicht dosiert. Die Tagesdosis von Kindern soll 450 mg nicht überschreiten. Bei intermittierender Anwendung, die zu häufigerem Auftreten von Überempfindlichkeitsreaktionen führt und deshalb problematisch ist, werden je nach Applikationsintervall 1200–1800 mg täglich angeboten. Die Einnahme des RMP auf nüchternen Magen, eine halbe Stunde vor dem Frühstück oder auch vor den Mahlzeiten, bewirkt eine optimalere Resorption (OTTEN et al. 1975; GILL 1976). Die Resorption ist 100%ig, wenn die Nüchternheit bis eine Stunde nach RMP-Einnahme durchgehalten wird (RIESS et al. 1970). Bei vollem Magen kann bis zu 50% der Dosis den Magen-Darm-Trakt unresorbiert passieren (REGLI 1969).

4. Neben- und Wechselwirkungen

Häufigste Nebenerscheinungen sind:

Leberfunktionsstörungen mit meist geringgradigen, selten stärkeren, meist trotz Weiterführen der Therapie passageren Serumenzymaktivitäts- und vereinzelt auch Serumbilirubinerhöhungen, treten in etwa 11% der Fälle auf, von denen 3,4% schwerer Natur sind (LECHNER und RWIMERS 1973). In der Literatur schwanken die Angaben über hepatoxische Nebenwirkungen von 9% bis über 50% (AUSTERHOFF et al. 1973; KUNTZ u. RAUSCH 1977) und über Ikterus von 1,5–6% (BARTMANN 1974), wobei die Diskrepanzen möglicherweise durch das potentiell hepatotoxische Partnermedikament INH und dessen Dosishöhe sowie durch ETH/PTH, PZA und PAS, aber auch durch Lebervorschäden und Alkoholgewohnheiten erklärbar sind. Auf die Möglichkeit einer additiven Toxizität von RMP und INH (LEES et al. 1970), aber auch auf dem widersprechende Ergebnisse erster Auswertungen kontrollierter Studien (SCHÜTZ 1978) wurde schon hingewiesen. Bioptisch zeigen sich bei der RMP+INH-Kombinationsbehandlung keine konstanten Schädigungsmuster, sondern Bilder, wie sie als Ausdruck einer verstärkten Leberzellregeneration bzw. als Mesenchymreaktion auch durch andere Medikamente und Situationen verursacht werden können. Oft sind Kerngrößendifferenzen und Vermehrung doppelkerniger Leberzellen, vereinzelt auch azelluläre Einzelzellnekrosen und Ceroidspeicherung festzustellen. Die indirekte Lebertoxizität des RMP kann also zu geringen und ausgeprägten biochemischen Verschiebungen, weniger zu Ikteren oder bioptisch gesicherten hepatozellulären Schäden führen, die selten schwer und meist reversibel sind und die Anwendung des Mittels nicht wesentlich einschränken (LECHNER u. REIMERS 1973). Zurückhaltung ist mit der Anwendung von Rifampicin bei Lebervorschäden, wie etwa Zirrhose oder chronisch aggressiver Hepatitis oder auch bei Hyperbilirubinämien mit verzögerter Bilirubinausscheidung geboten, da Rifampicin vornehmlich über die Galle eliminiert und überdies via enterohepatischen Kreislauf reabsorbiert wird. Ferner sollte möglichst die Kombination mit hepatotoxischen Antituberkulotika vermieden werden. Bei geringen biochemischen Anzeichen lebertoxischer Störungen (Transaminasenanstieg bis 30 U/l) kann die Therapie fortgeführt werden. Nur bei erheblich erhöhten, bleibenden oder ansteigenden Enzym- und Bilirubinwerten sollte die Medikation abgesetzt werden.

Gastrische Beschwerden gibt es in bis 10% der Fälle meist bei Nüchterneinnahme des Mittels. Die Beschwerden, hauptsächlich Völlegefühl, Inappetenz und Übelkeit können mit Paspertin oder geringen Cortocoiddosen (bis 10 mg täglich) behandelt werden, um ein Absetzen des Präparates zu umgehen. Diese gastrointestinalen Störungen, zuweilen mit Diarrhoen einhergehend, kommen insgesamt in etwa 2% der Behandlungsfälle vor.

Hautreaktionen im Sinne eines allergischen Arzneimittelexanthems findet man in 1–3% der Fälle.

Selten sind *neurologische Reaktionen*, wie Kopfschmerz, Schwindel, Schläfrigkeit, Benommenheit, auch Hörstörungen. Auch ein Skotom kann in seltenen Fällen auftreten.

Leukopenie und Erythrozytopenie, auch mit erniedrigten Hämoglobinwerten, Eosinophilie, Hypoprothrombinämie mit Hämorrhagien wie Purpura, Hämoptysis, Hämaturie und Blutstühlen können selten vorkommen (LEES et al. 1970). Systemische immunologische Reaktionen mit gastrointestinaler Symptomatik, wie Übelkeit, Erbrechen, Magenschmerzen, Pankreatitis, influenzaartige Erscheinungen mit Glieder- und Muskelschmerzen, Fieber, Schüttelfrost, einem respiratorischen Syndrom mit Dyspnoe, einer hämolytischen Anämie, Schock, Nierenversagen, Thrombozytopenie und Hämorrhagie sind bei kontinuierlicher Therapie extrem selten. Diese Reaktionen, allg. als „Flu-Syndrom" bezeichnet, treten vor allem bei intermittierender und hochdosierter RMP-Therapie auf. Gleichzeitig mit diesem Syndrom wurden in einem hohen Prozentsatz Antikörper im Blut nachgewiesen, die als RMP-Antikörper gedeutet wurden (POOLE und STRADLING 1969; POOLE et al. 1971; AQUINAS et al. 1972). Andere Untersuchungen bei kontinuierlich behandelten RMP-Patienten ohne Flu-Syndrom oder sonstigen Nebenerscheinungen ergaben jedoch gleichfalls in etwa 15% Antikörpernachweis (also ohne Korrelation zu Nebenerscheinungen) und es wurde die Frage aufgeworfen, ob es sich bei den bisher beschriebenen Antikörpern überhaupt um echte Rifampicinantikörper handele (BUBE u. REIMERS 1975; KROPP et al. 1976).

Die Behandlung solcher immunologischer Reaktionen besteht in Absetzen des RMP und hochdosierten Corticoidgaben unter Fortführung der antituberkulösen Therapie. Eine Unterbrechung der täglichen RMP-Behandlung, besonders bei höherer Dosierung, sollte möglichst vermieden werden.

Ein unumgänglich notwendiges Behandlungsintervall kann man durch Weitergabe von mindestens 75 mg RMP täglich überbrücken, da hierdurch das immunologische Flu-Syndrom weitgehend unterdrückt werden kann (DICKINSON et al. 1977). Nach einer neueren Untersuchung von BESSOT et al. (1977) treten diese immuno-allergischen Komplikationen bei weniger als 1% der Behandelten auf. Ihr Beginn wird 3–4 h nach der morgendlichen Einnahme, ihr Höhepunkt in der sechsten Stunde, ihr Abklingen nach 12 h angegeben und auf den möglichen Übergang in schwere Nierenkomplikationen hingewiesen.

Die *Interaktionen* des Rifampicin sind recht zahlreich.

So vermindert die gleichzeitige Gabe von PAS die RMP-Resorption. Bei Kombinationbehandlung muß zwischen der Applikation beider Medikamente ein Abstand von mindestens zwei Stunden gewahrt werden (BARTMANN 1974).

Die Wirkung von Cumarinen wird bei gleichzeitiger RMP-Therapie reduziert, da deren Metabolisierung beschleunigt wird. Hier ist gegebenenfalls eine Dosiserhöhung des Antikoagulans erforderlich (BERAN 1972).

Barbiturate können die Rifampicinelimination beschleunigen und dadurch die Gewebskonzentrationen reduzieren (DE LA ROY et al. 1971). Die Reduktion der RMP-Serumspiegel kann 20–40% betragen.

Mit Ovulationshemmern und RMP gleichzeitig behandelte Patientinnen bekommen in über 70% Zyklusstörungen, während sich die Häufigkeit solcher Erscheinungen bei einer statt mit RMP mit SM behandelten Vergleichsgruppe nicht von der üblicherweise zu erwartenden Störungsquote von unter 5% unterscheidet (REIMERS u. JEZEK 1971; REIMERS 1973). Hormonbestimmungen bei der RMP-Gruppe ergaben signifikante Abweichungen der Östron- und Östriolausscheidung. Als Ursache ist u.a. eine durch RMP bedingte Enzyminduktion in den Lebermikrosomen und hierdurch ein schnellerer Abbau der in den hormonalen Kontrazeptiva enthaltenen Östrogene, bzw. eine Beeinflussung der Biogenese und/oder des Stoffwechsels von Östrogenen durch RMP anzunehmen (NOCKE-FINCK et al. 1973; REIMERS et al. 1973). Die Wirkung der Ovulationshemmer ist also bei gleichzeitiger Gabe von RMP nicht mehr gesichert, und es müssen daher andere kontrazeptive Methoden angewendet werden.

Über den gleichen Mechanismus der Enzyminduktion dürfte auch die Interaktion zwischen RMP und Digitoxin, nämlich eine Senkung des Digitoxinspiegels ablaufen (PETERS et al. 1974).

Auch Benzodiazepine interferieren mit RMP indem sie eine Reduktion der RMP-Serumspiegel um 20–40% bewirken.

Orale Antidiabetika, insbesondere Tolbutamid, werden bei Anwesenheit von RMP schneller metabolisiert (ZILLY et al. 1974).

RMP reagiert gleichfalls mit Cortisol, indem bei Einsatz beider Mittel eine mögliche starke Senkung der Cortisolspiegel erfolgt (MAISEY et al. 1974).

5. Kontraindikationen

Teratogene bzw. embryotoxische Effekte wurden bei Ratten und Mäusen beobachtet, wenn sie im ersten Trimenon Überdosen von RMP erhielten (TUCHMANN-DUPLESSIS u. MERCIER-PARROT 1969), wobei die Mißbildungen vornehmlich das Nervensystem und speziell die Ausbildung von spinae bifidae im Sakralbereich betrafen. Beim Menschen hat sich eine Teratogenität in über 84 Fällen von normaler Geburt nach Rifampicintherapie in der Frühschwangerschaft nicht bestätigt (JENTGENS 1973). Inzwischen hat sich diese Zahl erheblich vergrößert (JENTGENS 1979). Dennoch wird von den Herstellerfirmen und von verschiedenen Autoren (STEEN u. STAINTON-ELLIS 1977) immer wieder wegen noch fehlender Langzeitüberwachungsergebnisse der zunächst normal erscheinenden Kinder davor gewarnt, RMP während der Frühschwangerschaft zu verordnen.

Weitere Kontraindikationen sind Allergien gegen Rifamycine, Ikterus und/oder Gallengangsobstruktionen bzw. schwere Hyperbilirubinämien und erhebliche Lebervorschäden sowie ein eventuell bestehender Alkoholismus.

6. Vorsichtsmaßnahmen und Kontrolluntersuchungen

Nach Möglichkeit Kombination mit anderen potentiell lebertoxischen Mitteln, wie PTH, PZA, und PAS vermeiden oder nur sehr kritisch durchführen, wenn man schon auf die Kombination mit INH aufgrund der oben angeführten Grundsätze der modernen Chemotherapie nicht verzichten kann und darf.

Alle vier Wochen sind die Serumenzymaktivitäten, Bilirubin und Blutbild mit Thrombozytenzählung erforderlich.

III. Streptomycin (SM)

1. Mikrobiologie

SM gehört zu den Antibiotika der Aminoglykosidgruppe. Der Wirkungsbereich des Derivates Dihydrostreptomycin (DHSM) ist der gleiche wie der des SM. Er erstreckt sich auf gramnegative und grampositive Keime sowie auf

Mykobakterien. Die Empfindlichkeit der atypischen Mykobakterien der Gruppe I–III ist unterschiedlich, die der Gruppe IV sind resistent. Klinisch kommt SM praktisch nur noch bei der Tuberkulose und bei bestimmten Problemkeimen (Bruzellen, Pasteurellen) zur Anwendung. Die minimale Hemmkonzentration gegen M. tuberculosis im Löwenstein-Jensen-Nährmedium beträgt 0,1–1,0 μg/ml. SM wirkt bakterizid auf proliferierende extrazellulär gelagerte Mykobakterien und auch gegenüber ruhenden Keimen besteht noch eine gewisse Wirkung. Bei Tuberkulosekranken muß in der Bundesrepublik in 2,9% mit einer Primärresistenz gerechnet werden. Es besteht eine Kreuzresistenz mit den übrigen Aminoglykosiden. SM-resistente Mykobakterien sind gegen CM, KM und VM noch sensibel. KM- und VM-Resistenz bedeutet auch Resistenz gegen SM, während CM-resistente Bakterien gegen SM noch sensibel sind.

2. Pharmakokinetik

Nach oraler Gabe wird SM praktisch nicht resorbiert und tritt auch bei Inhalation oder intrathekaler Gabe nur in geringen Mengen in das Serum über. Nach intramuskulärer Gabe wird der maximale Serumwert nach 1–2 h erreicht und bei einer Dosierung von 15 mg/kg Körpergewicht liegt dieser zwischen 20–45 μg/ml. Die minimale noch therapeutisch wirksame Serumkonzentration liegt bei 10 μg/ml. Die biologische Halbwertzeit beträgt 2–3 h. SM wird zu 25–35%, DHSM zu etwa 15% an Serumeiweiß gebunden. SM tritt gut in Pleura- und Perikarderguß sowie in Aszites über. Bei intakten Meningen diffundiert SM nur in geringen Mengen in den Liquor, bei Meningitis finden sich höhere Konzentrationen (bis zu 50% der Serumwerte) im Liquor. Die Ototoxizität des SM beruht auf der membranschädigenden Wirkung. Die Diffusion des SM vom Serum in den Perilymphraum wird erleichtert, während die Rückdiffusion aus der Perilymphe zum Serum jedoch erschwert ist.

SM wird nicht metabolisiert, sondern durch reine glomuläre Filtration eliminiert. Innerhalb von 24 h werden 90% der verabreichten Dosis, davon bis 60% in den ersten 12 h mit dem Harn ausgeschieden. Im Harn liegt SM in unveränderter Form und mikrobiologisch aktiv vor, wobei Konzentrationen von über 1000 μg/ml erreicht werden. Mit der Galle und den Faeces werden nur geringe Mengen (1 bzw. 2%) ausgeschieden. Bei eingeschränkter Nierenfunktion kumuliert SM, wodurch die Toxizität erhöht wird (siehe Chemotherapie bei Organschäden).

3. Dosierung

Die Dosierung des heute nur noch ausschließlich als Basisantituberkulotikum angewandten SM hebt sich von den Werten, die für seine unspezifisch-antibtiotische Anwendung bekannt sind, deutlich ab, sowohl hinsichtlich der Einzel- und Tagesdosis als auch der Gesamtmenge. Eine Gesamthöchstmenge gibt es nicht. Als grundsätzlicher Dosisrichtwert gilt 15 mg/kg Körpergewicht und als Tageshöchstdosis 1 g. Das Dosierungsintervall beträgt bei der Tuberkulose 24 h.

SM wird in der Regel intramuskulär injiziert, kann aber auch infundiert werden. Eine intravenöse Infusion sollte für 1 g eine Infusionsdauer von 30–40 min nicht unterschreiten. Von einer subkutanen Infusion ist wegen häufiger lokaler Reizerscheinungen abzuraten. Eine intravenöse Injektion ist wegen der schnellen Anflutung toxikologisch bedenklicher Spitzenwerte nicht zu empfehlen (OTTEN et al. 1975). Eine ausführliche Aufklärung des Patienten über die möglichen Frühsymptome ototoxischer Nebenwirkungen und kurzfristige diesbezügliche Kontrollen sind unbedingt erforderlich.

Ein bewährtes Therapieschema für die Initialbehandlung der Lungentuberkulose besteht in der Gabe von INH und RMP täglich mit SM und EMB im täglichen Wechsel, wodurch die Nebenwirkungen der beiden letztgenannten Mittel weitgehend ausgeschaltet werden können. Unter Berücksichtigung der geschilderten Vorsichtsmaßnahmen können Gesamtdosen von 300 und mehr Gramm verabfolgt werden, ohne daß Unverträglichkeitsreaktionen auftreten.

Die Dosierung für Kinder wird (OTTEN et al. 1975) in folgender Weise gehandhabt: Säuglinge in den ersten drei Lebensmonaten sollen 10, vom 3.–6. Monat 15–25, vom 6.–12. Monat 20–30, Kleinkinder 20–30 und Schulkinder 20–25 mg/kg Körpergewicht erhalten. Bei Säuglingen und Kleinkindern ist die Tagesdosis zu halbieren und im Abstand von 6–12 h (Schulkinder 12 h) zu injizieren.

4. Nebenwirkungen

Die wichtigsten Nebenerscheinungen des SM beziehen sich auf den VIII. Hirnnerven. Sie beruhen darauf, daß SM, wie alle Aminoglykosidantibiotika, in der Peri- und Endolymphe des Innenohres durch nachhinkende Rückdiffusion erheblich höhere Konzentrationen erreicht als im Serum. Über die Perilymphe erfolgt die Versorgung des Corti-Organes mit Nährstoffen. So sind die Sinneszellen und sekretorischen Epithelien den toxischen Wirkungen des in der Perilymphe retinierten Streptomycins leicht zugänglich und kommt es über biochemische und andere Mechanismen zu toxischen Schäden in der Innenohrmembran (STUPP 1969). Besonders bei einer überhöhten Einzeldosis oder einer zu schnellen Applikation, etwa durch intravenöse Injektion oder bei einer zu schnell laufenden Dauertropfinfusion mit dadurch bedingter toxischer Spitzenkonzentration, können diese Irritationen im vestibulokochlearen System provoziert werden. Aber auch normal dosiertes SM (1 g/d) kann bei langdauernder Anwendung durch die erwähnte verzögerte Eliminierung des antibiotischen Wirkstoffes aus den Innenohrflüssigkeiten, besonders bei verlangsamter Ausscheidung infolge gestörter Nierenfunktion, allmählich zu ototoxischen Veränderungen führen.

Dihydrostreptomycin (DSM) und DSM-SM-Kombinationen werden wegen ihrer sehr viel häufigeren irreparablen Kochlearisschäden praktisch nicht mehr verwendet. Bei dem gebräuchlichen Streptomycin ist der Nervus vestibularis ca. 5mal häufiger befallen als der Nervus cochlearis.

Vestibularisschäden, die in mehrmonatiger täglicher Behandlung mit einem Gramm SM in bis 25% der Fälle auftreten können, kündigen sich oft durch Frühzeichen, zumeist Kopfschmerzen, aber auch Übelkeit, Erbrechen oder erheblichen Gleichgewichtsstörungen, Schwindel und Nystagmus an. Diese irreversiblen vestibulären Schädigungen werden praktisch immer durch zentrale und Anpassungsvorgänge in den optischen und taktilen Sinnesorganen weitgehend kompensiert, so daß man praktisch von einer Reversibilität der vestibulären Symptomatik in jedem Falle ausgehen kann. Diese Adaptation der vestibulären Ausfälle dauert jedoch einige Wochen, im Durchschnitt etwa zwei Monate. Diese Kompensationsvorgänge können durch Gaben von Ronicol oder anderen Vasodilatantien und Arovit unterstützt werden. Das SM sollte bereits bei dem geringsten Verdacht einer Vestibularisschädigung abgesetzt werden.

Die Kochlearisschäden werden mit etwa 5–15% der Behandlungsfälle angegeben. Diese Störungen werden von den Patienten häufig nicht bemerkt, da sie bei Tonfrequenzen oberhalb des Sprachbereiches beginnen und in diesem Stadium nur durch audiometrische Untersuchungen festgestellt werden können. Häufig künden sie sich aber durch Ohrensausen, Pfeifen, Klingeln und Ohrendruck an. Die Schäden können (wenn auch selten) noch nach Absetzen des Mittels fortschreiten. Da die initialen, noch nicht manifesten Vergiftungsphasen I und II noch reversibel sind, kann man mit frühzeitigem Absetzen und wiederum einer Vasodilatantienbehandlung manifeste Schäden meistens vermeiden (RAUCH 1973).

Weitere *neurotoxische Erscheinungen* sind die perioralen Parästhesien, die durch Histaminfreisetzung entstehen und sicher harmlos sind, aber von den Patienten oft als sehr unangenehm empfunden werden. Sie beginnen eine halbe bis eine Stunde nach der Injektion und schwinden nach mehreren Stunden wieder. Oft verlieren sich diese Störungen wieder im weiteren Behandlungsverlauf; sie sprechen oft auf eine Behandlung mit Pantothensäure, Antihistaminika und Kalzium an.

Schädigungen des Nervus opticus können in Gestalt eines Skotoms, Schleiersehens und mit Augenmuskellähmungen in Erscheinung treten, doch sind dies durchweg sehr seltene Ereignisse (THOMAS 1950).

Sehr selten findet sich eine Enzephalopathie oder Radikulitis und anderes nach überhöhten Konzentrationen im Liquor, z. B. nach intrathekaler oder intraventrikulärer Gabe oder durch allergische Prädisposition. Bei einer intraperitonealen Applikation kann es zu einer neuromuskulären Blockade mit Atemstillstand kommen, besonders bei gleichzeitiger Gabe kurareartiger Mittel. Deshalb ist vor einer lokalen Applikation des SM in der Bauchchirurgie, etwa als postoperative Infektionsprophylaxe, besonders zu warnen (VITAL-BRAZIL u. PINTO-CORRADO 1957).

Allergische Reaktionen findet man vor allen Dingen an der Haut und auch als Fieber in etwa 5% der Fälle (BARTMANN 1974). Eine Eosinophilie wird in 30% der Behandlungsfälle angegeben. Relativ häufig findet man auch Kontaktdermatitiden beim Krankenhauspersonal. Nierenschäden, hier reversible Schädigungen der Tubulusepithelien mit Ausscheidung von Eiweiß und Zellen im Urin, sind bei normaler Dosierung relativ selten. Sie schwinden nach Absetzen des Medikamentes.

Wahrscheinlich allergisch bedingte hämatologische Nebenerscheinungen wie Neutropenie, Agranulozytose, Anämie und Thrombopenie können Anlaß zum vorübergehenden Absetzen des Mittels sein. Hier kann man sich, wie bei allen anderen allergischen Reaktionen therapeutisch auch mit geringen Corticoiddosen und Antiallergika helfen.

5. Kontraindikationen

SM ist bei Streptomycinallergie, Vorschäden des VIII. Hirnnerven und schweren Ausscheidungsstörungen renaler oder kardialer Art kontraindiziert. Das gleiche gilt bei Schwangerschaft, besonders während der ersten fünf Monate, da SM in den fetalen Kreislauf übertritt und toxische Schädigungen des Feten verursachen kann (POTWOROWSKA et al. 1966), s. auch Kapitel „Schwangerschaft und Tuberkulose“ (DUNDALEK/JENTGENS). Relative Kontraindikationen sind Säuglings- und frühes Kindesalter, also Zeitpunkte, in denen eine korrekte audiometrische Prüfung nicht möglich ist und das Greisenalter, bei dem eine Restitution eingetretener Schäden, insbesondere eine kompensatorische Adaptation durch andere Sinnesfunktionen sehr viel zögernder als bei Jugendlichen eintritt.

6. Vorsichtsmaßnahmen und Kontrolluntersuchungen

Vor der Therapie sind Untersuchungen von Gehör, Gleichgewichtsorgan und Nierenfunktion durchzuführen sowie eine Schwangerschaft auszuschließen. Während der Behandlung sind in vierwöchigem Abstand audiometrische Untersuchungen und evtl. Vestibularisprüfungen, jedenfalls aber kurzfristige Befragungen über Störungen am vestibulocochlearen System erforderlich. Ebenso sind alle vier Wochen Serumkreatinin und Harnstatus, alle 6–12 Wochen ein Blutstatus angezeigt. Für reichliche Flüssigkeitszufuhr und ausreichende Diurese ist zu sorgen. Bei den geringsten Hinweisen auf Schädigungen des Nervus vestibulocochlearis ist die Therapie sofort abzubrechen.

IV. Ethambutol (EMB)

1. Mikrobiologie

Die antibakterielle Wirksamkeit beschränkt sich auf Mykobakterien. Außer M. tuberculosis und M. bovis sind auch viele atypische Mykobakterien gut empfindlich. Die minimale Hemmkonzentration liegt im Löwenstein-Jensen-Medium bei 1–2 µg/ml. Die Substanz wirkt bakteriostatisch auf intra- und extrazellulär gelagerte proliferierende Keime. Eine Primärresistenz ist selten; in der Bundesrepublik liegt sie bei 0,2%. Es besteht keine Kreuzresistenz zu den übrigen Antituberkulotika.

2. Pharmakokinetik

Nach oraler Gabe werden etwa 80% schnell resorbiert, und 20% sind in den Faeces nachweisbar. Der maximale Serumwert wird nach etwa zwei Stunden erreicht und liegt bei einer Dosis von 25 mg/kg Körpergewicht bei 3,4 (2,4–6,6) µg/ml. Die therapeutisch noch wirksame Serumkonzentration liegt bei 1–2 µg/ml. Die Serumeiweißbindung ist konzentrationsabhängig: je höher die Konzentration um so geringer die Eiweißbindung. EMB diffundiert rasch in die Erythrozyten und bleibt an diese über längere Zeit gebunden, so daß die Konzentration in den Erythrozyten zeitweilig höher ist als im Serum. In der Lunge werden zehnfach höhere Konzentrationen als im Serum nachgewiesen. EMB tritt auch in den Liquor über. Die biologische Halbwertzeit beträgt etwa 4 h. Etwa 50% werden in 24 h unverändert über die Niere, wahrscheinlich durch glomeruläre Filtration ausgeschieden. Bis zu 15% der verabreichten Dosis werden als inaktive Metaboliten, von denen man ein Dialdehyd und eine Dikarbonsäure kennt, über die Niere eliminiert.

3. Dosierung

Die optimale und zugleich auch maximale orale Dosis beträgt 25 mg/kg Körpergewicht pro die und wird auf einmal eingenommen. Sie ist als optimal bestätigt und wurde von den meisten Autoren für die gesamte Behandlungsdauer empfohlen (Jungbluth 1972; Radenbach 1968b; Schütz 1971). Nachdem aber in den 70er Jahren erstmals auch irreversible, schwerste Augenschäden durch Ethambutol nach langfristiger Anwendung in dieser Dosis beschrieben wurden (Reimers 1972a), wird eine Dosisabhängigkeit schwerer Ethambutolschäden diskutiert und von verschiedenen Autoren und schließlich auch vom Deutschen Zentralkomitee zur Bekämpfung der Tuberkulose empfohlen, die Dosis von 25 mg/kg Körpergewicht nach drei Monaten, zu welchem Zeitpunkt nicht reversible Augenschäden praktisch noch nicht beschrieben wurden, auf 20 mg/kg Körpergewicht zu reduzieren, eine Dosis, die (PYLE 1970) im Gegensatz zu der Dosis von 15 mg/kg Körpergewicht, deren Unwirksamkeit erwiesen ist (SCHÜTZ 1971b; DUFFY u. ELSTON 1970), als noch optimale Dosierung bestätigt wurde. Die Therapie kann also entweder durchgehend mit einer Dosierung von 25 mg/kg Körpergewicht für den gesamten Behandlungszeitraum oder mit 25 mg/kg Körpergewicht für drei Monate mit anschließender Reduzierung auf 20 mg/kg Körpergewicht für den Rest der Behandlungszeit (PAU u. REIMERS 1974) durchgeführt werden. Bei der Applikation des EMB als intravenöse Infusion entsprechen 20 mg/kg Körpergewicht 25 mg oraler Gabe (JUNGBLUTH u. URBANCZIK 1974). Als Dosis für Kinder von 6–9 Jahren werden 35 mg/kg Körpergewicht, von 10–14 Jahren 30–25 mg/kg Körpergewicht angegeben (OTTEN et al. 1975).

4. Nebenwirkungen

Die Toxizität des Ethambutol äußert sich vornehmlich in einer Schädigung des Nervus opticus. Diese kann als retrobuläre Neuritis die *axialen Fasern* betreffen und führt damit zu Farb- (besonders Grün- und Rot-) empfindungsstörungen und leichter bis erheblicher Sehverschlechterung bei relativem bis absolutem Zentralskotom. Seltener tritt auch eine Papillenunschärfe auf. Bei schwereren Formen kann auch eine temporale Abblassung der Papille als Ausdruck einer bleibenden Sehnervenschädigung entstehen (PAU u. WAHL 1972; REIMERS 1972b).

Die klinisch im Vordergrund stehenden Visusverschlechterungen verschiedener Ausprägung schreiten bei den leichten bis mittelschweren Formen meist auch nach Absetzen des Mittels zunächst noch fort (etwa 2–5 Wochen) (DRALANDS u. GARIN 1972). Zu einer Verbesserung des Sehvermögens kommt es häufig nur sehr langsam, oft erst nach bis zu zehn Monaten nach Absetzen der Therapie, wobei das schlechte Sehvermögen über ein halbes Jahr lang bei regelrechtem ophthalmoskopischem Befund bestehen bleiben kann (WEDER 1972). Diesen letztlich wieder voll reversiblen Veränderungen stehen Verläufe gegenüber, die inzwischen über Jahre beobachtet wurden und zu eindeutigen Dauerschäden, z.B. zur Herabsetzung des vorher vollen Sehvermögens auf beiderseits 0,1 bei bestehenbleibendem Zentralskotom und weißer, temporaler Abblassung bzw. blander, scharf begrenzter Sehnervenatrophie geführt haben. Neben der axialen kann auch seltener eine *periaxiale oder periphere Form* der Optikusneuritis auftreten, die sich klinisch durch die Einschränkung der Gesichtsfeldaußengrenzen darstellt und sich bisher stets als reversibel erwies. Zu den beschriebenen Schädigungen können auch staubförmige zentrale – parazentrale Pigmentverschiebungen am Netzhautpigmentepithel und vorübergehende Netzhautblutungen hinzutreten (PAU 1974).

Als Therapie der Opticusneuritis ist nach sofortigem Absetzen des EMB ein Versuch mit Corticosteroiden, etwa 40 mg Prednisonäquivalent über einige Wochen, in absteigender Dosierung unter Fortführung der antituberkulösen Therapie sowie mit Vitamin-B_6- und -B_{12}-Gaben und mit Vasodilatantien angezeigt (TIBURTIUS). Geringgradige Verbesserungen des Visus sind auch nach vielmonatiger Dauer der okulären Intoxikation durchaus möglich. Laufende ophthalmologische Kontrollen und spezielle optische Hilfsmittel, wie Fernrohrlupenbrille und anderes mehr, können die Situation der Betroffenen deutlich verbessern.

Als weitere, relativ häufige Nebenerscheinungen sind die gastrointestinalen Störungen, besonders Magenbeschwerden, zu verzeichnen. Selten können auch Schwindel, Kopfschmerzen, Gelenkschmerzen und Angstzustände vorkommen.

Auch Sensibilitätsausfälle in den unteren Extremitäten mit Taubheitsgefühl können vorkommen. Allergische Reaktionen mit Fieber, Tachykardie, Exanthem und anaphylaktischem Schock sind vereinzelt beschrieben worden (SCHULZ u. THEISEN 1971). Dasselbe gilt für ein Auftreten von Leukopenie (SOKMENSUER 1968). EMB führt nicht, wie angenommen wurde (POSTLEITHWAITH et al. 1972), zu einer Erhöhung der Harnsäure im Serum (MATTHIESSEN et al. 1975).

5. Kontraindikationen

EMB ist bei Vorschädigungen des Nervus opticus, bei einer EMB-Allergie und bei Kleinkindern, die einer ophthalmologischen Untersuchung nicht zugänglich sind, kontraindiziert. Vor allem bei Kranken mit einer Niereninsuffizienz, die zu erhöhten Blut- und Gewebsspiegeln führen kann und für Nebenwirkungen prädestiniert, ist Vorsicht geboten. Diabetes, besonders diabetische Nephropathie, disponiert nach Angaben zahlreicher Autoren zu EMB-bedingten Sehnervenschädigungen. Das gleiche gilt wohl auch für Alkohol- und Tabakschädigungen.

6. Vorsichtsmaßnahmen und Kontrolluntersuchungen

Zu Beginn und alle vier Wochen sind ophthalmologische Prüfungen des Nah- und Fernvisus, des Farbempfindens besonders im Rot-Grünbereich, des peripheren Gesichtsfeldes am Perimeter und des Augenhintergrundes erforderlich. Ferner sind jeden Monat Harnstatus und Serumkreatininbestimmung sowie alle 6–12 Wochen ein Blutbild angezeigt.

V. Prothionamid/Ethionamid (PTH/ETH)

1. Mikrobiologie

Beide Substanzen, deren Wirksamkeit auf Mykobakterien beschränkt ist, entsprechen sich in ihrem mikrobiologischen Verhalten. M. bovis ist meist weniger sensibel. Von den atypischen Mykobakterien sind die der Gruppe I meist, die der Gruppe II weniger sensibel, während sich die der Gruppe III und IV unterschiedlich verhalten. In vitro ist PTH etwas wirksamer als ETH. Die minimale Hemmkonzentration im Löwenstein-Jensen-Medium liegt für M. tuberculosis bei 8–16 µg/ml. Die Substanzen wirken bakterizid auf proliferierende intra- und extrazellulär gelagerte Keime. Mit einer Primärresistenz ist in 3% der Fälle zu rechnen. Es besteht eine komplette Kreuzresistenz zwischen ETH und PTH. Eine Kreuzresistenz besteht auch häufig zwischen TSC und ETH/PTH. Während ETH/PTH-resistente Keime auch gegen DATC resistent sind, sind DATC-resistente Bakterien gegen ETH/PTH sensibel.

2. Pharmakokinetik

ETH und PTH verhalten sich praktisch gleich. Beide Substanzen werden rasch bis zu 70% der Dosis und mehr resorbiert. Bei ETH werden 2–3 h nach oraler Gabe, bei PTH nach 1–2 h die maximalen Serumwerte erreicht. Sie liegen für ETH zwischen 3–4 μg/ml und für PTH zwischen 4–5 μg/ml. Die biologische Halbwertzeit beträgt mikrobiologisch bestimmt 2–4 h, wobei antituberkulotisch wirksame Metaboliten miterfaßt werden. Beide Substanzen werden zu einem Sulfoxyd metabolisiert, wobei sich ein Konzentrationsgleichgewicht zwischen Substanz und Metabolit einstellt. Das Sulfoxyd ist antituberkulotisch wirksam. ETH/PTH werden nicht, das Sulfoxyd nur gering an Serumeiweiß gebunden. Die Thioamide diffundieren gut. Im Lungengewebe werden 80–90% und im Liquor cerebrospinalis bei Meningitis 50% und mehr der Serumkonzentrationen erreicht. Die Diffusion in die serösen Höhlen ebensogut. Die Thioamide werden fast vollständig metabolisiert, im Harn sind 1–5% der applizierten Dosis nachweisbar. Außer dem Sulfoxyd sind im Harn noch neun weitere Metaboliten nachgewiesen worden. Nach Abspaltung des Schwefels sind die Metaboliten antituberkulotisch inaktiv.

Bei gleichzeitiger Gabe von INH und PTH werden höhere Serumwerte des PTH erzielt als bei alleiniger Gabe. Die PTH-Dosis kann bei gleichzeitiger Verabreichung von Isoniazid auf die Hälfte bis zu einem Drittel der üblichen Dosis, also auf 7,5–5 mg/kg Körpergewicht reduziert werden. Über den Metabolismus bei eingeschränkter Nierenfunktion liegen keine Untersuchungen vor, doch kann man wegen der über 95% betragenden Metabolisierung annehmen, daß keine Kumulation auftritt.

3. Dosierung

Die optimale Dosis bei Erwachsenen beträgt 15 mg/kg Körpergewicht, die Minimaldosis 10 mg/kg Körpergewicht, wobei die Tagesdosis auf einmal verabreicht werden muß. Die Tageshöchstdosis beträgt 1 g. Kinder von 1–5 Jahren sollen 25 mg/kg Körpergewicht, von 6–9 Jahren 20 mg/kg Körpergewicht und ab 10 Jahren die Erwachsenendosis erhalten.

Die Applikationsart der Wahl ist die orale Gabe, wobei es erlaubt ist, die Tagesdosis auf drei Einzeldosen zu verteilen, um die Magenverträglichkeit zu verbessern. Eine wichtige Applikationsart, besonders bei Unverträglichkeit von seiten des Magens, ist die intravenöse Infusion, bei der die erforderliche Dosis in 500 ml physiologischer Kochsalz- oder Laevuloselösung gegeben wird, wobei die Infusionsdauer mindestens 2–3 h betragen sollte. Eine PTH-Infusion kann mit allen infundablen Antituberkulotika kombiniert werden und zwar mit INH, SM und EMB, aber auch mit den Zweitrangmitteln CM und PAS.

Wird PTH simultan mit INH angewandt, so kann die PTH-Dosis, die als Einzeldosis verabfolgt werden muß, auf 5–7,5 mg/kg Körpergewicht reduziert werden, da gleichzeitig gegebenes INH die Serumkonzentration von PTH signifikant erhöht (FRANZ et al. 1974).

4. Neben- und Wechselwirkungen

Am häufigsten kommen gastrointestinale Störungen vor, die in bis zu 20% der Fälle zum Therapieabbruch führen (GLATTHAAR u. MERWE 1970; SCHÜTZ et al. 1969; TALA u. TEVOLA 1969). Auch bei parenteraler Gabe können Magenbeschwerden auftreten, da PTH in den Magensaft ausgeschieden wird. Im Vordergrund der Beschwerden stehen Appetitlosigkeit, Übelkeit, Brechreiz bei einem metallischen und schwefligen Geschmack und Störungen des Geruchssinnes, ferner Magenschmerzen, Durchfall, Obstipation; auch Schleimhautentzündungen und Glossitis kommen vor (OTTEN et al. 1975).

Leberschäden mit hepatozellulärer Intoxikation, vereinzelt mit Hepatitis, können vorkommen. Die Transaminasen können in 13–37% der Fälle ansteigen (ZANKL u. WIECHERT 1972).

Psychoneurale Störungen, die in etwa 10–15% der Fälle auftreten können, gehen mit Kopfschmerzen und Schwindel, aber auch mit psychischen Störungen bis zur Depression (die sich oft mit Angstträumen ankündigen) einher.

Ähnlich wie beim INH, besonders aber bei gleichzeitiger Gabe beider Mittel, sind Sehstörungen sowie Polyneuropathien mit Parästhesien, Muskelschwäche und Ataxie möglich. Kombinationen mit INH oder CS sollten daher möglichst vermieden werden. Besonders bei Trinkern und Epileptikern ist Vorsicht geboten. Es besteht eine herabgesetzte Alkoholverträglichkeit. Akneartige Hautveränderungen können in 5% und mehr auftreten. Pellagroide Symptome, besonders bei Kombination mit INH sind ebenso möglich, wie ein Prothrombin- und Fibrinogenabfall.

Menstruationsstörungen treten durch Beeinflussung des endokrinen Systems auf. Auch besteht eine Einwirkung auf die Pankreasfunktion mit einem blutzuckersenkenden Effekt, wobei bei Diabetikern ein insulineinsparender Effekt zu beachten ist (PFAFFENBERG 1964), der zu hypoglykämischen Krisen führen kann. Durch Hemmung der Synthese des Thyroxin kann es auch zur Hypothyreose und zu einer Schilddrüsenhyperplasie kommen (MOUDLING u. FRASER 1970). Die Nebennierenfunktion wird via Ausscheidung der 17-Ketosteroide angeregt (KOHOUT u. KRUKLIK 1962).

Selten können Photodermatosen, aber auch Purpura und zuweilen Haarausfall vorkommen. Ein sog. Schulter-Hand-Syndrom im Sinne einer Algodystrophie ist selten zu konstatieren. Allergien sind beim PTH in etwa 2% der Fälle beschrieben. Selten kann es auch zu einer Schädigung des Nervus opticus mit Schleiersehen, Augenmuskellähmung und Akkomodationsstörungen kommen.

Eine teratogene Wirkung wurde tierexperimentell mit Überdosen des Mittels ausgelöst. Obwohl die Teratogenität beim Menschen bisher nicht bestätigt werden konnte, ist von einer Anwendung im ersten Trimenon der Schwangerschaft abzuraten (ZIERSKI 1966).

An Wechselwirkungen sind eine Verlangsamung des Abbaues von Barbituraten, die bereits erwähnte Alkoholtoleranzherabsetzung und, wie schon oben ausgeführt, bei Simultananwendung mit INH durch Konkurrenz am Eiweißmolekül, eine Verlangsamung der Ausscheidung und damit Erhöhung der Serumkonzentration von PTH bekannt.

5. Kontraindikationen

Schwere Leberschäden bzw. akute Hepatitis sowie Allergien gegen ETH und/oder PTH sind in diesem Zusammenhang zu beachten. Relative Kontraindikationen sind Schwangerschaft im ersten Trimenon (vgl. Kapitel „Tuberkulose und Schwangerschaft“ (DUNDALEK/JENTGENS)), psychische Vorerkrankungen bzw. Epilepsie und Patienten mit Gastritis und Ulkus in der Anamnese.

6. Vorsichtsmaßnahmen und Kontrolluntersuchungen

Vor Behandlungsbeginn sind ein Test der Leberfunktion und eine Untersuchung auf Gravidität erforderlich. Während der Behandlung sind monatlich Leberfunktionsproben und alle sechs Wochen sowohl Blutbild als auch Harnstatus zu prüfen. Bei Diabetikern ist eine sorgfältige Kontrolle des Blutzuckers notwendig. Die simultane Anwendung anderer potentiell hepatotoxischer Präparate und das Entstehen einer Gravidität sind zu vermeiden.

VI. Capreomycin (CM)

1. Mikrobiologie

Die antibakterielle Wirkung des CM ist vorwiegend auf Mykobakterien beschränkt. Sein Wirkungsspektrum umfaßt sowohl die echten Tuberkulosebakterien als auch eine große Zahl von Stämmen atypischer Mykobakterien. Die minimale Hemmkonzentration liegt bei 10–15 µg/ml auf Löwenstein-Jensen-Nährboden. CM wirkt in vivo bakteriostatisch auch auf intrazellulär gelagerte Bakterien. Eine Primärresistenz ist selten (etwa 1%). Es bestehen Kreuzresistenzen zu den anderen Antituberkulotika der Streptomyzesgruppe. Streptomycinresistente Keime sind gegen CM sensibel und umgekehrt. Zwischen CM und Viomycin besteht eine komplette Kreuzresistenz. CM-resistente Keime sind zu etwa 50% gegen Kanamycin und kanamycinresistente Bakterien oft auch gegen CM resistent.

2. Pharmakokinetik

CM wird nach oraler Gabe nicht resorbiert. Nach intramuskulärer Injektion werden die maximalen Serumwerte nach 1–2 h erreicht. Auch die intravenöse Applikation als Infusion ist möglich (vgl. F. VI. 3.). Die biologische Halbwertzeit beträgt 4 (3–5) h. Die maximale Serumkonzentration nach intramuskulärer Gabe liegt bei 30 µg/ml. Die therapeutisch wirksame Serumkonzentration beträgt 10 µg/ml. CM wird in unveränderter Form durch glomeruläre Filtration mit dem Harn ausgeschieden. Bei eingeschränkter Nierenfunktion kumuliert CM (siehe „Chemotherapie bei Organschäden").

3. Dosierung

Die optimale Dosis des CM bei Erwachsenen beträgt 15 mg/kg Körpergewicht mit der Tageshöchstdosis von 1 g. CM wird in der Regel tief intramuskulär injiziert. Wegen der oft geklagten Schmerzhaftigkeit der Injektion kann es auch in Novocain aufgelöst werden. Es kann ferner intravenös infundiert werden, wobei das Mittel in 250 ml physiologischer Kochsalz- oder Laevuloselösung gelöst und langsam (mindestens 30–45 min) infundiert wird. CM-Infusionen können auch mit INH, EMB, PTH und PAS-Lösung kombiniert werden (KROPP et al. 1971). Bei all diesen Kombinationen ist vor allem darauf zu achten, daß bei Auflösung der verschiedenen, grundsätzlich kompatiblen Medikamente die Infusionslösung keine Ausfällungen zeigt.

Die Dosis bei Kindern wird mit 25–30 mg/kg Körpergewicht angegeben (SCHMID 1970).

4. Neben- und Wechselwirkungen

Nierenschäden bzw. Nierenfunktionsstörungen unter CM-Therapie sind die häufigste Nebenwirkung. Sie gehen einher mit Zylindrurie (bis in über 50% der Behandlungsfälle), Proteinurie (in über 60%) und sonstigen Harnsedimentbefunden, ohne daß dies ein Grund zum Absetzen des Medikamentes sein muß. Der Serumharnstoff (bei 2–15%) kann ebenso wie der Rest-N (in über 60%) leicht erhöht sein (MILLER et al. 1966; KROPP et al. 1970; KASS 1965). Jedenfalls schränken die fast stets reversiblen, oft mit Therapieunterbrechungen zu beherrschenden nephrotoxischen Störungen die Therapie nicht nennenswert ein. Schädigungen des Nervus statoacusticus sind beim CM etwa entsprechend der Häufigkeit der ototoxischen Störungen beim SM anzutreffen. Sie betreffen stärker den Nervus vestibularis als den Nervus kochlearis (DONOMAE 1966; SCHÜTZ et al. 1969). Einzelheiten sind unter SM nachzulesen.

Blutbildveränderungen, insbesondere eine Eosinophilie, die in 10–100% der Fälle angegeben ist, treten sehr häufig auf. Im Extremfall können bis 50% eosinophile Zellen im Blutbild gefunden werden, meist sind es aber sehr viel geringere Werte. Konsequenzen hat diese Nebenerscheinung bei geringer und mittlerer Ausprägung nicht.

Selten findet man eine vermehrte Elektrolytausscheidung mit Alkalose.

Allergien, vor allem Exantheme und Fieber treten in 1–6% der Fälle auf.

Außerordentlich selten und in ihrem Zusammenhang mit der CM-Therapie nicht gesichert sind zentralnervöse Störungen wie Kopfschmerzen, psychische Alterationen und vorübergehend zunehmende Bromsulphaleinretention mit erhöhten Transaminasenwerten.

5. Kontraindikationen

Eine absolute Kontraindikation gegen CM ist eine CM-Allergie. Relative Kontraindikationen sind Schädigungen am VIII. Hirnnerven und stärkere Nierenausscheidungsstörungen sowie eine Gravidität (wegen Gefahr der Gehörschädigung des Feten).

6. Vorsichtsmaßnahmen und Kontrolluntersuchungen

Vor Beginn der Behandlung sind die Funktion der Nieren und der VIII. Hirnnerven zu überprüfen sowie eine Schwangerschaft auszuschließen. Während der Behandlung müssen sowohl in etwa 4wöchigem Abstand audiometrische Untersuchungen und gegebenenfalls Vestibularisprüfungen durchgeführt, als auch Harnstatus, Serumharnstoff und Serumkreatinin untersucht werden.

VII. Cycloserin (CS)

1. Mikrobiologie

CS ist ein Breitbandantibiotikum. Seine Wirkung erstreckt sich auf grampositive und gramnegative Bakterien sowie auf Spirochäten, Rickettsien, verschiedene Protozoen und Viren der Psittakosegruppe. Von klinischer Bedeutung ist die Wirksamkeit bei therapeutisch anwendbaren Dosen gegen die typischen und atypischen Mykobakterien. Bei Erkrankungen durch atypische Mykobakterien muß öfter auf CS zurückgegriffen werden. Die minimale Hemmkonzentration beträgt 10–20 µg/ml auf Löwenstein-Jensen-Medium. CS wirkt bakteriostatisch auf extra- und intrazellulär gelagerte Keime. Eine Primärresistenz ist selten; unter einer Monotherapie entwickelt sich eine Resistenz sehr langsam. Es besteht keine Kreuzresistenz mit den übrigen Antituberkulotika.

2. Pharmakokinetik

Nach oraler Gabe wird CS rasch und vollständig resorbiert. Die maximale Serumkonzentration wird nach etwa 2 (1–4) h erreicht. Bei einer Dosis von 4 × 0,25 g pro Tag werden Serumkonzentrationen zwischen 15 und 25 µg/ml gemessen. Die therapeutisch wirksame Serumkonzentration beträgt mindestens 20 µg/ml. Die biologische Halbwertzeit beträgt 10–12 h. CS wird nicht an Serumeiweiß gebunden und diffundiert gut in Organe und Körperflüssigkeiten. Im Liquor cerebrospinalis, Pleuraerguß und Aszites, in der Muttermilch sowie in den Organen werden 50–100% der Serumkonzentration erreicht. CS wird zu etwa 70% durch glomeruläre Filtration unverändert über die Nieren ausgeschieden und etwa 30–35% werden zu inaktiven Metaboliten abgebaut. Bei eingeschränkter Nierenfunktion kommt es zu einer Kumulation von CS. Angaben über die Dosierung liegen jedoch nicht vor.

3. Dosierung

Die Tagesdosis beträgt 12–15 mg/kg Körpergewicht beim Erwachsenen (= 0,75–1 g CS), wobei 1 g nicht überschritten werden sollte. Die Dosis wird bei Kindern mit 20 mg/kg Körpergewicht angegeben. Die Tagesdosis kann in 2–3 Einzeldosen verabreicht werden. Zu Behandlungsbeginn ist eine einschleichende Dosierung zu empfehlen, d.h. man beginnt mit einer halben Tablette und steigert die Dosen langsam, bis man nach etwa 8–9 Tagen die volle Tagesdosis erreicht.

4. Neben- und Wechselwirkungen

Die wichtigsten Nebenerscheinungen beim CS sind zentralnervöse Störungen. Diese gehen mit Schwindel, Kopfschmerzen, Somnolenz, Schläfrigkeit, andererseits mit Übererregbarkeit, Gedankenflucht, Euphorie, aber auch mit Depressionen einher. Ferner können Tremor, Sehstörungen, Paresen sowie epileptiforme bzw. insultartige Zustandsbilder auftreten, die oft dramatisch aussehen, sich aber als zumeist völlig reversibel erweisen. Ihr Auftreten wird durch Alkohol, Psycholabilität und bei Sklerotikern bzw. bei sehr alten Patienten begünstigt. Dabei spielt die Höhe der Dosis und die Beachtung der einschleichenden Dosierung eine große Rolle. Außer den zentralnervösen Störungen, die 75% aller CS-Nebenerscheinungen ausmachen (HEILMEYER 1958), können noch entzündliche Reaktionen mit initialen Fieberschüben, Senkungsanstieg, Leukozytose und lokalen Reizerscheinungen via Herxheimerscher Reaktion vorkommen (DADDI 1959). Gastrointestinale Störungen mit Inappetenz, Diarrhoe oder Obstipation sind ebenso selten wie allergisch bedingte Exantheme.

Als Wechselwirkungen können bei gleichzeitiger Diphenylhydantoinbehandlung Diphenylhydantoin-Intoxikationen vorkommen. Alkohol oder auch

Koffein können Inkompatibilitätsreaktionen hervorrufen, die auch mit INH oder PTH bei gleichzeitiger Anwendung möglich sind (OTTEN et al. 1975).

5. Kontraindikationen

Vorbestehende Psychose, aber auch cerebrale Anfallsleiden, renale Ausscheidungsstörungen, Alkoholismus und Cerebralsklerose bzw. sehr hohes Lebensalter sind hier anzuführen.

6. Vorsichtsmaßnahmen und Kontrolluntersuchungen

An besonderen Vorsichtsmaßnahmen ist zu beachten, daß die Verkehrstüchtigkeit stark beeinträchtigt sein kann und somit eine ambulante CS-Behandlung nur nach mindestens 2–3monatiger, nebenwirkungsfreier stationärer Behandlung durchgeführt werden sollte (BERG 1961; HEIN 1959).

Außerdem ist der Genuß von Alkohol, Kaffee sowie die Einnahme von Stimulantien zu vermeiden.

An Kontrolluntersuchungen sind alle sechs Wochen Prüfungen von Blutbild und Harnstatus bzw. Serumkreatinin sowie eine laufende Überwachung von Psyche und neurologischem Status erforderlich.

VIII. Aminosalyl (p-Aminosalizylsäure, PAS)

1. Mikrobiologie

Die Wirksamkeit ist auf M. tuberculosis und M. bovis beschränkt, atypische Mykobakterien sind resistent. Die minimale Hemmkonzentration beträgt 0,5–2,0 µg/ml auf Löwenstein-Jensen-Medium. Die Wirkung ist bakteriostatisch auf extrazellulär gelagerte Keime. Eine sekundäre Bakterienresistenz entwickelt sich nach etwa 3–4 Monaten. In der Bundesrepublik muß bei etwa 2% der Kranken mit einer primären Resistenz gerechnet werden. Zu den übrigen Antituberkulotika besteht keine Kreuzresistenz, selbstverständlich jedoch zu den verschiedenen PAS-Derivaten.

2. Pharmakokinetik

Nach oraler Gabe wird die Substanz rasch resorbiert, die maximale Serumkonzentration wird nach etwa 2 h erreicht. Die Resorptionsgeschwindigkeit und die maximale Serumkonzentration an freier Säure – nur diese ist antituberkulotisch wirksam – sind abhängig von den physikochemischen Eigenschaften der Verbindung. Die gut wasserlöslichen Salze (Na, K, Ca) werden rascher resorbiert als die reine Säure und die Phenyl- und Benzoylverbindungen. Nach einmaliger oraler Gabe von 3–4 g als Na-Salz werden Serumwerte zwischen 50–100 µg/ml, von 8–10 g zwischen 120–250 µg/ml und von 12–13 g zwischen 200–300 µg/ml erreicht. Werden 12–16 g PAS, aufgeteilt in kleineren Dosen, verabreicht, so betragen die Serumwerte 50–100 µg/ml. Die therapeutisch wirksame Serumkonzentration beträgt 100 µg/ml. Die Eiweißbindung beträgt 50–60%. Die Diffusion in seröse Höhlen, Liquor und Gewebe ist gering (10–15%), bei Entzündungen jedoch deutlich höher (30–50%). Die biologische Halbwertzeit beträgt etwa 2,5 h. Ein Teil der Substanz wird unverändert über die Niere, teils durch glomeruläre Filtration, teils durch tubuläre Sekretion ausgeschieden, ein Teil rasch in der Leber zu Azetyl-PAS und in der Niere zu Glykokoll-PAS metabolisiert. Die beiden Metaboliten werden durch tubuläre Sekretion über die Nieren ausgeschieden. Die Metabolisierungsrate ist abhängig von der PAS-Konzentration im Blut. Je höher die verabreichte Einzeldosis ist um so relativ geringer ist der metabolisierte Anteil und um so größer ist der Anteil an freier Säure. Bei den Phenyl- und Benzoylverbindungen sowie bei der an Ionenaustauscher gebundenen Säure wird die PAS protahiert freigesetzt und fällt damit in relativ niedrigen Konzentrationen an, so daß sie schnell und leicht zu den antituberkulotisch inaktiven Metaboliten umgewandelt werden kann. Probenecid erhöht vorzugsweise die Konzentration der PAS-Metaboliten im Blut. Ein geringer Anteil (3%) werden mit dem Stuhl ausgeschieden.

Bei intravenöser Infusion von 12–16 g PAS über 1–3 h werden Serumwerte von 100–400 µg/ml erreicht. Dabei sind 55–80% als freie PAS, 20–25% als Azetyl- und 5–10% als Glykokoll-PAS nachweisbar. Die biologische Halbwertzeit beträgt 30–60 min. Die Azetylierung von Isoniazid wird durch gleichzeitige Gabe von PAS zurückgedrängt, so daß höhere Isoniazidkonzentrationen auftreten. Die Azetylierung der PAS ist individuell verschieden, geht aber nicht mit der Isoniazidazetylierung parallel.

3. Dosierung

Für die orale Darreichungsform der PAS beträgt die optimale Dosis 200 mg freie Säure/kg Körpergewicht täglich, was 12–16 g entspricht. Bei der ohnehin relativ geringen Wirksamkeit der PAS sollte eine minimale Dosis von 10 g freier Säure, also etwa 150 mg/kg Körpergewicht, nicht unterschritten werden. Maximal ist die Verträglichkeitsgrenze etwa bei 16 g freie PAS oral, bei Infusionen bis 40 g freie PAS (OTTEN et al. 1975).

Für Kleinkinder sind 300, für Schulkinder wie beim Erwachsenen 200 mg/kg Körpergewicht oder nach Faustregel 1 g freie PAS pro Lebensjahr als Tagesdosis anzusetzen (OTTEN et al. 1975).

Bei der oralen Verabfolgung sollte man die schlecht magenverträgliche PAS in zwei Dosen aufteilen. Per infusionem ist eine einmalige Gabe üblich.

Die intravenöse Infusion, die wegen der schlechten Magenverträglichkeit des Mittels fast ausschließlich noch angewandt wird, enthält 12,0 und 17,5 g freie Säure in 500 ml. Die Infusionen sollten Laufzeiten von nicht unter einer (bis zwei) Stunden haben; bei höheren Dosen sind Zeiten bis zu fünf Stunden opportun (OTTEN et al. 1974).

Bei schlechten Venen und möglichen thrombophlebitischen Reaktionen können gleichhohe Dosen als subkutane Infusion verabfolgt werden (TRENDELENBURG 1961).

Phenyl- und Benzoylverbindungen sind teilweise erheblich weniger antituberkulotisch wirksam als die Salze der PAS (SCHÖNHOLZER et al. 1957). Sie sollten daher, ebenso wie eine Reihe von INH-PAS-Verbindungen, in denen der PAS-Anteil zu gering ist, um antituberkulotisch wirksam zu sein, nicht eingesetzt werden. Nach PAS-Derivaten wurden vermehrt Resistenzsteigerungen beobachtet, was zu denken geben sollte (POOLE u. STRADLING 1960).

4. Neben- und Wechselwirkungen

Die außerordentlich vielgestaltigen und zahlreichen Nebenwirkungen seien wegen der geringen Bedeutung, die die PAS heute in der Tuberkulosetherapie noch hat, nur kurz zusammenfassend aufgezählt.

Gastrointestinale Beschwerden sind die häufigste Nebenerscheinung. Durch Einsatz von PAS per infusionem sind gastrische Störungen weitgehend vermeidbar, wogegen Diarrhoen vermehrt auftreten können.

Allergische Reaktionen kommen in 8–10% der Fälle vor, häufig eine rush-Reaktion mit urtikariellen, scarlatinoformen und anderen Effloreszenzen, auch mit Fieber, Gelenk- und Kopfschmerz, Lymphknoten- und Milzbeteiligung, ebenso Eosinophilie, Leukopenie, Thrombopenie, akute hämolytische Anämie, auch Asthma mit und ohne Lungeninfiltrat (OTTEN et al. 1975; BARTMANN 1974).

Eine Proteinurie und Hämaturie und auch Zylindrurie können auftreten. Bei Niereninsuffizienz und azidotischer Stoffwechsellage besteht Urämiemöglichkeit.

Eine Verlängerung der Prothrombinzeit ist möglich.

Es kann Strumabildung mit reversibler Hemmung der Schilddrüsenfunktion in seltenen Fällen auftreten.

Störungen des Elektrolythaushaltes, so z.B. Hyperkaliämie beim Kalium-PAS können vorkommen.

Selten tritt eine Verschlechterung des Kohlehydratstoffwechsels bei Diabetikern auf.

Die Resorption von Rifampicin kann bei gleichzeitiger Gabe vermindert sein. Es sollte daher ein Abstand von 2–4 h zwischen der Applikation der beiden Medikamente eingehalten werden.

Bei gleichzeitiger Gabe mit INH wird die INH-Azetylierung zurückgedrängt, so daß doppelte INH-Konzentrationen resultieren (BARTMANN 1974).

5. Kontraindikationen

Hier sind PAS-Allergie und akute Hepatitis zu nennen. Magen-Darm-Erkrankungen sind relative Kontraindikationen für die orale Anwendung.

6. Vorsichtsmaßnahmen und Kontrolluntersuchungen

Bei Ödemen und Hypertonie darf kein Natrium-PAS, bei Nebennierenrindeninsuffizienz kein Kalium-PAS und bei Hyperkalzämie, Leberschäden, Ulkus und Allergie kein Kalzium-PAS gegeben werden (BARTMANN 1974).

Alle 4–6 Wochen sind an Kontrolluntersuchungen Blutbild und Harnstatus sowie Bestimmungen der Serumelektrolyte und Transaminasen erforderlich.

IX. Pyrazinamid (PZA)

1. Mikrobiologie

Die Wirkung ist auf M. tuberculosis beschränkt; M. bovis ist meist primär resistent. Die Wirksamkeit ist vom pH abhängig, wobei das Wirkungsoptimum im sauren Bereich bei etwa pH 5 liegt. Die minimale Hemmkonzentration ist somit vom pH abhängig und liegt für pH 5 bei 50–100 μg/ml im Löwenstein-Jensen-Medium. PZA wirkt bei physiologischem pH bakteriostatisch auf extra- und intrazellulär gelagerte Bakterien und bei saurem pH bakterizid. Eine Primärresistenz bei M. tuberculosis ist selten, jedoch bildet sich nach 6–8 Wochen Monotherapie eine sekundäre Resistenz heraus. Eine Kreuzresistenz zu den anderen Antituberkulotika besteht nicht.

2. Pharmakokinetik

Nach oraler Gabe wird PZA gut resorbiert und die maximalen Serumwerte werden nach 2–3 h erreicht. Bei einer Dosierung von 44 mg/kg Körpergewicht werden im Serum Konzentrationen im Mittel um 55 μg/ml erreicht. Die therapeutisch wirksame Serumkonzentration beträgt 20 μg/ml. Die Serumeiweißbindung wird mit 50% angegeben. PZA diffundiert ausreichend in seröse Höhlen, Organe und Liquor. Die biologische Halbwertzeit unterliegt individuellen Schwankungen und liegt bei 6 (4–10) h. PZA wird weitgehend zu Pyrazinoylsäure metabolisiert. Im Serum sind etwa 60% unverändertes PZA und 40% Pyrazinoylsäure nachweisbar, wobei ein Teil in unveränderter Form über die Niere ausgeschieden (2–4%) und der Metabolit rein renal eliminiert wird. Über die Pharmakokinetik bei eingeschränkter Nierenfunktion liegen keine Untersuchungen vor.

3. Dosierung

PZA wird mit 30–35 mg/kg Körpergewicht (bis zur Tageshöchstdosis von 2,5 g) dosiert und oral gegeben. Die Tagesdosis kann in 2–3 Einzeldosen unterteilt, sollte aber möglichst auf einmal eingenommen werden. Die Minimaldosis liegt bei 30 mg/kg Körpergewicht, die Maximaldosis bei 40 mg/kg Körpergewicht und für Kinder bei 30–35 mg/kg Körpergewicht.

Bei intermittierender Therapie, für die PZA zunehmend verwandt wird, sind sehr viel höhere Einzeldosen (z.B. 70 mg/kg Körpergewicht einmal wöchentlich in Kombination mit zwei Erstrangmitteln) ohne vermehrte Toxizitätszeichen vertragen worden (Ramakrishnan et al. 1968).

4. Neben- und Wechselwirkungen

Wichtigste und häufigste Nebenerscheinungen sind die in etwa 2–3%iger Häufigkeit auftretenden Leberschäden (Kropp et al. 1968). Diese Schäden sind dosisabhängig. Bei unter höheren Dosen in Erscheinung getretenen Ikteren wurde sogar in Einzelfällen eine tödliche nekrotische Leberdystrophie beschrieben (Mc Dermott et al. 1954). Histopathologisch findet sich oft eine diffuse Hepatitis mit Parenchymverfettung und Nekrose (Morrissey u. Rubin 1958). Als biochemische Parameter reagieren vor allem GOT, GPT und LAP sowie Urobilin und Urobilinogen. Absinkende Prothrombinwerte, erhöhtes Plasmafibrinogen sowie reduzierte Albumin- und Globulinwerte treten gleichfalls im Zusammenhang mit den Leberschädigungen auf. Bei Absetzen des PZA sind die beschriebenen hepatotoxischen Erscheinungen fast stets reversibel (Hess et al. 1970).

Gastrointestinale Störungen mit Übelkeit, Inappetenz, Brechreiz, Sodbrennen und auch Bauchkrämpfe kommen isoliert vor, können aber auch den Beginn hepatotoxischer Störungen ankündigen.

Ein rötlich-gelbes Kolorit der belichteten Hautpartien ist eine reversible Störung.

Exantheme im Sinne von Überempfindlichkeitsreaktionen findet man relativ selten (Somner u. Brace 1962).

Eine Hyperurikämie tritt fast regelmäßig auf, da die tubuläre Rückresorption von Harnsäure selektiv gesteigert und die Elimination auf über 50% vermindert wird. Gichtanfälle können auftreten. Die erhöhte Serumharnsäure läßt sich durch Gaben von Allopurinol auf normale Werte senken.

Allergische Reaktionen sind relativ selten zu konstatieren.

Störungen zentralnervöser Art wie Schwindel und Kopfschmerzen und periphere neurotoxische Irritationen mit Arthralgien und ähnlichem sind möglich.

Schließlich sind endokrine Störungen, wie etwa die Beeinflussung des Blutzuckerspiegels durch Dysfunktion des Pankreas möglich. PZA sollte daher Diabetikern nur in Notfällen gegeben werden. Auch Schilddrüsen- und Nebennierenrindenfunktion können beeinträchtigt werden, letztere durch verminderte 17-Ketosteroidausscheidung im Harn.

5. Kontraindikationen

Akute Hepatitis bzw. erhebliche Lebervorschäden, Pyrazinamidallergie, Gicht und renale Insuffizienz sind hier anzuführen.

6. Vorsichtsmaßnahmen und Kontrolluntersuchungen

Kombinationen mit anderen potentiell hepatotoxischen Arzneimitteln und Alkoholgenuß sind zu vermeiden.

Vor Behandlungsbeginn und alle vier Wochen sind Leberfunktion und die Harnsäure im Serum zu überprüfen. Alle 4–6 Wochen muß eine Blutbildkontrolle erfolgen.

X. Tetracycline (TC)

1. Mikrobiologie

Die TC sind Breitbandantibiotika. Nur über die ersten klassischen TC (TC, Oxy-TC, Chlor-TC und Demethylchlor-TC) liegen Untersuchungen über die Wirkung gegen M. tuberculosis vor. Angaben fehlen somit über Roli-TC, Methacyclin, Doxycyclin und Minocyclin. Die folgenden Angaben beziehen sich daher nur auf die vier ersten klassischen TC. Die minimale Hemmkonzentration schwankt im Löwenstein-Jensen-Medium zwischen 4–16 μg/ml und die Wirkungsintensitätsunterschiede sind so gering, daß sich keine Reihenfolge aufstellen läßt. TC wirken bakteriostatisch auf extra- und intrazellulär gelagerte Mykobakterien. Über die Zahl der Primärresistenzen ist nichts bekannt. Es besteht keine Kreuzresistenz zu den übrigen Antituberkulotika.

2. Pharmakokinetik

Die Resorption der TC erfolgt nach oraler Gabe rasch, aber unvollständig, und beträgt im Optimalfall 25–80% je nach Derivat. Der Serummaximalwert wird nach 2–3 h erreicht. Die minimalen noch wirksamen Serumwerte liegen bei 4–6 μg/ml. Die biologischen Halbwertzeiten sind unterschiedlich und betragen für TC und OTC 8–9 h, für CTC 5 h und für DMTC 10–13 h. TC und OTC haben eine geringere Serumeiweißbindung (20–45%) als CTC und DMTC (45–75%). Die Diffusion in den Liquor ist gering (5–10%), in die Pleura-Peritoneal- und Synovialflüssigkeit jedoch günstiger (25–100%). Die Elimination der TC erfolgt einmal durch glomeruläre Filtration, zum anderen durch die Galle. Hier finden sich 5–10fach höhere Werte als im Serum. Nach oraler Gabe werden 20–50% der Dosis mit den Faeces ausgeschieden.

TC und OTC stehen zur parenteralen Verabreichung zur Verfügung. Durch die parenterale Gabe werden die individuell unterschiedlichen Verluste bei der Resorption vermieden, höhere Serumwerte bei nur geringeren individuellen Schwankungen erreicht und die Dosis kann auf 25–50% der oralen reduziert werden. Nach intravenöser Injektion werden hohe Serumkonzentrationen erreicht, die allerdings nach 15–30 min um etwa 60% abfallen. Trotzdem liegen die Serumwerte dann immer noch doppelt so hoch wie bei oraler Gabe der gleichen Dosis. Die Verabreichung von 7,5 mg/kg Körpergewicht führt nach 30 min zu einem Serumspiegel von etwa 20 μg/ml, der nach 1–2 h immer noch bei 6–10 μg/ml und somit im therapeutisch wirksamen Bereich liegt. Der Metabolismus nach intravenöser Gabe ist der gleiche wie nach oraler. Metaboliten sind keine bekannt. Es kommt anscheinend zu einem Zerfall in inaktive Substanzen und deren Ausscheidung in unveränderter Form.

Bei eingeschränkter Nierenfunktion wird die biologische Halbwertzeit von CTC nur unwesentlich verlängert, so daß eine Reduzierung der Dosis nicht erforderlich ist. Hingegen verlängert sich die Halbwertzeit von TC und OTC erheblich, weshalb eine Anpassung der Dosierung an die Nierenfunktion notwendig ist (s.E.I.6).

3. Dosierung

Die Dosierung des TC als Antituberkulotikum weicht von der sonst üblichen ab. Um einen antituberkulösen Effekt zu erreichen, sind 50 mg/kg Körpergewicht täglich (3–4 g) in 2–3 Einzeldosen erforderlich, womit auch die Nebenwirkungen ansteigen (BARTMANN 1974).

4. Neben- und Wechselwirkungen

An Nebenwirkungen sind bekannt:

1. Intestinale Störungen, die durch eine direkte Reizung der Darmschleimhäute oder durch Florawechsel, Vitamin-B-Mangel und Inaktivierung von Verdauungsenzymen hervorgerufen werden können;
2. Schleimhautreizungen wie Stomatitis, Glossitis, aber auch Pruritus ani et vulvae;
3. Photodermatosen;
4. Allergien, die auch in Gestalt einer Leukopenie auftreten können;
5. Leberstörungen, besonders bei Schwangeren mit Pyelonephritis;
6. Katabole Wirkung mit negativer Stickstoffbilanz bei Niereninsuffizienz;
7. irreversible Zahngelbfärbung bei Kindern, deren Mütter nach dem ersten Schwangerschaftstrimenon behandelt wurden, sowie bei Kindern, die während der Kalzifizierung des ersten und zweiten Gebisses, also bis zum sechsten Lebensjahr etwa, TC erhielten;

8. eine mögliche intrakranielle Drucksteigerung (mit Vorwölbung der Fontanelle) bei Säuglingen.

An Wechselwirkungen sind vor allem eine Beeinträchtigung der oralen Absorption des Mittels durch Nahrungsmittel, Antazida sowie Magnesium, Calcium, Eisen oder Aluminium enthaltende Medikamente und Kohle zu erwähnen.

Ferner besteht eine Inkompatibilität der intravenösen Darreichungsform des Tetracyclin mit Penicillinen, Cephalotin, Chloramphenicol, Polymyxin B, Heparin und Hydrocortison.

5. Kontraindikationen

Tetracyclinallergie, Myasthenia gravis und ausgeprägte Leberschäden sind zu berücksichtigen.

Schwangeren im zweiten und dritten Trimenon und Kinder vom 1.–6. Lebensjahr darf TC nicht gegeben werden.

6. Vorsichtsmaßnahmen und Kontrolluntersuchungen

Die Applikationsart der Wahl ist die orale. Bei intramuskulärer Applikation ist auf eine tief intraglutäale Injektion zu achten. Bei intravenöser Injektion ist langsam zu injizieren: 250 mg mindestens in einer, besser in zwei bis drei Minuten, am besten jedoch in Form einer Kurzinfusion.

Eine Kombination mit Arzneipartnern, die eine lebertoxische Potenz haben, ist zu vermeiden.

Es ist an die Möglichkeit zu denken, daß Patienten, die unter Digitalis stehen, bei intravenöser Anwendung von TC Herzrhythmusstörungen bekommen können.

XI. Kanamycin (KM)

1. Mikrobiologie

KM ist ein Aminoglykosid- und Breitbandantibiotikum. Die minimale Hemmkonzentration für M. tuberculosis und bovis liegt im Löwenstein-Jensen-Nährboden zwischen 1–10 µg/ml. Atypische Mykobakterien sind teilweise sensibel. KM wirkt bakteriostatisch auf extrazellular gelagerte Mykobakterien. Eine Primärresistenz gegen KM ist selten. KM-resistente Keime sind auch SM- und CM-resistent, aber VM-sensibel, VM-resistente Tuberkulosebakterien jedoch manchmal auch KM-resistent.

2. Pharmakokinetik

Nach oraler Gabe wird KM praktisch nicht resorbiert. Nach intramuskulärer Injektion werden die Serummaximalwerte nach 1–2 h erreicht, die bei einer Dosis von 15 mg/kg Körpergewicht im Mittel bei 33 µg/ml liegen. Die minimale Hemmkonzentration im Serum beträgt 10 µg/ml. KM wird nicht an Serumeiweiß gebunden. KM diffundiert nur bei entzündeten Meningen in den Liquor cerebrospinalis (30 bis über 60% der Serumkonzentration). Auch in das Pleuraexsudat und den Ascites diffundiert KM gut. Die biologische Halbwertzeit beträgt etwa

2 h. KM wird zu 50–90% in unveränderter Form durch glomeruläre Filtration über die Nieren, geringfügig auch über die Galle eliminiert. Metaboliten sind nicht bekannt. Bei eingeschränkter Nierenfunktion kumuliert KM (s. E.I.6).

3. Dosierung

Die Dosis beträgt 15 mg/kg Körpergewicht bis zur Tageshöchstdosis von 1 g an drei Tagen der Woche oder 2 g an zwei Tagen der Woche.

4. Neben- und Wechselwirkungen

Nebenerscheinungen sind vor allem die Ototoxizität, wobei weniger der Nervus vestibularis mit Gleichgewichtsstörungen als der Nervus cochlearis mit Höreinschränkungen betroffen sein kann. Diese Störungen sind besonders häufig bei gleichzeitiger Niereninsuffizienz zu beobachten.

Die Nephrotoxizität, häufig mit Proteinurie und Zylindrurie einhergehend, besteht im reversiblen Tubulusschädigungen.

Allergisch bedingte Eosinophilie findet man in 20%, allergische Hauterscheinungen nur in etwa 3% der Fälle.

Periorale Parästhesien, können ebenso wie Polyneuropathien besonders in den Fingern, als periphere neurologische Störungen, wie auch zentralnervöse Erscheinungen in etwa 5–10% der Fälle auftreten.

Selten kann eine neuromuskuläre Blockade mit Atemstillstand bei rascher intravenöser Verabfolgung auftreten, die dann mit Kalziumglukonat oder Neostigmin behandelt werden soll.

5. Kontraindikationen

Empfindlichkeit der Erreger für SM und CM, also Mittel, mit denen eine Kreuzresistenz besteht, die aber einen besseren therapeutischen Index haben als KM, Vorschäden des VIII. Hirnnervens, KM-Allergie, Niereninsuffizienz und Gravidität sind hier genauso anzuführen wie die Nicht-Durchführbarkeit von Gehör- und Gleichgewichtskontrollen im Kindesalter und bei Senilität.

6. Vorsichtsmaßnahmen und Kontrolluntersuchungen

Vor Behandlungsbeginn sind Audiometrie, Vestibularisprüfung, Serumkreatinintest gegebenenfalls eine Prüfung der endogenen Kreatininclearance sowie ein Graviditätstest durchzuführen. Während der Behandlung sind alle 3–4 Wochen diese Untersuchungen zu wiederholen.

XII. Viomycin (VM)

1. Mikrobiologie

VM ist ein Aminoglykosidantibiotikum. Es ist als Breitbandantibiotikum vor allem gegen Mykobakterien, in höheren, therapeutisch meist nicht erreichbaren Konzentrationen auch gegen verschiedene grampositive und -negative Erreger wirksam. Die minimale Hemmkonzentration liegt für M. tuberculosis auf Löwenstein-Jensen-Medium zwischen 5–25 μg/ml. Atypische Mykobakterien erfordern höhere Konzentrationen von bis zu 100 μg/ml. VM wirkt in den therapeutisch erreichbaren Konzentrationen nur auf extrazellulär gelagerte Keime bakteriostatisch. Eine Primärresistenz ist selten. Es besteht eine komplette Kreuzresistenz zwischen VM und CM. SM- und KM-resistente Bakterien sind gegen VM sensibel, VM-resistente häufig auch gegen SM und KM resistent.

2. Pharmakokinetik

Enteral wird VM nicht resorbiert. Nach intramuskulärer Injektion werden die maximalen Serumwerte nach 1–2 h erreicht. Nach der Gabe von 1,0 g liegen diese zwischen 20–118 μg/ml. Die minimale Hemmkonzentration im Serum beträgt etwa 20 μg/ml. VM wird bis zu 50% an Serumeiweiß gebunden. Die Diffusion in den Liquor cerebrospinalis, in die Pleura- und Peritonealflüssigkeit ist gering (etwa 10%). Über die Gewebeverteilung liegen keine Untersuchungen vor. Bei Meningitis können im Liquor cerebrospinalis bis zu 50% der Serumkonzentrationen erreicht werden. Die biologische Halbwertzeit beträgt 3–5 h. VM wird nicht metabolisiert, sondern in unveränderter Form durch glomeruläre Filtration über die Nieren ausgeschieden. Innerhalb von 24 h werden 65–100% der verabreichten Menge mit dem Harn eliminiert. Bei eingeschränkter Nierenfunktion kumuliert VM. Angaben über die Kinetik in diesen Fällen liegen nicht vor.

3. Dosierung

VM wird mit 15 mg/kg Körpergewicht bis zu einer Tagesdosis von 1 g gegeben. Die Dosis wird auf einmal intramuskulär oder per infusionem appliziert. VM-Infusionen können auch mit anderen Antituberkulotika-Infusionslösungen kombiniert werden, wobei auf die jeweiligen Kompatibilitätsangaben und Ausfällungen geachtet werden muß.

4. Neben- und Wechselwirkungen

Die Nephrotoxizität, die oft mit Albuminurie, Zylindrurie und Hämaturie einhergeht, ist meist reversibel. Insuffizienzerscheinungen von seiten der Niere können nach vermehrter Ausscheidung von Elektrolyten auftreten.

Die Ototoxizität entspricht der des CM. Vornehmlich betroffen ist der Nervus cochlearis. Bei sorgfältiger Dosierung treten diese Störungen aber nur in 2% der Fälle auf.

Gastrointestinale Beschwerden findet man in etwa 4% der Fälle (TUCKER 1954), allergische Erscheinungen meist in Gestalt einer Eosinophilie.

5. Kontraindikationen

SM-, CM- und KM-Sensibilität der Erreger (wegen der bestehenden Kreuzresistenz), Vorschäden des Nervus vestibulocochlearis und Niereninsuffizienz sind hier anzuführen.

6. Vorsichtsmaßnahmen und Kontrolluntersuchungen

Vor und während der Behandlung sind im monatlichen Abstand Nierenfunktionsprüfungen, audiometrische und Vestibularisprüfungen, Harnstatus sowie alle sechs Wochen ein Blutbild erforderlich und es ist darauf zu achten, daß keine Kombination mit Antibiotika, die eine gleichgerichtete Toxizität besitzen (Gentamycin, Tobramycin, Sisomycin, Amikacin), erfolgt.

XIII. Thiocarlid (DATC)

1. Mikrobiologie

4,4-Diisoamyl-oxy-thiocarbanilid (DATC) wurde als Antituberkulotikum in Deutschland angewandt. Die Angaben über die minimale Hemmkonzentration gegen M. tuberculosis und bovis schwanken je nach dem Nährmedium erheblich. Seine Wirkung soll sich auch auf die intrazellulär gelagerten Bakterien erstrekken. Die Angaben über die Primärresistenz schwanken zwischen 0–50%. DATC-resistente Keime sind auch gegen TSC resistent, bezüglich der Kreuzresistenz mit den Thioamiden wird auf diese verwiesen.

2. Pharmakokinetik

DATC wird resorbiert, jedoch besteht Unklarheit in welchem Umfange und zu welchem Zeitpunkt die maximalen Serumwerte erreicht werden. Ebenso sind die Angaben über die maximal erzielbaren Serumwerte und die biologische Halbwertzeit sehr unterschiedlich. Eingehende Untersuchungen über Diffusion, Ausscheidung, Metabolismus liegen nicht vor.

3. Dosierung

Wegen der unsicheren Resorption werden für Erwachsene 6–10 g als Tagesdosis, bei Kindern als Richtwert 100 mg/kg Körpergewicht angegeben.

4. Nebenwirkungen und Kontraindikationen

Hier werden gastrointestinale Störungen bei den mit höheren Dosen behandelten Fällen angegeben (TITSCHER 1966).

Auch reversible Veränderungen des weißen Blutbildes mit Leukopenie sind beschrieben worden.

5. Kontrolluntersuchungen

Hier wären lediglich gelegentliche Blutbildkontrollen zu nennen.

XIV. Thioacetazon, Thiosemicarbazon (TSC)

1. Mikrobiologie

Die Wirkung ist auf Mykobakterien beschränkt. M. tuberculosis und bovis sind gleich sensibel. Die minimalen Hemmkonzentrationen im Löwenstein-Jensen-Nährmedium betragen 0,5–2 µg/ml. Atypische Mykobakterien der Gruppe I sind meist sensibel, die der Gruppen II–IV weitgehend resistent. TSC wirkt bakteriostatisch. Eine primäre Resistenz scheint selten zu sein. Es besteht eine Kreuzresistenz zu den übrigen Antituberkulotika der Thioamidgruppe ETH/PTH und DATC. Primär gegen TSC-resistente Keime sind gegen ETH/PTH sensibel, während eine sekundäre Resistenz gegen TSC eine Resistenz gegen die übrigen Thioamide bedeutet.

2. Pharmakokinetik

Etwa 4 h nach oraler Gabe werden die Serummaximalwerte erreicht. Die therapeutisch noch wirksame Serumkonzentration liegt bei 1 µg/ml. Die biologische Halbwertzeit beträgt 8–12 h, so daß unter einer Dauertherapie mit einer Kumulation zu rechnen ist. Die Serummaximalwerte liegen daher, bei einmaliger Gabe von 200 mg bei 1,5 µg/ml, bei mehrtägiger Gabe um 2,7 µg/ml. TSC ist im Serum zu 70% in unveränderter Form und zu 30% in metabolisierter Form nachweisbar. TSC wird innerhalb von 24 h zu 50%, innerhalb von 48 h zu 60–80% im Harn, dabei mit über 40% in aktiver Form, ausgeschieden.

3. Dosierung

Die optimale und übliche Dosis dieses in der Bundesrepublik Deutschland nicht mehr im Handel befindlichen Präparates betrug etwa 150 mg pro die, was etwa 2 mg/kg Körpergewicht entsprach. Es wurde in 1–2 Dosen aufgeteilt.

4. Nebenwirkungen

An Nebenwirkungen sind bekannt:

Inappetenz, Übelkeit, Erbrechen, Magen-Darm-Krämpfe, Obstipation;

hepatotoxische Störungen;

Störungen des Zuckerstoffwechsels (Schaich 1956); hämatologische Veränderungen wie Anämie, Methämoglobinämie, Agranulozytose, selten Eosinophilie, Leukopenie, Thrombopenie mit Blutungsneigung;

Kreislaufstörungen;

Albuminurie und Hämaturie;

Morbus Cushing (Stadler u. Weissbecker 1951);

Exantheme, Konjunktivitis, Quincke-Ödem (alles im Sinne von Überempfindlichkeitsreaktionen);

Unverträglichkeit von Käse und Fisch, die eine erhebliche allergische Reaktion auslösen können;

zentralnervöse Störungen von Kopfschmerz bis zur Depression, Krampfanfälle, Hirnödem.

Da die Unverträglichkeitserscheinungen relativ häufig und schwer sein können, die Wirksamkeit des Mittels aber relativ gering ist und eine Kreuzresistenz mit PTH besteht, ist die Verwendung des TSC in der Bundesrepublik Deutschland nicht mehr üblich und zu empfehlen!

Literatur

Acocella, G., Bonollo, L., Mainardi, M., Margaroli, P., Tenconi, L.T.: Serum and urine concentrations of rifampicin administered by intravenous infusion in man. Arzneim. Forsch./Drug Res. **27** (1), Nr. 6, 1221 (1977)

Aquinas, M., Allan, W.El.L., Horsfall, P.A.L., Jenkins, P.: Adverse reactions to daily and intermittent rifampicin-regimes for pulmonary tuberculosis in Hongkong. Br. Med. J. **1**, 765–771 (1972)

Arioli, V., Pallanza, R., Furesz, St.: Penetration of rifampicin into bone. Vortrag Int. Congr. Chemother. Wien 1967

Austerhoff, A., Kindler, U., Knop, P., Knieriem, H.J.: Zur Frage der Lebertoxizität von Rifampicin. Kongr. Ber. Wiss. Tag. Norddtsch. Ges. Tbk. Lungenkrht. **13**, 148–152 (1973)

Austerhoff, A., Kindler, U., Knop, P.: Lebertoxizität einer Rifampicin-Kombinationstherapie. Dtsch. Med. Wochenschr. **99**, 1182 (1974)

Bartmann, K.: Isoniazid. Möglichkeiten und Grenzen seiner Wirkung. Stuttgart: Thieme 1963

Bartmann, K.: Chemotherapie der Tuberkulose. Dtsch. Med. J. **19**, 845–850 (1968)

Bartmann, K.: Chemotherapie der Tuberkulose. Therapiewoche **19**, 457–458 (1969)

Bartmann, K.: Chemoprophylaxe und präventive Chemotherapie der Tuberkulose. Internist **14**, 111–117 (1973)

Bartmann, K.: Antimikrobielle Chemotherapie. Berlin, Heidelberg, New York: Springer 1974

Bartmann, K.: Biometrie der Mykobakterien. In: Mykobakterien und mykobakterielle Krankheiten. Meißner, G., Schmiedel, A., Nelles, A. (Hrsg.), Bd. 4, Teil III, S. 19–57, Jena: Fischer 1975

Bartmann, K.: Die Entwicklung der Chemotherapie der Lungentuberkulose. Prax. Pneumol. **29**, 705–708 (1975b)

Bartmann, K.: Die Ermittlung von Nebenwirkungen bei chronischer Arzneitherapie am Beispiel der hepatotoxischen Wirkung von Isoniazid und Rifampicin. Verh. Dtsch. Ges. Inn. Med. **83**, 1518–1529 (1977)

Beran, G.: Der Einfluß der Rifampicintherapie auf die orale Antikoagulation mit Acenocumarol. Prax. Pneumol. **26** 350 (1972)

Berg, G.: In: Jahresberichte Borstel, Bd. 5, Berlin, Göttingen, Heidelberg: Springer 1961

Bessot, J.C., Vandevenne, A., Petitjean, R., Burghard, G.: Die „immunoallergischen" Komplikationen durch Rifampicin. Poumon Cœur **33**, 107 (1977)

Bigger, J.W.: Treatment of staphylococcal infections with penicillin by intermittent sterilisation. Lancet **2**, 499–500 (1944)

Borghetti, A., Di Perna, A., Novarini, A., Bruschi, G., Montanari, A.: Rifampicin kinetics in patients with kidney disease. G. Clin. Med. **51**, 857 (1970)

Bube, F.W., Reimers, D.: Rifampicintherapie und zirkulierende Antikörper. Prax. Pneumol. **29**, 579–582 (1975)

Canetti, G.: Modifications des populations des foyers tuberculeux au cours de la chimiothérapie antibacillaire. Ann. Inst. Pasteur **97**, 53–79 (1959)

Cedrangolo, F.: Die antitoxische Wirkung der Glutaminsäure in Bezug auf das Hydrazid der Isonicotinsäure. Sci. Med. Ital., dtsch. Ausg. **3**, 450–469 (1955)

Daddi, G.: Observations sur l'action antituberculeuse de la cycloserine. Bull. Int. Union Tuberc. **29**, 541–548 (1959)

Debeyre, N., Kahn, M.F., De Peze, S.: Les syndromes lupoides après absorption d'isoniazide. Sem. Hôp. Paris **43**, 3063–3071 (1967)

De La Roy, Y.R., Beauchant, G., Breuil, K., Patte, F.: Diminution du taux serique de rifampicine par le phenobarbital. Presse Méd. **79**, 350 (1971)

Dickinson, J.M., Mitchison, D.A., Lee, S.K., Ong, Y.Y., Omahoney, N.G., Girling, D.J., Nunn, A.J.: Serum rifampicin concentration related to dose size and to the incident of the "Flu"-syndrome during intermittent Rifampicin-administration. J. Antimicrob. Chemother. **3**, 445 (1977)

Domack, G., Behnisch, R., Mietzsch, F., Schmidt, H.: Über eine neue gegen Tuberkelbazillen in vitro wirksame Verbindungsklasse. Naturwissenschaften **33**, 315 (1946)

Domomae, I.: Capreomycin in der Therapie der Lungentuberkulose. Ann. N.Y. Acad. Sci. **135**, 1011–1038 (1966), Ref. Prax. Pneumol. **22**, 4, 279 (1968)

Dralands, L., Garin, Ph.: Médicaments anti-infectieux. Médicaments antituberculeux. Ethambutol. Bull. Soc. Belge Ophthalmol. **160**, 370 (1972)

Duffy, J.P., Elston, H.R.: The development of INH resistance in the treatment of pulmonary tuberculosis with INH, EMB and SM. Veter. Admin. Pulm. Dis. Res. Conf. Jan. 26.–28., Cincinnati, Ohio 1970

Dume, Th., Wagner, Cl., Wetzels, E.: Zur Pharmakokinetik von Ethambutol bei Gesunden und Patienten mit terminaler Niereninsuffizienz. Dtsch. Med. Wochenschr. **96**, 1430–1434 (1971)

East Afr./Br. Med. Res. Council Study. Results at 5 years of a Controlled Comparison of a 6-Month and a Standard 18-Month Regimen of Chemotherapy: Am. Rev. Resp. Dis. **116**, 3 (1977)

Eule, H.: Behandlung von Lungentuberkulosen mit mehrfach resistenten TB. Monatsschr. Tuberk. Bekämpf. **7**, 163–170 (1964)

Eule, H.: Die klinische Bedeutung der Resistenz gegen die klassischen Tuberkulostatika. Z. Tbk. **123**, 319–324 (1965)

Eule, H.: Optimierung der Chemotherapie der unbehandelten Lungentuberkulose mit intermittierender Anwendung von RMP und INH. Vortrag 8. Tagung der Ges. für Bronchopneumologie und Tuberkulose der DDR, 24.–26.3.1976

Forschbach, G.: Tuberkulose – aktuelle Therapie und ihre Voraussetzungen. Hippokrates **48**, 38–51 (1977)

Fox, W., Mitchison, D.A.: State of the art. Short-course chemotherapy for pulmonary tuberculosis. Am. Rev. Respir. Dis. **111**, 325 (1975)

Franz, H., Urbanczik, R., Stoll, K., Müller, U.: Prothionamid Blutspiegel nach oraler Verabreichung von Prothionamid allein oder kombiniert mit Isoniazid und/oder mit Diamino-Difenylsulfon. Prax. Pneumol. **28**, 605–612 (1974)

Frenzel, J., Cramer, G.: Untersuchungen zur Wertigkeit des EMB bei intermittierender Therapie. Vortrag 8. Tagung der Ges. für Bronchopneumologie und Tuberkulose der DDR, 24.–26.3.1976

Gill, G.V.: Rifampicin and breakfast. Lancet **2**, 1135 (1976)

Glatthaar, E., Van der Merwe, I.F.: A small-schale trial with Trevintix (Protionamide). – Patient tolerance with Ethionamide and Prothionamide. Med. Proc. **16**, 29–32 (1970)

Graessle, O.E., Pietrowski, J.J.: The in vitro effect of p-aminosalicylic acid (PAS) in preventing acquired resistance to streptomycin by mycobacterium tuberculosis. J. Bacteriol. **57**, 459–464 (1949)

Heilmeyer, L.: Neue Tuberkulostatika und Tuberkulostatika-Resistenz von Tuberkelbakterien. Tuberk. Bücherei, S. 113–123. Stuttgart: Thieme 1958

Hein, J., Berthold, H.: On cycloserine therapy. Schweiz. Z. Tuberk. **16**, 292–319 (1959)

Hess, W., Jungbluth, H., Kropp, R., Zimmer, K.: Prospektive kooperative Prüfung der Lebertoxizität des Pyrazinamid. Prax. Pneumol. **24**, 486–494 (1970)

Hitzenberger, G.: Antibiotikatherapie bei gestörter Nierenfunktion. Dtsch. Med. Wochenschr. **96**, 1805–1806 (1971)

Hussels, H.: Die Häufigkeit der primären Resistenz von Tuberkulosebakterien in der Bundesrepublik Deutschland einschließlich Berlin (West) im Beobachtungszeitraum 1972–1975. Prax. Pneumol. **31**, 664–670 (1977)

Jentgens, H.: Antituberkulöse Chemotherapie und Schwangerschaftsabbruch. Prax. Pneumol. **27**, 479–488 (1973)

Jentgens, H.: Lungenkrankheiten bei Schwangeren. Gynäkologe **12**, 17–23 (1979)

Johnson, J.R., Taylor, B.C., Morrissey, J.F., Jenne, J.W., MacDonald, F.M.: Corticosteroids in pulmonary tuberculosis. Am. Rev. Respir. Dis. **92**, No. 3, 376 (1965)

Johnson, J.R., Turk, T.L., MacDonald, F.M.: Corticosteroids in pulmonary tuberculosis. Am. Rev. Respir. Dis. **96**, No. 1, 2–4 (1967)

Johnston, R.F., Wildrick, K.H.: State of the art review. The impact of chemotherapie on the care of patients with tuberculosis. Am. Rev. Respir. Dis. **109**, 636–664 (1974)

Jungbluth, H.: Die Elimination des Isoniazids und seiner Metaboliten bei Kranken mit eingeschränkter Nierenfunktion Habil. Schrift, Frankfurt/M. 1970

Jungbluth, H.: Zur Therapie der Tuberkulose. Dtsch. Ärztebl. **69** (1), 26–28 (1972)

Jungbluth, H.: Tuberkulosechemotherapie bei Kranken mit vorgeschädigter Niere. Prax. Pneumol. **27**, 175–182 (1973)

Jungbluth, H., Petzold, H.: PAS bei eingeschränkter Nierenfunktion (Vorläufige Mitteilung). Fortbild. Thoraxkrankh. **8**, 262–263 (1977)

Jungbluth, H., Urbanczik, R.: Ethambutol-Serumspiegel nach oraler und intravenöser Verabreichung. Prax. Pneumol. **28**, 499–504 (1974)

Kass, I.: Chemotherapy regimens used in retreatment of pulmonary tuberculosis. II. Observations on the efficiency of combinations of ethambutol, capreomycin and comparison drugs including 4-4 diisoamyloxythiosemicarbanilide. Tubercle **46**, 166–177 (1965)

Knop, P., Knidler, U., Austerhoff, A.: Rifampicin und Isoniazid-Plasmaspiegel sowie Aminotransferasen im Serum bei tuberkulostatischer Kombinationstherapie. Dtsch. Med. Wochenschr. **102**, 1913–1915 (1977)

König, K.: Experimentelle und klinische Untersuchungen der Antituberkulotika RMP, EMB, CM und DATC bei Urogenitaltbk. – Patienten mit normaler und eingeschränkter Nierenfunktion. Habil. Schrift, Homburg/Saar 1970

Kohout, M., Kruklik, R.: The effect of α-Ethyl-Thioisonicotinamide on adrenal cholesterol and ascorbic acid in rats. Experientia **18**, 183 (1962)

Krebs, A.: Experimentelle Chemotherapie der Tuberkulose. Z. Erkr. Atmungsorgane **130**, 417–448 (1969)

Kropp, R., Dücker, I., Jungbluth, H.: Intravenöse Infusion von Capreomycin. Pneumology **144**, 312–314 (1971)

Kropp, R., Hess, W., Jungbluth, H.: Untersuchungen über die Lebertoxizität des Pyrazinamid. Prax. Pneumol. **22**, 113–117 (1968)

Kropp, R., Jungbluth, H., Radenbach, K.L.: Influence of Capreomycin on renal function (preliminary results). Antibiot. Chemother. **16**, 59–68 (1970)

Kropp, R., Krüpe, M., Jungbluth, H.: Serologic studies on occurence of specific Rifampicin antibodies during continues treatment – its frequency and significance. Pneumology **153**, 109–117 (1976)

Kunin, C.M., Rees, S.B., Merrill, J.P., Finland, M.: Persistence of antibodies in blood of patients with acute renal failure. J. Clin. Invest. **38**, 1498–1508, 1509–1519 (1959)

Kuntz, H.D., Rausch, V.: Hepatotoxische Nebenwirkungen von Rifampicin – eine vergleichende klinische Studie. Prax. Pneumol. **31**, 925–932 (1977)

Kuschinsky, G.: Nebenwirkungen und Kontraindikationen der Glukokortikoide. Dtsch. Ärztebl. **39**, 2689 (1975)

Lechner, H.J., Reimers, D.: Zur Frage der Lebertoxizität des Rifampicin. Prax. Pneumol. **27**, 241–249 (1973)

Lees, A.W., Ascher, B., Hashem, M.A., Sinha, B.N.: Jaundice after rifampicin. Br. J. Dis. Chest **64**, 90–95 (1970)

Lehmann, J.: Para-aminosalicylic acid in treatment of tuberculosis; Preliminary communication. Lancet **250**, 15 (1946)

Löffler, W.: Geschichte der Tuberkulose. In: Handbuch der Tuberkulose. Hein, J., Kleinschmidt, H., Uehlinger, E. (Hrsg.), Bd. I, S. 106–108. Stuttgart: Thieme 1958

Lüers, H., Obe, G.: Action of isoniazid on human chromosomes in vitro. Newsletter Environm. Mutagen Soc. **4**, 36 (1971)

Maisey, D.N., Brown, R.C., Day, J.L.: Rifampicin and Cortisone replacement therapy. Lancet **2**, 896 (1974)

Matthiessen, W., Kind, A., Göbel, D.: Epidemiologie der Primärresistenz von Tuberkulosebakterien in der Bundesrepublik Deutschland einschließlich Berlin (West) im Beobachtungszeitraum 1972–1975. Prax. Pneumol. **31**, 890–899 (1977)

Matthiessen, W., Wundschock, M., Radenbach, K.L., Göbel, D., Jungbluth, H., Kropp, R.: A controlled study of the influence of ethambutol on serum urate concentration and uric acid clearance. XXIIIrd Conf. Int. Union against Tuberculosis, Mexico City, 22–26 September, 1975

McDermott, W., Rogers, D.E., Werner, C.A.: Pyracinamide-isoniazid in tuberculosis. Am. Rev. Tuberc. **69**, 319–333 (1954)

Melander, A., Danielson, K., Hanson, A., Jansson, L., Rerup, C.B., Scherstein, T., Wählin, T., Wählin, E.: Reduction of isoniazid bioavailability in normal men by concomitant intake of food. Acta Med. Scand. **200**, 93 (1976)

Miller, I.D., Popplewell, A.G., Landwehr, A., Greene, M.E.: Toxicology studies in patients on prolonged therapy with capreomycin. Ann. N.Y. Acad. Sci. **135**, 1047–1056 (1966)

Mitchell, J.R., Long, M.W., Thorgeirsson, U.P., Jollow, D.J.: Acetylation rates and monthly liver function tests during one year of isoniazid preventive therapy. Chest **68**, 181–190 (1975)

Morrissey, J.P., Rubin, R.C.: The Detection of Hepatic Toxicity Due to Pyrazinamide by Means of the Determination of Serum Enzymes. Vet. Admin. 17th. Conf. Chemother. Tuberc. 59 (1958)

Moulding, T., Fraser, R.: Hypothyroidism related to ethionamide. Am. Rev. Respir. Dis. **101**, 90–94 (1970)
Nese, G., Omland, T.: Determination of streptomycin in various parts of the tuberculous lung. Acta Pathol. Microbiol. Scand. **46**, 343–348 (1959)
Nocke-Finck, L., Breuer, H., Reimers, D.: Wirkung von Rifampicin auf den Menstruationszyklus und die Östrogenausscheidung bei Einnahme oraler Kontrazeptiva. Dtsch. Med. Wochenschr. **98**, 1521 (1973)
Otten, H., Plempel, M., Siegehthaler, W.: Antibiotika-Fibel, 4. Aufl., S. 548–665. Stuttgart: Thieme 1975
Pau, H.: Augenschädigungen durch Myambutol (Ethambutol). Klin. Monatsbl. Augenheilkd. **165**, 121–126 (1974)
Pau, H., Reimers, D.: Schwere Augenschäden durch Ethambutol. Dtsch. Ärztebl. **21**, 1545 (1974)
Pau, H., Wahl, M.: Myambutol-Schädigung des Auges. Vortrag 72. Tagung Dtsch. Ophthal. Ges. in Hamburg (Sept. 1972)
Peters, U., Hausamen, T.V., Grosse-Brockhoff, F.: Einfluß von Tuberkulostatika auf die Pharmakokinetik von Digitoxin. Dtsch. Med. Wochenschr. **99**, 2381 (1974)
Pfaffenberg, R.: Ethionamid und Kohlenhydratstoffwechsel. Prax. Pneumol. **18**, 430–435 (1964)
Poole, G., Stradling, P.: Chemotherapy pitfalls in the treatment of tuberculosis. Br. Med. J. **I**, 161–165 (1960)
Poole, G., Stradling, P.: Intermittend chemotherapy for tuberculosis in an urban community. Br. Med. J. **1**, 82 (1969)
Poole, G., Stradling, P., Worlledge, S.: Potentially serions side effects of high-dose twice-weekly Rifampicin. Br. Med. J. **3**, 343 (1971)
Postlethwaith, A.E., Bartel, A.G., Kelley, W.N.: Hyperuricemia due to Ethambutol. N. Engl. J. Med. **286**, 761–762 (1972)
Potworowska, M., Sianozecka, E., Szufladowicz, R.: Ethionamidbehandlung und Schwangerschaft. Gruzlica Choroby Pluc. **34**, 341 (1966)
Pyle, M.M.: Ethambutol and Viomycin. Med. Clin. North Am. **54**, 1317–1327 (1970)
Radenbach, K.L.: Non specific disease symptoms in the recovery phase and the convalescence of tuberculosis. Scand. J. Respir. Dis. **65**, 225 (1968a)
Radenbach, K.L.: Chemotherapy of chronic pulmonary tuberculosis with polyresistant bacteria with reference to ethambutol and capreomycin. Scand. J. Respir. Dis. [Suppl.] **65**, 195–206 (1968b)
Radenbach, K.L.: Zum gegenwärtigen Stand der antituberkulösen Chemotherapie. Internist **14**, 100–110 (1973)
Radenbach, K.L.: Präparat im Streit. Der informierte Arzt **5**, 122 (1977a)
Radenbach, K.L.: Medikamentenkombinationen und -regime für die Kurzzeit-Chemotherapie der Tuberkulose. Vortr. 93. wiss. Sitzg. des Landesverb. Berlin der Pneumologen, Berlin-Heckeshorn, 10. 12. 1977b
Radenbach, K.L.: Aktuelle Kurzzeit-Chemotherapie der Tuberkulose. Internist **19**, 672–679 (1978a)
Radenbach, K.L.: Persönl. Mitteilung 1978b
Radenbach, K.L., Heinrich, F.: Nebenwirkungen und Gefahren tuberkulostatischer Behandlung. Hippokrates **32**, 2–7 (1961)
Ramakrishnan, C.V., Janardnanam, B., Krishnamurthy, D. v., Stott, H., Subramal, S., Tripathy, S.P.: Toxicity of pyrazinamide, administered once weekly in high dosage, in tuberculous patients. Bull. WHO **39**, 775–779 (1968)
Rauch, S.: Antibiotica, Hals-Nasen-Ohrenheilkunde. In: Klinik und Therapie der Nebenwirkungen. Kümmerle, H.P., Goosens, H. (Hrsg.), S. 162–189. Stuttgart: Thieme 1973
Regli, J.: Erfahrungen mit Rimactan in der stationären Tuberkulosebehandlung. A symposium on Rimactane, organised by the Pharm. Div. CIBA. Basle, 1st Nov. 1968. Basel: CIBA 1969
Reimers, D.: Mißbildungen durch Rifampicin? Münch. Med. Wochenschr. **113**, 1690–1691 (1971)
Reimers, D.: Irreversible Augenschäden durch Ethambutol. Prax. Pneumol. **26**, 445 (1972a)
Reimers, D.: Verstärkte Augentoxizität von Ethambutol. Vortrag 25. Tag. dtsch. Ges. Tuberk. u. Lungenkrh., Hamburg, 19.–23. Sept. 1972b
Reimers, D.: Rifampicin und Ovulationshemmer. Vortrag 64. Wiss. Sitzung des Berufsverb. d. Ärzte für Lungen- und Bronchialheilkunde, Berlin-Heckeshorn, 17. 2. 1973
Reimers, D.: Nebenwirkungen und Gefahren der chemotherapeutischen Behandlung der Tuberkulose. Intern. Praxis. **15**, 179–192 (1975)

Reimers, D.: Moderne Therapie pulmonaler und extrapulmonaler Tuberkuloseformen. Rhein. Ärztebl. **2**, 47–52 (1976)

Reimers, D., Jezek, A.: Rifampicin und andere Antituberkulotika bei gleichzeitiger oraler Kontrazeption. Prax. Pneumol. **25**, 255–262 (1971)

Reimers, D., Nocke-Finck, L., Breuer, H.: Rifampicin causes a lovering in efficacy of oral contraceptives by influencing oestrogen excretion. Tokyo, September 1973. Published for Lepetit by Excerpta Medica

Riess, W., Schmid, K., Keberle, H., Dettli, L., Spring, P.: Pharmakokinetic studies in the field of rifamycins. In: Progress in Antimicrobial and anticancer Chemotherapy. Vol. II, S. 905–913. Tokyo: University of Tokyo Press 1970

Rouillon, A., Pedrizet, S., Parrot, R.: La transmission du bacille tuberculeux. L'effet des antibiotiques. Rev. Fr. Mal. Respir. **4**, 241 (1976)

Schaich, W.: Nebenwirkungen der Tuberkulostatika. Ergeb. Gesamten Tuberk. Forsch. **13**, 109–140 (1956)

Scharer, L., Smith, J.P.: Serumtransaminase elevations and other hepatic abnormalities in patients receiving isoniazid. Ann. Intern. Med. **71**, 1113–1120 (1969)

Schmid, P.Ch.: Discussion on Capreomycin. Antibiot. Chemother. **16**, 73 (1970)

Schönholzer, G., Lauener, H., Hurni, H.: Zur Wirkung der N-Benzoyl-p-amino-salicylsäure. Beitr. Klin. Tuberk. **117**, 456–463 (1957)

Schütz, I.: Problematik der Ethambutoldosierung. Vortrag Dtsch. Tagung Tbk. u. Lungenkrankh. Berlin. Pneumologie (Berl.) **145**, 389 (1971a)

Schütz, I.: Gegenwärtiger Stand der Tuberkulosetherapie. Ärztl. Prax. **23**, 2179–2186 (1971b)

Schütz, I.: Die Bedeutung kontrollierter klinischer Prüfungen für die Praxis der Chemotherapie der Lungentuberkulose. Dtsch. Med. J. **22**, 6–16 (1971c)

Schütz, I.: Kontrollierte multizentrische klinische Therapieprüfung bei unvorbehandelter Lungentuberkulose; INH+SM+PAS bzw. +EMB in der Vergleichsgruppe, INH+RMP+EMB in der Prüfgruppe. Studie VI der wissenschaftl. Arbeitsgem. für die Therapie von Lungenkrankheiten. Referat auf dem 28. Kongreß der Deutschen Gesellschaft für Lungenkrankheiten und Tuberkulose, Düsseldorf 30. 8.–2. 9. 1978

Schütz, I., Bartmann, K., Radenbach, K.L., Siegler, W.: Vergleich der Verträglichkeit von Prothionamid und Ethionamid im Doppelblindversuch. Beitr. Klin. Tuberk. Lungenkrkh. **140**, 297–303 (1969)

Schulz, V., Theisen, H.: Allergische Reaktion nach Therapie mit dem Tuberkulostatikum Myambutol. Med. Welt **22**, 114 (1971)

Sokmensuer, A.: Ethambutol in initial treatment. US Publ. Health Serv. Cooperative trial, Trans. 27th Pulm. Dis. Res. Conf., p. 3. Cincinnati, Ohio, 1968

Somner, A.R., Brace, A.A.: Ethionamide, pyraxinamide and cycloserine used successfully in the treatment of chronic pulmonary tuberculosis. Tubercle **43**, 345–360 (1962)

Spring, F., Dettli, L.: Über die Pharmakokinetik des RMP bei normaler und bei pathologisch veränderter Elimination. Verh. V. Int. Kongr. Chemother., Wien 1967, Bd. V, S. 95–97. Wien: Wiener Medizinische Akademie 1967

Stadler, L., Weissbecker, R.: Hormonale Störungen unter Behandlung mit Thiosemicarbazon (TBI). Aerztl. Wochenschr. **6**, 222 (1951)

Steen, J.S.M., Stainton-Ellis, D.M.: Rifampycin in pregnancy. Lancet **2**, 604 (1977)

Strauss, J., Erhardt, F.: Ethambutol absorption, excretion and dosage in patients with renal tuberculosis. Chemotherapy **15**, 148–157 (1970)

Stupp, H.: Untersuchung der Antibioticaspiegel in den Innenohrflüssigkeiten und ihre Bedeutung für die spez. Ototoxizität der Aminoglycosidantibiotica. Habilitationsschrift Düsseldorf (1967)

Stupp, H.: Die Streptomycinototoxikose beim Menschen. Arch. Klin. Exp. Ohr.-Nas.- u. Kehlk.-Heilkd. **194**, 562 (1969)

Tala, E., Tevola, K.: Side effects and toxicity of ethionamide and prothionamide. Ann. Clin. Res. **1**, 32–35 (1969)

Thomas, E.B.: Scotomas in conjunction with streptomycin therapy, report of 11 cases. Arch. Ophthalmol. **43**, 729–741 (1950)

Tiburtius, H.: Ophthalmologische Empfehlung bei der Behandlung mit Myambutol. München: Cyanamid GmbH

Titscher, R.: Monotherapie mit Isoxyl/DAT bei Tuberkulose-Asylierungsfällen. Prax. Pneumol. **20**, 202–206 (1966)

Toth, B., Shubik, P.: Carcinogenesis in Swiss mice by Isonicotinic Acid Hydrazide. Cancer Res. **26**, 1473 (1966)

Trendelenburg, F.: Diskussionsbeitrag. Österr. Tbc. Kongreß Bregenz 1961

Tuchmann-Duplessis, H., Mercier-Parot, L.: Influence d'un antibiotique la Rifampicine, sur le développement prénatal des Rougeur. C.R. Acad. Sci. (Paris) **269**, 2147 (1969)

Tucker, W.B.: Re-treatment of advanced pulmonary tuberculosis with viomycin. Am. Rev. Tuberc. **70**, 812–840 (1954)

Vital Brazil, O., Pinto Corrado, A.: The curariform action of streptomycin. J. Pharmacol. Exp. Ther. **120**, 452 (1957)

Vivien, J.N., Thibier, R., Lepeuple, A.: Recent studies on isoniazid. Adv. Tuberc. Res. **18**, 148 (1972)

Waksman, S.A., Bugie, E., Schatz, A.: Isolation of antibiotic substances from soil microorganisms with special reference to streptothricin and streptomycin. Proc. Staff Meet. Mayo Clin. **19**, 537 (1944)

Wayne, L.G., Salkin, D.: The bacteriology of resected tuberculous pulmonary lesions. Am. Rev. Tuberc. **74**, 376–387 (1956)

Weder, W.: Myambutolschäden des Sehnerven. Vortrag 72. Tagung Dtsch. Ophthal. Ges. 1972, S. 189

Zankl, I., Wiechert, E.: Leberverträglichkeit von Prothionamid. Prax. Pneumol. **26**, 8, 450–454 (1972)

Zierski, M.: O wphywie etionamidu na rozwoj plodu ulodzi. Gruzlica Chrooby Pluc. **34**, 349–352 (1966)

Zierski, M.: Ursachen der Mißerfolge der Chemotherapie. Beitr. Klin. Tuberk. **138**, 41–42 (1968)

Zilly, W., Bopp, E., Burkl, B., Richter, E.: Der Einfluß von Rifampicin auf die Pharmakokinetik von Tolbutamid bei Gesunden. 80. Kongreß in Wiesbaden vom 21.–25. April 1974. In: Verh. dtsch. Ges. inn. Med. Schlegl, B. (Hrsg.), S. 1538–1540. München: Bergmann 1974

Die chirurgische Behandlung der thorakalen Tuberkulose

W. MAASSEN

Mit 29 Abbildungen und 14 Tabellen

A. Historische Entwicklung

(Übersicht bei BEUERS 1975)

I. Anfänge der chirurgischen Therapie

Die intrathorakale Chirurgie der Tuberkulose beschränkte sich bis zu Beginn des 20. Jahrhunderts auf vereinzelte Versuche (Lungenspitzenresektion; DOYEN 1886; TUFFIER 1891, zit. nach BEUERS 1975). Ein Ausbau dieser Methoden scheiterte an der Unbeherrschbarkeit der tuberkulösen Infektion, der ungenügenden Technik der Hilusversorgung und den fehlenden anästhesiologischen Voraussetzungen, an denen auch das *Sauerbruchsche Druckdifferenzverfahren (1904)* nichts auf breiter Basis Praktikables änderte.

II. Kollapstherapie

Erst die Kollapstherapie, entweder mit reversiblen oder irreversiblen Verfahren, schuf hier eine Änderung.

1. Reversible Methoden

a) Intrapleuraler Pneumothorax

Forlanini entwickelte 1888/94 den *intrapleuralen Pneumothorax* (Übersicht und Literatur bei NAGEL 1975) durch Lufteinblasung zwischen beide Pleurablätter, wobei er durch Überdruckwerte die Kavernenvernichtung anstrebte. Seit ASCOLI (1912) mit Füllungen bei negativ bleibenden Druckwerten den *Entspannungskollaps* einführte, waren *doppelseitige* Pneumothoraxbehandlungen möglich. Die Pneumothoraces wurden mindestens 2 Jahre, auch länger, aufrecht erhalten, wobei mit der Behandlungsdauer auch die Zahl der Komplikationen zunahm (chronische Exsudate, Empyeme, Einschwartungen der Kollapslunge mit restriktiven Ventilationsstörungen, Atelektasen). Strangförmige Pleuraverwachsungen, die den Kavernenkollaps verhinderten, wurden zuerst offen durchtrennt, später nach der von JACOBAEUS (1910) mit einem Zystoskop entwickelten *Thorakokaustik* als sogenannte geschlossene Methode.

Nach der letzten Sammelstatistik von NAGEL (1975) lagen zwischen 1921 und 1947 die „Heilungsergebnisse" zwischen 25 und 37%, „günstige Ergebnisse" zwischen 47 und 75%. Die Sterblichkeitsziffer so behandelter Patienten schwankte zwischen 10 und 34%. Die Resultate waren sicher abhängig von der Indikationsstellung, es darf aber nicht übersehen werden, daß eine medikamentöse Therapiemöglichkeit damals vollkommen fehlte.

Als *Dauerheilungen* ohne Chemotherapie (NAGEL 1975) wurden Hundertsätze zwischen 12 und 65 angegeben, vergleichbare Kollektive lagen dabei sicher nicht vor. Die damalige schlechte Prognose der Lungentuberkulose kam in Sterbeziffern von 40 und 52% zum Ausdruck (meistens zwischen 20 und 35%).

Komplette Pneumothoraces wiesen bessere Ergebnisse als inkomplett bleibende auf. Ebenso bestand eine Abhängigkeit der Ergebnisse und Komplikationen von der Kavernengröße. Nach Einführung der Chemotherapie besserten sich diese Verhältnisse drastisch, wobei der medikamentösen Therapie wohl die größere Bedeutung zufällt (Dauerheilungen zwischen 50 und 95%).

b) Pneumolyse und extrapleuraler Pneumothorax

(Übersicht und Literatur bei HEIN u. SCHMIDT 1975a)

Da bei Synechie der Pleurablätter die Anlage eines intrapleuralen Pneumothorax nicht möglich war, entwickelten GRAF (1936) und später W. SCHMIDT und ADELBERGER (1939) den *extrapleuralen Pneumothorax*. Operativ wurde die Pleura parietalis von der Fascia endothoracica abgelöst (Pneumolyse). Der künstlich geschaffene Hohlraum wies gegenüber dem intrapleuralen Pneumothorax den Vorteil des sogenannten *Selektivkollapses* im Kavernenbereich auf, die basalen Lungenanteile blieben in ihrer Funktion ungestört. Das Regime entsprach sonst dem des intrapleuralen Pneumothorax. Der Einfluß des extrapleuralen Pneumothorax beschränkte sich wie praktisch auch der des intrapleuralen Pneumothorax vorwiegend auf Kavernen im 1. und 2. Lungensegment. Da der Kollaps nur die am geringsten belüfteten Lungenabschnitte erfaßte, war er ungleich funktionsschonender als die intrapleurale Form und deshalb auch eher doppelseitig möglich. Auch war seine Auflassung weniger komplikationsreich. Allerdings sind *Spätempyeme* in den fast immer verbleibenden Resthöhlen nicht selten. Postoperativ kam es häufig zu *Nachblutungen* (zwischen 15–20%, manche tödlich), seltener zu unspezifischen Infekten, tuberkulösen Empyemen und broncho-pleuralen Fisteln und Streuungen. Die Ziffern für die Früh- und Spätmortalität waren gering. Die Entseuchungsquote lag sehr hoch, ebenso waren die Auswirkungen auf die berufliche Rehabilitation günstig. Daraus erklärt sich die relativ lang dauernde Konkurrenzsituation zur Resektionschirurgie.

Komplettierungen des intrapleuralen unvollständigen Pneumothorax mit extrapleuraler Pneumolyse und Durchtrennung der trennenden parietalen Pleura (Pneumothorax mixte, Zusatzpneumolyse) wurden wegen der schwerwiegenden funktionellen Dauerschäden bald wieder verlassen (HOPPE 1951).

c) Pneumoperitoneum

(Übersicht und Literatur bei SCHMIDT 1975c)

Da Unterlappenkavernen bei der Pneumothoraxtherapie meist unbeeinflußt blieben, insbesondere solche im 6. Segment (damals als sogenannte „parahiläre" oder sogar „Hilus"-Kaverne bezeichnet), wurde in den 30er Jahren (VAJDA

1938; ZWIRNER 1949; WERWATH 1936; TRIMBLE u. LEEFTWICH zit. nach SCHMIDT, 1975c; WARDRIP, zit. nach SCHMIDT 1975c) das *Pneumoperitoneum* in die Kollapstherapie eingeführt, entweder mit oder ohne Phrenikuslähmung (s.A. II. 2.a). Die Methode wurde vor allem bei Lungenblutungen gern angewandt.

2. Irreversible Methoden

a) Ausschaltung des N. phrenicus

(Übersicht und Literatur bei SCHMIDT 1975b)

STUERTZ zit. nach SCHMIDT 1975b (1911) empfahl die Phrenicotomie als Therapie der tuberkulösen Unterlappenkaverne, aber auch von Bronchiektasen, wie dies auch SAUERBRUCH zit. nach SCHMIDT 1975b (1912) tat. Nach Aufsuchen des N. phrenicus im gleichseitigen Halsbereich vor dem M. scalenus anterior wurde er entweder extrahiert (Exairese), wodurch in der Regel eine irreversible Zwerchfellähmung eintrat, oder er wurde nur gequetscht oder vereist. Meist kam es dadurch zu einer temporären, also reversiblen Zwerchfellähmung. Leider blieb aber die Zwerchfelltätigkeit nicht selten irreversibel geschädigt.

b) Oleothorax

Die reversiblen Pneumothoraxverfahren konnten am Ende der Behandlung durch Auffüllung mit Jodipin- oder Paraffinöl in einen Dauerkollaps (*Oleothorax*) umgewandelt werden, bei drohender Aufschwartung sogar als sogenannter *antisymphysärer Oleothorax* zu einem früheren Zeitpunkt. *Komplikationen* bestanden in *Empyembildungen* (röntgenologisch erkennbar an auftretender horizontal verlaufender Grenzschichtbildung zwischen Empyemflüssigkeit unten und darüber schwimmendem Öl), eventuell mit Ausbildung einer *bronchopleuralen Fistel* und Expektoration des Höhleninhaltes. Manchmal verseifte das eingefüllte Öl nur; der Vorgang war erkenntlich an der Vergrößerung der Höhle *ohne* eine Spiegelbildung zwischen Flüssigkeit und Öl. Primäre Ölfüllungen im Zusammenhang mit der Pneumolyse (KLEESATTEL 1941) wurden bald verlassen, insbesondere wegen kontralateraler Ölpleuritis und mediastinaler Fibrose mit schwartiger Oesophagusstenosierung (NAGEL 1950).

c) Thorakoplastik

(Übersicht und Literatur bei HEIN u. SCHMIDT 1975b)

Klassische Methoden

Historisch entwickelte sich die Thorakoplastik nach dem intrapleuralen Pneumothorax. Extreme Einziehungen des knöchernen Brustkorbes bei zirrhotisch stabilisierten, aber noch kavernösen Phthisen ließen erkennen, daß bei pleuraler Synechie das starre Rippengerüst der Kavernenheilung entgegenstand. Nach etlichen Vorversuchen resezierte FRIEDRICH (1907) auf Vorschlag des Internisten BRAUER größere Teile der 2.–9. Rippe. Das belassene Periost führte zur Bildung knöcherner Regenerate am neuen Ort. In der Zwischenzeit konnte die mobile Brustwand zu gefürchteten Komplikationen wie paradoxer Brustwandbeweglichkeit mit Pendelatmung und Mediastinalflattern sowie bronchogenen Streuungen führen. Erst nach Resektion auch der 1. Rippe (SAUERBRUCH 1938) wurden die Ergebnisse in bezug auf die Kavernenvernichtung besser. Da weiterhin ein vollständiger Lungenkollaps wie beim intrapleuralen Pneumothorax mit Resektionen bis zur 11. Rippe angestrebt wurde, wurde weit mehr funktionstüchtiges Lungengewebe betroffen, als zur Ausheilung der Spitzenkavernen nötig war. Die Behandlung tuberkulöser Pleuraempyeme ist dabei natürlich ausgenommen.

Nach zahlreichen Modifikationen in den 20er Jahren entwickelten GRAF und W. SCHMIDT die *obere Teilthorakoplastik* mit Resektion der Rippen 1–3 von vorn, kombiniert mit Einlage einer Paraffinstützplombe in den Weichteilen. Die Resektion der Rippenreste 1–3 folgte 2–3 Wochen später von einer paravertebralen Schnittführung aus, erweitert um verschieden lange Anteile von C4 bis C7 in abnehmender Länge. Die in den Thorax dann einfallende Skapula (Pelotteneffekt) wirkte dem Ausweichen der Kaverne in den paravertebralen toten Winkel entgegen und trug so zur Kavernenheilung bei.

Modifikationen

MAURER (1952) verzichtete auf die Resektion von C6 und C7, versenkte die Skapulaspitze vielmehr in eine untere Pneumolysentasche.

SEMB (1937) kombinierte die obere Teilthorakoplastik mit einer Apikolyse, BJÖRK fixierte die Stümpfe der resezierten Rippe an der obersten verbliebenen Rippe und verstärkte so nicht nur den Lungenkollaps, sondern vermied auch die postoperative Brustwandbeweglichkeit.

Nach allen thorakoplastischen Eingriffen, die mit der Entfernung der 1. Rippe verbunden waren, sank nicht nur die betroffene Schulter tiefer, in der Regel kam es auch zur Skoliose der Brustwirbelsäule. Bei der Therapie der kavernösen Lungentuberkulose in der vorchemotherapeutischen Ära erbrachte die Thorakoplastik relativ gute Ergebnisse, natürlich in Abhängigkeit von der Kavernengröße. In der Regel wurden Kavernenvernichtungen in etwa 70–80% erreicht. Die Operationsmortalität lag zwischen 5 und 10%.

d) Thorakoplastik bei Pleuraempyem

Auch hier konnte die extrapleurale Thorakoplastik gute Erfolge verzeichnen (VOSSSCHULTE 1959, 1960), wobei sich Zahl und Ausmaß der Rippenresektionen nach der Ausdehnung der Empyemhöhle richtete, die 10. und manchmal auch 11. Rippe nicht selten mit einbezogen werden mußten. Der Eingriff wurde im Zeitalter der Lokalanästhesie meist in drei Sitzungen unterteilt, wobei die obersten 4 Rippen ganz entfernt wurden.

Da bei chronischen Pleuraempyemen die oft mehrere Zentimeter dicken und derben parietalen Schwarten nicht kollapsfähig sind und selbst bei ausgedehnten extrapleuralen Rippenresektionen mehr oder minder schmale Empyemresthöhlen zurückblieben, entwickelte HELLER (1934) die sogenannte *Jalousieplastik*. Durch Eröffnung der Empyemhöhle durch das Periostbett der entfernten Rippen bildeten sich Muskelperiostbänder, die nach Abtragung der inneren Schwartenanteile nicht nur die Höhle ausfüllten, sondern auch granulationsfähiges Gewebe einbrachten. Gleichzeitig konnten die viszerale Schwarte gereinigt, bronchiale Fisteln umschnitten und umstochen werden (BERNHARD 1948).

Bei der *Schedeplastik* werden die gesamte äußere Wand einschließlich der darin enthaltenen Muskeln und der Rippen mit ihrem Periost abgetragen und große Muskeln in die Höhle eingelegt (Pectoralis, Latissimus, Serratus). Guten Heilungsergebnissen stehen dabei die postoperative paradoxe Atembeweglichkeit der betroffenen Thoraxwandpartien entgegen. Die Indikation beschränkte sich deshalb in der Regel auf umschriebene, meist basal gelegene Eiterhöhlen.

Bei Empyemhöhlen im oberen Thoraxbereich kann zusätzlich zur Thorakoplastik nach Eröffnung der Höhle, ihrer Reinigung und Versorgung der Bronchusfisteln eine *Muskelplombierung* mit Aufsteppen des Muskels auf die Bronchialfistel gute Ergebnisse bringen (Subscapularis, Erector trunci, Rhomboideus, Trapezius, vorn der Pectoralis, seltener Serratus und Latissimus dorsi), worüber LEBSCHE 1925, LEZIUS 1938 und HANKINS u. Mitarb. 1978 u.a. berichteten.

e) Korrekturthorakoplastik

Sowohl bei Restkavernen wie bei Restempyemen wurden früher sogenannte *Korrekturplastiken* vorgenommen, bei denen einmal die knöchernen Regenerate, zum anderen weitere Anteile der bereits teilresezierten Rippen entfernt wurden.

f) Plombierungen

(Übersicht und Literatur bei SCHULZE-BRÜGGEMANN 1975)

BAER empfahl bereits 1913 einen umschriebenen und gezielten Lungenkollaps unmittelbar über dem kavernentragenden Lungenabschnitt, indem man nach Ablösung der Lunge eine *Paraffinplombe* in diesen Hohlraum einbrachte. Bedeutung gewannen diese Methoden noch einmal im Rahmen der *Kunststoffentwicklung* (Polyäthylen = Polystanplombe, Polymethakrylsäureester = Lucitebällchen, Plexiglasplombe, Polyamid = Silikonekautschukplomben). Diese dienten teilweise als Füllmaterial nach Pneumonektomie, um der Mediastinalverziehung vorzubeugen, teilweise auch in Kombination mit Rippenresektion und Pneumolyse als sogenannte *Pneumolysenprothesenplastik* (ADELBERGER u. SERDARUSITZ 1953).

III. Lokale Kavernenbehandlung

(Übersicht und Literatur bei EFFENBERGER u. SCHMIDT 1975)

1. Kavernendrainage nach Monaldi

MONALDI gab 1938 das Verfahren der sogenannten *Kavernensaugdrainage* an, wobei nach Punktion der Kaverne mit einem Troicart durch diesen ein Katheter eingelegt und belassen wurde. Durch kontinuierlichen Sog kam es zur direkten Ableitung des Kavernensekretes nach außen, Verringerung der Expektoration, Entgiftung des Organismus, manchmal zu Kavernenschwund und Heilung. Später ermöglichte die Methode die direkte Einbringung von Medikamenten in die Kaverne, wodurch sich die Erfolge verbesserten. Nicht selten schaltete man die Drainage zwischen der vorderen und hinteren Sitzung der Thorakoplastik in die Behandlung ein (HAUSSER 1957).

2. Kavernentamponade nach Maurer

MAURER empfahl 1950 nach der Entwicklung der ersten Tuberkulostatika die Speleostomie und chemotherapeutische *Kavernentamponade*. Mittels Laminariastiften wurde durch Weitung des Monaldi-Kanals ein 1–2 cm im Durchmesser betragender Zugang zur Kaverne geschaffen und durch entsprechende Katheter offengehalten. Mit Medikamenten beschickte Gazestreifen wurden in die Kaverne eingelegt und Tuberkulostatika regelmäßig nachgeträufelt. In der Regel blieben gereinigte, meist bakteriennegative Resthöhlen zurück, die durch Thorakoplastik oder andere Eingriffe (s. A.III. 3.) angegangen werden konnten, wenn die kardio-respiratorische Funktion zusätzliche Eingriffe noch zuließ.

3. Operative Behandlungsverfahren

Auch hier sind in der vorchemotherapeutischen Ära bzw. in der Anfangszeit mit wenig wirksamen Medikamenten zahlreiche Versuche unternommen worden, den Patienten mit chronischer Kaverne zu sanieren und Infektionsquellen zu beseitigen. Zu nennen sind

1) *direkte Kaverneneröffnungen,* langwierige Lokalbehandlungen, Kavernenverschluß mit Muskelimplantationen in Verbindung mit Kollapstherapie (KLEESATTEL 1960; BOGUSH 1963; NAGAISHI 1955, 1961; SCHNITZLER u. KUTSCHERA 1966). Auch der letzte Bericht über ein extrem großes in dieser Weise behandeltes Krankengut (YAMAMOTO u. Mitarb. 1976) entspricht sicher nicht den optimalen heutigen Behandlungsverfahren in der europäischen Tuberkulosesituation.

2) Nach Reinigung des Kavernengrundes *extrapleurale Durchtrennung des zugehörigen Segment- oder Lappenbronchus und Muskeldeckung* des Kavernenbodens (KLEIN u. RINK 1953; HABICHT 1961, 1963; RINK 1962, 1964).

3) *Unterbindung des zugehörigen Lappenbronchus* mit oder ohne Durchtrennung nach LEZIUS 1952. Die Methode hat keine große Bedeutung erlangt, da sie zur Atelektase des gesamten zugehörigen Lungenabschnittes führte, die Sekretstagnation bei weiter erhaltener Sekretion zur Entleerung meist über das nächst gelegene Segment, das apikale Unterlappensegment, führte, wodurch die Anfangserfolge nicht erhalten werden konnten.

Im Gegensatz zu manchen früheren (RINK 1965) und noch 1975 im Handbuch der Tuberkulose geäußerten Auffassungen (HEIN, NAGEL, P.G. SCHMIDT, SCHULZE-BRÜGGEMANN) besteht in der Literatur der 70er Jahre Übereinstimmung darüber, daß die *Lungenresektion bei der Tuberkulose, so weit diese einer operativen Behandlung bedarf, alle Methoden der Kollapstherapie abgelöst hat* (s. A.IV. u. C.). Die Grundentwicklung sollte aber jedem mit der Tuberkulose beschäftigten Arzt bekannt sein, da sowohl in gutachterlicher Hinsicht wie auch zur Behandlung von Spätkomplikationen diese Befunde und Veränderungen auch heute noch zur Beobachtung kommen.

Eine Ausnahme bildet die *Thorakoplastik*, auf die bei manchen pleuralen Erkrankungsformen nicht verzichtet werden kann, insbesondere spielt sie aber noch eine Rolle zur Behandlung von Komplikationen nach resezierenden Eingriffen an der Lunge.

IV. Lungenresektion

(Übersicht und Literatur bei MAJOR u. SCHMIDT 1975)

1. Klassische Verfahren

Nach zahlreichen Vorversuchen und Teilerfolgen mit mehrzeitigen, oft von langdauernden Eiterungen begleiteten Verfahren (SAUERBRUCH berichtete 1934 über 38 Lobektomien bei Bronchiektasen mit einer Mortalität von 10,3%) konnten sich die Lungenresektionen nur unter folgenden Bedingungen zu Standardmethoden entwickeln:

1) einzeitige Operationsverfahren (BRUNN 1929; HAIGHT 1934; GRAHAM u. SINGER 1933; KIRSCHNER 1936).

2) Einführung der postoperativen Saugdrainage durch BRUNN (1929) zur Blut- und Sekretableitung und Entfaltung der Restlunge.

3) Einzelversorgung der Lungengefäße und des Bronchus durch RIENHOFF (1933) statt der bis dahin meist üblichen Massenligaturen des Hilus bzw. Tourniquetmethode (SAUERBRUCH 1928; NISSEN 1931).

4) Einführung der Endotrachealnarkose mit Verbesserung der Bronchialtoilette und Vermeidung von Aspirationen.

5) Entwicklung der Antibiotika (und Antituberkulotika).

Dabei wurden bei fehlender Chemotherapie bereits in den 30er Jahren (FREELANDER, ELOESSER, O'BRIEN, BEYE, GRAHAM u. SINGER, LINDSKOG, JONES u. DOLLEY, CORYLLOS) tuberkulöse Lungen reseziert, meist unter Fehldiagnosen.

Mit Beginn der tuberkulostatischen Therapie standen die Lungenresektionen zunächst in *Konkurrenz zur Kollapstherapie* vor allem bei Oberlappentuberkulosen, wogegen Restkavernen nach Kollapsverfahren, Tuberkulome und Unterlappenkavernen sowie Folgezustände der Bronchialtuberkulose und ähnliches sich schon sehr früh als absolute Indikationen für die Resektionschirurgie herausschälten. Wie bereits gesagt, besteht heute *keine Indikation mehr zur primären Kollapstherapie*.

a) Pneumonektomie

Bei der *Pneumonektomie*, etwa zur Exstirpation einer zerstörten Lunge auf tuberkulöser Grundlage, werden die Pulmonalarterie sowie die beiden Venen meist aus schwartigen Verwachsungen und nach meist ausgedehnter, oft extrapleuraler Lungenauslösung (in der Pneumolysenschicht) einzeln doppelt ligiert und peripher davon durchtrennt. Zur *Bronchusversorgung* sind zahlreiche Methoden beschrieben, ohne daß bei optimaler Technik wesentlich andere Ergebnisse in bezug auf postoperative bronchopleurale Fisteln, Empyeme usw. zu verzeichnen sind. Bronchopleurale Fisteln sind heute extrem selten. Die Gegenlunge muß weitgehend gesund und tragfähig sein, insbesondere dürfen keine größeren Narbenfelder oder Atelektasen bestehen. In der Resthöhle entwickelt sich zunächst ein Hämatosero-, später ein Fibrothorax mit unterschiedlicher Mediastinalverziehung (auch -hernie), Einziehung des knöchernen Thorax und auch oft extremer Verlagerung der Abdominalorgane intrathorakal bei linksseitiger Pneumonektomie.

b) Lobektomie

Bei den Lobektomien werden die Lappen- oder Segmentarterien in Abhängigkeit von der Anatomie zunächst versorgt, nach der entsprechenden Lappenvene der Lappenbronchus. Bei fehlendem Interlobärspalt oder entzündlich verschwielten Interlobien löst man den Lappen scharf (durch Extraktion oder Unterbindungen) aus dem Lungenverband. Die aufgerissenen Lungenflächen müssen durch Naht wieder „pleuralisiert" werden, da der auf diese Weise postoperativ besser gewährleistete Unterdruck in der Drainage sowohl für die bessere Ableitung des Exsudates wie auch die sofortige Lungenentfaltung als der besten Prophylaxe gegen eine postoperative bronchopleurale Fistel sorgt.

Kombinierte Lungenresektionen sind gerade bei der Tuberkulose möglich und nötig, wobei Oberlappen und Mittellappen (obere Bilobektomie) sowie Mittellappen und Unterlappen (untere Bilobektomie) rechtsseitig Standardeingriffe darstellen. Die alleinige Belassung der Segmente 1–3 linksseitig (=untere Bilobektomie rechts) ist ungewöhnlich, die alleinige Belassung des Mittellappens wird ebenso vermieden wie die der Segmente 8–10 auf beiden Seiten.

c) Segmentresektion, Kombinationen

Bei der Segmentresektion (CHURCHILL u. BELSEY 1939; OVERHOLT et al. 1952) lassen sich einzelne Segmente, aber auch Segmentgruppen resezieren. Nach Versorgung der Segmentarterie wird der Segmentbronchus isoliert, zentral versorgt und das Segment durch Zug an der peripheren Bronchusklemme, unterstützt durch Finger- oder Tupferpräparation, aus dem Lappen extrahiert. Die intersegmental verlaufenden Äste der Vene werden unterbunden oder verschorft. Grundsätzlich adaptiert man heute die verbleibenden Segmentebenen und pleuralisiert den Lappenrest aus den bei der Lobektomie angegebenen Gründen. Wenn auch grundsätzlich jedes Lungensegment isoliert exstirpiert werden kann (und wird), ergibt die Herd- und Kavernenverteilung bei der Lungentuberkulose doch typische Segmentresektionen:

1) apiko-posteriore Oberlappensegmente (rechts und links),
2) anteriores Oberlappensegment (rechts und links),
3) Segmente 1–3 des linken Oberlappens,
4) Segmente 4 und 5 des linken Oberlappens,
5) apikales Unterlappensegment rechts und links und
6) basale Segmentgruppe 8–10 rechts und links. Da bei ausgedehnten Oberlappentuberkulosen das 6. Segment oft mitbefallen ist („apiko-kaudal fortschreitende Tuberkulose"), muß dieses nicht selten zusätzlich zum Oberlappen gleichzeitig entfernt werden, was in der Regel nur rechtsseitig von Sinn ist. Linksseitig muß als Voraussetzung die Lingula des Oberlappens zu belassen sein.
7) Nicht selten ist bei Mitbefall des 6. Segmentes das anteriore Oberlappensegment nicht resektionsbedürftig, die kombinierte Resektion der Segmente 1,2 und 6 erbringt besondere funktionelle Vorteile.

d) Eingriffe am Bronchialsystem

Kombinationen von Lungenresektionen mit Eingriffen am Bronchialsystem selbst, Querresektion etwa stenosierter Bronchusabschnitte mit End-zu-End-Anastomose sind auch bei Tuberkulose möglich, aber wesentlich seltener als etwa bei Bronchialkarzinom (MAASSEN 1974).

2. Atypische Verfahren

a) Keilexzision

Der Keilexzision bediente man sich zur Exstirpation isolierter Rundherde, seltener isolierter Kavernen, mit Unterbindungen zum verbleibenden Lungenparenchym im Gesunden. Nicht selten dient die Methode auch zur Dignitätsabklärung ungeklärter Lungenprozesse, insbesondere bei Rundherden.

b) Ökonomische Teilresektion

Bei der ökonomischen Teilresektion ersetzte NAGEL u. Mitarb. (1962) die Durchstichmethode zur Versorgung des Parenchyms bei der Keilexzision durch großfassende runde oder gewinkelte Parenchymklemmen, über denen der zu resezierende Lungenabschnitt mit dem elektrischen Messer abgetragen wurde. Rücksicht auf anatomisch vorgegebene Grenzen oder Restherde brauchte nicht mehr genommen zu werden. Die verbleibenden Lungenabschnitte wurden durch meist fortlaufende Nähte verschlossen, der Restlappen pleuralisiert. Die funktionellen Ergebnisse sind gut (COUTO u. ARZT 1969).

c) Extrapleurale Teilresektion

Isolierte oder therapieresistente Kavernen können auch bei respiratorisch stark geschädigten, der normalen Thorakotomie etwa wegen des Zustandes bei beiderseitiger Pleuraschwarte aus funktionellen Gründen nicht mehr zugänglichen Patienten noch entfernt werden, wenn man sich des *extrapleuralen Zuganges* erinnert. Nach kleiner axillarer Thorakotomie wird die Lunge im Kavernenbereich extrapleural mobilisiert und die Kaverne exzidiert. Da die Motilität der Lunge praktisch kaum, die der Zwerchfelle überhaupt nicht tangiert wird, ist bei sonst nicht sanierbaren Patienten noch eine therapeutische Möglichkeit gegeben (MAASSEN, unveröffentlicht).

3. Kombinationen von Lungenresektion und Kollapstherapie

a) Nachfolgender Eingriff

In der Anfangszeit der Resektionschirurgie der Lungentuberkulose wurden nicht selten kurze Zeit später sogenannte *Adaptionsthorakoplastiken* als Reaktivierungsschutz für nötig gehalten, insbesondere nach Oberlappenresektionen. Dabei beließ man aus kosmetischen Gründen die 1. Rippe und teilresezierte die 2.–4. (oder 5.) Rippe, um der Überdehnung der Lunge mit der Reaktivierung von Restherden, insbesondere wenn solche palpiert worden waren, vorzubeugen. Diese Eingriffe sind heute verlassen, da der Raumausgleich der Restlunge auch auf andere Weise zustande kommt und bei optimaler Chemotherapie praktisch keine Reaktivierungsgefahr mehr besteht, diese dadurch auch nicht verringert wird.

b) Simultane Eingriffe

Zeitweilig wurden auch *simultan* Lungenresektionen mit einer Thorakoplastik kombiniert, etwa bei Oberlappenresektionen zur Fistelprophylaxe die klassische obere Teilthorakoplastik oder sogar ausgedehntere Rippenresektionen nach Pneumonektomie. Die damit verbundene Instabilität der Thoraxwand vermehrte die postoperativen Schwierigkeiten (negative Beeinflussung der respiratorischen Verhältnisse oder der Bronchialreinigung), so daß solche kombinierten Eingriffe praktisch nicht mehr vorgenommen werden, unseres Erachtens auch absolut unnötig sind. Gleiches gilt für das Pneumoperitoneum nach Unterlappenresektion wie auch für die temporäre oder dauernde Phrenikusausschaltung.

Über die selbständige Bedeutung der Thorakoplastik wegen Komplikationen nach Eingriffen an Lunge und Pleura siehe D. IV. und E.

c) Präliminare Thorakoplastik

Die präliminare Thorakoplastik (VOSSSCHULTE u. Mitarb. 1965; TAMINI u. Mitarb. 1976; FOMICHE u. KROPP 1972) oder andere Kollapsmethoden vor

Lungenresektionen dienten der Kavernenverkleinerung und Verminderung der Streuungsgefahr unter der Resektion. Diese Methoden sind heute verlassen.

V. Bilaterale Lungenresektionen

Solche sind möglich, bei Bronchiektasen oder großbullösen Emphysemen aber eher angezeigt als bei der Tuberkulose. Grundsätzlich dürfen dabei nicht mehr als 10 Lungensegmente entfernt werden, da damit der funktionelle Zustand der Pneumonektomie erreicht wird. Gerade hier wird man möglichst gewebsschonend bzw. -sparend operieren (Segmentresektionen, Klemmenresektionen). RIVAROLA u. Mitarb. (1965) operierten so 100 Patienten von 1950–1963 mit einer unmittelbaren Operationsletalität von 7 Patienten. In den nächsten 32 Monaten starben noch 8 Patienten. Die respiratorische Insuffizienz war die spätere Haupttodesursache. Ein guter Erfolg stellt sich bei insgesamt 74 Patienten ein, wobei 63 Patienten arbeitsfähig wurden. Nur einmal war ein Rezidiv zu verzeichnen.

VI. Nachresektionen

Reaktivierungen (WOLFART u. Mitarb. 1968; KATUSHENOK u. MIROSHNIKOV 1977; PAVLOV 1979), häufiger noch Bronchusfisteln oder andere Komplikationen können *Nachresektionen* nötig machen. Sie sind technisch etwas schwieriger wegen der postoperativen Hilusveränderungen und erfolgen nach Möglichkeit nach Segmentresektion im Lappenbereich, nach lobären Resektionen rechts unten im Zwischenbronchusniveau. Meist wird eine Pneumonektomie erforderlich. Die von WOLFART u. ECKELMANN (1964) angegebene postoperative Mortalität von 35% muß dabei als außergewöhnlich hoch angesehen werden.

VII. Zustände nach Lungenresektionen, Dekortikation und Thorakotomie

(LERNISCH 1967; zusammenfassende Darstellung und Literatur bei BLAHA 1968)

1. An der Lunge

Die *Adaptationsmöglichkeiten der Lunge* sind wesentlich größer, als zu Beginn der Resektionschirurgie überhaupt angenommen werden konnte, wobei die unmittelbaren postoperativen Lungenveränderungen hier außer Betracht bleiben. Grundsätzlich kommt es nach der Entfernung von Lungengewebe zu einer Restriktion der Lungenventilation, wobei die Einschränkung den Anteil des resezierten Parenchyms meist überschreitet. Auch hängen die Folgeverhältnisse verständlicherweise vom Ausgangsbefund ab. So wird die Entfernung einer zerstörten Lunge praktisch keine nachteiligen Auswirkungen mit sich bringen, vielmehr nur positive, insbesondere auch im Hinblick auf die Atemarbeit. Eine Segmentresektion braucht praktisch keine Folgen zu hinterlassen (im Mittel nach HIRDES (1965) 8% Funktionseinbuße). Ist es aber postoperativ zu erheblichen Pleuraveränderungen und insbesondere zu Hochstand und/oder Einschränkung der Zwerchfellbeweglichkeit gekommen, wird die restriktive Ventilationsstörung den Parenchymverlust überwiegen. Dabei bleibt zu bedenken, daß der Ventilationseinschränkung ein Perfusionsausfall mindestens parallel geht, diese oft noch übertrifft. Eine echte Hypertrophie der Restlunge ist ja nur bis zum 4.–5. Lebensjahr möglich (ENGEL 1961; STILES u. Mitarb. 1968), in der Regel kommt es zur Überdehnung der verbleibenden Alveolen und damit zur Vergrößerung des prozentualen Anteils des Residualvolumens an der Totalkapazität, worin sich meist eine Überblähung, seltener ein echtes Emphysem ausdrückt. Bis zur unkomplizierten Lappenresektion ergeben sich in der Regel keine die Lebens- oder Arbeitsfähigkeit einschränkenden Folgen.

Blutgasanalytisch findet man nach Resektionen keine Sauerstoffuntersättigung des peripheren Arterienblutes in Ruhe, nach Belastung erst, aber nicht immer, bei ausgedehnteren Resektionen (FERLINZ 1975).

Die früheren Empfehlungen von BJÖRK u. CARLENS (1959), aus funktionellen Gründen jeder Segmentresektion eine entsprechende Thorakoplastik anzuschließen, ist bei fortgeschrittener Technik sicher nicht mehr gerechtfertigt, zumal jede Thorakotomie für sich ohne Resektion schon Ventilations-Perfusionsstörungen nach sich ziehen kann. BIRATH u. Mitarb. (1957) sowie HIRDES (1961) stellten fest, daß der Funktionsverlust der Lobektomien mit Thorakoplastik deutlich größer war als der ohne. Da die Deckplastik mit einer Teilimmobilität der Thoraxwand und damit einer negativen Beeinflussung der Atemmechanik mit Vergrößerung der Atemarbeit verbunden ist, ist weder aus technischen noch prophylaktischen Gründen eine Indikation zu diesen kombinierten Eingriffen zu stellen.

Die Anpassungsvorgänge, insbesondere im Pleura- und Zwerchfellbereich, können mehrere Monate benötigen. FEUEREISL u. Mitarb. (1959, zit. nach MAJOR u. SCHMIDT 1975) berechneten den postoperativen Funktionsausfall des Zwerchfells der operierten Seite bei planimetrischer Auswertung von Kymogrammen mit 59% auf der Operationsseite (!). Bei Nachuntersuchungen nach einem Jahr lagen dann weitgehend normale Befunde vor. Wird allerdings der N. phrenicus irreversibel geschädigt, kann nach BUCHER (1960, zit. nach MAJOR u. SCHMIDT 1975) der funktionelle Ausfall des betroffenen Hemithorax 75% betragen.

Verschwartungen in der Thoraxkuppel, etwa bei verzögertem Aufschrumpfen einer Restlunge, zeigen keine wesentlichen funktionellen Folgen, wenn geringe Ventilations-Perfusionsstörungen natürlich auch hier nicht zu übersehen sind.

Nach unkomplizierten *Teilresektionen* (Segment- oder Klemmenresektion) bleiben in der Regel keine Veränderungen zurück, von strichförmigen Röntgenbefunden abgesehen. Intrapulmonale postoperative Hämatome resorbieren sich spontan.

Auch *Lobektomien* können oft nur an der Rarefizierung der Gefäßstruktur in der Restlunge, der Verlagerung (und Verkleinerung) des Hilus und einer leichten Verschmälerung des knöchernen Hemithorax, gegebenenfalls mit Zwerchfellverlagerung, erkennbar sein. Wesentliche Tracheal- oder Mediastinalverschiebungen ergeben sich nicht.

Nach *Pneumonektomien* führt der Fibrothorax zu Mediastinalverziehungen, wobei der Ösophagus nicht selten dilatiert und sich auch gewisse Passagestörungen (selten) subjektiv bemerkbar machen können. Gleichzeitig wird der knöcherne Hemithorax mehr oder minder einschließlich des Schultergürtels eingezogen, die Wirbelsäule folgt diesem Zug weniger. Die Mediastinalverziehung führt zu konsekutiver Überblähung der Gegenlunge, nicht selten mit einer vorderen Mediastinalhernie. Rechts bleibt das Zwerchfell durch die Bänderverbindung mit der Leber meist in normaler Lage, eine postoperative Koloninterposition haben wir nie gesehen. Links kann das Zwerchfell extrem hoch steigen, der Magen steigt gleich hoch, ohne daß daraus wesentliche Störungen entstehen.

Ausgedehnte Fibrothoraces können zu unangenehmen thorakalen Spannungsgefühlen Anlaß geben.

Je nach Schnittführung können Parästhesien und Innervationsstörungen der oberen ipsilateralen Bauchmuskulatur entstehen, die ohne ernste Bedeutung sind.

Den Lappenverlagerungen nach Teilresektion folgen die Bronchien in ähnlicher Weise. Funktionelle Störungen ergeben sich daraus nicht, insbesondere keine Vermehrung der bronchialen Strömungswiderstände. Auch werden keine sekundären Bronchiektasenbildungen beobachtet.

Knickstenosen können (selten) Anlaß zu Nachresektionen geben.

2. Am Herzen und kleinen Kreislauf

N. KONIETZKO

a) Nach Resektion

Ein häufiger, funktionell jedoch in der Regel bedeutungsloser Folgezustand nach Lungenresektion ist die Verlagerung des Herzens innerhalb des Brustkorbs durch die postoperativen Schrumpfungsprozesse, klinisch sich manifestierend in einer Verlagerung des Spitzenstoßes und einer Drehung der Vektoren von Vorhof und Kammer im Elektrokardiogramm (WAREMBOURG u. Mitarb. 1959).

Entscheidend für die Prognose ist jedoch die Entwicklung eines Cor pulmonale infolge pulmonaler Hypertonie. Die Ausgangssituation begünstigt bei der Lungentuberkulose die Entwicklung einer pulmonalen Hypertonie aus folgenden Gründen:

1) Kontralaterale spezifische Beherdung ist häufig.

2) Die normalerweise zur Verfügung stehende Reservestrombahn in der Lungenspitze ist bei Tuberkulose meist obliteriert (KONIETZKO u. Mitarb. 1972).

3) Bronchiale und pleurale Mitbeteiligung findet sich bei Lungentuberkulose in einem großen Prozentsatz (SVANBERG 1966).

Dies erklärt auch die hohe Rate an Spättodesfällen mit Cor pulmonale, die QUINLAN u. Mitarb. (1968) bei wegen Tuberkulose Pneumonektomierten fanden: von insgesamt 143 Patienten verstarben 16 in den ersten 2 Monaten post operationem und 39 3 Monate bis 10 Jahre danach. Von den Spättodesfällen erlagen 18 Patienten einem dekompensierten Cor pulmonale, 12 davon erst 5 Jahre und später nach Operation. Besonders hohe Inzidenz an Cor pulmonale fand sich, wenn die kontralaterale Lunge befallen war und die Pneumonektomie rechtsseitig erforderlich wurde. Bei den heute üblichen parenchymschonenden chirurgischen Eingriffen (atypische Resektionen, Segmentresektionen) ist mit der Entstehung oder Verschlimmerung einer pulmonalen Hypertonie langfristig nicht zu rechnen. Nach Lobektomie bleibt der Pulmonalarterienmitteldruck in Ruhe unbeeinflußt, unter Belastungsbedingungen muß mit einer späteren Drucksteigerung von 10–20% gegenüber dem präoperativen Wert gerechnet werden (MLCZOCH u. Mitarb. 1975), bei Patienten jenseits des 65. Lebensjahres auch mit einem ca. 15%igen Anstieg des Pulmonalarteriendruckes in Ruhe (JEZEK u. Mitarb. 1970).

b) Nach Dekortikation

Leistungslimitierend ist bei Patienten mit Pleuraschwarte die restriktive Ventilationsstörung infolge „Fesselung der Lunge", hämodynamisch findet sich eine leichte präkapilläre, pulmonale Hypertonie, die sowohl durch eine disproportionierte Steigerung des Herzzeitvolumens als auch durch eine mäßige Erhöhung des Gefäßwiderstandes im präkapillären Schenkel der Lungenstrombahn gekennzeichnet ist, aber erst wenn die Restriktion so ausgeprägt ist, daß die Vitalkapazität auf die Hälfte des Sollwertes herabsinkt (KONIETZKO u. Mitarb. 1976). Im Mittel wird demnach die Dekortikation zwar die regionale Perfusion verbessern, die globale Hämodynamik des kleinen Kreislaufs aber wenig verändern (SOMMERWERCK 1974). Vereinzelt wird in der Literatur über dramatische Besserung einer pulmonalen Hypertonie nach Dekortikation berichtet (ROBIN 1966; HUGHES u. Mitarb. 1975).

B. Präoperative Befunderhebung

I. Allgemeine internistische Gesichtspunkte

Da Thoraxoperationen in die kardio-respiratorische Verbundeinheit stärker als Operationen in anderen Organbereichen eingreifen und postoperative Komplikationen gerade diese Funktionseinheit besonders betreffen, ist eine umfassende Abklärung des körperlichen Zustandes erforderlich.

Bei der *Anamnese* ist auf frühere ernstere Erkrankungen zu achten, insbesondere von seiten des Magen-Darm-Traktes (postoperative Magenblutungen und Schleimhauterosionen, Streßulkusgefährdung). *Allergien,* insbesonders gegen Sulfonamide und Antibiotika sowie Antituberkulotika, sind auffällig zu notieren und der Anmeldung zur Operation beizufügen. Gleiches gilt für bekannte Medikamentunverträglichkeiten (etwa gegen Schmerzmittel). Zeichen einer tuberkulosebedingten Intoxikation sollten eine Resektionstherapie zurücktreten lassen, unspezifisch bedingte (etwa bei destroyed lung, Empyem) müssen durch allgemeine und/oder lokale, nach dem Resistogramm festgelegte Antibiotika-Therapie mindestens zurückgedrängt sein. Nach Möglichkeit sollen in Pleuraresthöhlen präoperativ sterile Verhältnisse herrschen, wenn dies auch nicht immer zu erreichen ist. Pyodermien oder Ekzeme sollten nach Möglichkeit beseitigt sein.

Konsumierende extrapulmonale Krankheitszustände verbieten in der Regel die Resektion. Bei Patienten aus dem Süden Europas, dem nahen und mittleren Osten muß auch an parasitäre Erkrankungen gedacht werden.

Wichtige anamnestische Angaben betreffen die *Trinkgewohnheiten,* da der chronische Alkoholismus postoperativ eine akute Gefährdung bedeuten und eine rechtzeitige postoperative medikamentöse Substitution notwendig machen kann. Auch *psychotische Phasen* müssen in der Anamnese bekannt sein.

Zerebrale Insuffizienzzeichen sind zu beachten, da sie die Abgrenzung postoperativer Entzugssyndrome erleichtern. Bei vorausgegangenen Apoplexien ist Vorsicht geboten.

Wegen der postoperativen *Thrombosegefahr* ist einmal auf thrombotische Vorerkrankungen, zum anderen auf Varizen und Gelenkankylosen zu achten.

Ist ein erhöhter *Blutdruck* bekannt oder festgestellt worden, muß dieser medikamentös in der Zeit der präoperativen Physiotherapie reguliert werden. Eine *Adipositas* verlangt eine Reduzierung des Körpergewichtes, bis dieses etwa 5 kg des nach der Zentimeterzahl über 100 berechneten Sollgewichtes nicht übersteigt. Eine völlige Normalisierung ist natürlich erstrebenswert.

Bei den Blutuntersuchungen gelten als unerläßliche Untersuchungen

1) Gesamtblutbild. Eine Anämie unter 10–11 g% spricht gegen Operabilität (außer bei Notindikationen).

2) Eiweißgehalt und Elektrophorese, wobei auf eine Agammaglobulinämie zu achten ist.

3) Elektrolytbestimmung Natrium/Kalium.

4) Überprüfung des Leberstatus. Sollten abweichende Werte Verdacht auf einen pathologischen Leberprozeß ergeben, ist mindestens eine Leberblindpunktion, ggf. eine Laparoskopie angezeigt.

5) Kontrolle der harnpflichtigen Substanzen, mindestens des Kreatinins, ggf. der Kreatininclearance.

6) Blutzuckernüchternwert. Besteht Verdacht auf eine prädiabetische Stoffwechsellage, ist ein Belastungstest erforderlich.

7) Gerinnungsparameter, d.h. Bestimmung der Thrombozyten und des Quickwertes sowie der Blutungszeit.

8) Blutgruppenbestimmung und Kreuztests nach den Bestimmungen der Deutschen Gesellschaft für Bluttransfusion.

Bestehen Hinweise auf eine *Schwangerschaft,* bedeutet dies Konsequenzen für die medikamentöse Therapie, die Röntgenuntersuchungsmöglichkeit und natürlich auch die operative Behandlung (s. C. IV. 3.). Der Menstruationszyklus sollte bekannt sein, da bei der Tuberkulose der Operationstermin frei wählbar ist und man erst nach Abklingen der Monatsblutung operieren sollte, nicht vorher.

Analfisteln, früher nicht selten nach langdauernder Bakterienausscheidung über den Darm, werden heute kaum noch gesehen, bilden bei genügender Pflege auch keine Kontraindikation zu resezierenden Eingriffen.

II. Kardialer Status

1. Elektrokardiographie

Deckt die klinische Untersuchung eine dekompensierte Herzinsuffizienz oder Zeichen einer schweren Koronarsklerose auf, wird man bei einer Tuberkulose keine Operationsindikation mehr stellen. Absolute Arrhythmien, die medikamentös nicht regulierbar sind, mahnen zur Zurückhaltung. Nicht dekompensierte Klappenfehler, Geräusche und zeitweilige Rhythmusstörungen, die bei normaler Belastung keine körperlichen Beschwerden verursachen, können in der Regel vernachlässigt werden.

Mindestens sollte präoperativ ein *Ruhe-EKG* vorliegen. Da im Rahmen der präoperativen Funktionsüberprüfung auch eine körperliche Belastung vorgenommen wird, steht meist auch ein *Belastungs-EKG* zur Verfügung.

2. Druckmessungen im Lungenkreislauf

Liegt keine obstruktive Ventilationsstörung vor und handelt es sich um jüngere Patienten, wird man auf eine Messung des Pulmonalarteriendruckes verzichten können, wenn nicht eine destroyed lung oder beiderseits ausgedehnte narbige Parenchymläsionen vorliegen. Bei einer mittelschweren pulmonalen Hypertonie wird man bei der Tuberkulose mit der Operationsindikation vorsichtiger sein als bei neoplastischen Erkrankungen und hier besonders auf die Bedeutung der einzelnen Indikationsfaktoren achten. Eine manifeste pulmonale Hypertonie verbietet in der Regel resezierende operative Eingriffe im Bereich der Lunge. Diese Befunde sind von besonderer Bedeutung, da nach HARTL u. Mitarb. 30% der Frühtodesfälle nach ausgedehnter Lungenresektion Folge eines Rechtsherzversagens durch pulmonalen Hochdruck sind.

III. Lungenfunktionsanalyse

1. Ganzkörperplethysmographie

Selbstverständlich stehen auch hier Anamnese und klinische Untersuchung an erster Stelle. Von Interesse sind bronchitische (rezidivierende) Affektionen, obstruktive Atemzustände, Bewegungs- und Ruhedyspnoe, bronchitische Geräusche sowie Menge und Beschaffenheit des Auswurfs. Bei jüngeren symptomfreien Patienten, bei denen Teilresektionen vorgesehen sind, genügt in der Regel eine *Spirometrie* einschließlich der Bestimmung der bronchialen Strömungswiderstände mit Blutgasanalyse in Ruhe. Wenn hier auch inzwischen einfachere Apparaturen zur Verfügung stehen, wird der Kliniker speziell zur Bestimmung der Resistance die ganzkörperplethysmographische Methode bevorzugen. Anamnestische Hinweise auf ein irritables Bronchialsystem sollten zu einem unspezifischen (Acetylcholin-)Provokationstest veranlassen.

2. Ergometrie und Blutgasanalyse

Ergometrische Untersuchungen mit Blutgasanalyse sind immer angezeigt (oft in Verbindung mit der Messung des Pulmonalarteriendruckes), wenn

1) das Ausmaß der Resektion präoperativ nicht exakt bestimmt werden kann. Bei erkennbaren Risikofaktoren wird man ggf. das Operationsverfahren variieren und statt eines sanierenden größeren Eingriffs eine nur die Negativierung des Sputums anstrebende Teilresektion, meist in atypischer Form, wählen;

2) die orientierende Spirometrie auch bei jüngeren Patienten pathologische Werte messen ließ, klinische Hinweise auf obstruktive Erkrankungen oder ein insuffizientes pulmonales Leistungsvermögen vorliegen,

3) röntgenologische Hinweise auf eine verminderte Zwerchfellfunktion, insbesondere nach Pleuritis oder nach vorausgegangener Kollapstherapie existieren, insbesondere auch für das kontralaterale Zwerchfell, da nach Resektion (etwa bei postoperativer Atelektase oder Bronchusfisteln mit Empyem) die Gegenseite die gesamte Atmungsfunktion mindestens zeitweise, manchmal auf Dauer übernehmen muß,

4) beide Lungen Beherdungen und Narbenfelder zeigen. Dann ist in besonderem Maße eine vollständige, auch ergometrische Analyse einschließlich Pulmonalisdruckmessung und Perfusionsszintigraphie erforderlich. Selbstverständlich gilt dies noch mehr bei doppelseitig vorgesehenen Eingriffen,

5) erhöhte bronchiale Strömungswiderstände vorliegen. Ein Broncholysetest sollte dann über Reversibilität oder Irreversibilität der Obstruktion Aufschluß geben,

6) die Möglichkeit besteht, daß Einschränkungen der Lungenleistung durch extrapulmonale Faktoren bedingt sind (exzessives Rauchen, Adipositas, Trainingsmangel), empfiehlt sich, nach Beseitigung dieser Noxen und intensiver

Physio- und Atemtherapie, wobei Totraumvergrößer nach GIEBEL (1962) und ggf. Medikamentenapplikationen als Aerosol gute Dienste leisten, die Funktionsanalyse zu wiederholen.

Die Belastungsstufe sollte mindestens von mittlerem Ausmaß sein (etwa 0,8–1 W/kg Körpergewicht). Für die Relevanz zwischen gemessenen Grenzwerten und Operabilität sind kaum exakte Angaben möglich, die Abschätzung der Möglichkeiten und des Risikos erfordern die vertrauensvolle Zusammenarbeit mit einem (auch klinisch) erfahrenen und lungenfunktionsanalytisch versierten Internisten, der auch die operativen Schwierigkeiten und Risiken sowie die postoperativen Komplikationsmöglichkeiten kennt. *Globalinsuffizienzen* verbieten in der Regel eine Resektionschirurgie, wenn es sich nicht um funktionsverbessernde Eingriffe handelt. Restriktive Ventilationsstörungen sind bei ausgedehnten Bronchiektasen in den zu entfernenden tuberkulösen Lungenabschnitten oder gar bei einer destroyed lung anders zu bewerten als bei der Entfernung größerer Anteile noch funktionstüchtigen Lungenparenchyms, wobei immer wieder der Zustand der Gegenlunge mit berücksichtigt werden muß.

Zum pulmonalen und kardialen präoperativen Status und den Grenzwerten siehe Tabelle 1 (nach KONIETZKO).

Tabelle 1. Lungenresektion: Kriterien der funktionellen Inoperabilität

1. Pulmonal
   - 1.1. Spirometrie: $FEV_1 \leqq 1{,}2$ l/sec
   - 1.2. GK-Plethysmographie: Raw $\geqq 10$ cm H_2O/l/sec (nach Broncholyse) RV/TLC $\geqq$ 60%, Ist-RV = 2 × Soll-RV
   - 1.3. Blutgasanalyse: $Pa_{CO_2} \geqq 50$ mm Hg
   - 1.4. Perfusionsscanning: errechnete postoperative $FEV_1 \leqq 1{,}0$ l/sec
2. Kardiovaskulär
   - 2.1. Frischer Herzinfarkt (bis 6 Monate alt)
   - 2.2. Manifeste Herzinsuffizienz (rechts/links)
   - 2.3. Schwere Rhythmusstörung (VES, Salven!)
   - 2.4. Pulmonale Hypertonie ($\bar{P}$ap = 50 mm Hg bei leichter Belastung)

3. Bronchospirometrie, Bronchusblockadetest und andere Methoden

Nach routinemäßiger klinischer Anwendung dieser sehr differenzierten präoperativen Untersuchungsverfahren, evtl. ergänzt um Perfusions- und Inhalationsszintigraphie, kann heute auf früher weiterführende Untersuchungsmethoden (Bronchusspirometrie, Bronchus- und Pulmonalarterienblockade auf der zu operierenden Seite, einseitiger CO_2-Rückatmungsversuch) verzichtet werden.

IV. Perfusions- und Inhalationsszintigraphie

[Zusammenfassende Darstellungen bei BRANDENBURG u. VON WINDHEIM (1969), LÜTGEMEIER u. Mitarb. (1977) und KONIETZKO (1979)]

Nuklearmedizinische Untersuchungsmethoden ergänzen mehr globale Untersuchungsverfahren (B.II.2., B.III.1. u. 2.) durch regionale Informationen. Sie sind in der Pneumologie überhaupt, in der präoperativen Risikoabschätzung insbesondere nicht zu entbehren, wobei auf die einschlägigen Veröffentlichungen verwiesen wird. Die Perfusionsszintigraphie der Lunge zeigt in mehrerer Hinsicht wichtige Befunde. Einmal kann sie zur Resektion ermutigen, wenn sie nachweist, daß der zur Exstirpation anstehende Lungenabschnitt stumm und damit seine ventilatorische bzw. funktionelle Untüchtigkeit erwiesen ist. Zum zweiten kann sie zeigen, daß nicht so weite Bereiche des Lungenparenchyms ausgefallen sind, wie dies nach Verlauf und Röntgenbefund angenommen werden muß, so daß man hier eher ein atypisches als ein klassisches Resektionsverfahren anwenden wird. Zum dritten zeigt sie stumme Bezirke in Bereichen, nicht selten auf der Gegenseite, die nach dem Röntgenbild dort nicht einmal vermutet werden können. Solche Befunde zwingen zur besonderen Vorsicht bei der operativen Indikationsstellung, machen diese bei größerem Ausmaß nicht selten unmöglich, wiederum von vitalen Anzeigen abgesehen. Meist handelt es sich um Zustände nach Primärtuberkulose, abgeheilten Streutuberkulosen und – nicht selten – klinisch stumm abgelaufenen Lungeninfarkten. Weiterhin ergibt sie (Apikalisierung, Fissurendarstellung, Fleckelung der Verteilungsmuster) zusätzliche Hinweise auf ein Lungenemphysem bzw. pulmonale Hypertonie. Auch ist sie ein hochempfindliches Reagens auf pleurogene Ventilationsbehinderungen.

V. Röntgenologische Untersuchungsmethoden

[Zusammenfassende Darstellung bei Blaha (1976) und Zimmer (1975)]

1. Thoraxübersichtsaufnahmen

Grundsätzlich vermögen nur *Thoraxübersichtsaufnahmen in zwei Ebenen* den mindesten präoperativen Erfordernissen Rechnung zu tragen, wobei sich die *Hartstrahltechnik* allgemein durchgesetzt hat. Nie darf der Thoraxchirurg auf die eigene Bildanalyse verzichten, da durch die an Operationspräparaten gewonnenen Vergleiche ihm eine spezielle Erfahrung eigen ist, die diejenige des Röntgenologen übertrifft. Bei Bronchialstenosen, insbesondere im Bifurkationsbereich, stellt die in *Exspirationsstellung* angefertigte p.-a.-Aufnahme oft die relative Luftleere der in der Inspiration weniger belüfteten Lunge oder die Überhellung der in der Exspiration überblähten Lunge besser dar. Auch sollte der Chirurg über die Möglichkeit der *Thoraxdurchleuchtung* verfügen, um solche pathologischen dynamischen Vorgänge einschließlich der Stellungsänderungen des Mediastinums selbst beobachten zu können. Wichtiger ist dabei noch die Beweglichkeits- und damit Funktionsbeurteilung der Zwerchfelle.

2. Tomographie

Sie ermöglicht die genauere röntgenologische Analyse krankhafter spezifischer Lungenveränderungen und ergibt Befunde, die sowohl für wie gegen eine Operation sprechen können. So wird eine nach Chemotherapie zurückbleibende dickwandige Kaverne, evtl. mit Ableitungsbronchus, immer an die Resektion denken lassen, auch bei negativen Bakterienbefunden im Sputum. Stellen sich in der Umgebung zahlreiche grobe Satellitenherde dar, wird man sich eher zu einer sanierenden, auch diese Herde entfernenden Resektion entschließen. Bei Lage der Kaverne in einem sonst reaktionslosen Parenchymbereich wird man wiederum eher zur ökonomischen Teilresektion greifen. Absehen wird man gar von einer operativen Therapie, wenn das Tomogramm einen gereinigten, dünnsaumigen Resthohlraum nach vorher typischer Kaverne ohne Umgebungsreaktion und Wandschichtenunregelmäßigkeiten bei ständig negativem Auswurfbefund darstellt, wenn nicht zusätzliche Faktoren die Indikationsstellung beeinflussen. ESSER (1957) hat in sehr übersichtlicher Weise zusammengestellt, welche Deutungsmöglichkeiten das Schichtbild enthält.

3. Computertomographie

Sie spielt für die Tuberkulose selbst kaum eine Rolle, kann allerdings in der Differentialdiagnose unverzichtbar sein.

4. Lungenangiographie

Sie ist nach dem Ausbau der nuklearmedizinischen Untersuchungsverfahren in den Hintergrund getreten, die Resektionschirurgie der Tuberkulose hat trotz der Hinweise von BOLT u. Mitarb. (1957) bzw. LÖHR ihrer kaum bedurft. Sie kann differentialdiagnostisch zur Abgrenzung von pathologischen Gefäßprozessen, arterio-venösen Aneurysmen, Hypo- und Aplasie der Lungenarterie und aortalen Aneurysmen eine Rolle spielen, ebenso zur Abklärung szintigraphisch stummer Lungenareale, die nicht mit dem Resektionsgebiet übereinfallen.

VI. Bronchologie

[Übersichten bei HUZLY (1975) und MAASSEN (1966, 1976)]

1. Bronchoskopie – Segmentsondierung

Vor jeder Lungenresektion, auch bei Tuberkulose, ist eine Bronchoskopie angezeigt. Dabei obliegen ihr folgende Aufgaben:

1) Befunderhebung im gesamten einsehbaren Tracheobronchialbereich, unabhängig von der vorgesehenen Resektionslokalisation, um unspezifische Veränderungen, pathologische Sekretionen, röntgenologisch nicht erkennbare Bronchusstenosen, etwaige noch floride Bronchustuberkulosen oder Lymphknotenperforationen andernorts auszuschließen.

2) Befundfeststellung im Bereich der vorgesehenen Lungenresektion. BÖHM (1956) fand bei 1000 Bronchoskopien bei Tuberkulose in 3% eine Bronchustuberkulose, bei Resektionsindikationen wie Atelektase aber in 38%, bei Stenosen gar in 78%. Diese Zahlen sind unter der heutigen Chemotherapie extrem geringer geworden, soweit es den präoperativen Status betrifft. Eine aktive Bronchustuberkulose im Absetzungsbereich stellt aber auch heute noch eine Gegenindikation zur Resektion dar, weshalb wir hier grundsätzlich präoperativ eine Schleimhautbiopsie vornehmen (STRELIS u. KUZMICHEV 1977). Tuberkulös erkrankte Drainagebronchien sind in die operativen Indikationen in der Regel nicht einzubeziehen, da sie unter der Chemotherapie mit der Kaverne abheilen. Auch der Anteil von Bronchustuberkulosen in Resektionspräparaten aus früheren Zeitabschnitten sind keine mitentscheidenden Indikationsfaktoren mehr, da sie heute kaum noch angetroffen werden.

3) Die Befunderhebung gilt auch dem Zustand der zentralen Bronchialabschnitte bei vorgesehenen ökonomischen Teilresektionen. Diese sind ohne Sinn, wenn der Lappen- oder Segmentbronchus eine Stenose oder Okklusion zeigt.

4) Impressionen, Rötungen und Granulationen der Tracheobronchialwand können auf noch aktive Lymphknotenprozesse hinweisen (selten), deren Abheilung vor der Resektion abgewartet werden muß.

5) Die Segmentsondierung (MAASSEN u. DEL VALLE-MONGE 1970, 1976) läßt häufig Tuberkelbakterien nachweisen, wenn dies mit allen anderen Methoden nicht gelingt. Diese Untersuchung gehört aber an den Anfang der klinischen Untersuchungsverfahren und nicht zur Abklärung des präoperativen Status (Möglichkeit der Resistenzbestimmung!).

2. Bronchographie

In der Regel kombinieren wir die Bronchoskopie mit einer Bronchographie. Streuungen oder Aktivierungen haben wir bei mehreren tausend Untersuchungen seit mehr als 20 Jahren nicht mehr gesehen. Sie ergibt Aufschluß über bei der Indikationsstellung zu berücksichtigende Bronchiektasen und deckt oft eine Mitbeteiligung anderer Segmente auf, als die Röntgenbildanalyse allein nachweisen kann. So finden sich häufig bei Oberlappenprozessen Deformierungen auch in S6. Man kann dann davon ausgehen, daß dieses Segment ebenfalls beherdet und induriert bzw. mindestens teilatelektatisch ist. Andererseits zeigt ein Normalbefund in S3, daß dieses bei der Operation oft erhalten werden kann. Auch deckt die Bronchographie wiederum völlig unvermutet Befunde in für die Resektion nicht vorgesehenen Lungenabschnitten auf, deren Unkenntnis zu vermehrten postoperativen Komplikationen Anlaß geben kann. Wesentliche Kontrastmittelretentionen und gar Gewebsreaktionen wie in früheren Jahren werden bei entsprechender Technik nicht mehr beobachtet. Da aber in den ersten Tagen eine reflektorische Ventilations-Perfusionsstörung besteht (BRANDENBURG u. VON WINDHEIM 1969; CHRISTOFORIDES u. Mitarb. 1962; SCHLEHE 1970), sollte man eine Woche zwischen Bronchographie und Operation verstreichen lassen. Für die Bronchoskopie gelten solche zeitlichen Limitierungen nicht. Bei isolierten tuberkulösen Lungenbefunden nehmen wir deshalb die Bronchoskopie nicht selten unmittelbar vor der Intubation zur Narkose vor.

VII. Anästhesiologische Gesichtspunkte

Die eingehende präoperative Funktionsanalyse des kardio-respiratorischen Systems stellt dem Anästhesiologen nicht nur wesentlich mehr Informationen zur Verfügung, als er dies sonst gewohnt ist. Bei Grenzwerten weist sie ihn auch eher auf postoperative Atemhilfen bzw. Beatmungen hin. Präoperative Pa_{CO_2}-Werte über 50 mm Hg verbieten in der Regel einen intrathorakalen Eingriff, von funktionsverbessernden Interventionen wieder abgesehen. Leberschädigungen haben Einfluß auf die Wahl der Narkotika. Bei Diabetes empfiehlt sich in der Operationsphase die Umstellung auf Altinsulin. Diabetogene Zweiterkrankungen gelten gerade bei Tuberkulose mindestens als Warnzeichen mit der Notwendigkeit besonderer postoperativer Überwachung, wenn nicht sogar als Kontraindikation (LAWONN 1963): nicht besserungsfähige Angioneuropathien, Kardiopathien mit schweren EKG-Veränderungen, Mikroangiopathien im Sinne der Retinopathie und Nephropathien, Makroangiopathien (Zerebralsklerose, Koronarsklerose, Gangrän) und schwere Leberschäden.

Bei der kardialen Vorbereitung werden heute die Digitalispräparate dem früher üblichen Strophanthin vorgezogen.

Die Narkoseführung richtet sich im übrigen nach den in der Anästhesiologie üblichen Methoden. Der Lungenchirurg kann durch Zug am Hilus reflektorische Bradykardien und Arrhythmien erzeugen, was zu Operationspausen, mindestens aber zur Verringerung des Hiluszuges zwingen kann. Der Blutverlust ist rechtzeitig zu ersetzen, wobei es sich durchaus empfehlen kann, mit Blutersatzmitteln so lange wie verantwortlich zu arbeiten, bis eine größere Blutung steht bzw. die Lungenresektion, nicht aber der Thoraxverschluß beendet ist. Über die postoperative Phase s. Kapitel E.

C. Gegenwärtiger Stand der Resektionschirurgie bei Lungentuberkulose

I. Historische Entwicklung bis 1970

Wie eingangs schon ausgeführt, hat sich durch die Einführung einer wirksamen medikamentösen Tuberkulosetherapie die Stellung der Chirurgie im Gesamtheilungsplan stark verändert. Kam es zunächst zur Ablösung der Kollapstherapie und einer Ausweitung der Resektionsindikationen, da Bronchusfisteln, Streuungen, Reaktivierungen und Empyeme nicht mehr so gefürchtet werden mußten wie in der Frühzeit der chirurgischen Tuberkulosebehandlung, reduzierte sich der Anteil der zu operierenden Kranken am Ende des 7. Jahrzehnts entscheidend, als in vermehrtem Maße tuberkulozide Medikamente mit Wirkung gegen intra- und extrazellulär gelegene Erreger bei Unabhängigkeit von saurem oder basischem Milieu Eingang in die Therapie fanden bei gleichzeitiger Verkürzung der Behandlungsdauer [s. Kapitel „Chemotherapie der Tuberkulose" (JUNGBLUTH/REIMERS)]. Dabei ist die Veränderung der epidemiologischen Situation zu berücksichtigen, da die Tuberkuloseerkrankung wesentlich häufiger eine Alterskrankheit darstellt als früher. Nach den abgrenzenden Diskussionen zwischen Kollapstherapie und Resektionschirurgie in den 50er Jahren orientieren zahlreiche Arbeiten über die schließlich in ziemlich allgemeiner Form bestehenden damaligen Auffassungen zur Resektionschirurgie der Tuberkulose:
ADELBERGER (1963), ADELBERGER u. OSTER (1964, lokale Kavernenbehandlung), ADELBERGER u. SCHINDLER (1958), AMSCHLER (1959, 1960), ANDERSEN u. Mitarb. (1967), BARKER u. Mitarb. (1971), BARRIE u. Mitarb. (1965), BERARD u. Mitarb. (1969), BERGH u. Mitarb. (1963), BLOEDNER (1966), A. BRUNNER (1952, 1964, 1965), W. BRUNNER (1963), BRÜGGER (1959), BRÜGGER u. Mitarb. (1960), CALL u. LINDSKOG (1965), CHAMBERLAIN u. MEFEILL (1962), CORPE (1964), CORPE u. BLALOCK (1968), DANILOVSKY (1970), FRANKE u. JAGDSCHIAN (1965), FREISE u. SCHÜLER (1964), GANAUSCHAK (1970), GIERHAKE (1965), GIERHAKE u. BIKFALVI (1962), GOOD (1959, 1964, 1969), HASCHE u. GRÜNER (1965), HAUSSER (1957), HOFFMANN u. HUZLY (1966), HUZLY (1970, 1972), JAGDSCHIAN (1960), JAGDSCHIAN u. RÜCKER (1965 Thorakoplastik), JULER u. Mitarb. (1969), KLEIN (1953, 1961), KRAAN u. EERLAND (1959), KUNZ (1965 Thorakoplastik), LEES u. Mitarb. (1967 Kindertuberkulose), MAASSEN (1961), MAGNIN u. Mitarb. (1965), MATHEY u. LUIZY (1965), NAEF (1965a u. b), NUBOER (1958, 1965a u. b), PECORA (1965), PFAFFENBERG u. JÄGER (1964 bei Diabetes), POECK u. Mitarb. (1967 atypische Resektionsbehandlung), RAUCH (1965), RINK (1962 lokale Kavernenbehandlung), ROTHE (1962 bei Kindertuberkulose), SAARINEN u. Mitarb. (1971), SCHAMAUN (1962 bei Silikotuberkulose), SCHMIDT (1962a u. b, 1966, 1967), SCHMIDT u. RAUCH (1964, 1965, 1966), SCHNITZLER u. KUTSCHERA (1966 Kavernostomie), STEELER (1968), SUTER (1969), TEIXERIA (1968), TELLESSON

(1965), TURUNEN (1962), VIIKARI u. Mitarb. (1962), VOGT-MOYKOPF (1966), WACHSMUTH (1950), WOLFART (1969).

Auch neuere Übersichten beziehen sich wegen der Nachbeobachtungszeit noch auf die Ära der weniger effektiven Chemotherapie, teilweise allerdings auch auf nicht vergleichbare epidemiologische, diagnostische und ökonomische Verhältnisse. Sie müssen der Vollständigkeit halber erwähnt werden: AKHUNDZHANOV (1974), ANDERSEN u. Mitarb. (1975), BOGUSH u. Mitarb. (1971, 1975), CARPINISAN u. Mitarb. (1971), DANILOVSKY (1970), DIDENKO (1973), FISHER u. MISSNER (1969), FOMICHEW u. Mitarb. (1972), HAIN u. Mitarb. (1971), KARIE u. Mitarb. (1972), KOGA (1975), LEVANO ALMEYDA u. HUACO VIZCARDO (1972), LUKIANENKO (1971), MINAMI (1972), PERELMAN u. Mitarb. (1971), SAWAMURA (1971), SEPPAENEN u. LARMI (1974), SLEPUKHA u. OSIYSKY (1974), TERAMATSU u. HATAKENAKA (1972), WINDHEIM (1973, 1975a u. b), YAMPOLSKAYA (1975).

II. Veränderungen in der Indikationsstellung in Abhängigkeit von der medikamentösen Therapiesituation

Nach HAEGI (1978) reduzierte sich die Negativierungszeit in der alten und neuen Therapieära von 86 auf 46 Tage, die Zahl der Versager von 8,4 auf 2,4%. Eine Verkürzung der Therapiedauer, die unter dem Eindruck der guten röntgenologischen Rückbildung nicht selten ist, vermehrte aber die Rezidivquote gleichzeitig von 0,7 auf die oben genannten 2,4%! LUKAS (1978) sah nach 4 Wochen einer kombinierten Chemotherapie 42% der Patienten im Sputum Tb-negativ, nach 8 Wochen 70% und nach 12 Wochen 90%. Die letzten 10% benötigten allerdings weitere 3 Monate. Auch SEIDEL (1971) gibt ähnliche Negativierungszahlen an, nämlich nach 3 Wochen mikroskopisch 48%, kulturell 38%, nach 6 Wochen 82 bzw. 71%, nach 12 Wochen 85%, die restlichen Patienten benötigten wiederum 3 weitere Monate bis zur Entseuchung. Es sollte aber deutlich werden, daß die *Entseuchung des Patienten zwar der wichtigste, nicht aber der allein maßgebende Gesichtspunkt sein kann, der den Therapieplan bestimmt.* Wenn FREERKSEN (1978) unter Bezug auf GSELL eine chirurgische Therapie der pleuropulmonalen Tuberkulose derzeit als „obsolet" erachtet, zeigt dies einmal die völlige Reduzierung auf allein bakteriologische, seuchenhygienische Aspekte an, zum anderen beweist sie die Unvertrautheit mit den in der Klinik noch heute anzutreffenden schweren Tuberkuloseformen und die Verkennung zahlreicher Faktoren, die auch heute noch, wenn auch in einem wesentlich geringeren Ausmaß, chirurgische Indikationen ergeben. Besonders gilt dies natürlich für Rezidivtuberkulosen. Angesichts der oben angegebenen Zahlen muß man sich allerdings darüber im klaren sein, daß der Chirurgie ihre frühere Bedeutung als *Rezidivprophylaxe* nicht mehr in der gleichen Weise zukommt, wenn auch verhütet werden muß, daß solche Rezidive später in Altersstufen auftreten, in denen eine chirurgische Therapie nicht mehr möglich ist. Die Indikationsstellung muß sich daran orientieren, *wie weit sie zur „Organsanierung" beiträgt und nur so das Behandlungsziel zu erreichen ist.* Dieses Behandlungsziel besteht aber nicht nur in der Sputumkonversion, sondern in der Gewinnung optimaler, jeder Belastung bei voller beruflicher Rehabilitation gewachsenen Organverhältnissen bei gleichzeitiger Resozialisation in die gewohnten Lebensumstände.

Über die chirurgische Therapie sollte keinesfalls vor Ablauf des ersten Behandlungsvierteljahres entschieden werden, meist wird man im Verlauf des zweiten die Entscheidung treffen können, aber auch müssen, da sonst unnötig Zeit verloren wird. Selbst neuere Sammelstatistiken (VON WINDHEIM 1975b; MAJOR u. SCHMIDT 1975) beziehen sich noch auf Therapie- und Rezidivquoten, die heute nicht mehr gültig sind. Bei den Autoren der erstgenannten Statistiken liegen die postoperativen Mortalitätsziffern zwischen 1,5 und 8,5%, die Bronchialfistelquote zwischen 1,5 und 5,9%, Reaktivierungen und Streuungen werden zwischen 1,5 und 5,7% verzeichnet. Die negative Patientenauslese (Chemotherapieversager, oft Ultima-ratio-Indikation) zeigt sich auch daran, daß auch nach Operation zwischen 2–9% der Patienten weiterhin Tuberkelbakterien im Sputum ausscheiden.

Auch die interessanten Erhebungen von JÜNGST (1970) über die Ergebnisse bei lappenüberschreitenden Resektionen leiden unter der gleichen Prämisse, da es sich um 163 Patienten der Jahre 1955–1964 handelt. Immerhin konnten bei diesen ausgedehnten therapieresistenten Tuberkulosen bei einer Operationsletalität von 4,3% 86% der Patienten beruflich voll rehabilitiert und 91% dauerhaft entseucht werden. In (leider nur) 96 untersuchten Resektaten konnte noch in 78 Fällen ein Tuberkelbakteriennachweis (=81%!) geführt werden.

NEPTUNE u. Mitarb. (1970) berichten über 186 operierte Patienten (von 1735 im gleichen Zeitraum Hospitalisierten) der Jahre 1964–1969 aus Boston. Resektionsindikation war 105mal eine persistierende Kaverne , 24mal eine ausgedehnte Verkäsung und 18mal eine anhaltende Bakterienausscheidung. Bei der Indikationsstellung wird ausdrücklich auf zusätzliche sozioökonomische Faktoren aufmerksam gemacht. Bei einer Operationsletalität von 1,3% gelang bei allen Überlebenden die Sanierung.

SHIELDS u. Mitarb. setzten sich 1970 ebenfalls mit der veränderten Bedeutung der chirurgischen Tuberkulosetherapie auseinander. Neben dem Wechsel von der Kollaps- zur Resektionstherapie konstatierten sie ebenfalls die Verringerung der absoluten Zahl der Eingriffe. Der Rückgang der Pneumonektomien von fast der Hälfte der Thorakotomien auf etwa 2% weist ebenfalls auf die starke Veränderung des Krankengutes hin (Letalität 10,1%). Auf die einzelnen Eingriffe aufgeschlüsselt betrug die postoperative Sterblichkeit bei Lobektomien 1,5 und 0,7 bzw. 0,6% bei Segmentresektionen oder atypischen Verfahren. Bilaterale Resektionen wurden in 9% mit einer Letalität von 1,3% vorgenommen. Atypische Mykobakteriosen machen 3–5% der Krankenhauspatienten aus mit einer chirurgischen Interventionsquote von 20% gegenüber 6,5% bei Patienten mit Mykobakterium tuberkulosis.
Auch hier konnten nur 92% der resezierten Patienten auf Dauer saniert werden. Die persistierende Kaverne rechnen die Autoren auch bei fehlendem Bakteriennachweis weiterhin zur chirurgischen Indikation, wenn auch zugegeben wird, daß die „Rückfallgefahr“ schwer zu definieren sei, weshalb sie ebenfalls zusätzlichen sozioökonomischen Faktoren eine wesentliche Bedeutung zuerkennen.

FELTIS u. Mitarb. besprechen 1972 die gleichen Probleme in der Kinderchirurgie. Von den hospitalisierten Kinder bedurften 2,5% einer chirurgischen Therapie. Sie rechnen zu den bleibenden Indikationen die fehlende Sputumkonversion, Residuen der Tuberkulose wie destroyed lobe oder destroyed lung, lobäre und segmentale Atelektasen oder Bronchiektasen, dickwandige Kavernen und große Knoten, die nach 18 Monaten intensiver Chemotherapie zurückbleiben. Keine chirurgische Indikation sehen sie mehr bei dünnwandigen Kavernen ohne Bakteriennachweis und geringen fibrokaseösen Restbefunden. Auch bloße Lymphadenektomien seien nicht mehr notwendig, da die Chemotherapie deren Rückbildung allein zustande bringe. In 52% der Resektate konnten immerhin noch virulente Tuberkelbakterien nachgewiesen werden. Zusätzlich zu soziökonomischen Faktoren werden die Pubertät und drohende Sekundärinfektionen bei den Überlegungen berücksichtigt. Angesichts der erheblichen Resorptions- und Regenerationskraft der Pleura solle man sich in diesem Bereich operativ zurückhalten, in der Regel komme man mit der Drainagetherapie zurecht. HANOTEAU (1972), BIKFALVI u. VALENTINER (1972) sowie KRAUSE (1973) sprechen sich dagegen durchaus für ausgedehnte Lymphadenektomien wie auch die Ausräumung käsiger pleuraler Prozesse bei Kindern aus.

W. BRUNNER (1973) bestätigt wie TERAMATSU (1975) ebenfalls die reduzierte Funktion der Tuberkulosechirurgie und zählt zu den Indikationen therapieresistente Kavernen (ohne Hinweis auf den Bakterienbefund im Sputum), eitrigkäsige Lungenherde, Bronchialstenosen und ihre Folgezustände sowie tuberkulöse Empyeme. Bei resistenten Tuberkelbakterien zieht er bei geeigneter Kavernenlokalisation die Thorakoplastik der Resektion vor, worin ihm nach unseren Erfahrungen bei der Vielzahl der zur Verfügung stehenden Medikamente nicht gefolgt werden kann. Bei Pleuraempyemen spricht er sich für die Frühdekortikation aus.

McLAUGHLIN u. HANKINS (1974) setzen sich am ausführlichsten mit der neuen Situation auseinander. Grundsätzlich halten sie chirurgisches Eingreifen für notwendig, wenn die Chemotherapie nicht zu einer eindrucksvollen Rückbildung in relativ kurzer Zeit führt und andere Faktoren (sozioökonomische, Nachweis atypischer Mykobakterien) einer erfolgreichen Chemotherapie entgegenstehen. Im einzelnen nennen sie:

1) aktive umschriebene therapieresistente Erkrankungen (einschließlich atypischer Mykobakteriosen).

2) Restbefunde, bei denen medizinische oder soziale Gründe eine Reaktivierungspotenz darstellen oder die die Lungenfunktion bzw. die Selbstreinigung des Bronchialsystems behindern.

3) Möglichkeit eines Begleitkarzinoms.

4) Komplikationen der pulmonalen oder pleuralen Tuberkulose einschließlich Empyem, bronchopleuraler Fistel und massiver Kavernenblutung.

5) Therapie von Komplikationen der Resektionschirurgie.

Als einzige *absolute Indikation* wird die *fehlende Sputumkonversion* angesehen (5% der Chemotherapierten), wobei die Resektionsergebnisse von Art, Umfang, Dauer und Konsequenz der Chemotherapie abhängen. Sonst sehen sie als wichtigstes präoperatives Erfordernis die Keimreduzierung an, warnen aber davor, bei protrahiertem Verlauf zunächst den Effekt eines *Wechsels der medikamentösen Therapie* abzuwarten, da sie einmal deren Wirkung erst recht skeptisch gegenüberstehen, zum andern diese Medikamente für einen wirksamen Operationsschutz nicht vermissen möchten, dieser Schutz vielmehr von einem *vitalen* Interesse sei.

Bei *persistierenden Restbefunden ohne Bakteriennachweis* werden wiederum personengebundene Faktoren bei der Indikationsstellung einbezogen (40–60% der hospitalisierten Tuberkulosekranken seien erfahrungsgemäß Alkoholiker), wobei man bei persistierenden Herden mit käsigen Veränderungen eher zur Exstirpation rät. Gleiches gelte für destroyed lobe oder lung, Bronchusstenosen mit rezidivierenden poststenotischen Infekten und Atelektasen, Bronchiektasen mit Zeichen einer chronischen Infektion.

Begleitende Karzinome fanden sie von 1960–1970 bei 7986 Tuberkulosepatienten 72mal (=0,9%), wobei in der Hälfte der Fälle die Tuberkulose Aktivitätszeichen aufwies.

Als weitere Indikationen nennen die Verfasser bei *Komplikationen der Tuberkulose* zunächst das Empyem, wobei die Drainagetherapie wegen der Gefahr der Mischinfektion ausdrücklich abgelehnt wird. Bloße Dekortikationen blieben ohne postoperative Sterblichkeit. In Verbindung mit einer Lungenresektion und bei Pleuropneumonektomien fallen allerdings die relativ hohen Zahlen für die Operationsletalität auf (7,7 bzw. 21,9%).

Bei aktiver Tuberkulose mit Empyem und bronchopleuraler Fistel geben sie im Gegensatz zum geschlossenen spezifischen Pleuraempyem der sofortigen *Thoraxdrainage* als Initialtherapie den Vorzug. IHM u. Mitarb. (1972) sahen eine Reexpansion der Lunge bei 28 von 52 Patienten, auch hier bestand eine Abhängigkeit von der Ausdehnung des Lungenprozesses, Größe der bronchopleuralen Fistel und den Möglichkeiten der Chemotherapie (Resistenzlage, unkontrollierte Therapie). Führe die Drainage nicht zum Erfolg, so schaffe sie mindestens günstigere Verhältnisse für die spätere operative Therapie.

Bei den *massiven Blutungen* (COMAN u. MICU 1977) könne man nicht von dem gemessenen Blutverlust ausgehen, wobei die einzelnen Autoren bezüglich der tolerierbaren Grenzen sehr verschiedene Angaben machen (CROCCO u. Mitarb. 1968 mehr als 600 ml/48 h, besondere Gefahr bei 600 ml/16 h; YEOH u. Mitarb. 1967 200 ml/24 h). Nach LINBERG (1964) liegt die Gefahr weniger in dem mehr oder weniger großen Blutverlust, sondern in der *protrahierten Streuungs- und Erstickungsgefahr*. In diesem Sinne lebensbedrohliche Blutungen zwängen zur schnellen chirurgischen Intervention, zumal wenn die Blutung aus einer aktiven zerfallenden Tuberkulose stamme. Blutungen bei inaktiven posttuberkulösen Befunden könnten zurückhaltender beurteilt werden.

Auf die Therapieindikationen nach Komplikationen der Resektionschirurgie wird in Kapitel E. eingegangen.

PAMRA u. Mitarb. (1970) vergleichen unter den Bedingungen eines Entwicklungslandes (Indien) die Diskrepanz zwischen Sputumnegativierung und noch hoch virulenten Keimen im Resektionspräparat und rechtfertigen daher die weite operative Indikationsstellung bei frühem Operationstermin. Optimistischer berichten DAS u. DAVID (1975) ebenfalls aus Indien, daß von 9939 Patienten 92% durch die Chemotherapie saniert werden konnten. Bei den operierten 805 Patienten, die sicher eine negative Auswahl darstellten, betrug die Operationsletalität 2,8%, bei 3,1% trat eine bronchopleurale Fistel mit Empyem auf, bei 2,6% eine Reaktivierung und 7,1% zeigten nachher eine respiratorische Insuffizienz. Diese Zahlen sind sicher nicht auf die hiesigen Verhältnisse übertragbar.

Da manche Tuberkulöse heute unter Tumorverdacht ohne präoperative Chemotherapie reseziert werden, verdient der Bericht von PRYTH u. HANSEN (1976) Beachtung. Von 91 als Karzinome resezierten Tuberkulosen bestand bei 66 eine kurzzeitige präoperative Chemotherapie (45mal 1–14 Tage, 21mal bis 21 Tage). Postoperativ starben 2 Patienten, die verbleibenden 89 erhielten postoperativ eine Chemotherapie zwischen 6 und 18 Monaten. Nur bei einem Patienten, der 9 Monate postoperativ behandelt worden war, wurde 7 Jahre nach der Operation eine tödliche Reaktivierung (Miliartuberkulose) gesehen.

DROSS (1976) berichtet über 14 bilaterale Resektionen bei Tuberkulose ohne Letalität aus den Jahren 1958–1961 bei einer Vorbehandlungszeit von 34 Monaten. Davon schieden 2 Patienten weiterhin im Sputum Tuberkelbakterien aus, weil die exstirpierten Lungenareale die wirkliche Ausdehnung der Erkrankung nicht erfaßt hatten.

BLAHA u. WEX nehmen 1977 einen extrem zurückhaltenden Standpunkt zur Resektionschirurgie der Tuberkulose ein und finden den größten Anteil noch in der Residualchirurgie bei Pleuratuberkulose.

LOCK weist 1975 in epidemiologischer Hinsicht darauf hin, daß 90% der behandlungsbedürftigen Tuberkulosen aus bereits vorhandenen älteren Herden stammt. Nur die Hälfte dieser Befundträger ist nie vorher behandelt worden, wodurch diese Zahlen einen gewissen Beitrag zur Frage der Residualchirurgie und chirurgischen Präventionsabsichten leisten (s. C. III. 2., C. IV. 1. u. 2.).

TSCHIRKOV u. Mitarb. stellten 1978 fest, daß bei Patienten mit Bronchialkarzinom und Tuberkulose die präoperative Wartezeit 20,5 Wochen betrug gegenüber 3,6 Wochen bei Karzinomen ohne Begleittuberkulose. Die 5-Jahres-überlebensquote wurde durch die Begleittuberkulose (Verzögerung der Diagnose?) deutlich verringert (16% gegenüber 25%).

Die Überlegungen zu den durch die heutige Chemotherapie veränderten chirurgischen Indikationen werden natürlich in erster Linie – aber nicht allein – durch die Quote bestimmt, in der Tuberkelbakterien kulturell und/oder im Tierversuch aus den Resektaten noch als virulente Erreger nachweisbar sind. Die Intentionen der chirurgischen Therapie gelten ja nicht nur der lokalen Sanierung, sondern auch der Rezidivprophylaxe. BAUDREXL u. Mitarb. veröffentlichten 1972 ihre Befunde (1965–1969) über 57,1% mikroskopisch, kulturell oder im Tierversuch gefundene Tuberkelbakterien in 105 resezierten Lungen (davon 17,1% nur färberisch bei negativer Kultur oder Tierversuch, 14,3% der Präparate zeigten nur entweder ein Wachstum in der Kultur oder im Tierversuch, 25,7% waren dagegen mit allen drei Methoden nachweisbar). Die Verfasser zeigen in einer Zusammenstellung (Tabelle 2), daß sich von 1952–1968 in dieser Hinsicht nur geringe Veränderungen feststellen lassen, sieht man von den Zahlen ungarischer Autoren ab. Die von BAUDREXL u. Mitarb. dargestellten Verhältnisse sind nicht repräsentativ, da Rifampicin dort zur Behandlung nicht zur Verfügung stand, ein Teil der Patienten wegen Karzinomverdacht der präoperativen Chemotherapie entbehrte.

Tabelle 2. Bakteriennachweis im Lungenresektionspräparat (BAUDREXL u. Mitarb. 1972)

	Patienten-zahl	%
Positiv in Mikroskopie oder Kultur oder Tierversuch	60	57,1
Nur positiv in Mikroskopie; Kultur und Tierversuch negativ	18	17,1
Nur positiv in Kultur oder Tierversuch	15	14,3
Übereinstimmend positiv in Mikroskopie, Kultur und Tierversuch	27	25,7

WINTER u. VIERECK (1972) überprüften ihr Operationsgut von 614 von 1965–1970 resezierten Tuberkulosen unter der speziellen Fragestellung, wie weit die Sputumkonversion Gradmesser des Behandlungserfolges, insbesondere im Sinne der Rezidivprophylaxe, sei und sein könne. Bei 514 präoperativ sputumnegativen Patienten konnten in 71% der Resektate mikroskopisch Tuberkelbakterien nachgewiesen werden, von denen 28% kulturelles Wachstum zeigten. Da 2,1% der mikroskopisch negativen Präparate noch eine positive Tuberkelbakterienkultur ergaben, betrug die Gesamtzahl der kulturell züchtbaren Tuberkelbakterien bei durch Chemotherapie im Auswurf negativierten Patienten 30,3%, wobei die Resektionsgruppe sicher eine negative Auswahl bildete. Bei der chronologischen Darstellung ist aber nicht zu übersehen, daß die Höhe dieser Zahlen vorwiegend durch die medikamentösen Therapieverhältnisse vor 1968 bestimmt wird und 1969 und 1970 Bereiche um 12% zu erkennen sind, die die Grundlage der heutigen Diskussion bilden müssen.

Von Interesse ist auch, daß bei Überprüfung der Resistenzverhältnisse nur in 21% voll medikamentenempfindliche Bakterien gefunden wurden, Monoresistenzen dagegen in 34%, Mehrfachresistenzen sogar in 42%. Die Resistenzen betrafen vor allem INH, gefolgt von SM, Thiosemicarbazon, ETH, PAS und CS. Keine Resistenzen bestanden gegenüber EMB und RMP, so daß diese Verhältnisse wahrscheinlich auf die heutige Situation nicht übertragbar sind.

In der neueren Literatur spielen die *atypischen Mykobakteriosen* der Lunge als Interventionsindikation eine besondere Rolle, da diese z.T. erfahrungsgemäß der medikamentösen Therapie noch schlecht zugänglich sind. Als erste wiesen LAW u. Mitarb. (1965), LEES u. Mitarb. (1965), HATTLER u. Mitarb. (1970), sowie POLK u. Mitarb. (1967) auf diesen Indikationsbereich hin. THONG u. EVANS (1969) verlangen dabei folgende Kriterien: Isolierung atypischer Mykobakterien aus dem Sputum (niemals aber von normalen Tuberkelbakterien), klare röntgenologische Krankheitsbefunde und Versagen der Chemotherapie. Von 27 operierten Patienten starb keiner, Rückfälle traten bei 2 Patienten auf; allen übrigen Patienten ging es 3 Jahre nach dem Eingriff gut.

OLIVER (1976) berichtete über 44 Lungenresektionen bei atypischen Mykobakteriosen, ein Rückfall ergab sich 3mal, davon 2mal als Folge des ungenügenden chirurgischen Vorgehens. Es starben 2 Patienten, in 89% konnte chirurgisch die vorher medikamentös inkurable Erkrankung saniert werden, was den Erfahrungen von FISHER u. DEL MENIER (1968) entspricht. Zweifellos muß das relativ gute Ansprechen der Bakterien der Gruppe I nach RUNYON (1959) auf EMB und RMP beachtet werden. MCLAUGHLIN u. HANKINS (1974) machen darauf aufmerksam, daß auch heute noch Resistenzen sich entwickeln, die medikamentöse Behandlung sehr lange dauere, die Medikamentenkombination nach längerer Zeit doch nicht unerhebliche Folgen zeitige und Rückfälle häufig seien. Sie weisen auf ZVETINA u. Mitarb. (1971) hin, die 35 Patienten mit Mykobakterium kansasii-Infektion operierten. Davon waren 33 im Auswurf positiv, die medikamentöse Mißerfolgsquote betrug 60%, wogegen unter heutigen Verhältnissen mit 25% oder weniger zu rechnen sei. Bei einem Todesfall konnten alle anderen Patienten saniert werden.

Da die intrazellulären Battey-Bakterien (Gruppe III nach RUNYON 1959) in etwa 40% selbst auf Therapieformen nicht reagierten, die EMB und RMP einschlössen, sei bei Nachweis dieser (heterogenen und seltenen) Erregergruppe die chirurgische Indikation eher zu stellen. Von 37 operierten Patienten blieben nur 4 im Sputum positiv. Lobäre Resektionen erbrachten dabei bessere Ergebnisse, nach segmentalen Eingriffen waren bronchopleurale Fisteln und Reaktivierungen wesentlich häufiger.

MUANGSOMBUT u. Mitarb. (1975) bestätigen ähnliche gute Erfahrungen. Bei 11 operierten Patienten konnte eine Sputumkonversion erreicht werden mit Ausnahme eines Kranken, der eine doppelseitige Erkrankung aufwies.

ELKADI u. Mitarb. (1976) analysierten 48 wegen einer atypischen Mykobakteriose von 1962–1973 vorgenommenen Lungenresektionen. Alle Patienten wurden oder blieben sputumnegativ. Kein Patient verstarb nach der Operation. Allerdings war die Zahl der postoperativen Komplikationen ungewöhnlich hoch. Von 26 präoperativ negativen Patienten waren die Resektate 13mal mikroskopisch positiv, 5mal in der Kultur, 7 Kulturen blieben negativ. Die entsprechenden Zahlen für 22 präoperativ positive Kranke lauteten 4, 15 und 3. Die Verfasser kommen zu folgenden Schlußfolgerungen:

1) es ließ sich kein Zusammenhang zwischen dem präoperativen Sputumbefund und den bakteriologischen Befunden im Resektat erkennen.

2) Gleiches gilt für den Erfolg der chirurgischen Therapie.

3) Eine verlängerte präoperative Chemotherapie erbrachte keine besseren, eher schlechtere Ergebnisse des chirurgischen Eingriffs. In der Regel verlängerte sie unnötig die Gesamtbehandlungs- und Hospitalisationszeit.

4) Eine zu spät gestellte Operationsindikation führte zu vermehrter Resistenzbildung und damit zur ineffektiven Chemotherapie in der Operationsphase.

5) Da die Verfasser in einer früheren Studie eine Mortalität von 16% bei konservativ behandelten atypischen Mykobakteriosen gefunden hatten, plädieren sie energisch für den rechtzeitigen chirurgischen Eingriff, wobei sie sich auch auf die Erfahrungen von CORPE beziehen, die die chirurgische Erfolgsaussicht 1964 2–3mal besser ansehen als die der rein medikamentösen Therapie. Auch HATTLER u. Mitarb. sahen 1970 Erfolge in 91% der chirurgisch gegenüber 27% der nur medikamentös Behandelten.

KARLSON (1973) zeigte in einer gründlichen Übersicht, ob und wann atypische Mykobakterien Gegenstand des chirurgischen Interesses werden können, bei denen es sich ja um opportunistische Erreger mit nur potentieller Pathogenität handele. Eine Krankheit auf dieser Grundlage müsse aber angenommen werden, wenn diese Erreger zu Höhlen- oder Herdbildungen in der Lunge geführt hätten, in größerer Zahl und wiederholt nachweisbar seien und nie typische Tuberkelbakterien gefunden wurden. Auch müsse einem bakteriologischen Befund ein entsprechender Organbefund nach Art und Ausdehnung entsprechen. So sei z.B. das Mykobakterium fortuitum im Magenspülwasser häufig zu finden und ohne Bedeutung. Hoch bedeutsam sei der Befund aber bei Nachweis pulmonaler Veränderungen und Achalasie. Die Mykobakterien vom Typ Kansasii und Avium seien die häufigsten opportunistischen Keime bei Lungenprozessen. Einzelnachweise seien auch dann in der Regel ohne Bedeutung, wenn Lungenveränderungen vorliegen würden. Auch die skotochromogenen Erreger seien meist unwichtig. Bei 71 Patienten, bei denen dieser Befund erhoben wurde, seien sie nur 1mal krankheitsbestimmend gewesen.

ELDER u. Mitarb. (1977) berichteten allerdings, daß von 18 Patienten mit atypischen Mykobakterien nur 3 einer chirurgischen Therapie bedurften.

III. Indikationen zur chirurgischen Therapie der thorakalen Tuberkulose

1. Eigene Erfahrungen

An der Ruhrlandklinik wurden von 1974–1977 1420 Tuberkulosekranke stationär behandelt (Tabelle 3). Der Anteil der davon zusätzlich chirurgisch Behandelten beträgt in einer Zeit derzeitig optimaler Chemotherapie 15% und ist damit relativ hoch. PERTZBORN u. Mitarb. (1978) berichten über eine Operationsnotwendigkeit nur bei 1% der Tuberkulosekranken. Die Einflüsse aus dem Zuweisungsgut einer chirurgisch orientierten pneumologischen Klinik dürfen dabei nicht zu hoch veranschlagt werden, wenn sie auch nicht vollkommen zu vernachlässigen sind. Die chirurgische Indikationsstellung an der Klinik ergibt sich immer aus dem interdisziplinären Gespräch zwischen Internisten, Phthisiologen, Anästhesiologen und Thoraxchirurgen und strebt nicht nur die Sputumkonversion und/oder Befundrückbildung, sondern die Gesamtsanierung an.

Von den therapeutischen intrathorakalen Interventionen galten 18% der Tuberkulose. Diese Zahl ist sicher durch die Aufgaben der Klinik mitbestimmt und für ein allgemeines chirurgisches Operationsgut nicht verbindlich. In Ta-

Tabelle 3. Statistik der Tuberkulosetherapie bei 1420 Patienten der Ruhrlandklinik Essen-Heidhausen von 1974–1977

	Medikamentös	Medikamentös und operativ	Insgesamt
Tuberkulose der Lunge	1116	198 = 15%	1314
Tuberkulose der Pleura	24	14	38
Tuberkulose des Mediastinums	8	1	9
Tuberkulose anderer Organe	59	–	59
Insgesamt	1207	213 = 15%	1420

Tabelle 4. Indikationen zur Resektionschirurgie der Lungen- und Pleuratuberkulosen bei 210 Patienten der Ruhrlandklinik Essen-Heidhausen

Tuberkulom		76
mit Einschmelzung	30	
ohne Einschmelzung	46	
Lappentuberkulose		62
mit Einschmelzung	40	
ohne Einschmelzung	22	
Segmenttuberkulose		20
mit Einschmelzung	11	
ohne Einschmelzung	9	
Destroyed lung		4
Destroyed lobe		8
Bronchusstenose		18
Restkaverne nach operativen Eingriffen		2
Bronchopleurale Fistel, Pleuraempyem		3
Tuberkulöse Pleuritis		14
Andere		3
Insgesamt		210

belle 4 sind die Indikationen aufgeschlüsselt, die zum chirurgischen Eingriff bei Tuberkuloseerkrankungen führten.

Von 210 operierten Patienten starben 4 (=1,9%); am häufigsten nach Pneumonektomien, aber auch nach kleineren Eingriffen. Die Wirksamkeit der präoperativen Chemotherapie läßt sich an der geringen Zahl bronchopleuraler Fisteln erkennen, da die noch floride Bronchustuberkulose früher deren Hauptursache darstellte. Alle postoperativen Pleuraempyeme (5%) konnten saniert werden (Tabelle 5). Die Auswirkungen der chirurgischen Tuberkulosetherapie sind in Tabelle 6 ersichtlich. Die Heilungsquote lag bei 99%, der durch funktionelle und altersmäßige Faktoren limitierte berufliche Rehabilitationseffekt mindestens bei 91%.

Von besonderem Interesse waren natürlich die bakteriologischen Befunde (2 Präparate nicht untersucht), die an den Resektionspräparaten erhoben werden konnten. Zu den Ergebnissen (Tabelle 7) ist einschränkend zu sagen:

1) stets wurde nur ein kleiner Gewebsanteil überprüft, um dem Morphologen die Beurteilung nicht zu erschweren. Dieser Anteil ist sicher nicht repräsentativ

Tabelle 5. Statistik der operativen Therapie der Lungen- und Pleuratuberkulose an 210 Patienten der Ruhrlandklinik Essen-Heidhausen von 1974–1977

Operationsart	Operationen	Todesfälle
Pneumonektomie	15	2
Lobektomie	43	1
Lobektomie und Segmentresektion	4	
Bilobektomie	7	
Segmentresektion	56	
Atypische Resektion	68	1
Dekortikation	14	
Andere	3	
	210	4 = 1,9%
Komplikationen		
Bronchusstumpfinsuffizienz	1 = 0,5%	
Pleuraempyem, saniert	11 = 5%	

für den gesamten erkrankten Organabschnitt, auch nicht für etwaige belassene Herde in der Restlunge (oder kontralateral).

2) Es wurden nur Kulturen angelegt. Zusätzliche Tierversuche hätten die Zahl der positiven Tuberkelbakterienbefunde wahrscheinlich erhöht.

3) Die positiven bakteriologischen Befunde sind sicher von Bedeutung, wenn man den Eingriff unter den Auspizien der Rezidivprophylaxe betrachtet. Die Indikationsstellung kann aber nicht nur vom bakteriologischen Befund aus als „richtig" oder „unrichtig" beurteilt werden. Eine bakteriologisch im Resektat negative destroyed lung stellt weiterhin eine chirurgische Indikation dar, um nur den Extremfall anzusprechen. Die Gesamtschau kann sich nicht ausschließlich nach bakteriologischen Kriterien richten, da auch Sekundärerscheinungen der bakteriologisch negativen tuberkulösen Lungenveränderungen ebenso zu bedenken sind wie andere zusätzliche Indikationsfaktoren (s.C.IV.).

4) PAMRA u. Mitarb. haben für die Verhältnisse in Indien 1970 festgestellt, daß negative Sputumbefunde die Anwesenheit virulenter Tuberkelbakterien im Gewebe nicht ausschließen würden.

CORBU u. Mitarb. berichteten 1969 über die Ergebnisse diesbezüglicher Untersuchungen an 240 Resektaten. Die Kulturen aus den Operationspräparaten waren in 49% positiv, 90% davon resistent gegen INH, SM, PAS, EMB und CS allein oder kombiniert. Nur in 80% korrespondierten die Resistenzbestimmungen dabei aus den Resektaten mit denen aus den Sputumkulturen.

Bei 208 mikroskopisch und kulturell überprüften Lungenresektaten waren die in Tabelle 7 angegebenen Befunde zu erheben. Die korrespondierenden histologischen Befunde sind gleichfalls vermerkt. Die Zahl der kulturell positiven Untersuchungen gleicht der von WINTER u. VIERECK (1972) für die letzten Jahre mitgeteilten Quoten. Wird vor der Operation eine 2tägige Medikamentenpause (wie sonst bei der bakteriologischen Sputumverlaufskontrolle) eingehalten, werden nach einer mündlichen Mitteilung von VIERECK wesentlich häufiger Tuberkelbakterien in den Resektaten nachgewiesen als ohne Therapiepause (Tabelle 8).

In ihrer operativen Behandlungsbedürftigkeit sind insbesondere die *tuberkulösen Rundherde* (Tuberkulome) und die nach optimaler Chemotherapie rückge-

Tabelle 6. Ergebnisse der Resektionschirurgie der Lungen- und Pleuratuberkulose an 206 Patienten der Ruhrlandklinik Essen-Heidhausen von 1974–1977. Postoperativ Verstorbene sind nicht berücksichtigt

Status	Zahl
Geheilt	204 = 99%
Nicht geheilt	2 = 1%
Arbeitsfähig	188 = 91%
Arbeitsunfähig	6 = 3%
Nicht beurteilbar	12 = 6%

Tabelle 7. Bakteriologische und histologische Befunde von 208 an der Ruhrlandklinik Essen-Heidhausen von 1974–1977 resezierten Präparaten

	positiv		negativ
Bakteriologie			
TB Kultur	28 = 14%		180 = 86%
TB mikroskopisch	63 = 30%		145 = 70%
Histologie			
Tuberkulose (aktiv:inaktiv)	167 = 80%	:	41 = 20%
Kavernisierung (ja:nein)	82 = 39%	:	126 = 61%

Tabelle 8. Bakteriologische Befunde von Tuberkelbakterien an Lungenresektionspräparaten in Abhängigkeit von Art der Chemotherapie (1965–1970 und 1971–1974) und nach 2tägiger präoperativer Chemotherapiepause (1975–1978). (Nach VIERECK, persönliche Mitteilung)

Zeitraum	Zahl	Kultur + %	Monoresistent %	Polyresistent %	Keine Resistenz %
1965–1970	614	37,5	34,4	41,7	21,3
1971–1974	269	8,8	27,2	30,3	42,4
1975–1978	158	20,2	12,5	15,6	71,0

bildeten Lappen- und Segmenttuberkulosen umstritten. Gerade bei den Tuberkulomen gehen weitere Indikationsfaktoren am wenigsten ein (von der Differentialdiagnose des Rundherdes hier abgesehen, TRUNK u. Mitarb. 1974).

Wenn man die Konsequenzen dieser Befunde bedenkt und das gegenwärtige klinische Erscheinungsbild der Lungentuberkulose in genügender Breite kennt, auch die zusätzlichen Indikationsfaktoren (s.C.IV.) einbezieht, die Behandlungskriterien nicht nur aus bakteriologischen Gesichtspunkten ableitet, vielmehr auch den Anspruch der Zeitgenossen auf volle Reintegration in Leben und Beruf beachtet, wird man eine chirurgische Tuberkulosetherapie im Thoraxbereich kaum als obsolet ansehen können (wie dies etwa im Halsbereich ebenfalls nicht möglich ist und nicht geschieht).

2. Gegenwärtiger Stand

FORSCHBACH (1978) hat kürzlich sehr *allgemeine Gesichtspunkte für chirurgische Indikationen* formuliert, nämlich:

1) bleibende Gewebsdefekte mit therapieresistenter Erregerausscheidung (nicht jedoch posttuberkulöse Resthöhlen, von denen keine Infektionsgefahr mehr ausgehe),

2) Massive Verkäsungen,

3) Empyeme mit und ohne innere Fistel,

4) Folgezustände nach tuberkulöser Bronchusstenose (posttuberkulöse unspezifische Syndrome) (siehe dazu HUZLY 1972) und

5) massive Blutungen.

Über die Bedeutung der Bronchiektasen für die operative Indikation bei Tuberkulose berichteten PROETEL u. KÖNN (1958).

DELARUE u. Mitarb. (1975) haben die allgemeinen Erwägungen so formuliert: die Resektionsindikation ist gegeben, wenn der Therapieerfolg fehlt, die Lebenserwartung bedroht ist und die Rückkehr ins normale Leben unmöglich wird. Auch dürfe nicht vergessen werden, daß das Risiko bei Abwarten mit dem Alter, den abnehmenden kardiopulmonalen Reserven und der chronischen Intoxikation zunehmen würde, insbesondere bei langdauernder Bakterienausscheidung mit der Gefahr sich ausbildender (Mehrfach-)Resistenzen.

PERTZBORN u. Mitarb. formulierten 1978 die allgemeinen Gesichtspunkte wesentlich radikaler: über eine chirurgische Zusatzbehandlung solle entschieden werden, wenn sich innerhalb von 4–6 Monaten der röntgenologische Ausgangsbefund nicht um die Hälfte zurückgebildet habe und die Sputumkonversion fehle.

Unsere eigenen Erfahrungen sind in Tabelle 9 wiedergegeben:

Tabelle 9. Indikationen zur chirurgischen Therapie der Lungen- und Pleuratuberkulose

A. *Vitale Indikationen*

1. Lebensbedrohliche Blutungen
2. Ausgedehnte käsig-pneumonische Erkrankungen (selten)

B. *Absolute Indikationen*

1. Atypische Mykobakteriosen ohne Rückbildung und Sputumkonversion
2. Destroyed lung
3. Destroyed lobe im Bereich des Mittel- und Unterlappens
4. Tuberkulöse und posttuberkulöse Bronchusstenose und ihre Auswirkungen
5. Persistierende Kaverne mit Tuberkelbakterienausscheidung
6. Persistierendes kavernisiertes Tuberkulom
7. Myzetombildung in posttuberkulösen (oder noch aktiven) Lungenkavernen
8. Ausgedehnte Pleuraschwarte mit (und ohne) Resthöhle
9. Tuberkulöse Pleuraempyeme mit und ohne bronchopleurale Fistel
10. Nachresektion bei Kavernisierung in der Restlunge oder Teilempyem mit Bronchusstumpfinsuffizienz nach vorheriger Resektionstherapie

C. *Relative Indikationen*

Tuberkulom – posttuberkulöse Resthöhlen in der Lunge nach Kavernenreinigung (Open-negative Syndrom) – Residualchirurgie – Destroyed lobe im Bereich des rechten Oberlappens oder der oberen drei Segmente des linken Oberlappens

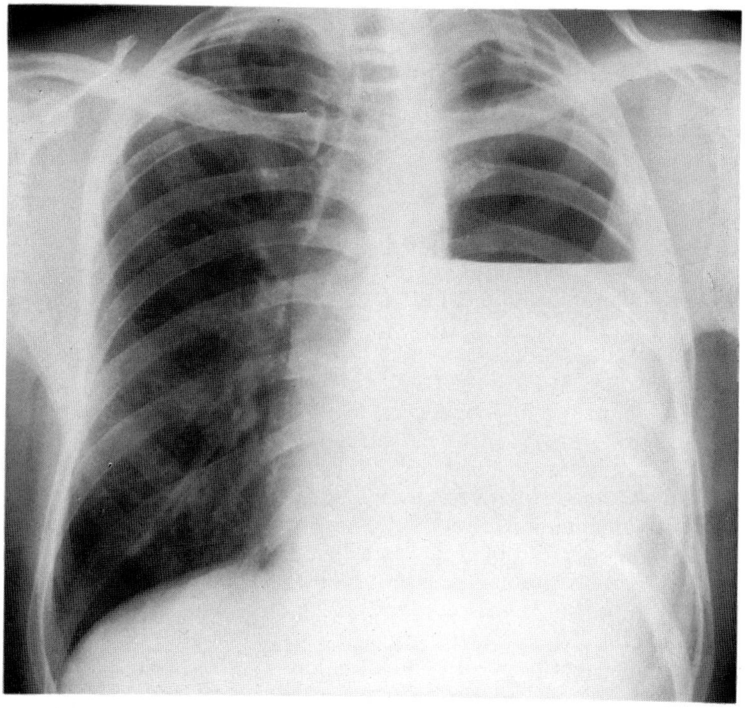

Abb. 1. Fall 1 ♀, 16.11.1941: Seit einem Jahr Tuberkulose bekannt mit Pleuritis. Im Auswurf und im Pleurapunktat Nachweis von Tuberkelbakterien. Einjährige Chemotherapie mit 120 g INH, 128 g Rifampicin, 268 g Myambutol, 50 g Streptomycin, teilweise lokal appliziert. Einweisung zur operativen Therapie wegen eines persistierenden Pleuraempyems mit teilatelektatischer und völlig mit Herden durchsetzter linker Lunge bei Oberlappenbeteiligung rechts

a) Vitale Indikationen

Lebensbedrohliche Blutungen (nicht selten bei Lymphknotenperforationen ins Bronchialsystem) sind bei der Tuberkulose selten geworden und kommen eher bei zerfallenden Bronchuskarzinomen vor. Ebenso sind die *käsigen Pneumonien* im Krankengut zurückgetreten.

b) Absolute Indikationen

Eine *zerstörte Lunge* wird man wohl immer entfernen, wenn der Zustand der gegenseitigen Lunge dies zuläßt. Bei einem atelektatischen und bronchiektatischen, evtl. gereinigte Kavernen tragenden Lappen wird man in die Überlegungen die *bronchialen Drainageverhältnisse* mit einbeziehen können und dürfen, also bei rechtsseitiger Oberlappenlokalisation diesen evtl. belassen (ebenfalls bei entsprechenden Veränderungen in den Segmenten 1–3 links), wogegen man bei Mittellappen-, Lingula- und Unterlappenlokalisation diese Lungenareale immer entfernen wird, da hier die Möglichkeit der Sekretstagnation mit chronisch-rezidivierenden unspezifischen Entzündungen besonders groß ist. Bei jüngeren Patienten wird man auch den bronchiektatischen Oberlappen eher entfernen als bei älteren. Diese Art der prophylaktischen Resektion muß auch die Mög-

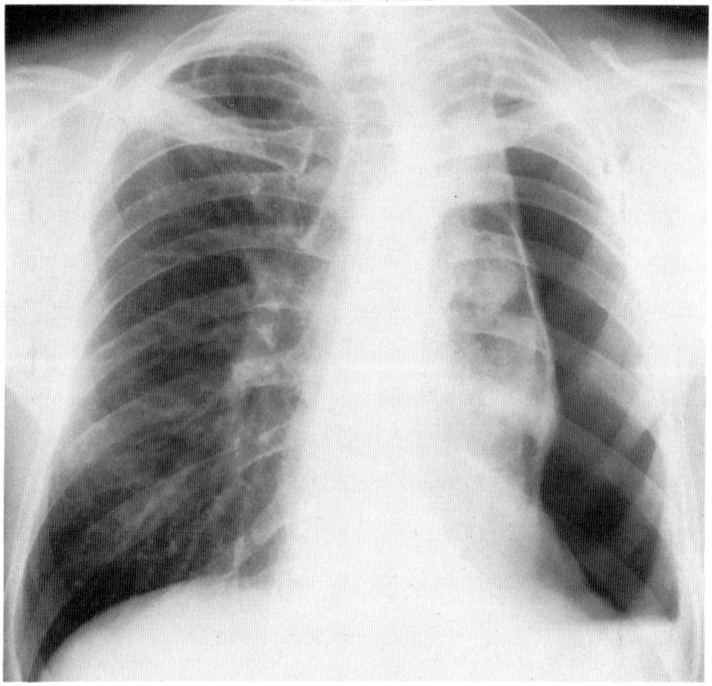

Abb. 2. Fall 1 vor Sanierung durch Pleuro-Pneumonektomie links. Histologisch weitgehend bindegewebig gefesselte und teilweise stark geschrumpfte Lunge mit älteren und deutlich demarkierten, jedoch zum Teil noch eindeutig aktiven tuberkulösen Streuherden und kleiner tuberkulöser Kaverne, Pleuraschwarte mit den Zeichen einer chronischen spezifischen Pleuritis, im Lungengewebe auch Atelektasen

lichkeit der sekundären Myzetombildung in Bronchiektasen und gereinigten Kavernen bedenken.

Bronchusstenosen führen auch bei abgeheilter Tuberkulose immer zu sekundären Bronchiektasen mit Blutungen und rezidivierenden pneumonischen Schüben und fortschreitender Karnifikation. Sie sollten deshalb operativ behandelt werden, statt die Auswirkungen immer neuer Antibiotikaanwendungen abzuwarten, zumal die betroffenen Lungenabschnitte in der Regel bei der Perfusionsszintigraphie völlig stumm und für die ventilatorische Funktion unerheblich sind.

Auch eine nach mindestens 6monatiger optimaler Chemotherapie *persistierende Kaverne mit anhaltender Bakterienausscheidung* und *ein Tuberkulom mit bleibender Einschmelzung* sollten zeitgerecht operativ saniert werden, wobei gerade hier parenchymsparende atypische Verfahren angewandt werden können. Zu den in Tabelle 9 unter den Punkten 8, 9 und 10 genannten Indikationen werden die Einzelheiten in Kapitel D besprochen.

c) Relative Indikationen

Bei den unter den *relativen Indikationen* aufgeführten Erkrankungsformen wird man besonders die Überlegungen mit einbeziehen müssen, die unter C. IV. besprochen sind.

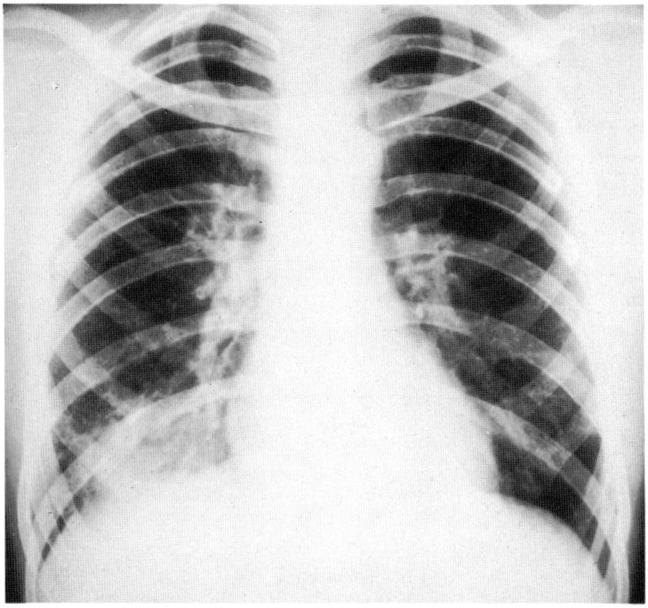

Abb. 3. Fall 2 ♂, 14. 10. 1943: 4 Monate vor der Aufnahme bei Einstellungsuntersuchung Lungentuberkulose festgestellt. Röntgenologisch ausgedehnte Tuberkulose im Bereich des rechten Lungenunterlappens, vermehrte Zeichnung am oberen Hiluspol rechts. Starke familiäre Belastung

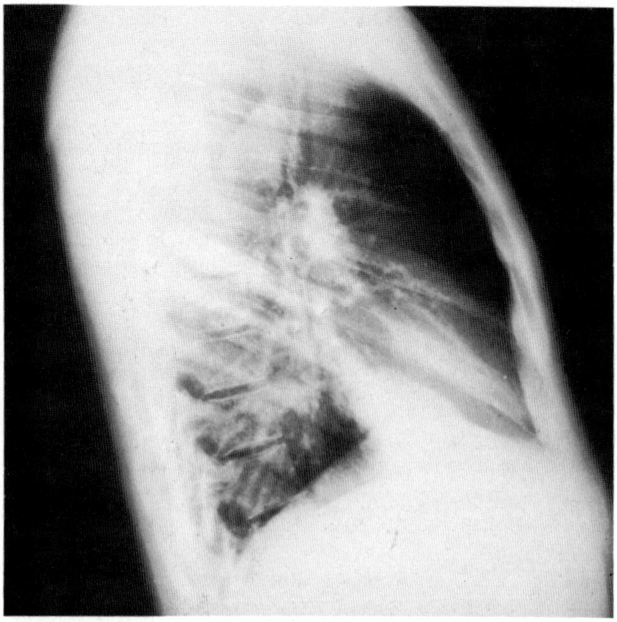

Abb. 4. Fall 2: Auf der Frontalaufnahme Atelektase im Bereich eines der basalen Unterlappensegmente, Infiltration im apikalen Unterlappensegment und im postero-basalen Unterlappensegment

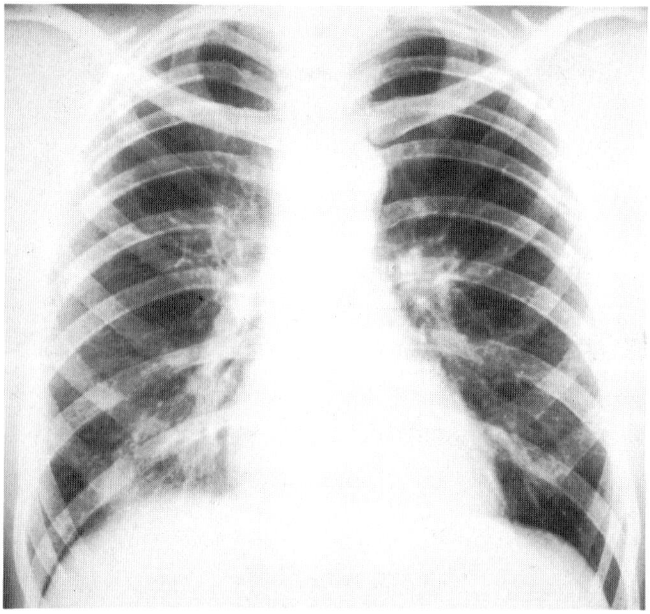

Abb. 5. Fall 2: Nach 5 Monaten Chemotherapie mit INH, EMB und RMP Rückgang der entzündlichen Lungenveränderungen

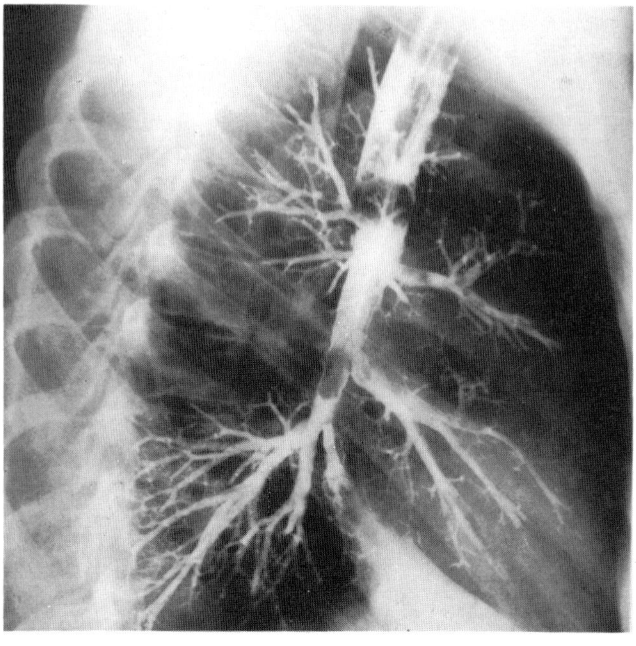

Abb. 6. Fall 2: Bei der bronchologischen Kontrolle einschließlich Bronchographie Atelektase im Bereich des apikalen Unterlappensegmentes und des antero-basalen Unterlappensegmentes rechts

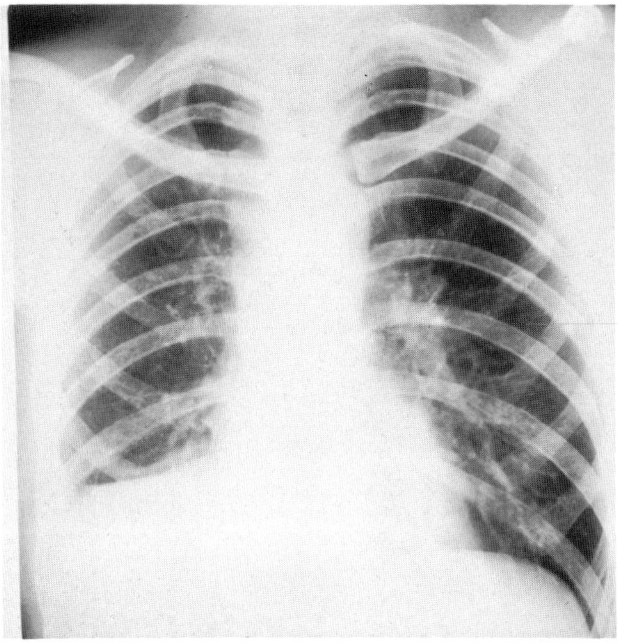

Abb. 7. Fall 2: Sanierung durch Unterlappenresektion rechts. Histologisch chronisch verkäsende und verschwielende, teilweise noch kavernöse Lungen- und Lymphknotentuberkulose bei verschwielender Begleitbronchitis und sekundärem Lungenemphysem, wobei eine Reihe der untersuchten spezifischen Herde noch eine deutliche proliferative und zum Teil verkäsende Aktivität zeigten

Entwickeln sich unter einer längeren Behandlungsdauer *resistente Tuberkelbakterien*, sollte umso mehr die Möglichkeit überprüft werden, ob eine operative Sanierung noch möglich ist, bevor das Resistenzspektrum dies völlig unmöglich macht.

Auch bei *Rezidivtuberkulosen* sollte die operative Indikation eher gestellt werden als bei einem ähnlichen Organbefund, der erstmals behandelt wird.

Entspricht einem tuberkulösen Rundherd nicht ein in Schüben gewachsenes und bindegewebig gut abgegrenztes Tuberkulom, sondern eine *vollgelaufene Kaverne*, deren Prognose nur von der Bronchusbarriere bestimmt wird, wird man ebenfalls eher resezieren als abwarten.

PERTZBORN u. Mitarb. rechnen 1978 auch die sogenannte *offene Kavernenheilung (open negative syndrome)* zur Resektionsindikation, da nach antituberkulotischer Therapie mit einer Rezidivquote von 35% gerechnet werden müsse. Es wird nicht ersichtlich, woher diese Zahlenangabe stammt. Sie entspricht nicht unseren Erfahrungen. Die indikatorischen Momente liegen unseres Erachtens eher in den möglichen unspezifischen Zweiterkrankungen.

Daß bei dem geringsten Verdacht auf das Vorliegen eines *Narben- oder Begleitkarzinoms* die Möglichkeit der Operabilität zu überprüfen ist, soll nur der Vollständigkeit halber erwähnt werden.

Wie sehr im übrigen unter der heutigen Chemotherapie *„funktionssparend" operiert werden kann*, zeigen die Erhebungen von PERTZBORN u. Mitarb. (1978) aus der neueren Literatur. Von den Resektionen beziehen sich 83% auf Keil- oder Segmentresektionen, 14% auf Lobektomien und nur 4% auf Pneumonekto-

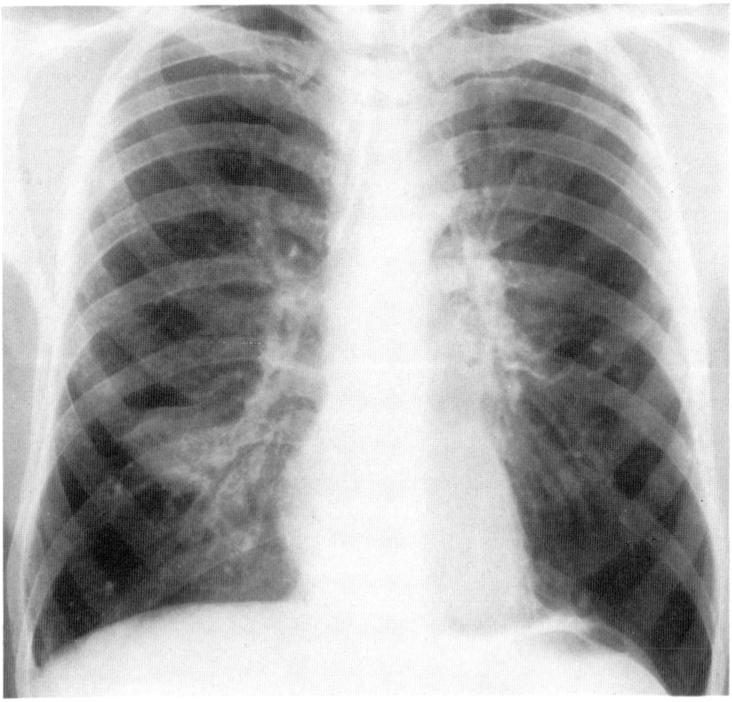

Abb. 8. Fall 3 ♂, 5. 6. 1946: Als Kind bereits tuberkulosekrank gewesen. Jetzt Reaktivierung mit beiderseitiger offener Lungentuberkulose und Mittellappenatelektase

mien. Allerdings berichten Nikolaev u. Zhadnov (1971) für die russischen Verhältnisse über 17% Spätrezidive nach ökonomischer Teilresektion.

IV. Zusätzliche Indikationsfaktoren

1. Begleiterkrankungen

Wenn auch Pfaffenberg u. Jähler (1964) festgestellt haben, daß die Prognose der Diabetikertuberkulose bei optimaler Chemotherapie derjenigen des Stoffwechselgesunden entspricht, sehen wir besonders beim Diabetes des Jugendlichen, aber beim *Diabetes* (Radenbach 1978) überhaupt ein zusätzliches Motiv zum möglichst parenchymsparenden Eingriff, der dem Heilungsablauf und der Rezidivprophylaxe dient, besonders bei grobknotigen Tuberkulosen und auch Tuberkulomen. Gleiches gilt für eine begleitende *Silikose*. *Konsumierende Begleiterkrankungen* sind heute selten geworden, aber hier zu nennen. *Allergien* gegen Antituberkulotika müßten nur dann berücksichtigt werden, wenn sich diese gegen mehrere Stoffe entwickeln, die gleichzeitig als die wirksamsten gelten. Gleiches gilt für die (häufigere) *Unverträglichkeit* mehrerer dieser Medikamente. Auch *Psychosen* können Anlaß zu resezierenden Eingriffen bilden, da einmal die Medikamenteneinnahme nicht genügend gewährleistet, gleichzeitig aber auch der prophylaktische Charakter angesichts unvorhersehbarer Entwicklungen in der Zukunft besonders ausgeprägt ist.

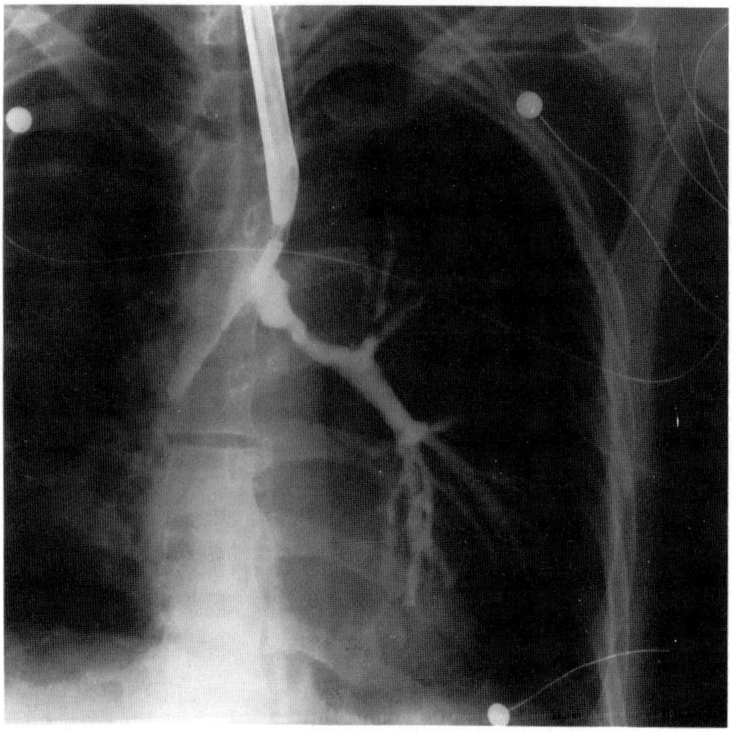

Abb. 9. Fall 3: Bei der bronchologischen Untersuchung Aufdeckung einer Oberlappenatelektase und einer röhrenförmigen Hauptbronchusstenose links

2. Sozioökonomische Umstände

RADENBACH (1978) nannte grundsätzliche Bedingungen für eine optimale rezidivfreie Chemotherapie bei der Tuberkulose. Patientengebundene Faktoren sind neben den genannten Krankheiten (s. C. IV. 1.) Intelligenz und sprachliches Verständnis, die sogenannte „Compliance" des Patienten, also die *Kooperationsbereitschaft und die Zuverlässigkeit der Medikamenteneinnahme.* Fehlt diese (Asoziale, Stadtstreicher, Debile), ergeben sich zusätzliche Indikationen zur chirurgischen Therapie. Gleiches gilt für *Alkoholiker und Drogensüchtige*, wobei LEVENDEL u. Mitarb. (1969) in Ungarn feststellen, daß, von den Schwierigkeiten der postoperativen Phase abgesehen, die Dauerheilungsziffern bei Alkoholikern denen der Nichtalkoholiker entsprechen.

Neben solchen „Negativfaktoren" sind aber auch andere Überlegungen einzubeziehen, z.B. bei *familiärer Belastung* in der Aszendenz durch Tuberkuloseerkrankungen. Die *Berufssituation* kann in mehrfacher Hinsicht zu den Überlegungen beitragen. Einmal in einer unvermeidbaren übermäßigen Arbeitsbelastung in psychischer, zeitlicher oder körperlicher Hinsicht, wobei sich diese Faktoren kombinieren und addieren können. Zum anderen legen wir Wert auf eine prophylaktische Herdsanierung bei Kranken mit Berufen, in denen eine besondere Infektionsgefahr für die Umgebung bei einem nicht rechtzeitig bemerkten Rezidiv besteht oder wenn die weitere Berufserlaubnis von der Tuberkulose überhaupt abhängt oder abhängen kann (Lebensmittelberufe, Lehrer, Tätigkeiten im Gesundheitswesen, Kindergarten, öffentliches Verkehrswesen usw.).

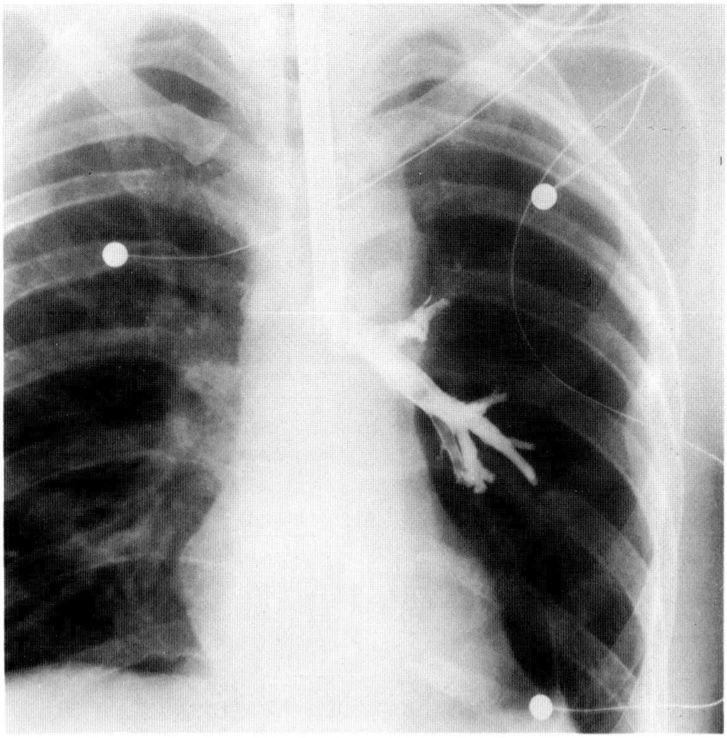

Abb. 10. Fall 3: Nach ausgiebiger Chemotherapie mit 103 g INH, 122 g RMP, 44 g PTH, 28g Streptomycin und 437 g EMB Thorakotomie links, Hauptbronchusresektion und Resektion des Oberlappens, End-zu-End-Anastomose Unterlappenbronchus – Hauptbronchus nahe der Bifurkation; das postoperative Bronchogramm zeigt die gut durchgängige Anastomose

3. Gravidität

Bei Gravidität sind sowohl eine optimale Chemotherapie wie auch operative Sanierungen möglich (JENTGENS 1979). Bei 71 während der Gravidität vorgenommenen Lungenresektionen verstarb eine Frau an einer Lungenembolie, 2 kindliche Todesfälle mußten verzeichnet werden, einmal intra, einmal post partum. Auch der Geburtsverlauf ist post operationem kaum vom Normalfall zu unterscheiden und verlangt vom Gynäkologen keine besonderen Vorsichtsmaßnahmen, wie die Tabelle 10 ausweist (dazu auch HASCHE u. DIPPMANN 1964).

Tabelle 10. Geburtsverlauf nach Lungenresektion. (Nach JENTGENS 1979)

	Zahl	Geburtsverlauf		
		Spontan	Mit Vakuum	Mit Sectio
Lappen- und Segmentresektion	352	278	31	42
Pneumonektomie	35	26	2	7

Im eigenen Krankengut spielten diese sozioökonomischen Erwägungen keine geringe Rolle (Tabelle 11), wobei sich einzelne dieser Überlegungen bei manchen Patienten kombinieren.

Tabelle 11. Sozioökonomische Daten zur operativen Tuberkulosetherapie an der Ruhrlandklinik Essen-Heidhausen von 1974–1977

Faktor	Zahl
Soziale Indikation	38
Familiäre Tuberkulosebelastung	16
Rezidivtuberkulose	36
Altersindikation	33
Alkoholkrankheit	25
Asozialität	5
Debilität	2
Begleiterkrankungen (Diabetes, Silikose)	22
Atypische Mykobakteriosen	6

D. Das tuberkulöse Pleuraempyem

(Übersicht bei Wolfart 1975)

I. Operativ-bioptische Diagnostik

(Brandt 1964; Maassen 1972)

Neben den allgemeinen diagnostischen Kriterien des tuberkulösen Pleuraempyems (Exsudatcharakter, Nachweis von Tuberkelbakterien, evtl. auch mischinfiziert, Lymphozytenreichtum, andere tuberkulöse Veränderungen an Lunge, Lymphknoten oder Bronchien) kann gelegentlich erst die *operative Endoskopie und Biopsie* der Pleura zur Diagnose führen, wenn eine Punktionsbiopsie ohne Ergebnis blieb. Diese bioptische Sicherung ist bei fehlenden sonstigen Kriterien umso wichtiger, als die maligne bedingten Ergüsse die tuberkulösen heute weit überwiegen.

II. Medikamentöse Therapie in Verbindung mit Punktions- und Instillationsbehandlung

Beim Nachweis der *spezifischen Pleuritis* muß neben der systemischen Chemotherapie auch lokal konsequent behandelt werden, so lange ein Erguß nachweisbar ist. Nur so kann der Entwicklung einer Pleuraschwarte und damit einer restriktiven Ventilationsstörung vorgebeugt werden. Bei der *blanden Pleuritis* genügt die regelmäßige, alle 2–3 Tage vorzunehmende Entleerung des Ergusses und die lokale Applikation eines – vierten – Mittels bei strikter Vermeidung von Lufteintritt in die Pleurahöhle.

In der Kombination mit intensiver Atemphysiotherapie gelingt es so fast immer, eine Pleuritis unter Hinterlassung nur geringer narbiger pleuraler Residuen zur Abheilung zu bringen. Kortikoide, lokal appliziert, können dabei hilfreich sein (evtl. auch systemische Applikation).

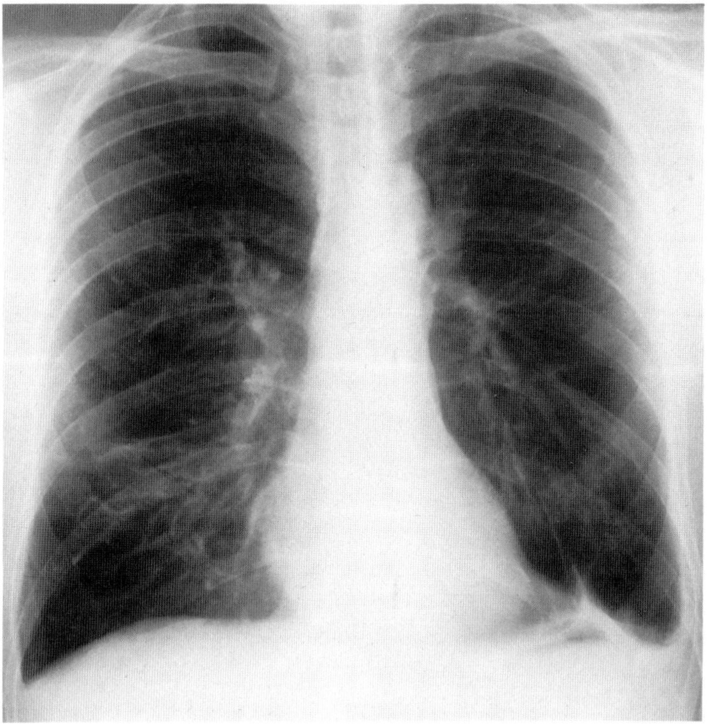

Abb. 11. Fall 3: Thoraxröntgenbild nach Oberlappenresektion links mit Hauptbronchusteilresektion und End-zu-End-Anastomose sowie persistierender Mittellappenatelektase rechts bei Rückbildung der entzündlichen spezifischen Veränderungen

Beim spezifischen *Pleuraempyem* bedarf es zunächst der – noch konsequenteren – täglichen (!) Punktions-, Spül- und Instillationstherapie, wobei sich eine Dreiwegehahnspritze mit 50 ml Volumen (Rotanda) besonders bewährt. Zunächst muß das eitrige Exsudat so vollständig wie möglich abpunktiert werden. Anschließend wird die Pleurahöhle mit physiologischer Kochsalzlösung so lange durchgespült, bis keine Beimengungen zur Spülflüssigkeit mehr zu erkennen sind. Erst dann wird das Lokaltherapeutikum – meist SM – instilliert.

Hindert ein fibrinreiches Exsudat mit Flockenbildung die Punktionsbehandlung, wobei in der Regel auch starke Fibrinauflagerungen die Pleurablätter bedecken und zur schwartigen Organisation führen, können zusätzliche Therapeutika helfen. Proteine (etwa im Empyemeiter) können fermentativ mit Trypsinpräparaten abgebaut werden, Nukleoproteide durch die Nukleoproteinasen Streptokinase und Streptodornase, die auch in der Therapie pleuraler Hämatome anwendbar sind. Von Hyaluronsäure haben wir nie einen wesentlichen Effekt gesehen. Diese Stoffe erleichtern nicht nur die Punktionsbehandlung. Sie berauben die Erreger auch der ernährenden und schützenden Fibrinflocken und sonstigen Eiweißsubstrate, wodurch die Wirksamkeit der eingebrachten lokalen Medikamente erhöht wird. Auf die Wahl der *Spülflüssigkeit* sind viele Gedanken verwendet worden. Für das spezifische Empyem genügt nach unseren Erfahrungen physiologische Kochsalzlösung. Manche Autoren bevorzugen hochver-

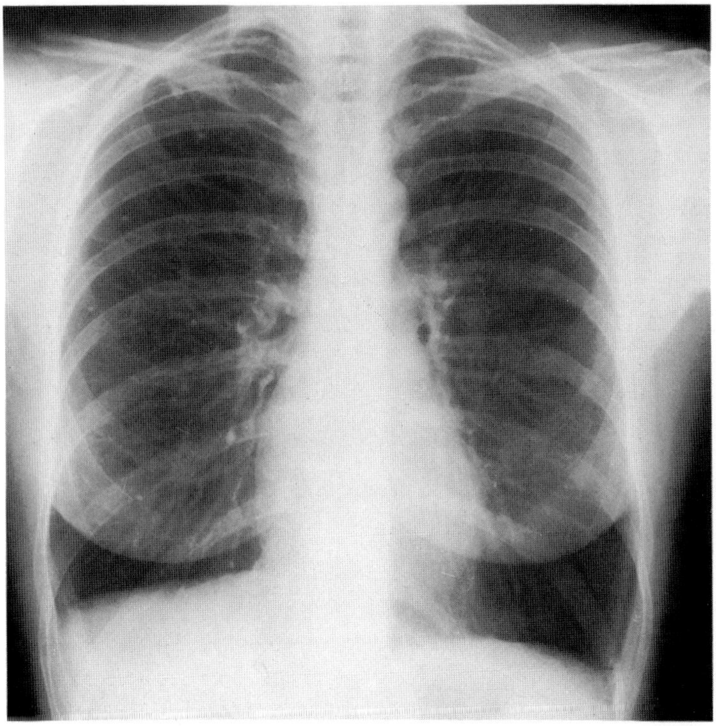

Abb. 12. Fall 4 ♀, 22. 6. 1931: 24 Jahre vorher Erstfeststellung einer Lungentuberkulose, mehrfache Heilverfahren. $1^1/_4$ Jahre vorher ambulante Untersuchung mit Bronchoskopie wegen hartnäckiger Hustenbeschwerden ohne pathologischen Lungenbefund. Dabei Feststellung einer ausgedehnten tuberkulösen Lymphknotenperforation im linken Hauptbronchus. Chemotherapie auswärts in der Nähe des Heimatortes mit 100 g INH, 88 g EMB und 45 g SM

dünnte Antiseptika (LORBACHER 1965: Azochloramid 1:300; HENNING 1954: 1% $NaHCO_3$, 25% Natriumzitrat und 2,7% p-Aminosalizylsäurelösung (PAS-Lösung); CRANZ 1952: Gentianaviolett; MUHAR 1955: 1%ige p-Methylbenzolsulfosäure).

Unseres Erachtens steht die *mechanische Reinigung* im Vordergrund, wozu physiologische Kochsalzlösung genügt. Intrapleural kann man dann 1 g Streptomycin in 2–5 ml gelöst geben. Die Therapie mit Isoniazid 2%, Pyrazinamit-Lösung 2%, PAS-Lösung 2,7% erbringen aufgrund des Lösungsverhältnisses nur geringe Medikamentkonzentrationen am Ort der lokalen Wirkung und eignen sich deshalb besser zum Gebrauch als Spülflüssigkeit.

Handelt es sich um ein mischinfiziertes spezifisches Pleuraempyem, kann man in Abhängigkeit von den gefundenen Erregern und deren Sensibilität neben dem Antituberkulotikum ein 2. Medikament gegen den unspezifischen Erreger instillieren, gegebenenfalls auch die Spülflüssigkeit variieren, obwohl wir auch hier in der Regel mit Kochsalzlösung auskommen. Eine zusammenfassende Darstellung zur konservativen Therapie der Pleuraergüsse findet sich bei SEIDEL (1971), auch der operativen Verfahren bei WOLFART (1975).

Nach Ausbildung eines Pleuraempyems ist aber die schwartige Reaktion seitens des Brustfells – und damit die Fesselung der Lunge – nicht zu verhindern,

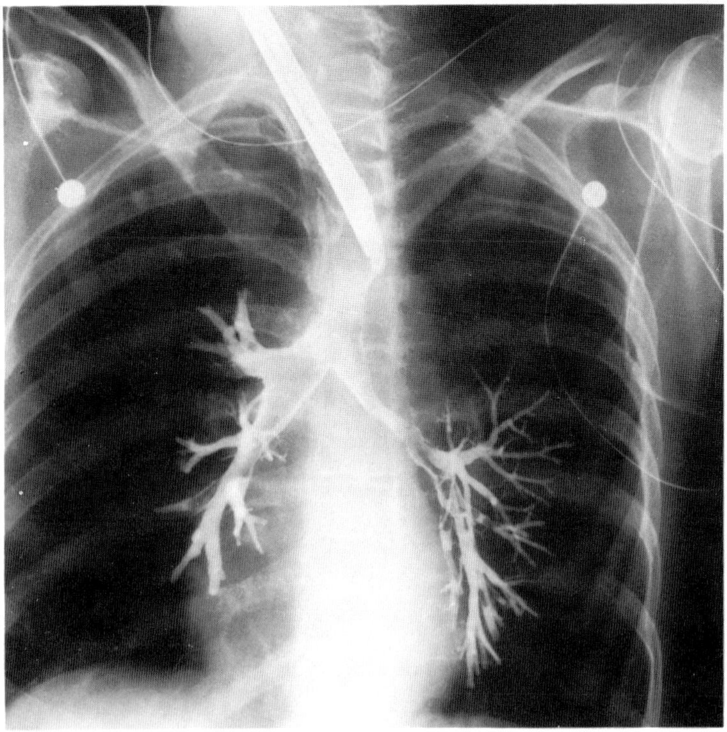

Abb. 13. Fall 4: Wiederaufnahme zur operativen Sanierung, die bronchographische Kontrolle ergab eine röhrenförmige Hauptbronchusstenose links mit Oberlappenatelektase

wobei nicht selten die viszerale Schwarte die Lungenexpansion verhindert und damit oft zusätzlich zu einer sogenannten *Pleuraresthöhle* führt.

Standen früher die Folgezustände nach intrapleuraler Pneumothoraxbehandlung und Thorakokaustik als Ursache des tuberkulösen Pleuraempyems im Vordergrund, sind es heute nicht rechtzeitig erkannte oder falsch behandelte Pleuritiden, deren Exsudat zunächst serös, später eitrig ist.

Die *Pleuraschwarte*, über deren schädigende Auswirkungen auf die Lungenfunktion ULMER (1964) eine gute Übersicht gab, wobei eine Resthöhle noch stärkere Auswirkungen zeigt, reduziert die körperliche Leistungsfähigkeit entsprechend dem Ausmaß der restriktiven Ventilationsstörung. Limitierend für die Belastungsfähigkeit sind das Unvermögen, das Atemzugvolumen adaequat zu steigern, außerdem die dauernde Totraumhyperventilation, bedingt durch ein abnorm hohes Ventilations-/Perfusionsverhältnis in der gesunden Lunge. Jede körperliche Belastung bedeutet erhöhte Atemarbeit sowohl elastisch wie teilweise viskös und auch erhöhte Herzarbeit. Letztgenannte ist bedingt durch eine präkapillare pulmonale Widerstandserhöhung, die wiederum vom Ausmaß der Restriktion abhängt (KONIETZKO u. Mitarb. 1976).

VON WINDHEIM (1972) hat die *Spätschäden* zusammenfassend dargestellt, die durch die konsequente internistische oder chirurgische Therapie vermieden werden sollen. Zu den Spätkomplikationen zählen der chronische serofibrinöse Erguß, der dauernde Entlastungspunktionen erforderlich macht und praktisch

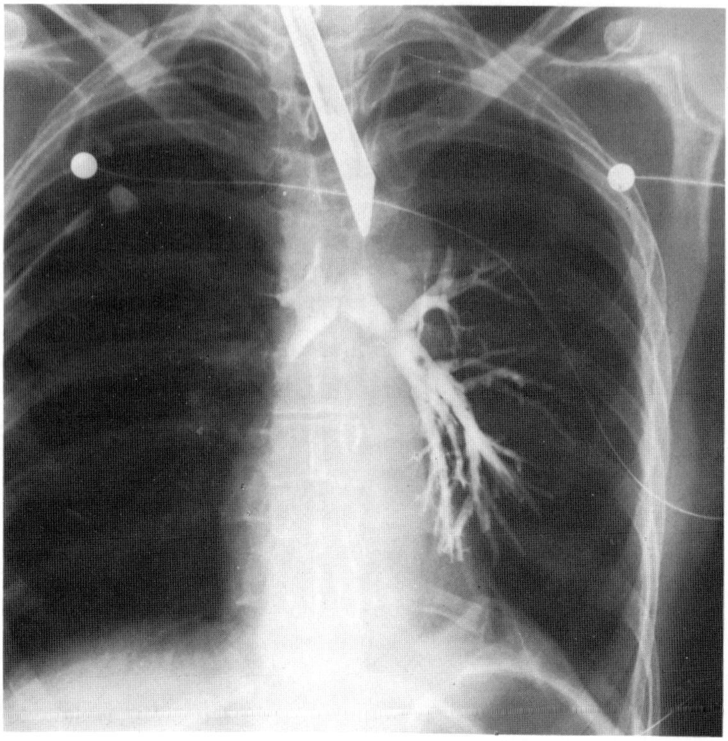

Abb. 14. Fall 4: Zustand nach Hauptbronchusteilresektion mit Oberlappenexstirpation und End-zu-End-Anastomose Unterlappenbronchus/linker Hauptbronchus, wobei bronchographisch eine gute Durchgängigkeit der Anastomose nachweisbar ist. Auch klinisch keine Beschwerden

nie ausheilt, außerdem das oft nach Jahrzehnten auftretende Spätempyem mit der Gefahr der Druckperforation in Brustwand und Lunge (bronchopleurale Fistel oder bronchokutane Fistel). Unter den anatomischen Folgeerscheinungen finden Thoraxschrumpfung und Wirbelsäulenskoliose, Zwerchfellfesselung, restriktive Ventilationsstörung, subpleurale Parenchymveränderungen und schließlich Entwicklung von pleurogenen Bronchiektasen, Atelektasen und subpleuralen Bullae Erwähnung.

III. Offene Behandlung des spezifischen Pleuraempyems

Nach Möglichkeit sollte ein spezifisches Pleuraempyem nicht drainiert werden, da die Gefahr der Mischinfektion dann sehr groß wird. Auch das mischinfizierte Empyem kann in der Regel geschlossen besser behandelt werden als durch Drainage, da das Drain meist *zusätzliche* Erreger, nicht selten Problemkeime, einschleust.

Ausnahmesituationen ergeben sich bei großen Empyemhöhlen mit erheblicher Exsudation und/oder Intoxikation, die auf tägliche geschlossene Behandlung nicht genügend oder genügend schnell reagieren. Zum zweiten muß natürlich drainiert werden, wenn eine Kavernenruptur zum *Spannungspneumothorax* führt. Drittens ist eine Drainage auch angezeigt, wenn der Empyeminhalt über eine

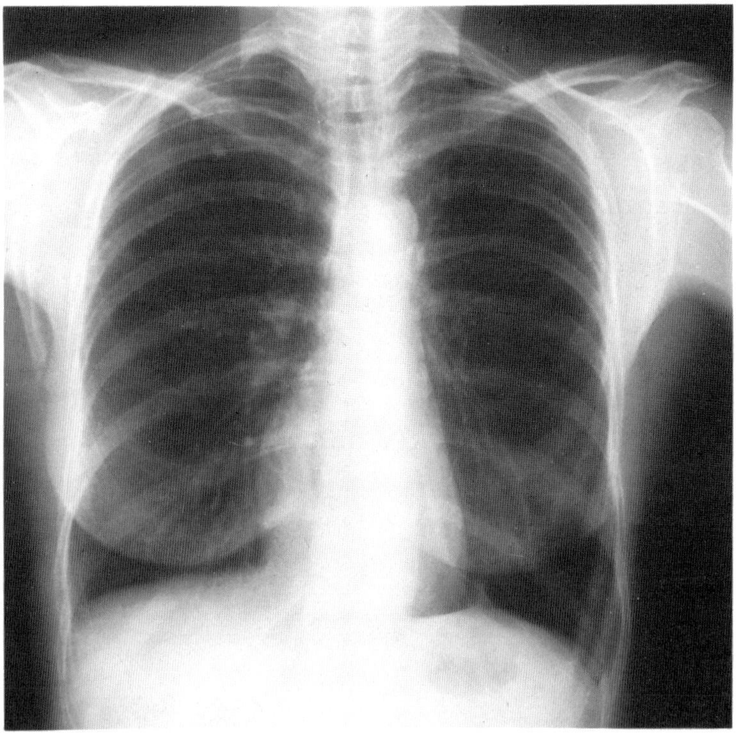

Abb. 15. Fall 4: Zustand nach Hauptbronchusteilresektion und Oberlappenresektion mit End-zu-End-Anastomose

breite bronchopleurale Fistel zum dauernden Abhusten mit erheblicher Belästigung des Patienten führt, da dabei gleichzeitig eine Aspirationsgefahr besteht.

Bei frischen Empyemen kann in der Regel eine interkostale Drainage am tiefsten Punkt in der hinteren Axillarlinie gelegt werden. Neben genauer röntgenologischer Lokalisation unter Bildverstärkerdurchleuchtung muß durch vorherige Probepunktion gesichert sein, daß an der vorgesehenen Drainagestelle nicht nur die Höhle, sondern auch Empyemflüssigkeit getroffen wird.

Bei manchen Empyemen kann eine sogenannte *Durchlaufdrainage* (Widow u. Mitarb. 1962) schnelle Reinigung und Erleichterung erbringen. Dazu wird vorn, möglichst im 1. ICR, ein Venenkatheter intrapleural eingelegt und laufend Flüssigkeit instilliert, die über die untere Drainage durch Sog (Heberdrainage nach Bülau, besser negativer aktiver Sog von – 5–20 cm Wassersäule) abgeleitet wird. Für die Wahl der Spülflüssigkeit gilt das unter D. II. Gesagte.

Bei alten Empyemen mit starker Thoraxschrumpfung können die Rippen so eng stehen, daß eine interkostale Drainage unmöglich ist. Diese chronischen Empyeme entbehren in der Regel der oben genannten Kriterien, die die Drainage erfordern. Ist eine solche Drainage in Ausnahmefällen erforderlich, wird seit der Empfehlung von Iselin (1916) eine Rippe am Ort der Wahl teilreseziert und das Drain durch das innere Periostblatt in die Höhle eingelegt.

Wolfart (1975) plädiert für die breite *Eröffnung der Empyemhöhle* sowie ihrer Aussaugung und Reinigung unter direkter Sicht, eventuell unter Benutzung eines interkostal eingeführten Mediastinoskops. Die günstigste Lokalisation der

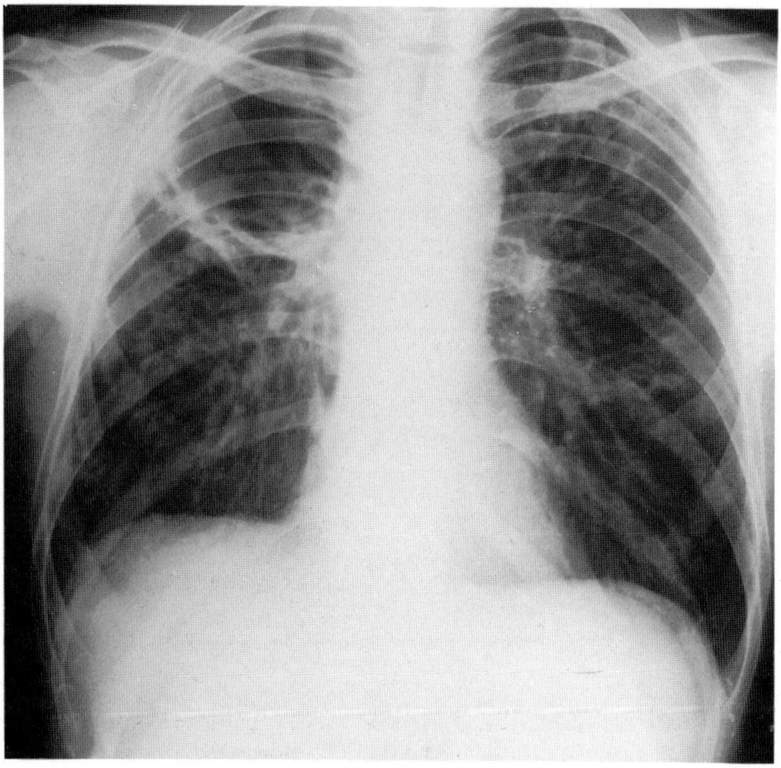

Abb. 16. Fall 5 ♂, 31. 1. 1933: Erstfeststellung einer offenen kavernösen rechtsseitigen Lungentuberkulose 3 Jahre vorher, insgesamt 5 Heilverfahren, davon zuletzt im Zwangseinweisungsverfahren. Nach Vorbehandlung mit 353 g INH, 524 g EMB, 1200 PAS i.v., 600 g PAS oral, 59 g RMP, 185 g CS und 471 g PZA sowie 10 g ETH, 150 g SM, 101 g CM und 36 g VM und nachgewiesener Resistenz gegen INH, EMB, SM und CM Weiterbehandlung mit RMP, CS und PTA. Dabei Sputum weiter positiv. Röntgenologisch großkavernöse Oberlappentuberkulose rechts mit ausgedehnten Streuherden links und rechts basal

Drainage könne dann besser ausgemacht und das Drain über einen 2. Zugang eingelegt werden.

Sind größere operative Sanierungsmaßnahmen nicht möglich, aber auch zur Vorbereitung thorakoplastischer Eingriffe (s. A. II. 2. c), kann die *lokale Tamponadebehandlung* in Anlehnung an die frühere lokale Kavernenbehandlung (s. A. III. 2.) zur Reinigung, oft Sterilisation der Höhle und damit der raschen Entgiftung führen. Dazu wird ein sogenanntes *Thorakostoma* (Thoraxfensterung) angelegt, indem man die Höhle nach Teilresektion zweier oder mehr Rippen breit eröffnet und die parietale Schwarte im Zugangsbereich abträgt. Bei möglichster Schonung der Weichteile wird die Haut ringförmig an den parietalen Pleurarand angenäht, wodurch die Weichteilinfektion vermieden wird. KLEESATTEL (1960), GÜRICH (1960), KANDT und SCHOEFER (1968), SCHNETZER u. KIRBIENA (1968) sowie JÜNGST (1974) und uns hat sich dieses einzeitige Vorgehen bewährt, WOLFART (1975) hat sich für zweizeitiges Vorgehen ausgesprochen. Dabei wird die Höhle erst nach Einheilung der Haut und völliger Abdeckung der Weichteile durch Abtragung der parietalen Schwarte eröffnet.

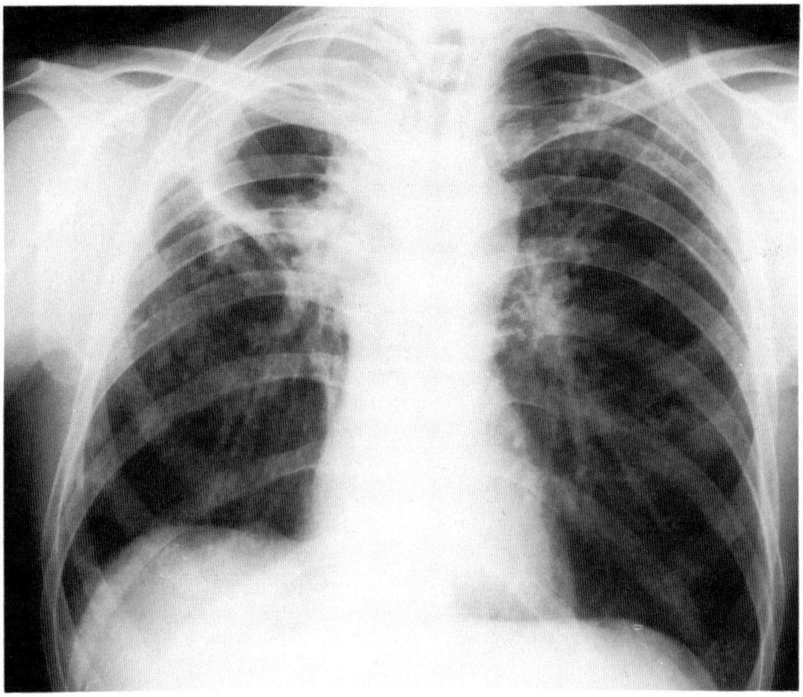

Abb. 17. Fall 5: Nach 5monatiger Behandlung keine Rückbildung der Kaverne, lediglich Reinigung und Verkleinerung erkennbar

Nach mechanischer Reinigung wird die Pleurahöhle täglich austamponiert, wobei die Gazestreifen in Abhängigkeit von gefundenen Erregern und dem Resistogramm mit entsprechenden Medikamenten getränkt werden.

Thorakoplastische Eingriffe führen schließlich zur völligen Beseitigung der Empyem- bzw. Pleuraresthöhle. VIRKKULA u. EEROLA (1974) ließen allerdings 30 von 40 Thorakostomata auf Dauer offen.

Zu den Behandlungsergebnissen des spezifischen und mischinfizierten Pleuraempyems sind die früher in der Literatur angegebenen Heilungs- und Letalitätsziffern nicht mehr verwertbar. Dies gilt für alle Formen der geschlossenen, offenen und operativen Therapie. Eine gründliche Übersicht über diese früher sehr viel ungünstigeren Heilungschancen findet sich bei WOLFART (1975).

SHERMAN u. Mitarb. (1977) berichteten über ihre 10jährigen Erfahrungen von 1965–1974 bei 102 Patienten. Nur in 9% der Beobachtungen handelt es sich um ein tuberkulöses Empyem. Auch diese Autoren verzichten dabei (im Gegensatz zu ihrem Empfehlungen beim unspezifischen Empyem) möglichst immer auf die Drainage und beschränken deren Anwendung auf das Vorliegen einer bronchopleuralen Fistel und einer Mischinfektion. Die offene Behandlung ist ihres Erachtens indiziert, wenn eine Thorakotomie nicht tolerierbar ist und bei sehr kleinen Resthöhlen mit nur 50–150 ml Inhalt.

Selbst bei 206 tuberkulösen Pleuraempyemen mit multiresistenten Mykobakterien erzielten HAVEL u. Mitarb. (1973) mit der Dekortikation die besten Heilungsergebnisse.

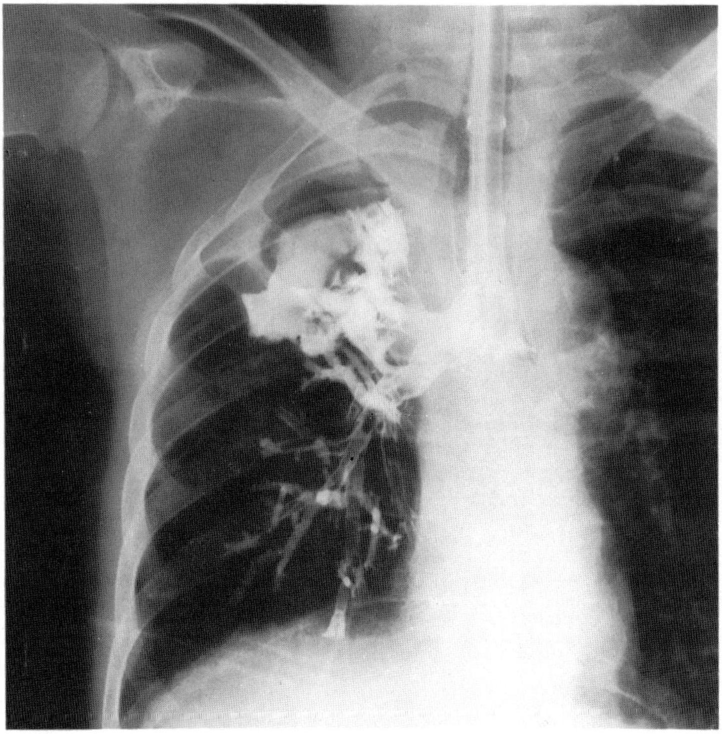

Abb. 18. Fall 5: Bronchographisch Darstellung eines destroyed lobe mit Kontrastmittelansammlung in der Kaverne. Apikales Unterlappensegment einbezogen

JÜNGST (1974) berichtete über gute Erfahrungen bei 63 Patienten von 1964–1973 mit der Thoraxfensterung und offenen Behandlung des chronischen Pleuraempyems, übt diese aber *nur dann aus, wenn eine Dekortikation unmöglich ist.*

IV. Dekortikation

1. Allgemeine Betrachtungen

Noch 1957 waren nach JANCIK 72% der spezifischen Empyeme Folgen einer vorausgegangenen Pneumothoraxbehandlung. Der jahrelange Lungenkollaps bildete natürlich ungünstigere Voraussetzungen für funktionserhaltende Eingriffe im Sinne einer Dekortikation, als dies heute der Fall ist, da wir es nur mit den Folgezuständen entzündlicher Ergüsse zu tun haben. Die ergußbedingte Volumenminderung ist partieller und zeitlich kürzer, auch kann man nach der Entwicklung stark wirksamer Antituberkulotika diesen Eingriff wesentlich früher vornehmen. Die heutigen ätiopathogenetischen Faktoren der Pleuritis hat KUNTZ (1968) an einem großen Patientengut sehr eingehend differenziert.

Die seit DELORME 1894 (zit. nach SCHMIDT 1975a) als *Dekortikation* benannte Entrindung der Lunge (historische Übersicht bei P.G. SCHMIDT 1975a) wurde

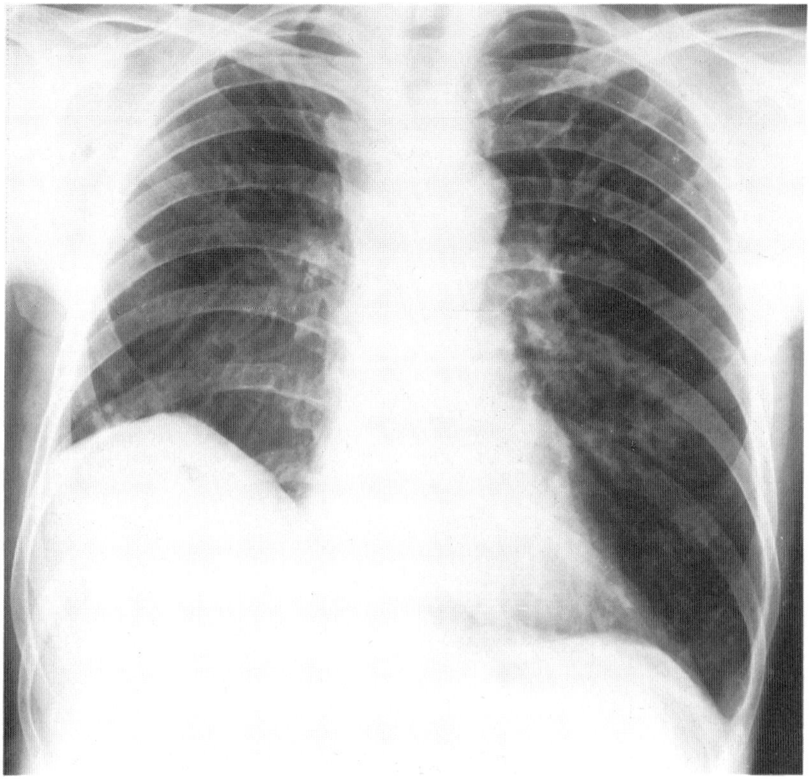

Abb. 19. Fall 5: Zustand nach Resektion des rechten Oberlappens und des apikalen Unterlappensegmentes bei Fortführung einer 2fachen Chemotherapie. Sanierung, auch kein Rezidiv bei späterer neurologischer Behandlung wegen einer Alkoholpolyneuropathie

nach Einführung der endotrachealen Anästhesie, Volumen- und Blutersatz sowie Infektionsbekämpfung mit Antibiotika zur Behandlung traumatisch bedingter Pleuraempyeme und -resthöhlen in und nach dem 2. Weltkrieg vorwiegend in den USA wieder aufgegriffen. Dabei zeigte sich (WACHSMUTH u. SCHAUTZ 1951; DELARUE u. Mitarb. 1960; VAROLA u. GULLINO 1957; RICKLER u. TANZI 1956; CROXATTO u. SAMPIETRO 1951; Mulvihill u. KLOPSTOCK 1948; Weinberg u. DAVIS 1949, alle zit. nach SCHMIDT 1975a), daß bei Entzündung der Pleura nach Zerstörung des Deckepithels der Lunge sich an deren Oberfläche ein gefäßreiches Granulationsgewebe bildet, das höhlenwärts in eine gefäßarme Bindegewebsschicht übergeht, auf der sich fibrinoides und nekrotisches Material auflagert. Die Abtragung der viszeralen Schwarte erfolgt in der zunächst mit lockerem Granulationsgewebe ausgefüllten Grenzschicht. Später ziehen reaktive Bindegewebszüge in das Lungenparenchym, erschweren so die Abtragung und führen dabei natürlich auch öfter zu Parenchymverletzungen. Die parietale Pleura wird – wie früher bei der Pneumolyse – von der Fascia endothoracica abgetragen. Die Interlobien sind meistens in die Verschwartung mit einbezogen. Wichtig ist die Freimachung im Zwerchfellrippenwinkel, da davon die postoperative Mobilität des Zwerchfellmuskels abhängig ist.

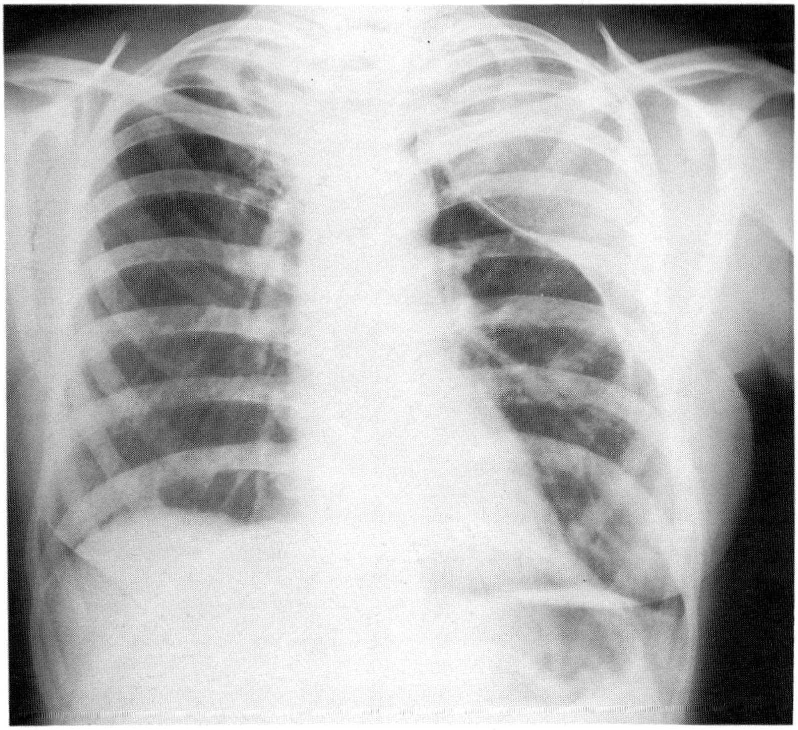

Abb. 20. Fall 6 ♀, 21. 8. 1930: Seit 1947 Lungentuberkulose bekannt, 1949 Pneumothorax und Kaustik links, später Umwandlung des intrapleuralen Pneumothorax in einen Oleothorax. Pneumothoraxversuch rechts frustran. 1951 Phrenikotomie rechts und Pneumoperitoneum. 1959 erneut kulturell TB-positiv, ambulante Chemotherapie mit SM, INH, PAS oral und Isoxyl bis 1964. 1966 erneut HV 6 Monate mit SM, INH und PAS oral. 1968 erneut Kultur positiv

Bei der *Tuberkulose* kann die Entrindung in ähnlicher Weise vonstatten gehen, wenn es sich um rein reaktive Zustände (etwa nach Pneumothoraxtherapie) oder um ein Durchwanderungsempyem handelt. Bei der käsigen Pleuritis sind die Reaktionen nicht nur ungleich stärker, es kommt auch zur Zerstörung des Mesothels und zum Einwuchern tuberkulösen Granulationsgewebes in das Lungenparenchym. RINK (1951) hat konsequent wegen der sozusagen „tieferen" Ablösung bei der Tuberkulose von einer Pleurektomie statt einer Dekortikation gesprochen. Selbst bei kalzifizierten Schwarten sind solche Eingriffe möglich, wie TOTY dies 1969 noch einmal betont hat.

Weitere Übersichtsarbeiten zu diesem Thema finden sich aus den letzten Jahren bei BERNOU u. Mitarb. (1960), TANDON u. KHAMNA (1960a u. b), MONOD u. Mitarb. (1963), LOPEZ-MAJANO u. Mitarb. (1971), MASLOV (1971), KUZYKOVICH u. Mitarb. (1971), LAU (1972) und P.G. SCHMIDT (1975a).

2. Gegenwärtige Indikationen

Unter den derzeitigen epidemiologischen Bedingungen kommen, von Ausnahmen und den Zuständen nach Lungenresektion abgesehen, die offenen Be-

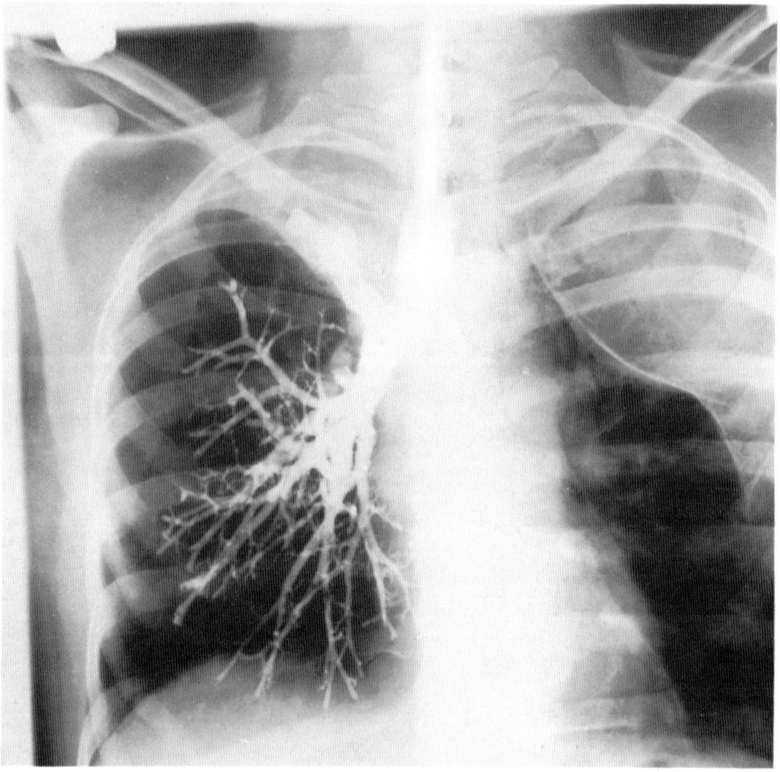

Abb. 21. Fall 6: Bei der bronchologischen Untersuchung Feststellung eines destroyed lobe und einer Beteiligung des apikalen Unterlappensegmentes, Segmentsondierung aus dem Oberlappen kulturell TB-positiv. Deshalb nach frustraner Chemotherapie Resektion des rechten Oberlappens und des apikalen Unterlappensegmentes

handlungsformen mittels Drainage und Tamponade oder eine Thorakoplastik kaum noch zur Anwendung. Vielmehr gilt die *Dekortikation als Methode der Wahl für alle Formen der Pleuratuberkulose* (einschließlich der ausgedehnten verkäsenden Pleuritis), die sich bei Punktions- und Instillationsbehandlung und systemischer Chemotherapie nicht zurückbilden und zu einer erkennbaren Funktionseinschränkung der Lunge führen. Ganz besonders gilt dies natürlich für die sogenannte Pleuraresthöhle. Aus einer Begleittuberkulose der Lunge selbst kann nicht die Relativität der Indikation abgeleitet werden, wie dies P.G. SCHMIDT noch 1975a meint. Vielmehr bringt die begleitende Chemotherapie diese Lungenbeteiligung unter Kontrolle, oder der betroffene Lungenabschnitt wird mitreseziert. Dabei genügt in der Regel die *Beseitigung des Hauptherdes* (etwa der Kaverne), da belassene Herde nach optimaler Chemotherapie nicht mehr das Reaktivierungspotential darstellen wie früher. Auch ist es nicht mehr nötig, eine weitgehende Stabilisierung der Pleuratuberkulose bzw. der spezifischen Pleuritis abzuwarten. Die früher übliche Spätdekortikation erbrachte verbesserte Ventilations-, nicht aber in gleichem Maße auch bessere Perfusionsverhältnisse. Vielmehr führte die damit verbundene Totraumventilation auch zur Minderung der respiratorischen Leistungsfähigkeit.

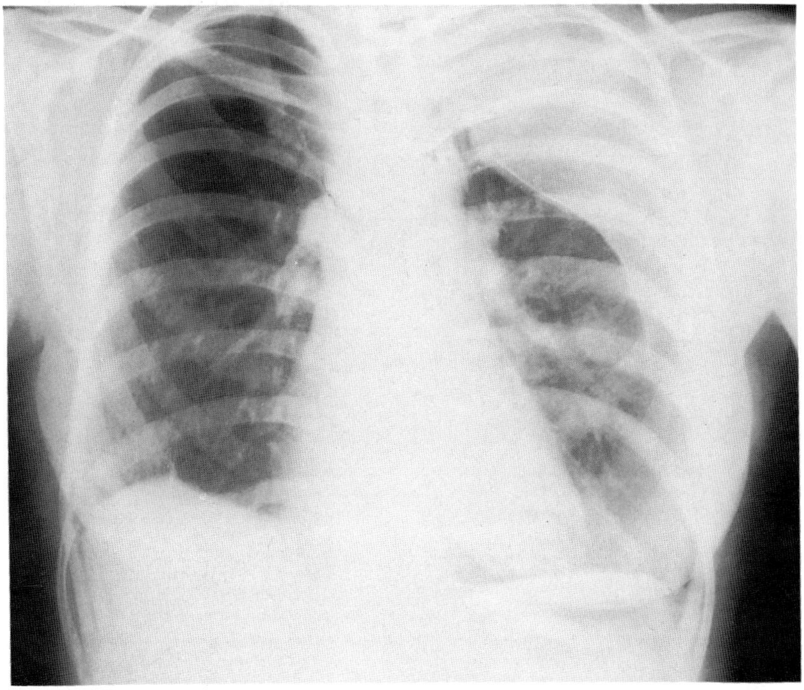

Abb. 22. Fall 6: Zustand nach Resektion des zerstörten und kavernisierten Oberlappens rechts und des atelektatischen apikalen Unterlappensegmentes. Seitdem saniert

Allerdings darf dabei nicht übersehen werden, daß die Beseitigung des Empyems unabhängig davon ihren Wert in sich hat, da dadurch die chronische Intoxikation beseitigt wird.

Nach fremder (W. Brunner 1959, 1973; Viereck 1973; Montenegro 1974; Pertzborn u. Mitarb. 1978) und eigener Erfahrung genügt eine intensive präoperative Chemotherapie von 6–8 Wochen, um bei gegebener Indikation den Eingriff vornehmen zu können. Diese *Frühdekortikation* ist geeigneter, der Ventilationsverbesserung auch eine adäquate Perfusion folgen zu lassen, da innerhalb dieses Zeitraums das Kapillargebiet der Lunge noch nicht so stark geschädigt ist.

Eine *absolute Indikation zur Dekortikation* bilden jede Pleuraresthöhle nach spezifischer Pleuritis und jede ausgedehnte, meist endoskopisch/bioptisch vorher nachgewiesene diffuse käsige Pleuritis. Bleibende, auch mit seitlicher Hochziehung des Zwerchfells verbundene Adhäsionen im Sinus phrenicocostalis stellen dagegen keine Indikation dar, da die postoperativen Veränderungen sich in gleicher Stärke ausbilden, manchmal die Funktion sogar stärker einschränken können als vorher.

Als *relative Indikation* sehen wir die Zustände an, bei denen die Pleuritis zu einer größeren Schwarte ohne Resterguß (und selbstverständlich ohne Resthöhle) geführt hat. Röntgenologisch müssen diese an einer eindeutigen, mehr oder minder breiten Verschattung im basalen Thoraxbereich erkennbar sein, die nicht selten der Ellis-Damoiseauschen Linie folgt. Ist der mediale Zwerchfellanteil frei, erkennt man neben der seitlichen Zwerchfelladhäsion einen oft 2–3 QF

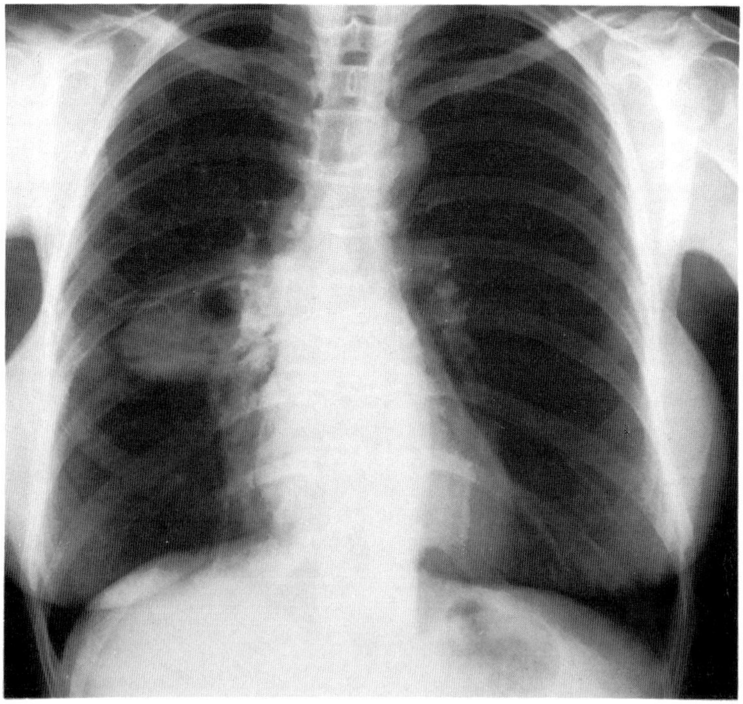

Abb. 23. Fall 7 ♀, 29. 6. 1941: Zwei Monate vorher grippaler Infekt, zunächst Annahme einer Bronchopneumonie, antibiotische Therapie ohne Rückbildung der Verschattung. Einweisung zur stationären Beobachtung. Offene rechtsseitige Lungentuberkulose mit kavernisiertem Riesentuberkulom. Nach 6monatiger Vorbehandlung wegen mangelnder Rückbildung Resektion des apikalen Unterlappensegmentes rechts. Histologisch im fixierten Zustand ein bis zu 4 cm im Durchmesser großes Tuberkulom mit bronchogener Umgebungsstreuung und spezifischer Bronchitis mit Atelektase sowie produktiven Streuherden

breiten aufsteigenden Rippenbegleitschatten, der sich in unterschiedlicher Länge nach oben verliert. Im Gegensatz zu früheren Auffassungen ergibt sich unseres Erachtens hier ebenfalls die Anzeige zur operativen Entrindung, da alle anderen Behandlungsversuche, etwa auf fermentativem Wege oder mit Cortikoiden Besserungen zu erzielen, keine Aussicht auf Erfolg haben. Ohne diesen Eingriff kommt es zur ausgedehnten restriktiven Ventilationsstörung mit perfusionsszintigraphisch stummer Lunge, allenfalls mit erheblicher Minderperfusion. Dies wird verständlich, wenn man weiß, daß bei relativ geringen adhäsiven Folgen einer Pleuritis die Minderperfusion den röntgenologisch erkennbaren Befund oft weit übertrifft. Nicht rechtzeitig vorgenommen, steht die Atrophie der Interkostalmuskulatur der operativen Funktionsverbesserung entgegen. Dies ist besonders bei jungen Menschen zu beachten, gilt aber auch für ältere Patienten.

Für den Chirurgen ist es wichtig zu wissen, daß *jedes größere postoperative Hämatom eine Rethorakotomie erfordert* und seine Ausräumung, und zwar so früh wie möglich, auch am zweiten oder dritten postoperativen Tag. Wir haben schon 4 Wochen nach solchen Operationen Verknöcherungen im Bereich der viszeralen Pleura gefunden.

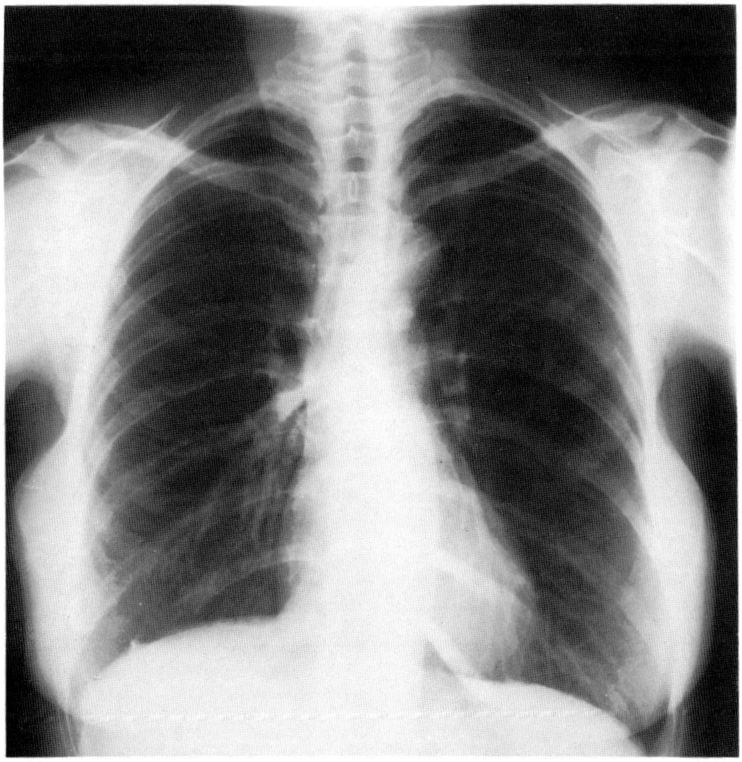

Abb. 24. Fall 7: Zustand nach Segmentresektion rechts

Voraussetzungen zur Dekortikation sind natürlich intakte Bronchialverhältnisse, insbesondere dürfen keine Bronchusstenosen oder Bronchiektasen nachweisbar sein. Eine bronchographisch nachgewiesene „deformierende Bronchitis" kann durch den Lungenkollaps und die damit verbundene Stauchung des Bronchialsystems bedingt sein, sie verliert sich nach Reexpansion der Lunge.

3. Technik des Eingriffs

Wird der Eingriff rechtzeitig vorgenommen, ist eine Rippenresektion zur Gewinnung des thorakalen Zugangs nicht erforderlich. Bei alten Empyemen mit übereinanderstehenden Rippen ist diese allerdings oft nicht zu vermeiden. Direkt unter der Interkostalmuskulatur (oder nach Spaltung des inneren Periostblatts bei Rippenresektion) stößt man auf die parietale Schwarte, die nach allen Seiten so weit abpräpariert wird, bis die Umschlagfalte zur viszeralen Schwarte frei liegt. Gelingt es unter dem Höhlensack Lunge und Zwerchfell, soweit betroffen, ebenfalls von der Schwarte abzupräparieren, ist es im Idealfall möglich, den Höhlensack geschlossen zu entfernen. Oft wird man aber gezwungen, die Höhle zu eröffnen, die viszerale Schwarte bis auf die Lunge zu inzidieren und nach allen Seiten von der Lunge abzutragen. Die üblichen Thoraxdrainagen werden in der Regel länger als nach normalen Lungenresektionen belassen. Bezirke mit multiplen, den Absaugungseffekt gefährdenden Parenchymfisteln

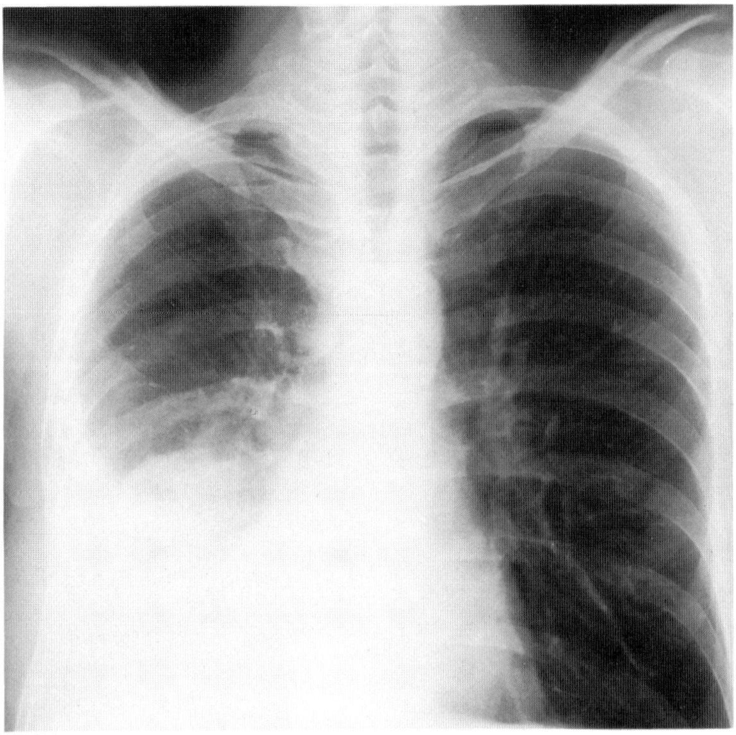

Abb. 25. Fall 8 ♂, 17. 5. 1943: 6 Monate vor der Operation bereits Pleuritis mit antituberkulotischer Therapie. Deutliche Einschwartung der rechten Lunge mit bronchographisch festgestellter Schrumpfung des Mittel- und Unterlappens. Deutliche Deformierung des gestauchten Bronchialsystems

können mit lyophilisierter Dura gedeckt werden, wobei Acrylkleber nützlich sein können.

4. Ergebnisse

P.G. SCHMIDT (1975a) hat an einer großen Sammelstatistik (1531 Fälle) gezeigt, daß von den ersten Erfahrungen abgesehen, die Heilungsziffern zwischen 75 und 92% liegen, die Letalitätsangaben schwanken zwischen 2 und 13%. Naturgemäß waren Rezidive der Tuberkulose nach Ausdehnung der Kollapslungen relativ häufig, bei JANCIK (1957) in 11,5%. Die Zahlen können ebenfalls auf die heutigen Verhältnisse nicht mehr übertragen werden. Bei 14 reinen Dekortikationen bei spezifischen Pleuraempyemen war nach den eigenen Erfahrungen nur einmal ein unspezifisches, sanierbares Empyem postoperativ zu verzeichnen. Immer kam die Lunge zur Ausdehnung, sekundäre Deckplastiken waren nicht erforderlich, ebenso blieb die Tuberkulose ohne Verschlechterung oder Rezidiv. Leider liegen keine Angaben in der Literatur vor, die über die Operationsergebnisse in neuerer Zeit berichten.

Lediglich MONTENEGRO (1974) berichtete bei 56 Dekortikationen, daß 39 davon tuberkulöser Ätiologie waren und ohne Rezidiv blieben. In 61% war die Lungenfunktion deutlich verbessert, nach 1–6 Jahren überlebten 50 Patienten.

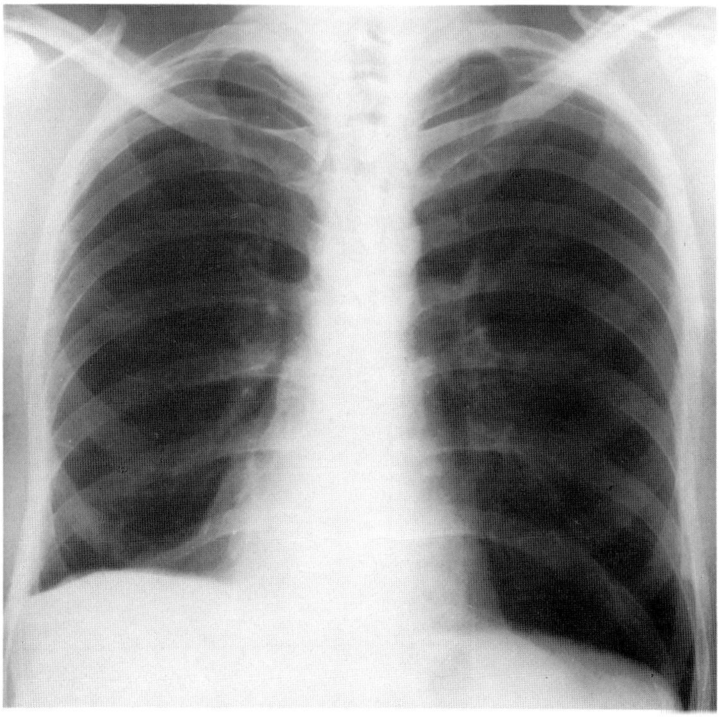

Abb. 26. Fall 8: Zustand nach Dekortikation

Nach Havel u.Mitarb. zeigte die Dekortikation auch bei tuberkulösen Empyemen die besten Heilungsergebnisse (83–100%) gegenüber der offenen Behandlung mit 59%.

Personne u.Mitarb. (1976) haben gezeigt, daß die Dekortikation noch vorgenommen werden kann, wenn der FEV-Wert unter 1 l liegt. Bei ihren 53 funktionell so in höchstem Grade eingeschränkten Patienten, von denen 80% einen Pyothorax aufwiesen, zeigten sich postoperativ relativ zufriedenstellende Ergebnisse: 2 Todesfälle (ohne Zusammenhang mit einer respiratorischen Insuffizienz), bei 8 Patienten war eine postoperative assistierte Beatmung erforderlich. Die Indikation zur Dekortikation in solchen Extremfällen wollen sie beschränkt sehen auf einen ausreichenden klinischen Zustand, den Pyothorax und bronchopleurale Fisteln sowie mit röntgenologisch erkennbarem noch funktionstüchtigem erholbarem Lungenparenchym.

Von Interesse sind noch die globalen Angaben von Goyal u. Mitarb. (1976), daß bei 53 tuberkulösen Empyemen nur in 9% eine Dekortikation erforderlich war; allerdings wurde in 7% auch eine Thorakoplastik vorgenommen.

V. Pleuropneumonektomie

Die (möglichst) En-bloc-Resektion von Pleura und Lunge ist nicht nur bei manchen Geschwulstleiden (extrem selten), sie kann auch zur Sanierung einer

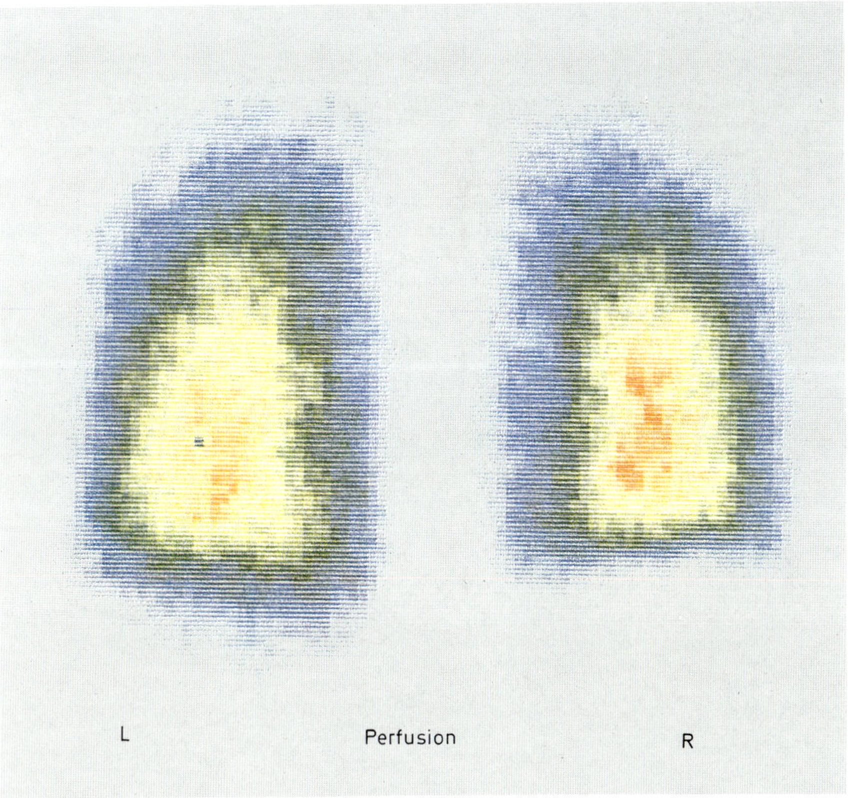

Abb. 27. Fall 8: Postoperatives Perfusionsszintigramm von dorsal im Sitzen. Quantifizierung dorsal R/L 46/54%

Die Abbildungen 27–29 verdanke ich Herrn Privatdozent Dr. N. KONIETZKO, Leiter der Abtlg. Inn. Med. und Funktionsdiagnostik an der Ruhrlandklinik

ausgedehnten Lungentuberkulose (meist destroyed lung) mit Pleuraempyem angezeigt sein.

E. Postoperative Komplikationen

(Übersichten bei SCHORER u.Mitarb. 1973; BRÄUTIGAM u. SEYBOLD 1975; KERRINNES 1964; KEMPENICH u.Mitarb. 1965; HASCHE u. GRÜNES 1965; HAIN u. Mitarb. 1971)

Komplikationen nach Eingriffen an Trachea und Bronchien, Lunge und Pleura sind heute ungleich seltener als zu Beginn der Verbreitung der intrathorakalen Chirurgie in den 50er Jahren. Sie sollen hier nur so weit besprochen werden, als sie für den Internisten zur Abschätzung des Operationsrisikos und die Beratung bei der postoperativen Therapie von Bedeutung sind.

I. Respiratorische Insuffizienz

N. KONIETZKO

1. Definition

Respiratorische Insuffizienz bedeutet Versagen des Gasaustausches in der Lunge. Diese Störung kann sich nur auf den Sauerstoffpartialdruck (Pa_{O_2}) beziehen (respiratorische Partialinsuffizienz) oder sowohl den Sauerstoff- als auch den arteriellen Kohlendioxydpartialdruck (Pa_{CO_2}) betreffen (respiratorische Globalinsuffizienz). Die Definition geht also vom arteriellen Blut als dem Erfolgsorgan der Lunge aus.

2. Pathophysiologie (Tabelle 12)

Tabelle 12. Postoperative respiratorische Insuffizienz. (Nach KONIETZKO)

Pathophysiologie	Diagnose	Ursache	Therapie
1. Alveoläre Ventilation erniedrigt ($\dot{V}_A\downarrow$)	$Pa_{CO_2}\uparrow$	Störung im Regelkreis Atmung:	Normalisierung der alveolären Ventilation
1.1 Zentral (Atemzentrum)	($Pa_{O_2}\downarrow$)	1.1 Narkoseüberhang, Sedativa, Analgetika	1.1 Atemanaleptika, Meidung von Atemdepression
1.2 Peripher (Atemapparat)		1.2 Gestörte Atemmechanik (restriktiv, obstruktiv), erhöhter Totraum	1.2 IPPB, Physiotherapie
2. Ventilation – Perfusions-Verteilungsstörung ($\dot{V}/\dot{Q} < 1$)	$Pa_{O_2}\downarrow$	Störung der alveolär-kapillären Adaptation:	Sekreto-Broncholyse Physiotherapie
2.1 Generalisiert (alveolär)	(Pa_{CO_2}n/$\downarrow$)	2.1 Bronchitis, Emphysem, Aspiration, Ödem	2.1 $F_{IO_2}\uparrow$, IPPB, evtl. PEEP
2.2 Umschrieben (bronchogen)		2.2 Atelektase, Pneumonie	2.2 Gezielte Absaugung
3. Diffusionsstörung ($D_{LO_2}\downarrow$)	$Pa_{O_2}\downarrow$ ($Pa_{CO_2}\downarrow$)	Störung d. alveolo-kapillären Membran: Emphysem, Embolie, Ödem, Schocklunge	$F_{IO_2}\uparrow$ Membranoxygenator (?)
4. Sauerstofftransportkapazität erniedrigt ($Ca_{O_2}\downarrow$)	Hb ($Pa_{O_2}\downarrow$)	Störung der chem. O_2-Bindung: meist quantitativ infolge Anämie durch Blutverlust, selten qualitativ (HbCO, Azidose, etc.)	Bluttransfusion $F_{IO_2}\uparrow$

3. Klinik

Die postoperative *respiratorische Globalinsuffizienz* (Pa_{CO_2} $\geqq 45$ mm Hg, $Pa_{O_2}\downarrow$) ist meist Ausdruck einer Störung des Atemzentrums (Narkoseüberhang, Sedativa, Analgetika mit zentraler Atemdepression) und tritt in der Regel unmittelbar postoperativ auf. Störungen des eigentlichen Atemapparates mit konsekutiver respiratorischer Globalinsuffizienz sind seltener und sehr viel ernsterer Natur. Typischerweise treten sie im Gefolge von Komplikationen wie Broncho-

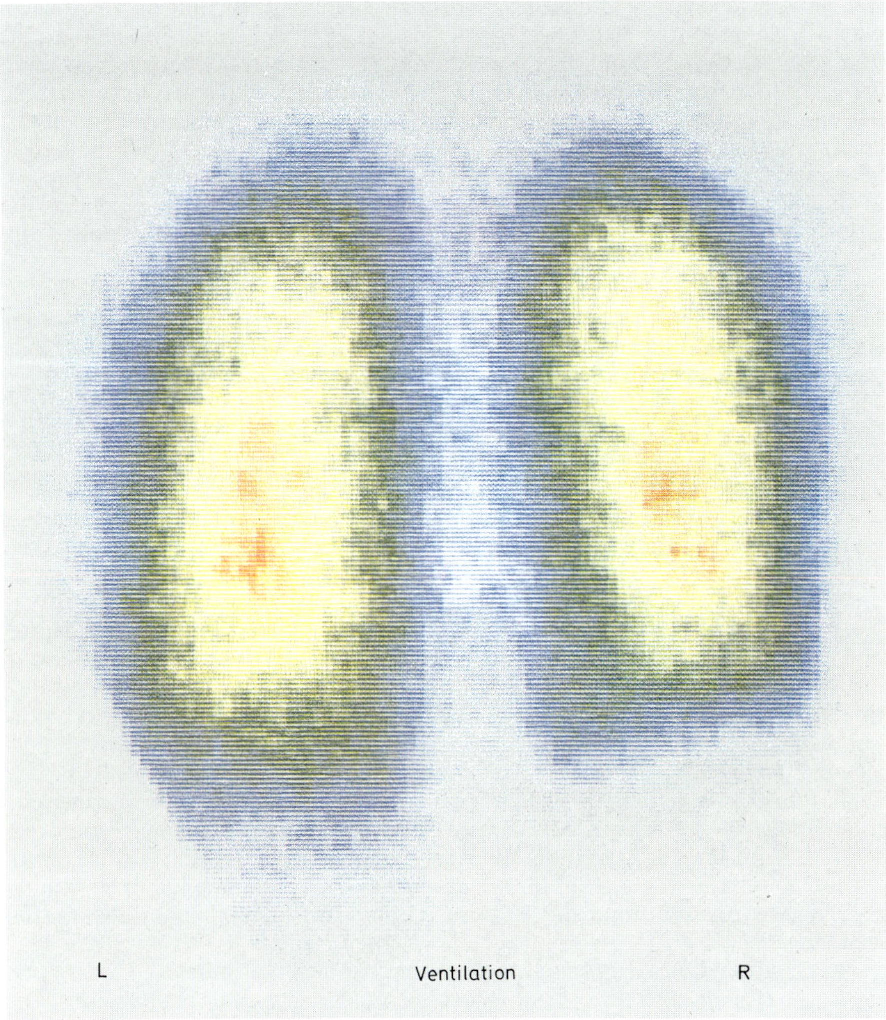

Abb. 28. Fall 8: Postoperatives Ventilationsszintigramm

pneumonie, Aspiration, Sekretretention, generalisierter Atemwegsobstruktion, Bronchus- oder großer Parenchymfisteln auf und werden erst einige Stunden bis Tage nach der Operation manifest.

Mit einer *respiratorischen Partialinsuffizienz* ($Pa_{CO_2} \leqq 45$ mm Hg, $Pa_{O_2}\downarrow$) ist postoperativ praktisch immer zu rechnen. HARMS u.Mitarb. (1972) fanden im Mittel eine Erniedrigung des Pa_{O_2} bei Luftatmung um 15 mm Hg gegenüber dem präoperativen Wert am Tag der Operation, einen um 18 mm Hg reduzierten am 1. postoperativen und einen um 19 mm Hg reduzierten am 2. postoperativen Tag. Unter Beachtung der relativ großen Streuungen und der zirkadianen Schwankungen muß mit kritischem Abfall des Sauerstoffpartialdrucks (Pa_{O_2} < 60 mm Hg) etwa im Schlaf oder unter Hypoventilation bei Gabe von Sedativa gerechnet werden. Meist ist die Ursache für die Hypoxämie in generalisierten oder umschriebenen Ventilations-Perfusions-Verteilungsstörungen zu suchen, selten wird eine Diffusionsstörung den Gasaustausch limitieren. Bei dem großen Wert der arteriellen Blutgasanalyse für die postoperative Überwachung muß man sich doch klar machen, daß mit dem Sauerstoffpartialdruck im arteriellen Blut nur der physikalisch gelöste Sauerstoff erfaßt wird, entscheidend für die Sauerstoffversorgung des Organismus ist natürlich der Sauerstoffgehalt, d.h. die Summe von physikalisch gelöstem und chemisch gebundenem Sauerstoff im Blut (Ca_{O_2}). Die häufigste Störung, welche die Sauerstofftransportkapazität beeinträchtigt, ist ein quantitativer Mangel an Sauerstoffträgern infolge Blutungsanämie. Hinzukommen im Einzelfall schwer zu erfassende qualitative Störungen wie Blockade des Hämoglobins durch Kohlenmonoxyd (HbCO) bei Zigarettenrauchern, Hämiglobinbildung (z.B. nach Isoprodian) und Verschiebung der Sauerstoffdissoziationskurve durch pH-Änderung, Temperaturschwankungen und unterschiedliche Phosphatspiegel im Blut (2,3-Diphosphoglycerat).

4. Therapie

Die *respiratorische Globalinsuffizienz* infolge Versagen des Atemapparates ist keine sehr häufige Komplikation, im Krankengut von WASSNER u. TIMM (1977) trat sie in etwa 6% auf (76mal bei 1248 Lungenresektionen). Alle 76 Patienten mußten postoperativ beatmet werden, insgesamt überlebten 18 (23%). Die Letalität der respiratorischen Globalinsuffizienz bei Pneumonektomien erreicht nahezu 100% (SCHAMAUN 1977). Eine der wesentlichen Ursachen hierfür dürfte das Entstehen der Bronchusstumpfinsuffizienz sein. STURZENEGGER (1967) konnte feststellen, daß Undichtigkeiten am endständig vernahten Bronchus schon bei einem Intrabronchialdruck von 30 mm Hg auftreten. Dieses Leck bedeutet nicht nur eine enorme technische Schwierigkeit bei der Beatmung, sondern fast immer auch die Entwicklung eines Pleuraempyems. Bei Bronchusfisteln, sowie bei diffusen Parenchymfisteln ist unter Beatmung mit Überdruck (IPPV), insbesondere mit endexspiratorisch positivem Druck (PEEP) darauf zu achten, daß durch die Pleuradrainage ein größeres Volumen in der Zeiteinheit abgesaugt wird, als durch die Beatmung über die Fistel in den Pleuraraum gelangt.

Der Zeitpunkt zur maschinellen Beatmung ist erreicht, wenn:

1. Pa_{O_2} $\leqq 50$ mm Hg (bei einem O_2-Anteil in der Inspirationsluft (F_{IO_2}) von 1,0)
2. Pa_{CO_2} $\geqq 70$ mm Hg (akut)
3. der Patient erschöpft ist, nicht mehr expektorieren kann und auch wiederholte gezielte bronchoskopische Absaugungen keinen Effekt haben.

Die Beatmungstechnik sollte von möglichst kleinen Beatmungsdrucken (beim druckgesteuerten) bzw. Volumina (beim volumengesteuerten) ausgehen, die Atemfrequenz muß dann zwangsläufig höher liegen, als wir es sonst von Beatmungsstationen gewöhnt sind und der inspiratorische Sauerstoffanteil sollte 40% auf die Dauer nicht überschreiten. Beatmung mit positiv endexspiratorischem Druck (PEEP) mit dem Ziel, die funktionelle Residualkapazität bei der Beatmung anzuheben und über Besserung von Ventilations-Perfusions-Verteilungsstörungen den inspiratorisch benötigten Sauerstoffanteil so niedrig wie möglich zu halten, ist bei vielen Lungenresezierten wegen des begleitenden Emphysems kontraindiziert, da zum einen die FRC bei diesen Patienten schon deutlich erhöht ist, und zum anderen die Gefahr eines Pneumothorax rapide zunimmt.

Die Therapie der *respiratorischen Partialinsuffizienz* beinhaltet immer die kontrollierte O_2-Gabe (über schaumgummiabgedichteten Nasenkatheter, keine Brillen). Je nach zugrunde liegender Art der Störung ist eine intensive Sekretobroncholyse, am besten als Inhalationstherapie über IPPB (4 × 2 ml Salbutamol- oder Fenoterollösung, mit 0,9%iger Kochsalzlösung im Verhältnis 1:4 gemischt) sowie im Falle der Atelektase die gezielte Absaugung mit dem Bronchofiberskop (NAKHOSTEEN 1979) angezeigt. Bei den Sauerstoffträgern sollte eine größere Sicherheitsmarge eingebaut sein als in der Intensivmedizin sonst üblich, und zwar sollte im „Normalfalle" der Hämoglobinspiegel nicht unter 10 g% abfallen, bei komplizierenden kardio-respiratorischen Funktionsstörungen nicht unter 12 g%.

II. Kardiale Insuffizienz

N. KONIETZKO

1. Definition

Kardiale Insuffizienz bedeutet Versagen der Pumpfunktion des Herzens und äußert sich in einem Anstieg des Druckes vor der Herzkammer („backward failure") und/oder Abfall des Blutflusses hinter der Kammer („forward failure").

2. Pathophysiologie (Tabelle 13)

Tabelle 13. Postoperative kardiale Insuffizienz. (Nach KONIETZKO)

Pathophysiologie	Diagnose	Ursache	Therapie
1. Linksherzinsuffizienz	Klin. Symptomatik	Koronare Herzerkrankung	Digitalis, Nitro, IPPB, evtl. PEEP
1.1 "forward failure"	HZV/RR	Hypoxämie	O_2, Blut
1.2 "backward failure"	$\bar{P}_{cp}$	Azidose	Bikarbonat, Kalium, Antiarrhythmika, Elektr.-Konversion
		Rhythmusstörung	
		Hypertonie	Antihypertonika, Diuretika
2. Rechtsherzinsuffizienz	ZVD	Embolie	Heparin, Streptokinase
		Alveoläre Hypoxie	F_{IO_2}
		Linksherz-insuffizienz	Digitalis, Nitro, IPPB, evtl. PEEP

3. Klinik und Therapie

Die Zahl ernster kardialer Komplikationen wird von SCHAMAUN (1977) mit 5% angegeben, 2% sind tödlich. Die Früherkennung der Linksherzinsuffizienz ist bei komplizierender Zweiterkrankung (koronare Herzerkrankung, Hypertonie, Klappenvitium, Perikardteilresektion) von großer Bedeutung, im Verdachtsfall ist der Anstieg des Pulmonalkapillardrucks ($\bar{P}cp$) der sensitivste Parameter eines „backward failure", der Abfall des Herzzeitvolumens (Thermodilution) als Ausdruck eines „forward failure". Spätestens dann ist die Digitalisierung

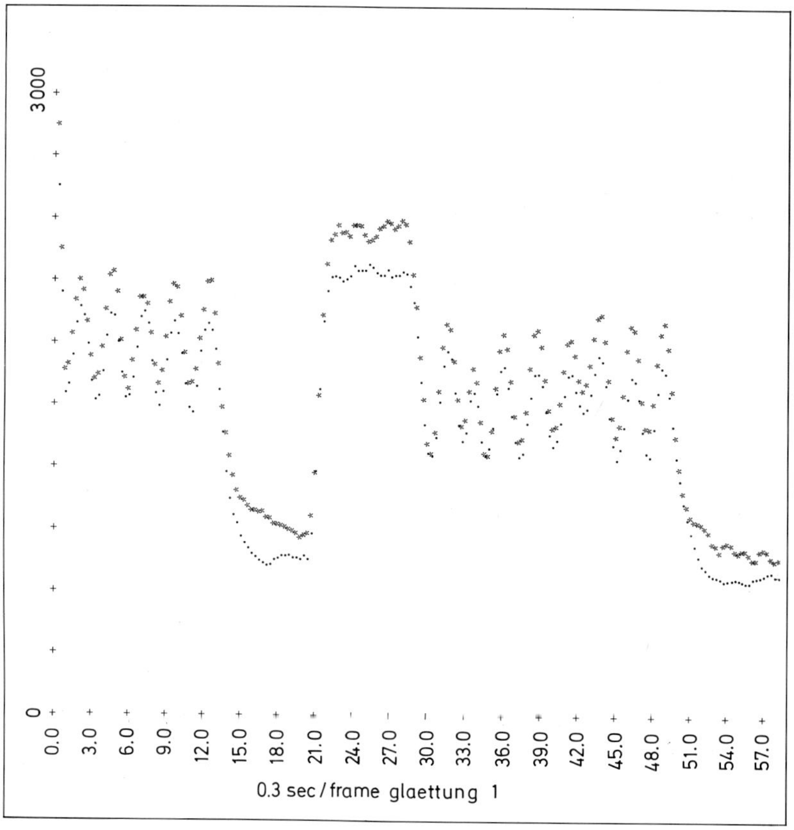

Abb. 29. Fall 8: Radiospirogramm nach Rückatmung mit 12,5 mCi ^{133}Xenon, über die Gammakamera von dorsal registriert und über den Rechner seitengetrennt (* = linke Lunge, ● = rechte Lunge) ausgedruckt. Man erkennt, daß das Atemzugvolumen und die Vitalkapazität der rechten Lunge nach Dekortikation nur noch geringfügig unter den Werten der gesunden linken Lunge liegen

indiziert. Vielfach wird man jedoch prophylaktisch digitalisieren, die Entscheidung dazu fällt wesentlich leichter, wenn:

1) präoperativ bereits eine pulmonale Hypertonie in Ruhe und/oder bei Belastung festgestellt wurde,
2) eine Pneumonektomie zu erwarten ist (zumindest ab 5. Lebensdekade),
3) tägliche postoperative Elektrolyt- und Kreatininkontrollen möglich sind,
4) Digoxin-Digitoxin-Bestimmung innert 2 h zur Verfügung stehen und
5) ein EKG-Monitor kontinuierlich bis zum 3. Tag nach der Operation zur Verfügung steht.

Die Rechtsherzinsuffizienz wird meist nicht ausgelöst durch den operativen Parenchymverlust, da die Pulmonalarteriendrucksenkung sowohl akut als auch dauerhaft infolge Senkung des Gefäßwiderstandes gering bis kaum meßbar ist; wichtige Faktoren für eine postoperative pulmonale Hypertonie sind auf präkapillärer Ebene die rezidivierenden Thromboembolien und die alveoläre Hypoxie sowie auf postkapillärer Ebene die oben besprochene Linksherzinsuffizienz. Die Rechtsherzinsuffizienz infolge Thromboembolie ist mit bis zu 40% immer noch

Tabelle 14. Prä- und postoperative Funktionsanalyse (Fall 8)

			Istwert prä-operativ	Istwert post-operativ	Sollwert	(180 W) 90 W/5′ 120 W/5′
1. Ganzkörperplethysmographie						
Vitalkapazität insp.	(l)	IVC	3,3	4,9	5,5	
Residualvolumen	(l)	RV	2,0	2,3	2,7	
Totalkapazität	(l)	TLC	5,3	7,2	8,2	
RV in % der TLC	(%)	RV/TLC	38	32	33	
Funkt. Residualkapazität	(l)	FRC	2,6	4,0	5,0	
Atemstoß	(l/sec)	FEV. 1	2,8	3,4	3,6	
FEV. 1 in % der IVC	(%)	FEV. 1%	85	68	65	
Atemgrenzwert	(l/min)	AGW	94	111	120	
Atemwegswiderst.	(cm H_2O/l/sec)	Raw	1,4	2,1	2,5	
2. Blutgase/Ergometrie						
pH		pH	7,49	7,39	7,40	7,36
CO_2-Partialdruck	(mm Hg)	p_{CO_2}	37	38	40	41
Base-Excess	(mäq/l)	BE	5	−2	0	−2
O_2-Partialdruck	(mm Hg)	p_{O_2}	84	97	76	81
Pulsfrequenz	(min)	f	–	80	–	112
Blutdruck	(mm Hg)	RR	–	140/85	–	190/90
Alveolo-art. O_2-Gradient	(mm Hg)	$P(A\text{-}a)O_2$	18	4	22	16
3. Atemmechanik						
Lungencompl. quasist.	(l/cm H_2O)	Cstl		0,19	0,42	
Transpulm. Druck b. TLC	(cm H_2O)	PstTLC		28,0	26,4	

die Haupttodesursache nach Lungenresektion (STANULLA u. WILDE 1977). Wichtiger als die Therapie ist natürlich die Prophylaxe (s. E. VII).

III. Atelektase

Postoperative Atelektasen sind sicher auch reflektorisch bedingt, da die Traumatisierung des Hilusgebiets und nachfolgende reaktive lokale Ödeme die Auslösung des Hustenreflexes oft erschweren. Sicher ist auch der präoperative Zustand des Bronchialsystems und der Lunge im Hinblick auf die Sekretion („feuchte Lunge“) von Bedeutung, doch ist dieser Faktor bei physikalischer und antibiotischer Vorbehandlung heute kaum noch von Bedeutung. In der Regel sind Alter des Patienten, seine exspiratorische Ventilationskraft und Schmerzempfindlichkeit, die Traumatisierung des Thoraxwandbereichs, die Lage der interkostalen Drains mit unterschiedlich starker Schmerzauslösung im Bereich der Interkostalnerven, der Zustand des Sensoriums (Alkoholentzugsdelier, Zerebralsklerose, hämodynamische Faktoren) und anderes für die durch mangelndes Abhusten bedingte postoperative Retentionsatelektase verantwortlich. Vermehrt treten diese Atelektasen unter anderem nach HUTH u. DIWOK (1978) bei vorbestehender chronischer obstruktiver Bronchitis, Emphysem und starrem Thorax sowie nach Operationen wegen Bronchiektasen und Lungentuberkulose auf.

Die Therapie muß verschiedene Ansätze suchen, diesen postoperativen Atelektasen vorzubeugen bzw. sie zu beseitigen:

1) präoperativ Herabsetzung der Schleimsekretion und optimale Physiotherapie zur Erlernung der richtigen Atem- und damit auch Abhusttechnik
2) gründliche intraoperative Bronchialtoilette und Vermeidung von Aspirationen in nicht resezierte Lungenabschnitte,
3) postoperativ Röntgenaufnahme noch am Nachmittag des Operationstages, um Aspirationen und Verhaltungen so früh wie möglich erkennen und beseitigen zu können,
4) tägliche mehrmalige Atemphysiotherapie durch einen ausgebildeten Therapeuten, evtl. verbunden mit Lagerungs- und Klopfmassage (auch an Wochenenden),
5) genügend hohe, aber nicht zu sehr sedierende Schmerzbekämpfung,
6) Aufstehen und Bewegungen am ersten Tag postoperativ,
7) rechtzeitige, evtl. prophylaktische Sekretabsaugung, Lavage und Medikamentenapplikation mittels des gerade in der Intensivmedizin wichtigen und brauchbaren flexiblen Bronchoskops (NAKHOSTEEN 1979). Die Absaugungen und Medikamentenapplikationen sollten nicht erst bei vollständig eingetretener Atelektase, sondern schon im röntgenologisch einwandfrei zu erkennenden Stadium der Dystelektase und auch bei entsprechenden klinischen Befunden über der Lunge beginnen.
8) Sorge für volle Entfaltungsfähigkeit der Restlunge und
9) inhalatorische Anwendung von Substanzen, die die Oberflächenspannung herabsetzen (Tacholiquin, Mistabronca), obwohl wir davon nicht viel gesehen haben (s. E. I.).

IV. Pneumonie und Anschoppung, Antibiotikaprophylaxe

Aus Aspirationen, mangelnder Ventilation und Sekretverhaltungen entwikkeln sich Anschoppungen und Pneumonien. Im Unterschied zu früher verzichten wir heute auf die prophylaktische Gabe von Antibiotika bei jeder Lungenresektion oder ähnlichen Eingriffen, auch bei Eingriffen im 8. Dezennium. Erst klinische und röntgenologische Befunde, Fieber, Leukozytose usw. lassen die Gabe eines Antibiotikums indiziert erscheinen, wenn man sich nicht indikationslos Problemkeime auf den Intensiv- und Operationsstationen züchten will. Die ungezielte Therapie ist nur so lange erlaubt, als aus gewaschenem Sputum oder (besser) aus dem gezielt abgesaugten Bronchialsekret die Kultur- und Resistenzergebnisse vorliegen. Bei besonderen Risikofällen kann die Antibiotikaprophylaxe allerdings angezeigt sein.

V. Pneumo-Sero-Hämatothorax

Diese Fragen betreffen mehr den Chirurgen und verlangen zusätzliche Drainagen oder deren Wirksamkeitsüberprüfung, gegebenenfalls gezielte Punktionen. Der postoperative Hämatothorax ist eine absolute Indikation zur Rethorakotomie (s. D. IV. 2.).

VI. Nachblutung

Die postoperative Nachblutung verlangt die Differenzierung zwischen einer lokalen, gefäßbedingten, einer chirurgischen Intervention zugänglichen Blutungsquelle von einer (meist nach größeren intraoperativen Blutungen mit reichlichem Blutersatz auftretenden) diffusen Blutung aufgrund einer Verbrauchskoagulopathie. Hier ist eine sehr enge Zusammenarbeit zwischen Chirurgen, Internisten und Kennern der Gerinnungsphysiologie erforderlich, zumal beide Ursachen kombiniert vorkommen können (selten).

VII. Bronchusstumpfinsuffizienz

Die Bronchusstumpfinsuffizienz ist heute wesentlich seltener geworden als früher. Sie wird allerdings häufiger, wenn postoperativ Beatmungen mit hohen Drucken notwendig werden, insbesondere nach Pneumonektomie. Die Therapie der Wahl ist die sofortige *Thoraxdrainage,* wenn eine solche nicht ohnehin schon besteht, und bei Operationsfähigkeit des Patienten die Rethorakotomie, die Anfrischung des Stumpfes und seine erneute Naht (RYMKO 1977; EMANUELE u.Mitarb. 1977). Die spätere Versorgung richtet sich nach dem, was unter A. II. 2. d), A. VI., A. VII. 1. und E. gesagt worden ist. Gelegentlich hat sich uns nach Pneumonektomie die von ABBRUZZINI (1963) vorgeschlagene *transsternale und transperikardiale Verschlußoperation* bewährt (MAASSEN 1974, 1975) will man nicht zur *Thorakoplastik mit Muskeldeckung der bronchopleuralen Fistel* greifen (BIKFALVI u.Mitarb. 1967; BARKER u.Mitarb. 1971; VIRKKULA u. EEROLA 1974; BOGUSH u.Mitarb. 1976), die unseres Erachtens die besten Ergebnisse nach Teilresektionen der Lunge erbringt (WOLFART 1975). VON WINDHEIM (1968, 1969) hat Erfolge bei bronchoskopischen Ätzungen der Stumpffisteln gesehen, was unseren Erfahrungen nicht entspricht.

VIII. Lungenparenchymfisteln

Parenchymfisteln können die postoperative Expansion der Restlunge behindern und manchmal zum Pleuraempyem führen. In der Regel verkleben sie innerhalb von Stunden oder Tagen, wobei es sich empfiehlt, den Sog in den Thoraxdrainagen unter 10 cm H_2O zunächst zu belassen und nach Schließen der Fisteln den Sog zu steigern.

IX. Pleuraempyem

Das postoperative Pleuraempyem verbietet zunächst jede chirurgische Intervention, von Drainagen, Durchlaufdrainagen, Punktionen und Spülungen abgesehen. Für die weitere Versorgung gilt das unter A. II. 2. c) und d), A. VI. und D. Dargelegte.

X. Postoperative Streuungen und Reaktivierungen

Nach früheren Berichten waren postoperative Streuungen oder spätere Reaktivierungen von in der Restlunge belassenen Herden relativ häufig. Beim derzeitigen Stand der prä- und postoperativen Chemotherapie, der anästhesiologischen und operativen Technik kommen solche praktisch nicht mehr vor. Bei 223 „ökonomisch resezierten“ Herden beobachteten NIKOLAEV u. ZHADNOV (1971) in Rußland in 17% allerdings noch eine „Reaktivierung“, was für hiesige Verhältnisse sicher nicht zutrifft. Sollten sich wirklich spezifische Neuherdbildungen postoperativ direkt oder später bemerkbar machen, unterliegen sie den üblichen Behandlungsrichtlinien wie bei der sonstigen Chemotherapie der Lungentuberkulose. Bei der Wahl der Therapeutika kann man auf die Anfangstherapie zurückgreifen, da sich nach RADENBACH (1978) und anderen Autoren bei optimaler Dreierkombination in der Regel keine Resistenzen ausbilden, wenn dies auch nicht absolut gilt. Gegebenenfalls richtet man sich nach dem Resistogramm, wenn aus dem Operationspräparat Tuberkelbakterien züchtbar waren. Für die Therapie der *atypischen Mykobakteriosen* warnen ELKADI u.Mitarb. (1976) eigens vor langen Vorbehandlungsphasen und insbesondere vor dem Therapiewechsel, d.h. der Umstellung von 3 Medikamenten auf 3 andere, da dann in der kritischen Operationsphase ein effektiver medikamentöser Schutz fehlen würde.

XI. Komplikationen seitens des Magen-Darm-Trakts

Komplikationen von Seiten des Magen-Darm-Trakts, von postoperativen Ileuszuständen abgesehen, treten vorwiegend noch in Form der erosiven Gastritis und des Streßulkus auf mit Bluterbrechen und Teerstühlen. Prophylaktisch gibt man intra und post operationem Antazida oder Tagamed. Ein Zusammenhang mit der Art, Dauer und sonstigen Eigenheiten der Eingriffe scheint nicht zu bestehen, höchstens mit dem postoperativen respiratorischen Zustand.

XII. Lungeninfarkt und Lungenembolie

Infarkte und Embolien stellen (neben Kreislaufentgleisungen im Rahmen eines Alkoholentzugsdeliers) die gefürchtetste postoperative Komplikation und wohl die häufigste Todesursache dar, bei Resektionen wegen Tuberkulose naturgemäß seltener als bei solchen wegen einer Neoplasie. Die spätestens während der Operation, besser noch vorher beginnende Heparin-, evtl. Heparin-Dihydergot-Therapie scheint diese oft tödlichen Zwischenfälle deutlich herabzusetzen. Kleinere Lungeninfarkte kommen häufiger vor als gemeinhin angenommen wird. Rezidivierende Infarkte verlangen die Prophylaxe in Form des Kavafilters oder ähnlicher Maßnahmen.

XIII. Tracheotomie

Die Tracheotomie, etwa bei größeren Eingriffen oder im Rahmen der Therapie der postoperativen respiratorischen Insuffizienz, sollte so wenig und so spät wie möglich vorgenommen werden. Man kann durchaus zwei Wochen über einen nasotrachealen Tubus beatmen. Natürlich erleichtert die Tracheotomie zunächst die Pflege und Versorgung, diese führt aber nicht selten zur Einschleppung von Problemkeimen. Mehr noch als längere Zeit eingelegte nasotracheale Tuben führen sie zu *Trachealstenosen* und damit zu langwierigen und schwierigen operativen Behandlungen, deren Effekt nicht immer gesichert ist.

F. Schlußbetrachtung

Zweifellos ist die Notwendigkeit zur chirurgischen Behandlung der pleuropulmonalen Tuberkulose angesichts der Effektivität der heute zur Verfügung stehenden antituberkulotischen Medikamentenkombinationen deutlich zurückgegangen, aber bei einem Teil der Kranken noch notwendig, wobei die Indikation nicht allein vom bakteriologischen Sputumbefund abhängig gemacht werden darf. Zusätzliche funktionelle und sozio-ökonomische Faktoren sind nicht selten von gleicher Bedeutung wie bakteriologische Erwägungen, weiterhin die Möglichkeit sekundärer, unspezifischer chronischer suppurativer und mykologischer Entwicklung in den durch die Tuberkulose betroffenen und besonders geschädigten Lungenarealen (Bronchiektasen, größere Hohlraumbildungen, Pleuraresthöhlen). Die Wahl des operativen Eingriffs verlangt den pneumologisch erfahrenen Chirurgen und/oder die gute Zusammenarbeit zwischen dem Internisten, der weiß, was medikamentös erreichbar ist, und dem Thoraxchirurgen, der nicht nur exstirpiert, was ihm angeboten wird, sondern der ebenfalls Grenzen und Gefahren der Eingriffe gerade bei der Tuberkulose kennt und die funktionssparenden Resektionsmöglichkeiten zu nutzen weiß.

Literatur

Abbruzini, P.: Chirurgische Behandlung der Fisteln des Hauptbronchus nach einer wegen Tuberkulose durchgeführten Pneumonektomie. Thoraxchirurgie **10**, 259 (1963)

Adelberger, L.: Die chirurgische Behandlung der Lungentuberkulose mit besonderer Berücksichtigung der Indikationsstellung. In: Klinik der Gegenwart, Bd. III. S. Urban & Schwarzenberg 1965

Adelberger, L.: Die Indikation zur Resektionstherapie bei Lungentuberkulose. Beitr. Klin. Tuberk. **127**, 294–302 (1963)

Adelberger, L., Oster, H.: Die lokalen chirurgischen Behandlungsverfahren der tuberkulösen Lungenkavernen. Thoraxchirurgie **11**, 681–701 (1964)

Adelberger, L., Schindler, W.: Ergebnisse der Resektionsbehandlung im Vergleich zur Kollapstherapie. In: Ergebnisse der gesamten Tuberkulose- und Lungenforschung. Engel, S., Heilmeyer, L., Hein, J., Uehlinger, E. (Hrsg.), Bd. IV. Stuttgart: Thieme 1958

Adelberger, L., Serdarusitz, H.: Die Pneumolysen-Prothesen-Plastik. Thoraxchirurgie **1**, 101 (1953)

Akhundzhanov, A.I.: Pulmonary resections in children and adolescents with intralobar destructive tuberculosis and metatuberculous alterations. Probl. Tuberk. **3**, 61–64 (1974)

Amschler, H.: Die chirurgischen Behandlungsmaßnahmen bei der Lungentuberkulose und ihre pleuralen Komplikationen. Neue Z. Aerztl. Fortbild. **2**, 913–918, 991–1005 (1959)

Amschler, H.: Die chirurgischen Behandlungsmaßnahmen bei der Lungentuberkulose und ihre pleuralen Komplikationen. Neue Z. Aerztl. Fortbild. **3**, 44–48, 128–137, 205–214, 292–297 (1960)

Andersen, S., Krebs Lange, P., Rønn, G.: Die chirurgische Behandlung der Lungentuberkulose auf Grönland. Pneumonologie **153**, 21–27 (1975)

Anderson, R.P., Leand, P.M., Kieffer, R.F.: Changing attitudes in the surgical management of pulmonary tuberculosis. Ann. Thorac. Surg. **3**, 43 (1967)

Barker, W.L., Faber, L.P., Ostermiller, W.E., Jr., Langston, H.T.: Management of persistent bronchopleural fistulas. J. Thorac. Cardiovasc. Surg. **62**, 393–401 (1971)

Barrie, J., Garraud, R., Aldebert, J., Audoye, H.: Les thoracoplasties complémentaires des exérèses. Ann. Chir. Thorac. Cardiovasc. **4**, 516–526 (1965)

Baudrexl, A., Neef, W., Sieler, R.: Zur Frage der Operationsindikation bei Lungentuberkulose (retrograde Beurteilung an Hand des Bakteriennachweises im Resektionspräparat). Z. Erkr. Atmungsorgane **136**, 129–138 (1972)

Berard, J., Ode, L., Jacquet, G.: Résultats éloignés de la chirurgie d'exérèse dans la tuberculo-pneumoconiose. Poumon Coeur **15**, 1011–1018 (1969)

Bergh, N.P., Birath, G., Holmdahl, S.-G., Tivenius, L.: Results of lung resection in tuberculosis four to seven years after operation. Dis. Chest. **43**, 358–366 (1963)

Bernhard, F.: Über die Versorgung der Empyemresthöhle mit der Gitterplastik nach Heller. Bruns' Beitr. Klin. Chir. **177**, 153–212 (1948)

Bernou, A., Goyer, R., Marecaux, L., Tricoire, J.: Traitement chirurgical des pyothorax tuberculeux graves. Rev. Tuberc. **24**, 61–71 (1960)

Beuers, B.: Die Entwicklung der chirurgischen Therapie im Thoraxbereich. Prax. Klin. Pneumol. **29**, 722–726 (1975)
Beyl, L.: J. thorac. Surg. **5**, 140 (1935) zit. nach Major u. Schmidt
Bikfalvi, A., Valentiner, W.: Chirurgische Indikationen bei paratracheobronchialer Lymphknotentuberkulose. Bronches **22**, 65–82 (1972)
Bikfalvi, A., Maniatis, N.X., Noeske, K.: Die Bronchusfistel nach Lungenresektion wegen Tbc. Thoraxchirurgie **15**, 344–358 (1967)
Birath, G., Swenson, E.W., Ander, L., Bergh, N.P.: The definitive functional results after partial pulmonary resections. Am. Rev. Tuberc. **76**, 983 (1957)
Björk, V.O.: J. Thorac. Surg. **28**, 194 (1954) (zit. nach Hein u. Schmidt 1975b)
Björk, V.O., Carlens, E.: The functional value of leaving one segment of the upper lobe compared with that of a lobectomy. Thorax **14**, 1 (1959)
Blaha, H.: Posttherapeutische Veränderungen des Brustkorbs und der Lungen. In: Handbuch medizinische Radiologie, Bd. IX/1, S. 579 Berlin, Heidelberg, New York: Springer 1968
Blaha, H.: Die Lungentuberkulose im Röntgenbild. Berlin, Heidelberg, New York: Springer 1976
Blaha, H., Wex, H.P.: Chirurgie und Tuberkulose. Med. Welt **28**, 1073–1076 (1977)
Bloedner, C.D.: Die chirurgische Behandlung der Lungentuberkulose. Berlin, Heidelberg, New York: Springer 1966
Böhm, F.: Zur Indikation, Befundauswertung und zu Ergebnissen bronchologischer Untersuchungen bei Lungentuberkulosen. Z. Tuberk. **107**, 193 (1956)
Bogush, L.K.: Die Kavernotomie. Beitr. Klin. Tuberk. **127**, 271 (1963)
Bogush, L.K., Kakitelashvili, Y.V., Arazdurdyev, D.D.: Remote results of pneumonectomy in patients with fibro-cavitary tuberculosis of the lungs. Probl. Tuberk. **2**, 17–21 (1975)
Bogush, L.K., Semenenkov, I.U.L., Polianski, V.A.: Surgical treatment of broncho-pleural complications after pneumonectomy. Khirurgiia (Mosk.) **11**, 115–120 (1976)
Bogush, L.K., Travin, A.A., Semenekow, J.L.: Transperikardiale Operationen an den Hauptbronchien und Lungengefäßen. Stuttgart: Hippokrates 1971
Bogush, L.K., Uvarova, O.A., Lesnaya, A.A., Semenenkov, Y.L.: Morphological and histochemical changes in the lung after transpericardial occlusion of main bronchus and pulmonary vessels. Folia Morphol. (Praha) **21**, 401–403 (1973)
Bolt, W., Forssmann, W., Rink, H.: Selektive Lungenangiographie. Stuttgart: Thieme 1957
Bräutigam, K.H., Seybold, R.: Anästhesie in der Lungenchirurgie. In: Handbuch der Tuberkulose Hein, J., Kleinschmidt, K., Uehlinger, E., Schmidt, P.G. (Hrsg.) Bd. III, S. 353, Stuttgart: Thieme 1975
Brandenburg, H., Windheim, K. von: Ergebnisse perfusionsszintigraphischer Untersuchungen der Lunge. Prax. Pneumol. **23**, 591 (1969)
Brandt, H.J.: Thorakoskopie bei Erkrankungen der Pleura und des Mediastinums. Internist **5**, 391 (1964)
Brügger, H.: Posttuberkulöse Bronchusstenosen und ihre Beseitigung durch parenchymerhaltende Resektion. Tuberkulosearzt **4**, 247–254 (1959)
Brügger, H., Doesel, H., König, P.: Zur Pneumonektomie im Kindes- und Jugendlichenalter. Beitr. Klin. Tuberk. **122**, 77–93 (1960)
Brunn, H.: Arch Surg. **18**, 490 (1929) zit. nach Major u. Schmidt
Brunner, A.: Die sogenannten Pleuraschwarten und die Behandlung der chronischen Pleuritis. Schweiz. Med. Wochenschr. **82**, 1049 (1952)
Brunner, A.: Chirurgie der Lungen und des Brustfells. Med. Prax. 26, (1964)
Brunner, A.: Tuberkulom – Resektionsindikation – Spätergebnisse. Thoraxchirurgie **13**, 124 (1965)
Brunner, W.: Früh-Dekortikation bei Pleuritis exsudativa mit den Zeichen größerer Verschwartung. Helv. Chir. Acta **26**, 179 (1959)
Brunner, W.: Thoraxchirurgische Indikationen für den praktischen Arzt. Bibl. Tuberc. 18, 46 (1963)
Brunner, W.: Chirurgie bei Tuberkulose heute. Internist **14**, 118–121 (1973)
Bucher, U.: Zit. nach Major u. Schmidt (1975)
Call, E.P., Lindskog, G.E.: Pulmonary resection for tuberculosis after thoracoplasty failure. J. Thorac. Cardiovasc. Surg. **49**, 1040–1047 (1965)
Carpinisan, C., Stan, A., Naumescu, S., Zara, D.: Comparative results of collapse and resection methods between 1960–1965 years in the treatment of lung tuberculosis. Probl. Tuberc. (Bucuresti) **10**, 217–229 (1971)

Chamberlain, J.M., McEeill, M.,: Surgical treatment of pulmonary tuberculosis. In: Surgery of the chest. Gibbon, J.H. (Hrsg.), Philadelphia: Saunders 1962

Christoforides, A.J., Nelson, S.W., Tomashefski, J.F.: Effects of bronchography on pulmonary function. Am. Rev. Respir. Dis. **85**, 127 (1962)

Churchill, E.D., Belsey, R.: Ann. Surg. 109 (1939) zit. nach Major u. Schmidt.

Coman, C., Micu, V.: Emergency pneumonectomy for severe hemoptysis in pulmonary tuberculosis. Rev. Ig. (Pneumoftiziol.) **26**, 121–127 (1977)

Corbu, M., Voinescu, R.: Bakteriologische Untersuchungen an 240 Herden wegen Tuberkulose resezierter Lungen. Beitr. Klin. Tuberk. **139**, 258–264 (1969)

Corpe, R.F.: Clinical aspects, medical and surgical, in the management of Battey-Type pulmonary diseases. Dis. Chest **45**, 380 (1964)

Corpe, R.F., Blalock, R.A.: A continuing study of patients with ‚open negative' status at Battey State Hospital. Am. Rev. Respir. Dis. **98**, 954 (1968)

Coryllos, P.N.: J. thorac. Surg. **8**, 367 (1939)

Couto, A.R., Arzt, H.G.: Betrachtungen über die ökonomischen Teilresektionen der Lungen (sog. Resektion über der Klemme) unter besonderer Berücksichtigung unmittelbarer funktioneller Ergebnisse. Beitr. Klin. Tuberk. **139**, 29–39 (1969)

Cranz, H.J.A.: Tuberculous empyema complicating artificial pneumothorax. Can. Med. Assoc. J. **66**, 363 (1952)

Crocco, J.A., Rooney, J.J., Faukushen, D.S., DiBenedetto, R.J., Lyons, H.A.: Massive hemoptysis. Arch. Intern. Med. **121**, 495 (1968)

Danilovsky, Y.P.: The results of pulmon- and pleuropulmonectomies performed in connection with tuberculosis and other diseases of the lungs. Probl. Tuberk. **48**, 30–33 (1970)

Das, P.B., David, J.G.: Role of surgery in the treatment of pulmonary tuberculosis. Can. J. Surg. **18**, 512–518 (1975)

Delarue, N.C., Pearson, F.G., Henderson, R.D., Cooper, J.D., Nelems, J.M., Gale, G.: Experience with surgical salvage in pulmonary tuberculosis: application to general thoracic surgery. Can. J. Surg. **18**, 519–528 (1975)

Didenko, V.: Die operative Behandlung der zerstörten Lunge. Mod. Med. **1**, 40–47 (1973)

Dross, V.P.: Retrospective critical review and analysis of bilateral staged pulmonary resections for treatment of pulmonary tuberculosis. South. Med. J. **69**, 273–277 (1976)

Effenberger, H., Schmidt, P.G.: Direkte Kavernenbehandlung. In: Handbuch der Tuberkulose. Hein, J., Kleinschmidt, K., Uehlinger, E., Schmidt, P.G. (Hrsg.) Bd. III, S. 622. Stuttgart: Thieme 1975

Elder, J.L., Edwards, F.G., Abrahams, E.W.: Tuberculosis due to mycobacterium kansasii. Aust. N.Z. J. Med. **7**, 8–13 (1977)

Elkadi, A., Salas, R., Almond, C.: Surgical treatment of atypical pulmonary tuberculosis. J. Thorac. Cardiovasc. Surg. **72**, 435–440 (1976)

Eloesser, L.: J. thorac. Surg. **5**, 139 (1935) zit. nach Major u. Schmidt

Emanuele, B., Vigada, G., Petrocca, G., Sommo, M., Audino, B.G.: Repeat operations in thoracic surgery for post-exeresis bronchial fistula. Case studies. Minerva Chir. **32**, 529–536 (1977)

Engel, S.: Regeneration von Lungengewebe? Tuberkulosearzt **5**, 305–309 (1961)

Esser, C.: Topographische Ausdeutung der Bronchien im Röntgenbild unter besonderer Berücksichtigung des Raumfaktors. 2. Aufl. Stuttgart: Thieme 1957

Feltis, J.M., Campbell, D.: Changing role of surgery in the treatment of pulmonary tuberculosis in children. Chest **61**, 101–103 (1972)

Ferlinz, R.: Pathophysiologie der Atmung bei der Lungentuberkulose. In: Handbuch der Tuberkulose. Hein, J., Kleinschmidt, K., Uehlinger, E., Schmidt, P.G. (Hrsg.) Bd. III S. 248. Stuttgart: Thieme 1975

Feuereul, R., Libicka, A., Reil, I.: zit. nach Major und Schmidt ROZ kl. Tuberk. **19**, 700 (1959)

Fisher, W.W., del Missier, P.A.: The surgical treatment of tuberculosis in children. J. Thorac. Cardiovasc. Surg. **18**, 501 (1969)

Fomichev, I.S., Kropp, L.A.: Pulmonary resection with preliminary osteoplastic thoracoplasty in chronic destructive tuberculosis. Probl. Tuberk. **50**, 45–48 (1972)

Forschbach, G.: Die medikamentöse Behandlung der Lungentuberkulose. Prax. Klin. Pneumol. **32**, 749 (1978)

Franke, H., Jagdschian, V.: Die Resektionsbehandlung der Lungentuberkulose bei ausgesprochenen Risikofällen. Thoraxchirurgie **13**, 194–198 (1965)
Freedlander, S.O.: J. thorac. Surg. 5 (1935) 132. zit. nach Major u. Schmidt
Freerksen, E.: Tuberkulose im Wandel. Internist **19**, 156–160 (1978)
Ganauschak, M.M.: Surgical stage in a complex treatment of patients with disseminated destructive tuberculosis of the lungs. Probl. Tuberk. **48**, 23–26 (1970)
Giebel, O.: Der Einfluß künstlicher Totraumvergrößerung auf Ventilation und Blutgase. Langenbecks Arch. Klin. Chir. 301 (1962) 534
Gierhake, F.W.: Spätergebnisse der Resektion wegen kavernöser Tuberkulose. Thoraxchirurgie **13**, 134 (1965)
Gierhake, F.W., Bikfalvi, A.: Erfahrungen und Spätergebnisse bei 708 Lungenresektionen wegen Tuberkulose aus den Jahren 1951 bis 1960. Tuberkulosearzt **16**, 193 (1962)
Good, H.: Einordnung des operativen Eingriffs in die Gesamttherapie der Lungentuberkulose. Beitr. Klin. Tuberk. **121**, 293–364 (1959)
Good, H.: Die Bedeutung der Chemotherapie-Resistenz für die Komplikationen nach Lungenoperationen. In: Verhandlungsberichte der Deutschen Tuberkulosegesellschaft, 21. Tgg. 1964. Berlin, Heidelberg, New York: Springer 1964
Good, H.: Über die Mißerfolge der Tuberkulosebehandlung vom chirurgischen Standpunkt aus gesehen unter Berücksichtigung der Dauerresultate. In: Verhandlungsberichte der Deutschen Tuberkulosegesellschaft, 23. Tgg., 1968. Berlin, Heidelberg, New York: Springer 1969
Goyal, S.P., Tandon, R.K., Patney, N.L., Misra, O.P.: Behandlung des tuberkulösen Thoraxempyems. Bericht über 53 Fälle. Indian J. Tuberc. **23**, 103–109 (1976)
Graf, W.: Dtsch. med. Wschr.; **62**, 632 (1936)
Graham, E.A., Singer, J.J.: J. Annio med. An. **101**, 1371 (1933) zit. nach Major u. Schmidt
Graham, E.A., Singer, J.J.: J. thorac Surg. **7**, 102 (1937) zit. nach Major u. Schmidt
Gürich, W.: Die offene Behandlung von Restkavernen nach Pneumolyse. Tuberkulosearzt **12**, 418–425 (1958)
Gürich, W.: Die offene Behandlung von Pneumolysenempyemen mit innerer Fistel. Tuberkulosearzt **14**, 776–783 (1960)
Habicht, B.: Tuberk.-Arzt **15**, 463 (1961) Beitr. Klin. Tuberk. **127**, 284 (1963) zit. nach Effenberger u. Schmidt (1975)
Haegi: Rundtischgespräch. In: Fortbildung in Thoraxkrankheiten. Forschbach, G. (Hrsg.), Bd 8. Stuttgart: Hippokrates 1978
Haight, C.: Surg. Gynec. Obstet. **58**, 768 (1934) zit. nach Major u. Schmidt
Hain, C., Papay, Z., Csizer, Z., Naftali, Z., Barbu, Z.: Grenzen und Möglichkeiten der chirurgischen Behandlung der Alterslungentuberkulose. Ftiziologia **20**, 521–528 (1971)
Hankins, J.R., Miller, R.E., Satterfield, J.R., McLaughlin, J.S.: Bronchopleural fistula. Thirteen-year experience with 77 cases. J. Thorac. Cardiovasc. Surg. **76**, 755–762 (1978a)
Hankins, J.R., Miller, J.E., McLaughlin, J.S.: The use of chest wall muscle flaps to close bronchopleural fistulas: experience with 21 patients. Ann. Thorac. Surg. **25**, 491–499 (1978b)
Hanoteau, J.: Die chirurgische Behandlung der Lymphknotentuberkulose als vorbeugende Maßnahme. Bronches **22**, 97–105 (1972)
Harms, H., Jüngst, G., Windheim, K. von: Postoperative Funktionsentwicklung nach Lungenresektion: Frühphase. In: Lungenresektion. Ulmer, W.T. (Hrsg.), S. 126–135. Wien, Heidelberg, New York: Springer 1972
Hartel, W., Hedding, W., Faist, E., Frößler, H.: Pathophysiologie der Lungenresektion. M. M. W. **120**, 1253–1258 (1978)
Hasche, E., Dippmann, G.: Lungenresektion während der Gravidität. Z. Tuberk. **122**, 298–305 (1964)
Hasche, E., Grünes, G.: Lungenoperation unter erhöhtem Risiko. Z. Tuberk. **124**, 69–79 (1965)
Hattler, B.G., Young, W.G., Sealy, W.C., Gentry, W.H., Cox, C.B.: Surgical management of pulmonary tuberculosis due to atypical mycobacteria. J. Thorac. Cardiovasc. Surg. **59**, 366 (1970)
Hausser, R.: Kavernensaugdrainage und Lungenresektion. Tuberkulosearzt **11**, 332–341 (1957)
Havel, S., Kropacek, J., Sandtner, P.: Die Ergebnisse einer chirurgischen Behandlung von Pleuraempyemen mit polyresistenten Mykobakterien. Prax. Pneumol. **27**, 347–353 (1973)
Hein, J., Schmidt, P.G.: Pneumolyse und extrapleuraler Pneumo- und Oleothorax. In: Handbuch

der Tuberkulose. Hein, J., Kleinschmidt, H., Uehlinger, E., Schmidt, P.G. (Hrsg.) Bd. III, S. 730. Stuttgart: Thieme 1975a
Hein, J., Schmidt, P.G.: Thorakoplastik. In: Handbuch der Tuberkulose. Hein, J., Kleinschmidt, H., Uehlinger, E., Schmidt, P.G. (Hrsg.) Bd. III, S. 786. Stuttgart: Thieme 1975b
Heller, H.: Über Verhütung und Behandlung von Empyemresthöhlen. Chirurg **6**, 297–302 (1934)
Henning, H.: Trypsin-Anwendung als Prinzip bei der Pleuraempyembehandlung. Zentralbl. Inn. Med. **9**, 1114 (1954)
Hirdes, J.J.: Follow-up of heart and lung function in patients treated by pneumonectomy. Proc. Tuberc. Res. Coun. **48**, 45 (1961)
Hirdes, J.J.: Funktionelle Ergebnisse nach Resektion kleiner tuberkulöser Herde. Thoraxchirurgie **13**, 141–144 (1965)
Hofmann, A., Huzly, A.: Die Stellung des chirurgischen Eingriffs in der Behandlung der Lungentuberkulose. Internist (Berlin) **10**, 514–525 (1966)
Hoppe, R.: Die Kombination des intra- und extrapleuralen Pneumothorax. Chirurg **22**, 392 (1951)
Hughes, R.L., Jensik, R.J., Faber, L.P., Bliss, K.: Evaluation of unilateral decortication. Ann. Thorac. Surg. **19**, 704 (1975)
Huang, C.T., Lyons, H.A.: Cardiorespiratory failure in patients with pneumonectomy for tuberculosis. J. Thorac. Cardiovasc. Surg. **74**, 409–417 (1977)
Huth, J.H., Diwok, K.: Intra- und postoperative Komplikationen durch Eingriffe an den Lungen. Z. Erkr. Atmungsorg. **151**, 231–238 (1978)
Huzly, A.: Chirurgische Behandlung der Lungentuberkulose. Med. Klin. **65**, 1558–1560 (1970)
Huzly, A.: Le traitement chirurgical des adénopathies trachéo-bronchiques et leurs séquelles. Bronches **22**, 13 (1972)
Huzly, A.: Bronchologie. In: Handbuch der Tuberkulose. Hein, J., Kleinschmidt, K., Uehlinger, E., Schmidt, P.G. (Hrsg.) Bd. III, S. 129. Stuttgart: Thieme 1975
Ihm, H.J., Hankins, J.R., Miller, J.E., McLaughlin, J.S.: Pneumothorax associated with pulmonary tuberculosis. J. Thorac. Cardiovasv. Surg. **64**, 211 (1972)
Iselin, H.: Zur Methodik der Pleuraempyembehandlung. Bruns' Beitr. Klin. Chir. **102**, 587–609 (1916)
Jagdschian, V.: Die Bedeutung der Thorakoplastik in der operativen Behandlung der Lungentuberkulose. Langenbecks Arch. Klin. Chir. **295**, 983–984 (1960)
Jagdschian, V., Rücker, G.: Die Thorakoplastik in der heutigen Therapie der Lungentuberkulose. Thoraxchirurgie **13**, 186–190 (1965)
Jancik, E.: Die Behandlung des tuberkulösen Pleuraempyems mit besonderer Berücksichtigung von Dekortikation, Pleurektomie und Lungenresektion. Leipzig: Barth 1957
Jentgens, H.: Lungenkrankheiten bei Schwangeren. Gynäkologe **12**, 17–23 (1979)
Jezek, V., Ourednik, A., Lichtenberg, J., Mostecky, H.: Cardiopulmonary function in lung resection performed for bronchogenic cancer in patients above 65 years of age. Respiration **27**, 42 (1970)
Jones, J.C., Dolley, F.S.: J. thorac. Surg. **8**, 351 (1939) (zit. nach Major u. Schmidt)
Jüngst, G.: Die Thoraxfensterung und offene Behandlung des chronischen Pleuraempyems als Therapiemöglichkeit sonst nicht mehr operabler Kranker. Thoraxchirurgie **22**, 409–414 (1974)
Jüngst, G.: Lungenresektionen bei nicht lappenbegrenzten Tuberkulosen. Beitr. Klin. Tuberk. **141**, 328–351 (1970)
Juler, G.L., Stemmer, E.A., Conolly, J.E.: J. thorac. cardiovasc. Surg. **58**, 352 (1969)
Kandt, D., Schoefer, G.: Die Thoraxfensterung bei der Behandlung des chronischen Pleuraempyems. Beitr. Klin. Tuberk. **138**, 120 (1968)
Kariev, T.M., Stoyanovsky, E.A., Ulmarova, M.K., Khabibullaev, T.: Indications for an effectiveness of pulmonary resection in patients with destructive forms of tuberculosis. Probl. Tuberk. **50**, 48–52 (1972)
Karlson, A.G.: Mycobacteria of surgical interest. Surg. Clin. North Am. **53**, 905–912 (1973)
Katushenok, T.A., Miroshnikov, B.I.: Surgical treatment of patients with tuberculosis reactivated after resection of the lungs. Probl. Tuberk. **6**, 23–28 (1977)
Kempenich, H.W., Lichtenauer, F., Specht, G.: Postoperative Frühkomplikationen nach Resektionbehandlung wegen Tuberkulose. Prax. Pneumol. **19**, 272 (1965)
Kerinnes, C.: Komplikationen nach Lungenresektionen und die Möglichkeiten ihrer Behandlung. In: Verhandlungsberichte der Deutschen Tuberkulosegesellschaft, 21. Tgg. 1964. Berlin: Springer 1964

Kirschner, M.: Arch. Klin. Chir. **186**, 407 (1936) zit. nach Major u. Schmidt

Kislitsyna, N.A., Kotova, N.I.: Der klinisch-bakteriologische Vergleich bei Kranken, die wegen fibrokavernöser Lungentuberkulose operiert wurden. Probl. Tuberk. **11**, 38–43 (1975)

Kleesattel, H.: Die Ölplombe. Z. Tuberk. **86**, 280 (1941)

Kleesattel, H.: Über die offene Behandlung tuberkulöser Kavernen und Empyeme. Dtsch. Med. Wochenschr. **85**, 626 (1960)

Klein, G.: Zur chirurgischen Behandlung des chronisch-tuberkulösen Pleuraempyems. Med. Klin. **54**, 1241–1243 (1953)

Klein, G.: Zur Behandlung der Resthöhlen nach Pneumonektomie. Beitr. Klin. Tuberk. **123**, 223–233 (1961)

Klein, G., Rink, H.: Zur operativen Behandlung der spezifischen bronchopleuralen Fistel. Tuberkulosearzt **7**, 405–411 (1953)

Koga, R.: Recent indication of surgical treatment for pulmonary tuberculosis. Lung Heart **22**, 176–184 (1975)

Konietzko, N.: Nuklearmedizinische Methoden in der Diagnostik broncho-pulmonaler Erkrankungen. Prax. Pneumol. **33**, 893–956 (1979)

Konietzko, N., Schlehe, H., Rühle, K.H., Overrath, G., Bitter, F., Adam, W.E., Matthys, H.: Regional lung function in different body positions in patients with pulmonary tuberculosis. Am. Rev. Respir. Dis. **106**, 548 (1972)

Konietzko, N., Schlehe, H., Rühle, K.H., Brandstetter, J., Matthys, H.: Kadiopulmonale Funktionsstörungen in Ruhe und unter körperlicher Belastung bei Patienten mit einseitiger Pleuraschwarte. Pneumonologie [Suppl.] 105 (1976)

Kraan, J.K., Eerland, L.D.: Indikationen zur Resektion wegen Lungentuberkulose und die Resultate dieser Therapie. Thoraxchirurgie **6**, 415 (1959)

Krause, F.: Indikationen zur operativen Behandlung bestimmter Formen von intrathorakaler Tuberkulose bei Kindern und Jugendlichen. Prax. Pneumol. **27**, 403–405 (1973)

Kuntz, E.: Die Pleuraergüsse. München: Urban & Schwarzenberg 1968

Kunz, H.: Spätergebnisse der Thorakoplastik. Thoraxchirurgie **13**, 181–185 (1965)

Kzykovich, P.M.: Modern principles of the surgical treatment of chronic intra- and extrapleural empyema in patients with pulmonary tuberculosis. Zentralbl. Pneumoltub. **3**, 170 (1970)

Lau, A.F.: Die chirurgische Behandlung der Pleuraempyeme. Zentralbl. Chir. **97**, 257 (1972)

Law, W.S., Jenkins, D.E., Chofnas, I., Bahar, D., Whitcomb, F., Barkley, T., DeBakey, M.E.: Surgical experience in the management of atypical mycobacterial infection. J. Thorac. Cardiovasc. Surg. **46**, 689 (1965)

Lawonn, H.: Mschr. Tuberk.-Bekämpf. **6**, 245 (1963)

Lebsche, M.: Über Gitterlunge und ihren Verschluß. Dtsch. Z. Chir. **189**, 279–282 (1925)

Lees, W.M., Fox, R.I., Shields, T.W.: Thoracic surgery for atypical mycobacterial pulmonary infection. Arch. Surg. **91**, 67 (1965)

Lees, W.M., Fox, R.T., Shields, T.W.: Pulmonary surgery for tuberculosis in children. Ann. Thorac. Surg. **4**, 327 (1967)

Levano Almeyda, L., Huaco Vizcardo, S.: Spätresultate nach Lungenresektion wegen Tuberkulose. Rev. Peru. Tuberc. **30**, 169–177 (1972)

Levendel, L., Ungar, I., Kozma, D., Szarvas, I.: Über die chirurgische Therapie der Lungentuberkulose bei Alkoholikern. Beitr. Klin. Tuberk. **139**, 60–69 (1969)

Lezius, A.: Der operative Verschluß von Bronchialfisteln und Gitterlungen durch Muskellappenplastik. Langenbecks Arch. Klin. Chir. **193**, 493–498 (1938)

Lezius, A.: Tuberk.-Arzt **6**, 582 (1952) (zit. nach Major u. Schmidt, 1975)

Linberg, E.J.: Emergency operation in patients with massive hemoptysis. Am. Surg. **30**, 158 (1964)

Lindskog, G.E.: J. thorac. Surg. **7**, 102 (1937) (zit. nach Major u. Schmidt, 1975)

Lock, W.: Aktuelle Probleme der Tuberkulosebekämpfung aus der Sicht des Deutschen Zentralkomitees zur Bekämpfung der Tuberkulose. Oeff. Gesundheitswes. **37**, 81–88 (1975)

Lock, W.: Die Infektiosität der Tuberkulose aus internationaler Sicht. In: Fortbildung in Thoraxkrankheiten. Forschbach, G. (Hrsg.), Bd. 8. Stuttgart: Hippokrates 1978

Löhr, H.: Die Lungenangiographie. In: Lungenzirkulation. Rink, H. (Hrsg.). Stuttgart: Schattauer 1970

Lopez-Majano, V.: Indications for decortication. Zentralbl. Pneumoltub. **110**, 384 (1971)

Lorbacher, W.: Dekortikation. Beitr. Klin. Tuberk. **132**, 226 (1965)

Lütgemeier, J., Kampmann, H., Konietzko, N., Adam, E.W.: Lungendiagnostik mit Radionukliden. Stuttgart, New York: Fischer 1977

Lukas, W.: Rundtischgespräch. In: Fortbildung in Thoraxkrankheiten. Forschbach, G. (Hrsg.), Bd. 8. Stuttgart: Hippokrates 1978

Lukianenko, M.S.: Indications for lung resection in patients with siderosilicotuberculosis. Klin. Khir. **1**, 18–21 (1971)

Maaßen, W.: Bewährtes und Neues in der internen und chirurgischen Behandlung der Lungentuberkulose. Aerztl. Sammelbl. **50**, 258–272 (1961)

Maaßen, W.: Les techniques endoscopiques en tuberculose pulmonaire. Bull. Int. Union Tuberc. **37**, 283 (1966)

Maaßen, W.: Direkte Thorakoskopie ohne vorherige oder mögliche Pneumothoraxanlage. Endoscopy **4**, 95–98 (1972)

Maaßen, W.: Plastische Maßnahmen am Tracheobronchialsystem mit gleichzeitiger Betrachtung der Probleme der Bronchusstumpfversorgung. Prax. Pneumol. **28**, 1025–1030 (1974)

Maaßen, W.: Die transsternale und -perikardiale Verschlußoperation bei Hauptbronchusstumpffisteln und Pleuraempyem. Thoraxchirurgie **23**, 257–261 (1975)

Maaßen, W.: Indikationen, Techniken und Erfordernisse zur Bronchoskopie. In: Bronchologische Eingriffe. Ferlinz, R., Frey, R., Gerbershagen, H.U., Rommel, K.-H. (Hrsg.). Stuttgart: Thieme 1976

Maaßen, W., del Valle-Monge, J.: Bronchoskopische Segmentsondierung – Bedeutung des Bakteriennachweises bei Lungentuberkulose. Ther. Ber. **42**, 55 (1970)

Magnin, F., Serre, H., Forestier, P.: Vision actuelle et rétrospective de la chirurgie de la tuberculose pulmonaire et pleuro-pulmonaire en station sanatoriale. Poumon **21**, 1065–1078 (1965)

Major, H., Schmidt, P.G.: Lungenresektion. In: Handbuch der Tuberkulose. Hein, J., Kleinschmidt, K., Uehlinger, E., Schmidt, P.G. (Hrsg.). Bd. III, S. 378. Stuttgart: Thieme 1975

Malmenberg, R.: Gas exchange in pulmonary tuberculosis. Scand. J. Resp. Dis. **47**, 277 (1967)

Maslov, V.I.: Reconstructive operations in pleural empyema. Zentralbl. Pneumoltub. **110**, 384 (1971)

Mathey, J., Luizy, J.: Indications actuelles de la chirurgie dans la tuberculose pulmonaire. Rev. Tuberc. **29**, 569–594 (1965)

Maurer, A.: Rev. Tuberc. (Paris) **16**, 303 (1952)

Maurer, G.: Die chemotherapeutische Tamponade der Lungenkaverne. Stuttgart: Thieme 1950

McLaughlin, J.S., Hankins, L.R.: Current aspects of the surgery of pulmonary tuberculosis. Am. Thorac. Surg. **17**, 513 (1974)

Minami, S.: Resection therapy of tuberculous lungs in our hospital from 1957 to 1967. J. Thorac. Surg. **25**, 59–63 (1972)

Mlzoch, J., Zutter, W., Keller, R., Herzog, H.: Influence of lung resection on pulmonary circulation and lung function at rest and on exercise. Respiration **32**, 424 (1975)

Monaldi, V.: Ann. Ist. Forlanin. **2**, 665 (1938) (zit. nach Effenberger u. Schmidt 1975)

Monod, O.: Die Funktion nach Dekortikation. Rev. Tuberc. **27**, 982 (1963)

Montenegro, J.M.: Indikation und Ergebnisse der Pleuradekortikation. Thoraxchirurgie **22**, 425–429 (1974)

Muangsombut, J., Hankins, J.R., Miller, J.E., McLaughlin, J.S.: Surgical treatment of pulmonary infections caused by atypical mycobacteria. Am. Surg. **41**, 37–40 (1975)

Muhar, F.: Zur Lokalbehandlung tuberkulöser Empyeme und colliquativer Weichteiltuberkulose. Wien. Med. Wochenschr. **105**, 395 (1955)

Muhar, F., Francesconi, M., Schanda, H., Schuster, E.: Die Tuberkulose heute. Klinische Aspekte. Wien. Med. Wochenschr. **18**, 597–602 (1978)

Naef, A.P.: Remarques et conclusions sur une série de 1000 exérèses pulmonaires pour tuberculose. Schweiz. Med. Wochenschr. **95**, 1687–1689 (1965a)

Naef, A.P.: Les résections larges pour tuberculose pulmonaire. Schweiz. Med. Wochenschr. **95**, 299–303 (1965b)

Nagaishi, Ch.: 14. Jap. med. Kongr. 2 (1955), 157 (zit. nach Effenberger u. Schmidt)

Nagaishi, C.: Kavernostomie bei Lungentuberkulose. Z. Tuberk. **117**, 148 (1961)

Nagel, O.: Über Pleuritis oleosa contralateralis und Pericarditis oleosa bei primärer Ölplombe. Beitr. Klin. Tuberk. **103**, 82 (1950)

Nagel, O.: Über das ökonomische Prinzip bei der operativen Behandlung der Lungentuberkulose.

In: Kongreßbericht 10. Wissenschaftl. Tagung der Norddeutschen Gesellschaft für Tuberkulose und Lungenkrankheiten 1967. Lübeck: Hansisches Verlagskontor 1968

Nagel, O.: Pneumothorax. In: Handbuch der Tuberkulose. Hein, J., Kleinschmidt, K., Uehlinger, E., Schmidt, P.G. (Hrsg.) Bd. III, S. 647. Stuttgart: Thieme 1975

Nagel, O., Berendt, H.W., Süssmilch, H.: Die ökonomische Lungenteilresektion. Beitr. Klin. Tuberk. **125**, 260 (1962)

Nakhosteen, J.A.: Bronchofiberscopy in the postoperative management of lung surgery patients. Thorac. Cardiovasc. Surg. **27**, 362–368 (1979)

Neptune, W.B., Kim, S., Bookwalter, J.W.: Current surgical management of pulmonary tuberculosis. J. Thorac. Cardiovasc. Surg. **60**, 384 (1970)

Nikolaev, I.S., Zhadnov, V.Z.: Reaktivierung der Tuberkulose nach ökonomischen Lungenresektionen. Probl. Tuberk. **49**, 32–35 (1971)

Nissen, R.: Zbl. Chir. **58**, **47**, 3003 (1931) (zit. nach Major u. Schmidt 1975)

Nuboer, J.F.: Lung resection in pulmonary tuberculosis. In: Handbuch der Thoraxchirurgie. Derra, E. (Hrsg.), Bd. III, Berlin: Springer 1958

Nuboer, J.F.: Spätergebnisse der Resektionstherapie in Holland. Thoraxchirurgie **13**, 129–133 (1965a)

Nuboer, J.F.: Indikation zur Lungenresektion bei tuberkulösen Restherden. Thoraxchirurgie **13**, 145 (1965b)

O'Brien, E.J.: J. thorac. Surg. **5**, 123 (1935) (zit. nach Major u. Schmidt 1975)

Oliver, W.A.: Surgical management in atypical pulmonary tuberculosis (mais complex). Med. J. Aust. **1**, 993–996 (1976)

Overholt, R.H., Wilson, N.J., Gehrig, L.J.: Dis. chest **21**, 32 (1952) (zit. nach Major u. Schmidt 1975)

Pamra, S.P., Dingley, H.B., Narasimhan, R.: Bacillary content of lesions from resected tuberculous lungs. Indian J. Tuberc. **17**, 129–146 (1970)

Pavlov, V.V.: Indication for repeated pulmonary resections. Khirurgiia (Mosk.) **1**, 84–88 (1979)

Pecora, D.V.: La chirurgie de la tuberculose pulmonaire chez l'adulte et l'adolescent. Poumon **21**, 1009–1023 (1965)

Perelman, R.M., Priss, B.N., Murashkin, P.S.: Present day surgical treatment of primary tuberculosis. Probl. Tuberk. **49**, 29–32 (1971)

Personne, C., Maurette, M., Seigneur, F., Toty, L., Hertzog, P.: Décortications à haut risque fonctionnel. Rev. Fr. Mal. Respir. **4**, 389–398 (1976)

Pertzborn, W., Vogt-Moykopf, I., Zeidler, D.: Zur heutigen Indikation der chirurgischen Behandlung der Lungentuberkulose. Prax. Pneumol. **32**, 379–387 (1978)

Pfaffenberg, R., Jähler, H.: Zur chirurgischen Behandlung der Lungentuberkulose des Diabetikers aus interner Sicht. Zentralbl. Chir. **48**, 1815–1824 (1964)

Polk, J.W., Ponce, L., Medina, M.: Surgical treatment in pulmonary infections due to atypical mycobacterium. Am. J. Surg. **114**, 739 (1967)

Proetel, H., Könn, G.: Vergleichende bronchographische und anatomische Untersuchungen von Bronchiektasen bei Lungentuberkulose. Ein Beitrag zur Indikationsstellung der Resektionsbehandlung. Beitr. Klin. Tuberk. **118**, 107–119 (1958)

Pryt, S., Hansen, J.L.: Die chirurgische Behandlung des Tuberkuloms. Eine Nachuntersuchung von Patienten, die unter gleichzeitigem Tumorverdacht operiert wurden. Scand. J. Thorac. Cardiovasc. Surg. **10**, 179–182 (1976)

Quinlan, J.J., Schaffner, V.D., Hiltz, J.E.: Pneumonectomies for tuberculosis: appraisal of results in 143 cases. Amer. Rev. Resp. Dis. **97**, 133 (1968)

Radenbach, K.L.: Aktuelle Kurzzeit-Chemotherapie der Tuberkulose. Internist **19**, 672–679 (1978)

Rienhoff, W., Bull, F.: Johns Hopk. Hosp. **53**, 390 (1933) (zit. nach Major u. Schmidt 1975)

Rink, H.: Die Wiederherstellung des Kollapseffektes beim insuffizienten extrapleuralen Oleothorax durch partielle Dekortikation und basale extrapleurale Korrektur. Tuberkulosearzt **5**, 641 (1951)

Rink, H.: Kavernenchirurgie bei Lungentuberkulose. Zentralbl. Chir. **15**, 645–656 (1962)

Rink, H.: Offene Kavernenbehandlung. Z. Tuberk. **121**, 200 (1964)

Rink, H.: Die heutige Bedeutung des Kollapsprinzips in der Behandlung der Lungentuberkulose. Thoraxchirurgie **13**, 177 (1965)

Rivarola, H., Norton, L.W., Levene, N.: Bilateral resection for cavitary pulmonary tuberculosis. J. Thorac. Cardiovasc. Surg. **50**, 277–283 (1965)

Robin, E.C.: Pulmonary hypertension and unilateral pleura constriction with speculation on pulmonary vasoconstrictives substances. Arch. Intern. Med. **118**, 391 (1966)

Rothe, G.: Resektionen wegen Lungentuberkulose bei Kindern und Jugendlichen. Langenbecks Arch. Klin. Chir. **300**, 1–12 (1962)

Runyon, E.H.: Anonymous mycobacteria in pulmonary disease. Med. Clin. North Am. **43**, 273 (1959)

Rymko, L.P.: Reamputation and occlusion of the bronchi in bronchopleural complications following resections of the lungs and pulmonectomy in patients with tuberculosis. Probl. Tuberk. **6**, 17–20 (1977)

Saarinen, M.-L., Salmenkivi, K., Turunen, M.I.: Surgery for pulmonary tuberculosis. Scand. J. Respir. Dis. **52**, 77–83 (1971)

Sauerbruch, F.: Mitt. Grenzgeb. Med. Chir. **13**, 389 (1904) (zit. nach Major u. Schmidt 1975)

Sauerbruch, F.: Dtsch. J. Chir. 211, 227 (1928) (zit. nach Major u. Schmidt 1975)

Sauerbruch, F. (1936) (zit. nach Major u. Schmidt 1975)

Sauerbruch, F.: Die Chirurgie der Brustorgane, 2. Aufl. Berlin: Springer 1938

Sawamura, K.: Reflection on surgical treatment for pulmonary tuberculosis. Jpn. J. Thorac. Surg. **24**, 113–119 (1971)

Schamaun, M.: Die Aussichten der Resektionsbehandlung bei der Silikotuberkulose der Lungen. Thoraxchirurgie **10**, 32–42 (1962)

Schamaun, M.: Postoperative Komplikationen nach Lungenoperationen. Zentralbl. Chir. **102**, 649–656 (1977)

Schlehe, H.: Tierexperimentelle und klinische Untersuchungen zum Nachweis des alveolo-vaskulären Reflexes. Med. Dissertation, Universität Ulm 1970

Schmidt, P.G.: Indikationen und Ergebnisse der Resektionsbehandlung bei der Lungentuberkulose (2. Teil). Chir. Prax. **6**, 243–254 (1962a)

Schmidt, P.G.: Indikationen und Ergebnisse der Resektionsbehandlung bei der Lungentuberkulose (1. Teil). Chir. Prax. **6**, 101–111 (1962b)

Schmidt, P.G.: Amer. Coll. Chest. Phys. Kopenhagen 1966

Schmidt, P.G.: Spätergebnisse der operativen Behandlung der Lungentuberkulose. Prax. Pneumol. **21**, 679–687 (1967)

Schmidt, P.G.: Dekortikation. In: Handbuch der Tuberkulose. Hein, J., Kleinschmidt, H., Uehlinger, E., Schmidt, P.G. (Hrsg.) Bd III, S. 599 Stuttgart: Thieme 1975a

Schmidt, P.G.: Die künstliche Zwerchfellähmung durch Ausschaltung des N. phrenicus. In: Handbuch der Tuberkulose. Hein, J., Kleinschmidt, J., Uehlinger, E., Schmidt, G.P. (Hrsg.) Bd III, S. 689. Stuttgart: Thieme 1975b

Schmidt, P.G.: Pneumoperitoneum. In: Handbuch der Tuberkulose. Hein, J., Kleinschmidt, H., Uehlinger, E., Schmidt, G.P. (Hrsg.) Bd. III, S. 702. Stuttgart: Thieme 1975c

Schmidt, P.G., Rauch, H.W.: Beitr. Klin. Tuberk. **130**, 128 (1964)

Schmidt, P.G., Rauch, H.W.: Spätergebnisse nach einer Lungenresektion wegen Tuberkulose. II. Die operative Behandlung der Bronchustuberkulose, der destroyed lung, der Restkaverne nach Kollapstherapie und des Rezidivs nach Resektion. Beitr. Klin. Tuberk. **131**, 168–202 (1965)

Schmidt, P.G., Rauch, H.W.: Beitr. Klin. Tuberk. **133**, 148 (1966)

Schnetzer, J., Kubiena, J.: Das chronische Pleuraempyem. Beitr. Klin. Tuberk. **138**, 89 (1968)

Schnitzer, J., Kutschera, W.: Die Stellung der Kavernostomie im Rahmen der modernen Tuberkulosetherapie. Prax. Pneumol. **20**, 251–260 (1966)

Schorer, R.: Postoperative Lungenfunktionsstörungen. Thoraxchirurgie **21**, 277 (1973)

Schulze-Brüggemann, W.: Plombierung. In: Handbuch der Tuberkulose. Bd. III, S. 767. Stuttgart: Thieme 1975

Seidel, H.: Zur konservativen Therapie der Pleuraergüsse. Pneumonologie **145**, 184–191 (1971)

Seidel, H.: Rundtischgespräch. In: Fortbildung in Thoraxkrankheiten. Forschbach, G. (Hrsg.), Bd. 8. Stuttgart: Hippokrates 1978

Semb, C.: Brit. med. J. **1957** (II), 650 (zit. nach Hein u. Schmidt 1975b)

Semisch, R.: Der morphologische und funktionelle Strukturwandel der Restlunge nach Lungenresektion. Bruns' Beitr. Klin. Chir. **214**, 126–136 (1967)

Seppaenen, E.J., Larmi, T.K.: Pulmonary resection and triple-drug regimen of long duration in the treatment of tuberculosis. A retrospective study of 356 patients over the 10-year period of 1959–1968. Ann. Chir. Gynaecol. **63**, 326–331 (1974)

Sherman, M.M., Subramanian, V., Berger, R.L.: Management of thoracic empyema. Am. J. Surg. **133**, 474–478 (1977)
Shields, T.W., Fox, R.T., Lees, W.M.: Changing role of surgery in the treatment of pulmonary tuberculosis. Arch. Surg. **100**, 363–366 (1970)
Slepukha, I.M., Osiysky, I.Y.: Surgical treatment of tuberculosis of the lungs and pleura in elderly patients. Probl. Tuberk. **5**, 22–24 (1974)
Sommerwerck, D.: Funktionelle Ergebnisse nach Dekortikation. Thoraxchirurgie **22**, 430 (1974)
Stanulla, H., Wilde, J.: Analyse postoperativer Todesfälle nach Lungenresektion wegen Bronchial-Carcinom. Zentralbl. Chir. **102**, 624–628 (1977)
Steele, J.D.: The surgical treatment of pulmonary tuberculosis. Ann. Thorac. Surg. **6**, 484 (1968)
Stiles, Q.R., Meyer, B.M., Lindesmith, G.G., Jones, J.C.: The effects of pneumonectomy in children. J. Thorac. Cardiovasc. Surg. **58**, 394–400 (1969)
Strelis, A.K., Kuzmichev, M.A.: Outcome of surgical interventions in patients with fibro-cavitary tuberculosis of the lungs and different state of the bronchi. Probl. Tuberk. **6**, 27–30 (1977)
Sturzenegger, H.: Die Versorgung des Bronchusstumpfes bei der Lungenresektion. Ergeb. Chir. Orthop. **49**, 26–61 (1967)
Suter, F.: The surgical treatment of the chronic pulmonary tuberculosis. Respiration **26**, 82–88 (1969)
Svanberg, L.: Bronchospirometry in the study of regional lung function. Scand. J. Respir. Dis. **62**, 91 (1976)
Tamini, T.M., Hankins, J.R., Miller, J.E., Sauer, E.P., McLaughlin, J.S.: Die Bedeutung der präliminaren Thorakoplastik bei ausgedehnter einseitiger Lungenresektion wegen Tuberkulose. Am. Surg. **42**, 71–74 (1976)
Tandon, R.N., Khanna, B.: Management of tuberculous empyema. Indian J. Tuberc. **7**, 95–99 (1960a)
Tandon, R.N., Khanna, B.: Management of tuberculous empyema. Zentralbl. Tuberk. **89**, 67 (1960b)
Teixeria, I.: The present status of thoracic surgery in tuberculosis. Dis. Chest **53**, 19 (1968)
Tellesson, G.: The place of surgery in pulmonary tuberculosis. Med. J. Aust. **52**, 785–786 (1965)
Teramatsu, T.: Surgical management of pulmonary tuberculosis at the present stage with the advancement of chemotherapy. Kekkaku **50**, 19–20 (1975)
Teramatsu, T., Hatakenaka, R.: The current treatment of pulmonary tuberculosis. From the surgical viewpoint. Jpn. J. Tuberc. **18**, 20–30 (1972)
Thong, K.L., Evans, C.: Resection in patients with atypical pulmonary tuberculosis. Med. J. Aust. 2, 148–751 (1969)
Toty, L.: Resultats du traitement chirurgical des pyothorax calcifiés. Rev. Tuberc. **33**, 905 (1969)
Trunk, G., Cracey, D.R., Byrd, R.B.: The management and evaluation of the solitary pulmonary nodule. Chest **66**, 236–239 (1974)
Tschirkov, A., Bernath, B., Krause, E.: Zur Problematik der Koinzidenz der aktiven Lungentuberkulose und des Lungenkarzinoms. Prax. Pneumol. **32**, 659–664 (1978)
Tuffier, S.: Sem. méd. (Paris) **12**, 202 (1892) zit. nach Major und Schmidt
Turunen, M.: Surgery for pulmonary tuberculosis and therapeutic resultats at rural sanatoria in Finnland in 1955–1960. Acta Chir. Scand. **124**, 277–281 (1962)
Ulmer, W.: Lungenfunktionsschäden bei Pleura- und Mediastinalschwarten. Internist (Berlin) **5**, 395 (1964)
Vajda, L.: Anwendung des Pneumoperitoneums in der Kollapstherapie der Lungentuberkulose. Ob es am Ende der Schwangerschaft oder unmittelbar nach der Geburt anwendbar ist. Z. Tuberk. **79**, 27 (1938)
Viikari, S., Autio, V., Salmenkallio, H., Antila, P.: Pulmonary resection in the treatment of tuberculosis. Acta Chir. Scand. **124**, 282–285 (1962)
Virkkula, L., Eerola, S.: Die Behandlung des Empyems nach Pneumonektomie. Scand. J. Thorac. Cardiovasc. Surg. **8**, 133–137 (1974)
Vogt-Moykopf, I.: Thoraxchir. **14**, 456 (1966)
Vossschulte, K.: Trichterplastik bei Empyemresthöhle. Tuberkulosearzt **13**, 239–246 (1959)
Vossschulte, K.: Operative Maßnahmen bei chronischem Pleuraempyem. M. M. W. **102**, 764–772 (1960)

Vossschulte, K., Gierhake, F.W., Bikfalvi, A.: Vorbereitende Thorakoplastik im Rahmen der Resektionstherapie bei Lungentuberkulose. Langenbecks Arch. Klin. Chir. **312**, 48–60 (1965)

Wachsmuth, W.: Die heutige Behandlung der spezifischen und unspezifischen Resthöhlen. Aerztl. Wochenschr. 753–757 (1950)

Warembourg, H., Pauchant, M., Sergeant, Y.: Le coeur des pneumoectomisés. Arch. Mal. Coeur **52**, 301 (1959)

Wassner, U.J., Timm, J.: Über die kardiopulmonale Insuffizienz nach Lungenresektion und ihre Vermeidung. Zentralbl. Chir. **102**, 598–601 (1977)

Werwath, K.: Neue Wege der chirurgischen Kollapsbehandlung der Lungentuberkulose. Z. Tuberk. **75**, 225 (1936)

Widow, W., Marx, G., Schubert, G.: Die intensive Spülbehandlung bei Empyemen und Bronchusfisteln nach Lungenresektion. Chirurg **33**, 488–495 (1962)

Windheim, K. von: Bronchoskopische Behandlungsmöglichkeit der postoperativen Bronchusstumpfinsuffizienz. In: Kongreßbericht 10 Wissenschaftliche Tagung der Norddeutschen Gesellschaft für Tuberkulose und Lungenkrankheiten 1967. Lübeck: Hansisches Verlagskontor 1968

Windheim, K. von: Bronchoskopische Behandlungsmöglichkeit der postoperativen Bronchusstumpfinsuffizienz. In: 2. Tagungsbericht der Deutschen Gesellschaft für Endoskopie. Stuttgart: Schattauer 1969

Windheim, K. von: Dauerschäden nach Pleuraerkrankungen. Prax. Pneumol. **26**, 509–521 (1972)

Windheim, K. von: Heutiger Stand der chirurgischen Behandlung von Pleuraerkrankungen. Kassenarzt **10**, 220 (1973)

Windheim, K. von: Rippenfell. In: Spezielle Chirurgie für die Praxis. Baumgartl, Kremer, Schreiber (Hrsg.), Bd. I/2. Stuttgart: Thieme 1975a

Windheim, K. von: Tuberkulose. In: Spezielle Chirurgie für die Praxis. Baumgartl, Kremer, Schreiber (Hrsg.), Bd. I/2. Stuttgart: Thieme 1975b

Winter, G., Viereck, H.-J.: Die Sputumkonversion – nur ein relativer Erfolgsmaßstab der Tuberkulosebehandlung. Med. Welt **23**, 1294–1297 (1972)

Wolfart, W.: Der heutige Stand der chirurgischen Behandlung der Lungentuberkulose. Chirurg **40**, 529–533 (1969)

Wolfart, W.: Behandlung des Pleuraempyems. In: Handbuch der Tuberkulose. Hein, J., Kleinschmidt, K., Uehlinger, E., Schmidt, P.G. (Hrsg.) Bd. III, S. 581 Stuttgart: Thieme 1975

Wolfart, W., Eckelmann, I.: Nachresektionen bei Lungentuberkulose. Prax. Pneumol. **18**, 346–362 (1964)

Wolfart, W., Seith, U., Spanel, J.: Die Rethorakotomie in der Lungenchirurgie. Thoraxchirurgie **16**, 378–389 (1968)

Yamamoto, H., Matsutani, Y., Teramatsu, T.: Chirurgische Behandlung der Lungentuberkulose im gegenwärtigen Stadium der Fortschritte der Chemotherapie. Jpn. J. Tuberc. **20**, 39–62 (1976)

Yampolskaya, V.D.: Reactivation of the process following partial resection in patients with disseminated tuberculosis of the lungs. Probl. Tuberk. **2**, 28–33 (1975)

Yeoh, C.B., Hubaytar, R.T., Ford, J.M., Wylie, R.H.: Treatment of massive hemorrhage in pulmonary tuberculosis. J. Thorac. Cardiovasc. Surg. **54**, 503 (1967)

Zimmer, E.A.: Technik und Wertung des Röntgenverfahrens. In: Handbuch der Tuberkulose. Hein, J., Kleinschmidt, H., Uehlinger, E., Schmidt, P.G. (Hrsg.) Bd. III, S. 92 Stuttgart: Thieme 1975

Zvetina, J.R., Neville, W.E., Mohen, H.D., Langston, H.T., Carrell, N.O.: Surgical treatment of pulmonary disease due to mycobacterium kansasii. Ann. Thorac. Surg. **11**, 551 (1971)

Zwirner, H.: Phrenicusexhairese und Pneumoperitoneum. Tuberkulosearzt **3**, 43 (1949)

Begutachtung der Tuberkulose

EDITH WANDELT-FREERKSEN

A. Aufgabe ärztlicher Begutachtung

Immer findet sich der Arzt als Gutachter oder Sachverständiger in problematischer Situation und stößt sich an den Schwierigkeiten, ärztliches und juristisches Denken in Einklang zu bringen (HENNIES 1974; MLCZOCH 1974; RAUSCHELBACH 1979; WILDE 1979). Seine Stellungnahme wird Grundlage der versicherungsrechtlichen Entscheidung über Anerkennung oder Ablehnung einer Leistungspflicht des Versicherungsträgers und muß eine klare Aussage bieten. Die Anerkennung eines Leistungsanspruchs bleibt auch dann rechtlich bindend, wenn sie auf einer medizinischen Fehlbeurteilung beruht; denn der Rentenbescheid ist ein Verwaltungsakt, der allein auf medizinischer Grundlage, z.B. im Zuge erneuter Begutachtung, nicht revisionsfähig ist (STUZKY 1978).

Gerade bei der Begutachtung tuberkulöser Erkrankungen und deren Folgen sieht man sich häufig mit sehr unübersichtlichen Verhältnissen und gutachterlich kaum lösbaren Problemen konfrontiert.

Diese ergeben sich teils aus der immer noch vorhandenen Sonderstellung der Tuberkulose und die dadurch verursachte Belastung mit überholten medizinischen Vorstellungen, teils entstehen sie durch auch heute noch nicht ausreichendes Wissen um die Besonderheiten, möglicherweise nur scheinbaren Besonderheiten dieser Krankheit. Juristischerseits wird jedoch eine versicherungsrechtlich tragfähige Entscheidung verlangt, die den Ausweg einer Kompromißlösung oder im Zweifelsfall für den Erkrankten positiven Entscheidung im Sinne des „in dubio pro reo" nicht zuläßt. Damit gewinnen auch kasuistische Sammlungen medizinisch-juristischer Entscheidungen mit ihren Begründungen, die nicht selten zur Entscheidungshilfe exemplarisch herangezogen werden, ihre Bedeutung (BREITHAUPT 1912; GERCKE u. BÖCHEL 1956).

Trotz starken Rückgangs tuberkulöser Erkrankungen und geringerer Folgeerscheinungen als noch vor einem Jahrzehnt und damit auch schwindender Bedeutung der Tuberkulose im Renten- und Versicherungs- bzw. Entschädigungswesen erfordern Fälle längerer Arbeitsunfähigkeit, Anträge auf Rehabilitationsmaßnahmen, Rentenanträge und -ansprüche gegenüber der Sozialversicherung wie auch im Entschädigungswesen und Leistungsanträge auf dem Boden des Schwerbehindertengesetzes gutachterliche Stellungnahmen in einem weiten Bereich.

B. Versicherungsrechtliche Grundbegriffe im Begutachtungswesen

Hinsichtlich detaillierter Ausführungen muß auf die Unterlagen der Sozialgesetzgebung im Rahmen der Reichsversicherungsordnung (RVO 1977) des Bundesentschädigungsgesetzes (BEG 1974–1975) und des Schwerbehindertengesetzes (SchwbG, Kommentar, Wilrod et al. 1976), des Bundessozialhilfegesetzes (BSHG) und des Bundesversorgungsgesetzes wie Soldatenversorgungsgesetzes (BVG, SVG 1977–1978) sowie einschlägige Literatur (Marx 1977; Winckelmann 1969) verwiesen werden. Orientierend werden lediglich die wesentlichen Begriffe hier aufgeführt.

I. Arbeitsunfähigkeit

(§ 182 RVO, § 560 RVO)

Der Begriff der Arbeitsunfähigkeit ist für nahezu alle versicherungsrechtlichen Bereiche bestimmend in der RVO, 2. Buch, ausgeführt. Bei der Tuberkulose zeigt sich die Beurteilung der Arbeitsunfähigkeit insofern kompliziert, als teilweise noch frühere Anschauungen die medizinische Denkweise mitbestimmen und so zu sehr unterschiedlichen Stellungnahmen führen. Noch sind die Vorstellungen, daß körperliche und seelische Belastung Krankheitsentstehung und -verlauf wesentlich mitbestimmen, in der Diskussion. Mit den modernen therapeutischen Möglichkeiten hat sich jedoch die Situation bei tuberkulösen Erkrankungen grundlegend gewandelt (Freerksen 1973; Kühn 1973).

Bei nicht sehr ausgedehnten und nicht infektiösen tuberkulösen Lungenprozessen ist der Erkrankte zwar behandlungsbedürftig, aber nicht in jedem Falle arbeitsunfähig. Bei notwendiger stationärer Behandlung kann man im allgemeinen davon ausgehen, daß der Erkrankte nach Entlassung zwar ambulant weiterbehandelt werden muß, aber dennoch als arbeitsfähig anzusehen ist.

Allein wegen der Folgen tuberkulöser Erkrankung dürfte sich längere Arbeitsunfähigkeit heute nur noch in Ausnahmefällen begründen lassen.

II. Berufsunfähigkeit

(§ 1246 RVO)

Neben der tatsächlich krankheitsbedingten Leistungsminderung spielte früher bei tuberkulösen Erkrankungen zusätzlich der Arbeitsplatz eine Rolle. Bestimmte Berufsbereiche waren für an Tuberkulose Erkrankten von vornherein verschlossen, wie z.B. Lehrerberufe, Tätigkeit im Pflegebereich, abgesehen von Tbc-Heilstätten, oder auch Tätigkeit im Lebensmittelbereich. Auch Berufe, die eine besondere körperliche Belastung oder Einwirkung von Sonnenbestrahlung und anderen Witterungseinflüssen mit sich brachten, erschienen gefährlich, da sie möglicherweise die Rezidivneigung der Tuberkulose fördern konnten. Diese Gesichtspunkte kann man heute vernachlässigen, womit der Tatbestand der Berufsunfähigkeit bei Neuerkrankungen kaum noch vorkommt.

Auch der röntgenologische Charakter des Restbefundes, z.B. mit Entwicklung eines Tuberkuloms oder Fortbestehen einer Restkaverne nach Sputumkonversion im Sinne des „Open-negative-Syndrom", muß die beruflichen Aussichten eines Tuberkulosekranken nicht mehr beeinträchtigen. Entscheidend für die

Beurteilung wird die durch den tuberkulösen Restbefund bedingte Leistungseinschränkung.

III. Erwerbsunfähigkeit
(§ 1247 RVO)

Bei Neuerkrankungen an Tuberkulose dürfte diese Situation kaum noch vorkommen, außer in Sonderfällen mit Zerstörung größerer Lungenpartien, Ausbildung chronisch-offener oder progredienter Prozesse, nach ausgedehnten operativen Eingriffen oder in Fällen, in denen das Gesamtkrankheitsbild durch das Hinzutreten einer Tuberkulose wesentlich verschlimmert wird.

IV. Vorläufige Rente und Dauerrente
(§ 1585 RVO)

Ist mit einer nur vorübergehenden Berufs- oder Erwerbsunfähigkeit zu rechnen, so wird zunächst eine Rente auf Zeit für längstens 2 Jahre vorgesehen. Bei danach unerwartet fortbestehender Berufs- oder Erwerbsunfähigkeit kann auf Antrag erneut eine Rente auf Zeit bis zu einer Gesamtdauer von 4 Jahren festgesetzt werden. Ist voraussichtlich eine länger als $2^1/_2$ Jahre dauernde Berufs- oder Erwerbsunfähigkeit anzunehmen, so ist eine Dauerrente zu beantragen.

Auch in der gesetzlichen Unfallversicherung gibt es für die Dauer von 2 Jahren eine sog. vorläufige Rente bei noch nicht absehbarer Entwicklung des Krankheitsverlaufes bzw. der Krankheitsfolgen. Danach jedoch wird die Rente zur Dauerrente, wobei die verbliebene Leistungsfähigkeit bzw. Minderung der Erwerbsfähigkeit noch einmal gutachterlich unabhängig vom Vorbescheid eingeschätzt werden kann.

V. Minderung der Erwerbsfähigkeit
(§ 581 RVO)

In der gesetzlichen Unfallversicherung ist die Gewährung einer Verletztenrente abhängig vom Grad der Minderung der Erwerbsfähigkeit (MdE). Besteht nach Ablauf der 13. Woche seit Beginn der Erkrankung eine MdE meßbaren Grades, so ergibt sich damit ein Anspruch auf Verletztenrente (§ 580 RVO). Die MdE kann naturgemäß nur annähernd geschätzt werden unter Berücksichtigung der Auswirkung von Krankheitsfolgen auf die funktionelle Intaktheit, wobei altersbedingte Veränderungen nicht einbezogen werden (SCHOLZ 1976). Sie wird in Vomhundertsätzen ausgedrückt, die zwischen 10% als geringstem noch meßbaren Grad einer krankheitsbedingten Beeinträchtigung der Leistungsfähigkeit und 100% der vollen Erwerbsfähigkeit liegen.

VI. Wesentliche Änderung der Verhältnisse
(§ 622 RVO)

Ist eine Verschlechterung der Leistungsfähigkeit eines Erkrankten und damit Erhöhung der MdE i.allg. ohne Schwierigkeiten zu objektivieren, so ist eine Herabsetzung bzw. Entzug einer Rente nur unter Nachweis einer wesentlichen

Änderung der Verhältnisse, die für die Gewährung der Rente maßgebend waren, möglich. Als wesentlich wird eine Änderung angesehen, die mindestens mit 10% im Rahmen der Gesamtbeurteilung anzusetzen wäre. Dabei ist nicht nur eine Besserung der durch die Erkrankung aufgetretenen organischen Schäden oder funktionellen Beeinträchtigung zu berücksichtigen, sondern auch eine funktionelle Anpassung und Gewöhnung an die Krankheitsfolgen oder eine Aneignung neuer Fähigkeiten, wie z.B. Erwerb neuer beruflicher Kenntnisse, die es dem Erkrankten ermöglichen, die Nachteile der Erkrankung auszugleichen.

Daneben spielt auch heute noch der Begriff der „Heilungsbewährung" eine gewisse Rolle, wenn z.B. klinisch und röntgenologisch eine Befundänderung nicht feststellbar und bei stabilisiertem Restbefund auch nicht mehr zu erwarten ist, andererseits Konstanz des Restbefundes über mehrere Jahre für dessen Inaktivität spricht und damit insgesamt die Krankheitssituation als im umfassenden Sinne gebessert anzusehen ist. Früher wurde ein rezidivfreies Intervall über 5 Jahre als Heilungsbewährung gewertet, heute erscheinen 3 Jahre ausreichend.

Läßt sich im Rahmen einer Folgebegutachtung eine wesentliche Besserung im oben genannten Sinne nicht nachweisen, so ist eine weitere Herabsetzung der Rente nicht mehr möglich (HOPPE 1967).

VII. Rehabilitation

(§ 567 RVO, § 137a RVO, § 1244a RVO)

Neben den medizinischen Maßnahmen gehören auch berufliche Rehabilitationsmaßnahmen zu den Leistungspflichten der Kostenträger; allerdings spielten sie früher eine wesentlich größere Rolle als heute (SEIDEL 1968). Die Notwendigkeit zur Umschulung besteht bei Neuerkrankungen nur noch selten; andererseits sollten die Möglichkeiten bei leistungseinschränkenden Krankheitsfolgen genutzt werden, um so möglichst eine Berentung auf Dauer zu vermeiden. Die Leistungen der medizinischen und beruflichen Rehabilitation sind im Rehabilitations-Angleichungsgesetz und im BSHG niedergelegt (BSHG 1978). Während bei allgemeinen Erkrankungen medizinische und berufsfördernde Maßnahmen der Rehabilitation Kannleistungen sind, besteht bei tuberkulösen Erkrankungen gegenüber dem Versicherungsträger ein Rechtsanspruch. Sie haben Vorrang vor der Gewährung von Rente wegen Berufs- oder Erwerbsunfähigkeit. Angestrebt wird dabei, den Erkrankten in seinem bisherigen oder einem verwandten Beruf zu belassen, damit bisher erworbene Kenntnisse und Fähigkeiten genutzt werden können. Umschulungsmaßnahmen müssen jedoch zumutbar sein und dürfen nicht einen sozialen Abstieg nach sich ziehen. Seit 1979 werden die Aufgaben der Berufsförderung durch die Bundesanstalt für Arbeit (Arbeitsämter) übernommen.

C. Soziale Sicherung des Tuberkulosekranken in der Bundesrepublik im Rahmen der Reichsversicherungsordnung

Für Gesundheitsmaßnahmen bei Erkrankung an Tuberkulose wie auch für die Kosten beruflicher Rehabilitation kommen als Kostenträger in erster Linie die Rentenversicherungen in Betracht, für Nichtversicherte die Sozialbehörde.

In der Kriegsopfer- und Soldatenversorgung wie auch bei Ansprüchen im Rahmen des Schwerbehindertengesetzes ist das Versorgungsamt zuständig, in den entsprechenden Berufsbereichen die Bundesknappschaft und Landwirtschaftliche Alterskassen; bei tuberkulösen Erkrankungen, die in den Bereich der Unfallversicherung fallen, treten als Versicherungsträger die Eigenunfallversicherung und zuständigen Berufsgenossenschaften ein (Cäsar 1959; Schewe 1959; Vowe 1964; Blohmke u. Mitarb. 1976; Etmer u. Schulz 1978).

Für die medizinische Beurteilung zieht die Rentenversicherung vertrauensärztliche Dienststellen der Krankenversicherung wie auch eigene Rentengutachtenstellen heran. Außerdem können Gutachtenaufträge an Ärzte in Klinik und Praxis unabhängig von diesen Dienststellen vergeben werden.

I. Gutachtenaufträge auf Veranlassung der Krankenkassen

Nach § 369b RVO müssen die Kassen eine Begutachtung der Arbeitsunfähigkeit durch einen Vertrauensarzt veranlassen, wenn es zur Sicherung des Heilerfolges oder zur Beseitigung von begründeten Zweifeln an der Arbeitsunfähigkeit erforderlich scheint. Außerdem veranlassen sie eine vertrauensärztliche Untersuchung, wenn die Heilmaßnahmen mit Wahrscheinlichkeit durch einen anderen Träger zu übernehmen sind. Auch der Arbeitgeber kann eine Begutachtung anregen, jedoch nicht erzwingen (§ 368b Abs. 1 RVO).

Für tuberkulöse Erkrankungen besteht keine Leistungspflicht der Krankenkassen, wohl aber treten sie als Kostenträger ein, wenn ein an Tuberkulose Erkrankter nach Entlassung aus stationärer Behandlung zwar arbeitsfähig ist, doch für einen Zeitraum von 2 bis in Sonderfällen max. 3 Wochen aus Schonungsgründen seine berufliche Tätigkeit noch nicht wieder aufnimmt und für diese Zeit Krankengeld bezieht. Die Leistungspflicht der Krankenkasse entfällt, wenn der Erkrankte als weiterhin arbeitsunfähig angesehen wird; dann tritt die Rentenversicherung mit Übergangsgeld als Leistungsträger ein.

Da allgemeiner Erfahrung nach bei der Tuberkulose längere körperliche Schonung weder den Heilerfolg zusätzlich sichert, noch das Rezidiv verhütet, kann bei komplikationslosem Krankheitsverlauf und gutem therapeutischem Effekt lediglich eine tatsächlich erkennbare Leistungsminderung Anlaß sein, weitere Arbeitsunfähigkeit zu begründen (Freerksen 1972, 1974). Da sich diese Auffassung noch keineswegs allgemein durchgesetzt hat, wird häufig infolge differierender Beurteilung eine gutachterliche Stellungnahme nötig. Dabei sollte nicht übersehen werden, daß u.U. dem Erkrankten erst durch die Äußerung eines Zweifels an der Arbeitsunfähigkeit eine rasche berufliche Wiedereingliederung ermöglicht wird, was gerade im Falle tuberkulöser Erkrankung auch heute noch von erheblicher sozialer Bedeutung ist.

II. Gutachtenaufträge auf Veranlassung der Rentenversicherungsträger

Bei über längeren Zeitraum bestehender Arbeitsunfähigkeit wegen der Folgen einer Tuberkulose wird durch die Rentenversicherung Übergangsgeld gewährt. Die Arbeitsunfähigkeit wird zwar durch den weiterbehandelnden Arzt festgestellt, kann jedoch durch den Kostenträger gutachterlich über eine vertrauensärztliche Dienststelle mitbeurteilt werden. Spätestens 2 Jahre nach Entlassung aus stationärer Behandlung wird dann über eine rentenversicherungseigene Gutachterstelle beurteilt, ob für die Folgezeit Berufsunfähigkeits- oder Erwerbsunfähigkeitsrente auf Dauer oder nochmals für einen absehbaren Zeitraum von längstens 2 Jahren zu gewähren ist. Dabei wird bei Schätzung der Leistungsfähigkeit das Gesamtleistungsvermögen beurteilt, das heißt, es werden auch von der Tuberkulose unabhängige Körperschäden oder Behinderungen berücksichtigt (KULPE 1977; SCHOLZ 1976).

Falls bei noch verbliebener Arbeitsfähigkeit der Rentenantrag abzulehnen ist, wird die Restleistungsfähigkeit nicht wie in der Unfallversicherung in Prozent MdE abgeschätzt, sondern nach formularmäßig vorgegebenen Beurteilungskriterien ausgeführt, ob und in welchem Umfang, unter welchen Bedingungen, mit welchen Einschränkungen und für welche tägliche Arbeitsdauer eine berufliche Tätigkeit noch ausgeübt werden kann.

III. Gutachtenaufträge auf Veranlassung der Sozialbehörde

1. Ärztliche Begutachtung im Rahmen des Schwerbehindertengesetzes

Wenn nach tuberkulöser Erkrankung eine deutliche Minderung der Leistungsfähigkeit erkennbar ist, kann der Erkrankte einen Antrag auf Leistungen im Rahmen des Schwerbehindertengesetzes beim Versorgungsamt stellen (REWOLK 1976; WILLROD et al. 1976). Auf diesen Antrag hin erfolgt eine gutachterliche Untersuchung. Dabei sind neben dem tuberkulösen Restbefund auch gleichzeitig bestehende andere körperliche Schäden oder Behinderungen zu berücksichtigen. Der Grad der Behinderung richtet sich dabei nicht nach der Erwerbsfähigkeit im ausgeübten oder erlernten Beruf, sondern nach der Minderung der Leistungsfähigkeit im allgemeinen Erwerbsleben. Die Minderung der Erwerbsfähigkeit wird in Prozentsätzen der individuellen Leistungsbreite angegeben, wobei die „Anhaltspunkte für die ärztliche Begutachtung Behinderter" (RAUSCHELBACH u. POHLMANN 1977) als Richtlinie benutzt werden können.

Voraussetzung ist eine sich über einen Zeitraum von 6 Monaten erstreckende, also nicht nur vorübergehende Gesundheitsstörung. Bei der Gesamtbeurteilung der Behinderung werden dabei altersbedingte Veränderungen und möglicherweise in der Zukunft sich entwickelnde Krankheitserscheinungen in die Schätzung der MdE nicht einbezogen. Gerade der letzte Gesichtspunkt ist bei Beurteilung tuberkulöser Krankheitsfolgen zu beachten, da nicht selten die Rezidivneigung als zusätzlicher leistungsbeeinträchtigender Faktor mit berücksichtigt wird.

2. Durch Sozialgerichte veranlaßte Begutachtung

Die gutachterliche Beurteilung wird dem Versicherten in Form eines rechtsmittelfähigen Bescheides sowohl bei Anerkennung rentenfähiger oder entschädigungspflichtiger Körperschäden als auch bei Ablehnung eines Rentenantrages mitgeteilt. Ebenso ergeht bei jeder Änderung der Leistungen ein Änderungsbescheid.

Ein neuer Bescheid ist gleichfalls abzugeben, falls die Bescheiderteilung aufgrund eines fehlerhaften Verfahrens erfolgte oder sich herausstellt, daß die frühere Entscheidung unrichtig war. Dabei muß diese Entscheidung zum Zeitpunkt des Erlasses außer Zweifel oder rechtlich unrichtig gewesen sein. Anlaß für solche Änderungen können neu herangezogene Unterlagen liefern oder die Tatsache, daß sich frühere Angaben des Versicherten als unrichtig erweisen. Wichtig ist die Forderung der Unrichtigkeit zum Zeitpunkt des Erlasses des früheren Bescheides, womit der zu der Zeit gültige Stand der medizinischen Wissenschaft maßgeblich wird. Eine Revision aufgrund neuer medizinischer Erkenntnisse ist auch im Rahmen späterer erneuter Begutachtung nicht möglich.

Der Versicherte kann gegen einen Bescheid bei einem Sozialgericht Einspruch erheben.

Bei der dann i.allg. erneut notwendigen medizinischen Beurteilung kann der Arzt sowohl als medizinischer Sachverständiger gehört werden als auch im Rahmen einer eingehenden Begutachtung Stellung nehmen müssen. Der Versicherte selbst kann einen Arzt als Gutachter benennen; er muß allerdings, falls es sich um ein Zusatzgutachten handelt, die Kosten zunächst selbst übernehmen.

IV. Gutachtenaufträge auf Veranlassung der Leistungsträger im Entschädigungswesen

Unter verschiedenen Voraussetzungen kann eine Tuberkulose ein entschädigungspflichtiges Leiden sein; so, wenn sie, verursacht durch berufliche Infektionsgefährdung, als Berufskrankheit, Arbeits- oder Dienstunfall aufzufassen ist oder auf schädigende Einflüsse oder Belastungen zurückgeführt werden kann, die durch Verfolgungsmaßnahmen oder Beschwernis im Rahmen des Wehrdienstes verursacht werden. Da in diesem Zusammenhang die wesentlich mitwirkende Ursache maßgeblich ist, gilt eine Krankheit auch dann als so verursacht, wenn sie durch die jeweiligen Umstände wesentlich verschlimmert oder der Ausbruch der Krankheit wesentlich beschleunigt wurde; der Begriff „wesentlich beschleunigt" beinhaltet dabei eine schätzungsweise Beschleunigung um mindestens 1 Jahr.

Maßgebend darf dabei nur der überprüfbare Tatbestand und erkennbare Kausalzusammenhang sein (Neuhäusler 1978; Jensen 1959). Zwar können Mängel in der Aufklärbarkeit Ursache unklarer oder gar nicht mehr beurteilbarer Verhältnisse sein, doch gehen diese bis heute immer zu Lasten des Versicherten. Damit ergibt sich andererseits für die Gutachter die Verpflichtung, alle nur erreichbaren Informationsquellen voll zu nutzen (Jentgens 1978). Unter Berufung auf die Schweigepflicht werden Bemühungen um Informationen nicht selten erheblich behindert. Das gilt insbesondere für Angaben zur Infektiosität einer als Infektionsquelle in Betracht kommenden Person, worüber Ärzte und Gesundheitsämter Auskunft geben müßten. Die Tatsache, daß sowohl der Gutachter als auch der Versicherungsträger ebenso der Schweigepflicht unterliegen, kann zwar nicht immer als ausreichende Begründung zur Auskunftspflicht angesehen werden, doch steht andererseits in diesen Fällen dem Vertrauensschutz des Patienten ein höherwertiges Rechtsgut vorrangig gegenüber, so daß damit die Voraussetzung „befugter Offenbarung" gegeben ist (Baur 1977; Stern 1978).

1. Bei Tuberkulose als Berufskrankheit

Nach § 551 RVO können bestimmte Erkrankungen durch Rechtsverordnung als Berufskrankheit bezeichnet werden. Es handelt sich dabei um Krankheiten, die bei Personen in bestimmten Berufsbereichen wesentlich häufiger auftreten als bei der übrigen Bevölkerung. Die bisher als Berufskrankheit anerkannten Erkrankungen sind in einer Liste in Anlage zur 7. Berufskrankheitenverordnung

(BKVO) von 1968 erfaßt, inzwischen ergänzt und neu geordnet worden (Stern 1970; Kersten 1972; Wendland u. Wolff 1977).

Im versicherungsrechtlichen Sinne ist auch eine Berufskrankheit als Arbeitsunfall anzusehen, so daß die für Arbeitsunfälle geltenden Vorschriften entsprechend anzuwenden sind (Etmer u. Schulz 1978).

Die Tuberkulose kann eine Berufskrankheit nach folgenden Ziffern der Anlage zur BKVO sein (Wendland u. Wolff 1977):

3101: Infektionskrankheiten, wenn der Versicherte im Gesundheitsdienst, in der Wohlfahrtspflege oder in einem Laboratorium tätig oder durch eine andere Tätigkeit der Infektionsgefährdung in ähnlichem Maße besonders ausgesetzt war.

3102: Von Tieren auf Menschen übertragbare Krankheiten.

4102: Quarzstaublungenerkrankungen in Verbindung mit aktiver Tuberkulose (Silikotuberkulose).

Bei Annahme einer Berufskrankheit ist mit vorgegebenem Formular sowohl eine Anzeige des Unternehmers wie eine ärztliche Anzeige an den zuständigen Versicherungsträger bzw. den Landesgewerbearzt zu erstatten. Im Rahmen der allgemeinen Unfallversicherung (§ 446 RVO) werden als Versicherungsträger derzeit 35 Berufsgenossenschaften sowie die Gemeindeunfallversicherungen und Eigenunfallversicherungen (§ 656 RVO, § 766 RVO) umfaßt. Dabei sind im Gesundheitswesen die Berufsgenossenschaft für Gesundheitswesen und Wohlfahrtspflege für ärztliche bzw. zahnärztliche Praxen und frei-gemeinnützige Krankenhäuser der Wohlfahrtsverbände, Krankenhäuser der Sozialversicherungsträger und private Krankenanstalten zuständig, die gemeindlichen Unfallversicherungen größerer Städte für kommunale Krankenhäuser bzw. städtische und Kreiskrankenhäuser, die Ausführungsbehörden des Bundes für Einrichtungen des Bundes. Nicht nur eine klinisch manifeste tuberkulöse Erkrankung ist bei Vermutung einer Berufskrankheit dem Versicherungsträger anzuzeigen, sondern auch bereits die Feststellung einer Tuberkulinkonversion. In diesen Fällen ist ein ausgedehntes Gutachten nicht erforderlich, doch sollten Ausmaß der beruflichen tuberkulösen Infektionsgefährdung aufgezeigt und die Zusammenhangsfrage abgeklärt werden und damit für den möglichen Versicherungsfall dokumentiert sein. Ein Anerkennungsbescheid beinhaltet dann zwar keinen Rentenanspruch, wohl aber ein Verschlimmerungsantrag bei späterer tuberkulöser Erkrankung und überwiegender Wahrscheinlichkeit eines Zusammenhangs mit der früheren beruflich bedingten Erstinfektion.

Wird eine Anzeige einem versehentlich nicht zuständigen Kostenträger zugeleitet, so ist dieser zur Weitergabe der Unterlagen an die zuständige Stelle verpflichtet.

a) Bei Infektionskrankheiten, die in Berufen im Sinne der Ziffer 3101 der Anlage zur 7. BKVO auftreten

Während angesichts der früher vergleichsweise höheren Infektionsgefährdung von im Gesundheitsdienst beschäftigten Personen eine Tuberkulose ohne größere Schwierigkeiten als Berufskrankheit anerkannt wurde, werden heute wesentlich strengere Maßstäbe angelegt (Jensen 1959; Baader u. Niedling 1961; Jentgens 1966; Godau 1967; Wagner u. Körner 1968; Lock 1978). Der Nachweis einer beruflich bedingten, besonders hohen tuberkulösen Infektionsgefährdung wird gefordert; das bedeutet, die tuberkulöse Exposition muß das sog. verkehrsübliche Maß überschreiten. Mit Rückgang der Tuberkulose (Neumann 1972; Bleiker u. Mitarb. 1973) ist auch die Infektionsgefährdung im Gesundheitsdienst Beschäftigter deutlich gefallen (4. Informationsbericht DZK 1974, 8. Informationsbericht 1977). Eindeutig über dem verkehrsüblichen Maß liegt die Infektionsgefährdung in Lungenheilstätten, lungenfachärztlichen Praxen, Laboratorien, wo Kulturen angesetzt und Resistenzbestimmungen wie auch Tierversuche durchgeführt werden, sowie in Tierställen, in denen zu Untersuchungs- und Versuchszwecken infizierte Tiere gehalten werden. Kontakt mit vielen Patienten in einem Krankenhaus oder auch in einer Praxis ist für sich allein nicht gleichbedeutend mit einem erhöhten Infektionsrisiko und nicht jede beim Personal auftretende Tuberkulose ist als Berufskrankheit anzuerkennen. Unerläßlich ist der Nachweis der tuberkulösen Exposition durch Angabe der Infektionsquelle und des Zeitraumes der Infektionsgefährdung (LOCK 1978; NEUMANN 1978). Bei Umgang mit infektiösem Material ist zu berücksichtigen, daß eine Infektion überwiegend als Tröpfcheninfektion aerogen, in manchen Fällen auch durch Staubinhalation erfolgt. Das bedeutet, daß eine tatsächliche Infektionsgefährdung nur bei entsprechend feiner Verstäubung bzw. Versprühung gegeben ist.

b) Bei von Tieren auf Menschen übertragenen Krankheiten (Ziffer 3102 BKVO)

Vor Eradikation der Rindertuberkulose – die Tierbestände der Bundesrepublik sind seit 1960 etwa als saniert anzusehen – traten Erkrankungen an Tuberkulose durch Infektion mit M. bovis bei in der Landwirtschaft beschäftigten Personen häufiger als in der übrigen Bevölkerung auf, was die Anerkennung als Berufskrankheit rechtfertigte.

Neuerkrankungen an boviner Tuberkulose gibt es heute praktisch nicht mehr. Um so schwieriger wird die Entscheidung darüber, ob bei Exazerbationstuberkulose und früherer Tätigkeit des Versicherten im landwirtschaftlichen Bereich tatsächlich eine Berufskrankheit anzunehmen ist. Da i.allg. der Durchseuchungsgrad der Rinderbestände früher hoch war und es damit zur Primärinfektion schon in der Kindheit kommen konnte, läßt sich der Infektionszeitraum in vielen Fällen nicht eindeutig festlegen. Damit entfällt die Möglichkeit einer zeitlichen Zuordnung der Infektion zur Periode möglicher beruflicher Infektionsgefährdung. Hinzu kommt noch, daß gerade in der Landwirtschaft Kinder schon früh zur Mitarbeit herangezogen wurden, was die Grenzziehung zwischen schicksalhafter Primärinfektion in der Kindheit und infolge beruflicher tuberkulöser Exposition erworbener Tuberkulose zusätzlich erschwert oder unmöglich macht.

Außerdem wird eine erhöhte tuberkulöse Infektionsgefährdung in gewissem Umfang für in der Praxis oder im Schlachthof tätige Tierärzte und Schlachter angenommen, die allerdings mit Verschwinden der Rindertuberkulose weitgehend zurückging. Auch besteht ein Infektionsrisiko für in Tierhandlungen und Tierhaltungen sowie in zoologischen Gärten etc. tätige Personen. Neben M. bovis ist als Erreger in diesen Bereichen auch M. avium – häufig bei Schweinen und Geflügel – sowie gelegentlich M. tuberculosis, durch Affen übertragen, zu berücksichtigen. Wird eine Berufskrankheit bei tuberkulosekranken Personen aus diesen Arbeitsbereichen angenommen, so ist der Nachweis der tatsächlichen Infektionsgefährdung und die Typenbestimmung der Keime erforderlich; allein die Vermutung einer Gefährdung ist für eine positive Entscheidung in der Zusammenhangsfrage nicht ausreichend (KREUSER 1970; TRÜB u. POSCH 1977; SCHLIESSER 1979; JENSEN 1979).

Die tatsächliche Infektionsgefährdung läßt sich bei den zuständigen Kreisveterinärämtern im allgemeinen ermitteln, da dort nicht nur alle Fälle manifest tuberkulosekranker Tiere, sondern auch alle nur tuberkulin-positiven Tiere gemeldet sind.

c) Bei Silikotuberkulose (Ziffer 4102 BKVO)

Da das Erkrankungsrisiko für Silikosekranke deutlich höher liegt als bei der übrigen Bevölkerung, wird ein aktiver tuberkulöser Prozeß bei Silikose ebenfalls als Berufskrankheit anerkannt. Die Aktivität des Prozesses wird anhand röntgenologischer und vor allem bakteriologischer Befunde beurteilt. Die Prognose ist in diesen Fällen auch heute noch schlechter, zumal sich nicht selten atypische Mykobakterien als Erreger finden, wie z.B. M. kansasii oder M. avium, die therapeutisch nur mäßig oder auch gar nicht beeinflußbar sind (KERSTEN 1972; WOLINSKY 1979; 4. Informationsbericht DZK 1974; KONETZKE 1971; SCHRÖDER 1977). Röntgenologische Befundkonstanz über einen längeren Zeitraum wird dann in Verbindung mit negativen bakteriologischen Ergebnissen als Zeichen einer Stabilisierung des tuberkulösen Restbefundes gewertet und dieser damit nicht mehr als aktiv angesehen. Es besteht kein Zweifel, daß diese Beurteilungskriterien nicht verläßlich sein müssen, zumal es häufig nicht möglich ist, innerhalb silikotischer Ballungszentren rein röntgenologisch doch noch aktive tuberkulöse Prozesse zu differenzieren.

2. Bei Tuberkulose als Arbeitsunfall und Dienstunfall

Als Arbeitsunfall kann eine Tuberkulose dann anerkannt werden, wenn die Infektion durch Ansteckung über einen an offener Lungentuberkulose leidenden Mitarbeiter im Arbeitsbereich erfolgt. Dabei sind nach heutiger Rechtssprechung gewisse Voraussetzungen Bedingung für die Anerkennung (JENTGENS 1969; WELLANO 1957; GODAU 1970). Die Infektion muß mit hinreichender Wahrscheinlichkeit auf Kontakt mit dem erkrankten Mitarbeiter zurückzuführen sein, das heißt, der berufliche Kontakt muß ausreichend häufig und eng gewesen sein.

Die Infektion muß innerhalb einer Arbeitsschicht an einem bestimmten, wenn auch kalendermäßig nicht festlegbarem Tag erfolgt sein.

Bei der erkrankten Person muß eine Primärtuberkulose vorliegen oder es muß sich um die Übertragung einer beim Infektor als Berufskrankheit anerkannten Tuberkulose handeln.

Als Arbeitsunfall kann eine Tuberkulose auch in Arbeitsbereichen anerkannt werden, die i.allg. nicht mit einer erhöhten Tuberkuloseexposition belastet sind, wo der Versicherte jedoch durch seine berufliche Tätigkeit einer Infektionsgefährdung in dem gesetzlich angesprochenen „ähnlichem Maße“ besonders ausgesetzt war.

Bei massiver Exposition wird man in seltenen Fällen auch die Anerkennung einer tuberkulösen Superinfektion als Arbeitsunfall empfehlen können, selbst wenn für diese nach allgemeiner Lehrmeinung eine langanhaltende, über das verkehrsübliche Maß hinausgehende Exposition erforderlich ist und damit die Plötzlichkeit des Infektionsereignisses, wie es die Unfalldefinition fordert, nicht mehr gewahrt ist. In solchen Fällen kann man argumentieren, daß eine über einen längeren Zeitraum sich hinziehende tuberkulöse Exposition die Chance einer einmaligen und damit plötzlichen, für eine manifeste Infektion ausreichenden Keimaufnahme erhöht. Die Auffassungen sind zu diesem Problem nicht übereinstimmend; es liegen einen solchen Zusammenhang ablehnende Bescheide vor.

Als Dienstunfall kann eine Tuberkulose nach den beamtenrechtlichen Grundlagen anerkannt werden (BBG), wobei die Voraussetzungen im wesentlichen den für den Arbeitsunfall geltenden entsprechen (WELLANO 1957; JENTGENS 1969; GODAU 1970).

3. Bei Tuberkulose im Rahmen der Schülerunfallversicherung
(§ 539 RVO, BGBl. I, S. 237)

Mit Wirkung ab 1971 wurden durch das Gesetz über Unfallversicherungen für Schüler und Studenten sowie Kinder in Kindergärten auch Kinder und Jugendliche in der Ausbildung in den Schutz der gesetzlichen Unfallversicherung gestellt. Dabei erstreckt sich der Versicherungsschutz auf den Zeitraum der Teilnahme am Unterricht und des Studiums, damit in Zusammenhang stehende Wege und Veranstaltungen.

Als Versicherungsträger treten die Gemeindeunfallversicherungsverbände, die Eigenunfallversicherung der Städte und die Ausführungsbehörden für Unfallversicherung der Länder ein (BLICKLE 1978; JENSEN 1979).

4. Bei Tuberkulose als Wehrdienstschädigung

Ein Sonderfall hinsichtlich der Anerkennung der Tuberkulose als einer im Arbeitsbereich erworbenen und damit entschädigungspflichtigen Erkrankung liegt bei tuberkulösen Erkrankungen Wehrdienstleistender vor.

Im Falle einer Primärtuberkulose besteht hier nicht in jedem Fall die Notwendigkeit, eine Infektionsquelle aufzuzeigen.

Es genügt der Nachweis, daß die Tuberkulose während der Zeit der Ableistung des Wehrdienstes erworben wurde; allerdings müssen besondere für den Wehrdienst typische, körperliche Belastungen vorausgegangen sein. Entscheidend ist dabei die frühere Auffassung, daß allein körperliche Belastung oder Einfluß von Witterungseinflüssen wesentlicher Faktor für die Entwicklung einer Tuberkulose sein können (GÖTZ u. RAUSCHELBACH 1973; VMBl 1975).

Bei einer Exazerbationstuberkulose differieren die Auffassungen. Läßt sich eine besondere körperliche Belastung nachweisen, so wird in der Regel ein Zusammenhang zwischen Wehrdiensttätigkeit und Erkrankung anerkannt. Die schwierige Differenzierung zwischen Auslösung einer Exazerbation der Tuberkulose im Sinne der Entstehung oder im Sinne der Verschlimmerung, von Bedeutung für die Gesamtbeurteilung des Krankheitsverlaufes und der evtl. zu gewährenden Entschädigung, soll im Rahmen einer in Kürze vorgesehenen Neuregelung vereinfacht werden.

5. Bei Tuberkulose als Verfolgungsleiden

Falls eine Tuberkulose, ihre Entstehung oder Verschlimmerung auf nationalsozialistische Verfolgungsmaßnahmen zurückgeführt werden kann, besteht ein Anspruch auf Entschädigung. Die Voraussetzungen dafür sind im Bundesentschädigungsgesetz (BEG) niedergelegt.

6. Bei Tuberkulose nach Trauma

Die Anerkennung eines pulmonalen oder extrapulmonalen tuberkulösen Prozesses als Unfallfolge in Verbindung mit einem traumatischen Geschehen und damit als Arbeitsunfall steht gelegentlich zur Diskussion (SCHULZE 1969). Bisherige Untersuchungen sprechen nicht dafür, daß z.B. zwischen einer Thoraxprellung oder -verletzung und dem Entstehen bzw. der Exazerbation der Lungentuberkulose ein Zusammenhang anzunehmen ist.

Anders ist es in manchen Fällen extrapulmonaler Tuberkulose, wie z.B. einer tuberkulösen Sehnenscheidenentzündung bei Schlachtern und Tierärzten, oder der Impftuberkulose bei Pathologen und Sektionsgehilfen.

Gelegentlich kommt es vor, daß bei schlecht heilenden und evtl. fistelnden Wunden sich epithelzelliges Granulationsgewebe findet; nicht immer ist dann eine Tuberkulose anzunehmen, da auch eine stärkere Verschmutzung des Wundbereiches zur Entwicklung von Granulomen führen kann. Im allgemeinen muß man davon ausgehen, daß bei Entscheidung der Zusammenhangsfrage zwischen Trauma und Tuberkulose besonders strenge Kriterien anzulegen sind.

7. Bei Narbenkarzinom nach Tuberkulose

Als Verschlimmerung ist unter Umständen die Entwicklung eines malignen Prozesses im Bereich alter, narbiger tuberkulöser Veränderungen der Lungen im Sinne eines Narbenkarzinoms aufzufassen. Aufgrund der Erfahrung, daß tuberkulöse Narbenbezirke sich gelegentlich als Wurzelbereich eines Malignoms zeigen, wird sich ein Zusammenhang mit der früheren Tuberkulose im Sinne einer Krankheitseinheit nicht von der Hand weisen lassen (Hartung 1977; Haupt 1973).

D. Methodik der Begutachtung

Gutachterliche Stellungnahmen können sowohl in Form von Formulargutachten aber auch als sog. freie Gutachten abgegeben werden. In manchen Fällen ist es möglich, Gutachten allein auf Aktenbasis zu erstellen. Zur Beurteilung der krankheitsbedingten Minderung der Leistungsfähigkeit ist jedoch eine eingehende klinische Untersuchung für die Gutachtenabgabe unumgänglich.

Grundsätzlich gilt, daß nur ausreichende Information eine ausreichend begründete Begutachtung ermöglicht. Nicht selten wird man dem Einzelfall nicht gerecht wegen mangelhafter anamnestischer Angaben, fehlender bzw. fehlerhaft interpretierter Befunde oder auch unzureichend genau dargelegter Umstände, die als Ursache der Erkrankung angesehen werden. Gerade bei der Tuberkulose, deren Verlauf und Folgeerscheinungen keineswegs jedem Arzt geläufig sind, kommt es vor, daß der Gutachter auch durch vorbehandelnde Ärzte ungenau informiert wird (Jentgens 1978).

I. Krankheitsanamnese

Die Erhebungen zur Vorgeschichte werden wesentlich durch die Fragestellung bestimmt. So können für die Beurteilung einer Tuberkulose auch Angaben zur Familienanamnese wichtig sein. Zwar hat der Begriff der „lungengesunden Familie“ heute kaum noch eine Bedeutung und wurde früher möglicherweise fehlinterpretiert – bei einem hohen Durchseuchungsgrad um 90% konnte es kaum eine lungengesunde Familie geben – doch findet man zweifellos Familien, in denen auffallend gehäuft klinisch manifeste Erkrankungen an Tuberkulose und oft auch besonders schwere Verläufe auftreten. Frühere Erkrankungen von

Familienangehörigen können möglicherweise Ursache der Primärinfektion sein und kürzlich aufgetretene Erkrankungen an offener Tuberkulose im Familienkreis fordern, das dabei gegebene Infektionsrisiko einem gleichzeitig bestehenden beruflichen gegenüberzustellen.

Ein an offener Lungentuberkulose erkrankter Verwandter, der nur einmal besucht wurde, kann bei einer Primärtuberkulose durchaus als Infektionsquelle in Betracht kommen. Kleine Kinder sind selbst dann, wenn im Magensaft Tuberkelbakterien nachgewiesen wurden, kaum als ansteckungsfähig anzusehen, so daß auch bei häufigerem Kontakt die Infektionsgefährdung als gering zu veranschlagen ist.

Auch ein an chronisch-offener Tuberkulose Erkrankter wird bei nachgewiesener Multiresistenz der Keime als weniger ansteckungsfähig betrachtet, da die Virulenz dieser Bakterien herabgesetzt scheint, eine Erfahrung, die auch experimentell gestützt wird (MEISSNER 1963). Gelegentlich läßt sich allerdings anhand der Übereinstimmung eines seltenen Resistenzmusters die Infektionsquelle zweifelsfrei nachweisen, so daß sich eine Infektionsgefährdung auch durch multiresistente Bakterien nicht ganz von der Hand weisen läßt.

Wesentlich sind alle Angaben aus der eigenen Anamnese zum Verlauf der Erkrankung, zur Zeit des Auftretens und der Art der ersten Symptome vor allem, wenn ein Kausalzusammenhang erkennbar werden soll im Falle einer möglicherweise als entschädigungspflichtig anzusehenden Krankheit. Da bei Auffinden von Brückensymptomen auch eine 2 Jahre und mehr zurückliegende Infektionsgefährdung unter Umständen noch zu berücksichtigen ist, müssen alle in diesen Zeitraum fallenden Krankheitserscheinungen festgehalten werden. Das gilt besonders für extrapulmonale Tuberkulosen, da darauf zurückzuführende Beschwerden sich schon seit Jahren bemerkbar gemacht haben können. Überwiegend handelt es sich bei diesen um Folgen einer meist schon in der Kindheit akquirierten Tuberkulose, womit eine spätere berufsbedingte oder mit Verfolgungsmaßnahmen zusammenhängende Infektionsgefährdung bzw. als krankheitsauslösend angesehene Beschädigung unberücksichtigt bleiben kann.

Wesentlich bei allen Zusammenhangsfragen sind möglichst genaue Angaben zu zeitlichen Zusammenhängen. Der Zeitpunkt der Infektion läßt sich in der Mehrzahl der Fälle nur vermuten. Wichtig ist die Frage nach BCG-Impfung und Tuberkulintestungen. Angaben über den Ausfall früherer Testungen können oft einziger Hinweis auf eine tuberkulöse Vorinfektion sein. Allerdings wird ihr Wert oft dadurch eingeschränkt, daß nähere Angaben zur Art der Testung fehlen oder die Interpretation des Ergebnisses unklar ist. Erschwerend kommt hinzu, daß verschiedene tuberkulöse Organveränderungen bis zur klinischen Manifestation unterschiedlich lange Latenzzeiten haben, die berücksichtigt werden müssen (LYDTIN 1971; MÜLLER 1952; BLOEDNER 1974).

Das Erststadium verläuft im allgemeinen symptomlos, wenn man von der Entwicklung eines Erythema nodosum oder von Lymphknotenschwellungen absieht. Kurzfristig nach tuberkulöser Exposition auftretender Husten, der sich als Symptom einer Tuberkulose herausstellt, beweist eher, daß die Infektion schon vor längerer Zeit erfolgte; im allgemeinen ist dann bereits ein deutlicher Röntgenbefund schon faßbar. Bis ein infiltrativer Lungenprozeß sich abzeichnet, wird etwa ein Zeitraum von 3–6 Wochen anzusetzen sein. Eine Pleuritis exsudativa spezifica benötigt mindestens 2 Wochen zur Entwicklung. Sie entsteht auf lymphogenem oder hämatogenem Wege, wobei der als Streuquelle in Betracht kommende pulmonale Herd oft nicht mehr erkennbar ist.

Eine Nierentuberkulose kann nach 1 bis 2 Jahren klinisch manifest werden; doch gibt es auch symptomlose Intervalle bis zu 20 Jahren.

Auch eine Knochentuberkulose macht sich erst nach längerer Zeit bemerkbar, wobei als beschwerdefreies Intervall Zeiträume zwischen 3 und 10 Jahren vorkommen.

Eine Halslymphknotentuberkulose entwickelt sich auf dem Wege lymphogener Streuung von pulmonalen Herden oder nach alimentärer Infektion von den Tonsillen ausgehend in mehreren Wochen, kann aber als Exazerbation auch erst nach Jahren manifest werden.

Bei gutachterlicher Beurteilung dieser Organtuberkulosen im Zusammenhang mit der Frage evtl. vorliegender entschädigungspflichtiger Erkrankung ist es erforderlich, einen als Streuquelle in Betracht kommenden pulmonalen Prozeß aufzufinden, der auf die berufliche bzw. unfall- oder verfolgungsbedingte Infektionsgefährdung zurückgeführt werden kann. Nur so läßt sich eine Krankheitseinheit erkennen und damit auch die Organtuberkulose als entschädigungspflichtige Erkrankung im Sinne einer Verschlimmerung ansehen (BLOEDNER 1974).

Bei Begutachtung der Leistungsminderung eines an Tuberkulose Erkrankten sind auch Folgeerkrankungen nach früher abgelaufener Tuberkulose und zwischenzeitlicher Stabilisierung des tuberkulösen Prozesses zu berücksichtigen, wie z.B. chronisch rezidivierende Bronchitis, restriktive Ventilationsstörungen bei ausgedehnten Verschwartungen, Rechtsherzbelastung durch Druckerhöhung im kleinen Kreislauf mit schließlicher Entwicklung eines Cor pulmonale und daraus resultierender kardialer Insuffizienz. Genaue anamnestische Erhebungen sind in solchen Fällen nötig, um eine Koordination zwischen tuberkulöser Erkrankung, posttuberkulösen Residuen und der Entwicklung weiterer Krankheitssymptome als deren Folgeerscheinungen zu ermöglichen. Einen tatsächlichen Zusammenhang zwischen tuberkulösen Lungenveränderungen und Entwicklung einer chronischen Bronchitis wird man nur selten annehmen können, etwa bei Vorliegen ausgedehnter zirrhotischer Veränderungen oder auch erheblicher Schwartenbildungen mit zirrhotischer Schrumpfung. Auch Bronchiektasen können sich als Folge einer Tuberkulose entwickeln; dabei ist aber zu berücksichtigen, daß sich diese Veränderungen meist in den Oberlappen befinden, dort die Gefahr einer Sekretstauung lokalisationsbedingt wesentlich geringer ist als in den basalen Lungenpartien und damit in den meisten Fällen auch kaum für Bronchiektasen typische Krankheitsformen auftreten (FERLINZ 1974).

Eine kardiale Insuffizienz als Folge einer durch tuberkulöse Residuen verursachten Rechtsherzbelastung wird sich heute nach Neuerkrankungen nur selten finden, häufiger dagegen in Fällen, bei denen noch die frühere Kollapstherapie eingesetzt wurde.

II. Berufsanamnese

Eine detaillierte Berufsanamnese ist in allen Fällen einer möglichen tuberkulösen Berufskrankheit oder eines Arbeits- bzw. Dienstunfalles unerläßlich. Lediglich die Vermutung einer erhöhten Infektionsgefährdung, sei es durch Kontakt mit vielen Patienten, einem erkrankten Mitarbeiter oder häufigen Umgang mit vermutlich infektiösem Material, ist für eine positive Entscheidung in der Zusammenhangsfrage nicht ausreichend.

In diesem Zusammenhang sind Angaben zu den als Infektionsquellen in Betracht kommenden Personen oft ungenügend. Zur genauen Information müssen in vielen Fällen auch deren Krankenunterlagen und Röntgenbilder herangezogen werden. Der Befund einer „röntgenologisch offenen“ Tuberkulose oder die Bezeichnung „fakultativ offene“ Tuberkulose beinhalten nicht ohne weiteres auch eine Infektionsgefährdung der Umgebung. Selbst das Vorliegen positiver Sputumkulturen bei negativen Nativpräparaten des Sputums kann nicht ohne weitere Ermittlungen als Beweis gewertet werden, daß für die Kontaktpersonen eine für eine Infektion ausreichend hohe Keimausscheidung bestand.

Die Notwendigkeit, die Infektionsquelle nachzuweisen, erschwert in manchen human- und veterinärmedizinischen Berufsbereichen Entscheidungen bei Zusammenhangsfragen bzw. macht sie unmöglich. So sind anamnestische Angaben über Patienten in zahnärztlichen, HNO-fachärztlichen und röntgenologischen Praxen, gelegentlich auch in chirurgischen und gynäkologischen Abteilungen sowie in Massageabteilungen und Bädern überwiegend nicht vorhanden, da eine Anamnese in üblicher Weise nicht erhoben wird. Nicht in allen klinischen Abteilungen werden routinemäßig Thoraxaufnahmen der Patienten angefertigt oder liegen Aufzeichnungen über tuberkulosekranke Patienten vor.

Bei Arbeitsunfällen sind die Arbeitsplatzverhältnisse wichtig. So kann ein Gegenübersitzen am Schreibtisch, ständiges Zusammenarbeiten auf einer Station oder in einem engen Arbeitsbereich, wie z.B. im gleichen Labor, durchaus Voraussetzungen für eine Infektion durch einen an offener Lungentuberkulose erkrankten Mitarbeiter bieten. Dies gilt aber nicht für Arbeit wohl im gleichen Krankenhaus, aber z.B. auf unterschiedlichen Stationen mit nur gelegentlichem Zusammentreffen in Kantinen oder im Umkleideraum.

Bei extrapulmonalen Organtuberkulosen ist es erforderlich, auch die z.T. schon Jahre zurückliegenden Beschäftigungszeiten mit möglicher Infektionsgefährdung zu eruieren, um einen Zusammenhang zwischen früherer, evtl. übersehener tuberkulöser Erkrankung der Lunge und späterer Entwicklung einer weiteren Organtuberkulose erkennen zu können. In gleicher Weise sind auch im Entschädigungs- und Versorgungswesen die Verhältnisse im fraglichen Zeitraum der tuberkulösen pulmonalen Erstinfektion, die als Streuquelle für andere Organtuberkulosen in Betracht kommen kann, zu erfragen.

III. Für die gutachterliche Beurteilung der Tuberkulose wichtige Begriffe

Die Besonderheit der Tuberkulose macht die Kenntnis fester Begriffe zur Infektionsgefährdung und zum Ablauf der Tuberkulose wie auch hinsichtlich bestimmter Erkrankungsformen nötig, da sie für die Beurteilung zeitlicher Zuordnungen von Infektionsgefährdung und Erkrankung bei gutachterlicher Entscheidung in Kausalitätsfragen eine wichtige Rolle spielen.

1. Tuberkulöse Exposition

Unter tuberkulöser Exposition wird jede tuberkulöse Infektionsgefährdung verstanden. Sie muß für eine positive Entscheidung in Zusammenhangsfragen grundsätzlich mit Angabe der Infektionsquelle und des Infektionszeitraumes nachgewiesen werden.

Sie ist hoch zu veranschlagen bei an offener Lungentuberkulose leidenden Personen, bei denen sich bereits im Sputum-Direktpräparat säurefeste Stäbchen nachweisen lassen, oder auch bei an offener Tuberkulose leidenden Tieren, jedoch nicht ohne weiteres gegeben bei zwar positiven Kulturbefunden jedoch negativen Direktpräparaten (Lock 1978).

In manchen Arbeitsbereichen ist das Keimangebot durch verstäubtes oder versprühtes Material besonders hoch wie z.B. in Laboratorien, in denen Kulturen und Resistenzbestimmungen angesetzt werden. Dagegen bedeuten an Gegenständen oder Stoff haftendes bzw. angetrocknetes keimhaltiges Material, das nicht versprüht oder verstäubt werden kann, sowie keimhaltige Flüssigkeiten oder keimhaltige Gewebe bei sachgemäßem Umgang keine Gefährdung.

Fraglich ist, wie weit tatsächlich in Räumen, in denen sich an offener Tuberkulose erkrankte Personen aufhalten, durch im Staub evtl. noch vorhandene Keime eine Infektionsgefährdung besteht. Zwar ist bekannt, daß die Bakterien, sofern sie nicht einer UV-Einstrahlung oder stärkerer Austrocknung ausgesetzt sind, über längere Zeit lebensfähig bleiben können (WELLANO 1957), doch hat man andererseits bei zahlreichen Untersuchungen in Heilstätten keine oder nur vereinzelt positive Kulturen aus Zimmer- und Bettenstaub gewinnen können. Vergleichsweise gering ist auch die Infektionsgefährdung in Sektionsräumen oder im klinischen Labor, wo Sputen und Urin untersucht werden (JENTGENS 1966, 1967).

Unterschiedlich ist das Erkrankungsrisiko bei tuberkulöser Erst- und Zweitinfektion, so daß die Frage nach dem Ausmaß der Exposition für die Entscheidung der Zusammenhangsfrage von ausschlaggebender Bedeutung ist. Im allgemeinen wird davon ausgegangen, daß für eine Primärtuberkulose schon ein sehr geringes Keimangebot ausreichend ist, das heißt, daß ein kurzer, nur gesprächsweiser Kontakt schon eine Infektionsgefährdung mit sich bringen kann. Für eine Superinfektion fordert man dagegen eine „fließende, über das verkehrsübliche Maß hinausgehende“ Exposition, da erfahrungsgemäß für eine Neuinfektion nach früher abgelaufener Tuberkulose ein wesentlich höheres Keimangebot erforderlich ist.

2. Tuberkulöse Primärinfektion

Die tuberkulöse Erstinfektion fiel früher im allgemeinen in das Kindesalter. Mit Rückgang der Durchseuchung und damit geringerer Exposition verschiebt sie sich mehr und mehr ins frühe Erwachsenenalter. Eine sichere Festlegung des Infektionszeitraumes ist nur durch Erfassung einer Tuberkulinkonversion möglich, da tuberkulöse Residuen nicht immer röntgenologisch faßbar sein müssen und anamnestische Angaben häufig fehlen. In vielen Fällen erleichtert der charakteristische Röntgenbefund einer Primärtuberkulose mit dem typischen Komplex eines frischen pulmonalen Infiltrates bzw. einer Pleuritis und einer ausgeprägten hilären Beteiligung die Zuordnung. Dabei ist zu berücksichtigen, daß bei der Pleuritis exsudativa, eine Folge hämatogener Streuung, das auslösende Infiltrat oft nicht mehr erkennbar ist. Gelegentlich kennzeichnet das Auftreten eines Erythema nodosum die Primärinfektion; allerdings ist dieses Symptom nicht als spezifisch aufzufassen.

3. Tuberkulöse Superinfektion

Unter Superinfektion versteht man eine tuberkulöse Neuinfektion nach bereits früher abgelaufener Erstinfektion.

Die Erfahrung, daß eine solche Zweitinfektion tatsächlich selten auftritt, führte zu der Auffassung, daß eine Superinfektion eine erhebliche höhere und über einen längeren Zeitraum sich hinziehende Exposition erfordere. Aus diesem Grunde ist gutachterlich in solchen Fällen besonders sorgfältig vorzugehen, um die Annahme einer Superinfektion ausreichend begründen zu können.

Bei zuvor positivem Tuberkulintest und negativem Röntgenbefund kann man bei nachgewiesener hoher Infektionsgefährdung ein frisch aufgetretenes tuberkulöses Infiltrat als Superinfektion auffassen. Läßt ein Röntgenbild bereits ältere spezifische Residuen erkennen ohne Hinweis auf eine Exazerbation und an anderer Stelle ein frisches Infiltrat, in dessen Bereich sich auch tomographisch keine alten tuberkulösen Herde abzeichnen, so kann man bei vorausgegangener ausreichend hoher Infektionsgefährdung eine Superinfektion vermuten. Die frühere Auffassung, daß eine Superinfektion bevorzugt in schon einmal tuberkulös befallenen Partien auftrete, läßt sich nicht belegen bzw. begründen; eine Differenzierung zur Exazerbation wäre dann auch nicht möglich.

4. Tuberkulöse Reinfektion

Unter Reinfektion versteht man eine tuberkulöse Neuinfektion nach gesicherter „biologischer" Heilung. Das bedeutet, es muß nicht nur ein evtl. noch erkennbarer tuberkulöser Restbefund inaktiv sein, sondern es muß auch immunologisch die Tuberkulose sozusagen vergessen sein, das heißt, der Tuberkulintest muß negativ ausfallen. Da aber kaum regelmäßige Tuberkulintestungen nach tuberkulösen Erkrankungen durchgeführt werden, dürfte sich dieser Tatbestand selten beweisen lassen. Er ist insofern wichtig, als sich damit eine Situation wie bei einer Primärinfektion findet; schon ein geringes Keimangebot wäre für eine Infektion ausreichend.

5. Tuberkulöse Exazerbation

Unter einer Exazerbation wird das Wiederaufflackern einer alten Tuberkulose verstanden. Bis heute sind die Ursachen nicht bekannt. Die häufig angeschuldigten Faktoren wie körperliche oder seelische Belastung lassen sich nicht immer eruieren, und viele Untersuchungen zu diesem Thema sichern diese Vorstellung nicht.

Die Annahme, daß es aufgrund erneuter Keimaufnahme zu einer Exazerbation alter Herde kommen könne, ohne daß die Neuinfektion auch zu frischen Herdsetzungen führe, wird durch neuere experimentelle Untersuchungen widerlegt (BORNGRÄBER 1973). Trotz nachgewiesener beruflich bedingter tuberkulöser Exposition ist daher ein Zusammenhang zwischen beruflicher Tätigkeit und Exazerbation im Sinne einer Berufskrankheit oder eines Arbeitsunfalles abzulehnen.

Eine während des Wehrdienstes aufgetretene Exazerbation gilt bei Nachweis körperlicher Entbehrungen und Strapazen unter für den Wehrdienst eigentümlichen Verhältnissen als Verschlimmerung und wird damit als Wehrdienstbeschädigung anerkannt; gleiches gilt für eine Exazerbation, die in Zusammenhang mit körperlichen und seelischen Belastungen infolge nationalsozialistischer Verfolgungsmaßnahmen gebracht werden kann.

IV. Klinische Befunderhebung

1. Allgemeinuntersuchungen

Zur Beurteilung der Folgeerscheinungen und insbesondere der krankheitsbedingten Minderung der Leistungsfähigkeit ist eine eingehende körperliche Untersuchung unumgänglich. Dabei sind auch pathologische Veränderungen zu berücksichtigen, die unabhängig vom tuberkulösen Restbefund bestehen, je nach versicherungsrechtlicher Fragestellung auch bedeutungslos sein können, dann aber von den tuberkulösen Folgeerscheinungen zu trennen sind. Da schon ärztlicherseits die Vorstellung beim Erkrankten geweckt wird, daß gerade nach einer Tuberkulose zahlreiche Beschwerden auftreten können, werden nicht selten uncharakteristische Beeinträchtigungen des Allgemeinbefindens darauf zurückgeführt. Die Notwendigkeit, tatsächlich durch die Tuberkulose bedingte Beschwerden und unabhängig davon bestehende zu differenzieren, wird besonders bei älteren Patienten oft schwierig. Die früheren operativen Sanierungsmaßnahmen im Sinne der Kollapstherapie können spätere Krankheitserscheinungen mit kardialer und respiratorischer Insuffizienz bewirken oder auch durch Thoraxasymmetrie Wirbelsäulenbeschwerden verursachen.

Daneben spielen Bronchopathien infolge posttuberkulöser Veränderungen eine Rolle, die sich mit Symptomen altersbedingter obstruktiver Emphysembronchitis oder auch einer unabhängig von der Lungentuberkulose bestehenden chronischen Bronchitis überlagern können.

Bei komplikationslos verlaufenden, nicht durch Nebenerkrankungen komplizierten tuberkulösen Ersterkrankungen oder gering ausgedehnten Exazerbationen, die heute zu keinen wesentlichen Krankheitsfolgen mehr führen, genügt neben der eingehenden klinischen eine orientierende Laboruntersuchung. Hinzuweisen ist in diesem Zusammenhang darauf, daß die BSG kein Mittel zur Beurteilung der Aktivität oder Inaktivität eines tuberkulösen Prozesses ist.

Solange noch Chemotherapie erfolgt, sollten die sog. Leberwerte (Serum-Bilirubin, Transaminasen) kontrolliert werden, da sich häufiger pathologische Werte registrieren lassen. Bei Hepatopathie, die auf die Behandlung zurückgeführt und damit in Zusammenhang mit der abgelaufenen Tuberkulose gebracht wird, gewinnen sie unter Umständen im Rahmen von Begutachtungen an Bedeutung (Lechner u. Reimers 1973; Austerhoff et al. 1974).

Da viele der älteren Tuberkulostatika nephrotoxisch sind und auch unter Rifampicin Fälle von akutem Nierenversagen auftraten, sollte orientierend zumindest das Serum-Kreatinin mit kontrolliert werden.

Unerläßlich sind diese Kontrolluntersuchungen bei schon bekannten Vorschäden der Leber oder Nieren. In diesem Zusammenhang ist auf weitere Nebenwirkungen der Tuberkulostatika hinzuweisen, die u.U. gutachterlich zu beurteilen sind.

Bei Einsatz von Myambutol gehört eine Kontrolle von Visus und Farbsehen mit zur Allgemeinuntersuchung, selbst wenn diese als orientierende Untersuchung nur bedingt aussagefähig ist. Eingehendere Befunde kann verständlicherweise nur eine augenfachärztliche Zusatzuntersuchung bringen. Gelegentlich erhebt sich die Frage, ob eine Polyneuritis als medikamentös ausgelöster Schaden aufzufassen sei; in erster Linie käme dabei ursächlich das Isoniazid in Betracht. Bei der heutigen vergleichsweise niedrigen Dosierung treten polyneuritische Symptome kaum noch auf und sind nach Absetzen der Behandlung oder Dosisreduktion reversibel.

Bakteriologische Untersuchungen mit Kultur und u.U. auch Tierversuche aus Sputum und Magensaft sind bei Neuerkrankungen zu fordern; Typenbestimmungen immer durchzuführen, falls es sich um Erkrankungsfälle bei in der Landwirtschaft oder ähnlichen Arbeitsbereichen Tätigen handelt. Üblicherweise schließt die klinische Untersuchung die Anfertigung eines Elektrokardiogramms unter Ruhebedingungen und Belastung ein. Eine sich abzeichnende Linksherzbelastung oder koronare Mangeldurchblutung sind unabhängig von einer abgelaufenen Tuberkulose zu sehen; allenfalls könnte es zu einer Verschlimmerung der Symptome koronarer Mangeldurchblutung infolge stark verringerter Respirationsfläche kommen. Um zu einer kardialen Beteiligung infolge Rechtsherzbelastung zu führen, müssen tuberkulöse Residuen schon ein größeres Ausmaß haben. Dabei kann das Belastungs-EKG nur einen geringen Beitrag zur Beurteilung einer durch eine abgelaufene Tuberkulose verursachten Herzbeteiligung leisten, da eine tatsächlich darauf zurückzuführende Rechtsherzbelastung nur selten und dann erst bei deutlicher klinischer Ausprägung erfaßt wird (REINDELL u.Mitarb. 1967; SCHÜREN u. HÜTTEMANN 1973; KALTENBACH 1974; HILPERT 1976; KLEPZIG 1976; KLINGE 1976).

2. Röntgenologische Untersuchungen

Da bei der Begutachtung tuberkulöser Erkrankungen die Lungentuberkulose ganz im Vordergrund steht, sind in erster Linie die Röntgenbefunde wichtig. Soweit nur möglich, sollten alle jemals angefertigten Aufnahmen herangezogen werden.

Unterschiedliche Aufnahmetechnik und Bildqualität erschweren dabei nicht selten die Beurteilung. Mit Zurückhaltung müssen Röntgenbefunde bewertet werden, die nicht anhand der Bilder selbst kontrolliert werden können. Nicht selten kommt es vor, daß ein tuberkulöser Prozeß erst retrospektiv auffällt oder fälschlich spezifische Residuen beschrieben werden, wie z.B. die immer wiederkehrende Interpretation von orthograd getroffenen Gefäßen im Hilusbereich als hiläre Kalkeinlagerungen.

Auch nach tuberkulöser Exposition ist nicht jeder pulmonale infiltrative oder gar kavernöse Prozeß, nicht jede Pleuritis tuberkulöser Genese. Im allgemeinen wird zwischen Exposition und Entwicklung eines röntgenologisch faßbaren tuberkulösen Befundes eine Latenzzeit von mindestens 6 Wochen angenommen. Nur selten wird ein Prozeß vor Tuberkulinkonversion, mit der nach etwa 35–40 Tagen zu rechnen ist, erkennbar.

Bei einem kurzfristig nach Exposition auftretenden pulmonalen infiltrativen Prozeß handelt es sich demnach entweder nicht um eine Tuberkulose oder diese wäre auf eine frühere Infektionsgefährdung zurückzuführen. Rasche Befundrückbildung, ohne die sich typischerweise bei einer Tuberkulose noch länger abzeichnenden Restherde, spricht ebenfalls eher für einen unspezifischen Prozeß.

Befundrückbildung unter tuberkulostatischer Behandlung ist für sich allein noch kein Beweis für eine Tuberkulose, da sowohl das Streptomycin wie das heute fast immer eingesetzte Rifampicin auch bei unspezifischen Infekten eine breite antibiotische Wirksamkeit haben.

Finden sich bei einem infiltrativ-kavernösen Prozeß keine Mykobakterien, ist differentialdiagnostisch an eine abszedierende Pneumonie oder an ein einschmelzendes Malignom zu denken.

Schwierig kann die differentialdiagnostische Abklärung einer Pleuritis exsudativa werden, bei der positive bakteriologische Befunde oft nicht zu erheben sind. Das Überwiegen von Lymphozyten im Punktat kann für eine Tuberkulose sprechen, beweist jedoch nicht die tuberkulöse Genese.

Die röntgenologische Untersuchungsmethodik hat sich im Laufe der Zeit insofern gewandelt, als Durchleuchtungen allenfalls noch zur Beurteilung der Zwerchfellbeweglichkeit bei Vorliegen adhäsiver Veränderungen oder Einschränkung der Zwerchfellbeweglichkeit aus anderer Ursache sowie zur Beurteilung des Retrokardialraumes sinnvoll sind. Sie sind nicht geeignet, einen genauen Lungenbefund zu erheben oder eine Befundänderung ausreichend genau zu erfassen, ganz abgesehen davon, daß für Patienten damit eine vergleichsweise hohe Strahlenbelastung verbunden ist.

Neben einer Übersichtsaufnahme – in Fällen eingeschränkter Zwerchfellbeweglichkeit empfiehlt sich gelegentlich zur Dokumentation eine Aufnahme in Inspiration und Exspiration – sollte auch eine Seitaufnahme zur Darstellung des retrokardialen und retrohilären Raumes angefertigt werden. Als Standardtechnik ist die Hartstrahlaufnahme anzusehen.

Außer Schichtaufnahmen im sagittalen Strahlengang erweisen sich zusätzliche Schichten im frontalen Strahlengang vor allem bei retrokardial und im hilären Umgebungsbereich gelegenen Prozessen als wertvolle Zusatzuntersuchungen.

Unterschiedliche Aufnahmetechnik führt häufig zu Fehlbeurteilungen, indem Befundänderungen vorgetäuscht werden, die dann für die endgültige Beurteilung ausschlaggebend gewertet werden. Eine aufgrund des röntgenologischen Charakters tuberkulöser Lungenveränderungen fälschlich angenommene Befundaktivität führt nicht selten dazu, für ungerechtfertigt lange Perioden Arbeitsunfähigkeit bzw. eine eingeschränkte Leistungsfähigkeit anzunehmen und dementsprechend die MdE höher zu veranschlagen. Diese Schwierigkeit macht sich vor allem bei der vergleichenden Beurteilung von Schichtaufnahmen bemerkbar, wo schon geringe Unterschiede in der Aufnahmehärte, Schichttiefe und Lagerung des Untersuchten Befundänderungen vortäuschen können.

Aufgrund der guten therapeutischen Möglichkeiten mit relativ rascher Befundrückbildung und Stabilisierung bei komplikationslosem Verlauf und geringerer Rezidivhäufigkeit ändert sich die Wertigkeit röntgenologischer tuberkulöser Restbefunde in ihrer Bedeutung für die Beurteilung der Leistungsfähigkeit eines Erkrankten. Häufig läßt sich kaum zwischen zartwandigen Restkavernen und Emphysemrandblasen unterscheiden. Da aber erstere als gereinigte Vernarbungszustände anzusehen sind, können sie, sofern sie nicht zu einer Funktionseinschränkung führen, bei der Beurteilung der MdE unberücksichtigt bleiben. Das gleiche gilt für kleine Aufhellungsfiguren innerhalb dichterer Verschattungen, die sowohl restlichen kleinkavernösen wie bronchiektatischen oder emphysematösen Veränderungen im Narbenbereich entsprechen könnten. Da gutachterliche Untersuchung nach bereits längerer tuberkulostatischer Behandlung erfolgt, ist eine Differenzierung für die Begutachtung kaum von Bedeutung.

Bronchiektasen können zwar bei Unterhaltung chronischer Bronchitiden eine Rolle spielen und müssen dann auch in der Gesamtbeurteilung berücksichtigt werden, sind aber funktionell nicht von großem Einfluß.

Die röntgenologischen Kriterien zur Aktivität eines spezifischen Restbefundes sind nicht sehr verläßlich. Eindeutig liegt Aktivität bei Befundprogredienz vor. Nicht haltbar ist jedoch die frühere Auffassung, daß jeder tuberkulöse Befund, der noch eine Änderung erkennen läßt, als „aktiv“ zu betrachten sei, was zu dem Begriff „aktiv im Sinne der Rückbildung“ führte. Die Schrumpfung eines sich zurückbildenden tuberkulösen Prozesses entspricht normalen Heilungs- und Vernarbungsvorgängen, die nicht mit einem fortschreitenden infiltrativen Prozeß gleichgesetzt werden können. Dementsprechend läßt sich bei einer solchen Befundentwicklung auch nicht eine höhere MdE damit begründen, daß „der Prozeß noch nicht zur Ruhe gekommen sei“.

Wesentlich für die Beurteilung tuberkulöser Lungenveränderungen bei entschädigungspflichtigen Erkrankungen ist die Aussage, ob bereits ältere tuberkulöse Residuen innerhalb eines frischen Prozesses oder an anderer Stelle erkennbar sind. Sie ermöglichen, wenn auch mit gewissen Einschränkungen, die Differenzierung einer Tuberkulose in Primärtuberkulose, Exazerbation oder Superinfektion.

Da die Deutlichkeit solcher Restbefunde mit der Aufnahmetechnik und Qualität erheblich wechseln kann, müssen zu Vergleichszwecken alle erreichbaren Aufnahmen herangezogen werden. Nicht immer lassen sich geringfügige tuberkulöse Restbefunde und die normale Strukturzeichnung der Lunge voneinander unterscheiden. Durch Gefäßüberlagerung vorgetäuschte Befunde können häufig durch gezielte Schrägaufnahmen, evtl. auch Schichtaufnahmen im schrägen Strahlengang abgeklärt werden.

Von Inaktivität eines tuberkulösen Restbefundes geht man aus, wenn dieser sich über einen längeren Zeitraum stabil gezeigt hat, wobei man heute ein Intervall von 2–3 Jahren als ausreichend ansieht.

3. Lungenfunktionsprüfungen

Wesentlich zur Beurteilung des Ausmaßes einer Leistungseinschränkung nach tuberkulöser Erkrankung trägt heute das Ergebnis der Lungenfunktionsprüfung bei mit Erweiterung der Ruhespirometrie durch Ergospirometrie und Ganzkörperplethysmographie; hinsichtlich der Methodik und Beurteilung sei auf die zu dieser Thematik reichlich vorliegende Literatur verwiesen (Comroe u.Mitarb. 1968; König u.Mitarb. 1962; Hertz 1965, 1968; Ulmer u.Mitarb. 1970; Ferlinz 1978; Doll 1973; Reichel 1972; Witte 1977; Zeilhofer 1960, 1973; Overrath 1958; Bühlmann u. Rossier 1970).

Zwar kann die Messung der Vitalkapazität allein nicht als ausreichend angesehen werden, zumal dieser Wert, wie auch die übrigen in der Ruhespirometrie gemessenen Werte, sehr von der Mitarbeit des Probanden abhängig und dementsprechend bis zu einem gewissen Grade willkürlich beeinflußbar ist, doch ist andererseits auch heute noch die sog. „kleine Spirometrie", die keinen großen apparativen Aufwand erfordert, bei guter Untersuchungstechnik für eine Bewertung der Lungenfunktionsbreite ausreichend (Harnoncourt u. Forche 1973). Die Aussagefähigkeit wird durch Messung weiterer, von der Mitarbeit des Probanden unabhängiger Werte, wie der Resistance, Compliance und des intrathorakalen Gasvolumens verbessert (Bergstermann u.Mitarb. 1977).

Restriktive Ventilationsstörungen stärkeren Ausmaßes können nach einer Tuberkulose infolge ausgedehnter Schwartenbildung oder narbig-zirrhotischer Schrumpfung auftreten. Verziehung der Bronchialverläufe und mangelnde Elastizität mit allmählicher Entwicklung deformierender Bronchopathien führen zur Obstruktion mit begleitendem Lungenemphysem und münden schließlich in das typische Krankheitsbild einer chronisch obstruktiven Bronchitis. In aller Regel werden sich solche Veränderungen heute bei Neuerkrankungen nicht in dem Maße entwickeln, daß sie spirometrisch erfaßt werden können und eine so weitgehende Beeinträchtigung der Lungenfunktionsbreite verursachen, daß eine Minderung der Erwerbsfähigkeit meßbaren Grades und damit rentenfähigen Ausmaßes besteht. Ein nicht sehr ausgedehnter Restbefund wird voll kompensiert. Das gilt zum großen Teil auch für Zustände nach Teilresektionen. Selbst eine Lappenresektion hat normalerweise, wenn keine zusätzlichen Veränderungen wie z.B. ausgedehntere postoperative Schwartenbildungen vorliegen, kaum funktionelle Auswirkungen. Allerdings kann sich im weiteren Verlauf mit Nachlassen der Kompensationsfähigkeit im höheren Alter eine deutliche Funktionsminderung einstellen, die dann natürlich erneuter Begutachtung bedarf (Hirdes u.Mitarb. 1961; Gierhake u. Bikfalvi 1962).

Beeinträchtigt wird die Beurteilung dadurch, daß noch keine allgemeinverbindlichen Richtwerte festgelegt wurden und damit häufig verschiedene Normwerte als Bezugsgrößen herangezogen werden (CARA u.Mitarb. 1961; AMREIN u.Mitarb. 1969; RÜHLE u. MATTHYS 1976; SMIDT u. NERGER 1976; BRUCE 1976). Man kann jedoch davon ausgehen, daß unter Berücksichtigung der altersabhängigen Abnahme der Ventilationsgrößen eine nennenswerte Minderung der pulmonalen Leistungsbreite erst dann vorliegt, wenn die altersentsprechenden Normwerte um mehr als 30% unterschritten werden. Unter Beachtung der an sich schon großen Schwankungsbreite der Ventilationsgrößen können Verringerung oder Zunahme der Meßwerte um einige 100 ml nicht im Sinne einer Befundverschlechterung oder Verbesserung gedeutet werden. Maßgeblich ist erst eine konstant festzustellende Änderung der Werte. Eine mäßige Einschränkung der pulmonalen Leistungsbreite wird unter Ruhebedingungen oft nicht faßbar, sondern zeichnet sich erst unter den Bedingungen der Ergospirometrie ab, die damit auch bei weniger ausgedehnten röntgenologischen Befunden, jedoch vom Patienten geklagter, möglicherweise pulmonal bedingter Einschränkung der Leistungsfähigkeit zu einer notwendigen Zusatzuntersuchung wird.

Die Blutgasanalyse in Ruhe und unter Belastung kann weitere Hinweise geben (REICHEL 1973; LOEW u. THEWS 1977; HERTZ 1968). Auch dabei sind die normalen Schwankungsbreiten und die Altersabhängigkeit der Werte zu berücksichtigen. Auswertbar ist vor allem ein deutlich abfallender Trend der pO_2-Werte und Ansteigen der pCO_2-Werte im Laufe der Belastung, die Hinweise auf eine Diffusionsstörung mit daraus resultierender Globalinsuffizienz geben. Tuberkulöse Veränderungen führen allerdings nur bei Ausfall größerer Lungenpartien zu pathologischen Befunden; selbst grobe narbige Verdichtungsbezirke oder eine Resektionsbehandlung zeigen i.allg., solange sie kompensiert werden und eine dadurch verursachte Verteilungsstörung nicht zu ausgeprägt ist, keine meßbaren Veränderungen.

4. Nur in Sonderfällen notwendige Zusatzuntersuchungen

Normalerweise läßt sich eine tuberkulös bedingte Leistungseinschränkung mit den üblichen röntgenologischen, kardiologischen und spirometrischen Untersuchungen ausreichend gut beurteilen; gravierende Funktionsminderungen werden für die an sich groben Beurteilungsmaßstäbe genügend genau differenzierbar, geringfügige Befunde bleiben ohnehin für die Einschätzung der rentenfähigen Minderung der Erwerbsfähigkeit unberücksichtigt. Invasive Untersuchungsmethoden sind daher nur selten weiterführend. Sie können dagegen von Bedeutung sein, wenn es gilt, mit den üblichen Methoden nicht greifbare Anfangsbefunde zu erfassen, was die spätere Verlaufsbeurteilung und Differenzierung von Krankheitssymptomen erleichtern könnte. Darüber hinaus könnten sie bei der Abklärung einer Diskrepanz zwischen Beschwerdebild des Erkrankten und tuberkulösem Organbefund eine Hilfe sein.

Es ist jedoch zu berücksichtigen, daß für invasive Untersuchungen keine Duldungspflicht des Versicherten besteht. Bronchoskopie und Bronchographie sind gelegentlich erforderlich, wenn Bronchiektasen als Folgeerkrankung einer abgelaufenen Tuberkulose angesehen und ursächlich für eine chronische Bronchitis verantwortlich gemacht werden.

Da die Untersuchung mit den modernen flexiblen Bronchoskopen nur eine geringe Belastung bedeutet, zudem eine Bronchographie in einem Untersuchungsgang angeschlossen werden kann und auch streng lokalisiert durchzuführen ist, sind diese Untersuchungsmethoden bei bestimmten Fragestellungen durchaus zumutbar.

Als weitere Zusatzmethode können bioptische Untersuchungen in Betracht kommen. Manche Befunde, die röntgenologisch dem Bild einer Tuberkulose ähneln, erweisen sich dann histologisch als Sarkoidose, allergische Alveolitis oder Taubenzüchterlunge, um nur einige Beispiele zu nennen.

Während mit der üblichen Lungenfunktionsprüfung nur global Funktionsstörungen erfaßt werden können, erlaubt die nuklearmedizinische Verteilungsdiagnostik eine genaue Lokalisation von Bezirken mit Minderdurchblutung oder Minderbelüftung (Henning u.Mitarb. 1968; Ingrisch u.Mitarb. 1973; Wagner 1976; Lütgemeier u.Mitarb. 1977). Es ist allerdings fraglich, ob sich durch diese Methodik für die gutachterliche Beurteilung möglicher Funktionseinschränkung nach tuberkulöser Erkrankung wesentliche Zusatzergebnisse erheben lassen. Kaum voneinander zu differenzieren, werden auch Veränderungen erfaßt, die mit der abgelaufenen Tuberkulose nicht in Zusammenhang stehen, sich möglicherweise aber in früher tuberkulös betroffenen Bezirken finden und dann zu Fehlbeurteilungen Anlaß geben, da eine Differentialdiagnose auf diese Weise nicht möglich ist. Auch gibt es bisher kein Bewertungssystem, um szintigraphische Befunde, tuberkulösen Restzustand und dadurch verursachte Funktionseinbuße miteinander in Beziehung zu setzen.

Um eine kardiale Beteiligung nicht zu übersehen, die sich anfänglich weder röntgenologisch noch elektrokardiographisch erfassen läßt, wohl aber schon bei Minderung der körperlichen Leistungsfähigkeit eine zusätzliche Rolle spielen kann, wird man in einigen Fällen eine eingehendere kardiologische Diagnostik mit Rechtsherzkatheterisierung vorschlagen. Für die funktionelle Beurteilung verläßliche Werte sind nur so zu erhalten. Außerdem lassen sich von der pulmonalen Erkrankung unabhängige kardio-pathologische Situationen auf diese Weise sicher differenzieren (Schüren u. Hüttemann 1973; Hilpert 1976; Klinge 1976).

V. Zusammenfassende Beurteilung

Während bei einer als möglicherweise entschädigungspflichtig anzusehenden tuberkulösen Erkrankung für die gutachterliche Beurteilung allein die auf die Tuberkulose zurückzuführenden Organveränderungen und dadurch bedingte Leistungseinschränkung ausschlaggebend sind und von zusätzlich bestehenden Behinderungen deutlich getrennt werden müssen, steht bei der Beurteilung einer tuberkulösen Erkrankung unter dem Blickwinkel der Renten- und Sozialversicherung das Gesamtkrankheitsbild zur Diskussion. Im ersten Fall sieht sich der Gutachter nach Zusammenstellen aller erreichbaren Informationen vor der Aufgabe, die Zusammenhangsfrage der größten Wahrscheinlichkeit nach zu entscheiden und im positiven Falle die Krankheitsfolgen in ihrer Auswirkung auf die Leistungsfähigkeit des Erkrankten zu beurteilen. Dabei ist nicht nur wesentlich, ob überhaupt eine tuberkulöse Exposition oder eine zu einer tuberkulösen Erkrankung führende Situation nachweisbar ist, sondern auch, ob die zeitlichen Zusammenhänge gewahrt sind und die Umstände geeignet waren, eine Infektion zustande kommen zu lassen. Im zweiten Fall ist das Gesamtkrankheitsbild zu sehen, wobei die Tuberkulose nicht im Vordergrund zu stehen braucht, und durch Addition aller die Leistungsfähigkeit beeinträchtigenden Faktoren das noch verbliebene Leistungsvermögen zu beurteilen.

Übersichtlich und auch für Nichtmediziner einsehbar sind in der abschließenden Stellungnahme die Fakten zu koordinieren. Eine Bejahung eines situationsbedingten Zusammenhangs bei entschädigungspflichtiger Erkrankung ist zwar nur bei ausreichender Wahrscheinlichkeit möglich, es besteht jedoch nicht die Notwendigkeit, einen Zusammenhang mit an Sicherheit grenzender Wahrscheinlichkeit nachzuweisen, was unter Berücksichtigung der natürlichen Gegebenheiten bei einer Infektionskrankheit und den sich zur Beurteilung anbietenden Anhaltspunkten wohl nur in seltenen Fällen zu erfüllen wäre.

In der abschließenden Beurteilung muß die gutachterliche Entscheidung im Hinblick auf die derzeit maßgebliche medizinische Lehrmeinung begründet oder auch mit früheren gutachterlichen Stellungnahmen koordiniert bzw. bei Nichtübereinstimmung in Gegenüberstellung diskutiert werden.

E. Beurteilung der Minderung der Erwerbsfähigkeit als Folge tuberkulöser Erkrankung

Mit Entwicklung der modernen tuberkulostatischen Chemotherapie hat die Tuberkulose in mehrfacher Hinsicht an Bedeutung verloren. Die Erkrankungshäufigkeit ist erheblich zurückgegangen, von einer Seuche kann man nicht mehr sprechen, der Krankheitsverlauf ist wesentlich kürzer, die Krankheitsfolgen sind weniger schwer und die Rezidivneigung der Tuberkulose bedeutet keine lebenslängliche Bedrohung mehr für den Erkrankten (FREERKSEN 1978).

Die gutachterliche Beurteilung der Tuberkulose hat sich dieser Entwicklung bisher jedoch nur partiell angepaßt, so daß sich damit sehr unterschiedliche Einschätzungen der Krankheitsfolgen finden.

Soweit für verschiedene Versicherungszweige Richtlinien vorliegen, wird man sich weitgehend an diese halten. Das gilt für das Versorgungswesen:

Ärztliche Beurteilung Beschädigter, 3. Aufl. (SCHÖNEBERG 1967);

Anhaltspunkte für die ärztliche Gutachtertätigkeit im Versorgungswesen, Ausgabe 1973;

und für Begutachtungen im Rahmen des Schwerbehindertengesetzes:

Anhaltspunkte für die ärztliche Begutachtung Behinderter nach dem Schwerbehindertengesetz (RAUSCHELBACH u. POHLMANN 1977). Eine Empfehlung liegt auch vor von seiten der Rentenversicherungen und des DZK (Verband Deutscher Rentenversicherungsträger 1967, DZK 1972, 1978).

Für die gutachterliche Beurteilung der Tuberkulose wurde 1973 versucht, Richtlinien zu entwerfen, die bis zu einem gewissen Grade die Entwicklung der letzten Jahre berücksichtigen. Es zeigte sich jedoch in der Folgezeit rasch, daß sie den geänderten Verhältnissen nicht gerecht wurden (Kongreßbericht, Norddtsch. Ges. Tuberk. Lungenkr. 1973). Aus der Praxis heraus hat sich dann eine allmähliche Wandlung vollzogen, die erkennen läßt, daß Richtlinien zur Einschätzung der MdE, wie sie z.B. in der Unfallversicherung vorgegeben sind, für die Tuberkulose ihren Sinn verlieren. Sie wären für den Regelfall gedacht, doch in der Regel gibt es nach tuberkulöser Erkrankung heute keine wesentliche Einschränkung der Leistungsfähigkeit mehr, jedenfalls nicht für den versicherungsrechtlich maßgebenden Zeitraum nach Abschluß der stationären Behandlung. Die in Einzelfällen auftretenden schwereren Erkrankungsfolgen müssen ohnehin individuell beurteilt werden.

Das Bemühen, einem an Tuberkulose Erkrankten wegen der noch immer enormen sozialen Bedeutung dieser Krankheit eine rasche Rückkehr in seinen Beruf, und zwar in jeden, zu ermöglichen, machte eine Korrektur früherer Vorschläge nötig.

Während früher für die Zeit noch vermuteter Aktivität des tuberkulösen Prozesses immer eine MdE von 100% angenommen wurde, ist heute der Erkrankte nur während seines stationären Aufenthaltes bzw. noch bestehender Infektiosität im eigentlichen Sinne nicht erwerbsfähig. Das bedeutet jedoch nicht, daß die MdE für diesen Zeitraum mit 100% anzusetzen wäre. Da eine gutachterliche Einschätzung der Minderung der Erwerbsfähigkeit erst nach Abschluß der stationären Behandlung, teils auch erst nach Wiederaufnahme der beruflichen Tätigkeit gefordert wird, kann die vorausgegangene Krankheitsperiode bei Bemessung der MdE unberücksichtigt bleiben.

Bei komplikationslosem Krankheitsverlauf sind die Patienten heute nach Entlassung aus stationärer Behandlung arbeitsfähig. Die Vorstellung, körperliche Belastung könne einen negativen Einfluß auf den weiteren Verlauf haben oder gar die Rezidivneigung fördern, läßt sich heute nicht mehr aufrechterhalten. Auch die früher häufige Beschränkung der beruflichen Tätigkeit auf bestimmte Arbeitsbereiche kann nicht mehr begründet werden.

Bei nicht sehr ausgedehnten Tuberkulosen mit guter Rückbildungstendenz und funktionell nicht wirksamem Restbefund wird lediglich für die Zeit noch weitergeführter ambulanter Behandlung eine MdE von 20% angenommen, da die Chemotherapie häufig das Allgemeinbefinden und nicht zuletzt die geistige Leistungsfähigkeit beeinträchtigen kann.

Mit Absinken der MdE unter 20% nach Abschluß der Chemotherapie und angesichts des dann als stabilisiert anzusehenden Restbefundes entfällt auch die Notwendigkeit weiterer regelmäßiger gutachterlicher Untersuchungen. Sie sollten erst erneut angesetzt werden, wenn die weitergeführten fachärztlichen Kontrolluntersuchungen einen Hinweis auf eine Befundverschlechterung geben, sei es durch Exazerbation, sei es durch Entwicklung einer respiratorischen oder kardialen Leistungseinschränkung infolge nachlassender Kompensationsmöglichkeit.

Bei gröberen Restbefunden oder Zuständen nach operativen Eingriffen wird die Staffelung der MdE allein von der meßbaren Funktionseinschränkung bestimmt; das heißt, daß auch nach einer Lappenresektion unter Umständen keine rentenfähige MdE festzustellen ist, was spätere Befundverschlechterung jedoch nicht ausschließt und damit in größeren Abständen regelmäßige gutachterliche Untersuchungen notwendig macht. In diesen Fällen sollten möglichst eingehende pulmonologische und kardiologische Untersuchungen erfolgen, da dem Erkrankten einerseits eine Beeinträchtigung der Leistungsfähigkeit infolge der Lungenveränderungen noch nicht bewußt zu sein braucht, andererseits aber das Datum der Feststellung der Befundverschlechterung für den Leistungseintritt der Versicherungsträger bestimmend ist.

Man wird heute also nicht mehr wie bei der früheren Beurteilung in erster Linie den röntgenologischen Befund zugrunde legen, sondern entsprechend dem Verfahren bei der Silikose vor allem die pulmonale Leistungsfähigkeit als Richtlinie ansetzen. Selbst ein relativ ausgedehnter Restbefund braucht, sofern sich eine Funktionsminderung im eigentlichen Sinne nicht feststellen läßt, keinen Anlaß zu einer höheren Einstufung der MdE zu geben.

Sind spirometrisch oder kardiologisch tatsächlich auf die abgelaufene Tuberkulose zurückzuführende Funktionseinschränkungen nachweisbar, so ist das Ausmaß der MdE nach ihnen auszurichten (Herzog u. Mitarb. 1979). Je nach Schwere der Funktionseinschränkung oder dem zu vermutenden weiteren Verlauf sind gutachterliche Untersuchungen in Abständen von $^1/_2$ bis zu 3 Jahren anzusetzen und entsprechend den dann erhobenen Vergleichsmessungen die MdE zu schätzen.

Eine MdE von 30% ist anzunehmen bei einer Herabsetzung der spirometrischen Werte in dem Bereich zwischen 50 und 65% der Norm; eine evtl. kardiale Beteiligung käme als weiterer Faktor hinzu.

Eine MdE von 50%, damit dann u.U. auch bereits je nach beruflicher Tätigkeit Erwerbs- oder Berufsunfähigkeit bedeutend, wäre bei Herabsetzung der spirometrischen Werte auf 35–50% der altersentsprechenden Normwerte anzusetzen. Gegebenenfalls ist eine kardiale Mitbeteiligung zusätzlich zu berücksichtigen. Eine MdE von 80–100% ergibt sich bei noch niedrigeren Werten, die dann wohl immer mit Erwerbs- oder Berufsunfähigkeit einhergehen dürften.

Anders ist die Situation bei an Tuberkulose erkrankten Personen, die bisher nach früher geltenden Beurteilungskriterien eingestuft wurden.

In diesen Fällen mit nach heutiger Ansicht häufig ungerechtfertigt hohen, aber oft schon über viele Jahre gewährten Renten kommt eine Herabsetzung nur in manchen Fällen in Betracht. Eine sofortige Anpassung an die heutige Vorstellung wäre auch juristisch nicht zu vertreten; eine gewisse Anpassung sollte aber versucht werden. Bei seit langem inaktiven Prozessen läßt sich unter Hinweis auf die gesicherte Heilungsbewährung eine Herabsetzung der Rente gelegentlich rechtfertigen. Daneben ist eine Anpassung der kardiopulmonalen Verhältnisse an den Zustand nach der Erkrankung bzw. nach der Operation oder auch eine Änderung der beruflichen Verhältnisse zu berücksichtigen.

Bei Beurteilung Erkrankter aus dem Blickwinkel der Rentenversicherung lassen sich feste Richtlinien, bezogen auf tuberkulöse Erkrankungsfolgen, ohnehin nicht verwenden; der tuberkulöse Restbefund ist in das Gesamtkrankheitsbild einzuordnen, womit sich seine Wertigkeit verschiebt. Grundsätzlich müssen aber die geänderten Beurteilungen der Tuberkulose auch in diesem Bereich berücksichtigt werden.

Anerkennung einer tuberkulösen Erkrankung als Berufskrankheit, Arbeits- oder Dienstunfall, Wehrdienstbeschädigung oder Verfolgungsleiden beinhaltet nicht regelmäßig einen Rentenanspruch, sondern es muß zwischen einer entschädigungspflichtigen und nicht bzw. noch nicht entschädigungspflichtigen Erkrankung unterschieden werden. Im letzteren Fall ist die krankheitsbedingte Minderung der Leistungsfähigkeit entweder gar nicht meßbar oder doch so gering, daß sie unter 20% bzw. bei Versorgungsleiden unter 25% einzuschätzen ist.

Durch Verschlimmerung kann sich später aus einer nicht entschädigungspflichtigen eine entschädigungspflichtige Krankheit entwickeln, sei es durch Rezidiv der Tuberkulose, sei es durch Manifestation einer Organtuberkulose als Folge einer Unfall- oder berufsbedingten bzw. auf Verfolgungsmaßnahmen zurückzuführenden Tuberkulose. Auch das Auftreten von Folgeerkrankungen der betroffenen Organe z.B. Entwicklung einer respiratorischen oder kardialen Insuffizienz infolge einer Lungentuberkulose ist in diesem Zusammenhang zu berücksichtigen. Durch einen Verschlimmerungsantrag ist eine solche Entwicklung dem Versicherungsträger anzuzeigen.

F. Notwendigkeit der Revision gutachterlicher Betrachtung bei der Beurteilung tuberkulöser Erkrankungen

In den letzten Jahren hat sich das Krankheitsbild der Tuberkulose grundlegend gewandelt. Durch die therapeutischen Möglichkeiten ist die im eigentlichen

Sinne aktive Tuberkulose oft schon nach wenigen Wochen überwunden, die Rückbildung pulmonaler Veränderungen erfolgt entsprechend rasch, häufig bleibt kaum ein nennenswerter Restbefund.

Die früher gefürchtete Rezidivneigung der Tuberkulose, die sie zu einer „lebensbegleitenden" Erkrankung werden ließ, hat heute ihre Bedrohlichkeit verloren.

Da bei intensiver und ausreichend langer Behandlung Rezidive nur relativ selten auftreten und sich dann ebenso gut behandeln lassen wie die Ersterkrankung, häufig ambulant, ohne daß die berufliche Tätigkeit unterbrochen werden muß, schwand auch ihre Bedeutung als zusätzlicher Faktor im Sinne eines ideellen Schadens.

Unter Berücksichtigung dieser völlig geänderten Verhältnisse wird eine Revision der ärztlichen Betrachtungsweise und damit auch der gutachterlichen Auffassung unumgänglich (JENSEN u.Mitarb. 1977; FREERKSEN 1973; CLAUSS u. Mitarb. 1975).

Die Frage nach der tatsächlichen Infektionsgefährdung ist präziser zu stellen, der tuberkulöse Prozeß selbst genauer zu beurteilen. Nicht selten wurden früher Exazerbationen als Berufskrankheit lediglich im Hinblick darauf anerkannt, daß eine Infektionsgefährdung vermutlich bestand, fußend auf der Vorstellung, daß erneutes Keimangebot eine Exazerbation auslösen könne. Dagegen sprechen jedoch neuere experimentelle Befunde (BORNGRÄBER 1973).

Dieser Wandel wurde in seiner Bedeutung bei manchen Gutachtern, vor allem aber bei den Erkrankten selbst nur bedingt wahrgenommen, so daß sich der Eindruck zu gering bemessener Entschädigung immer wieder einstellt. Dies ist um so verständlicher, als der Tuberkulose immer noch ein den Erkrankten abwertender Charakter anhängt und teilweise noch ältere Behandlungsmaßnahmen durchgeführt werden, die dem Erkrankten auch das Gefühl vermitteln müssen, an einer besonders lang sich hinziehenden, bedrohlichen und ihn sozial beeinträchtigenden Krankheit zu leiden.

Grundsätzlich ist heute davon auszugehen, daß für die Bemessung der MdE die meßbare funktionelle Leistungseinschränkung maßgebend wird; lassen sich entsprechende Befunde nicht erheben, so besteht auch keine rentenfähige Minderung der Erwerbsfähigkeit. Abgesehen von Sonderfällen ist daher heute eine über einen längeren Zeitraum zu gewährende Rente nach tuberkulöser Erkrankung nicht mehr zu begründen.

Zur Berufsunfähigkeit oder Erwerbsunfähigkeit wird es bei Neuerkrankungen kaum noch kommen, es sei denn, es liegen Prozesse mit ausgedehnter pulmonaler Zerstörung oder Schwartenbildung vor oder operative Eingriffe führen zu erheblicher Leistungsminderung.

Wieweit es gerechtfertigt ist, allein die Tatsache noch weitergeführter ambulanter Behandlung bei bereits voller beruflicher Tätigkeit als Anlaß für eine Rentenzahlung bei entschädigungspflichtigen Erkrankungen anzusehen, mag strittig sein. In vielen Fällen werden jedoch Beschwerden mit verminderter körperlicher und vor allem geistiger Leistungsfähigkeit angegeben, die als Krankheitsfolge berücksichtigt werden sollten (CLAUBERG 1978).

Bei der heute möglichen intensiven Therapie ist i.allg. eine Behandlungszeit von $^1/_2$ bis max. 2 Jahren ausreichend, so daß eine während der ambulanten Behandlung noch gewährte Rente immer als eine „Rente auf Zeit" anzusehen ist und die Festsetzung einer Dauerrente allein wegen einer Tuberkulose kaum noch vorkommt.

Damit können, sofern nicht in absehbarer Zeit eine Befundverschlechterung zu erwarten ist, auch die regelmäßigen gutachterlichen Kontrolluntersuchungen entfallen. Ausreichend ist eine erste eingehende gutachterliche Untersuchung nach Abschluß der stationären Behandlung, wobei Bezugsbild das zu diesem Zeitpunkt bestehende Krankheitsbild ist und nicht der Krankheitszustand zur Zeit der Diagnosestellung. Das bedeutet bei gleichem Restbefund, daß eine anfänglich kavernöse Lungentuberkulose nicht schwerer zu bewerten zu sein braucht als ein infiltrativer oder produktiver Prozeß mit nur einzelnen Herdsetzungen. Auch die Frage, ob anfänglich Bakterien ausgeschieden wurden oder nicht, ist für die gutachterliche Beurteilung letztlich unerheblich.

Ausmaß und Art des Restbefundes spielen nur hinsichtlich der durch sie verursachten Funktionseinschränkung eine Rolle; d.h. auch eine Restkaverne, sofern Infektiosität nicht mehr besteht, ist ohne Belang für die Begutachtung und ebenso unwesentlich für die Beurteilung der Arbeitsfähigkeit. Als gerechtfertigt könnte man allerdings ansehen, daß Personen mit Restkavernen vorsichtshalber nicht in Berufen, die engen Kontakt mit Jugendlichen mit sich bringen, oder im Lebensmittelbereich tätig sein sollten. In diesen Fällen wäre die Frage zu diskutieren, ob eine operative Sanierung zu empfehlen ist. Grundsätzlich ist ein an Tuberkulose Erkrankter mit Wegfall der Infektiosität uneingeschränkt arbeitsfähig, sofern keine funktionelle Leistungsminderung infolge der Erkrankung besteht.

Insgesamt ist festzuhalten, daß die Tuberkulose mit Verschwinden ihrer medizinischen Sonderstellung auch ihre Sonderstellung in der Begutachtung weitgehend verlieren muß.

Literatur

Amrein, R., Keller, R., Joos, H., Herzog, H.: Neue Normalwerte für die Lungenfunktionsprüfung mit der Ganzkörperplethysmographie. Dtsch. Med. Wochenschr. **36**, 1785–1793 (1969)

Austerhoff, A., Kindler, U., Knop, P., Knieriem, H.-J.: Lebertoxizität einer Rifampicin-Kombinationstherapie. Dtsch. Med. Wochenschr. **99**, 1182–1188 (1979)

Baader, E.W., Niedling, H.: Tuberkulose als Berufskrankheit. In: Handbuch der gesamten Arbeitsmedizin, Bd. II/1. Bander, E.W. (Hrsg.). Berlin, München, Wien: Urban & Schwarzenberg 1961

Baur, U.: Die ärztliche Schweigepflicht unter besonderer Berücksichtigung der Auskunftspflicht gegenüber Behörden und Versicherungen. Arzt, Apoth., Krankenhaus **6**, 11–21 (1977)

Bergstermann, H., Emslander, H.P., Fruhmann, G.: Klinische Lungenfunktionsprüfungen. Internist **18**, 605–614 (1977)

Bleiker, M.A., Fayers, P.M., Neumann, G.: Die Tuberkulose-Infektionsraten in Stuttgart in den Jahren 1961–1971. Dtsch. Med. Wochenschr. **21**, 1066–1077 (1973)

Blickle, R.: Minderung der Erwerbsfähigkeit im Rahmen der Schülerunfallversicherung. Med. Sachverständ. **5**, 102–103 (1978)

Bloedner, C.D.: Die Tuberkulose in der Begutachtung. Zur Frage des zeitlichen Zusammenhangs zwischen Exposition und Manifestation. Prax. Pneumol. **28**, 505–510 (1974)

Blohmke, M., Ferber, Chr.V., Kisker, K.P., Schaefer, H. (Hrsg.): Handbuch der Sozialmedizin. Stuttgart: Enke 1976

Borngräber, W.: Tierexperimentelle Untersuchungen zur Aktivierbarkeit bestehender tuberkulöser Herde durch Tuberkulin und durch erneutes Angebot von Tuberkelbakterien. Dissertation, Med. Universität Hamburg 1973

Breithaupt, H.: Die Rechtssprechung des Reichsversicherungsamtes auf Grund der Unfallversicherungsgesetze vom 30. Juni 1900 unter Berücksichtigung der Reichsversicherungsordnung vom 19. Juni 1911. Berlin 1912. (Neuaufl.) München: Stutz 1956

Bruce, J.: The early detection of airway obstruction: another perspective. Am. J. Med. **60**, 619–624 (1976)

Bühlmann, A.A., Rossier, P.H.: Klinische Pathophysiologie der Atmung. Berlin, Heidelberg, New York: Springer 1970

Bulla, A.: Tuberkulosepatienten – wie viele gibt es? WHO-Materialien. Z. Erkr. Atmungsorgane **152**, 70–78 (1979)
Bundesentschädigungsgesetz, 17. Aufl. München: Beck 1974, Nachtrag 1975
Bundessozialhilfegesetz, 14. Aufl. München: Beck 1978
Bundesversorgungsgesetz, Soldatenversorgungsgesetz. München: Beck 1977–1978
Cäsar, P.: Das Tuberkulosehilfegesetz. Bundesarbeitsbl. **15** (1959)
Cara, M., Bolt, W., Coppée, G., Houberechts, A., Larenne, F., Sartoud, P., Sartorelli, E., Zorn, O.: Europäische Gemeinschaft für Kohle und Stahl. Leitfaden für die praktische Durchführung der Untersuchung der ventilatorischen Funktion durch die Spirographie. In: Schriftenreihe Arbeitshygiene und Arbeitsmedizin Nr. 2. Luxemburg 1961. Veröffentlichungsdienste der Europäischen Gemeinschaften
Clauberg, C.: Praktische Hinweise zur Begutachtung der Tuberkulose. Med. Sachverständ. **6**, 114–117 (1978)
Clauss, G., Freerksen, E., Godau, G., Jensen, E., Jentgens, H.: Tuberkulose heute und ihre Begutachtung. Kongreßbericht. Norddtsch. Ges. Tuberk. Lungenkr. **13**, 46–48 (1975)
Comroe, J.H., Forster, R.E., Dubois, A.B., Briscoe, W.A., Carlsen, E. (Hrsg.): Die Lunge, 2. Aufl. Stuttgart: Schattauer 1968
Deutsches Zentralkomitee zur Bekämpfung der Tuberkulose: Gesichtspunkte für die Begutachtung der Tuberkulose als Berufskrankheit, Arbeits- und Dienstunfall. Informationsbericht 1972
Deutsches Zentralkomitee zur Bekämpfung der Tuberkulose: „Atypische" Mykobakteriosen und Tuberkulose. – Die Tuberkulose 1971–1972. Informationsbericht 1974
Deutsches Zentralkomitee zur Bekämpfung der Tuberkulose: Tuberkulose-Bekämpfungsmaßnahmen in europäischen Ländern. – Statistische Angaben. Informationsbericht 1977
Deutsches Zentralkomitee zur Bekämpfung der Tuberkulose: Empfehlungen zur Beurteilung der Arbeitsfähigkeit, der Berufs- und Erwerbsunfähigkeit sowie der Erwerbsminderung bei den Tuberkulose Erkrankten. Informationsbericht 1978
Doll, E.: Methoden der Lungenfunktionsanalyse in der Klinik. Med. Klin. **68**, 229–236 (1973)
Etmer, F., Schulz, W.: RVO 3. Buch. Percha: Schulz 1978
Ferlinz, R.: Lungen- und Bronchialerkrankungen. Stuttgart: Thieme 1974
Ferlinz, R. (Hrsg.): Praktische Lungenfunktionsprüfung. Bücherei des Pneumologen, Bd. 3. Stuttgart: Thieme 1978
Freerksen, E.: Beschränkung freier Berufswahl, Rehabilitation und Schonbegriff nach tuberkulöser Erkrankung. Prax. Pneumol. **11**, 628–631 (1972)
Freerksen, E.: Gutachterliche Beurteilung von tuberkulösen Erkrankungen. Kongreßbericht. Norddtsch. Ges. Tuberk. Lungenkr. **13**, 46–48 (1973)
Freerksen, E.: Zeitgemäße Tuberkulosebehandlung. tägl. prax. **15**, 597–604 (1974)
Freerksen, E.: Tuberkulose im Wandel. Internist **19**, 156–160 (1978)
Gercke, W., Böchel, E.: Medizin im Sozialrecht. Neuwied: Luchterhand 1962
Gierhake, F.W., Bikfalvi, A.: Erfahrungen und Spätergebnisse bei 708 Lungenresektionen wegen Tuberkulose aus den Jahren 1951–1960. Tuberkulosearzt **16/4**, 193–201 (1962)
Godau, G.: Berufsinfektionen. Arbeitsmed. Sozialmed. Arbeitshyg. **8**, 281–284 (1967)
Godau, G.: Die Erkrankung an Tuberkulose als Arbeits- und Dienstunfall im Sinne des Unfallversicherungs-Neuregelungsgesetzes. Berufsgenossenschaft 311–315 (1970)
Götz, E., Rauschelbach, H.-H.: Anhaltspunkte für die ärztliche Gutachtertätigkeit im Versorgungswesen. Bundesministerium für Arbeit und Sozialordnung 1973
Harnoncourt, K., Forche, G.: Tagungsbericht der Arbeitsgemeinschaft für klinische Atemphysiologie. Graz 1973. Würzburg: City Schnelldruck
Hartung, W.: Gesichtspunkte für die Begutachtung des Narbenkarzinoms der Lunge. Prax. Pneumol. **31**, 160–164 (1977)
Haupt, R.: Narbenkrebs der Lunge. Leipzig: Barth 1973
Hennies, G.: Der Sachverständige im Recht der sozialen Sicherung. Dtsch. Ärztebl. **45**, 3245–3248 (1974)
Henning, K., Fritz, H., Woller, P., Franke, W.G., Kemnitz, H.P.: Die Lungenszintigraphie bei der Silikose-Begutachtung. ROEFO **108/3**, 303–313 (1968)
Hertz, C.W.: Zur Begutachtung von Lungenfunktionsstörungen durch den Arbeitsversuch. Dtsch. Med. Wochenschr. **11**, 461–467 (1965)
Hertz, C.W.: Begutachtung von Lungenfunktionsstörungen. Colloquium April, 1968 (Malente). Stuttgart: Thieme 1968

Herzog, H., Keller, R., Kopp, C., Perruchoud, A.: Die Begutachtung der kardiopulmonalen Insuffizienz. Prax. Pneumol. **33**, 71–84 (1979)
Hilpert, P.: Diagnostik und Therapie des Cor pulmonale. Therapiewoche **26**, 8756–8766 (1976)
Hirdes, J.H., Bosch, M.W., Olthof, G.K.A., Beumer, H.M.: Herz- und Lungenfunktion nach Pneumonektomie. Proc. Tuberc. Res. Counc. **48**, 45 (1961)
Hoppe, R.: Die Rentenentziehung bei Tuberkulose in der Deutschen Rentenversicherung. Prax. Pneumol. **21**, 759–765 (1967)
Ingrisch, H., Heinze, H.G., Pfeiffer, K.J., Lissner, J.: Lungenfunktions-Szintigraphie mit ^{133}Xenon. Münch. Med. Wochenschr. **9**, 341–347 (1973)
Jensen, E.: Die Begutachtung der Tuberkulose im Rahmen der Unfallversicherung. Tagungsbericht. 9. Kongreß Südd. Tb.-Ges. v. 21.–24. Mai 1959 in Passau. In: Tuberkulose-Bücherei. Stuttgart: Thieme 1960
Jensen, E.: 8. Wiss. Sitzung d. Bremischen Landesverbandes z. Bekämpfung der Tbk. Prax. Pneumol. **31**, 139–187 (1977)
Jensen, E.: Die Begutachtung der bovinen und aviären Tuberkulose aus human-medizinischer Sicht. Prax. Pneumol. **33**, 111–114 (1979)
Jensen, E.: Die Schülertuberkulose als Arbeitsunfall. Prax. Pneumol. **33**, 738–741, 874–875 (1979)
Jentgens, H.: Lungentuberkulose als Berufskrankheit. Zentralbl. Arbeitsmed. Arbeitsschutz **16/3**, 55–62 (1966)
Jentgens, H.: Die beruflich bedingte Tuberkulose unter arbeitsmedizinischen Gesichtspunkten. Arbeitsmed. Sozialmed. Arbeitshyg. **8**, 289–291 (1967)
Jentgens, H.: Die Erkrankung an Lungentuberkulose als Arbeits- und Dienstunfall im Sinne des Unfallversicherungsneuregelungs-Gesetzes. Beitr. Klin. Erforsch. Tuberk. Lungenkr. **140**, 61–71 (1969)
Jentgens, H.: Informationssammlung und Informationsbearbeitung im ärztlichen Gutachten. Med. Sachverständ. **6**, 117–120 (1978)
Kaltenbach, M.: Die Belastungsuntersuchung von Herzkranken. Kardiologische Diagnostik. Studienreihe Boehringer. Mannheim: Boehringer 1974
Kersten, E.: Koelschs Handbuch der Berufserkrankungen, 4. Aufl. Jena: VEB Fischer 1972
Klepzig, H.: Belastungsprüfungen von Herz und Kreislauf. Kurzmonographien Sandoz, No. 16. Nürnberg: Sandoz 1976
Klinge, R.: Kardiologische Diagnostik in interner Klinik und Praxis. Stuttgart: Schattauer 1976
König, K., Reindell, H., Roskamm, H.: Zur Frage der Ausbelastung bei spirometrischen Leistungsprüfungen. Dtsch. Med. Wochenschr. **25**, 1304–1310 (1962)
Konetzke, G.W.: Über Erkrankungen durch atypische Mykobakterien bei Silikotikern und Arbeitern mit fibrogener Staubexposition und ihre gutachterliche Beurteilung. Z. Erkr. Atmungsorgane **134/2**, 197–205 (1971)
Kreuser, F.: Zur Frage der Beurteilung der Bovinus-Tuberkulose in der Unfallversicherung. Prax. Pneumol. **24/5**, 319–328 (1970)
Kühn, S.J.: A psychosomatic approach to pulmonary tuberculosis. Health Sci. 1122-B (1973)
Kulpe, W.: Zur Berentung wegen Berufs- oder Erwerbsunfähigkeit. Fortschr. Med. **3**, 113–114/172 (1977)
Lechner, H.-J., Reimers, D.: Zur Frage der Lebertoxizität des Rifampicins. Prax. Pneumol. **27**, 241–249 (1973)
Lenoir, L., et al.: Indemnisation post mortem de la silico-tuberculose. Ann. Méd. Lég. **47/6**, 614–625 (1967)
Lock, W.: Die Infektiosität der Tuberkulose aus internationaler Sicht. Fortbildung Thoraxkr. **8**, 243–258 (1978) Stuttgart: Hippokrates
Loew, P.G., Thews, G.: Die Altersabhängigkeit des arteriellen Sauerstoffdruckes bei der berufstätigen Bevölkerung. Klin. Wochenschr. 40/**21**, 1093–1098 (1977)
Lütgemeier, J., Kampmann, H., Konietzko, N., Adam, W.E.: Lungendiagnostik mit Radionukliden. Stuttgart: Fischer 1977
Lydtin, K.: Kürzeste Inkubationszeit bei Lungentuberkulose. Münch. Med. Wochenschr. **113/37**, 1211–1212 (1971)
Marx, H.H.: Medizinische Begutachtung, 3. Aufl. Stuttgart: Thieme 1977
Meißner, G.: Die epidemiologische und klinische Bedeutung primär resistenter Infektionen. Beiträge zur Klinik der Tuberkulose **127/1**, 138–152 (1963)

Mlczoch, F.: Der ärztliche Gutachter. Grenzprobleme zwischen Rechtsprechung und Medizin. Mitt. Österr. Sanitätsverwalt. **7–8**, 1–8 (1974)
Müller, R.W.: Der Tuberkuloseablauf im Körper. Stuttgart: Thieme 1952
Müller, R.W.: Ein Gutachten von 1966 über die Tuberkulose eines Soldaten von 1944. Prax. Pneumol. **21**, 161–168 (1967)
Neuhäusler, A.: Kausalität und Wahrscheinlichkeit. Med. Sachverständ. **6**, 110–113 (1978)
Neumann, G.: Tuberkulose – Aspekte der modernen Epidemiologie. 25. Tag. Dtsch. Ges. Tuberk. Lungenkr., Hamburg 1972. Pneumonologie **148**, 233–244 (1973)
Neumann, G.: Wie ansteckungsfähig ist der Tuberkulosekranke? Rundtischgespräch. Fortbildung Thoraxkr. **8**, 243–258 (1978) Stuttgart: Hippokrates
Overrath, H.: Die Bedeutung der Lungenfunktionsdiagnostik für die Begutachtung und allgemeine Therapie der Lungentuberkulose. Tuberkulosearzt **12**, 425–438 (1958)
Rauschelbach, H.-H.: Ärztliche Begutachtung im Spannungsfeld zwischen Medizin, Recht und Auftraggeber. Med. Sachverständ. **2**, 22–25 (1979)
Rauschelbach, H.-H., Pohlmann, J.: Anhaltspunkte für die ärztliche Begutachtung Behinderter nach dem Schwerbehindertengesetz. Bundesminister für Arbeit und Sozialordnung 1977
Reichel, G.: Empfehlungen für die Durchführung von Lungenfunktionsprüfungen zur Beurteilung des bronchopulmonalen Systems in Klinik und Praxis. Dtsch. Med. Wochenschr. **43**, 1665–1668 (1972)
Reichel, G.: Blutgase. Diagnostik **6**, 371–375 (1973)
Reichsversicherungsordnung, Sozialgesetzbuch, 3. Aufl. München: Deutscher Taschenbuchverlag/ Beck 1977
Reindell, H.K., König, H., Roskamm, H.: Funktionsdiagnostik des gesunden und kranken Herzens. Stuttgart: Thieme 1967
Rewolk, H.-D.: Schwerbehindertengesetz (SchbG). Percha: Schulz 1976
Rühle, K.H., Matthys, H.: Kritische Auswahl von Sollwerten für ein Computer-Programm zur Routine-Lungenfunktionsdiagnostik. Pneumonologie **153**, 223–233 (1976)
Schliesser, Th.: Zur berufsbedingten vom Tier auf den Menschen übertragbaren Tuberkulose. Prax. Pneumol. **33**, 105–110 (1979)
Schöneberg, G.: Ärztliche Beurteilung Beschädigter, 4. Aufl. Darmstadt: Steinkopff 1967
Scholz, J.F.: Ärztliche Fragen zur Leistungsfähigkeit im Sinne des Arbeitsförderungsgesetzes und zum Begriff der Minderung der Erwerbsfähigkeit. Z. Allgemeinmed. **30**, 1531–1535 (1976)
Schröder, K.H.: Atypische Mycobakterien. Med. Klin. **72**, 1796–1802 (1977)
Schüren, K.P., Hüttemann, U.: Chronisch obstruktive Lungenerkrankungen: Lungenkreislauf und Herzfunktion bei unterschiedlichen klinischen Erscheinungsformen. Klin. Wochenschr. **51**, 605 (1973)
Schulze, W.: Die Erkrankung an extrapulmonaler Tuberkulose als Arbeits- und Dienstunfall im Sinne des Unfallversicherungs-Neuregelungsgesetzes. Praxis der ärztlichen Begutachtung. Beitr. Klin. Erforsch. Tuberk. Lungenkr. **140/1**, 71–78 (1969)
Schwewe, D.: Die Regelung der Tuberkulosebekämpfung in der Sozialversicherung. Bundesarbeitsbl. **15** (1959)
Seidel, H.: Rehabilitation von Patienten mit tuberkulösen Lungenerkrankungen. Kongreßbericht. Heidelberger Rehabilitationskongreß 1968. Stuttgart: Geutner
Seidel, H.: Neuere Gesichtspunkte für die Begutachtung der Lungentuberkulose. Prax. Pneumol. **31**, 140–143 (1977)
Smidt, U., Nerger, K.: Sollwerte – Normalwerte – Referenzwerte. Atemweg. Lungenkr. **4**, 174–191 (1976)
Stern, M.: Versicherungsschutz für Lungentuberkulose nach der 7. Berufskrankheitenverordnung. Sozialversicherung **25**, 101–106 (1970)
Stern, U.: Die ärztliche Schweigepflicht im Sozialrecht. Med. Klin. **73**, 481–486 (1978)
Stutzky, H.: Was erwartet der Unfallversicherungsträger von einem ärztlichen Gutachten. Med. Sachverständ. **6**, 122–127 (1978)
Trüb, P., Posch, J.: Die menschliche Bovinustuberkulose als Berufskrankheit. Med. Wochenschr. **6**, 268–273 (1977)
Ulmer, W.T., Reichel, G., Nolte, D.: Die Lungenfunktion, 2. Aufl. Stuttgart: Thieme 1970
Verband Deutscher Rentenversicherungsträger: Die medizinische Begutachtung in der Rentenversicherung der Arbeiter und in der Rentenversicherung der Angestellten, 3. Aufl. 1967

VMBl **11**, 173–174 (1975)

Vowe, R.: Zur Abgrenzung der Leistungspflicht zwischen Sozialhilfe und gesetzlicher Krankenversicherung auf dem Gebiet der Tuberkulosehilfe. Zentralbl. Sozialvers. **28**, 288–291 (1964)

Wagner, H.N.: The use of radioisotope techniques for the evaluation of patients with pulmonary disease. Am. Rev. Respir. Dis. **113**, 203–218 (1976)

Wagner, R., Körner, O.: Die entschädigungspflichtigen Berufskrankheiten. Stuttgart: Thieme 1968

Wellano, Th.: Lungen-Tuberkulose als Arbeits- und Dienstunfall. München: Zeugpfang 1957

Wendland, M.-E., Wolff, H.F.: Die Berufskrankheitenversordnung (BeKV). Berlin: Schmidt 1977

Wilde, K.: Ärztliches Gutachten und richterliche Entscheidung im Licht der Rechtsprechung des Bundessozialgerichtes. Med. Sachverständ. **2**, 26–33 (1979)

Wilrod, H., Gotzen, O., Neumann, D.: Schwerbehindertengesetz, Kommentar, 4. Aufl. München: Beck 1976

Winckelmann, H.: Taschenbuch zur ärztlichen Begutachtung, 4. Aufl. München: Barth 1969

Witte, J.: Die Ergometrie in der Diagnostik der Belastungsinsuffizienz des Herzens. Internist **18**, 564–570 (1977)

Wolinsky, E.: Nontuberculous mycobacteria and associated diseases. Am. Rev. Respir. Dis. **119**, 107–159 (1979)

Zeilhofer, R.: Die Differentialdiagnose von Störungen der Atemmechanik an Hand des statistischen und dynamischen Volumen-Druck-Koeffizienten. Klin. Wochenschr. **20**, 1013–1025 (1960)

Zeilhofer, R.: Atemmechanik. Diagnostik **6**, 375–378 (1973)

Sachverzeichnis

Kursive Seitenzahlen verweisen auf die Seiten, auf denen das betreffende Stichwort ausführlich behandelt wird

Bronchitis, Asthma, Emphysem

Herausgeber: W. T. Ulmer

Bearbeitet von H. Bachofen, H. Fabel, R. Ferlinz, E. Fuchs, W. Hartung, P. Hilpert, E. Kammler, B. Rasche, H. S. Stender, W. T. Ulmer

1979. 336 Abbildungen, 57 Tabellen. XVIII, 788 Seiten
(Handbuch der Inneren Medizin, Band 4: Erkrankungen der Atmungsorgane Teil 2)
Gebunden DM 480,–
Subskriptionspreis
Gebunden DM 384,–
(Der Vorbestellpreis gilt nach Erscheinen weiter als Subskriptionspreis bei Verpflichtung zur Abnahme aller 4 Teilbände bis zum Erscheinen des letzten Teilbandes von Band 4)
ISBN 3-540-09019-3

Inhaltsübersicht: Anatomie der Lunge. – Atemphysiologie. – Störungen der Lungenfunktion und ihre Meßmöglichkeiten (Übersicht). – Pathologische Anatomie der Bronchitis und Bronchiektasie, des Lungenemphysems und der Atelektase. – Das Sputum. – Röntgenologische Veränderungen bei chronischer Bronchitis, Bronchiektasie, Asthma und Emphysem. – Das EKG bei Bronchitis, Emphysem und obstruktiven Atemwegskerkrankungen. – Die primäre chronische, nichtobstruktive Bronchitis. – Bronchiektasie: Klinik. – Das Lungenemphysem. – Die obstruktiven Atemwegserkrankungen: Morphologie und klinisch-pathologische Korrelation. – Die obstruktiven Atemwegserkrankungen: Pathophysiologie und Epidemiologie. – Allergische Atemwegsobstruktion (Allergisches-extrinsic-Asthma bronchiale). – Klinisches Bild der nichtatopischen (nichtalergischen) Atemwegsobstruktion.

Springer-Verlag
Berlin
Heidelberg
New York